"十二五"普通高等教育本科国家级规划教材
全国中医药行业高等教育"十三五"创新教材

药物分析学

（第二版）

（供药学、中药学、制药工程、临床药学、药物制剂、医药营销等专业用）

主　编　甄汉深（广西中医药大学）
　　　　贡济宇（长春中医药大学）
副主编　孙　晖（黑龙江中医药大学）
　　　　祝晨蓁（广州中医药大学）
　　　　张振秋（辽宁中医药大学）
　　　　宋粉云（广东药科大学）
　　　　丘　琴（广西中医药大学）

U0308206

中国中医药出版社
·北京·

图书在版编目（CIP）数据

药物分析学/甄汉深，贡济宇主编 . —2 版 . —北京：中国中医药出版社，2017.8
（2025.2 重印）

全国中医药行业高等教育"十三五"创新教材

ISBN 978-7-5132-4107-6

Ⅰ.①药…　Ⅱ.①甄…②贡…　Ⅲ.①药物分析-中医药院校-教材　Ⅳ.①R917

中国版本图书馆 CIP 数据核字（2017）第 065331 号

中国中医药出版社出版

北京经济技术开发区科创十三街 31 号院二区 8 号楼
邮政编码　100176
传真　010-64405750
河北联合印务有限公司印刷
各地新华书店经销

开本 787×1092　1/16　印张 34.5　字数 776 千字
2017 年 8 月第 2 版　2025 年 2 月第 5 次印刷
书号　ISBN 978-7-5132-4107-6

定价　89.00 元
网址　www.cptcm.com

服 务 热 线　010-64405510
购 书 热 线　010-89535836
侵 权 打 假　010-64405753

微信服务号　zgzyycbs
微商城网址　https：//kdt.im/LIdUGr
官 方 微 博　http：//e.weibo.com/cptcm
天猫旗舰店网址　https：//zgzyycbs.tmall.com

如有印装质量问题请与本社出版部联系（010-64405510）

"十二五"普通高等教育本科国家级规划教材
全国中医药行业高等教育"十三五"创新教材

《药物分析学》编委会

主　编　甄汉深（广西中医药大学）
　　　　贡济宇（长春中医药大学）
副主编　孙　晖（黑龙江中医药大学）
　　　　祝晨蓁（广州中医药大学）
　　　　张振秋（辽宁中医药大学）
　　　　宋粉云（广东药科大学）
　　　　丘　琴（广西中医药大学）
编　委（以姓氏笔画为序）
　　　　邓　放（成都中医药大学）
　　　　李可强（辽宁公安司法管理干部学院）
　　　　李喜凤（河南中医药大学）
　　　　吴　虹（安徽中医药大学）
　　　　陈　丹（福建中医药大学）
　　　　邵　晶（甘肃中医药大学）
　　　　赵碧清（湖南中医药大学）
　　　　贺吉香（山东中医药大学）
　　　　崔兰冲（长春中医药大学）
　　　　梁　洁（广西中医药大学）
　　　　彭　红（江西中医药大学）
　　　　彭金咏（大连医科大学）
　　　　靳凤云（贵州中医药大学）

编写说明

　　《药物分析学》为"十二五"普通高等教育本科国家级规划教材、全国中医药行业高等教育"十三五"创新教材，由来自全国高等中医药院校、医药院校的专家联合编写，可供药学、中药学、制药工程、临床药学、药物制剂、医药营销以及各相关专业的学生使用；也可供参加国家执业药师考试者以及药品检验、医药研究、医药生产、医药经营、药品监督等机构的人员参考使用。

　　药物分析学是全国高等中医药院校药学、中药学、制药工程等专业的必修课，也是国家执业药师考试的必考科目。本教材是在"十二五"普通高等教育本科国家级规划教材、新世纪全国高等中医药院校规划教材《药物分析学》（第一版）基础上，结合《中华人民共和国药典》（2015 年版）的内容和国家执业药师考试大纲编写而成，根据药学、中药学、制药工程、临床药学、医药营销专业以及各相关专业的教学特点，教材的编写重视教与学的结合，力求体现对学生素质教育、创新能力与实践能力的培养，为学生知识、能力、素质协调发展创造条件，以适应培养高素质创新型人才的需要。教材内容突出科学性、先进性和实用性。

　　本教材共二十章，可分为七个部分：第一部分（第一章）为绪论；第二部分（第二章至第四章）为药物的鉴别试验、药物的杂质检查、药物的含量测定方法与验证；第三部分（第五章至第十四章）为各类药物的分析；第四部分（第十五章至第十七章）为药物制剂分析、中药制剂分析、生化药物与生物制品分析；第五部分（第十八章）为药品质量标准的制订；第六部分（第十九章）为体内药物分析；第七部分（第二十章）为药品质量控制中现代分析方法进展。文后附录为拓展阅读内容，简单介绍青蒿素类药物的分析。

　　除特别注明版次外，本教材中出现的《中国药典》或 ChP，均指 2015 年版《中华人民共和国药典》。本书引用的"通则"，均指 2015 年版《中华人民共和国药典》第四部收载的"通则"。

在本教材编写过程中，广西中医药大学贾智若、潘小姣、许玉华、韦一飞、潘翠柳、王丽参加了部分校稿工作，在此一并致谢。

本教材在此次重印时，按《中华人民共和国药典》（2020年版），对部分内容进行了修订。本教材中若存在不妥之处，敬请同行专家、使用本教材的师生和其他读者提出宝贵意见，以便再版时修订提高。

《药物分析学》编委会

2020 年 8 月

目 录

第一章　绪　论 ▷▷▷▷

第一节　概　述

一、药物分析学的性质和任务

药品系指用于预防、治疗、诊断人的疾病，有目的地调节人的生理机能，并规定有适应证和用法、用量的物质，包括中药材、中药饮片及其制剂、化学原料药及其制剂、抗生素、生化药品、放射性药品、血清疫苗、血液制品和诊断药品等。

药物分析学（Pharmaceutical Analysis）是运用分析技术研究药物的质量及其规律，发展药物分析的方法，对药品进行全面质量检验和控制的一门学科，是药学领域中一个重要的组成部分。

药品属于特殊商品，其质量的优劣直接影响到药物的安全、有效，关系到用药者的健康与生命安危，对药品的质量控制比其他商品更严格。药物分析学旨在通过研发、生产、流通和应用等各个环节，对药品进行全过程质量监控。

药物分析学的主要任务包括：①对药品质量进行常规检验，以药品质量标准为依据，对药物及其制剂在生产、贮存和临床使用等方面进行常规的质量控制和分析。②在新药发现和开发过程中提供方法手段和技术支撑，包括临床前研究，如化合物活性筛选与构效关系、药物设计与合成或结构改造、药物结构确证、药理学与毒理学、药剂学、药品质量标准与稳定性等研究，药物临床动力学研究以及上市后的再评价等全过程都离不开药物分析方法与技术。③在药物的工艺流程、反应历程、生物体内代谢过程和综合评价等方面进行动态分析和监控。④研究和探索中药复杂体系和适合多成分、多靶点的质量控制方法与质量评价体系。此外，药物分析学还用于药物不良反应监测、运动员兴奋剂检测、刑事案件中药（毒）物分析和检测以及保健食品分析等。

在药物分析中，还应着重引用和开发新的方法与技术，以适应药学学科和医药产业快速发展的需要，解决药学基础研究和新药创制的技术难点和关键问题，促进药物质量控制标准和方法研究达到新的水平。

二、药品质量的科学管理

为了有效实施对药品的全面质量管理，我国颁布了第一部《中华人民共和国药品管理法》，该法是专门规范药品研制、生产、经营、使用和监督管理的法律；并先后制定和出台了一系列对药品质量控制具有指导作用的法令性文件、管理规范和条例，为我国全面控制药品质量奠定了良好的基础。主要包括：

《药品生产质量管理规范》（Good Manufacture Practice，GMP）：系指在药品生产过程中运用科学、合理、规范化的条件和方法保证生产优质药品的一套规范化的管理方法。按 GMP 要求，对药品生产的车间、设施、设备、卫生、原料、生产操作、生产管理、质量检验、包装、储存、人员培训、销售记录等有具体的标准和要求，对药品生产过程中的多个环节均有明确的规定和严密的监控。GMP 是药品生产和质量全面管理的应用准则，是国际上普遍采用和接受的药品生产法定的质量管理规范和准则，是保证药品质量和用药安全有效的可靠措施，是全面质量管理的一部分。

《药品经营质量管理规范》（Good Supply Practice，GSP）：为加强药品经营质量管理，保证人民用药安全有效，依据《中华人民共和国药品管理法》等有关法律、法规，制定了《药品经营质量管理规范》。该规范是药品经营质量管理的基本准则，适用于中华人民共和国境内经营药品的专营或兼营企业。药品经营企业应在药品的购进、储运和销售等环节实行质量管理，建立包括组织机构、职责制度、过程管理和设施设备等方面的质量体系，并使之有效运行。

《药物非临床研究质量管理规范》（Good Laboratory Practice，GLP）：为提高药物非临床研究的质量，确保实验资料的真实性、完整性和可靠性，保障人民用药安全，根据《中华人民共和国药品管理法》，制定了《药品非临床研究质量管理规范》。该规范为从事药物临床前研究开发的所有机构提供了质量管理的基本准则和最起码的要求，药物非临床安全性评价研究机构必须遵循该规范。该规范的实施是贯彻执行《中华人民共和国药品管理法》，保证药品质量，保障人体用药安全和维护人民身体健康的重要措施；是确保药物研究科学规范、资料真实可靠，促进我国药物研究进一步发展的需要。该规范适用于为申请药品注册而进行的非临床研究。

《药物临床试验质量管理规范》（Good Clinical Practice，GCP）：为保证药物临床试验过程规范，结果科学可靠，保护受试者的权益并保障其安全，根据《中华人民共和国药品管理法》《中华人民共和国药品管理法实施条例》，参照国际公认原则，制定了该规范。《药物临床试验质量管理规范》是临床试验全过程的标准规定，包括方案设计、组织实施、监查、稽查、记录、分析总结和报告。临床试验是新药上市前必须经过的关键环节，凡药品进行各期临床试验、人体生物利用度或生物等效性试验，均须按该规范执行。所有以人为对象的研究必须公正、尊重人格、力求使受试者最大程度受益和尽可能避免伤害。

《中药材生产质量管理规范（试行）》［Good Agriculture Practice for Chinese Crude Drugs（Interim），GAP］：是为规范中药材生产，保证中药材质量，促进中药标准化、现代化而制定的。该规范是中药材生产和质量管理的基本准则，适用于中药材生产企业生产中药材（含植物、动物药）的全过程。生产企业应运用规范化管理和质量监控手段，保护野生药材资源和生态环境，坚持"最大持续产量"原则，实现资源的可持续利用。通过实施该规范可以对中药材生产全过程进行有效的、全面的质量控制，是保证中药材质量稳定、可控，保障中医临床用药安全有效的重要措施；GAP 的实施可以促进中药资源的保护和可持续利用，对中药材种植（养殖、繁育）的规模化、规范化和产业化发展也有积极的促进作用。

除了药品研究、生产、供应和使用各环节的科学管理外，还有《分析质量管理》（Analytical Quality Control，AQC），主要用于规范药品检验、管理和分析结果的质量控制。

在各项科学管理规范的实施中，应建立在标准操作规程（Standard Operation Procedure，SOP）的基础上，SOP 的制订和执行是其重要组成部分，统一和标准化的操作是准确获得各项实验数据的基础。而质量控制（Quality Control，QC）则是实验室 SOP 的重要内容，它是保证各项实验数据准确可靠的有效性监督体系。为了使各国对新药注册的各项试验与要求取得一致，世界医药发达国家建立了国际协调机构，即"人用药品注册技术要求国际协调会"（International Conference on Harmonization of Technical Requirements for Registration of Pharmaceuticals for Human Use，ICH）。ICH 所遵循的原则，是为了保护公众健康的利益，以科学、有效和经济的方式来开发安全、有效和优质的新药。其目的是通过协调一致，使三方在药品注册技术要求上取得共识；为药品研发、审批和上市制定统一的国际性技术指导原则；以便更好地利用资源、避免重复、减少浪费，加快新药在世界范围内的开发使用；以使新药及改进的产品尽快用于患者。ICH 的有关药品的质量技术要求，是药物分析研究的重要技术参考资料。

三、药品检验工作的基本程序

《中华人民共和国药品管理法》的第六条规定："药品监督管理部门设置或者确定的药品检验机构，承担依法实施药品审批和药品质量监督检查所需的药品检验工作。"国家食品药品监督管理总局（CFDA）直属的国家级药品检验机构是中国食品药品检定研究院/中国药品检验总所，各省、自治区、直辖市食品药品检验院/所分别承担各辖区内的药品检验工作。生产企业质监部门一般设中心化验室，负责原、辅料和成品的质量检验；车间可设化验室，负责中间体和半成品的质量检验。

药品检验工作是实施行政监督的重要技术依托和技术支撑，是药品监督保证体系的重要组成部分，是不可分割的一个整体，其工作质量和效率，直接影响药品监管工作的全局，与人民群众的身体健康和生命安全息息相关，具有不可替代的作用。药品检验工作是依照检验目的根据相应品种的质量技术标准通过实验而得出结果和结论。药品检验工作的基本程序一般可分为取样（检品收检）、检验（鉴别、检查、含量测定）、留样、写出检验报告（检验记录与报告）等。

1. 取样　是药物分析的第一环节，要从大量的药品中取出少量有代表性的样品进行分析，取样必须要有科学性、真实性和代表性。因此，取样的基本原则应该是均匀、合理。取样时应先检查品名、批号、数量和包装等情况，符合要求后方可取样。取得的样品要妥善保管，同时要注明品名、批号、数量、取样日期及取样人等。在药品质量标准中对每种药品的具体取样方法都有规定。对于化学原料药，取样的件数因产品数量的不同而异。设总件数（如箱、桶、袋、盒等）为 n，当 $n \leqslant 3$ 时，每件取样；当 $3 < n \leqslant$ 300 时，按 $\sqrt{n} + 1$ 随机取样；当 $n > 300$ 时，按 $\frac{\sqrt{n}}{2} + 1$ 随机取样。制剂取样按具体情况而定。

取样应全批取样，分部位取样。除另有规定外，一般为等量取样，混合后作为样品进行检验。一次取得的样品至少可供 3 次检验用。取样时必须填写取样记录，取样容器和被取样包装上均应贴标签。另外，在接收检品时，除取样量足够检验用外，必须要留样，留样的数量不得少于一次全项检验的用量。

2. 检验

（1）**药物的鉴别** 系指利用理化方法或生物学方法来判断药物及其制剂的真伪。在药物鉴别试验中大多利用二项或二项以上的鉴别试验来全面评价一个药物，因为有时某一项的鉴别试验，只能表示药物的某一组特征，绝不能将其作为判断的唯一依据。如在《中华人民共和国药典》（以下简称《中国药典》）中无机药物氯化钠的鉴别，在其水溶液中进行其钠盐和氯化物的鉴别，而不是只进行钠盐或氯化物的单项鉴别。又如苯巴比妥的鉴别中，除了对其进行丙二酰脲类的鉴别反应外，尚要进行红外光谱的鉴别。

药品的性状是鉴别药品的一个重要依据，在药典中一般把药品的"性状"放在"鉴别"项前单列一项。一般在药物鉴别前，要对药品的性状进行分析，以初步判断其真伪后，再进行下一步的鉴别。在药品"性状"项下，一般对药物的外观、色泽、气味、晶型、物理常数（如熔点、相对密度、吸收系数、比旋度等）进行描述，这些在一定程度上能综合地反映药品的内在质量，在综合评价药物质量优劣方面同样具有重要的意义。例如在《中国药典》中，葡萄糖性状项目中有晶型、颜色、气味、溶解度、比旋度等项目；维生素 B_1 性状项目中有晶型、颜色、气味、溶解度、吸收系数等项目；水杨酸性状项目中有晶型、颜色、气味、溶解度、熔点等项目。

（2）**药物的检查** 在药品质量标准中，检查项下包括反映药物的安全性、有效性的试验方法和限度、均一性与纯度等制备工艺要求等内容。有效性通常以动物实验为基础，最终以临床疗效来评价；纯度即药物的纯杂程度，主要是对生产或储存过程中引入及产生的杂质进行"限度检查"；均一性包括含量均匀度、溶出度、释放度、装量差异、生物利用度等；安全性包括热原或细菌内毒素检查、无菌检查、毒性试验、刺激性试验、过敏性试验、升压或降压物质检查等；对制剂还有按其通则要求进行一般质量检查，如片剂要求检查重量差异、崩解时限等。

（3）**药物的含量测定** 指测定药物中主要有效成分的含量（或效价）。一般采用化学分析、仪器分析或生物测定方法来测定，以确定药物的含量是否符合药品标准的规定要求。如用碘量法测定维生素 C 的含量；采用非水滴定法测定肾上腺素的含量；采用高效液相色谱法测定盐酸肾上腺素注射液的含量。有些药物还采用微生物测定法测定控制其质量，如硫酸庆大霉素的含量测定。

判断一个药物质量是否符合要求，必须全面考虑鉴别、检查与含量测定三者的检验结果，只有这样才能正确评价一个药物的质量。

3. 留样　接收检品检验必须留样，留样数量不得少于一次全项检验的用量。剩余检品由检验人员填写留样记录，注明数量和留样日期，清点登记、签封后，入库保存。留样室的设备设施应符合规定的贮存条件。留样检品保存 1 年；进口检品保存 2 年；中药材检品保存半年；医院制剂检品保存 3 个月。

放射性药品，毒、麻、精神药品的剩余检品，其保管、调用、销毁均应按国家特殊药品管理规定办理。易腐败、霉变、挥发及开封后无保留价值的检品，注明情况后可以不留样。

4. 记录与报告　药品检验及其结果必须要有完整的原始记录。全部项目检验完毕后，应写出检验报告，并根据检验结果得出明确结论。经检验所有项目符合规定者，应作出符合规定的结论，否则应提出不符合规定的项目及相应结论。

原始记录是记载工作成果的原始资料，也是判定药物质量、问题追溯的原始依据。记录要真实、完整、清晰，应用专用记录本记录。记录宜用能长期保留记录的专用笔书写，不得任意涂改，如需更正，在错误的地方划上单线或双线，在旁边改正重写，并应签名或盖章。原始记录应无缺页缺损，妥善保存，备查。

记录内容和记录顺序为：①检品名、批号、规格、包装、检品数量、来源（生产单位或产地，供样单位）、检验目的、检验依据；②取样日期、检验日期；③检验项目、数据、计算、结果；④判定；⑤检验人、复核人签名或盖章。

检验报告内容一般包括：①检品名、批号、规格、包装、检品数量、来源（生产单位或产地，供样单位）、检验目的、检验依据；②收检日期、报告日期；③检验项目、结果；④结论；⑤检验人、复核人、负责人签名或盖章。

四、药物分析的发展趋势

随着药物科学的迅猛发展，各相关学科对药物分析学科不断提出更高、更新的要求，以便进一步全面控制药品的质量，保证药品的安全、有效、稳定和质量可控。药物分析已从传统的大多应用化学方法分析和控制药品的质量，进一步发展到采用现代药物分析方法对药物质量进行全过程的控制。药物分析学已经从静态分析发展到动态分析；从体外分析发展到体内分析；从品质分析发展到生物活性分析；从单一技术发展到联用技术；从小样本分析发展到高通量分析；从人工分析发展到计算机辅助分析。在应用范围上，可以说，哪里有药物，哪里就有药物分析。在药物的研发、生产、应用全过程中，都贯穿着药物分析的应用。

在药物研发中，对临床前药物进行研究，包括药物分离或合成工艺的筛选与优化、药物中间体质量控制、药物结构确证、一些生物活性物质的质量分析、临床前药物代谢及其动力学研究，药物制剂处方筛选与质量分析，药物质量与其质量标准研究，药物稳定性研究，药物杂质和降解产物的分离和结构鉴定等。

在药物生产中，对研制的全过程进行质量控制，如各种在线分析技术用于监控反应过程、浓度变化、粉末干燥过程、颗粒均匀性等；离线分析技术用于检测中间体和最终产品；计算机控制技术和传统分析技术用于集成制造和生产过程的调控。

在药物临床应用中，药物分析对临床药物代谢动力学、治疗药物浓度监测、临床药物相互作用研究，人体基因型分析，服用兴奋剂的检测，滥用药物的分析，法医毒物分析，指导临床合理用药等方面起重要作用。

在新药研发、生产和临床使用以及药物售后的市场监督等方面，药物分析都提供系统全面控制药品质量的科学技术与方法。

现代药物分析无论是分析领域，还是分析技术都已经大大拓展。随着现代药物分析新技术不断涌现，给药物分析带来了新技术和新方法。在药物分析质量控制的现代分析方法中，色谱分析，如毛细管气相色谱、手性药物的液相色谱和毛细管电泳分析法在药物分析质量控制中得到了应用。在药物现代光谱中，近红外光谱分析法、质谱法和核磁共振光谱分析法在药物分析中也得到应用。联用技术，如色谱与光谱联用技术，色谱与质谱联用技术，色谱与核磁共振联用技术，可使复杂体系进行分离分析，在药品质量研究工作中发挥着重要作用，将色谱的高分离性能与 NMR、MS 强大的结构确证能力相结合，具有快速、灵敏和高通量的特点。LC-MS 已成为药物分析、药物体内外代谢研究、药物及其代谢物的高通量分析、药物杂质和降解物的鉴别、手性杂质分析等方面应用最广泛和最有价值的技术之一。LC-NMR 也已用于药物杂质、反应混合物、降解产物、天然产物、体内体外代谢物的分离与结构分析。计算机辅助药物分析，使药物分析方法向自动化、智能化和微量化发展。

药物分析要发展，就必须重视新仪器、新技术、新方法的研究和开发；必须不断提高药物分析工作者的素质。随着计算机技术的迅速发展，计算机辅助药物分析应用将大大提升。药品质量控制方法的种类不断推陈出新、数量日益增长；药物分析将继续向准确、简便、快速、自动化、智能化和微量化的方向发展。

在中药与天然药物及其制剂的药物分析应用中，由于其成分复杂与分析技术的限制，如何评价其质量已成为新的课题，在建立符合中医药特点的质量标准体系中，逐步由单一指标性成分定性定量向活性、有效成分及生物测定的综合检测过渡，向多成分及指纹或特征图谱整体质量控制模式转化，增加和完善中药安全性检测方法，增强检测方法的专属性及灵敏度。随着分析技术与计算机技术的发展以及检测成分向多指标方向发展，将使其质量评价方法更趋于科学、合理。

五、药物分析学课程的学习要求

药物分析学课程是在无机化学、有机化学、分析化学、药物化学及其他有关课程的基础上开设的，是一门实践性很强的课程。在学习药物分析过程中，应具备强烈的药品质量观念，综合运用相关知识，对药品质量进行研究、分析，研究控制药品质量的内在规律和方法，探索提高药品质量的有效途径。学生通过学习药物分析学，要求理论课程与实验课程结合，在理论学习中，要善于自主学习、独立思考，善于从学习中掌握正确的学习方法。在实验过程中，要认真、严谨、一丝不苟，要不断提高创新能力以及对药品质量的独立分析和解决问题的能力。通过学习应掌握药物分析的基本理论知识与操作方法，包括以下内容：①《中国药典》的基本组成和正确使用方法。②药物的鉴别、检查和含量测定的基本规律和基本方法。③药物分析验证方法；各类药物的通性，典型药物的特性和质量控制方法。④药物制剂分析特点与基本方法；生物制品和中药质量分析、体内药物分析的基本知识。⑤制订药品质量标准的基本方法。⑥各类仪器在药物鉴别、检查、含量测定中的操作方法；现代药物分析技术的最新进展。

第二节　药品质量标准

一、药品标准的分类

药品标准是根据药物自身的理化与生物学特征，按照来源、处方、制法以及运输、贮藏等条件所制定的，用以检测药品质量是否达到用药要求并衡量其质量是否稳定均一的技术规定。

药品标准包括国家药品标准、药品注册标准以及各省级食品药品监督管理部门制定的地方药材标准、中药饮片标准或炮制规范、医疗机构制剂标准。

国家食品药品监督管理总局负责全国药品标准工作。国家食品药品监督管理总局组织国家药典委员会，负责编制《中国药典》及其增补本，以及国家药品标准的制定和修订，负责国家药品标准物质的筛选和审核等工作。国家食品药品监督管理总局的药品检验机构负责国家药品标准物质的标定等工作。国家食品药品监督管理总局设置的药品审评机构负责药品注册标准的技术审评等工作。

各省级食品药品监督管理部门负责本行政区域内的药品标准工作，组织制定和修订本行政区域内的医疗机构制剂标准、地方中药材标准和中药饮片标准或炮制规范。

《中国药典》的凡例、通则是药品标准的通用技术要求，在中华人民共和国境内上市的所有药品均应符合《中国药典》通用技术要求的规定。

（一）国家药品标准

国家药品标准是国家为了保证药品质量，对药品质量、规格、检验方法所作的技术规定，是药品生产、经营、使用、检验和管理部门共同遵循的法定依据。国家药品标准是国家对药品强制执行的质量标准。国家食品药品监督管理总局颁布的《中国药典》和药品标准为国家药品标准。

药品注册标准是指在药品注册工作中，由药品注册申请人制定，经国家食品药品监督管理总局核准的特定药品的质量标准，生产该药品的药品生产企业必须执行该注册标准。药品注册标准应符合《中国药典》的通用技术要求，并不得低于国家药品标准的规定。

国务院药品监督管理部门颁布的《中国药典》、药品注册标准和其他药品标准均为国家药品标准，均属于法定标准。《中国药典》收载的品种应当为临床常用、疗效确切、工艺成熟、质量可控的药品。

临床试验用药品标准是由新药研制单位制定并由国家药品监督管理部门批准的一个

临时性的质量标准。该标准仅在临床试验期间有效，仅供研制单位与临床试验单位使用。根据我国药品管理法的规定，已在研制的新药，在进行临床试验或使用之前应先得到国家药品监督管理部门的批准。为了保证临床用药的安全和使临床的结论可靠，还需由新药研制单位指定并由国家药品监督管理部门批准的一个临时性质量标准，即所谓的临床研究用药品质量标准。

生产用试行或正式药品标准：生产用试行药品标准是指新药经临床试验或使用后报试生产时制定的药品标准；生产用正式药品标准是指生产用试行药品标准执行期满后，经国家食品药品监督管理总局批准转正，即成为生产用正式药品标准，如果药品质量仍然稳定，经国家药监主管部门批准转为国家药品标准。

（二） 地方药品标准

地方药品标准包括医疗机构制剂标准以及国家药品标准没有规定的地方药材标准、中药饮片标准或炮制规范。地方药品标准由省、自治区、直辖市食品药品监督管理部门参照国家颁布的《药品标准管理办法》制定和修订，并在标准发布后30日内将地方药品标准批准证明文件、地方药品标准文本及编制说明报国家食品药品监督管理总局备案。

下列情形禁止收载入地方药品标准：①无本地区临床习用历史的药材、中药饮片；②已有国家标准的药材、中药饮片及医疗机构制剂；③国内新发现的药材；④药材新的药用部位；⑤从国外进口、引种或引进养殖的非我国传统习用的动物、植物、矿物等产品；⑥经基因修饰等生物技术处理的动植物产品；⑦其他不适宜收载入地方药品标准的品种。

地方药品标准应当符合《中国药典》的通用技术要求。地方药品标准在上升为国家药品标准并颁布实施后，即行废止。

（三） 企业标准

企业标准是指由药品生产企业自己制定并用于控制其药品质量的标准，又可称为企业内部标准。企业标准属于非法定标准，仅在本企业或本系统药品生产和管理上有约束力。企业标准一般高于法定标准的要求，主要是增加了检验项目或提高了限度标准。高于法定标准要求的企业标准在企业创优、企业竞争，特别是对保护优质产品本身以及严防假冒等方面均起了重要作用。国外较大的企业均有企业标准，对外保密。

二、《中国药典》

（一）《中国药典》的沿革

1.《中国药典》（1953 年版）第一版　1950 年 4 月在上海召开药典工作座谈会，成立了第一届《中国药典》编纂委员会，药典委员会分设名词、化学药、制剂、植物药、生物制品、动物药、药理、剂量 8 个小组。第一版《中国药典》于 1953 年由卫生部编印发行。

本版药典共收载药品 531 种，其中化学药 215 种，植物药与油脂类 65 种，动物药 13 种，抗生素 2 种，生物制品 25 种，各类制剂 211 种。药典出版后，于 1957 年出版《中国药典》1953 年版增补本。

2. 《中国药典》（1963 年版）第二版 1955 年卫生部成立第二届药典委员会，但这届委员会因故未能开展工作。1957 年成立了第三届药典委员会。1965 年 1 月 26 日卫生部颁布《中国药典》1963 年版（第二版）发行通知和施行办法。

本版药典收载药品 1310 种，分一、二两部，各有凡例和有关的附录。一部收载中医常用的中药材 446 种和中药成方制剂 197 种；二部收载化学药品 667 种。此外，一部记载药品的"功能与主治"，二部增加了药品的"作用与用途"。

3. 《中国药典》（1977 年版）第三版 1966～1972 年由于"文革"影响，药典委员会工作陷于停顿。1973 年 4 月，在北京召开第二次全国药典工作会议。1979 年 10 月 4 日卫生部颁布《中国药典》1977 年版（第三版），自 1980 年 1 月 1 日起执行。

本版药典收载药品 1925 种，其中一部收载中草药材（包括少数民族药材）、中草药提取物、植物油脂以及单味药材制剂等 882 种，成方制剂（包括少数民族药成方）270 种，共 1152 种；二部收载化学药品、生物制品等 773 种。

4. 《中国药典》（1985 年版）第四版 1979 年卫生部组建成立了第四届药典委员会。《中国药典》1985 年版（第四版）于 1985 年 9 月出版，1986 年 4 月 1 日起执行。

本版药典收载药品 1489 种，其中一部收载中药材、植物油脂及单味制剂 506 种，成方制剂 207 种，共 713 种；二部收载化学药品、生物制品等 776 种。

1987 年 11 月出版《中国药典》1985 年版增补本，新增品种 23 种，修订品种 172 种、附录 21 项。1988 年 10 月，《中国药典》1985 年版英文版正式出版，同年还出版了二部注释选编。

5. 《中国药典》（1990 年版）第五版 1986 年卫生部组建了第五届药典委员会。1990 年 12 月 3 日卫生部颁布《中国药典》1990 年版，自 1991 年 7 月 1 日起执行。《中国药典》1990 年版的第一、第二增补本先后于 1992 年、1993 年出版，英文版于 1993 年 7 月出版。第五届药典委员会还完成了《中国药典》1985 年版增补本和英文版的编制等工作。

本版药典收载药品 1751 种，一部收载 784 种，其中中药材、植物油脂等 509 种，中药成方及单味制剂 275 种；二部收载化学药品、生物制品等 967 种。与 1985 年版药典收载品种相比，一部新增 80 种，二部新增 213 种（含 1985 年版药典一部移入 5 种）；删去 25 种（一部 3 种，二部 22 种）；根据实际情况对药品名称作了适当修订。药典二部品种项下规定的"作用与用途"和"用法与用量"，分别改为"类别"和"剂量"，另组织编著《临床用药须知》一书，以指导临床用药。有关品种的红外光吸收图谱，收入《药品红外光谱集》另行出版，该版药典附录内不再刊印。

6. 《中国药典》（1995 年版）第六版 1991 年卫生部组建了第六届药典委员会。1994 年 11 月 29 日提交常务委员会扩大会议讨论审议，获得原则通过，报请卫生部审批付印。卫生部批准颁布《中国药典》。《中国药典》1995 年版的第一、第二增补本先后于 1997 年、1998 年出版，英文版于 1997 年出版。第六届药典委员会还完成了《中国药典》1990 年版增补本、英文版及二部注释和一部注释选编，《药品红外光谱集》（第一卷）、《临床用药须知》（第二版）、《中药彩色图集》、《中药薄层色谱彩色图集》及《中国药品通用名称》的编制工作。

本版药典收载药品 2375 种，一部收载 920 种，其中中药材、植物油脂等 522 种，中药成方及单味制剂 398 种；二部收载 1455 种，包括化学药、抗生素、生化药、放射性药品、生物制品及辅料等。一部新增品种 142 种，二部新增品种 499 种。二部药品外文名称改用英文名，取消拉丁名；中文名称只收载药品法定通用名称，不再列副名。

7.《中国药典》（2000 年版）第七版 1996 年卫生部组建了第七届药典委员会。《中国药典》2000 年版（第七版）于 1999 年 12 月经第七届药典委员会常务委员会议审议通过，报请国家药品监督管理局批准颁布，于 2000 年 1 月出版发行，2000 年 7 月 1 日起正式执行。

《中国药典》2000 年版的第一、第二增补本先后于 2002 年、2004 年出版，英文版于 2002 年出版。第七届药典委员会还完成了《中国药典》1995 年版增补本和英文版、《中国药品通用名称》（1998 年增补本）及《药品红外光谱集》（第二卷）、《临床用药须知》（第三版）的编制工作。

本版药典收载药品 2691 种，新增品种 399 种，修订品种 562 种。一部收载 992 种，二部收载 1699 种。附录做了较大幅度的改进和提高，一部新增 10 个，修订 31 个；二部新增 27 个，修订 32 个。二部附录中首次收载了药品标准分析方法验证要求等六项指导原则，现代分析技术在这版药典中得到进一步扩大应用。为了严谨起见，将"剂量""注意"项内容移至《临床用药须知》。

8.《中国药典》（2005 年版）第八版 2002 年 10 月经国家药品监督管理局（2003 年 9 月更名为国家食品药品监督管理局）批准，第八届药典委员会成立。

《中国药典》2005 年版经过第八届药典委员会执行委员会议审议通过，12 月报请国家食品药品监督管理局批准颁布，于 2005 年 1 月出版发行，2005 年 7 月 1 日起正式执行。

《中国药典》2005 年版的增补本于 2009 年年初出版，英文版于 2005 年 9 月出版。

第八届药典委员会还完成了《中国药典》2000 年版增补本、《药品红外光谱集》（第三卷）、《临床用药须知》（中成药第一版、化学药第四版）。2005 年，完成了《中国药典》2005 年版英文版的编制工作。

本版药典收载药品 3217 种，其中新增 525 种，修订 1032 种。一部收载 1146 种，其中新增 154 种、修订 453 种；二部收载 1970 种，其中新增 327 种、修订 522 种；三部收载 101 种，其中新增 44 种、修订 57 种。

本版药典附录亦有较大幅度调整。一部收载附录 98 个，其中新增 12 个、修订 48 个，删除 1 个；二部收载附录 137 个，其中新增 13 个、修订 65 个，删除 1 个；三部收载附录 134 个。一、二、三部共同采用的附录分别在各部中予以收载，并进行了协调统一。

9.《中国药典》（2010年版）第九版　2007年11月国家食品药品监督管理局组建第九届药典委员会。《中国药典》（2010年版）于2010年1月出版发行，自2010年10月1日起正式执行。本版药典体现了对野生资源保护与中药可持续发展的理念，不再收载濒危野生药材。

第九届药典委员会还完成了《中国药典》（2005年版）增补本、《药品红外光谱集》（第四卷）、《临床用药须知》（中药材和饮片第一版、中成药第二版、化学药第五版）、《中药材显微鉴别彩色图鉴》及《中药材薄层色谱彩色图集》（第一册、第二册）的编制工作。

《中国药典》2010年版与历版药典比较，收载品种明显增加。共收载药品4567种，其中新增1386种，修订2237种。药典一部收载品种2165种，其中新增1019种、修订634种；药典二部收载品种2271种，其中新增330种、修订1500种；药典三部收载品种131种，其中新增37种、修订94种。

本版药典附录一部收载附录112个，其中新增14个、修订47个；二部收载附录152个，其中新增15个、修订69个；三部收载附录149个，其中新增18个、修订39个。一、二、三部共同采用的附录分别在各部中予以收载，并尽可能做到统一协调、求同存异、体现特色。

10.《中国药典》（2015年版）第十版　2015年2月4日，第十届药典委员会执行委员会全体会议审议通过了本版药典，2015年6月5日由国家食品药品监督管理总局批准颁布，自2015年12月1日起实施。

《中国药典》2015年版由一部、二部、三部和四部构成，收载品种总计5608种，其中新增1082种。一部收载药材和饮片、植物油脂和提取物、成方制剂和单味制剂等，品种共计2598种，其中新增440种、修订517种，不收载7种。二部收载化学药品、抗生素、生化药品以及放射性药品等，品种共计2603种，其中新增492种、修订415种，不收载28种。三部收载生物制品137种，其中新增13种、修订105种，不收载6种。为解决长期以来各部药典检测方法重复收录，方法间不协调、不统一、不规范的问题，本版药典对各部药典共性附录进行整合，将原附录更名为通则，包括制剂通则、检定方法、标准物质、试剂试药和指导原则。重新建立规范的编码体系，并首次将通则、药用辅料单独作为《中国药典》四部。四部收载通则总计317个，其中制剂通则38个、检验方法240个、指导原则30个、标准物质和试液试药相关通则9个；药用辅料270种，其中新增137种、修订97种，不收载2种。

11.《中国药典》（2020年版）第十一版　本版药典编制秉承科学性、先进性、实用性和规范性的原则，不断强化《中国药典》在国家药品标准中的核心地位，标准体系更加完善、标准制定更加规范、标准内容更加严谨、与国际标准更加协调，药品标准整体水平得到进一步提升，全面反映出我国医药发展和检测技术应用的现状，在提高我国药品质量，保障公众用药安全，促进医药产业健康发展等方面必将发挥重要作用。

本版药典收载品种5911种，新增319种，修订3177种，不再收载10种，因品种合并减少 6 种。一部中药收载 2711 种，其中新增 117 种、修订 452 种。二部化学药收载 2712 种，其中新增 117 种、修订 2387 种。三部生物制品收载 153 种，其中新增 20 种、修订 126 种；新增生物制品通则 2 个、总论 4 个。四部收载通用技术要求 361 个，其中制剂通则 38 个（修订 35 个）、检测方法及其他通则 281 个（新增 35 个、修订 51 个）、指导原则 42 个（新增 12 个、修订 12 个）；药用辅料收载 335 种，其中新增 65 种、修订 212 种。

本版药典主要特点：①稳步推进药典品种收载。品种收载以临床应用为导向，不断满足国家基本药物目录和基本医疗保险用药目录收录品种的需求，进一步保障临床用药质量。及时收载新上市药品标准。②健全国家药品标准体系。通过完善药典凡例以及相关通用技术要求，进一步体现药品全生命周期管理理念。结合中药、化学药、生物制品各类药品特性，将质量控制关口前移，强化药品生产源头以及全过程的质量管理。逐步形成以保障制剂质量为目标的原料药、药用辅料和药包材标准体系，为推动关联审评审批制度改革提供技术支撑。③扩大成熟分析技术应用。紧跟国际前沿，不断扩大成熟检测技术在药品质量控制中的推广和应用，检测方法的灵敏度、专属性、适用性和可靠性显著提升，药品质量控制手段得到进一步加强。④提高药品安全和有效控制要求。重点围绕涉及安全性和有效性的检测方法和限量开展研究，进一步提高药品质量的可控性。⑤提升辅料标准水平。⑥加强国际标准协调。加强与国外药典的比对研究，注重国际成熟技术标准的借鉴和转化，不断推进与各国药典标准的协调。强化药典导向作用。⑦完善药典工作机制。始终坚持公开、公正、公平的原则，不断完善药品标准的形成机制。

历版《中国药典》收载品种情况，见表 1-1。

表 1-1 历版《中国药典》收载品种情况表

| 版次 | 收载总数 | 一部 | | 二部 | | 三部 | | 第四部 | 颁布时间 |
		正文	附录	正文	附录	正文	附录	通则	（正式执行时间）
1953 年版	531								1953 年
1963 年版	1310	643		667					1965 年 1 月
1977 年版	1925	1152		773					1979 年 10 月（1980 年 1 月）
1985 年版	1489	713		776					1985 年 9 月（1986 年 4 月）
1990 年版	1751	784		967					1990 年 12 月（1991 年 7 月）
1995 年版	2375	920		1455					1996 年 4 月（1996 年 4 月）
2000 年版	2691	992		1699					2000 年 1 月（2000 年 7 月）
2005 年版	3217	1146	98	1970	137	101	134		2005 年 1 月（2005 年 7 月）
2010 年版	4567	2165	112	2271	152	131	149		2010 年 1 月（2010 年 10 月）
2015 年版	5608	2598		2603		137		317	2015 年 6 月（2015 年 12 月）
2020 年版	5911	2711		2712		153		361	2020 年 7 月（2020 年 12 月）

注：1953～2000 年版附录收载总数未列入表 1-1。

（二）《中国药典》的内容

《中国药典》（全称《中华人民共和国药典》）一经颁布实施，其同品种的上版标准或其原国家标准即同时停止使用。《中国药典》的英文名称为 Pharmacopoeia of the People's Republic of China；英文简称为 Chinese Pharmacopoeia；英文缩写为 ChP。

《中国药典》（2015 年版）由一部、二部、三部、四部及其增补本组成，一部收载中药，二部收载化学药品，三部收载生物制品，四部收载通则和药用辅料。

除特别注明版次外，本书中出现的《中国药典》或 ChP，均指 2015 年版《中国药典》。本书引用的"通则"，均指《中国药典》（2015 年版）四部收载的"通则"。

《中国药典》的内容由凡例与正文及其引用的通则共同组成。2015 年版《中国药典》收载的凡例与通则对药典以外的其他药品标准具有同等效力。以《中国药典》二部为例，分述如下：

1. 凡例　按内容归类包括：总则、正文、通则、名称及编排、项目与要求、检验方法和限度、标准品与对照品、计量、精确度、试药、试液、指示剂、动物试验、说明书、包装、标签等。

在总则中说明了凡例的性质：凡例是为正确使用《中国药典》进行药品质量检定的基本原则，是对《中国药典》正文、通则及与药品质量检定有关的共性问题的统一规定，避免在全书中重复说明。"凡例"中的有关规定具有法定的约束力。凡例和通则中采用"除另有规定外"这一用语，表示存在与凡例或通则有关规定不一致的情况时，则在正文中另作规定，并按此规定执行。在总则中还规定：正文中引用的药品系指本版药典收载的品种，其质量应符合相应的规定。正文所设各项规定是针对符合《药品生产质量管理规范》（Good Manufacturing Practice，GMP）的产品而言。任何违反 GMP 或有未经批准添加物质所生产的药品，即使符合《中国药典》或按照《中国药典》没有检出其添加物质或相关杂质，亦不能认为其符合规定。

（1）名称与编排　正文收载的药品中文名称系按照《中国药品通用名称》收载的名称及其命名原则命名，《中国药典》收载的中文名称均为法定名称；药品英文名除另有规定外，均采用国际非专利药名（International Nonproprietary Names for Pharmaceutical Substances，INN）。

有机药物的化学名称系根据中国化学会编撰的《有机化学命名原则》命名，母体的选定与国际纯粹与应用化学联合会（International Union of Pure and Applied Chemistry，IUPAC）的命名系统一致。

药品化学结构式采用世界卫生组织（World Health Organization，WHO）推荐的"药品化学结构式书写指南"书写。

正文按药品中文名称笔画顺序排列，同笔画数的字按起笔笔形－｜丿、一顺序排列；通则包括制剂通则、通用检测方法和指导原则，按分类编码；索引分按汉语拼音顺序排列的中文索引以及英文名和中文名对照的索引。

（2）项目与要求　制法项下主要记载药品的重要工艺要求和质量管理要求。

所有药品的生产工艺应经验证，并经国务院药品监督管理部门批准，生产过程均应符合《药品生产质量管理规范》的要求。来源于动物组织提取的药品，其所用动物种属要明确，所用脏器均应来自经检疫的健康动物，涉及牛源的应取自无牛海绵状脑病地区的健康牛群；来源于人尿提取的药品，均应取自健康人群。上述药品均应有明确的病毒灭活工艺要求以及质量管理要求。直接用于生产的菌种、毒种、来自人和动物的细胞、DNA重组工程菌及工程细胞，来源途径应经国务院药品监督管理部门批准并应符合国家有关的管理规范。

性状项下记载药品的外观、臭、味、溶解度以及物理常数等。外观性状是对药品的色泽和外表感观的规定。溶解度是药品的一种物理性质。各品种项下选用的部分溶剂及其在该溶剂中的溶解性能，可供制剂或制备溶液时参考；对在特定溶剂中的溶解性能需作质量控制时，在该品种检查项下另作具体规定。药品的近似溶解度以下列名词术语表示，见表1-2。

表1-2 药品的近似溶解度名词术语表

名词术语	释义
极易溶解	系指溶质1g（mL）能在溶剂不到1mL中溶解
易溶	系指溶质1g（mL）能在溶剂1～不到10mL中溶解
溶解	系指溶质1g（mL）能在溶剂10～不到30mL中溶解
略溶	系指溶质1g（mL）能在溶剂30～不到100mL中溶解
微溶	系指溶质1g（mL）能在溶剂100～不到1000mL中溶解
极微溶解	系指溶质1g（mL）能在溶剂1000～不到10000mL中溶解
几乎不溶或不溶	系指溶质1g（mL）在溶剂10000mL中不能完全溶解

试验方法：除另有规定外，称取研成细粉的供试品或量取液体供试品，于25℃±2℃一定容量的溶剂中，每隔5分钟强力振摇30秒钟；观察30分钟内的溶解情况，如无目视可见的溶质颗粒或液滴时，即视为完全溶解。

物理常数包括相对密度、馏程、熔点、凝点、比旋度、折光率、黏度、吸收系数、碘值、皂化值和酸值等；其测定结果不仅对药品具有鉴别意义，也可反映药品的纯度，是评价药品质量的主要指标之一。

鉴别项下规定的试验方法，系根据反映该药品某些物理、化学或生物学等特性所进行的药物鉴别试验，不完全代表对该药品化学结构的确证。

检查项下包括反映药品的安全性与有效性的试验方法和限度、均一性与纯度等制备工艺要求等内容；对于规定中的各种杂质检查项目，系指该药品在按既定工艺进行生产和正常贮藏过程中可能含有或产生并需要控制的杂质（如残留溶剂、有关物质等）；改变生产工艺时需另考虑增修订有关项目。

对于生产过程中引入的有机溶剂，应在后续的生产环节予以有效去除。除正文已明确列有"残留溶剂"检查的品种必须依法进行该项检查外，其他未在"残留溶剂"项下明确列出的有机溶剂与未在正文中列有此项检查的各品种，如生产过程中引入或产品中残留有机溶剂，均应按通则"残留溶剂测定法"检查并应符合相应溶剂的限度规定。

供直接分装成注射用无菌粉末的原料药，应按照注射剂项下相应的要求进行检查，并应符合规定。

各类制剂，除另有规定外，均应符合各制剂通则项下有关的各项规定。

含量测定项下规定的试验方法，用于测定原料及制剂中有效成分的含量，一般可采用化学、仪器或生物测定方法。

类别系按药品的主要作用与主要用途或学科的归属划分，不排除在临床实践的基础上作其他类别药物使用。

制剂的规格，系指每一支、片或其他每一个单位制剂中含有主药的重量（或效价）或含量（％）或装量。注射液项下，如为"1mL：10mg"，系指 1mL 中含有主药 10mg；对于列有处方或标有浓度的制剂，也可同时规定装量规格。

贮藏项下的规定，系为避免污染和降解而对药品贮存与保管的基本要求，以下列名词术语表示，见表 1-3。

表 1-3　药品贮藏与保管相关名词术语表

名词术语	释义
遮光	系指用不透光的容器包装，例如棕色容器或黑纸包裹的无色透明、半透明容器
避光	系指避免日光直射
密闭	系指将容器密闭，以防止尘土及异物进入
密封	系指将容器密封以防止风化、吸潮、挥发或异物进入
熔封或严封	系指将容器熔封或用适宜的材料严封，以防止空气与水分的侵入并防止污染
阴凉处	系指不超过 20℃
凉暗处	系指避光并不超过 20℃
冷处	系指 2～10℃
常温	系指 10～30℃

除另有规定外，贮藏项下未规定贮藏温度的一般系指常温。

制剂中使用的原料药和辅料，均应符合本版药典的规定；本版药典未收载者，必须制定符合药用要求的标准，并需经国务院药品监督管理部门批准。

同一原料药用于不同制剂（特别是给药途径不同的制剂）时，需根据临床用药要求制定相应的质量控制项目。

（3）检验方法和限度　本版药典正文收载的所有品种，均应按规定的方法进行检验；如采用其他方法，应将该方法与规定的方法做比较试验，根据试验结果掌握使用，但在仲裁时仍以本版药典规定的方法为准。

本版药典中规定的各种纯度和限度数值以及制剂的重（装）量差异，系包括上限和下限两个数值本身及中间数值。规定的这些数值不论是百分数还是绝对数字，其最后一位数字都是有效位。

试验结果在运算过程中，可比规定的有效数字多保留一位数，而后根据有效数字的修约规则进舍至规定有效位。计算所得的最后数值或测定读数值均可按修约规则进舍至规定的有效位，取此数值与标准中规定的限度数值比较，以判断是否符合规定的限度。

原料药的含量（%），除另有注明者外，均按重量计。如规定上限为100%以上时，系指用本版药典规定的分析方法测定时可能达到的数值，它为药典规定的限度或允许偏差，并非真实含有量；如未规定上限时，系指不超过101.0%。

制剂的含量限度范围，是根据主药含量的多少、测定方法误差、生产过程不可避免偏差和贮存期间可能产生降解的可接受程度而制定的，生产中应按标示量100%投料。如已知某一成分在生产或贮存期间含量会降低，生产时可适当增加投料量，以保证在有效期内含量能符合规定。

（4）标准品、对照品 系指用于鉴别、检查、含量测定的标准物质。标准品系指用于生物检定或效价测定的标准物质，其特性量值一般按效价单位（或 μg）计；对照品系指采用理化方法进行鉴别、检查或含量测定时所用的标准物质，其特性量值一般按纯度（%）计。

标准品与对照品的建立或变更批号，应与国际标准品或原批号标准品或对照品进行对比，并经过协作标定，然后按照国家药品标准物质相应的工作程序进行技术审定，确认其质量能够满足既定用途后方可使用。

标准品与对照品均应附有使用说明书，标明批号、特性量值、用途、使用方法、贮藏条件和装量等。

（5）计量 试验用的计量仪器均应符合国务院质量技术监督部门的规定。药典采用法定的计量单位。使用的滴定液和试液的浓度，以 mol/L（摩尔/升）表示者，其浓度要求精密标定的滴定液用"XXX 滴定液（YYYmol/L）"表示；作其他用途不需精密标定其浓度时用"YYYmol/L XXX 溶液"表示，以示区别，见表1-4。

表1-4 法定计量单位名称和符号

名称	单位					
长度	米(m)	分米(dm)	厘米(cm)	毫米(mm)	微米(μm)	纳米(nm)
体积	升(L)	毫升(mL)	微升(μL)			
质（重）量	千克(kg)	克(g)	毫克(mg)	微克(μg)	纳克(ng)	皮克(pg)
物质的量	摩尔(mol)	毫摩尔(mmol)				
温度	摄氏度(℃)					
压力	兆帕(MPa)	千帕(kPa)	帕(Pa)			
动力黏度	帕秒(Pa·s)	毫帕秒(mPa·s)				
运动黏度	平方米每秒(m^2/s)	平方毫米每秒(mm^2/s)				
波数	厘米的倒数(cm^{-1})					
密度	千克每立方米(kg/m^3)	克每立方厘米(g/cm^3)				
放射性活度	吉贝可(GBq)	兆贝可(MBq)	千贝可(kBq)	贝可(Bq)		

有关的温度描述，一般以下列名词术语表示，见表1-5。

表 1-5　有关温度描述名词术语表

名词术语	释义
水浴温度	除另有规定外，均指 98～100℃
热水	系指 70～80℃
微温或温水	系指 40～50℃
室温	系指 10～30℃
冷水	系指 2～10℃
冰浴	系指约 0℃
放冷	系指放冷至室温

　　百分比用"％"符号表示，系指重量的比例；但溶液的百分比，除另有规定外，系指溶液 100mL 中含有溶质若干克；乙醇的百分比，系指在 20℃ 时容量的比例。此外，根据需要可采用下列符号，见表 1-6。

　　溶液后标示的"（1→10）"等符号，系表示固体溶质 1.0g 或液体溶质 1.0mL 加溶剂使成 10mL 的溶液；未指明用何种溶剂时，均系指水溶液；两种或两种以上液体的混合物，名称间用半字线"-"隔开，其后括号内所示的"："符号，系指各液体混合时的体积（重量）比例。乙醇未指明浓度时，均系指 95％（mL/mL）的乙醇。

表 1-6　百分比用符号表示方法表

名词术语	释义
％（g/g）	表示溶液 100g 中含有溶质若干克
％（mL/mL）	表示溶液 100mL 中含有溶质若干毫升
％（mL/g）	表示溶液 100g 中含有溶质若干毫升
％（g/mL）	表示溶液 100mL 中含有溶质若干克
缩写"ppm"表示百万分比	系指重量或体积的比例
缩写"ppb"表示十亿分比	系指重量或体积的比例
液体的滴	系在 20℃ 时，以 1.0mL 水为 20 滴进行换算

　　计算分子量以及换算因子等使用的原子量均按最新国际原子量表推荐的原子量。
　　本版药典所用药筛，选用国家标准的 R40/3 系列。粉末分等见表 1-7。

表 1-7　粉末分等名词术语表

名词术语	释义
最粗粉	指能全部通过一号筛，但混有能通过三号筛不超过 20％ 的粉末
粗粉	指能全部通过二号筛，但混有能通过四号筛不超过 40％ 的粉末
中粉	指能全部通过四号筛，但混有能通过五号筛不超过 60％ 的粉末
细粉	指能全部通过五号筛，并含能通过六号筛不少于 95％ 的粉末
最细粉	指能全部通过六号筛，并含能通过七号筛不少于 95％ 的粉末
极细粉	指能全部通过八号筛，并含能通过九号筛不少于 95％ 的粉末

（6）精确度　药典规定取样量的准确度和试验精密度。

试验中供试品与试药等"称重"或"量取"的量，均以阿拉伯数字表示，其精确度可根据数值的有效数位来确定，如称取"0.1g"系指称取量可为 0.06～0.14g；称取"2g"，系指称取量可为 1.5～2.5g；称取"2.0g"系指称取量可为 1.95～2.05g；称取"2.00g"，系指称取量可为 1.995～2.005g。

"精密称定"系指称取重量应准确至所取重量的千分之一；"称定"系指称取重量应准确至所取重量的百分之一；"精密量取"系指量取体积的准确度应符合国家标准中对该体积移液管的精度要求；"量取"系指可用量筒或按照量取体积的有效数位选用量具。取用量为"约"若干时，系指取用量不得超过规定量的±10%。

恒重，除另有规定外，系指供试品连续两次干燥或炽灼后的重量差异在 0.3mg 以下的重量。干燥至恒重的第二次及以后各次称重均应在规定条件下继续干燥 1 小时后进行；炽灼至恒重的第二次称重继续炽灼 30 分钟后进行。

试验中规定"按干燥品（或无水物，或无溶剂）计算"时，除另有规定外，应取未经干燥（或未去水，或未去溶剂）的供试品进行试验，并将计算中的取用量按检查项下测得的干燥失重（或水分，或溶剂）扣除。

试验中的"空白试验"，系指在不加供试品或以等量溶剂替代供试液的情况下，按同法操作所得的结果；含量测定中的"并将滴定的结果用空白试验校正"，系指按供试品所耗滴定液的量（mL）与空白试验中所耗滴定液量（mL）之差进行计算。

试验时的温度，未注明者，系指在室温下进行；温度高低对试验结果有显著影响者，除另有规定外，应以 25℃±2℃为准。

（7）试药、试液、指示剂　试验用的试药，除另有规定外，均应根据 ChP 通则试药项下的规定，选用不同等级并符合国家标准或国务院有关行政主管部门规定的试剂标准。试液、缓冲液、指示剂与指示液及滴定液等均应符合 ChP 通则的规定或按照 ChP 通则的规定制备。

试验用水，除另有规定外，均系指纯化水。酸碱度检查所用的水，均系指新沸并放冷至室温的水。

酸碱性试验时，如未指明用何种指示剂，均系指石蕊试纸。

（8）动物试验　动物试验所使用的动物及其管理应按国务院有关行政主管部门颁布的规定执行。

动物品系、年龄、性别等应符合药品检定要求。

随着药品纯度的提高，凡是有准确的化学和物理方法或细胞学方法能取代动物试验进行药品质量检测的，应尽量采用，以减少动物试验。

（9）说明书、包装、标签　药品说明书应符合《中华人民共和国药品管理法》及国务院药品监督管理部门对说明书的规定。

直接接触药品的包装材料和容器应符合国务院药品监督管理部门的有关规定，均应无毒、洁净，与内容药品应不发生化学反应，并不得影响内容药品的质量。

药品标签应符合《中华人民共和国药品管理法》及国务院药品监督管理部门对包装标

签的规定，不同包装标签其内容应根据上述规定印制，并应尽可能多地包含药品信息。

麻醉药品、精神药品、医疗用毒性药品、放射性药品、外用药品和非处方药品的说明书和包装标签，必须印有规定的标识。

2. 正文 系根据药物自身的理化与生物学特性，按照批准的处方来源、生产工艺、贮藏运输条件等所制定的、用以检测药品质量是否达到用药要求并衡量其质量是否稳定均一的技术规定。《中国药典》各部正文的内容各异，二部正文中每一品种项下根据品种和剂型的不同，按顺序可分别列有：①品名（包括中文名，汉语拼音与英文名）；②有机药物的结构式；③分子式与分子量；④来源或有机药物的化学名称；⑤含量或效价规定；⑥处方；⑦制法；⑧性状；⑨鉴别；⑩检查；⑪含量测定；⑫类别；⑬规格；⑭贮藏；⑮制剂等。

ChP 收载药品的质量标准实例：

例 1 依普黄酮质量标准。

依普黄酮

Yipuhuangtong

Ipriflavone

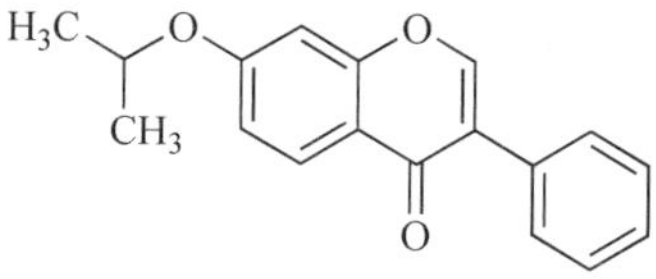

$$C_{18}H_{16}O_3 \quad 280.32$$

本品为 7-异丙氧基-3-苯基-4H-1-苯并吡喃-4-酮。按干燥品计算，含 $C_{18}H_{16}O_3$ 不得少于 98.5%。

【性状】 本品为白色或类白色结晶或结晶性粉末；无臭，无味。

本品在 N,N-二甲基甲酰胺或三氯甲烷中易溶，在丙酮或乙酸乙酯中溶解，在无水乙醇或乙醚中微溶，在水中几乎不溶。

熔点 本品的熔点（通则 0612）为 116～120℃。

【鉴别】（1）取本品约 0.1g，加无水乙醇 5mL，微温溶解，加盐酸 0.5mL 与镁粉 0.05g，轻微振摇，放置 10 分钟，溶液显黄色。

（2）取本品，加无水乙醇溶解并稀释制成每 1mL 中约含 10μg 的溶液，照紫外-可见分光光度法（通则 0401）测定，在 249nm 与 298nm 的波长处有最大的吸收，在 277nm 的波长处有最小吸收。

（3）本品的红外光吸收图谱应与对照的图谱（光谱集 616 图）一致。

【检查】酸度 取本品 2.0g，加水 100mL，置水浴中振摇溶解 10 分钟，立即放冷，滤过，取续滤液 25mL，加酚酞指示液 2 滴，用氢氧化钠滴定液（0.02mol/L）滴定至显微红色，消耗氢氧化钠滴定液（0.02mol/L）不得过 0.10mL。

氯化物 取上述酸度项下的滤液 25mL，依法检查（通则 0801），与标准氯化钠溶液 10.0mL 制成的对照液比较，不得更浓（0.020%）。

有关物质 取本品，加甲醇溶解并稀释制成每 1mL 中约含 0.2mg 的溶液，作为供试品溶液；精密量取适量，用甲醇定量稀释制成每 1mL 中含 2μg 的溶液，作为对照溶液。照含量测定项下的色谱条件，精密量取供试品溶液与对照品溶液各 20μL，分别注入液相色谱仪中，记录色谱图至主成分峰保留时间的 2 倍。供试品溶液色谱图中如有杂质峰，各杂质峰面积的和不得大于对照溶液主峰面积（1.0%）。

干燥失重 取本品，在 105℃ 干燥至恒重，减失重量不得过 0.5%（通则 0831）。

炽灼残渣 取本品 1.0g，依法检查（通则 0841），遗留残渣不得过 0.1%。

重金属 取炽灼残渣项下遗留的残渣，依法检查（通则 0821 第二法），含重金属不得过百万分之二十。

【含量规定】照高效液相色谱法（通则 0512）测定。

色谱条件与系统适用性试验 用十八烷基硅烷键合硅胶为填充剂；以甲醇-水（75：25）为流动相；检测波长为 250nm。理论板数按依普黄酮峰计算不低于 2500。

测定法 取本品适量，精密称定，加甲醇溶解并定量稀释制成每 1mL 中约含依普黄酮 20μg 的溶液，精密量取 20μL 注入液相色谱仪，记录色谱图，另取依普黄酮对照品，同法测定，按外标法以峰面积计算，即得。

【类别】钙调节药。

【贮藏】遮光，阴凉处密封保存。

【制剂】依普黄酮片。

例 2 依普黄酮片质量标准。

依普黄酮片

Yipuhuangtong Pian

Ipriflavone Tablets

本品含依普黄酮（$C_{18}H_{16}O_3$）应为标示量的 93.0%～107.0%。

【性状】本品为白色或类白色片。

【鉴别】（1）取本品细粉适量（约相当于依普黄酮 0.1g），加无水乙醇适量，微温振摇 10 分钟，使依普黄酮溶解，放冷，滤过，滤液加盐酸 0.5mL 和镁粉 0.05g，轻微振摇，放置 10 分钟，显黄色。

（2）在含量测定项下记录的色谱图中，供试品溶液主峰的保留时间应与对照品溶液主峰的保留时间一致。

（3）取本品细粉适量，加无水乙醇微温振摇，使依普黄酮溶解，放冷，用无水乙醇稀释制成每 1mL 中约含依普黄酮 10μg 的溶液，摇匀，滤过，取续滤液，照紫外-可见分光光度法（通则 0401）测定，在 249nm 与 298nm 的波长处有最大吸收，在 277nm 的波长处有最小吸收。

【检查】溶出度 取本品，照溶出度与释放度测定法（通则 0931 第二法），以 1.0% 十二烷基硫酸钠溶液 900mL 为溶出介质，转速为每分钟 100 转，依法操作，经 60

分钟，取溶液 10mL 滤过，精密量取续滤液 5mL，用溶出介质稀释至 100mL，作为供试品溶液；另精密称取依普黄酮对照品约 10mg，置 1000mL 量瓶中，加溶出介质约 600mL，置温水浴中超声处理 20 分钟，使依普黄酮溶解，放冷，用溶出介质稀释至刻度，摇匀，作为对照品溶液。分别取供试品溶液与对照品溶液适量，照紫外 - 可见分光光度法（通则 0401），在 303nm 的波长处分别测定吸光度计算每片的溶出量，限度为标示量的 70%，应符合规定。

其他　应符合片剂项下有关的各项规定（通则 0101）。

【含量测定】取本品 10 片，精密称定，研细，精密称取适量（约相当于依普黄酮 40mg），置 200mL 量瓶中，加甲醇约 150mL，超声 20 分钟，使依普黄酮溶解，用甲醇稀释至刻度，摇匀，滤过，精密量取续滤液 10mL，置 100mL 量瓶中，用甲醇稀释至刻度，摇匀，作为供试品溶液，精密量取 20μL，照依普黄酮含量测定项下的方法测定，即得。

【类别】同依普黄酮。

【规格】0.2g。

【贮藏】遮光，密封保存。

3. 通则　ChP 通则主要收载制剂通则、通用检测方法和指导原则。制剂通则系按照药物剂型分类，针对剂型特点所规定的基本技术要求；通用检测方法系各正文品种进行相同检查项目的检测时所应采用的统一的设备、程序、方法及限度等；指导原则系为执行药典、考察药品质量、起草与复核药品标准所指定的指导性规定。

4. 索引　ChP 除了中文品名目次是按汉语拼音顺序排列外，书末分列中文索引和英文索引，中文索引按汉语拼音顺序排列，英文索引按英文字母顺序排列。这些索引可供方便、快速地查阅药典中有关内容。

三、国外药典

（一）美国药典

《美国药典》的全称为 United States Pharmacopoeia，缩写为 USP；由美国政府所属的美国药典委员会（The United States Pharmacopoeia Convention）编辑出版，于 1820 年出第一版。《美国国家处方集》的全称为 National Formulary，缩写为 NF，1888 年由美国药学协会编制出版第一版，《美国国家非法定处方集》自 1906 年第四版起更改为《美国国家处方集》。从 1980 年起，USP 和 NF 合并为一册出版，但仍分两部分，前面为 USP，主要收载原料和制剂；后面为 NF，主要收载制剂中的附加剂，如 USP29 - NF24。USP 从 1820～1942 年，每 10 年出一版；从 1942～2000 年每 5 年出版一版；从 2002 年起每年出一版，同步发行光盘版。作为配套资料，美国药典委员会还出版发行了《美国采用药名》（USN）、《美国药典药品信息》（USP DI）、《药典论坛》（PF）和《药品信息评论》（DI Review）。《美国药典》是美国政府对药品质量标准和检定方法作出的技术规定，也是药品生产、使用、管理、检验的法律依据。NF 收载了《美国药典》（USP）尚未收入的新药和新制剂。

《美国药典》由凡例（General Notices）、正文（Monographs）、附录（General Chapters，Reagents，Tables）、索引（Index）等内容组成。正文部分各品种按英文字母的顺序先后排列。根据品种和剂型的不同，每一品种项下分别列有：品名、有机药物的结构式、分子式与分子量、来源或有机药物的化学名称、化学文摘（CA）登录号、含量或效价规定、包装和贮藏、参比物质要求、鉴别、物理常数、检查、含量或效价测定等。正文之后还有对各种药品进行测试的方法和要求的通用章节及对各种药物的一般要求的通则。可根据书后所附的 USP 和 NF 的联合索引查阅本书。

USP32 - NF27：2008 年 11 月出版，2009 年 5 月 1 日生效。USP32 - NF27 增补 1（增补版 1）于 2009 年 2 月出版，2009 年 8 月 1 日生效。USP32 - NF27 增补 2（增补版 2）于 2009 年 6 月出版，2009 年 12 月 1 日生效。USP33 - NF28，2010 年 10 月 1 日生效。增补版 1 于 2010 年 4 月出版，2010 年 10 月 1 日生效。增补版 2 于 2010 年 6 月出版，2011 年 1 月 1 日生效。USP34 - NF29 为 2011 年版本，2010 年 11 月出版，2011 年 5 月 1 日生效。USP36 - NF31 于 2012 年 11 月出版，2013 年 5 月 1 日生效。增补版 1 于 2013 年 2 月出版，2013 年 8 月 1 日生效。增补版 2 于 2013 年 6 月出版，2013 年 12 月 1 日生效。USP37 - NF32 于 2013 年 12 月出版，2014 年 5 月 1 日生效。USP38 - NF33 于 2014 年 12 月出版，2015 年 5 月 1 日生效。USP39 - NF34 于 2015 年 12 月出版，2016 年 5 月 1 日生效。

USP40 - NF35：2016 年 12 月份出版，2017 年 5 月 1 日生效，包含 4 卷及 2 个增补版。美国药典除了印刷版外，还提供 U 盘版和互联网在线版；收载有关药物、剂型、原料药、辅料、医疗器械和食物补充剂的标准。USP 40 - NF35 增补 1（印刷），2017 年 2 月出版，2017 年 8 月 1 日生效；USP 40 - NF 35 增补 2（印刷），2017 年 6 月出版，2017 年 12 月 1 日生效。

（二）英国药典

《英国药典》（British Pharmacopoeia，缩写为 BP）是由英国药典委员会（British Pharmacopoeia Commission）编辑出版，是英国制药标准的重要来源。《英国药典》不仅为读者提供了药用和成药配方标准以及公示配药标准，而且也向读者展示了许多明确分类并可参照的《欧洲药典》内容。自 1816 年开始编制《伦敦药典》，后出版有《爱丁堡药典》和《爱尔兰药典》，1864 年合并为《英国药典》。《英国药典》出版周期不定，自 1998 年版（第 16 版）开始，在发行印刷版同时，提供配套光盘。《英国药典》的配套资料有《马丁德尔药典》（Martindale The Extra Pharmacopoeia）、《英国国家处方集》（BNF）、《药物分离与鉴定》（IID）以及《英国草药典》（BHP）。

《英国药典》的内容由凡例（general notices）、正文（monographs）、附录（appendices）和索引（index）等组成。各条目均以药品名称字母顺序排列，《英国药典》书后附有全部内容关键词索引。

《英国药典》的部分品种是从《欧洲药典》转载而来，这些品种的标题旁有明显标志，并在其定义前加斜体陈述予以区分。为明确起见，质量标准内容的起始和结尾还用

"下划线"和"Ph. Eur."(《欧洲药典》)注明。由于收载品种的特殊性，BP（2010）的凡例由三部分组成。第一部分解释《欧洲药典》转载品种的标识；第二部分是适用于《英国药典》各论部分的说明，第三部分是《欧洲药典》的凡例。正文品种的内容包括：品名、分子结构式、分子式与分子量、CA 登录号、作用与用途、制剂、来源或含量限度、化学名称、性状、鉴别、检查、含量测定、贮藏和可能的杂质结构。附录按内容分类，如第一类为试药，第二类和第三类分别为光谱法、色谱法。《英国药典》2010 年版，2009 年 8 月出版，2010 年 1 月 1 日生效。

《英国药典》2011 年版，2010 年 8 月出版，2011 年 1 月生效。《英国药典》2011 年版共 6 卷，收载药品 3000 多种，较《英国药典》2010 年版新增 51 个专论；主要内容包括测试方法，红外光谱参考，补充资料，还包含《欧洲药典》6.8（第六版第八增补本）的内容。《英国药典》2015 年版，2014 年 8 月出版，2015 年 1 月生效。《英国药典》2015 年版共 6 卷，包含《欧洲药典》8.0～8.2 的所有内容；收载约 3500 种药品。新增 40 个专论；修正专论 272 个。《英国药典》2016 年版，2015 年 8 月出版，2016 年 1 月生效。《英国药典》2016 年版共 6 卷，包含《欧洲药典》8.0～8.5 的所有内容；新增 37 个专论；修正专论 142 个。

《英国药典》2017 年版（BP2017），2016 年 8 月出版；2017 年 1 月生效；印刷版共包含 6 卷；包含《欧洲药典》8.0～8.8 的所有内容。

（三） 欧洲药典

《欧洲药典》(European Pharmacopoeia，缩写为 Ph. Eur. 、E. P. 或 EP) 由欧洲药品质量管理局（EDQM）编辑出版。有英文和法文两种法定文本。《欧洲药典》的基本组成有凡例、通用分析方法（包括一般鉴别试验，一般检查方法，常用物理、化学测定法，常用含量测定方法，生物检查和生物分析，生物学方法）、容器和材料、试剂、正文和索引等。《欧洲药典》(第五版) 正文品种的内容包括：品名（英文名称，拉丁名）、分子结构式、分子式与分子量、含量限度及化学名称、性状、鉴别、检查、含量测定、贮藏、可能的杂质结构等。

《欧洲药典》出版历程：1964 年发行第一版《欧洲药典》。从 1980 年到 1996 年期间，每年将增修订的项目与新增品种出一本活页本，汇集为第二版《欧洲药典》各分册，未经修订的仍按照第一版执行。1997 年出版第三版《欧洲药典》合订本，并在随后的每一年出版一部增补本，由于欧洲一体化及国际药品标准协调工作不断发展，增修订的内容显著增多。2001 年 7 月，第四版《欧洲药典》出版，并于 2002 年 1 月生效。第四版《欧洲药典》除了主册之外，还出版了 8 个增补版。2004 年 7 月，第五版《欧洲药典》出版，即 EP5.0，EP5.0 于 2005 年 1 月生效。

《欧洲药典》的法定性质：2007 年经欧洲 36 个国家和欧盟批准的共同制定欧洲药典协定，申请上市许可证（MA）的药品必须符合欧洲药典标准；所有药品、药用物质生产厂在欧洲销售或使用其产品时，都必须遵循欧洲药典标准，《欧洲药典》条文具法定约束力，各国行政或司法机关强制执行《欧洲药典》；各成员国国家机关有义务遵循

《欧洲药典》，必要时，《欧洲药典》个论可替代本国同品种的药典个论。《欧洲药典》第六版在第五版的基础上对所有内容进行了重新修订，2007 年 6 月出版，其后每 3 个月出版一部增补本，截至 2007 年 10 月底已经出版 2 个增补版。《欧洲药典》第六版（EP6.0）2008 年 1 月生效，《欧洲药典》第六版分为两部，其后欧洲药典委员会还根据例会决议进行非累积性增补，每年 3 次。《欧洲药典》第六版有 8 个增补版（6.1～6.8）。

《欧洲药典》第七版（EP7.0），2010 年 7 月出版；2011 年 1 月生效。《欧洲药典》第七版包括两个基本卷，于 2010 年 7 月出版发行，以后在每次欧洲药典委员会全会做出决定后，通过非累积增补本更新，每年出 3 个增补本。第七版累计共有 8 个非累积增补本（7.1～7.8）。EDQM 网站上提供了一张表格，介绍出版的时间表以及执行的日期。最初的两卷包括第七版完整的内容，以及欧洲药典委员会在 2009 年 12 月全会上通过或修订的内容，共收载了 2130 个个论，330 个含插图或色谱图的总论，以及 2457 种试剂的说明。变化的内容（插入或删除的内容）在页边标注出。自 2011 年 1 月起，在欧洲药典成员国，包括欧盟国家，将执行第七版。EP7.0 有英文版与法文版，英语与法语是欧洲委员会的官方语言。EP7.0 有印刷版、USB 闪存版和在线版。

《欧洲药典》第八版（EP8.0）2013 年 7 月出版，2014 年 1 月生效。《欧洲药典》第八版包括两个基本卷，于 2013 年 7 月出版发行，以后在每次欧洲药典委员会全会做出决定后，通过非累积增补本更新，每年出 3 个增补本。第八版累计共有 8 个非累积增补本（8.1～8.8）。最初的两卷包括第七版完整的内容以及欧洲药典委员会在 2012 年 12 月全会上通过或修订的内容，共收载了 2224 个个论，345 个含插图或色谱图的总论，2500 种试剂的说明。变化的内容（插入或删除的内容）在页边标注出。

《欧洲药典》第九版（EP9.0）2016 年 7 月出版，2017 年 1 月生效。《欧洲药典》第九版包括两个基本卷，于 2016 年 7 月出版发行，以后在每次欧洲药典委员会全会做出决定后，通过非累积增补本更新，每年出 3 个增补本。第九版《欧洲药典》累计共有 8 个非累积增补本（9.1～9.8）。有印刷版、USB 闪存版和在线版。

（四）　日本药局方

《日本药局方》（Japanese Pharmacopoeia，缩写为 JP）由日本药局方编辑委员会编纂，由厚生省颁布执行，1886 年 6 月出版第一版，1887 年 7 月实施。目前每 5 年修订 1 次，JP14、JP15、JP16 分别于 2001 年、2006 年、2011 年修订出版，均于当年的 4 月 1 日实施。

《日本药局方》第十六改正版（JP16），由一部和二部组成，共一册，分两部出版，第一部收载原料药及其基础制剂，第二部主要收载生药、家庭药制剂和制剂原料。一部收载有凡例、制剂总则（即药剂通则）、一般试验方法、医药品各论（主要为化学药品、抗生素、放射性药品以及制剂）；二部收载通则、生药总则、制剂总则、一般试验方法、医药品各论（主要为生药、生物制品、制剂用附加剂等）、药品红外光谱集、一般信息等；索引置于最后。《日本药局方》的索引有药物的日本名索引、英文索引和拉丁名索引三种，其中拉丁名索引用于生药品种。

《日本药局方》"医药品各论"中，药品的质量标准，按顺序分别列有：品名（包括日文名、英文名、拉丁名和日本别名）、有机药物的结构式、分子式与分子量、来源或有机药物的化学名称、CA 登录号、含量或效价规定、性状和理化常数、鉴别、检查、含量或效价测定、容器和贮藏、有效期等。

（五） 国际药典

《国际药典》(International Pharmacopoeia，缩写 Ph. Int.)，由联合国世界卫生组织（WHO）主持编纂，旨在为所选药品、辅料和剂型的质量标准达成一个全球范围的统一的标准性文献。第一版于 1951 年和 1955 年分两卷用英、法、西班牙文出版，于 1959年出版增补本。第二版于 1967 年用英、法、俄、西班牙文出版。第三版有 5 卷：卷 1（1979 年）为通用分析方法；卷 2（1981 年）和卷 3（1988 年）为世界卫生组织基本药物示范目录中的大部分药物的质量标准；卷 4（1994 年）为有关试验、方法的信息，药品原料、赋形剂的一般要求和质量说明以及剂型。卷 5（2003 年）为制剂通则以及药品原料和片剂的质量标准，还包括有机合成药物、一些抗疟疾药物及其最广泛应用剂型的各论。

《国际药典》第四版，第 1 卷、第 2 卷于 2006 年出版；2008 年出版第四版的修订增补本，同时发行第四版的完整光盘版。第 1 卷收载药典凡例和大多数原料药标准；第 2卷收载余下的原料药标准、制剂标准、放射性药品标准、通用测定法、试剂和索引。《国际药典》2015 年出版第五版。

除非被某国药典官方机构所接受，《国际药典》不用来作为任何国家的法定药典。

第二章　药物的鉴别试验 ▷▷▷▷

第一节　概　述

药物的鉴别试验（identification test）是根据已知药物的组成、分子结构和理化性质，采用物理、化学、物理化学或生物学方法来确证其真伪。只有在药物鉴别无误的情况下，进行药物的其他质量检验工作才有意义。

在药品标准中，鉴别项目包括性状（description）、一般鉴别试验（general identification test）和专属鉴别试验（specific identification test）。性状反映了药物特有的物理性质，一般包括外观（如物态、色、臭、味等）、溶解度及物理常数；一般鉴别试验是以某一类药物的共同化学结构为依据，根据其相同的理化性质进行药物真伪的鉴别，以区分不同类别的药物；而专属鉴别试验则是在一般鉴别试验的基础上，利用每一种药物的化学结构差异来鉴别药物，以区别同类药物或具有相同化学结构部分的各个药物单体。

鉴别试验方法通常有化学鉴别法、光谱鉴别法、色谱鉴别法、显微鉴别法和生物学方法等。一般来说，某一项鉴别试验（如官能团反应）只能反映药物的某一特征，因此，药物的真伪鉴别往往要通过一组试验才能确证。本章将重点介绍药物的物理常数测定和常用的理化鉴别法。

影响鉴别试验结果的主要因素有：溶液的浓度、溶液的 pH 值、溶液中共存的干扰组分、试验温度、试验时间等，必须认真选择和严格控制实验条件。鉴别试验必须具备较高的灵敏度和较好的选择性。在选择高灵敏度的鉴别反应时，必须选用高纯度的试剂和高度洁净的器皿，以保证鉴别试验结果的可靠性。为了消除试剂和器皿可能带来的影响，应同时进行空白试验（blank test）。

第二节　常用物理常数的测定

物理常数（physical constant）是表示药物物理性质的特征常数，在一定条件下是定值，其测定结果不仅对药物具有鉴别意义，还可以反映药物的纯度，是评价药物质量的主要指标。《中国药典》收载的物理常数有：相对密度、馏程、熔点、沸点、凝点、比旋度、折光率、黏度、酸值、吸收系数等，可依照《中国药典》通则中规定的方法进行测定。本节重点介绍几种常用物理常数的测定方法。

一、熔点

《中国药典》规定的熔点（melting point）是指供试品按规定的方法测定，由固体熔化成液体的温度、熔融同时分解的温度或在熔化时自初熔至全熔的一段温度。

初熔是指供试品在毛细管内开始局部液化出现明显的液滴时的温度；全熔是指供试品全部液化时的温度，这一过程一般应为 2~4℃，个别情况可以放宽至 6℃。熔融同时分解是指供试品在一定温度下熔融同时分解产生气泡、变色或浑浊等现象。

值得注意的是测定熔点过程中遇有"发毛""收缩""软化""出汗"等变化过程，均不作初熔判断。"发毛"指内容物受热后膨胀发松，物面不平的现象；"收缩"指内容物在"发毛"以后，向中心聚集紧缩的现象；"软化"指内容物在"收缩"同时或在收缩以后变软而形成软柱状的现象；"出汗"指内容物在"发毛""收缩""软化"而形成软柱状物的同时，壁管上有时出现细微液点，软柱状尚未液化的现象。

根据待测物的性质不同，药典收载了三种测定方法：第一法（一端开口毛细管法）适用于易粉碎的固体药品；第二法（两端开口毛细管法）适用于不易粉碎的固体样品（如脂肪、脂肪酸，石蜡、羊毛脂等）；第三法（平底容器法）适用于测定凡士林或其他类似物质。一般未注明时均指"第一法"。测定时，根据供试品熔融过程中是否同时分解，调节传温液的升温速度相应为 2.5~3.0℃/min 或 1.0~1.5℃/min。有时为了获得较好的准确度和精密度，也可采用差示扫描量热法测定。

多数固体原料药品需进行熔点测定。如盐酸酚苄明熔点应为 137~140℃。

二、比旋度

平面偏振光通过含有某些光学活性化合物的液体或溶液时，能引起旋光现象，使偏振光的平面向左或向右旋转，旋转的度数称为旋光度（optical rotation）。使偏振光向右旋转以"＋"号表示；使偏振光向左旋转以"－"表示。当偏振光通过长 1dm 且每 1mL 中含有旋光性物质 1g 的溶液时，在一定波长与温度下测得的旋光度称为比旋度（specific optical rotation）。比旋度（或旋光度）可以用于鉴别或检查某些光学活性药物的纯杂程度，也可以用于测定其含量。

旋光度的测定，采用钠光谱的 D 线（589.3nm）为光源，1dm 长度的测定管，在温度为 20℃的条件下，使用读数至 0.01°并经过检定的旋光计测定，即得供试液的旋光度。取其 3 次读数的平均值，按下式计算即得供试品的比旋度。

（1）对液体供试品　　$[\alpha]_D^t = \dfrac{\alpha}{ld}$

（2）对固体供试品　　$[\alpha]_D^t = \dfrac{100\alpha}{lc}$

式中，$[\alpha]$ 为比旋度；D 为钠光谱的 D 线；t 为测定时温度（℃）；l 为测定管的长度（dm）；d 为液体的相对密度；α 为测得的旋光度；c 为每 100mL 溶液中含有被测物质的重量（g）（按干燥品或无水物计算）。注意每次测定前后均应以溶剂做空白加以校正，若后一次零点有变动，则应重新测定旋光度。

例 福尔可定比旋度的测定。

取本品，精密称定，加乙醇溶解并定量稀释制成每 1mL 溶液中含 20mg 的溶液，依法测定（通则 0621），比旋度为 $-94°\sim-98°$。

比旋度测定的例子，还可参阅"第十一章糖类药物的分析"。

三、折光率

光线自一种透明介质进入另一透明介质时，由于两种介质的密度不同，光的传播速度就不同，其进行方向就会发生改变，即发生折射现象。一般折光率（refractive index）系指光线在空气中进行的速度与在供试品中进行速度的比值。根据折射定律，折光率（n）是光线入射角的正弦与折射角的正弦的比值，即为：

$$n=\frac{\sin i}{\sin r}=\frac{\nu_1}{\nu_2}$$

式中，n 为折光率；$\sin i$ 为光线入射角的正弦；$\sin r$ 为光线折射角的正弦；ν_1、ν_2 分别为光在两种介质中的速度。

当光线从光疏介质进入光密介质，它的入射角接近或等于 90°时，折射角就达到最高限度，此时的折射角称为临界角 r_c，而此时的折光率应为：

$$n=\frac{\sin i}{\sin r}=\frac{\sin 90°}{\sin r_c}=\frac{1}{\sin r_c}$$

由此可见，只测定临界角 r_c 值就可以求出折光率。

同一物质的折光率与测定时的温度及光线波长有关。一般情况是波长越短，折光率越大，温度升高，折光率变小，通常以 20℃ 为标准温度。以黄色钠光 D 线为标准光源（以 D 表示，波长 589.3nm），若用阿培折光计，可用白光光源，所得折光率用符号 "n_D^{20}" 表示。测定折光率可以区别不同油类或检查某些药物的纯杂程度。

测定前，折光计读数应用校正用棱镜或水进行校正，水的折光率 20℃时为 1.3330，25℃时为 1.3325，40℃时为 1.3305。

四、吸收系数

吸收系数（absorptivity coefficient）是指在一定条件下，吸光物质在单位液层浓度及单位厚度时的吸光度。吸光系数有两种表示方式：即摩尔吸收系数和百分吸收系数。《中国药典》采用百分吸收系数，是指溶液浓度为 1%（g/100mL）、液层厚度为 1cm 时的吸光度，用 $E_{1cm}^{1\%}$ 表示。

在给定入射光波长、溶剂、温度等条件下，吸收系数是吸光物质的重要物理常数，不仅用于考察原料药的质量，也可作为药物及其制剂应用紫外-可见分光光度法测定含量时的依据。

第三节 药物的理化鉴别方法

一、化学鉴别法

化学鉴别法（chemical identification）是根据药物的化学结构和性质，通过化学反应现象进行鉴别的方法。要求专属性强、重现性好、灵敏度高，操作简便、快速。化学鉴别法包括一般鉴别试验和专属鉴别试验。

（一） 一般鉴别试验

一般鉴别试验（general identification test）是通过化学反应进行试验来证明药品中含有某种离子或基团。只能确证是哪一类药物，而不能确证是哪一种药物，也不能对未知药物进行定性分析，应结合其他鉴别试验和性状描述才能证实供试品的真实性。主要包括无机离子的特殊反应，有机药物的典型官能团反应等。ChP（通则 0300）"一般鉴别试验"中收载一般鉴别试验项目有：水杨酸盐、丙二酰脲类、有机氟化物、亚硫酸盐或亚硫酸氢盐、亚锡盐、托烷生物碱类、汞盐、芳香第一胺类、苯甲酸盐、乳酸盐、枸橼酸盐、钙盐、钠盐、钡盐、酒石酸盐、铋盐、钾盐、铁盐、铵盐、银盐、铜盐、锂盐、硫酸盐、硝酸盐、锌盐、锑盐、铝盐、氯化物、溴化物、碘化物、硼酸盐、碳酸盐与碳酸氢盐、镁盐、醋酸盐、磷酸盐等。现就几个典型例子阐明鉴别试验原理。

1. 有机氟化物 鉴别方法：取供试品约 7mg，采用氧瓶燃烧法（通则 0703）进行有机破坏，用水 20mL 与 0.01mol/L 氢氧化钠溶液 6.5mL 为吸收液，待燃烧完全后，充分振摇，取吸收液 2mL，加茜素氟蓝试液 0.5mL，再加 12％醋酸钠的稀醋酸溶液 0.2mL，用水稀释至 4mL，加硝酸亚铈试液 0.5mL，即显蓝紫色，同时做空白对照试验。

反应原理：有机氟化物经氧瓶燃烧法破坏，被碱性溶液吸收成为无机氟化物，再与茜素氟蓝、硝酸亚铈在 pH4.3 溶液中形成蓝紫色配合物，反应式如下：

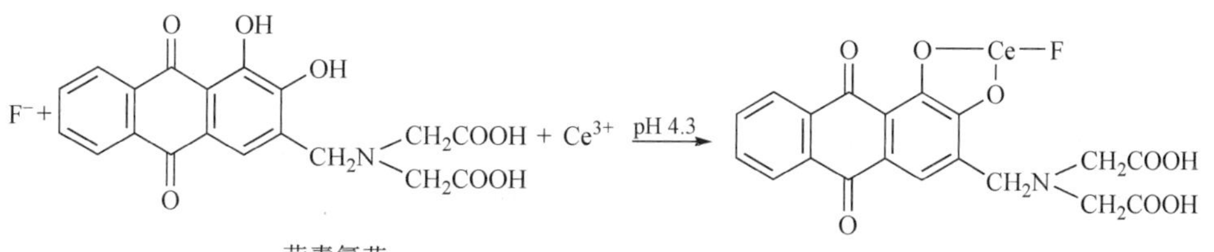

茜素氟蓝   蓝紫色

2. 有机酸盐

（1）水杨酸盐

①取供试品的中性或弱酸性稀溶液，加三氯化铁试液 1 滴，即显紫色。反应原理：水杨酸盐中游离酚羟基在中性或弱酸性条件下，与三氯化铁生成配位化合物，在中性时

呈红色，弱酸性时呈紫色。本反应可检出 $0.1\mu g$ 的水杨酸，故只需取稀溶液进行试验，如浓度太大，产生颜色过深时，可加水稀释后观察。

$$\text{（水杨酸结构）} + Fe^{3+} \longrightarrow \left[Fe\left[\text{（结构）} \right]_6 \right]^{3-} + 6H^+$$

②取供试品溶液，加稀盐酸，即析出白色水杨酸沉淀；分离，沉淀在醋酸铵试液中溶解。反应原理：水杨酸在水中的溶解度为 1:460，故将在其水溶液中加酸即析出游离水杨酸。又水杨酸的酸性（$K_a = 1.06 \times 10^{-3}$，25℃）大于醋酸（$K_a = 1.85 \times 10^{-5}$，25℃）的酸性，能与醋酸铵作用生成水杨酸铵溶解于水。

（2）酒石酸盐

①取供试品的中性溶液，置洁净的试管中，加氨制硝酸银试液数滴，置水浴中加热，银即游离并附在试管内壁成银镜。

$$\begin{array}{l} \text{HO—CH—COOH} \\ | \\ \text{HO—CH—COOH} \end{array} + 2Ag(NH_3)_2OH \xrightarrow{\triangle} 2Ag\downarrow + \begin{array}{l} \text{HO—C—COONH}_4 \\ \| \\ \text{HO—C—COONH}_4 \end{array} + 2NH_3 + 2H_2O$$

②取供试品溶液，加醋酸成酸性后，加硫酸亚铁试液 1 滴和过氧化氢试液 1 滴，待溶液褪色后，用氢氧化钠试液碱化，溶液即显紫色。

（3）苯甲酸盐

①取供试品的中性溶液，滴加三氯化铁试液，即生成赭色沉淀；再加稀盐酸，变为白色沉淀。反应原理：苯甲酸盐在中性溶液中，与三氯化铁反应，生成碱式苯甲酸铁盐赭色沉淀，当加入稀盐酸后，铁盐沉淀分解，苯甲酸游离呈白色沉淀。

$$\text{（苯甲酸钠结构）COONa} + 3FeCl_3 + 2OH^- \longrightarrow$$

$$\left[\left[\text{（结构）COO} \right]_6 Fe_3(OH)_2 \right] \text{OOC—（结构）} \downarrow + 7NaCl + 2Cl^-$$

②取供试品置干燥试管中，加硫酸，加热，不炭化，但析出苯甲酸，并在试管内壁凝结成白色升华物。

3. 芳香第一胺类 鉴别方法：①取供试品约 50mg，加稀盐酸 1mL，必要时缓缓煮沸使溶解，放冷，加 0.1mol/L 亚硝酸钠溶液数滴，滴加碱性 β-萘酚试液数滴，视供试品不同，生成橙黄色到猩红色沉淀。②取供试品约 50mg，加稀盐酸 1mL，必要时缓缓煮沸使溶解，放冷，加 0.1mol/L 亚硝酸钠溶液数滴，加与 0.1mol/L 亚硝酸钠溶液等体积的 1mol/L 脲溶液，振摇 1 分钟，滴加碱性 β-萘酚试液数滴，视供试品不同，生成粉红色到猩红色沉淀。

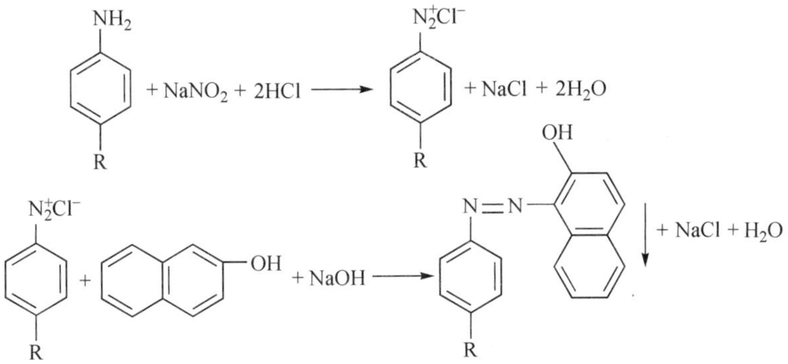

反应原理：芳伯胺在酸性条件下，与亚硝酸钠反应生成重氮盐，再在碱性条件下，与 β-萘酚偶合生成偶氮染料而呈色。

4. 托烷生物碱类 鉴别方法：取供试品约 10mg，加发烟硝酸 5 滴，置水浴上蒸干，得黄色的残渣，放冷，加乙醇 2～3 滴湿润，加固体氢氧化钾一小粒，即显深紫色。

反应原理：托烷生物碱类均具有莨菪酸结构，可发生 Vitali 反应，水解后生成莨菪酸，经发烟硝酸加热处理，转变为三硝基衍生物，再与氢氧化钾醇溶液作用，转变成醌型产物而显深紫色。后马托品具莨菪醇结构而不具莨菪酸结构，不能发生此反应，可以此区别。

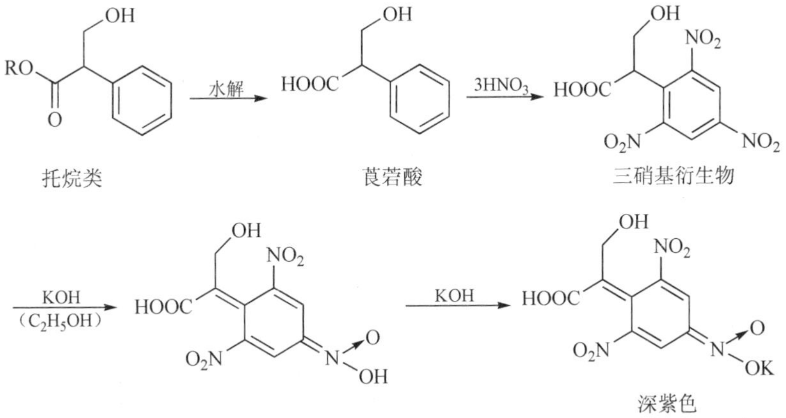

5. 无机金属盐

（1）钾盐、钠盐、钙盐、钡盐的焰色反应 鉴别方法：取铂丝，用盐酸湿润后，蘸取供试品，在无色火焰中燃烧，火焰即显各离子的特征颜色。钾离子显紫色；钠离子显鲜黄色；钙离子显砖红色；钡离子显黄绿色。

反应原理：某些金属或它们的化合物在无色火焰中灼烧时，可以产生该元素的发射光谱，若在可见区，即可看到的特殊焰色。每种元素的光谱都有一些特征谱线，发出特征的颜色而使火焰着色，根据焰色可以判断某种元素的存在。如钠的火焰光谱的主要谱线有 589.0nm、589.6nm，显黄色。钾的火焰光谱的主要谱线有 766.49nm、769.90nm 等，由于人眼在此波长附件敏感度较差，故显紫色。如有钠盐混存，因钠盐灵敏度很高，遮盖了钾盐的紫色，需透过蓝色钴玻璃将钠盐的黄色滤去，此时火焰呈粉红色。钙的火焰光谱的主要谱线有 622nm、554nm、442.67nm 和 602nm，其中 602nm 的谱线最强，呈砖红色。

（2）铵盐鉴别方法

①取供试品，加过量的氢氧化钠试液后，加热，即分解，发生氨臭；遇用水润湿的红色石蕊试纸，能使之变蓝色，并能使硝酸亚汞试液润湿的滤纸显黑色。

$$NH_4^+ + OH^- \longrightarrow NH_3\uparrow + H_2O$$

$$4NH_3 + 2Hg_2(NO_3)_2 + H_2O \longrightarrow \left[O \underset{Hg}{\overset{Hg}{\diagdown}} NH_2 \right] \cdot NO_3 + 2Hg\downarrow + 3NH_4NO_3$$

②取供试品溶液，加碱性碘化汞钾试液 1 滴，即生成红棕色沉淀。

6. 无机酸根

（1）氯化物

①取供试品溶液，加稀硝酸使成酸性后，滴加硝酸银试液，即生成白色凝乳状沉淀；分离，沉淀加氨试液即溶解，再加稀硝酸酸化后，沉淀复生成。如供试品为生物碱或其他有机碱的盐酸盐，须先加氨试液使成碱性，将析出的沉淀滤过除去，取滤液进行试验。

$$Cl^- + Ag^+ \longrightarrow AgCl\downarrow$$

$$AgCl + 2NH_4OH \longrightarrow [Ag(NH_3)_2]^+ + Cl^- + 2H_2O$$
$$\text{（银氨络离子）}$$

$$[Ag(NH_3)_2]^+ + Cl^- + 2HNO_3 \longrightarrow AgCl\downarrow + 2NH_4NO_3$$

②取供试品少量，置试管中，加等量的二氧化锰，混匀，加硫酸润湿，缓缓加热，即发生氯气，能使水润湿的碘化钾淀粉试纸显蓝色。

（2）硫酸盐

①取供试品溶液，滴加氯化钡试液，即生成白色沉淀；分离，沉淀在盐酸或硝酸中均不溶解。

②取供试品溶液，滴加醋酸铅试液，即生成白色沉淀；分离，沉淀在醋酸铵试液或氢氧化钠试液中溶解。

③取供试品溶液，加盐酸，不生成白色沉淀（与硫代硫酸盐区别）。

（3）硝酸盐

①取供试品溶液，置试管中，加等量的硫酸，小心混合，冷后，沿管壁加硫酸亚铁试液，使成两液层，接界面显棕色。

②取供试品溶液，加硫酸与铜丝（或铜屑），加热，即发生红棕色的蒸气。

③取供试品溶液，滴加高锰酸钾试液，紫色不应褪去（与亚硝酸盐区别）。

（二）专属鉴别试验

专属鉴别试验（specific identification test）是指某种药物特有的鉴别反应。列于药典正文各品种项下，如巴比妥类药物含有丙二酰脲母核，主要的区别在于 5,5-位取代基和 2-位取代基的不同：苯巴比妥含有苯环，司可巴比妥含有双键，硫喷妥钠含有硫原子，可根据这些取代基的性质，采用各自的专属反应进行鉴别。本书将在以后各论章节中详细介绍。

二、光谱鉴别法

（一） 紫外-可见光谱鉴别法

对于含有不饱和共轭结构的药物在紫外-可见光区（200～760nm）有特征吸收，可以采用紫外-可见光谱法（ultraviolet-visible spectrophotometry，UV-Vis）进行鉴别。其吸收光谱的形状、吸收峰数目、吸收峰（或谷）波长的位置、吸收强度以及相应的吸收系数等可作为鉴别的信息参数。

紫外-可见光谱法简便，且仪器普及率高。但因光谱起源于分子中的发色团及其共轭情况，与精细结构无关，使波长范围较窄、光谱简单、谱峰较宽，曲线形状变化不大，故结构完全相同的化合物应有完全相同的吸收光谱，而吸收光谱完全相同的化合物却不一定是同一个化合物。因此，紫外-可见光谱法作为鉴别的专属性不如 IR 光谱，通常应与其他方法配合，才能对药物的真伪做出判定。紫外-可见光谱法鉴别的常用方法有：

1. 对比法，在满足仪器要求的前提下测定供试品的吸收光谱或规定的信息参数，再与文献值对比；或与在相同测定条件下测得的对照品光谱及特征参数对比。

2. 测定最大吸收波长或同时测定最小吸收波长法。

3. 规定一定浓度的供试品溶液在最大吸收波长处的吸光度值法。

4. 规定吸收波长和吸收系数法。

5. 规定吸收波长和吸光度或吸收系数比值法，如果药物分子在紫外-可见光区有两个以上吸收峰，通常可比较某两个吸收峰吸光度或吸光系数的比值在一定范围内。

6. 经化学处理后，测定其反应产物的吸收光谱特性。

以上方法可以单用，但有时为了提高专属性，也可以几种方法结合起来使用，或规定相应的测定条件。

例1 阿替洛尔的鉴别。

本品 50μg/mL 甲醇溶液显示的紫外光谱图与同样条件下测得的 USP 阿替洛尔参考标准品的紫外光谱图一致。

例2 布洛芬的鉴别。

取本品，加 0.4%氢氧化钠溶液制成 1mL 中含 0.25mg 的溶液，绘制 UV 光谱，在 265nm 与 273nm 的波长处有最大吸收，在 245nm 与 271nm 的波长处有最小吸收，在 259nm 的波长处有一肩峰。

例3 地蒽酚的鉴别。

取含量测定项下的溶液，照分光光度法测定，于 240～400nm 的波长范围内测定吸光度，在 257nm、289nm 与 356nm 的波长处有最大吸收。在 257nm 与 289nm 处的吸光度比值应为 1.06～1.10；在 356nm 与 289nm 处的吸光度比值应为 0.90～0.94。

例 4 苯妥英钠的鉴别。

取本品约 10mg，加高锰酸钾 10mg、氢氧化钠 0.25g 与水 10mL，小火加热 5 分钟，放冷，取上清液 5mL，加正庚烷 20mL，振摇提取，静置分层后，取正庚烷提取液，照紫外-可见分光光度法测定，在 248nm 处有最大吸收。

采用紫外-可见光谱鉴别法时应注意仪器的波长、吸光度精度须符合要求；还应注意实验条件、狭缝宽度以及吸收池的选择。

（二） 红外光谱鉴别法

红外吸收光谱（infrared spectrophotometry，IR）是指分子吸收 $2.5 \sim 25\mu m$（即 $4000 \sim 400cm^{-1}$）的中红外光，引起分子的振动或转动能级跃迁，而形成 IR 光谱。

IR 光谱特征性明显，专属性强，凡化学结构明确的单一组分有机原料药物，尤其是结构复杂、结构间差别较小的药物的鉴别与区别，均可采用 IR 法。另外，IR 法也可用于晶型鉴别和经处理后的相应制剂的鉴别。目前，国内外药典对此类药物的鉴别，几乎都用到红外吸收光谱法。其主要的鉴别方法有：

1. 标准图谱对照法 首先按规定测定供试品的 IR 图谱，然后与标准的对照图谱比对，ChP 和 BP 采用本法鉴别。ChP 制订有与其配套的《药品红外光谱集》，并规定检品的红外光吸收图谱应与对照的图谱一致（某些光学异构体如对映异构体、大分子同系物和高分子聚合物除外）。

对于具有同质异晶现象的药品，应选用有效晶型的图谱，或分别比较；对于晶型不一致，常需要转晶后测定，同时规定转晶条件，如处理方法所用溶剂等；对于多组分药物，或存在多晶型现象而又无可重复转晶方法的品种，则不宜采用 IR 法鉴别。

2. 对照品法 在相同条件下，取供试品和对照品，经干燥后用溴化钾压片法测定，所得供试品图谱应与对照标准品的图谱应一致。USP 常采用本法，如阿莫西林的鉴别。

3. 特征吸收峰法 在规定条件下测定一定波数处的特征吸收峰，按规定比较相应波长处吸收峰的情况，并做出判定。JP（15）采用本法。如氯羟去甲安定的鉴别，其红外光吸收图谱中 $3440cm^{-1}$、$3220cm^{-1}$、$1695cm^{-1}$、$1614cm^{-1}$、$1324cm^{-1}$、$1132cm^{-1}$，以及 $828cm^{-1}$ 波数附近应有吸收峰。

采用 IR 法鉴别时应注意，样品应不含有水分，其纯度应大于 98%；有机碱的盐酸盐采用溴化钾压片时，可能发生复分解反应，此时可采用氯化钾压片，并比较氯化钾压片和溴化钾压片法的光谱，若二者没有区别，则仍使用溴化钾压片；压片时，供试品研磨以粒度 $2 \sim 5\mu m$ 为宜，防止晶格结构被破坏或晶型转化；为防光谱干扰，片厚宜在 0.5mm 以下；空白片光谱图的基线应大于 75% 透光率；除在 $3440cm^{-1}$ 及 $1630cm^{-1}$ 附近因残留或附着水而呈现一定吸收峰外，其他区域不应出现大于基线 3% 透光率的吸收谱带；制剂的鉴别，应先除去辅料等干扰组分后再测定。

例 盐酸普鲁卡因和盐酸普鲁卡因胺的鉴别。

方法：取供试品约 1mg，置玛瑙研钵中，加入干燥的氯化钾细粉约 200mg，充分研磨混匀，移置于直径为 13mm 的压膜中，使铺布均匀，抽真空约 2 分钟后，加压至

0.8GPa～1GPa，保持 2～5 分钟，除去真空，取出制成的供试片，目视检查应均匀透明，无明显颗粒（也可采用其他直径的压膜制片，样品与分散剂的用量可相应调整以制得浓度合适的片子）。将供试片置于仪器的样品光路中，并扣除用同法制得的空白氯化钾片的背景，录制光谱图。要求空白片的光谱图的基线应大于 75％ 透光率；除在 3440cm^{-1} 及 1630cm^{-1} 附近因残留或附着水而呈现一定的吸收峰外，其他区域不应出现大于基线 3％ 透光率的吸收谱带。其红外吸收图谱见图 2-1、图 2-2。

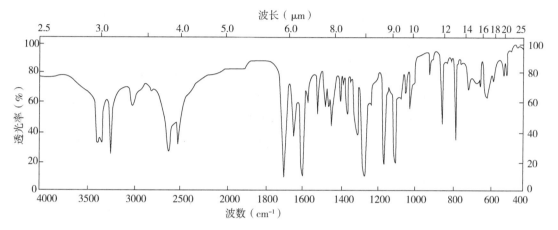

图 2-1　盐酸普鲁卡因的红外吸收图谱（氯化钾压片）

盐酸普鲁卡因红外吸收图谱分析

峰位（cm^{-1}）	归属
3315，3200	ν_{NH_2}（伯胺）
2585	ν_{N^+-H}（氨基）
1692	$\nu_{C=O}$（酯羰基）
1645	δ_{N-H}（氨基）
1604，1520	$\nu_{C=C}$（苯环）
1271，1170，1115	ν_{C-O}（酯基）

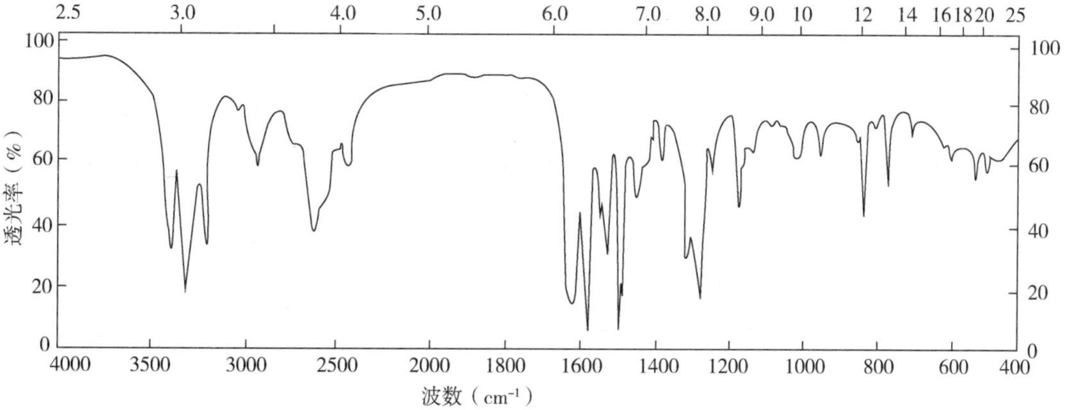

图 2-2　盐酸普鲁卡因胺的红外吸收图谱（氯化钾压片）

盐酸普鲁卡因胺的红外吸收图谱分析

峰位（cm^{-1}）	归属
3100～3500	ν_{NH_2}（酰胺）
2645	ν_{N^+-H}（氨基）
1640	$\nu_{C=O}$（酰胺Ⅰ带）
1600，1515	$\nu_{C=C}$（苯环）
1550	δ_{N-H}（酰胺Ⅱ带）
1280	ν_{C-N}（酰胺Ⅲ带）

（三）荧光鉴别法

某些药物（分子结构具有长共轭结构和较大的荧光量子效率）受紫外 - 可见光激发后，会在极短的时间内发射出较激发光波长更长的光，即荧光（fluorescence）。通常可以利用荧光现象和荧光光谱特征参数对药物进行鉴别。有些没有荧光的药物，也可以通过化学诱导、衍生化等方式，使其产生荧光后再鉴别。荧光法应用于药物的鉴别具有灵敏度高、选择性强、试样量少和方法简便等优点。

例 1 荧光素钠的鉴别。

本品的水溶液显强烈的荧光，用大量的水稀释后仍极明显；但加酸使成酸性后，荧光即消失；再加碱使成碱性，荧光又显出。

例 2 硫酸奎宁的鉴别。

取本品约 20mg，加水 20mL 溶解后，分取溶液 10mL，加硫酸使成酸性，即显蓝色荧光。

三、色谱鉴别法

色谱（chromatography）鉴别法是将供试品与对照品在相同条件下进行色谱分离并进行比较，要求其保留行为和检测结果都相互一致。色谱法用于药物的鉴别不如 IR 法专属性强，须配合其他方法佐证，一般通过空白试验，考察其专属性。

色谱法受实验条件的影响较大，因此，在测定前需按要求进行系统（由分析设备、电子仪器、试剂、实验操作以及被分析样品的组成等构成）适用性试验，以检查色谱系统是否符合要求。常用的方法有薄层色谱法（TLC）、高效液相色谱法（HPLC）和气相色谱法（GC）。TLC 法已成为解决复杂体系中药物鉴别的较好方法，如中药制剂的鉴别一般首选 TLC 法。HPLC 和 GC 法通常只有在检查或含量测定项下已采用该法时才使用。

（一）薄层色谱鉴别法

薄层色谱鉴别法系将供试品溶液点样于薄层板上，经展开、检视所得的色谱斑点，与适宜的对照物按同法所得的相同位置的斑点，比较荧光、颜色等，亦可采用比移值或相对比移值判定。具有简便、快速、灵敏、专属性强、显色方便等特点，在制剂和中药鉴别中更为广泛应用。

建立 TLC 鉴别法的原则是，分离度好，斑点集中、清晰、明显，重现性好。实验中应注意点样量、展开剂的 pH 值、吸附剂的 pH 值、温度、边缘效应等影响因素。注意分离分析条件的选择。同时应进行系统适用性试验（system suitability test），其内容包括检测灵敏度、比移值（R_f）和分离效能。比移值系指从基线至展开斑点中心的距离与从基线至展开剂前沿的距离的比值。分离效能系指药物对照品与结构相似的化合物对照品制成的混合对照溶液按规定方法展开后，应显示两个清晰分离的斑点。

例 二氟尼柳胶囊的薄层鉴别。

取本品的内容物适量（约相当于二氟尼柳 50mg）加甲醇 5mL，振摇使二氟尼柳溶解，滤过，滤液作为供试品溶液；另称取二氟尼柳对照品适量，用甲醇溶解制成每 1mL 中约含 10mg 的溶液，作为对照品溶液，照薄层色谱法试验，吸取上述两种溶液各 5μL，分别点于同一硅胶 GF$_{254}$ 薄层板上，用正己烷-二氧六环-冰醋酸（85∶10∶5）为展开剂，展开，晾干，置紫外光灯（254nm）下检视，供试品溶液所显主斑点的颜色和位置应与对照品溶液的主斑点相同。

（二） 高效液相色谱鉴别法

一般规定按供试品含量测定项下的高效液相色谱条件进行试验，要求供试品和对照品色谱峰的保留时间应一致。含量测定方法为内标法时，可要求供试品溶液和对照品溶液色谱图中药物峰保留时间与内标物峰的保留时间比值应相同。复方制剂、杂质或辅料干扰因素多的药品多采用此法进行鉴别。

例如 ChP 规定己烯雌酚注射液的高效液相色谱鉴别试液为"在含量测定项下记录的色谱图中，供试品溶液两主峰的保留时间应与对照品溶液两主峰的保留时间一致"。

（三） 气相色谱鉴别法

其鉴别原理同高效液相色谱法，适合于含有挥发性成分药品的鉴别。

例 安宫牛黄丸的鉴别。

取本品 3g，剪碎，照挥发油测定法（通则 2204）试验，加环己烷 0.5mL，缓缓加热至沸，并保持微沸约 2.5 小时，放置 30 分钟后，取环己烷液作为供试品溶液。另取麝香酮对照品，加环己烷制成每 1mL 含 2.5mg 的溶液，作为对照品溶液。照气相色谱法（通则 0521）试验，以苯基（50%）甲基硅酮（OV-17）为固定相，涂布浓度为 9%，色谱柱长为 2m，柱温为 210℃。分别取对照品溶液和供试品溶液适量，注入气相色谱仪。供试品应呈现与对照品保留时间相同的色谱峰。

（四） 纸色谱鉴别法

纸色谱法存在分离效能低、分析时间长等缺点，在药物鉴别试验中逐渐被薄层色谱法所取代。

四、晶型鉴别法

同一种药物，由于结晶条件的不同，可以生成完全不同类型的晶体，这种现象称为药物的多晶型现象（polymorphism），亦称同质异晶现象。有机药物中多晶型现象是普遍存在的。药物多晶型分为稳定型、亚稳型和不稳型。稳定型熵值小、熔点高、化学稳定性最好，但溶出速率和溶解度却最小，因此生物利用度差；不稳型则相反；亚稳型介于稳定型和不稳型之间，但储存过久会向稳定型转变。因此药物的晶型不同，会对生物利用度、药效、毒副作用、制剂工艺及稳定性等诸多方面产生影响，故药物多晶型现象的研究已成为控制药品质量及设计新药剂型的重要内容。凡已知有晶型问题的药物，均应制订质量标准，以保证在制备和贮存过程中药物的理化稳定性和批次间药物的等效性，改变药物粉末的压片性能以及防止药物在制备或贮存中产生不良晶型而影响产品质量。

目前鉴别晶型的方法主要是针对不同晶型具有不同的理化特性及光谱学特征来进行的，常用的方法有：熔点法、红外分光光度法、热分析法、X射线粉末衍射法以及X射线单晶衍射法等。下面分别作简单介绍。

（一） 熔点法

多晶型药物的晶型结构不同，导致它们的熔点不同。例如棕榈氯霉素的熔点测定：本品经60℃干燥2小时，依法测定（通则0612），A晶型的熔点为89～95℃；B晶型的熔点为86～91℃。

（二） 红外光谱法

多晶型药物分子间力作用方式和作用强度不同，形成的晶格能不同，化学键的键长、键角亦发生变化，从而导致红外吸收光谱中某些特征峰的频率、峰形和强度出现显著差异，可以此区别药物的多晶型。

测定时，多采用石蜡油糊法，以避免在研磨时发生晶型转变，或压片时压力破坏晶胞。对于某些不会因研磨而发生转晶的药物，也可采用KBr压片法测定。

（三） 热分析法

详见本书"第三章药物的杂质检查"。

（四） X射线衍射法

X射线衍射法（XRD）是一种利用单色X射线光束照射到被测样品上。检测样品的三维立体结构（含手性、晶型、结晶水或结晶溶剂）或成分（主成分及杂质成分、晶型种类及含量）的分析方法。化合物的晶体，无论是单晶还是多晶，都有其特定的X射线衍射图。衍射点（或线）间的距离及其相对强度可用作结晶物质的定性或定量分析。X射线衍射法分为单晶X射线分析（single crystal X-ray diffraction，简称SCXRD）和粉末X射线分析（powder X-ray diffraction，简称PXRD）。SCXRD主要用于分子量和晶体结构的测定，测定晶胞的大小和形状，确定结晶构型和分子排列。一般要求单晶的粒径为0.3～0.5mm，但有机药物很难得到足够大小和纯度的单晶，在实际应用上受到了很大的限制。PXRD 是根据对供试品作粉末研究所得出的一系列晶间距 d 及相对衍射强度与标准数据（或由标准数据得到的相应数据）比较进行物相鉴别的方法。该技术以其特异、准确、快速、操作简便的优点，已广泛应用于药品的晶型分析和鉴别，各国药典相继收载了这项技术。

一束准直的单色 X 射线（0.01～1nm）照射旋转单晶或粉末晶体时，便发生衍射现象，发生衍射的条件应符合布拉格方程：

$$2d_{hkl}\sin\theta = n\lambda \ (n=1, 2, 3, \cdots) \qquad d_{hkl} = \frac{n\lambda}{2\sin\theta}$$

式中，d_{hkl} 为面间距；hkl 为晶面指数；θ 为掠射角；λ 为 X 射线波长；n 为衍射级数。

结晶物质的鉴别可通过比较供试品与已知物质的 X 射线粉末衍射图来完成。各衍射线的衍射角（2θ）、相对强度和面间距是进行鉴别的依据。供试品与参照品的衍射角偏差应在衍射仪的允差范围内，但衍射线的相对强度偏差有时可达 20%。影响衍射强度的因素除药物本身的特性外，还包括入射 X 射线的波长及其强度；供试品的结晶度、密度和体积；实验温度；记录强度数据的实验装置等。在进行鉴别时，有两种情况应特别留意：①研磨供试品的压力，有时可造成晶型转变，从而导致衍射图变化。②有些同质多晶体的衍射图，彼此间的差别也许并不显著，遇此情况，作出结论时必须十分谨慎。对于大多数有机结晶物质，衍射角（2θ）的记录范围通常取 $0°\sim40°$；对于无机盐，如有必要可把记录范围适当放宽。

除以上方法外，药物的鉴别方法尚有原子吸收分光光度法、核磁共振法、质谱法等。还可采用生物学法对药物进行鉴别。在中药鉴别中，尚有显微鉴别法、指纹图谱鉴别法和特征图谱鉴别法等，这些将在以后各章节中详细介绍。

第三章　药物的杂质检查 ▷▷▷▷

第一节　概　述

药品质量标准的"检查"项下包括对药物的有效性、纯度要求（杂质检查）、安全性和制剂通则四个方面的检查。有效性检查是针对某些药物的药效需进行的特定项目的检查，如细胞色素 C 溶液的活力检查，三硅酸镁、氢氧化铝凝胶剂的制酸力检查。安全性检查是指某些药物需进行异常毒性、细菌内毒素或热原、降压物质和无菌等项目的检查，如硫酸链霉素的异常毒性、细菌内毒素和无菌等项目的检查。制剂通则检查是指在药物制剂的检查项下还需进行的、该制剂通则内要求检查的一些项目，检查药物制剂是否达到制剂学方面的有关要求，例如，重量差异、崩解时限、装量差异、含量均匀度检查等。"检查"项下的主要内容"纯度要求"是对药物中的杂质进行检查，杂质是影响药物纯度的主要因素。

ChP 将任何影响药品纯度的物质均称为杂质（impurity）。具体来说，药物中的杂质是指药物中存在的无治疗作用、影响药物的稳定性或疗效，甚至对人健康有害的物质。对于规定中的各种杂质检查项目，系指该药品在按既定工艺生产和正常贮藏过程中可能含有或产生并需要控制的杂质，如残留溶剂、有关物质等。检查对保证药品质量和临床用药的安全、有效，同时也为生产、流通过程中的药品质量管理、评价提供依据。本章主要就药物纯度要求及药物的杂质检查进行讨论。

一、药物的纯度要求

药物的纯度（purity of drug）是指药物的纯净程度。如果药物中所含杂质超过规定的纯度要求，就有可能使药物的外观性状、物理常数发生变化，影响药物的稳定性，甚至使活性降低、毒副作用增加。如青霉素等 β-内酰胺类抗生素在生产中可能会引入过敏性杂质，超限则会引起过敏，严重会导致过敏性休克，甚至造成心衰死亡；异烟肼在生产制备时，由于原料中引入游离肼杂质，该杂质对磷酸吡哆醛酶系统有抑制作用，能引起局部刺激，亦可能致敏或致癌。

人类对药物纯度的认识是在防病治病的实践中逐渐积累起来的，例如，早在 1848 年人们发现阿片中的盐酸罂粟碱，1981 年采用合成的方法进行生产，ChP（1985）采用目视比色法检查盐酸罂粟碱中的吗啡，后来发现，在提取盐酸罂粟碱的过程中除了混有吗啡外，还有其他生物碱如可待因等，采用薄层色谱法和红外光谱法进行分析，发现还含有一个未知的碱性物质，故 ChP（1990）将检查吗啡改为检查有关物质，检查方法改为薄层色谱法，ChP（2015）也采用薄层色谱法检查吗啡的有关物质。由此说明，随着人类认知水平的提高和现代分离分析技术的发展，人们对药物纯度的认识和要求也在不断地提高，检测方法和技术亦在不断完善，同时也促进了生产工艺的不断改进。

药物的纯度要求与化学试剂的纯度要求是不同的，化学试剂的杂质限量只是从可能引起的化学变化对使用的影响去考虑，从试剂的使用范围和使用目的加以规定；而药物纯度主要从用药安全、有效和对药物稳定性等方面考虑。例如化学试剂规格的硫酸钡（$BaSO_4$）不检查可溶性钡盐，而药用规格的硫酸钡要检查酸溶性钡盐、重金属、砷盐等，否则会导致医疗事故。

二、药物杂质的来源

药物中杂质的来源主要有两个方面：一是在药物的生产过程中引入；二是在药物的贮藏过程中受环境和条件的影响，使药物发生物理或化学变化而产生的。

（一）生产过程中引入的杂质

在药物生产（化学合成或提取分离）过程中，原料不纯或未反应完全、反应中间体、反应副产物等若在精制中未能去除完全，就成为药物中的杂质；从天然药物中提取分离药物有效成分时，由于天然植物原料来源广泛，其中常含有与药物组分化学结构、性质相似的成分，若在提取过程中分离不完全，就可能引入产品中成为杂质，如从植物中提取分离盐酸小檗碱，有可能引入药根碱、巴马汀等其他小檗碱型生物碱；药物在制剂过程中，也可能产生新的杂质，如盐酸普鲁卡因注射剂在高温灭菌中可能水解为对氨基苯甲酸，因此，ChP 收载的盐酸普鲁卡因注射剂和原料均需检查对氨基苯甲酸；在药物的生产制备过程中，常需使用溶剂、试剂等，若不能完全除去，它们的残留物就会引入产品，如用有机溶剂提取精制秋水仙碱后，在产品中就可能含有残留溶剂，故需检查氯仿和乙酸乙酯；此外，生产制备过程中使用的金属器皿、不耐酸碱的金属用具、装置等也可能引进一些砷、重金属等其他一些杂质。

（二）贮藏过程中引入的杂质

药物在贮藏过程中受温度、湿度，日光、空气等外界条件影响，或因微生物的作用，引起药物发生水解、氧化、分解、异构化、晶型转变、聚合、潮解和发霉等变化，使药物中产生有关的杂质，影响药物的稳定性和质量，甚至失去疗效或对人体产生危害。如利血平在贮存过程中，光照和有氧存在条件下均易氧化变质，光氧化产物无降压作用。因此，应严格控制药品的贮藏条件，保证临床用药安全有效。ChP 规定了药物的贮藏条件，一般药物在室温阴凉干燥处，在避光容器内密闭（或密封）保存。对于一些易发生变化、需加入一定量稳定剂。

另外，在药物纯度研究中，必须重视异构体和多晶型对药物有效性和安全性的影响，控制药物中低效、无效以及具有毒性的异构体和多晶型。

三、药物杂质的种类

药物中杂质的种类有多种分类方法，如按来源可分为一般杂质和特殊杂质。一般杂质是指在自然界中分布比较广泛，在多种药物的生产制备过程中以及制剂的生产和贮藏过程中容易引入的杂质，如酸、碱、水分、氯化物、硫酸盐、重金属、砷盐、铁盐、硫化物、铵盐、溶液颜色、干燥失重、炽灼残渣、易炭化物和有机溶剂残留量等；特殊杂质是指在特定药物生产和贮藏过程中引入的杂质，这类杂质随药物的不同而改变，如阿司匹林（aspirin）在生产和贮存过程中可能引入的水杨酸。特殊杂质还包括起始物、副产物、中间体、降解产物等，由于这类杂质的化学结构一般与活性成分类似或具渊源关系，有些不甚明确又可称之为有关物质（related substance），包括化学反应的前体、中间体、降解产物等，如甾体激素类药物的"其他甾体"检查。

按杂质的理化性质可分为：无机杂质、有机杂质和有机挥发性杂质（残留溶剂）。无机杂质可来源于生产过程，在生产过程中使用到的试剂、原料、设备等，如氯化物、硫化物、重金属等。这些杂质一般是已知的和确定的。由于许多无机杂质直接影响药品的稳定性，并可反映生产工艺本身的情况，了解药品中无机杂质的情况对评价药品生产工艺的状况有重要意义；有机杂质可能会在药物或制剂的生产或贮存中引入，这些杂质可能是确定的或者未确定的（如未反应完的原料、中间体、副产物、分解产物、异构体等）。残留溶剂是生产过程中使用的有机或无机液体，一般具有已知的毒性。

按杂质毒性，又可分为毒性杂质和信号杂质（又称普通杂质）。毒性杂质是指对人体有毒害的杂质，如重金属、砷盐等；普通杂质是指在存在量下无显著不良生物作用的杂质，一般无毒，但其含量的多少可反映出药物纯度的情况，对生产工艺和生产质量控制有预警作用。

四、杂质的限量

药物的纯度是相对的，完全去除其中的杂质，一般是难以做到的，而且也没有必要。对于药物中所存在的杂质，在保证药物的安全、稳定、质量可控的原则下，综合考虑，允许药物中含有限定量的杂质。药物中所含杂质的最大允许量，称为杂质限量。通常用百分之几或百万分之几（parts per million，ppm）来表示。

$$杂质限量（\%）=\frac{杂质最大允许量}{供试品量}×100\%$$

药物中杂质限量的控制方法一般分两种：一种为限量检查法（limit test），另一种是对杂质进行定量测定。限量检查法通常不要求测定其准确含量，只需检查杂质是否超过限量。进行限量检查时，多数采用对照法。对照法系指取一定量的被检杂质标准溶液和一定量供试品溶液，在相同的条件下试验，比较结果，以确定杂质含量是否超过限量。由于供试品中所含杂质的最大允许量可以通过杂质标准溶液的浓度（C）和体积（V）的乘积表示，故杂质限量（L）的计算公式为：

$$杂质限量（\%）=\frac{标准溶液体积（V）×标准溶液浓度（C）}{供试品量（S）}×100\%$$

$$L（\%）=\frac{V\times C}{S}\times100\%$$

采用该法时须注意采用平行操作，即供试溶液和对照溶液应在完全相同的条件下反应，如加入的试剂、反应的温度和放置的时间等均应相同，这样检查结果才有可比性。

此外，还有灵敏度法和比较法。灵敏度法系指在供试品溶液中加入一定量的试剂，在一定反应条件下，不得有阳性结果出现，从而判断供试品中所含杂质是否符合限量规定。该法不需用杂质对照品溶液对比。如乳酸（lactic acid）中枸橼酸、草酸，磷酸或酒石酸的检查：取本品 0.5g 加水适量使成 5mL，混匀，用氨试液调至微碱性，加氯化钙试液 1mL，至水浴中加热 5 分钟，不得产生浑浊。

比较法是利用被检杂质的某些特征参数（如吸光度等）与规定的限量比较，不得更大。如维生素 B_2 中感光黄素的检查，是利用维生素 B_2 几乎不溶于氯仿，而感光黄素溶于氯仿的性质，用无醇氯仿提取供试品中的感光黄素，在 440nm 波长处测定氯仿液的吸光度，不得超过 0.016。

药物中杂质限量计算示例：

例 1 尼群地平中氯化物的检查。

取本品 1.0g，加水 50mL，摇匀，煮沸 2～3 分钟，放冷，滤过，取续滤液 25mL，依法检查（通则 0801），与标准氯化钠溶液（每 1mL 相当于 $10\mu g$ 的 Cl）5.0mL 制成的对照液比较，不得更浓。氯化物的限量是多少？

$$L=\frac{V\times C}{S}\times100\%=\frac{5.0\times10\times10^{-6}}{1.0\times\frac{25}{50}}\times100\%=0.01\%$$

例 2 对氨基水杨酸钠中砷盐的检查。

取无水碳酸钠约 1g，铺于铂坩埚底部与四周，另取本品适量，置无水碳酸钠上，加水少量湿润，干燥后，先用小火炽灼使炭化，再在 500～600℃ 炽灼使完全灰化，放冷，加盐酸 5mL 与水 23mL 使溶解，依法检查（通则 0822），与标准砷溶液（每 1mL 相当于 $1\mu g$ 的 As）2.0mL 所呈砷斑比较，不得更深，砷盐限量为百万分之二（0.0002%），应取供试品多少克？

$$S=\frac{V\times C}{L}=\frac{2.0\times1\times10^{-6}}{2\times10^{-6}}=1.0（g）$$

例 3 罗通定中其他生物碱的检查。

取本品加无水乙醇制成每 1mL 中含 10mg 的溶液，作为供试品溶液；精密量取适量，加无水乙醇稀释成每 1mL 中含 $50\mu g$ 的溶液，作为对照品溶液。照薄层色谱法试验（通则 0502），分别吸取供试品溶液与对照品溶液各 $20\mu L$，分别点于同一硅胶 G 薄层板上，以三氯甲烷-无水乙醇-浓氨溶液（98：2：0.5）为展开剂，展开，晾干，在碘蒸气中显色。供试品溶液如显杂质斑点，其颜色与对照溶液的主斑点比较，不得更深。罗通定中其他生物碱的限量为多少？

$$L=\frac{V\times C}{S}\times100\%=\frac{20\times10^{-3}\times50\times10^{-3}}{10\times20\times10^{-3}}\times100\%=0.5\%$$

第二节　一般杂质的检查方法

一、氯化物检查法

在药物的生产过程中，常常会用到盐酸或将其制备成盐酸盐，氯化物虽对人体无害，但它反映了药品的纯度及其生产工艺情况，因此氯化物可以作为信号杂质进行检查。

（一）原理

氯化物在硝酸酸性条件下与硝酸银作用，生成氯化银胶体微粒而显白色浑浊，与一定量的标准氯化钠溶液在同样条件下反应生成的氯化银浑浊程度相比较，判定供试品中的氯化物是否符合限量规定。

$$Cl^- + Ag^+ \longrightarrow AgCl\downarrow（白色）$$

（二）方法

除另有规定外，取各药品项下规定量的供试品，加水溶解使成 25mL（溶液如显碱性，可滴加硝酸使成中性），再加稀硝酸 10mL；溶液如不澄清，应滤过；置 50mL 纳氏比色管中，加水使成约 40mL，摇匀，即得供试品溶液。另取该药品项下规定量的标准氯化钠溶液，置 50mL 纳氏比色管中，加稀硝酸 10mL，加水使成 40mL，摇匀，即得对照溶液。于供试品溶液与对照溶液中，分别加入硝酸银试液 1.0mL，用水稀释使成 50mL，摇匀，在暗处放置 5 分钟，同置黑色背景上，从纳氏比色管上方向下观察、比较，即得。

（三）注意事项

1. 在测定条件下为使氯化银所显浑浊度梯度明显，氯化物浓度以 50mL 中含 50～80μg 的 Cl 为宜，相当于标准氯化钠溶液（每 1mL 相当于 10μg 的 Cl）5.0～8.0mL。

2. 供试品中若存在某些弱酸盐如碳酸盐、磷酸盐等，也可产生浑浊干扰检查，加入稀硝酸可避免碳酸银、磷酸银及氧化银沉淀的形成；同时还可加速氯化银沉淀的生成并形成较好的乳浊液。酸度以 50mL 供试液中含稀硝酸 10mL 为宜，酸度过大，所显浑浊度降低。

3. 供试品溶液若带颜色，可采用内消色法处理。即取供试品溶液两份，分置 50mL 纳氏比色管中，一份中加硝酸银试液 1.0mL，摇匀，放置 10 分钟，如显浑浊，可反复滤过，至滤液完全澄清，再加规定量的标准氯化钠溶液与水适量使成 50mL，摇匀，在暗处放置 5 分钟，作为对照溶液；另一份中加硝酸银试液 1.0mL 与水适量使成 50mL，按上述方法与对照溶液比较。

4. 暗处放置 5 分钟，防止光线使单质银析出。

5. 溶液需滤过时，应预先将滤纸用稀硝酸水溶液处理。

6. 检查有机氯杂质时，可根据杂质的结构采用适当方法，将有机氯转变为无机氯离子状态后再依法检查。

二、硫酸盐检查法

药物中微量的硫酸盐杂质亦是一种信号杂质。

（一）原理

微量硫酸盐在稀盐酸酸性条件下与氯化钡作用，生成硫酸钡微粒而显白色浑浊，与一定量标准硫酸钾溶液（100μg SO_4^{2-}/mL）在同样条件下生成的硫酸钡浑浊程度进行比较，以判定药物中硫酸盐是否符合限量规定。

$$SO_4^{2-} + Ba^{2+} \longrightarrow BaSO_4 \downarrow （白色）$$

（二）方法

除另有规定外，取各药品项下规定量的供试品，加水溶解使成约 40mL（溶液如显碱性，可滴加盐酸使成中性）；溶液如不澄清，应滤过；置 50mL 纳氏比色管中，加稀盐酸 2mL，摇匀，即得供试溶液。另取标准硫酸钾溶液，置 50mL 纳氏比色管中，加水使成约 40mL，加稀盐酸 2mL，摇匀，即得对照溶液。于供试品溶液与对照溶液中，分别加入 25％氯化钡溶液 5mL，用水稀释至 50mL，摇匀，放置 10 分钟，同置黑色背景上，从纳氏比色管上方向下观察、比较，即得。

（三）注意事项

1. 本法以 50mL 溶液中含 0.1～0.5mg SO_4^{2-}，相当于取标准硫酸钾溶液 1～5mL 为宜，此时形成的浑浊梯度明显。

2. 供试品溶液加盐酸成酸性，可防止碳酸钡或磷酸钡等沉淀的生成，影响比浊。溶液的酸度以 50mL 中含稀盐酸 2mL，即溶液的 pH≈1 为宜。若酸度过大，可使硫酸钡溶解，降低检查灵敏度。

3. 带颜色的供试品溶液可采用内消色法处理。可取供试品溶液两份，分别置 50mL 纳氏比色管中，一份加 25％氯化钡溶液 5mL，摇匀，放置 10 分钟，如显浑浊，可反复滤过，至滤液完全澄清，再加规定定量的标准硫酸钾溶液与水适量使成 50mL，摇匀，放置 10 分钟，作为对照溶液；另一份中加 25％氯化钡溶液 5mL 与水适量使成 50mL，摇匀，放置 10 分钟，按上述方法与对照溶液比较，即得。

4. 供试品溶液如不澄清，用含盐酸的水洗净滤纸，过滤。

三、铁盐检查法

药物中微量铁盐的存在会促使药物的氧化和降解。需进行限度检查法，有硫氰酸盐法、巯基醋酸法和磺基水杨酸法。ChP 和 USP 采用硫氰酸盐法，BP 采用巯基醋酸法，巯基醋酸法的灵敏度较高，但试剂较贵。本节主要介绍硫氰酸盐法。

（一） 原理

三价铁盐在盐酸酸性溶液中与硫氰酸盐作用生成红色可溶性的硫氰酸铁配离子，与一定量标准铁溶液用同法处理后进行比色，判定供试品中铁盐是否符合限量规定。

$$Fe^{3+} + 6SCN^- \xrightarrow{H^+} [Fe(SCN)_6]^{3-} \text{（红色）}$$

（二） 方法

除另有规定外，取各品种项下规定量的供试品，加水溶解使成 25mL，移置 50mL 纳氏比色管中，加稀盐酸 4mL 与过硫酸铵 50mg，用水稀释使成 35mL 后，加 30% 硫氰酸铵溶液 3mL，再加水适量稀释成 50mL，摇匀；如显色，立即与标准铁溶液（10μg Fe/mL）一定量按同法制成的对照溶液比较，即得。

（三） 注意事项

1. 标准铁溶液系用硫酸铁铵 $[FeNH_4(SO_4)_2 \cdot 12H_2O]$ 配制而成，加入硫酸可防止铁盐水解，易于保存。在 50mL 溶液中含 Fe^{3+} 为 $10 \sim 50\mu g$ 时，颜色梯度明显。

2. 加入氧化剂过硫酸铵 $[(NH_4)_2S_2O_8]$ 可将供试品中的 Fe^{2+} 氧化成 Fe^{3+}。同时，可以防止光线致使硫氰酸铁还原或分解褪色。

$$2Fe^{2+} + (NH_4)_2S_2O_8 \rightarrow 2Fe^{3+} + (NH_4)_2SO_4 + SO_4^{2-}$$

3. 某些药物（如葡萄糖、糊精、硫酸镁等）在检查过程中需加硝酸处理。硝酸可使 Fe^{2+} 氧化成 Fe^{3+}，此时可不加过硫酸铵，但必须加热煮沸除去剩余的硝酸。因为硝酸中可能含有亚硝酸，亚硝酸与硫氰酸根作用生成红色亚硝酰硫氰化物（NO·SCN）而影响比色测定。

$$SCN^- + HNO_2 + H^+ \rightarrow NO \cdot SCN + H_2O$$

4. 铁盐与硫氰酸根离子的反应为可逆反应，所以，加入过量的硫氰酸铵，不仅可以减少生成的配离子解离，提高反应灵敏度，还能消除氯化物（可使 Cl^- 干扰减少）和其他在酸性溶液中能与铁盐生成配位化合物的物质所引起的干扰。

5. 在盐酸的微酸性溶液中可防止 Fe^{3+} 水解，以 50mL 溶液中含稀盐酸 4mL 为宜。

6. 供试品溶液与标准液颜色不一致时，可分别移至分液漏斗中，各加正丁醇或异戊醇提取，分取醇层比色。

7. 某些有机药物，在实验条件下不溶解或对检查有干扰，应先炽灼破坏，使铁盐转变成 Fe_2O_3 留于残渣中，再依法进行检查。

四、重金属检查法

重金属系指在规定实验条件下能与硫代乙酰胺或硫化钠作用显色的金属杂质。在弱酸性（pH3~3.5）条件下能与硫代乙酰胺生成不溶性硫化物而显色的金属离子有 Pb^{2+}、As^{3+}、As^{5+}、Hg^{2+}、Ag^+、Bi^{3+}、Cu^{2+}、Cd^{2+}、Co^{2+}、Ni^{2+}、Sb^{2+}、Sn^{2+}、

Sn^{4+} 等；在碱性溶液中能与硫化钠作用生成不溶性硫化物而显色的有 Pb^{2+}、Hg^{2+}、Bi^{3+}、Cd^{2+}、Cu^{2+}、Co^{2+}、Fe^{3+}、Ni^{2+}、Zn^{2+} 等。由于在药品生产中遇到铅的机会比较多，而且铅易积蓄中毒，故检查时以铅为代表。ChP（通则 0821）收载三种方法，即硫代乙酰胺法、炽灼后的硫代乙酰胺法、硫化钠法。另外，还有微孔滤膜法（适用于含重金属杂质 $2\sim5\mu g$ 的药物检查），但该法 ChP 已不收载。

（一） 硫代乙酰胺法 （第一法）

本法是重金属检查最常用的方法，适用于供试品可不经有机破坏，溶于水、稀酸和乙醇的药物重金属检查。

1. 原理 在弱酸性（pH3～3.5）溶液中，硫代乙酰胺发生水解，产生硫化氢，可与重金属离子作用，生成有色硫化物的均匀沉淀（混悬液）。可与铅标准液在相同条件下产生的颜色进行比较，判定供试品中重金属是否符合限量规定。反应式如下：

$$CH_3CSNH_2 + H_2O \xrightarrow{pH3.5} CH_3CONH_2 + H_2S$$
$$Pb^{2+} + H_2S \longrightarrow PbS\downarrow + 2H^+$$

2. 检查方法 除另有规定外，取 25mL 纳氏比色管三支，甲管中加标准铅溶液一定量与醋酸盐缓冲液（pH3.5）2mL 后，加水或各药品项下规定的溶液稀释成 25mL，乙管中加入按药品项下规定的方法制成的供试品溶液 25mL，丙管中加入与乙管相同量的供试品，加配制供试品溶液的溶剂适量使溶解，再加与甲管相同量的标准铅溶液与醋酸盐缓冲液（pH3.5）2mL 后，用溶剂稀释成 25mL；若供试品溶液带颜色，可在甲管中滴加少量的稀焦糖溶液或其他无干扰的有色溶液，使之与乙管、丙管一致；再在甲、乙、丙三管中分别加硫代乙酰胺试液各 2mL，摇匀，放置 2 分钟，同置白纸上，自上向下透视，当丙管中显出的颜色不浅于甲管时，乙管中显示的颜色与甲管比较，不得更深。如丙管中显出的颜色浅于甲管，应取样按第二法重新检查。

标准铅溶液的制备：称取硝酸铅 0.1599g，置 1000mL 量瓶中，加硝酸 5mL 与水 50mL 溶解后，用水稀释至刻度，摇匀，作为贮备液。

精密量取贮备液 10mL，置 100mL 量瓶中，加水稀释至刻度，摇匀，即得（每 1mL 相当于 $10\mu g$ 的 Pb）。本液仅供当日使用。

配制与贮存用的玻璃容器均不得含铅。

3. 注意事项

（1）本法以 25mL 溶液中含 $10\sim20\mu g$ 的 Pb，即相当于标准铅溶液 1～2mL 时，加硫代乙酰胺试液后所显的黄褐色最适合于目视法观察，硫代乙酰胺试液与重金属反应的最佳 pH 值是 3.5，最佳显色时间为 2 分钟。

（2）若供试品溶液带颜色，可在甲管中滴加少量的稀焦糖溶液或其他无干扰的有色溶液（如酸碱指示剂）。如在甲管中滴加稀焦糖溶液或其他无干扰的有色溶液，仍不能使颜色一致时，应取样按第二法检查。

稀焦糖溶液的制备：取蔗糖或葡萄糖约 5g，置瓷蒸发皿或瓷坩埚中，在玻璃棒不断搅拌下，加热至呈棕色糊状，放冷，用水溶解成约 25mL，滤过，贮于滴瓶中备用。

（3）供试品如含高铁盐影响重金属检查时，可在甲、乙、丙三管中分别加入相同量的维生素 C 0.5～1.0g，再照上述方法检查。因为高铁盐在弱酸性溶液中会氧化硫化氢而析出硫，产生浑浊，影响比色；而维生素 C 可将高铁离子还原为亚铁离子。

（4）配制供试品溶液时，如使用的盐酸超过 1mL，氨试液超过 2mL，或加入其他试剂进行处理者，除另有规定外，甲管溶液应取同样同量的试剂置瓷皿中蒸干后，加醋酸盐缓冲液（pH3.5）2mL 与水 15mL，微热溶解后，移置纳氏比色管中，加标准铅溶液一定量，再用水或各品种项下规定的溶剂稀释成 25mL。

（二） 炽灼后的硫代乙酰胺法 （第二法）

本法适用于含芳环、杂环以及难溶于水、稀酸和乙醇的有机药物重金属检查。

1. 原理 重金属可能与芳环或杂环形成较牢固的价键，供试品需先炽灼破坏，残渣加硝酸进一步破坏，再加盐酸转化为易溶于水的氯化物，再照第一法检查。

2. 检查方法 除另有规定外，当需改用第二法检查时，取各品种项下规定量的供试品，按炽灼残渣检查法（通则 0841）进行炽灼处理，然后取遗留的残渣；或直接取炽灼残渣项下遗留的残渣；如供试品为溶液，则取各品种项下规定量的溶液，蒸发至干，再按上述方法处理后取遗留的残渣；加硝酸 0.5mL，蒸干，至氧化氮蒸气除尽后（或取供试品一定量，缓缓炽灼至完全炭化，放冷，加硫酸 0.5～1mL，使恰湿润，用低温加热至硫酸除尽后，加硝酸 0.5mL，蒸干，至氧化氮蒸气除尽后，放冷，在 500～600℃炽灼使完全灰化），放冷，加盐酸 2mL，置水浴上蒸干后加水 15mL，滴加氨试液至对酚酞指示液显微粉红色，再加醋酸盐缓冲液（pH3.5）2mL，微热溶解后，移置纳氏比色管中，加水稀释成 25mL 作为乙管。另取配制供试品溶液的试剂置瓷皿中蒸干后，加醋酸盐缓冲液（pH3.5）2mL 与水 15mL，微溶解后，移置纳氏比色管中，加标准铅溶液一定量，再用水稀释成 25mL，作为甲管；再在甲、乙两管中分别加硫代乙酰胺试液各 2mL，摇匀，放置 2 分钟，同置白纸上，自上向下透视，乙管中显出的颜色与甲管比较，不得更深。

3. 注意事项

（1）本法的炽灼温度须控制在 500～600℃，超过 700℃，多数重金属盐都有不同程度的损失。

（2）为使有机物分解破坏完全，炽灼残渣中需加硝酸加热处理，此时必须将硝酸蒸干，除尽亚硝酸，否则亚硝酸会氧化硫代乙酰胺水解生成的硫化氢，析出硫，影响观察。

（三） 硫化钠法 （第三法）

本法适用于供试品能溶于碱而不溶于稀酸或在稀酸中生成沉淀的药物重金属检查，如磺胺类、巴比妥类药物等。

1. 原理 在碱性条件下，硫化钠与重金属离子作用生成不溶性硫化物，反应式如下：

$$Pb^{2+} + S^{2-} \longrightarrow PbS\downarrow$$

2. 检查方法　除另有规定外，取供试品适量，加氢氧化钠试液 5mL 与水 20mL 溶解后，置纳氏比色管中，加硫化钠试液 5 滴，摇匀，与一定量的标准铅溶液同样处理后的颜色比较，不得更深。

3. 注意事项　硫化钠对玻璃有腐蚀作用，久置会产生絮状物，应临用时配制。

五、砷盐检查法

药物中的砷盐多由生产过程中使用的无机试剂引入，为毒性杂质。在许多种药物中需要进行砷盐检查。ChP 和 JP 采用古蔡法（Gutzeit）及二乙基二硫代氨基甲酸银法（silver diethyldithiocarbamate）检查砷盐，USP 采用二乙基二硫代氨基甲酸银法，BP 采用古蔡法和次磷酸法。

（一）古蔡法

ChP（通则 0822）砷盐限量检查项下第一法。

1. 原理　利用金属锌和酸作用，产生新生态的氢，与供试品中微量砷盐反应，生成具有挥发性的砷化氢，砷化氢再与溴化汞试纸作用生成黄色至棕色砷斑。与一定量标准砷溶液在同一条件下所形成的砷斑进行比较，判定供试品中砷盐是否符合限量规定。

$$As^{3+}+3Zn+3H^+\rightarrow 3Zn^{2+}+AsH_3\uparrow$$
$$AsO_3^{3-}+3Zn+9H^+\rightarrow 3Zn^{2+}+3H_2O+AsH_3\uparrow$$
$$AsH_3+3HgBr_2\rightarrow 3HBr+As(HgBr)_3（黄色）$$
$$AsH_3+2As(HgBr)_3\rightarrow 3AsH(HgBr)_2（棕色）$$
$$AsH_3+As(HgBr)_3\rightarrow 3HBr+As_2Hg_3（黑色）$$

五价砷在酸性溶液中能被金属锌还原为砷化氢，但生成砷化氢的速度较三价砷慢，故在反应液中加入碘化钾及酸性氯化亚锡将五价砷还原为三价砷，碘化钾被氧化生成的碘又可被氯化亚锡还原为碘离子，维持反应过程中碘化钾还原剂的存在：

$$AsO_4^{3-}+2I^-+2H^+\rightarrow AsO_3^{3-}+I_2+H_2O$$
$$AsO_4^{3-}+Sn^{2+}+2H^+\rightarrow AsO_3^{3-}+Sn^{4+}+H_2O$$
$$I_2+Sn^{2+}\rightarrow 2I^-+Sn^{4+}$$

溶液中的碘离子还能与反应中产生的锌离子形成络合物，使生成砷化氢的反应不断进行。

$$4I^-+Zn^{2+}\rightarrow [ZnI_4]^{2-}$$

氯化亚锡与碘化钾存在，可抑制锑化氢的生成，因锑化氢也能与溴化汞试纸作用生成锑斑，在试验条件下 $100\mu g$ 锑的存在不会干扰测定。氯化亚锡又可与锌作用，在锌粒表面形成锌锡齐（锌锡的合金），起去极化作用，使锌粒与盐酸作用缓和，从而使氢气均匀而连续的发生，有利于砷斑的形成，增加反应的灵敏度和准确度。

$$Sn^{2+}+Zn\rightarrow Sn+Zn^{2+}$$

2. 方法　仪器装置见图 3-1。A 为 100mL 标准磨口锥形瓶；B 为中空的标准磨口塞，上连导气管 C（外径 8.0mm，内径 6.0mm），全长约 180mm；D 为具孔的有机玻

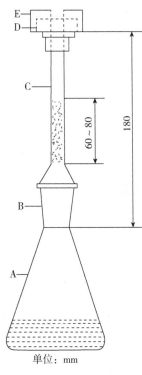

单位：mm

图 3-1 古蔡法检测砷装置

璃旋塞，其上部为圆形平面，中央有一圆孔，孔径与导气管 C 的内径一致，其下部孔径与导气管 C 的外径相适应，将导气管 C 的顶端套入旋塞下部孔内，并使管壁与旋塞的圆孔相吻合，黏合固定；E 为中央具有圆孔（孔径 6.0mm）的有机玻璃旋塞盖，与 D 紧密吻合。

测试时，于导气管 C 中装入醋酸铅棉花 60mg（装管高度为 60~80mm）；再于旋塞 D 的顶端平面上放一片溴化汞试纸（试纸大小以能覆盖孔径而不露出平面外为宜），盖上旋塞盖 E 并旋紧，即得。

标准砷斑的制备：精密量取标准砷溶液 2mL，置 A 瓶中，加盐酸 5mL 与水 21mL，再加碘化钾试液 5mL 与酸性氯化亚锡试液 5 滴，在室温放置 10 分钟后，加锌粒 2g，立即将照上法装妥的导气管 C 密塞于 A 瓶上，并将 A 瓶置 25~40℃水浴中，反应 45 分钟，取出溴化汞试纸比较。

检查法：取按各品种项下规定方法制成的供试品溶液，置 A 瓶中，照标准砷斑的制备，自"再加碘化钾试液 5mL"起，依法操作。将生成的砷斑与标准砷斑比较，不得更深。

3. 注意事项

（1）用三氧化二砷制备标准砷贮备液，临用前取贮备液配制标准砷溶液（每 1mL 相当于 1μg 的 As）。标准砷贮备液存放时间一般不宜超过一年，标准砷溶液最好应当天精密量取标准砷贮备液进行稀释。

（2）本法反应灵敏度为 1μg（以 As 计算），以 2~10μgAs 所形成的砷斑易于观察。《中国药典》规定用 2μg 的 As（即取标准砷溶液 2mL）。制备标准砷斑或标准砷对照液应与供试品检查同时进行。

（3）反应溶液的酸度相当于 2mol/L 的盐酸溶液。碘化钾的浓度为 2.5%，氯化亚锡的浓度为 0.3%。酸性氯化亚锡试液以新鲜配制较好，放置时间不宜过长，否则不能把反应中生成的碘还原，影响砷斑的色调，以加入 1~2 滴碘试液后色褪为可使用。一般碘化钾试液贮存不得超过 10 日，酸性氯化亚锡不得超过 3 个月。

（4）供试品和锌粒中可能含有少量硫化物，在酸性溶液中产生的 H_2S 气体会干扰检查，用醋酸铅棉花可吸收除去 H_2S。醋酸铅棉花用量和装填高度应适当且保持干燥状态。

（5）本法所用锌粒应无砷，以能通过一号筛的细粒为宜，如用的锌粒较大时，用量应酌情增加，反应时间亦应延长 1 小时。

（6）所用仪器和试液照本法检查，均不应生成砷斑，或至多生成仅可辨认的斑痕。

（7）根据药物的性质不同，选择供试品的预处理方法，可溶于水的或可溶于酸的药物中的砷盐检查，一般不经破坏，直接依法检查砷盐；多数环状结构的有机药物，可能与砷以共价键有机状态结合为金属有机化合物，如不经破坏则砷不易析出，通常应先进行有机破坏。

常用的有机破坏法有碱破坏法、酸破坏法及直接炭化法等，《中国药典》采用碱破坏法。即在碱性情况下，经高温（500～600℃）灼烧转变成不挥发的无机物，再依法测定。

（二） 二乙基二硫代氨基甲酸银法

ChP（通则 0822）砷盐限量检查项下第二法，简称 Ag（DDC）法，也可用于微量砷盐的含量测定。

1. 原理　金属锌与酸作用，产生新生态的氢与供试品中的微量亚砷酸盐反应，生成具有挥发性的砷化氢，被二乙基二硫代氨基甲酸银溶液吸收，使 Ag（DDC）中的银还原成红色的胶态银。比较供试品溶液与标准砷溶液在相同条件下生成红色胶态银颜色，用目视比色法或在 510nm 波长处测定吸收度进行比较。

$$AsH_3 + 6Ag(DDC) + 3\,\text{吡啶} \longrightarrow As(DDC)_3 + 6Ag + 3\,\text{吡啶} \cdot HDDC$$

其中 Ag（DDC）的结构为：

$$H_5C_2 \underset{H_5C_2}{\overset{}{\diagdown}} N - C \underset{S}{\overset{S}{\diagdown}} Ag$$

2. 方法　仪器装置见图 3-2。A 为 100mL 标准磨口锥形瓶；B 为中空的标准磨口塞，上连导气管 C（一端的外径为 8mm，内径为 6mm；另一端长 180mm，外径为 4mm，内径为 1.6mm，尖端内径为 1mm）。D 为平底玻璃管（长 180mm，内径 10mm，于 5.0mL 处有一刻度）。测试时，于导气管 C 中装入醋酸铅棉花 60mg（装管高度为约 80mm）；并于 D 管中精密加入 Ag（DDC）试液 5mL。

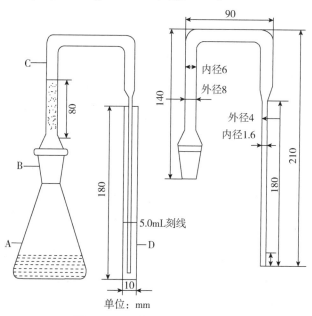

图 3-2　Ag（DDC）法测砷装置

标准砷对照液的制备：精密量取标准砷溶液 2mL，置 A 瓶中，加盐酸 5mL 与水 21mL，再加碘化钾试液 5mL 与酸性氯化亚锡试液 5 滴，在室温放置 10 分钟后，加锌粒 2g，立即将导气管 C 与 A 瓶密塞，使生成的砷化氢气体导入 D 管中，并将 A 瓶置 25~40℃水浴中反应 45 分钟，取出 D 管，添加三氯甲烷至刻度，混匀，即得。

检查时，取照各药品项下规定方法制成的供试品溶液，置 A 瓶中，照标准砷对照液的制备，自"再加碘化钾试液 5mL"起，依法操作。将所得溶液与标准砷对照液同置白色背景上，从 D 管上方向下观察、比较，所得溶液的颜色不得比标准砷对照液更深。必要时，可将所得溶液转移至 1cm 吸收池中，照紫外 - 可见分光光度法（通则 0401）在 510nm 波长处以 Ag（DDC）试液作空白，测定吸光度，与标准砷对照液按同法测得的吸光度比较。

3. 注意事项

（1）本法灵敏度为 0.5μg As/30mL。本法优点可避免目视误差，灵敏度较高，在 1~10μg As/40mL 范围内线性关系良好，显色在 2 小时内稳定，重现性好。

（2）锑化氢与 Ag（DDC）的反应灵敏度较低，故在反应液中加入 40% 氯化亚锡溶液 3mL、15% 碘化钾溶液 5mL 时，500μg 的锑不干扰测定。

（3）本法以 25~40℃水浴中反应 45 分钟为宜。在此温度下，反应过程中有部分氯仿挥发损失，比色前应添加氯仿至 5.00mL，摇匀后再进行测定。

（三）白田道夫法

含锑的药物，用古蔡氏法检查砷盐时，锑盐也可以被还原为锑化氢，与溴化汞试纸作用，产生灰色锑斑，干扰砷斑检出。

$$SbH_3 + HgBr_2 \rightarrow SbH_2(HgBr) + HBr$$

所以，可改用白田道夫（Bettendorff）法检查砷盐。

白田道夫法的基本原理是利用氯化亚锡在盐酸中能将砷盐还原成棕褐色的胶态砷，与一定量标准砷溶液用同法处理后的结果比较，控制供试品中的含砷量。

$$2As^{3+} + 3SnCl_2 + 6HCl \rightarrow 2As \downarrow + 3SnCl_4 + 6H^+$$

本法反应灵敏度为 20μg（以 AS_2O_3 计），加入少量氯化汞能提高反应灵敏度达 2μg/10mL。

六、溶液颜色检查法

药物溶液的颜色及其与规定颜色的差异能在一定程度上反映药物的纯度。本法系将药物溶液的颜色与规定的标准比色液相比较，或在规定波长处测定其吸光度，以检查其颜色。

ChP（通则 0901）中收载三种溶液颜色检查方法。在药典中，品种项下规定的"无色或几乎无色"，其"无色"系指供试品溶液的颜色与所用溶剂相同；"几乎无色"系指浅于用水稀释 1 倍后的相应色调 1 号标准比色液。

第一法（目视比色法） 除另有规定外，取各药品项下规定量的供试品，加水溶解，置于 25mL 的纳氏比色管中，加水稀释至 10mL。另取规定色调和色号的标准比色液 10mL，置于另一 25mL 纳氏比色管中，两管同置白色背景上，自上向下透视，或同置白色背景前，平视观察；供试品管呈现的颜色与对照管比较，不得更深。如供试品管呈现的颜色与对照管的颜色深浅非常接近或色调不尽一致，使目视观察无法辨别二者的深浅时，应改用第三法（色差计法）测定，并将测定结果作为判断依据。

常用的标准比色液有：比色用重铬酸钾液（每 1mL 溶液中含 0.800mg 的 $K_2Cr_2O_7$）、比色用硫酸铜液（每 1mL 溶液中含 62.4mg 的 $CuSO_4 \cdot 5H_2O$）和比色用氯化钴液（每 1mL 溶液中含 59.5mg $CoCl_2 \cdot 6H_2O$）。

第二法（吸光度值法） 除另有规定外，取各品种项下规定量的供试品，加水溶解使成 10mL，必要时滤过，滤液照分光光度法于规定波长处测定，检查吸光度值是否符合限度规定。

第三法（色差计法） 本法通过色差计直接测定溶液的透射三刺激值（在给定的三色系统中与待测液达到色匹配所需要的三个原刺激量），对其颜色进行定量表述和分析的方法。供试品与标准比色液之间的颜色差异可通过他们与水之间的色差值反映出来，亦可通过直接比较他们之间的色差值来判定。

七、易炭化物检查法

易炭化物是指药物中遇硫酸易炭化或易氧化而呈色的微量有机杂质。此类杂质多数结构未知，可利用硫酸显色目视比色的方法进行检查。USP、JP 也采用目视比色法。

方法：取内径一致的比色管两支，甲管中加各药品项下规定的对照溶液 5mL；乙管中加硫酸［含 H_2SO_4 94.5%～95.5%（g/g）］5mL 后，分次缓缓加入规定量的供试品，振摇使溶解。除另有规定外，静置 15 分钟后，将甲乙两管同置白色背景前，平视观察，乙管中所显颜色不得较甲管更深。供试品如为固体，应先研成细粉。如需加热才能溶解时，可取供试品与硫酸混合均匀，加热溶解后，放冷至室温，再移置比色管中。

标准比色液也可用比色用重铬酸钾溶液、比色用硫酸铜溶液或比色用氯化钴溶液配制。供试品管必须先加硫酸后再加供试品，以防供试品黏结在管底，造成溶解不完全；加入供试品时应分次缓缓加入，边加边振摇，使溶解完全，否则一次性加入量过多易导致供试品结团，被硫酸炭化包裹后难以溶解。

八、溶液澄清度检查法

澄清度检查是对某些药物溶液的浑浊程度即浊度进行的检查，药物溶液的澄清度从一定程度上反映了药品生产工艺水平和药品质量。

（一） 原理

药品溶液中若存在分散的细微颗粒，当直线光通过溶液时，即产生光散射现象，通过测量光散射就可测得溶液的浊度。检查中，是通过比较供试品溶液与浊度标准溶液的浊度，以判定供试品溶液的澄清度是否符合规定。

（二） 方法

在室温下，将用水稀释至一定浓度的供试品溶液与等量的浊度标准液分别置于配对的比浊用玻璃管（内径 15～16mm，平底，具塞，以无色、透明、中性硬质玻璃制成）中，在浊度标准液制备 5 分钟后，在暗室内垂直同置于伞棚灯（照度为 1000lx）下，从水平方向观察、比较，用以检查溶液的澄清度或其浑浊程度。除另有规定外，供试品溶解后应立即检视。

（三） 注意事项

1. 浊度标准液的制备　是利用乌洛托品在偏酸性条件下水解产生甲醛，再与肼缩合，生成不溶于水的甲醛腙白色浑浊。

$$(CH_2)_6N_6+4H_2O \rightarrow 6HCHO+4NH_3$$

$$HCHO+H_2N—NH_2 \rightarrow H_2C{=}NNH_2 \downarrow +H_2O$$

浊度标准贮备液的制备：称取于 105℃ 干燥至恒重的硫酸肼 1.00g，置 100mL 量瓶中，加水适量使溶解，必要时可在 40℃ 的水浴中温热溶解，并用水稀释至刻度，摇匀，放置 4～6 小时；取此溶液与等容量的 10% 乌洛托品溶液混合，摇匀，于 25℃ 避光静置 24 小时，即得。本液置冷处避光保存，可在两个月内使用，用前摇匀。

浊度标准原液的制备：取浊度标准贮备液 15.0mL，置 1000mL 量瓶中，加水稀释至刻度，摇匀，取适量，置 1cm 吸收池中，照紫外-可见分光光度法（通则 0401），在 550mn 的波长处测定，其吸光度应在 0.12～0.15 范围内。该溶液应在 48 小时内使用，用前摇匀。

浊度标准液的制备：取浊度标准原液与水，按表 3-1 配制，即得。本液应临用时制备，使用前充分摇匀。

表 3-1　浊度标准原液级号表

级号	0.5	1	2	3	4
浊度标准原液（mL）	2.50	5.0	10.0	30.0	50.0
水（mL）	97.50	95.0	90.0	70.0	50.0

2. ChP（通则 0902）中规定的"澄清"　系指供试品溶液的澄清度相同于所用溶剂，或未超过 0.5 号浊度标准液的浊度；"几乎澄清"系指供试品溶液的浊度介于 0.5 号至 1 号浊度标准液的浊度之间。

九、炽灼残渣检查法

炽灼残渣（residue on ignition）系指有机药物经炭化或经加热使挥发性无机物分解后，高温炽灼，所产生的非挥发性无机杂质的硫酸盐。其检查的目的是用于控制有机药物或挥发性无机药物中非挥发性无机杂质。

（一） 方法

取供试品 1.0～2.0g 或各品种项下规定的重量，置已炽灼至恒重的坩埚（如供试品分子中含有碱金属或氟元素，则应使用铂坩埚）中，精密称定，缓缓炽灼至完全炭化，放冷至室温；除另有规定外，加硫酸 0.5～1mL 使湿润，低温加热至硫酸蒸气除尽后，在 700～800℃炽灼使完全灰化，移置干燥器内，放冷至室温，精密称定后，再在 700～800℃炽灼至恒重，即得。

$$炽灼残渣（\%）=\frac{残渣及坩埚重-空坩埚重}{供试品重}\times100\%$$

（二） 注意事项

1. 取样量可根据炽灼残渣限量来决定，取样量过多，炭化及灰化时间长，取样量少，炽灼残渣量少，称量误差大。由于炽灼残渣限量一般在 0.1%～0.2%，所以取样量一般为1～2g。

2. 为了防止供试品在炭化时骤然膨胀而溢出，可将坩埚斜置，缓缓加热，直至完全灰化；在移至高温炉炽灼前，必须低温蒸发除尽硫酸，否则会腐蚀炉膛，甚至造成漏电事故，若温度过高，亦会因溅射影响测定结果；含氟药物对瓷坩埚有腐蚀作用，可采用铂坩埚；若需将残渣留作重金属检查，则供试品的取用量应为 1.0g，炽灼温度必须控制在 500～600℃。

十、干燥失重测定法

干燥失重（loss on drying）主要是检查药物中的水分和其他挥发性物质。药品中若含有较多的水分或其他挥发性物质，不仅使其成分的含量降低，而且会引起药品中某些成分水解或发霉变质。另外含水量还可反映出制剂的生产工艺是否稳定，因此要进行干燥失重测定。

药品的干燥失重系指药品在规定的条件下，经干燥后所减失的重量，减失的重量主要为水分、结晶水及其他挥发性的物质如乙醇等。由减失的重量和取样量计算供试品的干燥失重。适用于受热稳定的供试品。

干燥失重方法有常压恒温干燥法、干燥剂干燥法、减压干燥法和热分析法。

（一） 常压恒温干燥法

常压恒温干燥法适用于受热较稳定的药物。方法：取供试品，混合均匀（如为较大的结晶，应先迅速捣碎使成 2mm 以下的小粒），取约 1g 或各品种项下规定的重量，置于供试品相同条件下干燥至恒重的扁形称量瓶中，精密称定，除另有规定外，在 105℃干燥至恒重。由减失的重量和取样量计算供试品的干燥失重。

供试品干燥时，一般取约 1g，将颗粒控制在 2mm 以下，应平铺在扁形称量瓶中，厚度不可超过 5mm，如为疏松物质，厚度不可超过 10mm。放入烘箱或干燥器进行干燥时，应将瓶盖取下，置称量瓶旁，或将瓶盖半开进行干燥；取出时，须将称量瓶盖好。置烘箱内干燥的供试品，应在干燥后取出置干燥器中放冷，然后称定重量。

供试品如未达规定的干燥温度即融化时，除另有规定外，应先将供试品在低于熔点 5～10℃的温度下干燥至大部分水分除去后，再按规定条件干燥。

（二） 干燥剂干燥法

干燥剂干燥法系将供试品置干燥器中，利用干燥器内的干燥剂吸收水分至恒重。适用于受热分解或易升华的供试品。

（三） 减压干燥法

减压干燥法系在减压条件下进行干燥的方法。在减压条件下，可降低干燥温度和缩短干燥时间。适用于熔点低、受热不稳定及难赶除水分的药物。当用减压干燥器（通常为室温）或恒温减压干燥器（温度应按各品种项下的规定设置。生物制品除另有规定外，温度 60℃）时，除另有规定外，减压后的压力在 2.67kPa（20mmHg）以下。

干燥器中常用的干燥剂为五氧化二磷、无水氯化钙或硅胶；恒温减压干燥器中常用的干燥剂为五氧化二磷。干燥剂应及时更换，使其保持在有效状态。

（四） 热分析法

热分析法是利用温度和（或）时间关系来准确测量物质理化性质变化的关系，研究物质受热过程所发生的晶型转变、熔融、蒸发、脱水等物理变化或热分解、氧化等化学变化以及伴随发生的温度、能量或重量改变的方法。物质在加热或冷却过程中，当发生相变或化学反应时，必然伴随着热量的吸收或释放；同时根据相律，物相转化时的温度（如熔点、沸点等）保持不变。纯物质具有特定的物相转换温度和相应的热焓变化值（ΔH）。这些常数可用于物质的定性分析，而供试品的实际测定值与这些常数的偏离及其偏离程度又可用于定量检查供试品的纯度。

热分析法具有用量少、灵敏、快速的优点。在药物分析中，广泛应用于物质的多晶型、物相转化、结晶水、结晶溶剂、热分解以及药物的纯度、相容性和稳定性等方面的研究中。在药物分析中最常用的是差示扫描量热分析法（DSC）、差热分析法（DTA）和热重分析法（TGA）。

1. 热重分析 是在程序控制温度下，测量物质的重量与温度关系的一种技术。记录的重量变化与温度或时间的关系曲线即热重曲线（TG 曲线），见图 3-3。由于物相变化（如失去结晶水、结晶溶剂，或热分解等）时的温度保持不变，所以热重曲线通常呈台阶状，重量基本不变的区段称平台。利用这种特性，可以方便地区分样品中所含水分是吸附水（或吸附溶剂）还是结晶水（或结晶溶剂），并根据平台之间的失重率可以计算出所含结晶水（或结晶溶剂）的分子比。

通常，在加热过程中，吸附水（或吸附溶剂）的失去是一个渐进过程，而结晶水（或结晶溶剂）的失去则发生在特定的温度或温度范围（与升温速率有关），在此温度由于失重率发生了突跃而呈台阶状，热重法可用于某些药物的干燥失重或水分测定。当选择热重法作为样品中的水分测定方法时，应确保样品中不含有其他挥发性成分。仪器应根据操作规程，定期使用有证标准物质对温度（高纯铟或锌等）、天平（一水草酸钙等）进行校准，以保证检测结果的准确性。

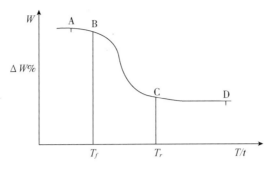

图 3-3　TG 曲线

线段 AB、CD 为平台区，表示样品质量不变部分；线段 BC 为反应区间，
表示失重起始温度至失重终止温度之间的温度差。W 为重量；T 为温度；t 为时间。

2. 差热分析与差示扫描量热分析　在对供试品与热惰性的参比物进行同时加热的条件下，当供试品发生某种物理的或化学的变化时，由于这些变化的热效应，使供试品与参比物之间产生温度差（ΔT）。这种在程序控制温度下，测定供试品与参比物之间温度差与温度（或时间）关系的技术称差热分析（DTA）。而测量输给供试品与参比物热量差（dQ/dT）与温度（或时间）关系的技术称差示扫描量热分析（DSC）。功率补偿型差示扫描量热分析仪可自动调节输给供试品的加热功率，以补偿供试品发生变化时的热效应，从而使供试品与参比物之间的温度始终保持不变（$\Delta T = 0$）。在后者实验中，由于 $\Delta T = 0$，所以供试品与参比物之间没有附加的热传导。也正因为如此，差示扫描量热分析的定量测定准确度通常好于差热分析。

DTA 曲线与 DSC 曲线的形状极为相似，横坐标均为温度 T（或时间 t），不同之处仅在于 DTA 曲线的纵坐标为 ΔT 而 DSC 曲线为 dQ/dT。在两者的曲线上，随供试品而异而显示不同的吸热峰或放热峰，见图 3-4、图 3-5。

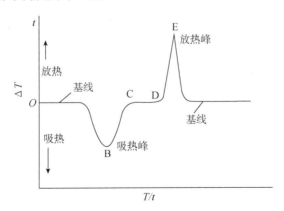

图 3-4　DTA 曲线

BC 部分的 ΔT 为负值，为吸热峰；CD 部分为基线部分，
ΔT 不变；DE 部分 ΔT 为正值，为放热峰。

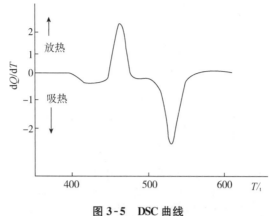

图 3-5　DSC 曲线

T 为温度；t 为时间

差热分析与差示扫描量热分析可用于下列数据的测量：

①转换温度：DTA 或 DSC 两种实验方法均客观地记录了物质状态发生变化时的温度。例如熔融曲线可显示熔融发生时的温度和峰值温度。但这两种温度值与熔点值可能并不一致（由于升温速率等影响）。因此，测定时必须依法用标准物质对仪器的温度标尺进行严格的校正。

②转换热焓：吸热或放热峰的峰面积正比于相应的热焓变化，即：

$$M \cdot \Delta H = K \cdot A$$

式中，M 为物质的质量；ΔH 为单位质量物质的转换热焓；A 为实测的峰面积；K 为仪器常数。

先用已知 ΔH 值的标准物质测定仪器常数 K 后，即可方便地利用上式由实验求取供试品的转换热焓。

③纯度：理论上，固体纯物质均具有一定的熔点（T_0）或无限窄的熔距，并吸收一定的热量（熔融热焓 ΔH_f）。任何熔距的展宽或熔点下降都意味着物质纯度的下降。杂质所引起的熔点下降可由范特霍夫方程表示。

$$\frac{dT}{dX_2} = \frac{RT^2}{\Delta H_f} \cdot (k-1) \tag{Ⅰ}$$

式中，T 为热力学温度，K；X_2 为杂质的浓度（摩尔分数）；ΔH_f 为纯物质的摩尔熔融热焓；R 为气体常数；k 为熔融时杂质在固相与液相中的分配系数。

假定熔融时无固溶体形成，即 $k=0$，此时可对（Ⅰ）式积分，得：

$$X_2 = \frac{(T_0 - T_m) \Delta H_f}{RT_0^2} \tag{Ⅱ}$$

式中，T_0 为纯物质的熔点，K；T_m 为供试品的实测熔点，K。

由实验测得 ΔH_f、T_0 和 T_m 后，代入式（Ⅱ）即可求取得供试品中杂质的含量。

热重分析、差热分析和差示扫描量热分析的测定方法，应按各仪器说明书操作。为了尽可能得到客观的和能重现的热分析曲线，首先应在室温至比分解温度（或熔点）高10～20℃的宽范围内，以较高的升温速率（每分钟 10～20℃）做预试验，然后在较窄的温度范围内以较低的升温速率（必要时可降至每分钟1℃）进行仔细的重复试验，以获得满意的热分析结果。

分析报告应附测定条件，包括仪器型号、温度的校正值、供试品的取用量和颗粒细度、大气压、温度变化的方向和速率以及仪器的灵敏度等。

需要指出的是，利用范特霍夫方程测定纯度时，是建立在杂质不形成固溶体的假设之上的，所以本法的应用具有一定的局限性，特别是当样品为多晶型混合物或熔融时分解的物质，就难以准确地测定其纯度。

3. 注意事项

（1）影响 DTA 和 DSC 曲线的主要原因与仪器因素有关，同一样品在不同的 DTA 或 DSC 仪器上进行测试，所得到的曲线往往不能完全重复，如仪器的炉子大小、形状、热电偶的粗细及安放位置、加热速度、纸速、测试气氛、坩埚材料和形状等。样品因素也有影响，如试样的颗粒大小、热导值、比热、填密程度、重量、释放气体、胀缩性等因素，以及使用的参比物，均会影响差热曲线，应尽量使试样平铺在试样皿中。

（2）升温速率对试样的热分析曲线有一定影响，因此，升温速率应适当，过快升温测得的熔点或分解温度偏高，并会降低两个相邻峰的分辨率。过慢则会降低差热峰的尖锐度。应注意，因升温速率不同造成炉内气流上升、反冲、气体浮力的变化，使 TG 曲线出现虚假的增量或失重；加热过快，可使失重平台变得不明显，甚至难以辨认。气氛、坩埚的形状和密闭状态对 TG 曲线也有影响。

（3）试样量的多少可影响挥发性产物的扩散和通过试样的热传导，在仪器灵敏度范围内，试样量尽可能少些。

十一、水分测定法

药物中的水分包括结晶水和吸附水。ChP、USP 和 BP 均收载了费休法和甲苯法。

（一）费休法

1. 容量滴定法

（1）原理　本法是根据碘和二氧化硫在吡啶和甲醇溶液中能与水起定量反应的原理，以测定药品中的水分。所用仪器应干燥，并能避免空气中水分的侵入；测定操作宜在干燥处进行。

（2）方法

①费休试液的制备：称取碘（置硫酸干燥器内 48 小时以上）110g，置干燥的具塞锥形瓶中，加无水吡啶 160mL，注意冷却，振摇至碘全部溶解后，加无水甲醇 300mL，称定重量，将锥形瓶置冰浴中冷却，在避免空气中水分侵入的条件下，通入干燥的二氧化硫至重量增加 72g，再加无水甲醇使成 1000mL，密塞，摇匀，在暗处放置 24 小时，即得费休试液。

②标定：精密称取纯化水 10～30mg，用水分测定仪直接标定。或精密称取纯化水 10～30mg（视费休试液滴定度和滴定管体积而定），置干燥的具塞玻璃瓶中，除另有规

定外，加无水甲醇适量，在避免空气中水分的侵入的条件下，用费休试液滴定至溶液由浅黄色变为红棕色，或用电化学方法［如永停滴定法（通则 0701）］指示终点；另作空白试验，按下式计算。

$$F = \frac{W}{A - B}$$

式中，F 为每 1mL 费休试液相当于水的重量（mg）；W 为称取纯化水的重量（mg）；A 为滴定所消耗费休试液的容积（mL）；B 为空白所消耗费休试液的容积（mL）。

③测定：精密称取供试品适量（消耗费休试液 1～5mL），除另有规定外，溶剂为无水甲醇，用水分测定仪直接测定。或将供试品置干燥的具塞玻瓶中，加溶剂 2～5mL，在不断振摇（或搅拌）下用费休试液滴定至溶液由浅黄色变为红棕色，或用永停滴定法（通则 0701）指示终点；另作空白试验，按下式计算。

$$供试品中水含量（\%） = \frac{(A - B)\ F}{W} \times 100\%$$

式中，A 为供试品所消耗费休试液的容积（mL）；B 为空白所消耗费休试液的容积（mL），F 为每 1mL 费休试液相当于水的重量（mg）；W 为供试品的重量（mg）。

注意事项：费休试液应遮光，密封，置阴凉干燥处保存，临用前标定浓度。所用仪器应干燥，并能避免空气中水分的侵入；测定操作宜在干燥处进行。

2. 库仑滴定法

（1）原理　本法仍以卡尔 - 费休（Karl - Fischer）反应为基础，应用永停滴定法测定水分。与容量滴定法相比，库仑滴定法中滴定剂碘不是从滴定管中加入，而是由含有碘离子的阳极电解液电解所产生。一旦所有的水被滴定完全，阳极电解液中就会出现少量过量的碘，使铂电极极化而停止碘的产生。根据法拉第定律，产生的碘的量与通过的电量成正比，因此可以用测量滴定过程中流过的总电量的方法测定水分总量。

（2）方法　测定时，先将系统中的水分预滴定除去，而后精密量取供试品适量（含水量为 0.5～5mg），迅速转移至阳极电解液中，用卡尔 - 费休库仑滴定仪直接测定，以永停滴定法指示终点，从仪器显示屏上直接读取供试品中水分的含量，其中每 1mg 水相当于 10.72 库仑的电量。

（3）注意事项　本法主要用于测定含微量水分（0.0001%～0.1%）的物质，特别适用于测定化学惰性物质如烃类、醇类和酯类中的水分。所用仪器应干燥，并能避免空气中水分的侵入，测定操作宜在干燥处进行。费休试液，应按卡尔 - 费休库仑滴定仪的要求配制或购置滴定液，本法无需标定滴定度。

（二）甲苯法

1. 原理　本法适用于含挥发性成分的药物。仪器装置见图 3 - 6。A 为 500mL 的短颈圆底烧瓶；B 为水分测定管；C 为直形冷凝管，外管长 40cm。使用前，全部仪器应清洁，并置烘箱中烘干。

2. 方法　测定时，取供试品适量（相当于含水量 1～4mL）精密称定，置 A 瓶中，加甲苯约 200mL，必要时加入干燥、洁净的沸石（无釉小瓷片数片）或玻璃珠数粒，将仪器各部分连接，自冷凝管顶端加入甲苯，至充满 B 管的狭细部分。将 A 瓶置电热套中或用其他适宜方法缓缓加热，待甲苯开始沸腾时，调节温度，使每秒钟馏出 2 滴。待水分完全馏出，即测定管刻度部分的水量不再增加时，将冷凝管内部先用甲苯冲洗，再用饱蘸甲苯的长刷或其他适当方法，将管壁上附着的甲苯推下，继续蒸馏 5 分钟，放冷至室温，拆卸装置，如有水黏附在 B 管的管壁上，可用蘸甲苯的铜丝推下，放置，使水分与甲苯完全分离（可加亚甲蓝粉末少量，使水染成蓝色，以便分离观察）。检读水量，并计算成供试品中含水量（％）。

3. 注意事项 通常用化学纯甲苯直接测定，必要时甲苯可先加水少量，充分振摇，使水在甲苯中达到饱和，放置，将水层分离弃去，经蒸馏后可使用，以减少因甲苯与微量水混溶而引起水分测定结果偏低。馏出液甲苯和水分进入水分测定管中，因水的相对密度大于甲苯，沉于底部，甲苯流回 A 瓶中。

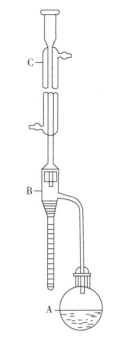

图 3-6　甲苯法水分测定装置

另外，ChP 一部收载的水分测定法，还有针对中药固体制剂或中药材中的水分测定法，用于测定中药固体制剂或中药材中的水分含量（％）。要求测定用的供试品，一般先破碎成直径不超过 3mm 的颗粒或碎片；直径和长度在 3mm 以下的花类、种子和果实类药材可不破碎；减压干燥法需先经二号筛。收载的测定方法有四种，包括烘干法、甲苯法、减压干燥法和气相色谱法。

十二、残留溶剂测定法

（一）原理

药品中的残留溶剂系指在原料药或辅料的生产中，以及在制剂制备过程中使用的，但在工艺过程中未能完全去除的有机溶剂。人用药品注册技术规范的国际协调会（ICH）将药物中常见的残留有机溶剂按毒性程度分为三类，第一类溶剂，毒性较大，具有致癌性并对环境有害，应该避免使用；第二类溶剂，对人有一定毒性，应该限制使用；第三类溶剂，对人的健康危害性较小，故推荐使用，但药品 GMP 或其他质量要求限制使用。ChP 对残留溶剂的控制种类和限度与 ICH 相同。其所控制的第一类、第二类、第三类溶剂的种类与残留限度见表 3-2、表 3-3、表 3-4。对于其他溶剂见表 3-5，应根据生产工艺的特点，制定相应的限度，使其产品符合 GMP 或其他相关的质量要求。

表 3-2 药品中常见的残留溶剂及限度——第一类溶剂（应该避免使用）

溶剂名称	限度（%）
苯	0.0002
四氯化碳	0.0004
1,2-二氯乙烷	0.0005
1,1-二氯乙烯	0.0008
1,1,1-三氯乙烷	0.15

表 3-3 药品中常见的残留溶剂及限度——第二类溶剂（应该限制使用）

溶剂名称	限度（%）	溶剂名称	限度（%）
乙腈	0.041	2-乙氧基乙醇	0.016
氯苯	0.036	乙二醇	0.062
三氯甲烷	0.006	甲酰胺	0.022
环己烷	0.388	正己烷	0.029
1,2-二氯乙烯	0.187	甲醇	0.3
二氯甲烷	0.06	2-甲氧基乙醇	0.005
1,2-二甲氧基乙烷	0.01	甲基丁基酮	0.005
N,N-二甲基乙酰胺	0.109	甲基环己烷	0.118
N,N-二甲基甲酰胺	0.088	N-甲基吡咯烷酮	0.053
二氧六环	0.038	硝基甲烷	0.005
吡啶	0.02	四氢噻吩	0.016
四氢呋喃	0.072	甲苯	0.089
1,1,2-三氯乙烯	0.008	四氢化萘	0.01
二甲苯*	0.217		

注：* 通常含有 60% 间二甲苯、14% 对二甲苯、9% 邻二甲苯和 17% 乙苯。

表 3-4 药品中常见的残留溶剂及限度——第三类溶剂（药品 GMP 或其他质量要求限制使用）

溶剂名称	限度（%）	溶剂名称	限度（%）
醋酸	0.5	甲基异丁基酮	0.5
丙酮	0.5	异丁醇	0.5
甲氧基苯	0.5	正戊烷	0.5
正丁醇	0.5	正戊醇	0.5
仲丁醇	0.5	正丙醇	0.5
乙酸丁酯	0.5	异丙醇	0.5
叔丁基甲基醚	0.5	乙酸丙酯	0.5
异丙基苯	0.5	乙酸异丙酯	0.5
二甲基亚砜	0.5	3-甲基-1-丁醇	0.5
乙醇	0.5	乙酸异丁酯	0.5

溶剂名称	限度（%）	溶剂名称	限度（%）
乙酸乙酯	0.5	乙酸甲酯	0.5
乙醚	0.5	正庚烷	0.5
甲酸	0.5	丁酮	0.5
甲酸乙酯	0.5		

表 3-5　药品中常见的残留溶剂——第四类溶剂（尚无足够毒理学资料*）

溶剂名称	溶剂名称
1,1-二乙氧基丙烷	1,1-二甲氧基甲烷
2,2-二甲氧基丙烷	异辛烷
异丙醚	甲基异丙基酮
甲基四氢呋喃	石油醚
三氯醋酸	三氟醋酸

注：＊药品生产企业在使用时应提供该类溶剂在制剂中残留水平的合理性论证报告。

（二）方法

ChP（通则 0521）中残留有机溶剂的检查采用气相色谱法。

1. 色谱柱的选择

（1）毛细管柱　除另有规定外，极性相近的同类色谱柱之间可以互换使用。①非极性色谱柱的固定液为 100% 的二甲基聚硅氧烷。②极性色谱柱的固定液为聚乙二醇（PEG-20M）。③中极性色谱柱的固定液为（35%）二苯基-（65%）甲基聚硅氧烷，（50%）二苯基-（50%）二甲基聚硅氧烷，（35%）二苯基-（65%）二甲基聚硅氧烷，（14%）氰丙基苯基-（86%）二甲基聚硅氧烷，（6%）氰丙基苯基-（94%）二甲基聚硅氧烷的毛细管柱。④弱极性色谱柱的固定液为（5%）苯基-（95%）甲基聚硅氧烷，（5%）二苯基-（95%）二甲基硅氧烷共聚物。

（2）填充柱　一般选择直径为 0.18~0.25mm 的二乙烯苯-乙基乙烯苯型高分子多孔小球或其他适宜的填料作为固定相。

2. 系统适用性试验

（1）柱效　用待测物的色谱峰计算，毛细管柱的理论板数一般应不低于 5000；填充柱的理论板数一般应不低于 1000。

（2）分离度　以待测物色谱峰与其相邻色谱峰计算的分离度应大于 1.5。

（3）精密度　以内标法测定时，待测物与内标物峰面积之比的相对标准偏差（RSD）应不大于 5%（$n=5$）；若以外标法测定，所得待测物峰面积的相对标准偏差（RSD）应不大于 10%。

3. 供试品溶液的制备

（1）顶空进样　通常以水为溶剂，对于非水溶性药物，可采用 N,N-二甲基甲酰胺、二甲基亚砜或其他适宜溶剂，精密称取供试品 0.1～1g，根据供试品和待测溶剂的溶解度，选择适宜的溶剂且应不干扰待测溶剂的测定。根据各品种项下中残留溶剂的限度规定配制供试品溶液，其浓度应满足系统定量测定的需要。

（2）溶液直接进样　精密称取供试品适量，用水或合适的有机溶剂使溶解，根据药品项下残留溶剂的限度规定配制供试品溶液，其浓度应满足系统定量测定的需要。

4. 对照品溶液的制备　精密称取各品种项下规定检查的有机溶剂适量，采用与制备供试品溶液相同的方法和溶剂制备对照品溶液。如用水作溶剂，应先将待测有机溶剂溶解在 50％二甲基亚砜或 N,N-二甲基甲酰胺溶液中，再用水逐步稀释。若为限度检查，根据残留溶剂的限度规定确定对照品溶液的浓度；若为定量测定，为保证定量结果的准确性，应根据供试品中残留溶剂的实际残留量确定对照品溶液的浓度；通常对照品溶液的色谱峰面积与供试品溶液中对应的残留溶剂的色谱峰面积以不超过 2 倍为宜。必要时，应重新调整供试品溶液和对照品溶液的浓度。

5. 测定方法　一般填充柱采用溶液直接进样法测定，毛细管柱采用顶空进样法测定。ChP 收载三种方法。

（1）毛细管柱顶空进样等温法（第一法）　本法适用于被检查的有机溶剂数量不多，且极性差异较小的情况。

色谱条件：柱温一般为 40～100℃；常以氮气为载气，流速为每分钟 1.0～2.0mL；以水为溶剂时顶空瓶平衡温度为 70～85℃，顶空瓶平衡时间为 30～60 分钟；进样口温度为 200℃；如采用 FID 检测器，温度为 250℃。

测定：取对照品溶液和供试品溶液，分别连续进样不少于 2 次，测定待测峰的峰面积。

气相色谱静态顶空进样法是将样品溶液密封在一个样品不充满的容器中，在一定温度下加热一段时间，使气液两相达到平衡，然后取气相部分进入气相色谱系统进行分析，以测定样品蒸气中的组分在原样品中的含量。一般由气相色谱仪加顶空进样装置组成，进样方式有手动进样和自动进样两种。

（2）毛细管柱顶空进样系统程序升温法（第二法）　本法适用于被检查的有机溶剂数量较多，且极性差异较大的情况。

色谱条件：柱温一般先在 40℃维持 8 分钟，再以 8℃/min 的升温速率升至 120℃，维持 10 分钟；以氮气为载气，流速为 2.0mL/min；以水为溶剂时顶空瓶平衡温度为 70～85℃，顶空瓶平衡时间为 30～60 分钟；进样口温度为 200℃，如采用 FID 检测器，进样口温度为 250℃。具体到某个品种的残留溶剂检查时，可根据该品种项下的残留溶剂组成，调整升温程序。

测定：取对照品溶液和供试品溶液，分别连续进样不少于 2 次，测定待测峰的峰面积。

（3）溶液直接进样法（第三法）　采用填充柱，亦可采用适宜极性的毛细管柱。取对照品溶液和供试品溶液，分别连续进样 2～3 次，测定待测峰的峰面积。

6. 结果计算法

（1）限度检查　除另有规定外，按药品项下规定的供试品溶液浓度测定。以内标法测定时，供试品溶液所得被测溶剂峰面积与内标峰面积之比不得大于对照品溶液的相应比值。以外标法测定时，供试品溶液所得被测溶剂峰面积不得大于对照品溶液的相应峰面积。

（2）定量测定　按内标法或外标法计算各残留溶剂的量。

（三）注意事项

1. 应根据供试品中残留溶剂的沸点选择顶空平衡温度。沸点高者，宜选择较高的平衡温度，但应注意尽量避免供试品热分解而产生干扰。顶空的平衡时间以 30～45 分钟为宜，如超过 60 分钟，可能会引起顶空瓶的气密性变差而导致测定结果的准确度降低。对照品溶液与供试品溶液必须使用相同的顶空条件。

2. 干扰峰的排除，供试品中的未知杂质或其挥发性热降解物易对残留溶剂的测定产生干扰，包括在测定的色谱系统中未知杂质或其挥发性热降解物与待测物的保留值相同（共出峰），或热降解产物与待测物的结构相同（如甲氧基热裂解产生甲醇）。当测定的残留溶剂超出限度，但未能确定供试品中是否有未知杂质或其挥发性热降解物对测定有干扰作用时，应通过试验排除干扰作用的存在。前者通常采用在另一种极性相反的色谱柱系统中对相同供试品再进行测定，比较不同色谱系统中测定结果的方法。如两者结果一致，则可以排除测定中有共出峰的干扰。如两者的结果不一致，则表明测定中有共有峰的干扰。后者通常要通过测定已知不含该溶剂的对照样品来加以判断。

3. 测定含氮碱性化合物时，宜选用弱极性柱或用碱处理的填料，或选用胺专用分析柱。另外普通气相色谱仪中的不锈钢管路、进样器的衬管等对含氮碱性化合物易产生较强的吸附作用，导致检出的灵敏度降低，应采用惰性的硅钢材料或镍钢材料管路；采用溶液直接进样法测定时，供试品溶液应不呈酸性，以免与待测物反应后不易汽化。

4. 对含卤素元素的残留溶剂如三氯甲烷等，采用电子捕获检测器（ECD）易得到高的灵敏度。甲酰胺、2-甲氧基乙醇、2-乙氧基乙醇、乙二醇、N-甲基吡咯烷酮等不宜用顶空进样方式测定。

5. 由于色谱系统中载气流速、载气温度、柱温等变化会使保留值发生改变，故用校正的相对保留时间（RART）作为定性分析参数更为可靠，通常选用甲烷测定色谱系统的死体积（t_0）：

$$RART = (t_R - t_0) / (t_R' - t_0)$$

式中，t_R 为组分的保留时间；t_R' 为参比物的保留时间。

第三节　特殊杂质的检查方法

药物中的特殊杂质是指该药物在生产和贮藏过程中可能引入的特有杂质。药物中特殊杂质的检查，主要是根据药物有效成分和杂质在物理性质和化学性质或生物学性质上的差异进行检查。对药物特殊杂质检查分析应选择专属、灵敏的方法，尽量采用现代分离分析手段，使有效成分与杂质和降解产物均能分开，其检测限应满足限度检查的要求，对于需作定量检测的杂质，方法的定量限应满足相应的要求。

一、物理分析法

（一） 臭味

药物（特别是挥发性药物）中存在的具有特殊臭味的杂质，可从其臭味判断该杂质的存在。例如在麻醉乙醚中检查异臭，要求 10mL 本品置蒸发皿中，自然挥散完毕后，不得有异臭产生。

（二） 颜色

某些药物本身无色，而其分解变质产物有色，或从生产中引入了有色的有关物质，可通过检查供试品溶液的颜色来控制其有色杂质的量。例如碘苯酯中游离碘的检查，即取药品 1.0mL，加三氯甲烷 5mL，碘化钾试液 10mL，淀粉指示液 1mL，振摇后，要求水层不得显蓝色或紫色。复方泛影葡胺注射液中游离碘的检查为：取药品适量，加碘化钾 1g 与水 10mL，振摇溶解后，加淀粉指示液数滴，摇匀，要求不得即时显蓝色。

（三） 旋光性

测定比旋度（或旋光度）可以用来区别有无手性的药物及相关杂质，反映药物的纯度，也可以用来测定药物的含量。例如硫酸阿托品中有关物质的检查，利用硫酸阿托品为消旋体，没有旋光性，而莨菪碱为左旋体，采用旋光度法检查硫酸阿托品中的莨菪碱杂质，ChP 检查方法为：取本品，按干燥品计算，加水溶解并制成每 1mL 含 50mg 的溶液，其旋光度不得超过$-0.40°$。

（四） 溶解行为

有些药物和杂质具有不同的溶解行为，可以此为依据进行杂质检查。如 ChP 对硫酸奎宁中三氯甲烷-乙醇不溶物的检查，方法为：取药品 2.0g，加三氯甲烷-无水乙醇（2∶1）的混合液 15mL，50℃加热 10 分钟，如有不溶物，用称定重量的垂熔坩埚滤过，滤渣用上述混合液 50mL 分 5 次洗涤，在 105℃干燥至恒重，要求遗留残渣不得过 2mg，该检查主要用于控制药物在制备过程中引入的醇不溶性杂质或无机盐等。

二、化学分析法

（一） 酸碱性

若药物与杂质的酸碱性不同，则可据此进行检查。如氯贝丁酯中对氯酚的检查，即用氢氧化钠试液从氯贝丁酯的供试品中提取对氯酚杂质，经适当处理后，用气相色谱法检测，控制其限量在 0.0025%。

（二） 氧化还原反应

利用药物与可能存在的杂质在氧化还原性质上的差异，进行检查并控制杂质的限量。如维生素 E 中生育酚杂质的检查，维生素 E 在制备过程中易引入未酯化的生育酚杂质，其具有还原性，可被硫酸铈定量氧化，故在规定条件下以消耗硫酸铈滴定液（0.01mol/L）的体积控制游离生育酚的限量。

（三） 产生颜色、沉淀或气体等化学反应现象

利用药物与杂质在化学性质上的较大差异，选择合适的试剂，使药物中的杂质与试剂作用产生沉淀、颜色或气体等，而药物不产生这些反应现象，由此控制杂质限量。

1. 杂质与一定试剂反应产生沉淀 如色甘酸钠、甘露醇、枸橼酸等药物中草酸盐的检查，即是利用草酸根离子在氨碱性条件下与氯化钙试液反应，生成草酸钙沉淀的性质，通过对照法控制草酸盐杂质限量。

2. 杂质与一定试剂反应产生颜色 如阿司匹林中水杨酸的检查，即是利用水杨酸可在弱酸性溶液中与三价铁盐反应显紫堇色，而阿司匹林结构中不存在游离酚羟基，故不产生该反应，通过与水杨酸对照液比较颜色，控制游离水杨酸的限量。

3. 杂质与一定试剂反应产生气体 如某些药物中氨或铵盐的检查，即在碱性条件下加热，若有铵盐存在，则释放出氨，用石蕊试纸检视，或加碱性碘化钾试液显色，再与一定量标准氯化铵溶液用同法处理后比较判断。

三、光谱分析法

由于药物和杂质的结构不同，因而对光吸收的性质往往有差异。分光光度法灵敏度高，简便，仪器较为普及，因此在药物的杂质检查中应用广泛。以下介绍几种分光光度法在杂质检查中的应用。

（一） 紫外-可见分光光度法

如果药物和杂质结构中共轭体系部分存在差异，则紫外-可见吸收光谱可能有差异，可以根据其紫外可见吸收光谱的差异设计杂质检查的方法。如溴新斯的明中杂质的检查，取药品，加 1.0％碳酸钠溶液制成每 1mL 含 5.0mg 的溶液，照紫外分光光度法测定，要求在 294nm 波长处吸光度不得过 0.25。盐酸左旋咪唑的吸光度检查，取药品，加盐酸甲醇滴定液（0.2mol/L）制成每 1mL 含 1mg 的溶液，照紫外-可见分光光度法（通则 0401）测定，要求在 310nm 波长处测定，吸光度不得过 0.20。

有的杂质紫外吸收光谱与药物的紫外吸收光谱重叠，但药物与杂质在某两个波长处的吸度比值有改变，也可通过控制供试溶液的吸光度比值来控制杂质的量。例如环扁桃酯中酮酯的检查，即取供试品溶液，照紫外分光光度法测定，要求在 254mn 与 264nm 的波长处的吸光度比值应为 1.00～1.17。

（二） 原子吸收分光光度法

原子吸收分光光度法灵敏度高、专属性强，用于药品中杂质检查时，主要用于金属元素的测定。通常采用标准加入法，即取供试品，按规定配制成供试品溶液；另取等量的供试品，加入限度量的待检元素溶液，按相同方法制备，制得对照品溶液。先将对照品溶液喷入火焰，调节仪器使具有合适的读数 a；在相同条件下测定供试品溶液，记录其读数 b。b 相当于供试溶液中待检元素的含量，$(a-b)$ 相当于对照溶液中按限量加入的待检元素的量。当 $b<(a-b)$ 时，供试品中所含杂质元素符合规定；当 $b>(a-b)$ 时，供试品所含杂质元素超过限量，不符合规定。在待检杂质溶液中加入等量供试品，是为了消除背景对检查的影响。《中国药典》中维生素 C 原料中铜、铁离子的检查采用原子吸收分光光度法。碳酸锂中钾和钠盐，以及肝素钠中钾盐的量也采用该法检查限量。用原子吸收分光光度法考察药物中引入的杂质元素，具有灵敏度高、选择性好等优点。

（三） 红外分光光度法

红外分光光度法具有特征性强、专属性高的特点，国内外药典在杂质检查中主要用其对药物中无效或低效晶型的检查。如某些多晶型药物由于晶型结构不同，某些化学键的键长、键角等发生不同程度的变化，可导致红外吸收光谱中的某些特征带的频率、峰形和强度出现显著差异。因此，用红外分光光度法检查药品中低效（或无效）晶型，其结果可靠，方法简便。例如甲苯咪唑检查 A 型结晶即采用红外分光光度法（通则0402），取待检药品与含 A 型结晶为 10％ 的甲苯咪唑对照品各约 25mg，按规定方法检测，要求供试品在约 $640cm^{-1}$ 与 $662cm^{-1}$ 波数处的吸光度之比，不得大于含 A 型结晶为 10％ 的甲苯咪唑对照品在该波数处的吸光度之比，由此控制甲苯咪唑中 A 型结晶的限量。

四、色谱分析法

药物中的有机杂质，特别是有关物质（主要指药物中可能存在的原料、中间体、副产物、降解产物、异构体、聚合体等）的化学结构常常是未知的，但一般与药物的结构相近或具有渊源关系，色谱分析法应是这类杂质分析的首选方法。

（一） 薄层色谱法

薄层色谱（TLC）法具有分离效能高、灵敏、简便、快速等优点，在特殊检查中应用广泛。多数国家药典采用以下几种方法。

1. 杂质对照品法 适用于可获得对照品的已知杂质的检查。

方法：根据杂质限量，取供试品溶液和一定浓度的杂质对照品溶液，分别点样于同一薄层板上，展开、斑点定位后观测，将供试品溶液色谱中除主斑点外的其他斑点与相应的杂质对照品溶液或系列杂质对照品溶液色谱中的主斑点进行比较，以不得更深为符合限度。例如对乙酰氨基酚由于生产工艺路线较多，不同生产工艺路线带入的杂质有所不同，杂质主要来源于中间体、副产物和分解产物等，故需检查对乙酰氨基酚中的有关物质。ChP（2005）采用 TLC 法进行检查，取杂质对照品对氯苯乙酰胺配制成每 1mL 含 50μg 对照品溶液，取药品细粉 1.0g 具塞试管中，用乙醚 5mL 密塞振摇，离心或放置，取上清液作为供试品溶液，分别吸取供试品溶液和对照品溶液点于同一硅胶 GF₂₅₄薄层板上，以三氯甲烷-丙酮-甲苯（13：5：2）为展开剂，展开，晾干，置紫外灯（254nm）下检视，要求供试品溶液如显杂质斑点，与对照品溶液的主斑点比较，不得更深。

2. 供试品溶液自身稀释对照法 适用于杂质结构不能确定，或无杂质的对照品，且杂质斑点的颜色与主成分斑点颜色相同或相近时的情况。

方法：首先配制一定浓度的供试品溶液，再将供试品溶液按限量要求稀释至一定浓度作为对照溶液，与供试品溶液分别点样于同一薄层板上，展开，定位后观测，供试品溶液色谱中所显杂质斑点与自身稀释对照溶液或系列自身稀释对照溶液色谱中所显的主斑点比较，不得更深即为符合限度要求。例如尼可刹米由于在生产和贮藏过程容易引入 N-乙基烟酰胺和结构不明的有关物质，采用 TLC 法检查的方法为：取药品加甲醇制成每 1mL 含 40mg 的溶液，作为供试品溶液；再精密量取适量，加甲醇稀释成每 1mL 含 0.4mg 和 0.04mg 的溶液，作为对照溶液①和②；将上述三种溶液分别点于同一硅胶 GF₂₅₄薄层板上，以三氯甲烷-丙酮（75：25）为展开剂，展开，晾干，紫外灯（254mn）下检视；要求供试品如显杂质斑点，与对照品溶液②的主斑点比较不得更深，如有一个超过时，应不深于对照溶液①的主斑点。

3. 供试品溶液自身稀释对照与杂质对照品并用方法 当药物中存在多个杂质时，已知杂质有对照品的可采用杂质对照品法检查，共存的未知杂质或无对照品的杂质，可采用供试品溶液自身稀释对照法检查。

4. 对照药物法 当无合适的杂质对照品，或供试品色谱中杂质斑点颜色与主成分斑点的颜色差异较大，难以判断其限量时，可选用与供试品相同的药物作为对照品，该对照药物中所含待检杂质必须符合限量要求，且稳定性好。例如 ChP 马来酸麦角新碱中有关物质的检查，取本品精密称定，加乙醇-浓氨溶液（9：1）溶解并定量稀释制成每 1mL 含 5mg 及 0.2mg 的供试品溶液①和②；另取马来酸麦角新碱对照品，精密称定，同上法制成每 1mL 含 5mg 的对照品溶液，吸取以上三种溶液各 10μL，分别点于同一硅胶 G 薄层板上，以三氯甲烷-甲醇-水（25：8：1）为展开剂展开，晾干，置紫外灯（365nm）下检视，供试品溶液①主斑点的位置和颜色与对照品溶液的主斑点相同，如显杂质斑点，其颜色与对照品溶液对应的杂质斑点比较，不得更深，并不得显对照品溶液以外的杂质斑点；供试品溶液②除主斑点外，不得显任何杂质斑点。

为了保证所用薄层色谱系统符合要求，ChP 自 2005 版开始增加了薄层色谱系统适用性试验。包括检测灵敏度、比移值（R_f）和分离效能，应符合规定。

（二） 高效液相色谱法

高效液相色谱（HPLC）法具有分离效能好、专属性强、灵敏度高的特点，且可以准确地测定各组分的峰面积，在特殊杂质检查中的应用日趋广泛。特别是一些已使用高效液相色谱法测定含量的药物，可应用相同色谱条件同时进行杂质检查。测定方法与TLC 法类似，同时还可以兼用内标、加校正因子等方法。

1. 杂质对照品法　适用于可获得对照品的已知杂质的检查。包括外标法、内标法加校正因子测定法等。

（1）外标法　精密量取杂质对照和供试品，配制成溶液，分别精密吸取一定量注入液相色谱仪，记录色谱图，测量对照品溶液和供试品溶液中杂质的峰面积，计算杂质含量。例如 ChP 地塞米松中有关物质的检查，取本品，精密称定，用甲醇溶解并定量稀释制成每 1mL 约含 0.5mg 的溶液作为供试品溶液；另取倍他米松对照品，精密称定，用甲醇制成每 1mL 约含 0.5mg 的溶液，精密量取 1mL，置 100mL 量瓶中，精密加供试品溶液 1mL，用甲醇稀释至刻度，摇匀，作为对照品溶液。按其含量测定项下的色谱条件，取对照溶液 20μL 注入液相色谱仪，调节检测灵敏度，使地塞米松色谱峰的峰高为满量程的 20％，再精密量取供试品溶液与对照溶液各 20μL，分别注入液相色谱仪，记录色谱图至主成分峰保留时间的 2.5 倍。供试品溶液色谱图中如出现与对照溶液中倍他米松相应的色谱峰，按外标法以峰面积计算，含量不得超过 0.5％，其他单个杂质峰面积不得大于对照溶液中地塞米松峰面积（1.0％），各杂质峰面积的和不得大于对照品溶液中地塞米松峰面积的 2 倍（2.0％），供试品溶液色谱图中任何小于对照溶液中地塞米松峰面积 0.01 倍的峰可忽略不计。

（2）内标法加校正因子测定法　一般先取杂质对照品和内标物质，配成校正因子测定用的对照溶液，取一定量注入液相色谱仪，测量对照品和内标物质的峰面积，计算杂质校正因子；再取含内标物质的供试品溶液一定量，注入液相色谱仪，测量杂质和内标物质的峰面积，测定供试品中杂质的含量。当配制校正因子测定用的对照品溶液和含内标物质的供试品溶液，使用等量同一浓度的内标物质溶液时，则配制内标物质溶液不必精密称取。

2. 主成分自身对照法　本法又分为加校正因子的主成分自身对照法和不加校正因子的主成分自身对照法以及主成分自身对照和杂质对照品兼用的方法。

（1）加校正因子的主成分自身对照法　进行杂质检查测定时可以不用杂质对照品，但在建立方法时，需要杂质对照品。测定方法：将杂质对照品和药物对照品配制成一定浓度的溶液，注入液相色谱仪，按内标法求出杂质相对于主成分的校正因子。杂质含量的测定，将供试品溶液稀释成与杂质限度相当的溶液作为对照品溶液，进样，调节检测灵敏度，使对照溶液的主成分色谱峰的峰高达到满量程的 10％～25％；然后分别取供试品溶液和对照品溶液适量进样，除另有规定外，供试品溶液的记录时间一般应为主成分色谱峰保留时间的 2～4 倍，测量供试品溶液色谱图上各杂质的峰面积，分别乘以相应的校正因子后与主成分的峰面积比较，计算各杂质含量。例如 ChP 盐酸四环素中有关物质检查，取本品，加 0.01mol/L 盐酸溶液制成每 1mL 约含 0.8mg 的供试品溶液（临用时现配）；精密量取 2mL，置 100mL 量瓶中，用 0.01mol/L 盐酸溶液稀释至刻度，摇匀，作为对照溶液，照含量测定项下的色谱条件，取对照溶液 10μL 注入液相色谱仪，调节检测灵敏度，使主成分色谱峰的峰高信噪比大于 10，再精密量取供试品溶液与对照溶液各 $10\mu L$，注入液相色谱仪，记录色谱图至主成分峰保留时间的 2.5 倍，供试品溶液色谱图中如有杂质峰，土霉素、4-差向四环素、盐酸金霉素、脱水四环素、差向脱水四环素按校正后的峰面积计算（分别乘以校正因子 1.0、1.42、1.39、0.48 和 0.62）分别不得大于对照溶液主峰面积的 0.25 倍（0.5%）、1.5 倍（3.0%）、0.5 倍（1.0%）、0.25 倍（0.5%）、0.25 倍（0.5%），其他各杂质峰面积的和不得大于对照溶液主峰面积的 0.5 倍（1.0%）。供试品溶液色谱图中小于灵敏度溶液主峰面积的峰忽略不计。

　　本法测定时省去了杂质对照品，又考虑到了杂质与主成分的影响因子可能不同所引起的误差，准确度较好。但无杂质对照品的情况下，杂质的定性必须采用相对保留时间。一般须将杂质相对于药物的相对保留时间收载其品种项下。

　　（2）不加校正因子的主成分自身对照法　本法适用于没有杂质对照品的情况。或杂质单一、含量较少、无法得到杂质对照品、无法测定校正因子、杂质结构与主成分结构相似、杂质与主成分的响应因子基本相同等情况。测定方法：以供试品溶液为对照液，调节检测灵敏度后，分别进样供试品溶液和对照液，除另有规定外，供试品溶液的分析时间应为主成分色谱峰保留时间的 2 倍，供试品溶液中各杂质的峰面积与对照溶液主成分的峰面积比较，计算杂质含量。

　　（3）主成分自身对照和杂质对照品兼用法　其适合于药物中某些主要杂质有对照品的情况。测定方法与上述两种方法类似，但同时增加杂质对照，可以提高准确度。如 ChP 硫酸奈替米星中有关物质的检查即采用本法。

　　3. 峰面积归一化法　该法简便快速，但在杂质与主成分结构差异较大时测定误差大，因此，通常仅用于粗略考察供试品中杂质含量，一般不宜用于微量杂质检查。方法是测量各杂质峰面积和色谱图上除溶剂峰外的总色谱峰面积，计算各峰面积及其之和占总峰面积的百分率。

（三）气相色谱法

　　气相色谱法主要用于药物中的挥发性杂质的检查，特别是药物中残留溶剂的检查等，各国药典均规定采用气相色谱法测定，检查的原理详见"残留溶剂测定法"。

　　测定方法与高效液相色谱法相同的有内标法加校正因子测定法、外标法和峰面积归一化法；不同的有标准加入法，该法是将杂质对照品溶液定量加入供试品溶液，根据内标法或外标法测定杂质含量，再减去加入的对照溶液含量，即得供试品溶液中杂质的含量。例如氯贝丁酯对合成过程中引入的酯类和其他挥发性物质及残留有机溶剂等挥发性杂质的检查，在规定的气相色谱条件下分析，要求供试品色谱图中如有杂质峰，量取各杂质峰面积的和，不得大于总峰面积的千分之五。对于氯贝丁酯中杂质对氯酚的检查，是利用对氯酚分子结构为极性化合物，而氯贝丁酯极性小于对氯酚，采用非极性固定液 SE-30 时，能使药物在色谱柱停留较长时间，极性较大的杂质对氯酚先出峰，在规定的色谱条件下，分别取供试品溶液和对照品溶液适量，注入气相色谱仪，要求供试品溶液中对氯酚峰面积不得大于对照品溶液中对氯酚峰面积，限度为 0.0025%。三唑仑中有关物质的检查，由于不易获得有关物质杂质对照品，ChP（2005）采用了气相色谱法的峰面积归一化法计算有关物质的含量，要求按规定的气相色谱条件和方法操作，取供试品溶液注入气相色谱仪，记录 GC 色谱图时间为主成分峰保留时间的 3 倍，按峰面积计算，除溶剂峰外，所有杂质峰面积的总和不得超过总峰面积的 1.5%。

五、生物学分析法

生物分析法是利用药物本身与可能存在的杂质间生物活性上的差异，采用生物学分析法以控制杂质的限量。

例如，一些注射用抗生素、注射用水等往往需要进行热原检查，其原理系利用药物本身不使家兔体温升高，而如果杂质热原能使其体温升高，可通过将一定量的供试品溶液通过静脉注入家兔体内，在规定的时间内观察家兔体温升高的情况，用以判断供试品中所含热原的限量是否符合规定。

又如，利用生物测定法检测硫酸卡那霉素、硫酸西索米星、硫酸庆大霉素、硫酸链霉素等抗生素药物中的降压物质、异常毒性和细菌内毒素等，利用微生物法进行的无菌检查，干酵母中细菌个数与霉菌数的检查，一些药物中要求应检查微生物限度等均属生物分析法。

有关生物学方法检查药物中的杂质，主要涉及药理学、微生物学内容，本课程仅在此处简略提及。

第四章　药物的含量测定方法与验证　▷▷▷▷

含量测定是评价药物质量的主要指标之一。药物的含量测定系指运用化学、物理化学或生物学的方法测定药物中主要有效成分的含量。凡是能用理化方法测定药物含量的，称为"含量测定（assay）"；凡是只能以生物学方法（包括生物检定和微生物检定）或酶学方法测定药物效价的，称为"效价测定（assay of potency）"。

药物含量限度通常有以下几种表示方法：①原料药的含量一般以百分含量表示，除另有规定外，均按重量计。如规定上限为100%以上时，系指用所规定的分析方法测定时可能达到的数值，亦即所允许的偏差或规定的限度值，若未规定上限，则不超过101.0%；用生物学或酶学方法测定的以效价单位表示。②制剂的含量限度范围，需根据主药含量的多少、测定方法误差、生产过程和贮存期间可能产生的偏差或变化而制定，多以相对于标示量的百分质量分数表示；当制剂标准中列有处方或未列"规格"时，以百分浓度计算或以每一单元制品中含有量范围计算。生产中应按标示量100%投料，如已知某一成分在生产或贮存期间含量会降低，生产时可适当增加投料量，以保证在有效期（或使用期限）内含量符合规定。③含量测定应"按干燥品计算"或"按无水物计算"；按干燥品计算，如阿司匹林：含 $C_9H_8O_4$ 不得少于 99.5%。对于少数规定"炽灼失重"的无机药品，应写成"按炽灼至恒重后计算"（如氧化锌：本品按炽灼至恒重后计算，含 ZnO 不得少于 99.0%）；如含挥发性有机溶剂（未包括在干燥失重内），也应写明扣除溶剂后计算（如秋水仙碱：按无溶剂的干燥品计算，含 $C_{22}H_{25}NO_6$ 应为 97.0%~103.0%）。④含量测定结果（包括上、下限及中间数值）不论是百分数还是绝对数字，其最后一位数字都是有效数位，在实际运算过程中，可比规定的有效数字多保留一位数，而后根据有效数字的修约规则进舍至规定有效位。在药品检验中，计算所得的最后数值或测定数值可按修约规则进舍至规定的有效数位，并与标准中规定的限度值比较，以判定是否符合要求。

含量测定方法，一般应根据药物的理化性质、存在形式和环境等因素进行选择。适宜的测定方法应具有快速、简便，结果的准确性和重现性好等特点。通常对于化学原料药所选择的含量测定方法更应强调测定结果的精密度，原因是原料药的纯度较高，含量限度要求严格，若方法的精密度较差，就难以用含量测定结果去评价药品质量的优劣；而对于制剂的含量测定则偏重于方法的专属性，这是因为制剂的成分复杂，含量限度要求一般较宽，加之辅料或其他共存成分可能产生干扰，故需选择专属性强的方法才能使测定结果准确可靠。本章主要介绍《中国药典》收载的容量分析法、光谱法和色谱法。

第一节 容量分析法

一、概述

容量分析法（volumetric analysis）又称滴定分析法（titrimetric analysis），系将已知准确浓度的滴定液（标准溶液），滴加到被测物质的溶液中，至其按化学计量关系定量反应为止，由滴定液浓度和消耗的体积计算被测物质的含量。通常采用指示剂法或电位法来确定滴定终点，由滴定终点和化学计量点不一致所造成的误差称为滴定终点误差。所以选择恰当的指示剂可以提高测定结果的准确度。

容量分析对化学反应的要求：反应必须具有确定的化学计量关系，按一定的反应方程式进行；反应必须定量完成，要求达到 99.9％以上；必须具有较快的反应速度；必须有适当简便的方法指示滴定终点。

根据滴定反应的原理可将滴定分析法分为酸碱滴定法（acidbase titration）、氧化还原滴定法（oxidationreduction titration）、配位滴定法（complexformation titration）和沉淀滴定法（precipitation titration）。大多数滴定分析都在水溶液中进行，但有时亦在水以外的溶剂中进行，这种滴定分析称为非水溶液滴定法（nonaqueous titration），其在药物分析中，主要用于测定有机碱及其氢卤酸盐、硫酸盐、磷酸盐或有机酸盐，以及有机酸碱金属盐类药物的含量，也用于测定某些有机弱酸的含量。根据滴定方式可将滴定分析法分为直接滴定法和间接滴定法，间接滴定法包括剩余滴定法（返滴定法、回滴定法）、置换滴定法等。

容量分析法主要用于组分含量在 1％以上，取样量大于 0.1g 试样的测定，即一般用于常量分析。其具有准确度较高（一般相对误差可达 0.2％以下）、精密度好、仪器设备简单、试验成本低及操作简便、快速等优点，是化学原料药含量测定的常用方法。

二、有关计算

（一）滴定度

滴定度（T）是指每 1mL 规定浓度的滴定液相当于被测物的质量，ChP 用毫克（mg）表示。

在容量分析中，被测药物分子（A）与滴定液（B）之间都按一定的摩尔比进行反应，反应式可表示为：$a\mathrm{A}+b\mathrm{B}\rightleftharpoons c\mathrm{C}+d\mathrm{D}$

滴定度（T）可按下式计算：

$$T\ (\mathrm{mg/mL})=m\times\frac{a}{b}\times M$$

式中，a 为被测药物的摩尔数；b 为滴定液的摩尔数，m 为滴定液的摩尔浓度（mol/L）；M 为被测药物的毫摩尔质量（分子量，以 mg 表示）。

如用直接酸碱滴定法测定阿司匹林的含量时，ChP 规定：每 1mL 的氢氧化钠滴定液（0.1mol/L）相当于 18.02mg 的 $C_9H_8O_4$。

阿司匹林的分子量为 180.2，滴定时阿司匹林与氢氧化钠的反应摩尔比为 1:1，则：

$$T=\frac{1}{1}\times 0.1mol/L\times 180.2g/mol=18.02\ (mg/mL)$$

（二）百分含量的计算

容量分析法测定药物含量时，常用直接滴定法和剩余滴定法。

1. 直接滴定法　即是当测定的化学反应能满足滴定分析反应基本条件时，可以直接用滴定液滴定被测物质并计算含量的方法。

$$含量\%=\frac{T\times V\times F}{W}\times 100\%$$

式中，V 为供试品消耗滴定液的体积（mL）；W 为供试品的称取量（g 或 mg）；T 为滴定度（g/mL 或 mg/mL）；F 为浓度校正因子，即滴定液的实际浓度与所规定浓度的比值。

例如 ChP 收载的非水溶液滴定法即采用直接滴定法，但要将滴定结果用空白试验校正，因此计算公式为：

$$含量\%=\frac{T\times F\times (V-V_0)}{W}\times 100\%$$

式中，V_0 为空白消耗滴定液的体积（mL）。

2. 剩余滴定法　又称返滴定法、回滴定法，当反应速率较慢或反应物溶解性较差或为固体时，滴定液加入到样品后反应无法在瞬间定量完成，此时可先加入一定量过量的滴定液（A）（第一种滴定液），待其与被测药物定量反应完全后，再用另一滴定液（B）（第二种滴定液），来回滴剩余的滴定液（A）。此法常需做空白试验，计算公式为：

$$含量\%=\frac{T_A\times F_B\times (V_0^B-V^B)}{W}\times 100\%$$

式中，V_0^B 为空白消耗第二种滴定液的体积（mL）；V^B 为供试品消耗第二种滴定液的体积（mL）；F_B 为第二种滴定液的浓度校正因子；T_A 第一种滴定液的滴定度；W 为供试品的称取量。

例　ChP 司可巴比妥钠的含量测定。

精密称取本品 0.0936g，置 250mL 碘瓶中，加水 10mL，振摇使溶解，精密加溴滴定液（0.05mol/L）25mL，再加盐酸 5mL，立即密塞并振摇 1 分钟，在暗处静置 15 分钟后，注意微开瓶塞，加碘化钾试液 10mL，立即密塞，摇匀后，用硫代硫酸钠滴定液（0.1025mol/L）滴定。样品消耗硫代硫酸钠滴定液（0.1025mol/L）13.56mL，空白消耗硫代硫酸钠滴定液（0.1025mol/L）20.62mL。每 1mL 溴滴定液（0.05mol/L）相当于 13.01mg 的 $C_{12}H_{17}N_2NaO_3$。本品的百分含量为：

$$含量\%=\frac{T\times F\times (V_0^B-V^B)}{W}\times 100\%=\frac{13.01\times \dfrac{0.1025}{0.1}\times (20.62-13.56)}{0.0936\times 10^3}\times 100\%=100.6\%$$

讨论：在剩余滴定法中，第一滴定液与第二滴定液的浓度相当。溴滴定液（0.05mol/L）与硫代硫酸滴定液（0.1mol/L）浓度比为1∶2，是因为溴（Br_2）等摩尔转化为碘（I_2），而碘（I_2）与硫代硫酸钠（$Na_2S_2O_3$）反应的摩尔比为1∶2。所以，第一滴定液与第二滴定液经浓度校正后的消耗体积相当，因此，上式计算式中，直接用硫代硫酸钠滴定液的校正体积 $\left[(V_0^B-V^B)_{Na_2S_2O_3}\times F_{Na_2S_2O_3}\right]$ 代替溴滴定液的校正体积 $\left[(25-V^A)_{Br_2}\times F_{Br_2}\right]$ 与溴滴定液的滴定度 T_{Br_2} 相乘计算含量。

第二节 分光光度法

分光光度法是通过测定被测物质在特定波长处或一定波长范围内的吸光度或发光强度，对该物质进行定性和定量分析的方法。ChP收载的定量分析方法有紫外-可见分光光度法、荧光分析法、和原子分光光度法等。

一、紫外-可见分光光度法

（一）概述

基于物质分子对200~800nm光谱区的吸收特性建立起来的分析测定方法称为紫外-可见分光光度法。波长200~400nm为紫外光区，400~800nm为可见光区。其特点为：

1. 灵敏度高，检出限可达 $10^{-4}~10^{-7}$ g/mL。

2. 准确度较高，一般相对误差可控制在 1%~0.5% 之间，性能较好的仪器可达到 0.2%。

3. 操作简便、快速，应用范围广，易于普及。

（二）基本原理

分光光度法用于定量分析的依据是朗伯-比耳（Lambert-Beer）定律。单色光辐射穿过被测物质均质透明的溶液时，在一定的浓度范围内，被该物质吸收的量与该物质的浓度和液层厚度（光路长度）成正比，可表示为：

$$A=\lg\frac{1}{T}=Ecl$$

式中，A 为吸光度；T 为透光率；E 为吸收系数，ChP用 $E_{1cm}^{1\%}$ 表示，其物理意义为当溶液浓度为 1%（g/mL），液层厚度 l 为 1cm 时的吸光度；c 为溶液浓度（g/100mL），即每 100mL 溶液中所含被测物质的量（g，按干燥品或无水物计算）；l 为液层厚度（cm）。

（三）仪器的校正和检定

为保证测量的准确度和精密度，紫外-可见分光光度计应定期进行全面校正和检定，检定的项目包括波长、吸光度的准确度、杂散光。

1. 波长 由于环境因素对机械部分的影响，仪器的波长经常会略有变动，因此除定期对所用的仪器进行全面校正检定外，每次测定前应校正测定波长。常用汞灯中的较强谱线或用仪器中氘灯的特定谱线为参照进行校正；钬玻璃因其在特定的波长有尖锐的吸收峰，也可做波长校正用，但使用时需注意，来源不同或随着时间的推移可能有微小的变化。近年常使用高氯酸钬溶液校正双光束仪器。仪器波长的允许误差为：紫外光区±1nm，500nm附近±2nm。

2. 吸光度的准确度 可用重铬酸钾的硫酸溶液检定。取在120℃干燥至恒重的基准重铬酸钾约60mg，精密称定，用0.005mol/L硫酸溶液溶解并稀释至1000mL，在规定的波长处测定并计算其吸收系数，并与表4-1中规定的吸收系数比较，应符合规定。

表4-1 紫外-可见分光光度计检定用重铬酸钾硫酸溶液的吸收系数

波长（nm）	235（最小）	257（最大）	313（最小）	350（最大）
吸收系数（$E_{1cm}^{1\%}$）的规定值	124.5	144.0	48.6	106.6
吸收系数（$E_{1cm}^{1\%}$）的许可范围	123.0～126.0	142.8～146.2	47.0～50.3	105.5～108.5

3. 杂散光的检查 杂散光是一些不在谱带范围内且与所需波长相隔较远的光，一般来源于光学仪器表面的瑕疵。杂散光的检查方法可按表4-2所列的试剂和浓度配制成水溶液，置1cm石英吸收池中，在规定的波长处测定透光率，结果应符合规定。

表4-2 杂散光检查用试剂、浓度、波长及要求

试剂	浓度（g/mL）	测得用波长（nm）	透光率
碘化钠	1.00%	220	<0.8%
亚硝酸钠	5.00%	340	<0.8%

（四）吸光度的测定

1. 对溶剂的要求 供试品配成溶液后测定吸光度，所用溶剂必须能充分溶解样品、与样品无相互作用、挥发性小；除此之外，在测定波长处的吸光度也应符合要求。含有杂原子的有机溶剂，通常均具有很强的末端吸收。因此，当作溶剂使用时，它们的使用范围均不能小于截止使用波长。例如甲醇、乙醇的截止使用波长为205nm。另外，当溶剂不纯时，也可能增加干扰吸收。因此，在测定供试品前，应先检查所用的溶剂在供试品所用的波长附近是否符合要求。

2. 测定波长的选择 为提高测定方法的灵敏度，减少测定误差，一般在最大吸收波长（λ_{max}）处测定吸光度。为了核对供试品吸收峰的位置是否正确，除另有规定外，应以配制供试品溶液的同批溶剂为空白对照，采用1cm的石英吸收池，在规定的吸收峰波长±2nm以内测试几个点的吸光度，或由仪器在规定波长附近自动扫描测定。除另有规定外，吸收峰波长应在该品种项下规定的波长±2nm以内，并以吸光度最大的波长作为测定波长。

3. 供试品溶液的浓度 一般供试品溶液的吸光度读数，以在0.3～0.7之间的误差

较小。因此应根据药物的吸收系数，将样品溶液配制为适宜的浓度。

4. 仪器的狭缝宽度 仪器的狭缝波带宽度应小于供试品吸收带的半宽度的十分之一，否则测得的吸光度会偏低；狭缝宽度的选择，应以减小狭缝宽度时供试品的吸光度不再增大为准。

（五） 在含量测定中的应用

1. 对照品比较法 按各品种项下的方法，分别配制供试品溶液和对照品溶液，对照品溶液中所含被测成分的量应为供试品溶液中被测成分规定量的 $100\%\pm10\%$，所用溶剂也应完全一致。在规定的波长处测定供试品溶液和对照品溶液的吸光度后，按下式计算供试品中被测溶液的浓度。

$$c_X = \frac{A_X}{A_R} c_R$$

式中，c_X 为供试品溶液的浓度；A_X 为供试品溶液的吸光度；c_R 为对照品溶液的浓度；A_R 为对照品溶液的吸光度。

原料药的百分含量可用下式计算：

$$含量\% = \frac{c_X \times D \times V}{W} \times 100\% = \frac{c_R \times \frac{A_X}{A_R} \times D \times V}{W} \times 100\%$$

式中，W 为供试品的取样量；D 为供试品溶液的稀释倍数；V 为供试品溶液的体积（mL）。

例 炔雌醚的含量测定。

精密称取本品 49.5mg，置 50mL 量瓶中，加无水乙醇使溶解并稀释至刻度，摇匀，精密量取 5mL，置另一 50mL 量瓶中，用无水乙醇稀释至刻度，摇匀，照紫外-可见分光光度法（通则 0401），在 280mn 的波长处测得吸光度为 0.502；另精密称取炔雌醚对照品 19.8mg，置 200mL 量瓶中，加无水乙醇使溶解并稀释至刻度，摇匀，在 280mn 的波长处测得吸光度为 0.498。本品的百分含量为：

$$含量\% = \frac{c_R \times \frac{A_X}{A_R} \times D \times V}{W} \times 100\% = \frac{\frac{19.8}{200} \times \frac{0.502}{0.498} \times \frac{50}{5} \times 50}{49.5} \times 100\% = 100.8\%$$

本法的优点是可以消除仪器、操作人员、操作时间等不同所带来的误差，亦可消除不同实验室之间的测量误差，但要求有对照品。ChP（2015）已改为高效液相色谱法。

2. 吸收系数法 按各品种项下的方法配制供试品溶液，在规定的波长处测定其吸光度，再以该品种在规定条件下的吸收系数（一般用百分吸收系数）计算供试品中被测溶液的浓度（c）。

$$c \, (g/100mL) = \frac{A}{E_{1cm}^{1\%} l}$$

原料药的百分含量可用下式计算：

$$含量\% = \frac{\frac{A}{E_{1cm}^{1\%} l \times 100} \times D \times V}{W} \times 100\%$$

例　ChP 对乙酰氨基酚的含量测定。

精密称取本品 41.3mg，置 250mL 量瓶中，加 0.4％氢氧化钠溶液 50mL 溶解后，加水至刻度，摇匀，精密量取 5mL，置 100mL 量瓶中，加 0.4％氢氧化钠溶液 10mL，加水至刻度，摇匀，照紫外-可见分光光度法（通则 0401），在 257nm 的波长处测得吸光度为 0.589，按 $C_8H_9NO_2$ 的吸收系数（$E_{1cm}^{1\%}$）为 715 计算，本品的百分含量为：

$$含量\% = \frac{\dfrac{A}{E_{1cm}^{1\%} l \times 100} \times D \times V}{W} \times 100\% = \frac{\dfrac{0.589}{715 \times 1 \times 100} \times \dfrac{100}{5} \times 250}{41.3 \times 10^{-3}} \times 100\% = 99.7\%$$

本法的优点是不需要对照品，简便、快速，但不能消除仪器、操作人员、操作时间等不同所带来的误差，且仪器的精度对测定结果有较大影响，因此用本法测定时应注意仪器的校正和检定。吸收系数反映了测定的灵敏度，通常应大于 100。

3. 计算分光光度法　计算分光光度法有多种，如双波长分光光度法、维生素 A 的三点校正法等。使用时应注意，当吸光度处在吸收曲线的陡然上升或下降的部位测定时，波长的微小变化可能对测定结果造成显著影响，故对照品和供试品的测定条件应尽可能一致。

4. 比色法　供试品本身在紫外-可见光区没有强吸收，或在紫外光区虽有吸收但为了避免干扰或提高灵敏度，可加入适当显色剂，使反应产物的最大吸收移至可见光区后测定，这种方法称为比色法。

用比色法测定时，由于显色时影响显色深浅的因素较多，所以一般采用对照品比较法或标准曲线法定量。

二、荧光分析法

（一）概述

某些物质分子受紫外光或可见光照射激发后能发射出比激发光波长较长的荧光，利用物质的荧光特性进行定性、定量分析的方法称为荧光分析法。当激发光强度、波长、所用溶剂及温度等条件固定时，物质在一定浓度范围内，其发射光强度（R）与溶液中该物质的浓度（c）成正比关系，即：

$$R = Kc$$

式中，K 为比例常数。此为荧光分析法用于物质定量分析的依据。

一般能够产生荧光的物质必须同时具备两个条件：一是物质分子在紫外可见区有吸收；二是要有足够的荧光量子效率（荧光量子效率是指物质分子发射荧光的量子数与其吸收的光量子总数之比）。物质分子的共轭链越长、刚性共平面性越强，越有利于荧光的发射。另外与共轭结构相连的取代基也有影响，给电子基可增加分子的共轭程度，使荧光量子效率增加，而吸电子基妨碍电子的共轭性，会使荧光减弱甚至熄灭。

荧光分析法的主要优点是测定的灵敏度高和选择性好。其检出限可达到 $10^{-10} \sim 10^{-12} g/mL$，比紫外-可见分光光度法低 3 个数量级。但浓度太大的溶液会有"自吸收"和"自熄灭"作用，使发射的荧光强度下降，导致发射的荧光强度与浓度不成正比，故荧光分析法应在低浓度溶液中进行。另外，荧光分析法易受干扰因素的影响，如溶剂与试剂的种类和纯度、溶液的 pH 值、玻璃仪器的洁净度、实验温度以及散射光等，因此荧光分析需做空白实验。

荧光分析法在生物医药特别是体内药物分析中有着广泛的应用。如利血平片的含量测定，甲地高辛片、利血平片溶出度的测定等采用本法。

（二） 测定方法

用荧光法进行定量分析时，多采用对照品比较法和工作曲线法。

按各品种项下的规定，选定激发光波长和发射光波长，并制备对照品溶液和供试品溶液，在一定条件下，用对照品溶液测定荧光强度与浓度的线性关系。当线性关系良好时，可在每次测定前，用一定浓度的对照品溶液校正仪器的灵敏度；然后在相同的条件下，分别读取对照品溶液及其试剂空白的荧光强度与供试品溶液及其试剂空白的荧光强度，用下式计算供试品浓度：

$$c_X = \frac{R_X - R_{Xb}}{R_r - R_{rb}} \times c_r$$

式中，c_X 为供试品溶液的浓度；c_r 为对照品溶液的浓度；R_X 为供试品溶液的荧光强度；R_{Xb} 为供试品溶液试剂空白的荧光强度；R_r 为对照品溶液的荧光强度；R_{rb} 为对照品溶液试剂空白的荧光强度。

因荧光分析法中的浓度与荧光强度的线性较窄，故 $\frac{R_X - R_{Xb}}{R_r - R_{rb}}$ 应控制在 0.5～2 之间为宜；如有超出，应在调节溶液浓度后再测。偏离线性时应改用工作曲线法。

例 ChP 利血平片的含量测定。

避光操作，取本品 20 片，如为糖衣片应除去包衣，精密称定，研细，精密称取适量（约相当于利血平 0.5mg），置 100mL 棕色量瓶中，加热水 10mL，摇匀后，加三氯甲烷 10mL，振摇，用乙醇定量稀释至刻度，摇匀，滤过，精密量取续滤液，用乙醇定量稀释成每 1mL 约含利血平 2μg 的溶液，作为供试品溶液；另精密称取利血平对照品 10mg，置 100mL 棕色量瓶中，加三氯甲烷 10mL 溶解后，再用乙醇稀释至刻度，摇匀；精密量取 2mL，置 100mL 棕色量瓶中，用乙醇稀释至刻度，摇匀，作为对照品溶液。精密量取对照品溶液与供试品溶液各 5mL，分别置具塞试管中，加五氧化二钒试液 2.0mL，激烈振摇后，在 30℃放置 1 小时，照荧光分析法（通则 0405），在激发光波长 400nm、发射光波长 500nm 处测定荧光强度，计算，即得。

$$标示量\% = \frac{c_r \times \dfrac{R_X - R_{Xb}}{R_r - R_{rb}} \times D \times 100}{\dfrac{W}{标示量}} \times \overline{W} \times 100\%$$

式中，$\overline{W}$ 为平均片重（毫克/片或克/片）；标示量为制剂的规格，片剂为毫克/片或克/片；W 为样品称取量。

第三节　色谱法

色谱法（chromatography）是根据混合物中各组分在两相间分配系数或吸附能力等的不同而进行分离的物理或物理化学分析方法。具有高灵敏度、高选择性、高效能、分析速度快及应用范围广等优点，是分析混合物的最有效手段之一。色谱法根据流动相的状态分为气相色谱法（gas chromatography，GC）、液相色谱法（liquid chromatography，LC）和超临界流体色谱法（supercritical fluid chromatography，SFC）。液相色谱法又分为经典液相色谱法和高效液相色谱法（high performance liquid chromatography，HPLC）；根据操作模式可分为柱色谱法、平面色谱法，后者如纸色谱法（paper chromatography）、薄层色谱法（thin layer chromatography，TLC）等；根据分离机制又可分为吸附色谱法（adsorption chromatography）、分配色谱法（partition chromatography）、离子交换色谱法（ion exchange chromatography，IEC）、空间排阻色谱法（size exclusion chromatography，SEC）及亲和色谱法等。其中高效液相色谱法和气相色谱法被广泛应用于药物的含量测定。

一、高效液相色谱法

高效液相色谱法系采用高压输液泵将规定的流动相泵入装有填充剂的色谱柱，对供试品进行分离测定的色谱方法。注入的供试品，由流动相带入柱内，各组分在柱内被分离，并依次进入检测器，由积分仪或数据处理系统记录和处理色谱信号。

（一）对仪器的一般要求和色谱条件

所用的仪器为高效液相色谱仪。仪器应定期检定并符合有关规定。

1. 色谱柱　反相色谱系统使用非极性填充剂，常用的色谱柱填充剂为化学键合硅胶，以十八烷基硅烷键合硅胶最为常用，辛基硅烷键合硅胶及其他类型的硅烷键合硅胶（如氰基键合硅烷和氨基键合硅烷等）也有使用。正相色谱系统使用极性填充剂，常用的填充剂有硅胶等。离子交换色谱系统使用离子交换填充剂；分子排阻色谱系统使用凝胶或高分子多孔微球等填充剂；对映异构体的分离通常使用手性填充剂。常见的键合相填料色谱柱及应用范围见表4-3。

表4-3　常见的键合相填料色谱柱及应用范围

固定相名称	官能团结构	应用范围
Silica/Si		正相色谱分析
C_2	—$(CH_3)_2$	反相和离子对色谱分析，保留时间极短的反相固定相
C_4	—$(CH_2)_3$—CH_3	反相和离子对色谱分析，大分子供试品，生化供试品
C_8	—$(CH_2)_2$—CH_3	反相和离子对色谱分析，中等极性到极性的供试品；类固醇、核酸、极性药品

续表

固定相名称	官能团结构	应用范围
C_{18}	$—(CH_2)_{17}—CH_3$	反相和离子对色谱分析，非极性到极性的大多数供试品
$C_6H_5/Phenyl$	$—(CH_2)_3—C_6H_5$	与 C_8 有相似的分析效果，对带苯环的供试品、脂肪酸有良好的分辨率
CN	$—(CH_2)_3—CN$	正相和反相色谱分析，有独特的选择性，适中的极性：正相相似于硅胶吸附剂，为氢键接受体。适于分析极性化合物，溶质保留值比硅胶低；反相可提供与 C_8、C_{18}、苯基柱不同的选择性
NO_2	$—(CH_2)_3—C_6H_5—NO_2$	多环烃、芳香烃和多环芳烃
NH_2	$—(CH_2)_3—NH_2$	多功能固定相 正相分析中的极性供试品：苯胺、脂类、含氧农药 反相分析中的糖类供试品 阴离子交换可分离酚、有机羧酸和核苷酸
$N(CH_3)_2$	$—(CH_2)_3—N—(CH_3)_2$	正相和阴离子交换分析，正相相似于氨基柱的分离性能；阴离子交换可分离弱有机碱
OH/Diol	$—(CH_2)_3—O—CH(OH)—CH_2(OH)$	正相和反相色谱分析，比硅胶固定相有更低的极性，适于分离有机酸及其低聚物，还可作为分离肽、蛋白质的凝胶过滤色谱固定相
SA/SAX	$—(CH_2)_3—C_6H_5—SO_3Na$	离子交换色谱分析，阳离子、强酸供试品
SB/SCX	$—(CH_2)_3—C_6H_5—CH_2—N(CH_3)_3Cl$	离子交换色谱分析，阴离子、强碱供试品

　　填充剂的填充情况和性能（如载体的形状、粒径、孔径、表面积、键合基团的表面覆盖度、含碳量及键合类型等）直接影响色谱的分离行为和分离效果，应注意选择。使用以硅胶为载体的键合固定相时，温度一般应在 40℃ 以下，最高不宜超过 60℃；流动相的 pH 值应控制在 2～8 之间。

　　2. 流动相　在 HPLC 法中，固定相确定之后，很大程度上靠流动相的选择来调整对样品分析的分离度和选择性。流动相的选择应遵循以下几点要求：①选做流动相的溶剂应价廉、易购、安全、高纯度、低毒性，保持色谱柱的稳定。②与检测器相匹配，如使用紫外吸收检测器，就不能选用在检测波长有吸收的溶剂，使用示差折光检测器，就不能采用梯度洗脱等。③选用的溶剂应对供试品有足够的溶解能力，且具有低的黏度和适当低的沸点。

　　在正相色谱中，常用的流动相为己烷或庚烷与乙醚或三氯甲烷、二氯甲烷配合，洗脱能力强弱依次为甲醇→异丙醇→二氯甲烷→正己烷；在反相色谱中，常用的流动相为水与甲醇或乙腈、四氢呋喃配合，洗脱能力强弱依次为四氢呋喃→乙腈→甲醇→水。为了改善分离效果，常常需要在流动相中添加缓冲溶液、离子对试剂、络合试剂等。

　　通过控制流动相的流速可以控制组分的保留时间，通常推荐使用的流速是 1.0～2.0mL/min，以使简单组分的供试品分析时间控制在 10～30 分钟，多组分的复杂样品控制在 60 分钟以内。

3. 检测器 高效液相色谱法中应用的检测器包括选择性检测器（紫外、二极管阵列、荧光、电化学检测器）和通用型检测器（示差折光、蒸发光散射检测器），此外还有更专属、更灵敏的质谱检测器。选择性检测器，其响应值不仅与待测溶液的浓度有关，还与化合物的结构有关；通用型检测器对所有的化合物均有响应。最常用的为紫外检测器（包括二极管阵列检测器）。对于复杂体系的样品分离分析，还可以采用 HPLC-MS 联用系统。

（二） 系统适用性试验

色谱系统的适用性试验通常包括理论板数、分离度、灵敏度、重复性和拖尾因子等五个参数。其中，分离度和重复性尤为重要。

按各品种项下要求对色谱系统进行适用性试验，即用规定的对照品溶液或系统适用性试验溶液在规定的色谱系统进行试验，必要时，可对色谱系统进行适当调整，应符合要求。

1. 色谱柱的理论板数（n） 用于评价色谱柱的分离效能。由于不同物质在同一色谱柱上的色谱行为不同，采用理论板数作为衡量柱效能的指标时，应指明测定物质，一般为待测组分或内标物质的理论板数。

在规定的色谱条件下，注入供试品溶液或各品种项下规定的内标物质溶液，记录色谱图，量出供试品主成分峰或内标物质峰的保留时间 t_R（以分钟或长度计）和峰宽（W）或半高峰宽（$W_{h/2}$），按下式计算色谱柱的理论板数。

$$n=16\left(\frac{t_R}{W}\right)^2 \text{ 或 } n=5.54\left(\frac{t_R}{W_{h/2}}\right)^2$$

2. 分离度（R） 用于评价待测组分与相邻共存物或难分离物质之间的分离程度，是衡量色谱系统效能的关键指标。

无论是定性鉴别还是定量分析，均要求待测峰与其他峰、内标峰或特定的杂质对照峰之间有较好的分离度。除另有规定外，待测组分与相邻共存物之间的分离度应大于 1.5。

分离度的计算公式为：

$$R=\frac{2\ (t_{R_2}-t_{R_1})}{W_1+W_2} \text{ 或 } R=\frac{2\ (t_{R_2}-t_{R_1})}{1.70\ (W_{1,h/2}+W_{2,h/2})}$$

式中，t_{R_2} 为相邻两峰中后一峰的保留时间；t_{R_1} 为相邻两峰中前一峰的保留时间；W_1、W_2 及 $W_{1,h/2}$、$W_{2,h/2}$ 分别为此相邻两峰的峰宽及半高峰宽（图 4-1）。

当对测定结果有异议时，色谱柱的理论板数（n）和分离度（R）均以峰宽（W）的计算结果为准。

3. 重复性 用于评价连续进样中，色谱系统响应值的重复性能。采用外标法时，通常取各品种项下的对照品溶液，连续进样 5 次，除另有规定外，其峰面积测量值的相对标准偏差应不大于 2.0%；采用内标法时，通常配制相当于 80%、100% 和 120% 的对照品溶液，

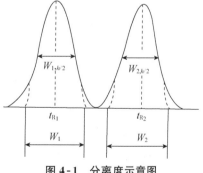

图 4-1 分离度示意图

加入规定量的内标溶液，配成 3 种不同浓度的溶液，分别至少进样 2 次，计算平均校正因子。其相对标准偏差应不大于 2.0%。

4. 拖尾因子（T）　用于评价色谱峰的对称性。为保证分离效果和测量精度，应检查待测峰的拖尾因子是否符合各品种项下的规定。拖尾因子计算公式为：

$$T = \frac{W_{0.05h}}{2d_1}$$

式中，$W_{0.05h}$ 为 5% 峰高处的峰宽；d_1 为峰顶点至峰前沿之间的距离（图 4-2）。

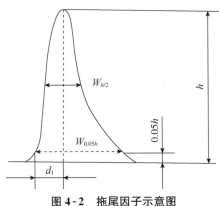

图 4-2　拖尾因子示意图

除另有规定外，峰高法定量时 T 应在 0.95～1.05 之间。峰面积法测定时，若拖尾严重，将影响峰面积的准确测量。必要时，应在各品种项下对拖尾因子作出规定。

5. 灵敏度　用于评价色谱系统检测微量物质的能力，通常以信噪比（S/N）来表示。通过测定一系列不同浓度的供试品或对照品溶液来测定信噪比。定量测定时，信噪比应不小于 10；定性测定时，信噪比应不小于 3。系统适用性试验中可以设置灵敏度实验溶液来评价色谱系统的检测能力。

（三）测定方法

1. 内标法　按各品种项下的规定，精密称（量）取对照品和内标物质，分别配成溶液，精密量取各适量，混合配成校正因子测定用的对照溶液。取一定量注入仪器，记录色谱图。测量对照品和内标物质的峰面积或峰高，按下式计算校正因子：

$$校正因子（f）= \frac{A_S/c_S}{A_R/c_R}$$

式中，A_S 为内标物质的峰面积或峰高；A_R 为对照品的峰面积或峰高；c_S 为内标物质的浓度；c_R 为对照品的浓度。

再取各品种项下含有内标物质的供试品溶液，注入仪器，记录色谱图，测量供试品中待测成分和内标物质的峰面积或峰高，按下式计算含量：

$$含量（c_X）= f \cdot \frac{A_X}{A'_S/c'_S}$$

式中，A_X 为供试品的峰面积或峰高；c_X 为供试品的浓度；A'_S 为内标物质的峰面积或峰高；c'_S 为内标物质的浓度；f 为校正因子。

采用内标法，可避免因样品前处理及进样体积误差对测定结果的影响。

2. 外标法 按各品种项下的规定，精密称（量）取对照品和供试品，配制成溶液，分别精密取一定量，注入仪器，记录色谱图，测量对照品溶液和供试品溶液中待测成分的峰面积（或峰高），按下式计算含量：

$$含量（c_X）= c_R \cdot \frac{A_X}{A_R}$$

由于微量注射器不易精确控制进样量，当采用外标法测定供试品中成分或杂质含量时，以定量环或自动进样器进样为好。

二、气相色谱法

气相色谱法系采用气体为流动相（载气）流经装有填充剂的色谱柱进行分离测定的色谱方法。物质或其衍生物气化后，被载气带入色谱柱进行分离，各组分先后进入检测器，用数据处理系统记录色谱信号。

（一）对仪器的一般要求

所用的仪器为气相色谱仪，由载气源、进样部分、色谱柱、柱温箱、检测器和数据处理系统等组成。进样部分、色谱柱和检测器的温度均应根据分析要求适当设定。

1. 载气源 气相色谱法的流动相为气体，称为载气，氦、氮和氢可用作载气；应根据供试品的性质和检测器种类选择载气，除另有规定外，常用载气为氮气。

2. 色谱柱 气相色谱的色谱柱分为填充柱和毛细管柱。填充柱的材质为玻璃或不锈钢，内装吸附剂、高分子多孔小球或涂渍固定液的载体；毛细管柱的材质为玻璃或石英，内壁或载体经涂渍或交联固定液。常用固定液有甲基聚硅氧烷、聚乙二醇等，表4-4为药物分析中常用的固定相。新柱或长久未用的柱，使用前应活化处理，使基线稳定后再进行测定。

表4-4 药物分析中常用的固定相

极性	固定相	常用柱举例
非极性	100％二甲基聚硅氧烷	DB-1、HP-1、SPB-1 等
弱极性	5％-苯基-95％甲基聚硅氧烷 5％-二苯基-95％二甲基聚硅氧烷	DB-5、HP-5、SPB-5 等
中极性	35％二苯基-65％甲基聚硅氧烷 50％二苯基-50％二甲基聚硅氧烷 6％氰丙基苯基-94％二甲基聚硅氧烷 14％氰丙基苯基-86％二甲基聚硅氧烷	HP-624、HP-50+、 DB-225、 HP-innowax 等
极性	PEG-20 M Carbowax20 M	HP-20M、HP-FFAP 等

3. 检测器 气相色谱检测器的种类较多，见表4-5，以火焰离子化检测器最为常用。检测器温度一般应高于柱温，并不得低于150℃，以免水汽凝结，通常检测器温度

为 250～350℃。

表 4-5   气相色谱常用检测器及其特点

检测器名称	英文缩写	特点
火焰离子化检测器	FID	对碳氢化合物有良好响应，适合检测大多数药物
热导检测器	TCD	可用于水分等测定
电子捕获检测器	ECD	适合于含电负性强元素（如卤素）的化合物
氮磷检测器	NPD	对含氮、磷元素的化合物有很高的灵敏度
火焰光度检测器	FPD	对含磷、硫元素的化合物灵敏度高
质谱检测器	MS	能给出供试品中某个成分相应的结构信息，可用于初步结构确证

4. 进样方式   气相色谱法的进样方式一般可采用溶液直接进样和顶空进样。溶液直接进样有手动进样和进样器自动进样两种方式，手动进样时应注意操作的一致性，以保证进样量准确，达到良好的精密度要求。应用毛细管柱时，应采用分流进样，以免过载影响分离。顶空进样适合固体和液体供试品中挥发性组分的分离和测定。

为使待测物完全气化，气化室（也称进样室）温度一般宜高于被测组分沸点，高于柱温 30～50℃。

（二）系统适用性试验

除另有规定外，应照"高效液相色谱法"项下的规定。

（三）测定法

1. 内标法   同高效液相色谱法。

2. 外标法   同高效液相色谱法。

3. 面积归一化法   同高效液相色谱法。

4. 标准溶液加入法   精密称（量）取待测成分对照品适量，配制成适当浓度的对照品溶液，取一定量，精密加入到供试品溶液中，根据外标法或内标法测定主成分含量，再扣除加入的对照品溶液含量，即得供试品溶液中主成分含量。

可按下述公式进行计算，加入对照品溶液前后校正因子应相同，即：

$$\frac{A_{iS}}{A_X} = \frac{c_X + \Delta c_X}{c_X}$$

则待测组分的浓度 c_X 可通过如下公式进行计算：

$$c_X = \frac{\Delta c_X}{(A_{iS}/A_X) - 1}$$

式中，c_X 为供试品中组分 X 的浓度；A_X 为供试品中组分 X 的色谱峰面积；Δc_X 为所加入的已知浓度的待测组分对照品的浓度；A_{iS} 为加入对照品后组分 X 的色谱峰面积。

由于气相色谱法的进样量一般仅数微升，为减小进样误差，尤其当采用手动进样时，由于留针时间和室温等对进样量也有影响，故最好采用内标法定量；当采用自动进样器时，由于进样重复性的提高，在保证分析误差的前提下，也可采用外标法定量。当采用顶空进样时，由于供试品和对照品处于不完全相同的基质中，故可采用标准溶液加入法以消除基质效应的影响，当标准溶液加入法与其他定量方法结果不一致时，应以标准溶液加入法结果为准。

第四节 药品分析方法验证

药品质量标准分析方法验证的目的是证明采用的方法适合于相应检测要求。在建立药品质量标准时，分析方法需经验证；在药物生产方法变更、制剂的组分变更、原分析方法进行修订时、质量标准分析方法也需进行验证。方法验证理由、过程和结果均应记载在药品质量标准起草或修订说明中。

需验证的分析项目有：鉴别试验、限量或定量检查、原料药或制剂中有效成分含量测定，以及制剂中其他成分（如防腐剂以及中药中的其他残留物、添加剂等）的测定。在药品溶出度、释放度等的检查中，其溶出量等的测试方法也应进行必要验证。

验证指标有：准确度、精密度（包括重复性、中间精密度和重现性）、专属性、检测限、定量限、线性、范围和耐用性。视具体方法拟订验证的内容。在 ChP（通则 9101）"药品质量标准分析方法验证指导原则"中列出的分析项目和相应的验证内容可供参考，见表 4-6。

表 4-6 检验项目与验证内容

项目 内容	鉴别	杂质检查		含量测定及 溶出量测定	校正因子
		定量	限度		
准确度	−	+	−	+	+
精密度					
重复性	−	+	−	+	+
中间精密度	−	+①	−	+①	+
专属性②	+	+	+	+	+
检测限	−	−③	+	−	+
定量限	−	+	−	−	+
线性	−	+	−	+	+
范围	−	+	−	+	+
耐用性	+	+	+	+	+

注：①已有重现性验证，不需验证中间精密度。②如一种方法不够专属，可用其他分析方法予以补充。③视具体情况予以验证。

一、准确度

准确度（accuracy）系指用该方法测定的结果与真实值或参考值接近的程度，一般以回收率（recovery,％）表示。准确度应在规定的范围内测试。用于含量测定的分析方法均需做准确度验证。

（一）　回收率的测定方法

测定回收率的具体方法有"回收试验法"和"加样回收试验法"。

回收试验：在纯溶剂或阴性样品中加入已知量的对照品（或标准品）进行测定，按下式计算。

$$回收率（\%）=\frac{测得量}{加入量}\times100\%$$

加样回收试验：在已准确测定药物含量的真实样品中加入已知量的对照品（或标准品）进行测定，按下式计算：

$$加样回收率（\%）=\frac{测得总量-样品量}{加入量}\times100\%$$

式中，测得总量为样品加入对照品后，测得的总量；样品量为测得样品的原有量；加入量为加入对照品的量。

（二）　含量测定方法的准确度

原料药可用已知纯度的对照品或样品进行测定，或用本法所得结果与已知准确度的另一方法测定的结果进行比较。

制剂可用含已知量被测物的各组分混合物进行测定。如不能得到制剂的全部组分，可向制剂中加入已知量的被测物进行测定，或用本方法所得结果与已知准确度的另一个方法测定结果进行比较。

如该分析法已经测试并求出了精密度、线性和专属性，在准确度也可推算出来的情况下，这一项可不必再做。

（三）　杂质定量测定的准确度

可向原料药或制剂中加入已知量杂质进行测定。如不能得到杂质或降解产物，可用本法测定结果与另一成熟的方法进行比较，如药典标准方法或经过验证的方法。在不能测得杂质或降解产物的响应因子或不能测得对原料药的相对响应因子的情况下，可用原料药的响应因子。应明确表明单个杂质和杂质总量相当于主成分的重量比（\%）或面积比（\%）。

（四）　数据要求

在规定范围内，取同一浓度（相当于100\%浓度水平）的供试品，用至少测定6份样品的结果进行评价；或设计3种不同浓度，每种浓度各分别制备3份供试品溶液进行测定，至少用9份测定结果进行评价。应报告供试品中含有量、对照品加入量、测定结果和回收率（\%）的计算值，以及回收率（\%）的相对标准偏差（$RSD\%$）或置信区间。

二、精密度

精密度（precision）系指在规定的测试条件下，同一个均匀供试品，经多次取样测定所得结果之间的接近程度。含量测定和杂质定量测定应考虑方法的精密度。

（一） 精密度的表示方法

精密度一般用偏差、标准偏差或相对标准偏差表示。

偏差（deviation，d）：测量值（x_i）与平均值 $\overline{x}$ 之差。

$$d = x_i - \overline{x}$$

标准偏差（standard deviation，SD 或 S）：

$$S = \sqrt{\frac{\sum (x_i - \overline{x})^2}{n-1}} \ (n \text{ 为测定次数})$$

相对标准偏差（relative standard deviation，RSD）：

$$RSD（\%）= \frac{S}{\overline{x}} \times 100\%$$

（二） 重复性、中间精密度及重现性

在相同条件下，由同一个分析人员测定所得结果的精密度称为重复性；在同一个实验室，不同时间由不同分析人员用不同设备测定结果之间的精密度，称为中间精密度；在不同实验室由不同分析人员测定结果之间的精密度，称为重现性。

1. 重复性　在规定范围内，至少用 9 个测定结果进行评价。例如，设计 3 个不同浓度，每个浓度各分别制备 3 份供试品溶液，进行测定，或将相当于 100% 浓度水平的供试品溶液，用至少测定 6 次的结果进行评价。

2. 中间精密度　为考察随机变动因素对精密度的影响，应设计方案进行中间精密度试验。变动因素为不同日期、不同分析人员、不同设备。

3. 重现性　法定标准采用的分析方法，应进行重现性试验。例如，建立药典分析方法时，通过协同检验得出重现性结果。协同检验的目的、过程和重现性结果均应记载在起草说明中。应注意重现性试验用的样品本身的质量均匀性和贮存运输中的环境影响因素，以免影响重现性结果。

4. 数据要求　均应报告偏差、标准偏差、相对标准偏差和置信区间。

三、专属性

专属性（specificity）系指在其他成分（如杂质、降解产物、辅料等）可能存在下，采用的方法能正确测定出被测物的能力。鉴别反应、杂质检查和含量测定方法，均应考察其专属性。如方法专属性不强，应采用多种不同原理的方法予以补充。

（一） 鉴别反应

鉴别反应应能使供试品与可能共存的物质或结构相似化合物区分。不含被测成分的供试品，以及结构相似或组分中的有关化合物，均应呈阴性反应。

（二） 含量测定和杂质测定

采用色谱法和其他分离方法，应附代表性图谱，以说明方法的专属性，并应标明诸

成分在图中的位置，色谱法中的分离度应符合要求。

在杂质对照品可获得的情况下，对于含量测定，试样中可加入杂质或辅料，考察测定结果是否受干扰，并可与未加杂质和辅料的试样比较测定结果。对于杂质测定，也可向试样中加入一定量的杂质，考察各成分包括杂质之间能否得到分离。

在杂质或降解产物不能获得的情况下，可将含有杂质或降解产物的试样进行测定，与另一个经验证了的方法或药典方法比较结果。用强光照射，高温、高湿、酸（碱）水解或氧化等方法进行加速破坏，以研究可能的降解产物和降解途径。含量测定方法应比对两法的结果，杂质检查应比对检出的杂质个数，必要时可采用光二极管阵列检测和质谱检测，进行峰纯度检查。

四、检测限

检测限（limit of detection，LOD）系指试样中被测物能被检测出的最低量。药品的鉴别试验和杂质检查方法，均应通过测试确定方法的检测限。该验证内容体现了分析方法定性试验的灵敏度。

（一）常用方法

1. 直观法　用已知浓度的被测物，试验出能被可靠地检测出的最低浓度或量。如薄层色谱法，可在薄层板上点加不同浓度的供试品溶液，展开后，检视，可观察的最低浓度即为检测限。

2. 信噪比法　用于能显示基线噪声的分析方法，即把已知低浓度试样测出的信号与空白样品测出的信号进行比较，算出能被可靠地检测出的最低浓度或量。一般以信噪比为 3：1 或 2：1 时相应浓度或注入仪器的量确定检测限。

除以上方法外，尚有基于响应值标准偏差和标准曲线斜率法（通则 9101）。

（二）数据要求

无论用何种方法，均应使用一定数量（如 5～6 份）的试样（浓度为近于或等于检测限目标值）进行分析，以可靠地测定检测限。报告应附测试图谱，说明测试过程和检测限结果。

五、定量限

定量限（limit of quantitation，LOQ）系指试样中被测物能被定量测定的最低量，其测定结果应符合准确度和精密度的要求。对微量或痕量药物分析、定量测定药物杂质和降解产物时，应确定定量限。该验证内容体现了分析方法定量测定的灵敏度。

其常用方法与检测限常用方法相同，多常用信噪比法确定定量限，一般以信噪比为 10：1 时相应的浓度或注入仪器的量确定定量限。

六、线性

线性（linearity）系指在设计的范围内，测定响应值与试样中被测物浓度呈比例关系的程度。应在规定的范围内测定线性关系。可用同一对照品贮备液经精密稀释，或分别精密称取对照品，制备一系列对照品的方法进行测定，至少制备 5 份不同浓度对照品。以测得的响应信号作为被测物的浓度作图，观察是否呈线性，再用最小二乘法进行线性回归。必要时，响应信号可经数学转换，再进行线性问归计算。

数据要求：应列出回归方程、相关系数和线性图（或其他数学模型）。

七、范围

范围（range）系指分析方法能达到一定精密度、准确度和线性要求时的高低限浓度或量的区间。

范围应根据分析方法的具体应用和线性、准确度、精密度结果和要求确定。原料药和制剂含量测定，范围应为测试浓度的 80%～120%；制剂含量均匀度检查，范围应为测试浓度的 70%～130%，特殊剂型，如气雾剂和喷雾剂，范围可适当放宽；溶出度或释放度中的溶出量测定，范围应为限度的 ±30%，如规定限度范围，则应为下限的 −20% 至上限的 +20%；杂质测定，范围应根据初步实测，拟订出规定限度的 ±20%。如果含量测定与杂质检查同时进行，用峰面积归一化法进行计算，则线性范围应为杂质规定限度的 −20% 至含量限度（或上限）的 +20%。

八、耐用性

耐用性（robustness）系指在测定条件有小的变动时，测定结果不受影响的承受程度，为使方法可为常规检查提供依据，开始研究分析方法时，就应考虑其耐用性。如果测试条件要求苛刻，则应在方法中写明。典型的变动因素有：被测溶液的稳定性，样品提取次数、时间等。高效液相色谱法中典型的变动因素有：流动相的组成和 pH 值，不同品牌或不同批号的色谱柱、固定相、柱温、流速等。气相色谱法的变动因素有：不同品牌或不同批号的色谱柱、固定相、不同类型的担体、载气流速、柱温、进样口和检测器温度等。经试验，测定条件小的变动应能满足的系统适用性试验的要求，以确保方法有效。

第五节　定量分析样品的前处理方法

分析样品前处理系采用一定方法使待测物质转化为适宜的测定形式，以提高分析的专属性和灵敏度，是药物定量分析的重要环节。因此，在分析之前一般需根据分析方法的特点、被测组分的结构、性质及存在形式选择不同样品的前处理方法。

定量分析样品的前处理方法有：①不经有机破坏的分析方法（直接测定法、经水解后测定法和经还原分解后测定法）；②经有机破坏的分析方法（湿法破坏和干法破坏）。本节重点论述经有机破坏的分析方法。生物样品前处理的分析方法放在"第十九章体内药物分析"中讨论。

含金属有机药物分为两类：一类为含金属的有机药物，其结构中金属原子不直接与碳原子相连，通常为有机酸或酚类的金属盐或配位化合物；另一类为有机金属药物，其结构中金属原子直接与碳原子以共价键相连接，结合比较牢固。对含金属的有机药物或某些 C-M 键结合不牢固的有机金属药物，因其在水溶液中可以电离，因而不需有机破坏，均可直接选用适当的方法进行测定。如 ChP 二部收载的富马酸亚铁的测定，本品在水中几乎不溶而能溶于热稀矿酸，同时分解释放出亚铁离子，可选用硫酸铈滴定液进行滴定，指示剂邻二氮菲与亚铁离子形成红色配位化合物，遇微过量氧化剂（硫酸铈）被氧化生成浅蓝色高铁离子配合化合物指示终点；此时所生成的富马酸没有干扰。

含卤素有机药物，卤原子直接与碳原子相连，根据卤原子与碳原子结合的牢固程度不同，采用不同的前处理方法。如三氯叔丁醇中的氯原子与脂肪链的碳原子相连接，结合不牢固，经碱溶液直接回流即可解离，因此用直接回流后测定法；泛影酸中的 3 个碘原子都和苯环直接相连接，结合较牢固，需在碱性溶液中加还原剂还原，才能使碳 - 碘键断裂转化为无机碘化物，因此用碱性还原后测定法；碘苯酯中 1 个碘原子和苯环直接相连接，结合很牢固，因此采用氧瓶燃烧分解后测定法。

一、干法破坏

干法破坏主要适合于含有卤素、硫、磷、氮等有机药物的前处理，也可用于药物中硒、砷盐的测定和检查。本法又分为高温炽灼法和氧瓶燃烧法。

（一）高温炽灼法

本法系将试样经高温炽灼灰化，使有机结构分解而待测元素转化为无机元素或可溶性无机盐。有时也可以加入一些促进灰化的辅助试剂，如无水碳酸钠、硝酸镁、氢氧化钙等。常用于含菌素药物的鉴别、含磷及砷盐药物等的测定及检查。

（二）氧瓶燃烧法

本法系将有机药物放入充满氧气的密闭燃烧瓶中进行充分燃烧，并将燃烧所产生的欲测物质吸收于适当的吸收液中，然后根据欲测物质的性质，采用适宜的分析方法进行鉴别、检查或含量测定。本法的特点为简便、快速、破坏完全，适用于含卤素或含硫、硒等有机药物的鉴别、限度检查和含量测定，尤其适用于微量样品的分析。

1. 仪器装置 燃烧瓶为 500mL、1000mL 或 2000mL 的磨口、硬质玻璃锥形瓶，瓶塞应严密、空心，底部熔封铂丝一根（直径为 1mm），铂丝下端做成网状或螺旋状，长度约为瓶身长度的 2/3，见图 4-3A。

2. 样品的处理 ①固体样品，精密称取供试品（研细）适量，除另有规定外，置于无灰滤纸（图 4-3B）中心，按虚线折叠（图 4-3C）后，固定于铂丝下端的网内或螺旋处，使尾部露出。②液体样品，液体供试品可在透明胶纸和滤纸做成的纸袋中称样。纸袋的制法为：将透明胶纸剪成规定的大小和形状（图 4-3D），中部贴一约 16mm×6mm 的无灰滤纸条，并于其突出部分贴一 6mm×35mm 的无灰滤纸条（图4-3E），将胶纸对折，紧粘住底部及另一边，并使上口敞开（图 4-3F）；精密称定重量，用滴管将供试品从上口滴在无灰滤纸条上，立即捏紧粘住上口，精密称定重量，两次重量之差即为供试品重。将含有供试品的纸袋固定于铂丝下端的网内或螺旋处，使尾部露出。

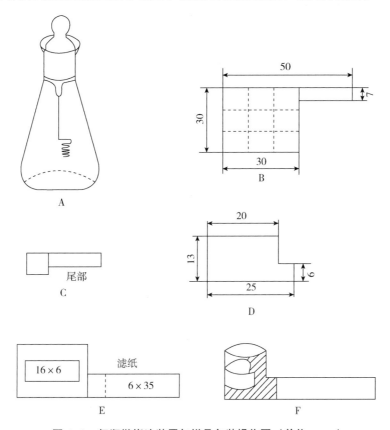

图 4 - 3　氧瓶燃烧法装置与样品包装操作图（单位：mm）

3. 操作方法　在燃烧瓶内按各品种项下的规定加入吸收液，并将瓶口用水湿润，小心急速通入氧气约 1 分钟（通气管应接近液面，使瓶内空气排尽），立即用表面皿覆盖瓶口，备用；点燃包有供试品的滤纸尾部，迅速放入燃烧瓶中，按紧瓶塞，用水少量封闭瓶口，待燃烧完毕（应无黑色碎片），充分振摇，使生成的烟雾完全吸入吸收液中，放置 15 分钟，用水少量冲洗瓶塞及铂丝，合并洗液及吸收液。同法另做空白试验。然后按各品种项下规定的方法进行检查或测定。

4. 吸收液的选择　吸收液的作用是将样品经燃烧分解所产生的各种价态的卤素、硫、硒等，定量地吸收并转变为一定的便于测定的单一价态。应根据被测物质的种类及所选用的分析方法选择合适的吸收液。氧瓶燃烧法常用吸收液见表 4 - 7。

表 4 - 7　氧瓶燃烧法常用吸收液

样品	吸收液
含氟有机药物	水
含氯有机药物	NaOH 溶液
含溴有机药物	NaOH 溶液 - 二氧化硫饱和溶液
含碘有机药物	NaOH 溶液 - 二氧化硫饱和溶液

续表

样品	吸收液
含硫有机药物	浓 H_2O_2 溶液-水
含磷有机药物	水
含硒有机药物	硝酸溶液（1→30）

5. 注意事项

（1）应根据被燃烧分解的样品量选用适宜大小的燃烧瓶。一般取样量为 10～20mg 时，使用 500mL 燃烧瓶；加大样品量时可选用 1000mL 或 2000mL 燃烧瓶。正确选用燃烧瓶的目的在于：样品能在足够的氧气中燃烧分解完全；有利于将燃烧分解产物较快地吸收到吸收液中；防止爆炸的可能性。

（2）测定含氟有机药物时应采用石英制燃烧瓶。因为含氟有机药物燃烧后生成的氟化氢气体可腐蚀玻璃，同时与玻璃中的硼生成的硼氟化物（如 BF_3）在水溶液中仅部分分解离成氟离子而使氟的测定结果偏低。

（3）应同时做空白试验，防止所用滤纸和试液中有关杂质的干扰。

（4）燃烧时要注意防爆。操作中，应将燃烧瓶洗涤干净，不得残留有机溶剂，也不能用有机润滑剂涂抹瓶塞；燃烧时必须立即用手按紧瓶塞，直到火焰熄灭为止。一般情况下，按规定方法操作，实际上几乎没有爆破危险。但为了保证安全，操作中可戴防护面罩。尤其是组成不明确的新产品测定，更应注意防爆。

6. 应用 ChP 测定升华硫、甲状腺粉、甲状腺片、碘苯酯及其注射液含量时，采用氧瓶燃烧法进行有机破坏。

如 ChP 碘苯酯的含量测定：采用氧瓶燃烧法（通则 0703）进行有机破坏，碘量法测定含量。

测定法：取本品约 20mg，精密称定，照氧瓶燃烧法（通则 0703）进行有机破坏，以氢氧化钠试液 2mL 与水 10mL 为吸收液，待吸收完全后，加溴醋酸溶液（取醋酸钾 10g，加冰醋酸适量使溶解，加溴 0.4mL，再加冰醋酸使成 100mL）10mL，密塞，振摇，放置数分钟，加甲酸约 1mL，用水洗涤瓶口，并通入空气流 3～5 分钟以除去剩余的溴蒸气，加碘化钾 2g，密塞，摇匀，用硫代硫酸钠滴定液（0.02mol/L）滴定，至近终点时，加淀粉指示液，继续滴定至蓝色消失，并将滴定的结果用空白试验校正。每 1mL 硫代硫酸钠滴定液（0.02mol/L）相当于 1.388mg 的 $C_{19}H_{29}IO_2$。

讨论：碘苯酯为含碘的有机药物，碘原子以共价键与苯环相连，不能直接滴定，需经有机破坏，使有机碘转变成无机碘后，选用适宜的分析方法测定其含量。因此将碘苯酯在充满氧气的密闭的燃烧瓶内燃烧，转变为碘化物，继而氧化为游离的碘，并被定量吸收于吸收液中，和氢氧化钠反应，生成碘化物与碘酸盐，加入溴-醋酸溶液，使全部转化为碘酸盐，过量的溴采用甲酸及通空气去除。再加入碘化钾，使与碘酸盐反应生成放大 6 倍的游离碘，用硫代硫酸钠滴定液滴定，碘与淀粉结合所显的蓝色消失即为终点。其反应式如下：

①燃烧：

$$\text{I}\underset{\text{CH}_3}{\underbrace{}}\text{CH}-(\text{CH}_2)_8-\text{COOC}_2\text{H}_5 \xrightarrow[\text{燃烧}]{\text{O}_2} \text{I}_2(\text{I}^-)$$

②吸收：

$$\text{I}_2+2\text{NaOH} \rightarrow \text{NaIO}+\text{NaI}+\text{H}_2\text{O}$$

$$3\text{NaIO} \rightarrow \text{NaIO}_3+2\text{NaI}$$

③放大反应：

$$3\text{Br}_2+\text{I}^-+3\text{H}_2\text{O} \xrightarrow{\text{CH}_3\text{COOH}} \text{IO}_3^-+6\text{HBr}$$

$$\text{IO}_3^-+5\text{I}^-+6\text{H}^+ \longrightarrow 3\text{I}_2+3\text{H}_2\text{O}$$

④滴定反应：

$$\text{I}_2+2\text{Na}_2\text{S}_2\text{O}_3 \longrightarrow 2\text{NaI}+\text{Na}_2\text{S}_4\text{O}_6$$

碘苯酯与硫代硫酸钠的反应摩尔比为 1∶6，所以：

$$\text{T}=\frac{cM}{n}=\frac{0.02\times416.34}{6}=1.388\ （\text{mg/mL}）$$

二、湿法破坏

本法适用于药物中氮、硫、磷及氯化钠等测定前的样品处理。亦可用于样品中金属元素测定前有机体的破坏处理。本法通常使用硫酸作为消化剂，有时还需加入硝酸、高氯酸、过氧化氢等氧化剂辅助分解。湿法破坏主要有硝酸-高锰酸钾法、硫酸-硝酸法、硫酸-高氯酸法、硫酸-硫酸盐法等。《中国药典》采用以硫酸-硫酸盐法为基本原理的氮测定法（又称凯氏定氮法），测定有机药物中氮的含量。收载两种方法，即第一法（常量法）和第二法（半微量法）。本法特点是不需精密仪器，准确度较高，但操作较繁琐。以下简述氮测定法。

（一）仪器装置

凯氏烧瓶为 500mL（常量法）或 30～50mL（半微量法）硅玻璃或硼玻璃制成的硬质茄形烧瓶；蒸馏装置（半微量法）由 1000mL 的圆底烧瓶（A）、安全瓶（B）、连有氮气球的蒸馏器（C）、漏斗（D）、直形冷凝管（E）、100mL 锥形瓶（F）、橡皮管夹（G、H）组成，见图 4-4。

（二）操作步骤与反应原理

本法整个操作包括消化、蒸馏、测定三个步骤。

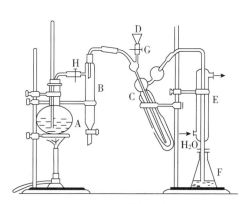

图 4-4　蒸馏装置

1. 消化（消解、分解、破坏） 本步骤为氧化还原反应。含氮药物置凯氏烧瓶中，加硫酸、硫酸盐及适当的催化剂，加热，有机药物被氧化分解成二氧化碳和水，所含氮完全转变为 NH_3，并与过量的硫酸结合为硫酸氢铵及硫酸铵。

为防止铵盐的分解，保证测定结果的准确，破坏过程既要进行完全，又不可时间太长，因此，常在硫酸中加入硫酸钾（或无水硫酸钠）提高硫酸沸点，以提高消解温度；同时加入催化剂加快消解速度，以缩短消解时间。

常用的催化剂有硫酸铜、汞或汞盐、二氧化锰、二氧化硒等，其催化能力的大小顺序为：$Hg>Se>Cu>Mn$。硫酸铜因价廉易得，且毒性低，最常用作本法的催化剂。

对某些难以分解的药物，在消解过程中常需加入辅助氧化剂 30% 过氧化氢或高氯酸等。30% 过氧化氢常用于微量氮的测定，加入时应在冷却条件下进行。高氯酸常用于常量氮的测定，可增加分解速度几倍到几十倍，但用量不宜过大，注意高氯酸在高温加热时易发生爆炸。

2. 蒸馏 破坏完全以后的溶液，冷却后，加适量蒸馏水，再加 40%NaOH 溶液使其碱化，将释出的 NH_3 蒸馏。蒸馏的方法有直接蒸馏、水蒸气蒸馏。最好采用水蒸气蒸馏。

40%NaOH 溶液的加入量可根据消解所加硫酸量计算，并稍过量。为防止蒸馏时溶液的局部过热而发生突沸，常加入 2～3g 锌粒；亦可加沸石、毛细管或液体石蜡作防爆沸剂。蒸馏装置必须严密，以防止 NH_3 逸出。

3. 测定 采用硼酸吸收蒸馏出来的氨，则氨被硼酸所固定而生成偏硼酸铵，以甲基红-溴甲酚绿为指示剂，用硫酸滴定液滴定，并将滴定的结果用空白试验校正。根据与氨作用的酸量计算供试品中氮的含量或换算为被测药物的含量。

凯氏定氮法全过程的反应式可表示如下：

样品消解（破坏、消化、分解）：

$$含氮有机药物 \xrightarrow{\mathrm{H_2SO_4、催化剂}} NH_4HSO_4$$

氨的蒸馏和吸收：

$$NH_4HSO_4 + 2NaOH \xrightarrow{\triangle} NH_3 + Na_2SO_4 + 2H_2O$$

$$NH_3 + H_3BO_3 \longrightarrow NH_4BO_2 + H_2O$$

滴定：

$$2NH_4BO_2 + H_2SO_4 + 2H_2O \rightarrow (NH_4)_2SO_4 + 2H_3BO_3$$

从上述反应式可知：1mol 的 H_2SO_4 与 2mol NH_3 或 2mol N 相当，因此每 1mL 硫酸滴定液（0.05mol/L）相当于 1.401mg 的氮。

（三）测定方法

第一法（常量法）取供试品适量（相当于含氮量 25～30mg），精密称定，供试品如为固体或半固体，可用滤纸称取，并连同滤纸置干燥的 500mL 凯氏烧瓶中；然后依次加入硫酸钾（或无水硫酸钠）10g 和硫酸铜粉末 0.5g，再沿瓶壁缓缓加硫酸 20mL；在凯氏烧瓶口放一小漏斗并使凯氏烧瓶呈 45°斜置，用直火缓缓加热，使溶液的温度保持在沸点以下，等泡沸停止，强热至沸腾，俟溶液成澄明的绿色后，除另有规定外，继续加热 30 分钟，放冷。沿瓶壁缓缓加水 250mL，振摇使混合，放冷后，加 40％氢氧化钠溶液 75mL，注意使沿瓶壁流至瓶底，自成一液层，加锌粒数粒，用氮气球将凯氏烧瓶与冷凝管连接；另取 2％硼酸溶液 50mL，置 500mL 锥形瓶中，加甲基红 - 溴甲酚绿混合指示液 10 滴；将冷凝管的下端插入硼酸溶液的液面下，轻轻摆动凯氏烧瓶，使溶液混合均匀，加热蒸馏，至接收液的总体积约为 250mL 时，将冷凝管尖端提出液面，使蒸气冲洗约 1 分钟，用水淋洗尖端后停止蒸馏；馏出液用硫酸滴定液（0.05mol/L）滴定至溶液由蓝绿色变为灰紫色，并将滴定的结果用空白试验校正。每 1mL 硫酸滴定液（0.05mol/L）相当于 1.401mg 的氮。

第二法（半微量法）连接蒸馏装置，A 瓶中加水适量与甲基红指示液数滴，加稀硫酸使成酸性，加玻璃珠或沸石数粒，从 D 漏斗加水约 50mL，关闭 G 夹，开放冷凝水，煮沸 A 瓶中的水，当蒸汽从冷凝管尖端冷凝而出时，移去火源，关 H 夹，使 C 瓶中的水反抽到 B 瓶，开 G 夹，放出 B 瓶中的水，关 B 瓶及 G 夹，将冷凝管尖端插入约 50mL 水中，使水自冷凝管尖端反抽至 C 瓶，再抽至 B 瓶，如上法放去。如此将仪器洗涤 2～3 次。

取供试品适量（相当于含氮量 1.0～2.0mg），精密称定，置干燥的 30～50mL 凯氏烧瓶中，加硫酸钾（或无水硫酸钠）0.3g 与 30％硫酸铜溶液 5 滴，再沿瓶壁滴加硫酸 2.0mL；在凯氏烧瓶口放一小漏斗，并使凯氏烧瓶呈 45°斜置，用小火缓缓加热使溶液保持在沸点以下，等泡沸停止，逐步加大火力，沸腾至溶液成澄明的绿色后，除另有规定外，继续加热 10 分钟，放冷，加水 2mL。

取 2％硼酸溶液 10mL，置 100mL 锥形瓶中，加甲基红 - 溴甲酚绿混合指示液 5 滴，将冷凝管尖端插入液面下。然后，将凯氏烧瓶中内容物经由 D 漏斗转入 C 蒸馏瓶中，用水少量淋洗凯氏烧瓶及漏斗数次，再加入 40％氢氧化钠溶液 10mL，用少量水再洗漏斗数次，关 G 夹，加热 A 瓶进行蒸气蒸馏，至硼酸液开始由酒红色变为蓝绿色时起，继续蒸馏约 10 分钟后，将冷凝管尖端提出液面，使蒸气继续冲洗约 1 分钟，用水淋洗尖端后停止蒸馏。馏出液用硫酸滴定液（0.005mol/L）滴定至溶液由蓝绿色变为灰紫色，并将滴定的结果用空白试验（空白和供试品所得馏出液的容积应基本相同，70～75mL）校正。每 1mL 硫酸滴定液（0.005mol/L）相当于 0.1401mg 的氮。

取用的供试品如在 0.1g 以上时，应适当增加硫酸的用量，使消解作用完全，并相应地增加 40％氢氧化钠溶液的用量。

（四）　应用

ChP 收载的双氯非那胺、扑米酮、泛酸钙、门冬酰胺及其片剂、氯硝柳胺片、硫酸胍乙啶片、注射用亚锡依替菲宁的含量测定均采用本法。药典通则蛋白质含量测定的第一法即凯氏定氮法，如采用氮测定法测定双氯非那胺的含量。双氯非那胺具有磺酰胺结构，结构如下：

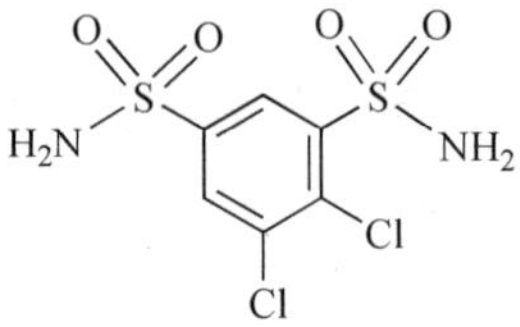

双氯非那胺分子中含 2 个氮，理论含氮量为 9.18%，取供试品 0.3g，相当于氮 27.5mg，可按常量法测定。方法：取本品约 0.3g，精密称定，照氮测定法（通则 0704）测定。每 1mL 硫酸滴定液（0.05mol/L）相当于 15.26mg 的 $C_6H_6Cl_2N_2O_4S_2$。

第五章　巴比妥类药物的分析 ▷▷▷▷

巴比妥类药物为巴比妥酸的衍生物。本类药物在临床主要用于镇静催眠。其应用范围可以从轻度镇静到完全麻醉，还可以用作抗焦虑药、安眠药、抗痉挛药，长期使用则会导致成瘾性。依其催眠作用时间的长短分类：长效类，持续 6~8 小时，如巴比妥和苯巴比妥；中效类，4~6 小时，如异戊巴比妥和戊巴比妥；短效类，2~3 小时，如司可巴比妥。硫喷妥钠作用时间更短，可作静脉麻醉药，属超短效类。目前，由于苯并二氮䓬类药物在临床上的应用，使本类药物的临床使用渐趋减少。后者过量服用后产生的副作用远小于前者。虽然巴比妥类药物具有诸多不良反应，但作为抗惊厥、抗癫痫药仍会使用。

第一节　结构与性质

一、结构

巴比妥类药物基本结构为：

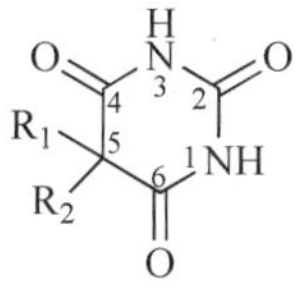

基本结构

巴比妥类药物为巴比妥酸的衍生物，属环状酰脲类镇静催眠药。临床上常用的本类药物多为巴比妥酸的 5,5-二取代衍生物，少数为 1,5,5-三取代或 C_2 位为硫取代的硫代巴比妥酸的 5,5-二取代衍生物。ChP 收载的本类药物有异戊巴比妥、异戊巴比妥片、异戊巴比妥钠、注射用异戊巴比妥钠；苯巴比妥、苯巴比妥片、苯巴比妥钠、注射用苯巴比妥钠；司可巴比妥钠、司可巴比妥钠胶囊；注射用硫喷妥钠等。

巴比妥类药物的基本结构由母核和取代基组成。其母核为环状丙二酰脲结构，其性质显示本类药物的通性。其取代基根据 R_1 和 R_2 的不同，形成了临床上不同的巴比妥类药物，具有不同的理化性质，可以用来区别巴比妥类药物的个体。本类的代表药物的结构式如下：

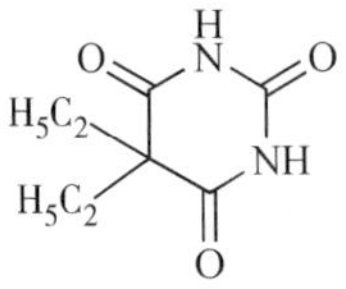

巴比妥(barbital) 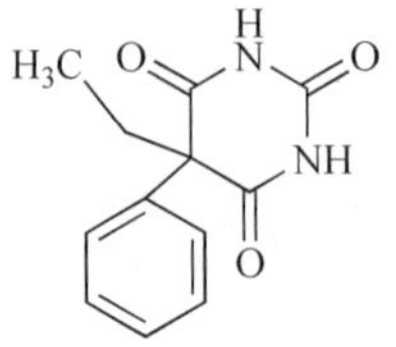　　苯巴比妥(phenobarbital) 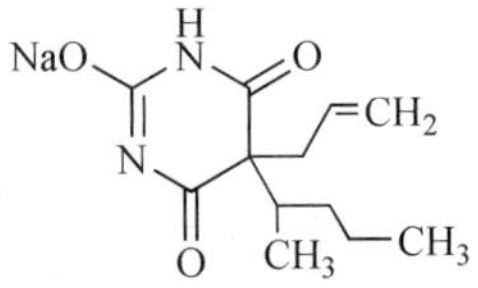　　司可巴比妥钠(secobarbital)

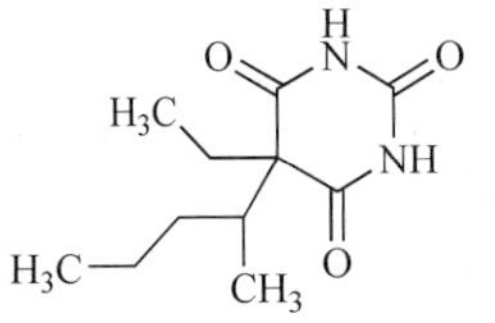

戊巴比妥(pentobarbital) 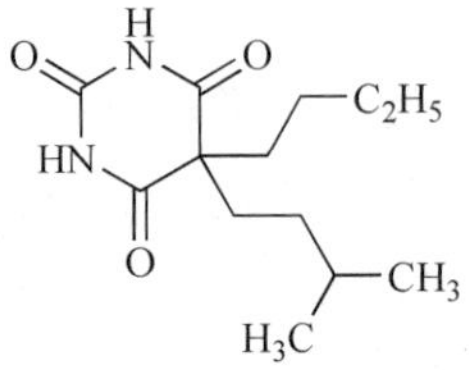　　异戊巴比妥(amobarbital) 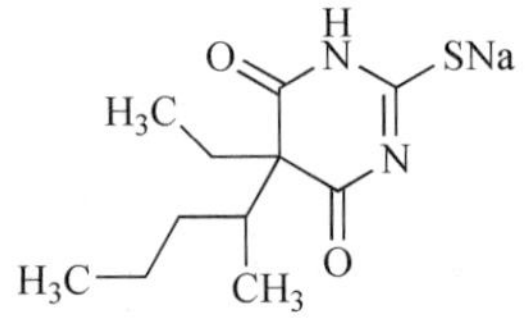　　硫喷妥钠(thiopental sodium)

二、性质

巴比妥类药物通常为白色结晶或结晶性粉末；具有固定的熔点；在空气中稳定，加热能升华；一般微溶或极微溶于水，易溶于乙醇等有机溶剂。其钠盐易溶于水，难溶于有机溶剂，在临床上多用作注射剂；环状丙二酰脲结构遇酸、氧化剂、还原剂时，一般情况下较稳定，环不会开裂，但与碱溶液共沸时则水解开环。

1. 弱酸性　母核结构中含有 1,3-二酰亚胺基团（—CO—NH—CO—），可发生酮式-烯醇式互变异构，在水溶液中发生二级电离。

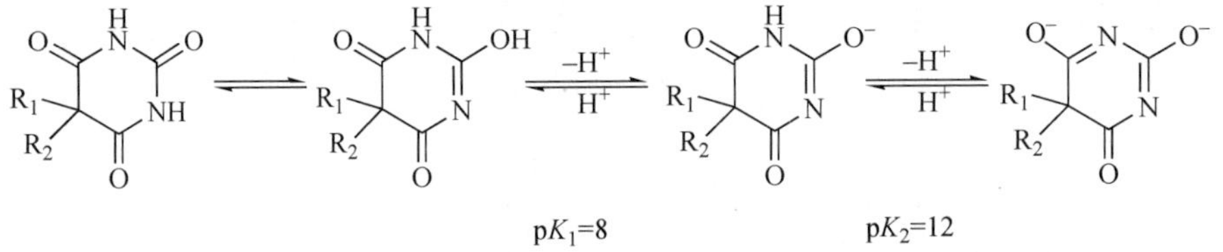

本类药物具有弱酸性（pKa 为 7.3～8.4），可与强碱反应生成水溶性的盐类，因此，临床上一般使用其钠盐。

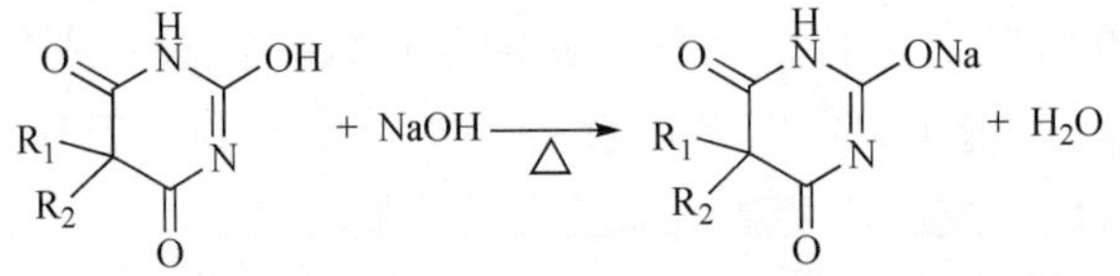

2. 水解性　母核结构中含有酰亚胺结构，与碱液共沸发生水解反应，释放出氨气，可使红色的石蕊试纸变蓝。本类药物的钠盐，在吸湿情况下也能发生水解。一般情况下，在室温和 pH 值 10 以下水解较慢；pH 值 11 以上随着碱度的增加水解速度加快。

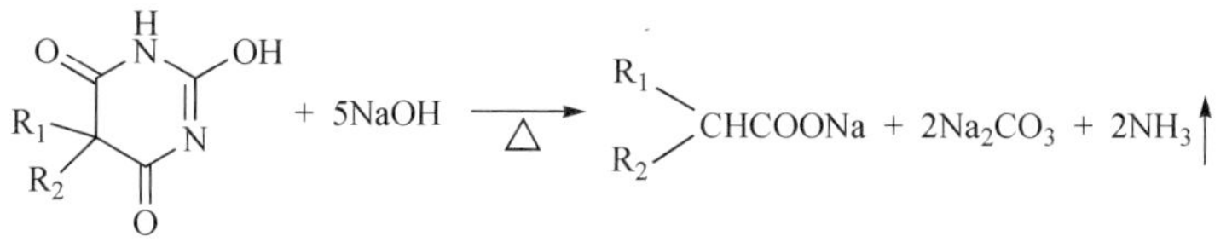

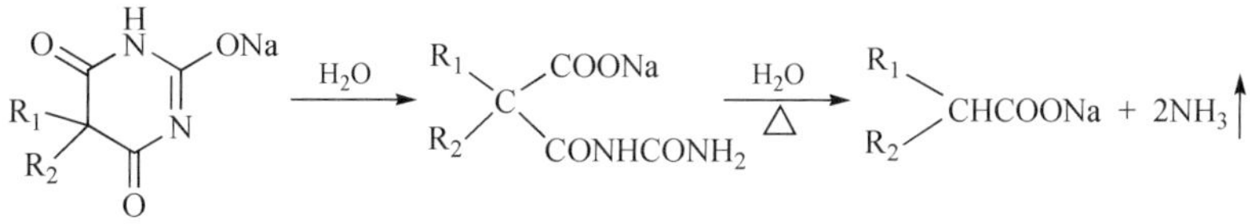

$$R_1R_2C(OH)... \quad + 5NaOH \xrightarrow{\triangle} \quad R_1R_2CHCOONa + 2Na_2CO_3 + 2NH_3\uparrow$$

$$\xrightarrow{H_2O} \quad \xrightarrow{H_2O,\triangle} R_1R_2CHCOONa + 2NH_3\uparrow$$

3. 与重金属离子反应　母核中的丙二酰脲（—CONHCONHCO—）或酰亚胺基团，在适宜的 pH 值溶液中，可与某些重金属离子反应呈色或生成沉淀，可利用此性质进行本类药物的鉴别和含量测定。

（1）与银盐的反应　该类药物在碳酸钠溶液中，生成钠盐溶解后，再与硝酸银溶液反应，先生成可溶性的一银盐，当反应完全后，继续加入过量硝酸银溶液，则生成难溶性的二银盐白色沉淀。可用于本类药物的鉴别和含量测定。

$$... + AgNO_3 + Na_2CO_3 \longrightarrow ... + NaHCO_3 + NaNO_3$$

$$\xrightarrow{AgNO_3} ... \downarrow + NaNO_3$$

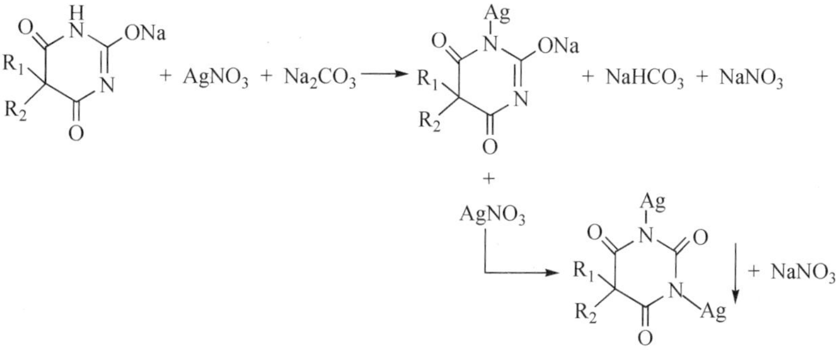

（2）与铜盐的反应　该药物在吡啶溶液中生成烯醇式异构体，与铜吡啶试液反应，生成有色络合物。在此反应中，含硫巴比妥类药物呈现绿色，而其他的巴比妥类药物则呈紫堇色或生成紫色沉淀，故此反应可以用来区别巴比妥类和硫代巴比妥类药物。

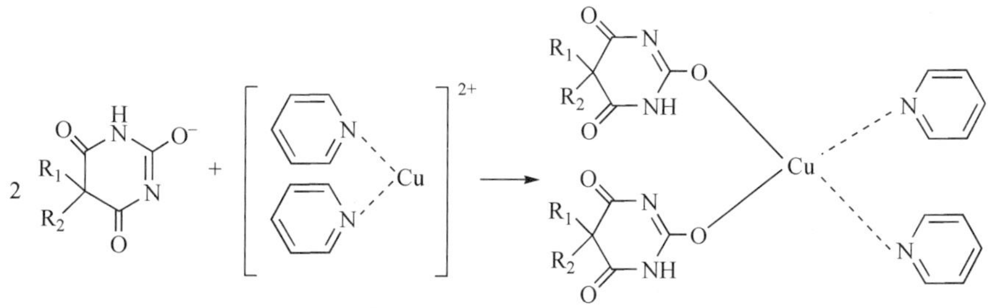

（3）与钴盐的反应　巴比妥类药物在碱性（一般采用异丙胺）无水甲醇或乙醇溶液中可与钴盐反应，生成紫堇色配位化合物。此反应可用于本类药物的鉴别和含量测定。

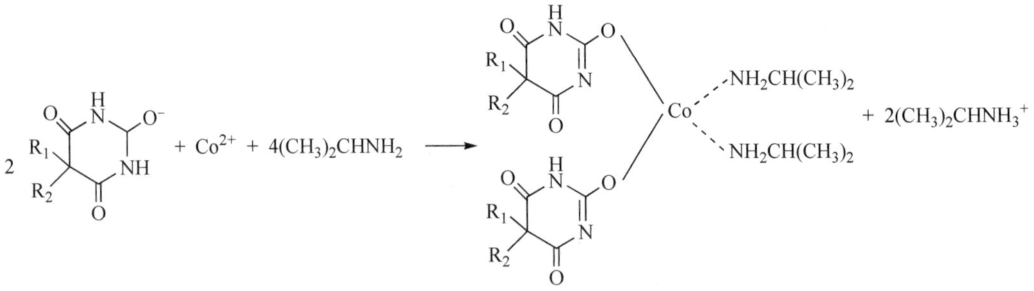

（4）与汞盐的反应　巴比妥类药物与硝酸汞或氯化汞溶液反应，生成白色汞盐沉淀，沉淀能在氨试液中溶解。

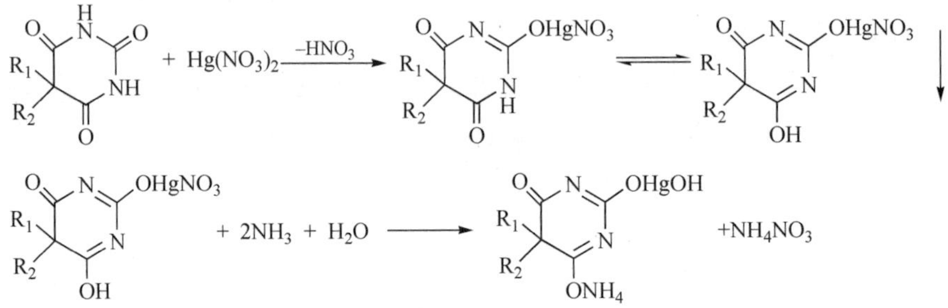

4. 与香草醛（Vanillin）的反应　巴比妥类药物分子结构中具有活泼氢，与香草醛在浓硫酸存在下发生缩合反应，生成棕红色产物，如 BP（2009）戊巴比妥钠的鉴别。

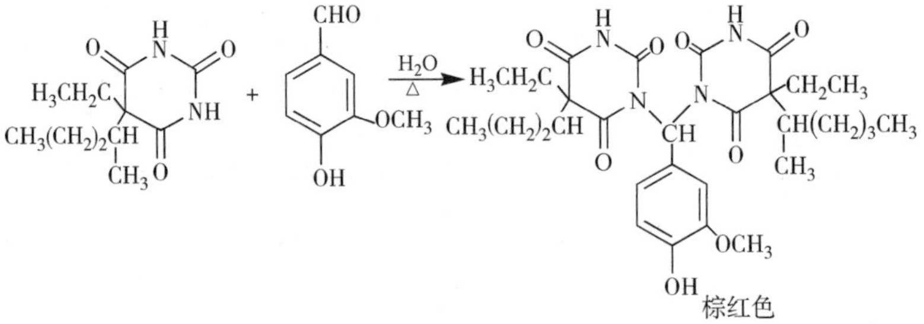

加入乙醇后，其反应产物可转变为：

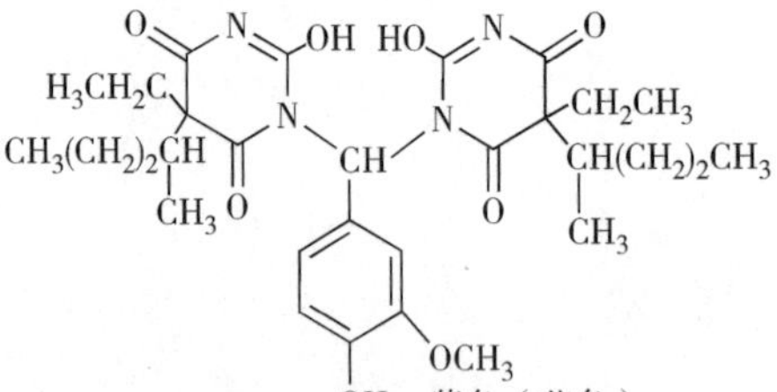

5. 紫外吸收光谱特征　巴比妥类药物的紫外吸收光谱随着其电离级数不同，发生显著变化。在酸性溶液中，5,5-二取代和1,5,5-三取代巴比妥类药物不电离，因结构中没有共轭体系而无明显的紫外吸收峰；在 pH10 的碱性溶液中，发生一级电离，形成共轭体系结构，在 240nm 波长处有最大吸收峰；在 pH13 的强碱性溶液中，5,5-二取代巴比妥类药物发生二级电离，共轭体系延长，吸收峰红移至 255nm；1,5,5-三取代巴

比妥类药物，因 1 位取代基的存在，不能发生二级电离，最大吸收波长仍在 240nm 处。硫代巴比妥类药物，无论在酸性或碱性溶液中均有较明显的紫外吸收。

巴比妥类药物在不同 pH 溶液中紫外吸收光谱发生的特征性变化，可用于本类药物的鉴别、检查和含量测定。巴比妥类药物在不同 pH 溶液中的紫外吸收光谱见图 5-1、图 5-2，最大吸收波长见表 5-1。

表 5-1 巴比妥类药物在不同 pH 溶液中的 λ_{max}

	5,5-二取代物	1,5,5-三取代物	硫代物
pH2	—	—	287nm、238nm
pH10	240nm	240nm	304nm、255nm
pH13	255nm	240nm	304nm

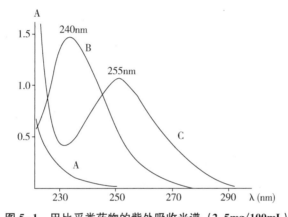

图 5-1 巴比妥类药物的紫外吸收光谱（2.5mg/100mL）

A. H_2SO_4 溶液（0.05mol/L）（未电离） B. pH9.9 缓冲溶液（一级电离）

C. NaOH 溶液（0.1mol/L）（二级电离）

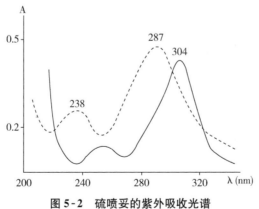

图 5-2 硫喷妥的紫外吸收光谱

‑‑‑‑：HCl（0.1molL）

———：NaOH 溶液（0.1mol/L）

6. 显微结晶 巴比妥类药物本身或与某种试剂反应的产物具有特殊的晶型。此性质可用于鉴别巴比妥类药物；也可用于生物样品中微量巴比妥类药物的检验。

将热的 1‰ 巴比妥类药物的酸性水溶液置于载玻片上，可立即析出其特征结晶，在显微镜下观察结晶形状：巴比妥为长方形结晶；苯巴比妥在开始结晶时呈现球形，后变为花瓣状，见图 5-3。

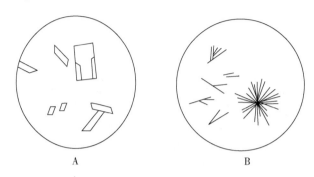

图 5-3　巴比妥与苯巴比妥的显微结晶示意图

A. 巴比妥结晶　B. 苯巴比妥结晶

将 5% 巴比妥类药物的钠盐水溶液 3～4 滴置于载玻片上，在其液滴边缘加 1 滴稀硫酸，即析出相应的游离巴比妥类药物结晶。

某些巴比妥类药物可与重金属离子反应，生成具有特殊晶型的沉淀。如巴比妥与硫酸铜 - 吡啶试液反应，生成十字形的紫色结晶，见图 5-4；苯巴比妥反应后，生成浅紫色细小不规则或似菱形的结晶；其他巴比妥类药物则不能形成结晶。

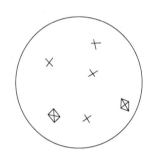

图 5-4　巴比妥铜吡啶结晶示意图

第二节　鉴别试验

一、丙二酰脲类的鉴别试验

丙二酰脲类的鉴别试验是基于巴比妥类药物的结构母核建立起来的反应，收载在 ChP（通则 0301）"一般鉴别试验"项下，有银盐和铜盐的反应：

1. 取供试品约 0.1g，加碳酸钠试液 1mL 与水 10mL，振摇 2 分钟，滤过，滤液中逐滴加入硝酸银试液，即生成白色沉淀，振摇，沉淀即溶解；继续滴加过量的硝酸银试液，沉淀不再溶解。

2. 取供试品约 50mg，加吡啶溶液（1→10）5mL，溶解后，加铜吡啶试液 1mL，即显紫色或生成紫色沉淀。

二、测定熔点

巴比妥类药物可直接测定熔点，其钠盐可酸化后测定析出游离巴比妥酸的熔点。也可将本类药物制成衍生物后，再测定衍生物的熔点来进行鉴别。ChP 利用测定熔点的方法进行鉴别的本类药物有司可巴比妥钠、异戊巴比妥钠、苯巴比妥钠及注射用硫喷妥钠。

1. 司可巴比妥钠的鉴别　取本品 1g，加水 100mL 溶解后，加稀醋酸 5mL 强力搅拌，再加水 200mL，加热煮沸使溶解成澄清溶液（液面无油状物），放冷，静置待析出结晶，滤过，结晶在 70℃ 干燥后，依法测定（通则 0612 第一法），熔点约为 97℃。

2. 异戊巴比妥钠的鉴别　取本品约 0.5g，加水 10mL 溶解后，加盐酸 0.5mL，即析出异戊巴比妥的白色沉淀，滤过，沉淀用水洗净，在 105℃ 干燥后，依法测定（通则 0612），熔点为 155～158.5℃。

3. 苯巴比妥钠的鉴别　取本品约 0.5g，加水 5mL 溶解后，加稍过量的稀盐酸，即析出白色结晶性沉淀，滤过；沉淀用水洗净，在 105℃ 干燥后，依法测定（通则 0612 第一法），熔点为 174.5～178℃。

4. 注射用硫喷妥钠的鉴别　取本品约 0.5g，加水 10mL 使硫喷妥钠溶解，加过量的稀盐酸，即生成白色沉淀；滤过，沉淀用水洗净，在 105℃ 干燥后，依法测定（通则 0612），熔点为 157～161℃。

三、取代基的反应

1. 不饱和取代基的反应　含有不饱和取代基的巴比妥类药物，如司可巴比妥及其钠盐，因其取代基 R_1 为丙烯基，其不饱和双键可与碘、溴或高锰酸钾发生加成或氧化-还原反应，使碘水、溴水或高锰酸钾溶液褪色。

ChP 鉴别司可巴比妥钠的方法为：取本品 0.1g，加水 10mL 溶解后，加碘试液 2mL，所显棕黄色在 5 分钟内消失。

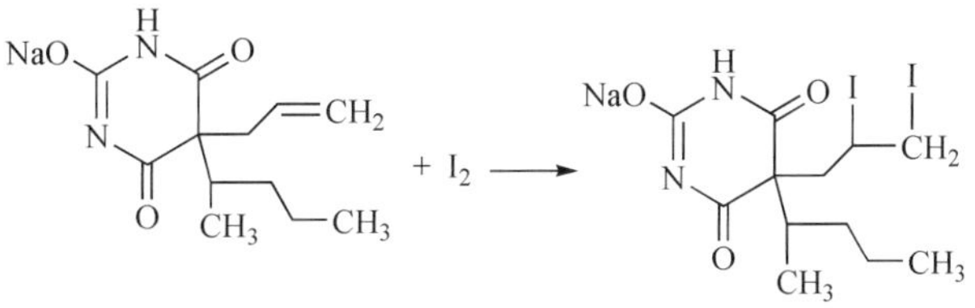

2. 芳环取代基的反应　具有芳环取代基的巴比妥类药物，如 ChP 收载的苯巴比妥及其钠盐，可用以下方法鉴别：

（1）硝化反应　苯巴比妥与硝酸钾和硫酸共热，可生成黄色硝基化合物。

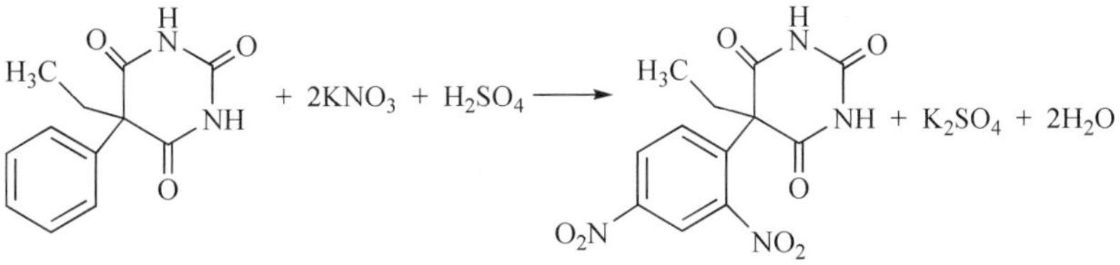

（2）与硫酸-亚硝酸钠的反应　苯巴比妥与硫酸-亚硝酸钠反应，生成橙黄色产物，随即变为橙红色。可用于区别苯巴比妥与其他不含苯环的巴比妥类药物。

方法：取本品约 10mg，加硫酸 2 滴与亚硝酸钠约 5mg，混合，即显橙黄色，随即转橙红色。

（3）与甲醛-硫酸的反应　苯巴比妥与甲醛-硫酸反应，生成玫瑰红色产物，可用于区别苯巴比妥与其他巴比妥类药物。

方法：取本品约 50mg，置试管中，加甲醛试液 1mL，加热煮沸，冷却，沿管壁缓缓加硫酸 0.5mL，使成两液层，置水浴中加热。接界面显玫瑰红色。

3. 硫元素的反应　硫代巴比妥类分子中含有硫元素，可在氢氧化钠溶液中与铅离子反应生成白色沉淀；加热后，沉淀转变为黑色的硫化铅，可用于区别硫代巴比妥类与巴比妥类。

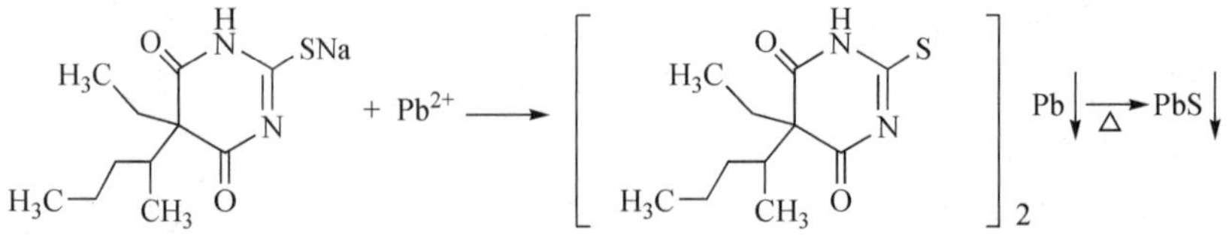

ChP 鉴别注射用硫喷妥钠的方法：取本品约 0.2g，加氢氧化钠试液 5mL 与醋酸铅试液 2mL，生成白色沉淀；加热后，沉淀变为黑色。

四、红外分光光度法

ChP 收载的巴比妥类原料药物，几乎都采用红外分光光度法（标准图谱对照法）作为鉴别方法。

五、色谱法

巴比妥类药物常用色谱鉴别法有薄层色谱法和高效液相色谱法。

1. 薄层色谱法　BP（2009）收载苯巴比妥的鉴别：取苯巴比妥供试品和对照品适量，分别加乙醇制成每 1mL 中约含 1mg 的溶液作为供试品和对照品溶液，各量取 10μL，分别点于同一硅胶 GF$_{254}$ 薄层板上，以三氯甲烷-乙醇-浓氨水（80：15：5）混合液的下层溶液为展开剂，展开后，晾干，立即于 254nm 紫外光下检测。分别喷以 2% 的氯化汞乙醇溶液和 0.2% 的 1,5-二苯卡巴腙乙醇溶液，晾干，再喷以现制的氢氧化钾乙醇试液（用无醛乙醇 1→5 稀释），于 100～105℃加热 5 分钟后立即检视。供试品溶液的主斑点与对照品溶液的应一致。

2. 高效液相色谱法　ChP 苯巴比妥片的鉴别：在含量测定项上记录的色谱图中，供试品溶液主峰的保留时间应与对照品溶液主峰的保留时间一致。

第三节　特殊杂质检查

本节以苯巴比妥、司可巴比妥钠为例，论述巴比妥类药物特殊杂质检查常用的方法。

一、苯巴比妥的特殊杂质检查

苯巴比妥的合成工艺：

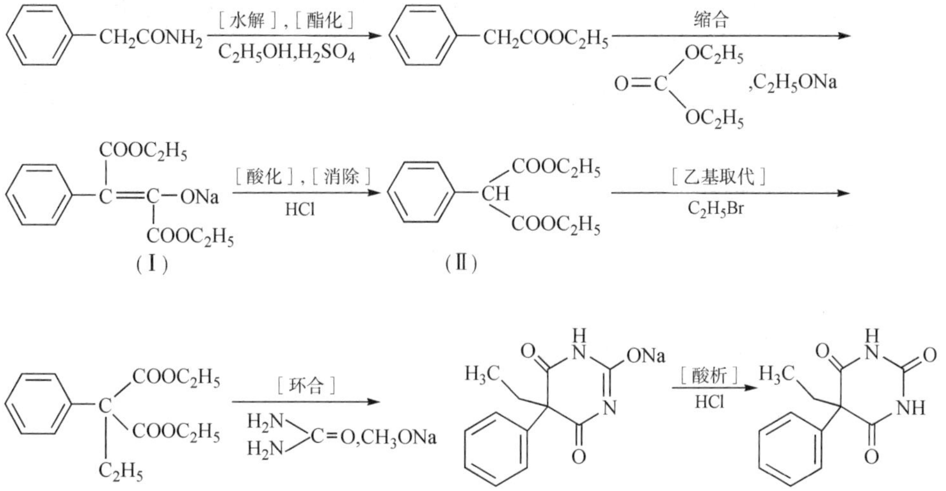

苯巴比妥中的特殊杂质主要是中间体（Ⅰ）和（Ⅱ）及副反应产物，通过检查酸度、乙醇溶液的澄清度、有关物质、中性或碱性物质来加以控制。

1. 酸度　本项检查主要用于控制副产物苯基丙二酰脲。其来源于中间体Ⅱ与尿素的缩合（乙基化反应不完全时）。检查的原理主要是利用其酸性较苯巴比妥强，能使甲基橙指示剂显红色的性质，故可采用在一定量苯巴比妥供试品水溶液中，加入甲基橙指示剂不得显红色的方法来控制酸性杂质的量。

检查方法：取本品 0.2g，加水 10mL，煮沸搅拌 1 分钟，放冷，滤过，取滤液 5mL，加甲基橙指示液 1 滴，不得显红色。

2. 乙醇溶液的澄清度　本项检查主要用于控制苯巴比妥中的中间体Ⅰ杂质的量。利用其在乙醇溶液中的溶解度小的特性进行检查。

检查方法：取本品 1.0g，加乙醇 5mL，加热回流 3 分钟，溶液应澄清。

3. 有关物质　本项检查以高效液相色谱法为检测手段，采用主成分自身对照测定法，用于控制中间体及其副产物。检查的原理是以供试品溶液的稀释溶液作为对照溶液，调节检测灵敏度后，分别进样供试品溶液和对照溶液，除另有规定外，供试品溶液的分析时间应为主成分色谱峰保留时间的 2 倍，供试品溶液中各杂质的峰面积与对照溶液主成分的峰面积比较，来计算杂质含量。

检查方法：取本品，加流动相溶解并稀释成每 1mL 中含 1mg 的溶液，作为供试品溶液；精密量取 1mL，置 200mL 量瓶中，用流动相稀释至刻度，摇匀，作为对照溶液。照高效液相色谱法（通则 0512）试验，用辛烷基硅烷键合硅胶为填充剂；以乙腈-水（25∶75）为流动相，检测波长为 220nm；理论塔板数按苯巴比妥峰计算不低于 2500，苯巴比妥峰与相邻杂质峰的分离度应符合要求。精密量取供试品溶液和对照溶液 5μL，分别注入液相色谱仪，记录色谱图至主成分峰保留时间的 3 倍，供试品溶液色谱图中如有杂质峰，单个杂质峰面积不得大于对照溶液主峰面积（0.5%），各杂质峰面积的和不得大于对照溶液主峰面积的 2 倍（1.0%）。

4. 中性或碱性物质　这项检查主要是为了控制中间体Ⅰ的副产物 2-苯基丁酰胺、

2-苯基丁酰脲或分解产物等杂质。利用这些杂质与苯巴比妥在乙醚和氢氧化钠试液中溶解度的不同（杂质溶于乙醚而不溶于氢氧化钠试液；苯巴比妥在氢氧化钠试液中生成钠盐溶于水而不溶于乙醚），采用提取重量法测定杂质含量。

检查方法：取本品 1.0g，置分液漏斗中，加氢氧化钠试液 10mL 溶解后，加水 5mL 与乙醚 25mL，振摇 1 分钟，分取醚层，用水振摇洗涤 3 次，每次 5mL，取醚液经干燥滤纸滤过，滤液置 105℃恒重的蒸发皿中，蒸干，在 105℃干燥 1 小时，遗留残渣不得超过 3mg。

二、司可巴比妥钠的特殊杂质检查

司可巴比妥钠的合成工艺：

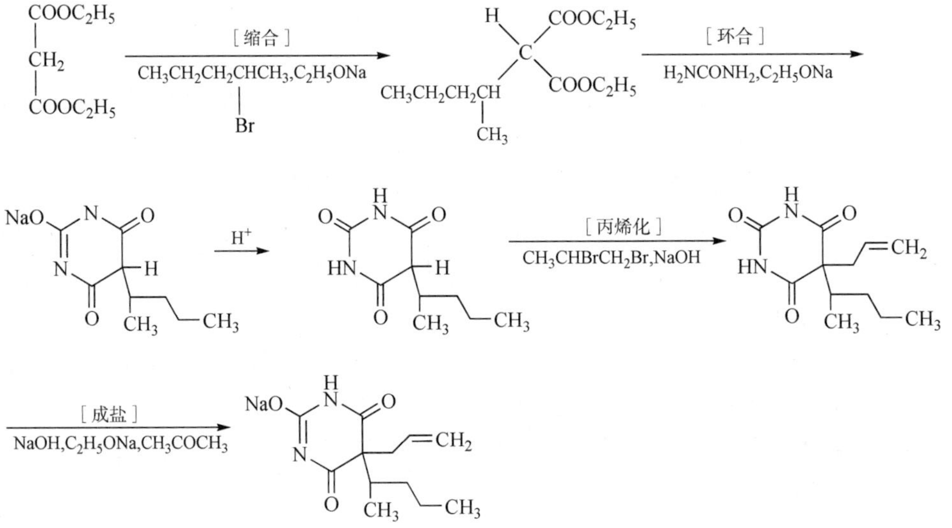

在 ChP 中，司可巴比妥钠杂质检查项目有：干燥失重、重金属、溶液的澄清度、中性或碱性物质等。

1. 溶液的澄清度　司可巴比妥钠极易溶于水，其游离酸及相关杂质在水中难溶，可通过本法检查加以控制。因司可巴比妥钠水溶液易和二氧化碳作用析出司可巴比妥，故溶解样品的水用新沸过的冷水，以除去水中的二氧化碳。

2. 中性或碱性物质　控制合成过程中产生的副产物，如酰脲、酰胺类物质。这类杂质不溶于氢氧化钠而溶于乙醚，可用乙醚提取后，称重，检查其限量。方法与苯巴比妥相同。

第四节　含量测定

巴比妥类药物含量测定，常用方法有银量法、溴量法、酸碱滴定法、紫外分光光度法、高效液相色谱法。其他方法还有提取重量法、气相色谱法和电泳法等。

一、银量法

本法的定量原理是根据巴比妥类药物在合适的碱性溶液中，可与银离子定量成盐的性质。在滴定过程中，巴比妥类药物首先形成可溶性的一银盐，当被测药物完全形成一银盐后，继续用硝酸银滴定液滴定，稍过量的银离子就与巴比妥类药物形成难溶性的二银盐沉淀，使溶液变浑浊，以此指示滴定终点。

本法操作简便，专属性强，巴比妥类药物的分解产物或其他一些可能存在的杂质不与硝酸银反应，但本法受温度影响较大，在近滴定终点时反应较慢，难以准确观察浑浊的出现。为克服滴定过程中温度变化的影响和改善终点的观察，ChP（1985）改用甲醇和3%无水碳酸钠溶剂系统，并采用电位法指示终点，使本法获得明显改进，并继续为 ChP（2015）所沿用，收载本法测定的药物有苯巴比妥及其钠盐、异戊巴比妥及其钠盐和制剂。

苯巴比妥及其钠盐的测定：取本品约 0.2g，精密称定，加甲醇 40mL 使溶解，再加新制的 3% 无水碳酸钠溶液 15mL，照电位滴定法（通则 0701），用硝酸银滴定液（0.1mol/L）滴定，每 1mL 硝酸银滴定液（0.1mol/L）相当于 23.22mg 的 $C_{12}H_{12}N_2O_3$。

二、溴量法

5 位取代基含有不饱和双键的巴比妥类药物，由于其不饱和键可定量地发生加成反应，可采用溴量法进行含量测定。ChP 采用此法对司可巴比妥钠及其胶囊进行含量测定。本法操作简便、专属性强，针对结构中的双键特征，可与其他巴比妥类药物区别，不受干扰。其测定原理如下：

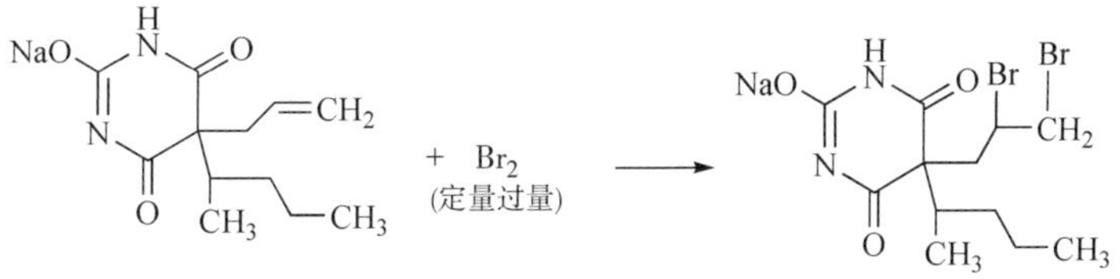

$$Br_2 + 2KI \longrightarrow 2KBr + I_2$$
（剩余）
$$I_2 + 2Na_2S_2O_3 \longrightarrow 2NaI + Na_2S_4O_6$$

司可巴比妥钠胶囊的测定：取装量差异项下的内容物，混合均匀，精密称取适量（约相当于司可巴比妥钠 0.1g），置 250mL 碘量瓶中，加水 10mL，振摇使溶解，精密加溴滴定液（0.05mol/L）25mL，再加盐酸 5mL，立即密塞并振摇 1 分钟，在暗处静置 15 分钟后，注意微开瓶塞，加入碘化钾试液 10mL，立即密塞，摇匀后，用硫代硫酸钠滴定液（0.1mol/L）滴定，至临近终点时，加淀粉指示液，继续滴定至蓝色消失，并将滴定结果用空白试验校正，即得。每 1mL 溴滴定液（0.05mol/L）相当于 13.01mg 的 $C_{12}H_{17}N_2NaO_3$。

三、酸碱滴定法

巴比妥类药物呈弱酸性，可作为一元酸以标准碱溶液直接滴定。但由于本类药物在水中的溶解度较小，反应生成的弱酸盐易水解而影响滴定终点及水溶液中滴定突跃不明显，故滴定多在水-乙醇混合溶液、胶束水溶液或非水溶液中进行。

（一） 在水-乙醇混合溶液中的滴定

异戊巴比妥的含量测定，反应式：

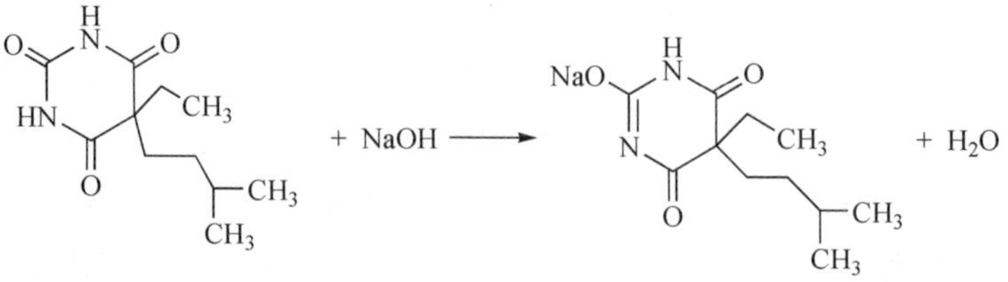

方法：取本品约 0.5g，精密称定，加乙醇 20mL 溶解后，加麝香草酚酞指示剂 6 滴，用氢氧化钠滴定液（0.1mol/L）滴定至溶液显淡蓝色，并将滴定结果用空白试验校正，即得。每 1mL 氢氧化钠滴定液（0.1mol/L）相当于 22.63mg 的 $C_{11}H_{18}N_2O_3$。

本法操作过程中易吸收二氧化碳，使终点的淡蓝色易褪去，尽管采用空白对照，终点也较难判断，因此，改用电位法指示终点。

ChP（2015）改为银量法测定：取本品约 0.2g，精密称定，加甲醇 40mL 使溶解，再加新制的 3%无水碳酸钠溶液 15mL，照电位滴定法（通则 0701），用硝酸银滴定液（0.1mol/L）滴定，每 1mL 硝酸银滴定液（0.1mol/L）相当于 22.63mg 的 $C_{11}H_{18}N_2O_3$。

（二） 在胶束水溶液中的滴定

本法是在有机表面活性剂的胶束水溶液中进行滴定，采用指示剂或电位法指示终点。由于表面活性剂能改变巴比妥类药物的离解平衡，使药物的 K_a 值增大，使巴比妥类药物酸性增强，因此使滴定终点变化明显。本法简便，优于在水-乙醇混合溶液中的滴定法。常用的有机表面活性剂有：溴化十六烷基三甲基苄胺（cetyltrimethylbenzylammonium bromide，CTMC）和氯化四癸基二甲基苄胺（tetradacyldimethylbenzylammonium chloride，TDBA）。

测定方法：取巴比妥类药物适量，精密称定，加表面活性剂水溶液（0.05mol/L）50mL 溶解后，加 5%的麝香草酚酞指示液 0.5mL，用氢氧化钠滴定液（0.1mol/L）进行滴定。

（三） 非水滴定法

基于巴比妥类药物的弱酸性，可用非水滴定法滴定。常用的有机溶剂有二甲基甲酰胺等；常用的滴定剂有甲醇钾（钠）的甲醇或乙醇溶液等；常用的指示剂为麝香草酚蓝，亦可用玻璃-甘汞电极以电位法指示终点。

戊巴比妥的测定：取本品约 0.33g，精密称定，加丙酮 60mL 使溶解后，用氢氧化四丁基胺（0.1mol/L）滴定，以玻璃-甘汞电极［内含氢氧化四丁基胺的甲醇滴定溶液

（0.1mol/L）〕电位法指示终点。每 1mL 氢氧化四丁基胺滴定液（0.1mol/L）相当于 22.63mg 的 $C_{11}H_{18}N_2O_3$。

四、紫外分光光度法

巴比妥类药物在酸性介质中几乎不电离，故无明显的紫外吸收，但其在碱性介质中电离为具有紫外吸收特征的结构，因而可采用紫外分光光度法测定其含量。本法灵敏度高，专属性强，被广泛应用于巴比妥类药物及其制剂的含量测定，以及固体制剂的溶出度和含量均匀度检查。巴比妥类药物紫外吸收的有关资料见表 5-2。

表 5-2 一些巴比妥类药物紫外吸收的有关数据

药名	λ_{max}（nm）	$E^{1\%}_{1cm}$	溶剂
巴比妥	240	538	pH9.4 硼酸盐缓冲液
苯巴比妥	253	320	NaOH 液（0.1mol/L）
戊巴比妥	240	310	pH9.4 硼酸盐缓冲液
异戊巴比妥	238	440	pH9.4 硼酸盐缓冲液
司可巴比妥	240	330	pH9.4 硼酸盐缓冲液
硫喷妥	305	930	pH9.4 硼酸盐缓冲液

（一）直接测定

本法是将供试品溶解后，根据供试品溶液的 pH 值，在最大吸收波长（λ_{max}）处，直接测定对照品溶液和供试品溶液的吸光度，再计算药物的含量。ChP（2015）和 USP（29）均采用本法测定注射用硫喷妥钠的含量。

ChP 中注射用硫喷妥钠测定方法：取装量差异项下的内容物，混合均匀，精密称取适量（约相当于硫喷妥钠 0.25g），置 500mL 量瓶中，加水溶解并稀释至刻度，摇匀，精密量取适量，用 0.4% 氢氧化钠溶液定量稀释制成每 1mL 中约含 $5\mu g$ 的溶液；另取硫喷妥对照品，加 0.4% 氢氧化钠溶液定量稀释制成每 1mL 中约含 $5\mu g$ 的溶液。照紫外-可见分光光度法（通则 0401），在 304nm 波长处测定吸光度；另取硫喷妥钠对照品，精密称定，用 0.4% 氢氧化钠溶液溶解并定量稀释制成每 1mL 中约含 $5\mu g$ 的溶液，同法测定。根据每支的平均装量计算。每 1mg 硫喷妥相当于 1.091mg 的 $C_{11}H_{17}N_2NaO_2S$。

供试品中硫喷妥钠标示百分含量按下式计算：

$$取样量中硫喷妥钠的量（mg）= C_R \times \frac{A_X}{A_R} \times 10^{-3} \times D \times 1.091$$

$$硫喷妥钠的标示量\% = \frac{硫喷妥钠的量（mg）\times \overline{W}}{W \times 标示量} \times 100\%$$

式中，A_X 和 A_R 分别为供试品溶液和对照品溶液的吸收度；C_R 为对照品溶液的浓度（$\mu g/mL$）；D 为稀释倍数；W 为供试品的取样量（g）；$\overline{W}$ 为平均装量（克/支）。1.091 为硫喷妥钠和硫喷妥的分子量的比值。10^{-3} 系将微克换算成毫克；此处计算标示量应换算成毫克（毫克/支）。

（二） 提取纯化后测定

如果巴比妥类药物的供试品中有干扰物质存在，根据该类药物具有弱酸性，在三氯甲烷等有机溶剂中易溶，而其钠盐在水中易溶的特点，可采用提取分离的方法除去干扰物后再测定。测定时，取供试品适量，加水振摇使溶解，加酸酸化，用三氯甲烷提取巴比妥类药物，三氯甲烷提取液加 pH7.2～7.5 的缓冲溶液（水 10～25mL，加碳酸氢钠1g，10％盐酸3～4滴），振摇，分离弃去水相缓冲液层，再用氢氧化钠溶液（0.45mol/L）从三氯甲烷中提取巴比妥类药物，将碱提取液调节至适宜的 pH 值，然后选用相应的吸收波长进行测定。USP（24）曾采用此法测定苯巴比妥钠的含量。

五、高效液相色谱法

高效液相色谱法多用于制剂及生物样品中巴比妥类药物的含量测定。目前，临床上为了提高巴比妥类药物的疗效，减少毒副反应，为超剂量中毒诊断治疗提供依据，需进行血药浓度检测，高效液相色谱法也是最常用的监测方法之一。

例 1　ChP 中苯巴比妥片的测定。

（1）色谱条件与系统适用性试验　用辛烷基硅烷键合硅胶为填充剂；以乙腈－水（30：70）为流动相；检测波长 220nm。理论塔板数按苯巴比妥峰计算不低于 2000，苯巴比妥峰与相邻色谱峰分离度应符合要求。

（2）测定法　取本品 20 片，精密称定，研细，精密称取适量（约相当于苯巴比妥30mg），置 50mL 量瓶中，加流动相适量，超声处理 20 分钟使苯巴比妥溶解，放冷，用流动相稀释至刻度，摇匀，滤过，精密量取续滤液 1mL，置 10mL 量瓶中，用流动相稀释至刻度，摇匀，作为供试品溶液，精密量取 10μL，注入液相色谱仪，记录色谱图。另取苯巴比妥对照品，精密称定，加流动相溶解并定量稀释成每 1mL 中约含苯巴比妥 60μg 的溶液，同法测定。按外标法以峰面积计算，即得。

例 2　血浆中苯巴比妥、苯妥英、卡马西平、茶碱的含量测定。

苯巴比妥、苯妥英、卡马西平、茶碱是临床上常用的抗癫痫药物和平喘药，因其疗效确切、价格便宜，至今仍在临床上广泛使用。但由于其治疗指数窄，有效血药浓度与中毒浓度接近，个体差异、不良反应大，一般在治疗过程中应常规监测血药浓度，其测定方法如下：

（1）色谱条件　ZORBAX RX－C_8 色谱柱（4.6mm×250mm，5μm）；流动相：甲醇－水（60：40）；流速：1.0mL/min，柱温 40℃；检测波长：210nm；进样量 40μL。

（2）标准溶液配制　分别精密称取苯巴比妥、苯妥英、卡马西平、茶碱对照品各25mg，用甲醇溶解并制成浓度分别为 1mg/mL 的贮备液，低温保存，使用时用甲醇稀释。

（3）样品处理　取血清 200μL，加入内标溶液 50μL，摇匀，加二氯甲烷 2mL，涡旋提取 1分钟，4000r/min 离心 10分钟，取二氯甲烷层 1.0mL，在 50℃水浴挥干，残渣用 150μL 流动相溶解，取 40μL 进样分析。色谱分离结果见图 5-5。

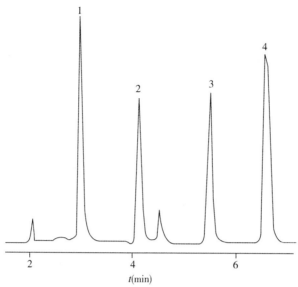

图5-5　苯巴比妥、苯妥英、卡马西平、茶碱血清色谱图

1. 茶碱　2. 苯巴比妥　3. 苯妥英　4. 卡马西平

（4）标准曲线制备　取空白血清加入适量苯巴比妥、苯妥英、卡马西平、茶碱标准液，配成相当于血中苯巴比妥、苯妥英、茶碱浓度分别为 2.5，5.0，10，20，40μg/mL；卡马西平 1.25，2.5，5.0，10，20μg/mL。样品处理后，内标法定量，测定苯巴比妥、卡马西平，茶碱以苯妥英为内标，测定苯妥英血药浓度用卡马西平为内标（可用茶碱或苯巴比妥为内标测定苯妥英和卡马西平的血药浓度）。以对照品与内标的峰面积比值为（Y）纵坐标，对照品溶液浓度 C 为横坐标做线性回归，得回归方程与线性关系见表5-3，结果表明，呈良好的线性关系。

表5-3　回归方程与线性范围

药物	回归方程	r	范围（μg/mL）
茶碱	$Y=0.0785+0.0379C$	0.9996	2.5～40
苯巴比妥	$Y=0.0277+0.0398C$	0.9995	2.5～40
苯妥英	$Y=0.0982-0.0126C$	0.9997	2.5～40
卡马西平	$Y=0.0651-0.0289C$	0.9992	1.25～20

（5）方法回收率和精密度　取空白血清准确配制苯巴比妥、苯妥英、茶碱浓度分别为 40，10，2.5μg/mL 标准含药血样，卡马西平浓度分别为 1.25，5.0，20μg/mL 标准含药血样。每一浓度配制 5 份，按"样品处理"项下方法处理后，同一天内 5 个不同时间与连续 5 天进样，计算日内、日间精密度。高、中、低质控血浆平均回收率茶碱为（101.2±8.0）%，日内和日间 RSD 分别为 7.2%，9.3%；苯巴比妥平均回收率（98.9±6.8）%，日内和日间 RSD 分别为 6.5%，8.9%；苯巴比妥钠平均回收率（98.0±7.0）%，日内和日间 RSD 分别为 7.4%，9.4%；卡马西平平均回收率（95.0±5.8）%，日内和日间 RSD 分别为 4.5%，6.9%。

第六章　芳酸及其酯类药物的分析 ▷▷▷▷

芳酸类药物分子结构中均含有苯环及直接与苯环相连的羧基，或有其他取代基，羧基可形成盐或酯，如水杨酸类和苯甲酸类药物；而羧基通过烃基或烃氧基等与苯环相连者，常归于其他芳酸类药物。本章重点介绍以上三类药物的分析。

第一节　结构与性质

一、结构与典型药物

（一）水杨酸类药物

水杨酸分子结构中既含有苯环和羧基，又含有邻位酚羟基，游离羧基可成盐或酯，酚羟基也可形成酯，苯环上还可发生取代。基本结构和典型药物如下：

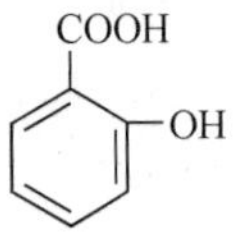

水杨酸(salicylic acid)
基本结构

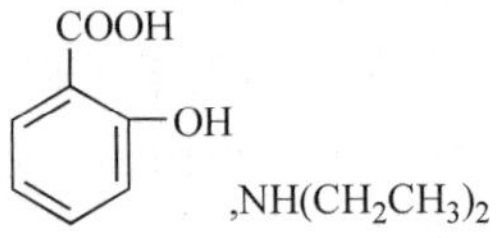

水杨酸二乙胺
(diethylamine salicylate)

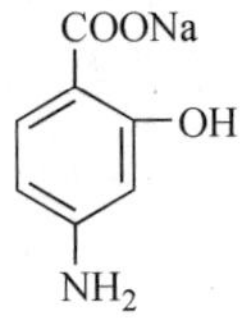

对氨基水杨酸钠
(sodium aminosalicylate)

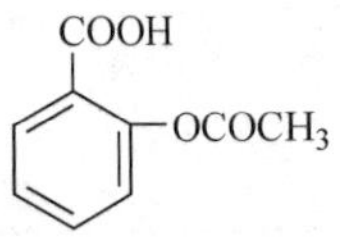

阿司匹林(aspirin)

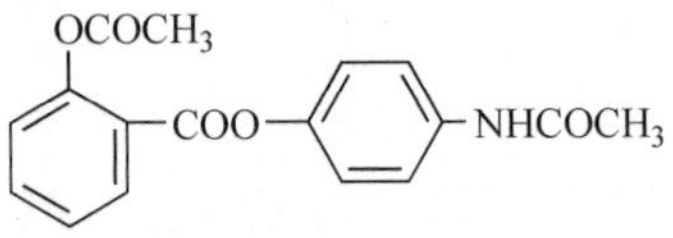

贝诺酯(benorilate)

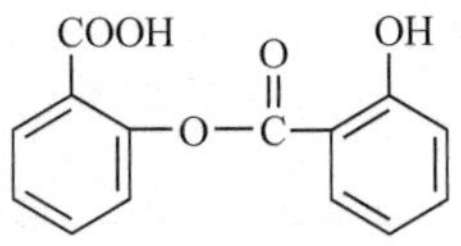

双水杨酯(salsalate)

（二）苯甲酸类药物

苯甲酸分子结构中的游离羧基可成盐或形成酯，苯环上可发生取代。基本结构和典型药物如下：

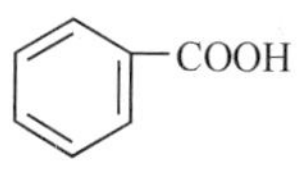

苯甲酸(benzoic acid)
基本结构

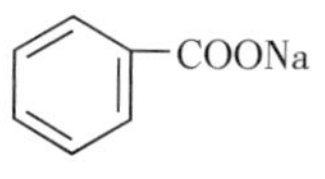

苯甲酸钠(sodium benzoate)

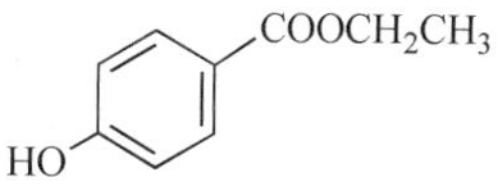

羟苯乙酯(ethylparaben)

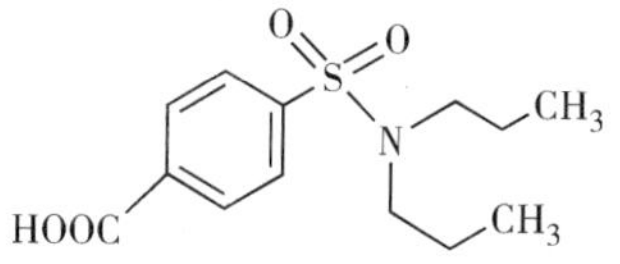

丙磺舒(probenecid)

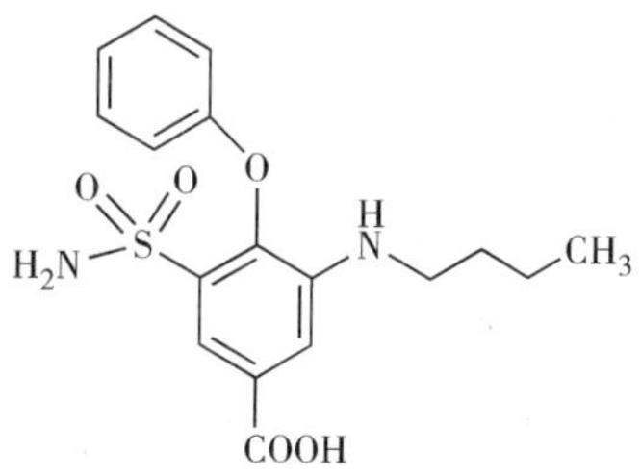

布美他尼(bumetanide)

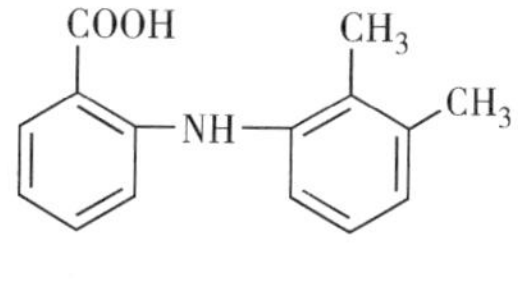

甲芬那酸(mefenamic acid)

（三）　其他芳酸类药物

1. 洛芬类　洛芬类药物是芳基丙酸的衍生物，属于非甾体镇痛抗炎药。ChP 收载布洛芬、酮洛芬及其制剂。同类药物还有非诺洛芬（fenoprofen）、氟比洛芬（flurbiprofen）、萘普生（naproxen）等。基本结构和典型药物如下：

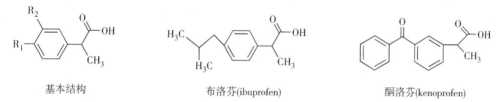

基本结构　　　　　　　布洛芬(ibuprofen)　　　　　　　酮洛芬(kenoprofen)

2. 苯氧基烷酸类　基本结构和 ChP 收载的典型药物为：

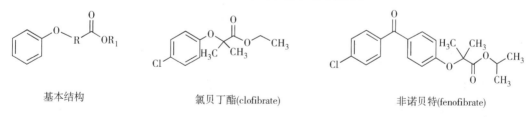

基本结构　　　　　　　氯贝丁酯(clofibrate)　　　　　　　非诺贝特(fenofibrate)

二、理化性质

1. 溶解性　除苯甲酸钠为白色颗粒、粉末或结晶性粉末外，其他芳酸及其酯类药物均为白色或类白色的结晶或结晶性粉末。乙酰水杨酸钠、对氨基水杨酸钠和苯甲酸钠为芳酸的钠盐，在水中易溶、乙醇中略溶、乙醚中不溶；水杨酸二乙胺为芳酸的有机胺盐，在水中极易溶解，在乙醇、三氯甲烷或丙酮中易溶，在乙醚中微溶；氯贝丁酯为无色至黄色澄清油状液体，相对密度 1.138～1.144，在乙醇、丙酮、三氯甲烷、乙醚中易溶，在水中几乎不溶。非诺贝特为白色或类白色结晶性粉末，在三氯甲烷中极易溶解、丙酮或乙醚中易溶、乙醇中略溶，在水中几乎不溶。其他药物在水中微溶或几乎不溶或不溶，在乙醇、乙醚、三氯甲烷、丙酮等有机溶剂中易溶、溶解、略溶或微溶。溶解性可作为配制供试品溶液时溶剂的选择依据及含量测定时滴定介质的选择依据。

2. 酸性　芳酸类药物分子结构中含有羧基，属于中等强度酸或弱酸，其酸性强弱与分子中苯环、羧基、羟基和其他取代基的相互影响有关。分子中如具有卤素、硝基、羟基、羧基等电负性大的取代基，由于吸电子效应能降低苯环电子云密度，进而使羧基中羟基氧原子上的电子云密度降低和氧-氢键极性增加，质子较易解离，故酸性增强。反之，分子中如具有烃基、氨基等斥电子基团，则能增加苯环的电子云密度，从而降低氧-氢键极性，酸性减弱。邻位取代的芳酸类由于立体效应的影响，其酸性较对位或间位取代者强，尤其是邻位有羟基取代的芳酸，羟基中的氢与羧基中的羰基氧形成分子内氢键，增强了羧基中氧-氢键的极性，使其酸性大为增强。酸性强弱如下：水杨酸（pK_a2.95）＞阿司匹林（pK_a3.49）＞苯甲酸（pK_a4.26）＞HAc（pK_a4.76）＞H$_2$CO$_3$（pK_{a1}6.38）＞苯酚（pK_a9.95）。

酸性可用于芳酸类药物的鉴别反应、特殊杂质检查和含量测定。如以中性乙醇为溶剂，直接用碱标准液测定水杨酸和双水杨酯及其片剂的含量。阿司匹林片剂（包括肠溶片）中因加有1‰酒石酸或枸橼酸作稳定剂，可消耗碱滴定液，导致测定结果偏高，所以阿司匹林片剂的含量测定曾采用两步滴定法。ChP（2015）已改为 HPLC 测定含量。

3. 水解性　芳酸酯类药物易水解，一般情况下其水解速度较慢，但有酸或碱存在和加热时，可加速水解反应进行。在酸性介质中，水解和酯化反应可达到平衡，故不可能全部水解：

$$RCO\!-\!OR' + H_2O \underset{}{\overset{H^+}{\rightleftharpoons}} RCOOH + R'OH$$

在碱性介质中，由于碱能中和水解反应生成的酸，使平衡破坏，因此在过量碱（常用氢氧化钠和碳酸钠）存在的条件下，水解可以进行完全：

$$RCO\!-\!OR' + H_2O \underset{}{\overset{NaOH}{\rightleftharpoons}} RCOOH + R'OH$$

$$RCOOH + NaOH \longrightarrow RCOONa + H_2O$$

利用水解得到的酸和醇的性质，可鉴别相应的芳酸酯类药物。水解性也可用于芳酸酯类药物的含量测定。由于芳酸酯类药物在生产和贮藏过程中易水解，应对其原料和制剂检查因水解产生的特殊杂质。如阿司匹林及其片剂应检查水杨酸；水杨酸、对氨基水杨酸钠和贝诺酯中分别检查苯酚、间氨基酚和对氨基酚。

4. 官能团反应特性和分解反应特性　含酚羟基的水杨酸类药物、苯甲酸及其盐、丙磺舒，均可与三氯化铁反应而显色，可作为特征鉴别反应；亦可用于水杨酸酯类药物中游离水杨酸的检查。含芳伯氨基的对氨基水杨酸钠、水解产生芳伯氨基的贝诺酯，均可发生重氮化反应和重氮化-偶合反应。以上反应特性可用于相应药物的鉴别和含量测定。

苯甲酸盐可分解成苯甲酸升华物，含硫的丙磺舒可分解生成硫化物，可用于鉴别。

5. 光谱特性　芳酸及其酯类药物分子结构中含有共轭体系和特征官能团，具有特征的紫外和红外吸收光谱，可用于鉴别。紫外-可见分光光度法还用于含量测定。如 ChP

（2015）收载红外光谱法和紫外光谱法用于丙磺舒与甲芬那酸的鉴别；并采用紫外 - 可见分光光度法测定丙磺舒片剂的含量及丙磺舒片剂和甲芬那酸片剂、胶囊剂的溶出度。

第二节　鉴别试验

一、与铁盐的反应

1. 水杨酸类　含酚羟基的水杨酸及其盐在中性或弱酸性条件下，与三氯化铁试液反应，生成紫堇色配位化合物。反应的适宜 pH 值为 4～6，在强酸性溶液中配位化合物分解。本反应极为灵敏，可检出 $0.1\mu g$ 的水杨酸。只需取稀溶液进行试验；若取样量大，产生的颜色过深时，可加水稀释后观察。

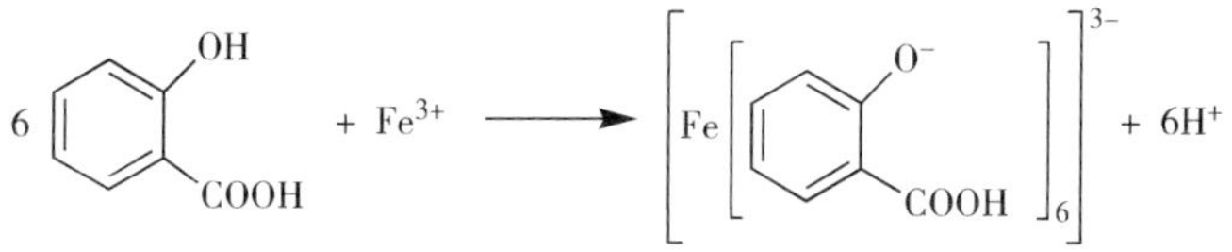

对氨基水杨酸钠水溶液加稀盐酸酸化后、阿司匹林加水煮沸水解后、贝诺酯加氢氧化钠试液煮沸水解再加盐酸酸化后、双水杨酯加氢氧化钠试液煮沸水解后，都能与三氯化铁反应而显紫红色或紫堇色。

2. 苯甲酸类　苯甲酸及其钠盐的碱性或中性水溶液，与三氯化铁试液反应，生成碱式苯甲酸铁盐的赭色沉淀。加稀盐酸后，铁盐沉淀分解，苯甲酸游离呈白色沉淀。

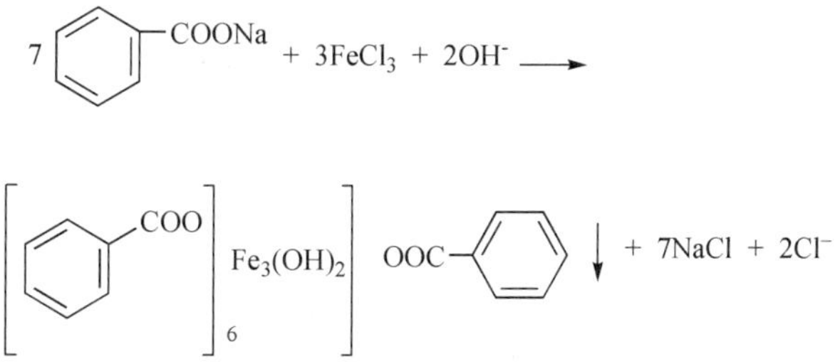

丙磺舒的钠盐在 pH 值 5.0～6.0 水溶液中与三氯化铁试液反应，生成米黄色沉淀，产物结构式为：

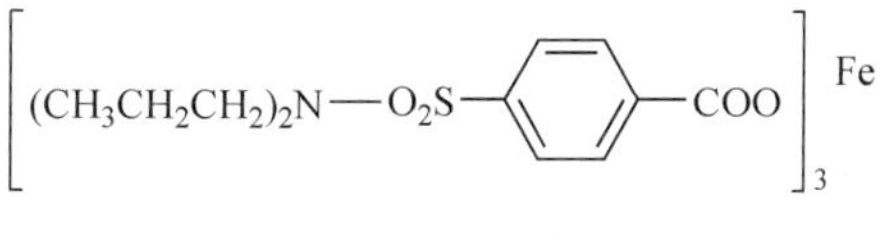

二、重氮化 - 偶合反应

本反应又称芳香第一胺反应。取供试品约 50mg，加稀盐酸 1mL，必要时缓缓煮沸使溶解，放冷，加 0.1mol/L 亚硝酸钠溶液数滴，滴加碱性 β- 萘酚试液数滴，视供试品不同，生成由橙色到猩红色沉淀。

反应原理：具有芳伯氨基的药物，在酸性条件下，与亚硝酸钠反应生成重氮盐；再在碱性条件下，与 β-萘酚偶合生成颜色鲜艳的偶氮染料。

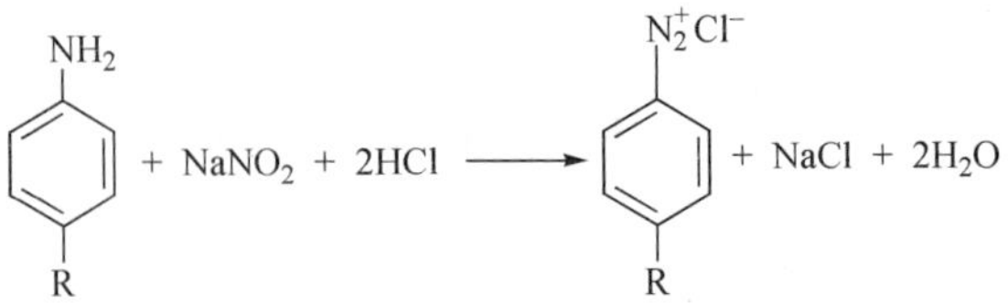

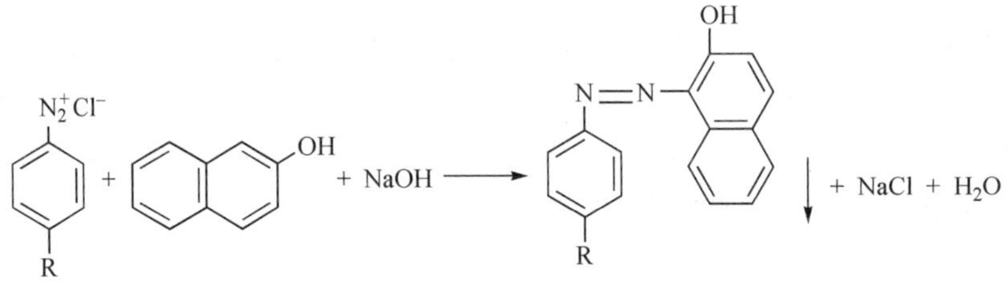

贝诺酯具有潜在的芳伯氨基，加酸水解后产生游离芳伯氨基结构，在稀盐酸酸性溶液中，与亚硝酸钠试液进行重氮化反应，生成的重氮盐与碱性 β-萘酚偶合，生成由橙红到猩红色沉淀。

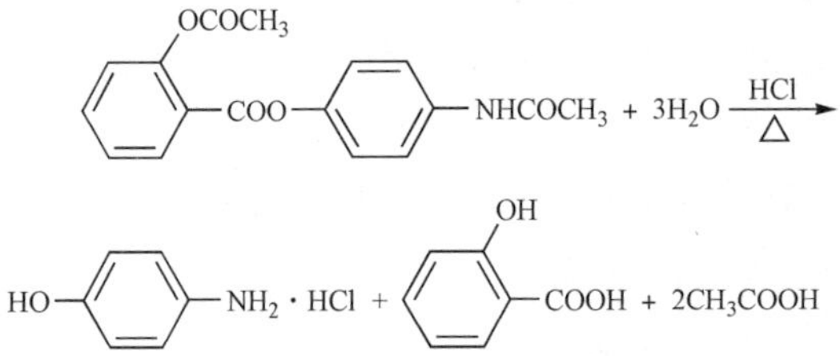

三、水解反应

芳酸酯类药物在碳酸钠或氢氧化钠试液中加热水解，生成芳酸的钠盐，酸化，则析出不溶性的芳酸。

1. 阿司匹林在碳酸钠试液中加热水解，生成水杨酸钠和醋酸钠，加过量稀硫酸酸化后，则析出白色水杨酸沉淀，并发生醋酸臭气；分离沉淀物，可溶于醋酸铵试液中，于 $100 \sim 105$℃干燥后，熔点为 $156 \sim 161$℃。反应式如下：

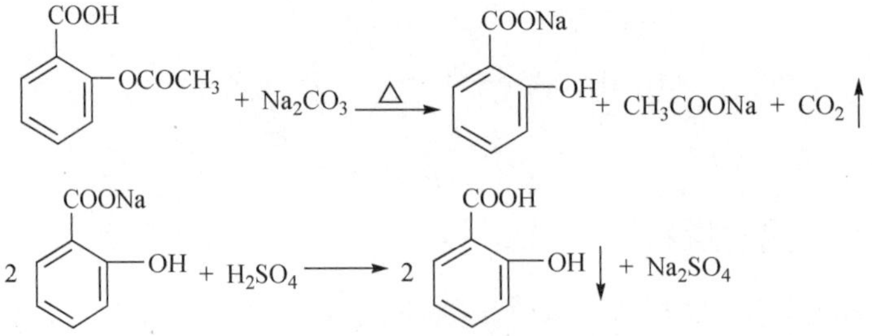

$$2CH_3COONa + H_2SO_4 \longrightarrow 2CH_3COOH + Na_2SO_4$$

阿司匹林制剂由于辅料的干扰,应先排除干扰,才能鉴别。在 ChP 中阿司匹林栓鉴别:取本品适量(约相当于阿司匹林 0.6g),加乙醇 20mL,微温使阿司匹林溶解,置冰浴中冷却 5 分钟,并不断搅拌,滤过,滤液置水浴上蒸干,残渣照 ChP 阿司匹林项下的鉴别(1)、(2)项试验,显相同的结果。

2. 双水杨酸酯与氢氧化钠试液煮沸,水解生成水杨酸盐,加稀盐酸酸化后,则析出白色水杨酸沉淀;分离沉淀物,可溶于醋酸铵试液中。

3. 具有酯结构的氯贝丁酯,经碱水解后与盐酸羟胺生成异羟肟酸盐,再在酸性条件下与三氯化铁反应,生成紫色异羟肟酸铁。反应式如下:

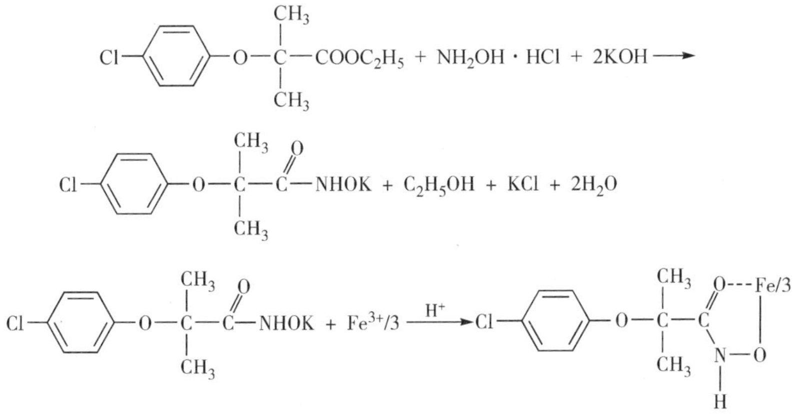

$$Cl-\langle\rangle-O-\underset{CH_3}{\overset{CH_3}{C}}-COOC_2H_5 + NH_2OH \cdot HCl + 2KOH \longrightarrow$$

$$Cl-\langle\rangle-O-\underset{CH_3}{\overset{CH_3}{C}}-\overset{O}{\overset{\|}{C}}-NHOK + C_2H_5OH + KCl + 2H_2O$$

$$Cl-\langle\rangle-O-\underset{CH_3}{\overset{CH_3}{C}}-\overset{O}{\overset{\|}{C}}-NHOK + Fe^{3+}/3 \xrightarrow{H^+} Cl-\langle\rangle-O-\underset{CH_3}{\overset{CH_3}{C}}-\overset{O---Fe/3}{\underset{N}{\overset{\|}{C}}}$$

四、分解产物的反应

苯甲酸盐置干燥试管中,加硫酸后,加热,不炭化,但分解析出苯甲酸,在试管内壁凝成白色升华物。

含硫的药物丙磺舒,与氢氧化钠熔融,分解生成亚硫酸钠,再经硝酸氧化成硫酸盐,而显硫酸盐反应。反应式如下:

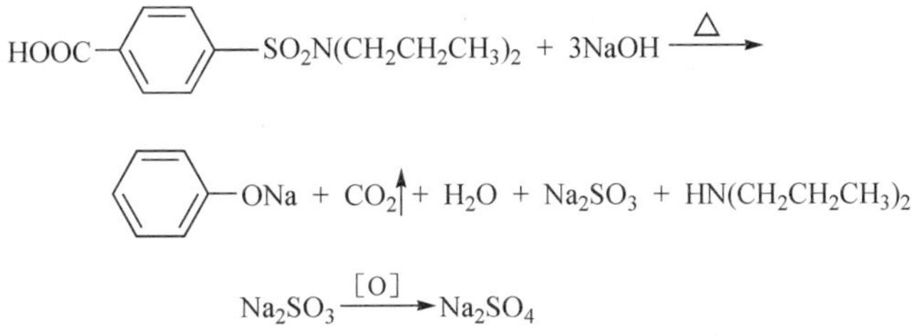

$$HOOC-\langle\rangle-SO_2N(CH_2CH_2CH_3)_2 + 3NaOH \xrightarrow{\triangle}$$

$$\langle\rangle-ONa + CO_2\uparrow + H_2O + Na_2SO_3 + HN(CH_2CH_2CH_3)_2$$

$$Na_2SO_3 \xrightarrow{[O]} Na_2SO_4$$

五、光谱鉴别法

(一) 紫外光谱法

芳酸及其酯类药物的 UV 鉴别法主要有以下几种:

1. 规定一定浓度药物的 λ_{max} 和 λ_{min} 如布洛芬,加 0.4% NaOH 制成每 1mL 中含 0.25mg 的溶液,在 265nm 和 273nm 波长处有最大吸收,在 245nm 和 271nm 波长处有

最小吸收，在 259nm 波长处有一肩峰。

2. 规定一定浓度药物的 λ_{max} 及其吸光度或吸收系数   如丙磺舒，用含有盐酸的乙醇 [取盐酸溶液（9→1000）2mL，加乙醇制成 100mL] 制成的 $20\mu g/mL$ 溶液，在 225nm 与 249nm 波长处有最大吸收，在 249nm 波长处的吸光度约为 0.67。

3. 规定一定浓度药物的 λ_{max} 及在两波长处的吸光度比值   USP（29）对氨基水杨酸钠的鉴别：本品 250mg，加 1mol/L 氢氧化钠溶液 3mL 溶解后，用水稀释至 500mL，混匀。精密吸取该溶液 5mL 置于内含 12.5mL 磷酸盐缓冲液（pH7）的 250mL 量瓶中，用水稀释至刻度，混匀。以相同的缓冲液为空白溶液，测定吸收度，分别在 265nm 和 299nm 波长处有最大吸收，且 A_{265}/A_{299} 比值应在 1.50～1.56 之间。

（二） 红外光谱法

芳酸及其酯类药物的原料，ChP 对苯甲酸、丙磺舒、甲芬那酸，水杨酸类药物中的水杨酸、阿司匹林、对氨基水杨酸钠、贝诺酯，以及其他芳酸中的布洛芬和氯贝丁酯等均采用红外光谱法鉴别，规定供试品的红外光谱应与标准图谱一致。水杨酸和阿司匹林的红外光谱图分别见图 6-1、图 6-2。

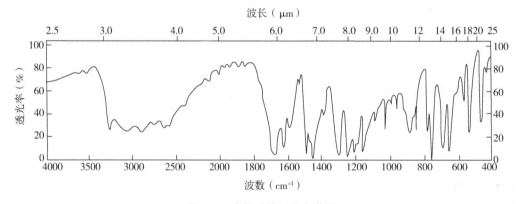

图 6-1　水杨酸的红外光谱图

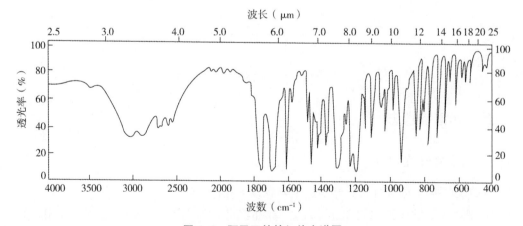

图 6-2　阿司匹林的红外光谱图

六、高效液相色谱法

当含量测定采用 HPLC 法进行时，可直接使用含量测定项下记录的色谱图进行鉴别。ChP 收载的阿司匹林片、肠溶胶囊、泡腾片，布洛芬缓释胶囊混悬滴剂，布美他尼片剂及注射剂，对氨基水杨酸钠片剂及注射剂，贝诺酯片剂的鉴别均采用 HPLC 法。鉴别方法：在含量测定项下记录的色谱图中，比较供试品溶液主峰的保留时间与对照品溶液主峰的保留时间的一致性。

第三节 特殊杂质检查

一、阿司匹林的杂质检查

阿司匹林除需检查一般杂质（易炭化物、干燥失重、炽灼残渣和重金属）外，有以下杂质的检查项目。

1. 溶液的澄清度 检查碳酸钠试液中的不溶物，包括未反应完全的酚类、精制水杨酸时温度过高而产生脱羧副反应生成的苯酚以及由其他副反应产生的醋酸苯酯、水杨酸苯酯、乙酰水杨酸苯酯等。这些杂质均不含羧基，不溶于碳酸钠试液，而阿司匹林能溶解，故可由一定量阿司匹林在碳酸钠试液中溶解应澄清来控制上述杂质的限度。

2. 游离水杨酸 生产过程中乙酰化不完全或贮藏过程中水解产生游离水杨酸。水杨酸不仅对人体有毒性，而且在空气中会被逐渐氧化成一系列醌型有色物质（淡黄、红棕、深棕色等），使阿司匹林变色，故需检查。

阿司匹林结构中无酚羟基，不能与高铁盐作用，而水杨酸可与高铁盐反应呈紫堇色；于一定量阿司匹林供试品溶液中加入稀硫酸铁铵溶液，如显色，与一定量水杨酸对照溶液在相同条件下生成的色泽比较，不得更深，以此控制游离水杨酸的限量，规定限量为 0.1%。以上为 ChP（2005）的方法。但由于在供试品溶液制备过程中阿司匹林可发生水解产生新的游离水杨酸。因此 ChP（2015）采用 1% 冰醋酸甲醇溶液制备供试品溶液，以防阿司匹林水解，同时采用 HPLC 法，用 ODS 为填充剂，以乙腈-四氢呋喃-冰醋酸-水（20：5：5：70）为流动相，检测波长为 303nm，按外标法以峰面积计算，游离水杨酸不得超过 0.1%。

3. 有关物质 阿司匹林中的"有关物质"系指除"游离水杨酸"外的其他合成副产物。"溶液的澄清度"可检查部分不含羧基的"有关物质"，为了全面控制阿司匹林"有关物质"，采用 HPLC 法进行检查。使用 ODS 色谱柱，以检查"游离水杨酸"。以乙腈-四氢呋喃-冰醋酸-水（20：5：5：70）为流动相 A、乙腈为流动相 B，梯度洗脱（表 6-1），检测波长为 276nm，以供试品溶液的稀释液（0.5%）为对照，除水杨酸峰外，其他各杂质峰面积的和不得大于对照溶液主峰面积（0.5%）。

表 6-1 梯度洗脱

时间（分钟）	流动相 A（%）	流动相 B（%）
0	100	0
60	20	80

二、阿司匹林片剂的杂质检查

制剂一般不再检查原料药项下的有关杂质，但由于阿司匹林在制剂的制备过程中易水解生成水杨酸，故需检查。

1. 阿司匹林片的游离水杨酸检查　取本品细粉适量（约相当于阿司匹林 0.5g），精密称定，置 100mL 量瓶中，用 1% 冰醋酸的甲醇溶液振摇使阿司匹林溶解，并稀释至刻度，摇匀，用滤膜滤过，取续滤液作为供试品溶液（临用新制）；取水杨酸对照品约 15mg，精密称定，置 50mL 量瓶中，用 1% 冰醋酸的甲醇溶液溶解并稀释至刻度，摇匀，精密量取 5mL，置 100mL 量瓶中，用 1% 冰醋酸的甲醇溶液溶解并稀释至刻度，摇匀，作为对照品溶液。照阿司匹林游离水杨酸项下的方法测定，供试品溶液色谱图中如有与水杨酸峰保留时间一致的色谱峰，按外标法以峰面积计算，不得超过标示量的 0.3%。

2. 阿司匹林肠溶片的游离水杨酸检查　其方法与阿司匹林片方法相仿，采用 HPLC 法进行检查，供试品溶液色谱图中如有与水杨酸峰保留时间一致的色谱峰，其结果按外标法以峰面积计算，不得超过标示量的 1.5%。

三、对氨基水杨酸钠中有关物质的检查

对氨基水杨酸钠的合成常以间氨基酚为原料，成品中可能引入未反应完全的间氨基酚；对氨基水杨酸钠很不稳定，吸潮、见光、受热时，易失去二氧化碳，生成间氨基酚。间氨基酚不仅有毒性，而且可被氧化成红棕色的 3,5,3′,5′-四羟基联苯醌，导致产品变色，故需检查。

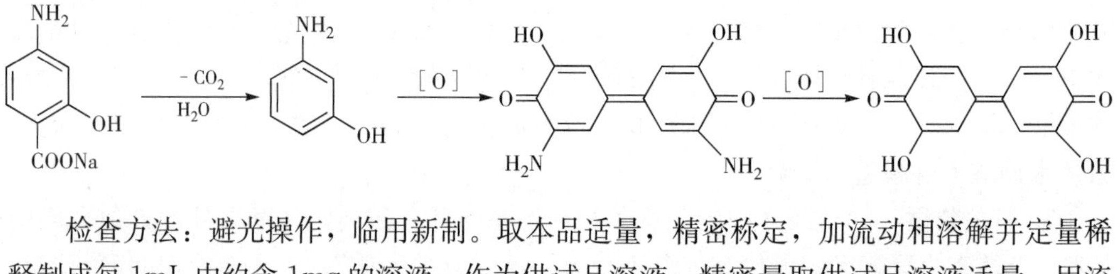

检查方法：避光操作，临用新制。取本品适量，精密称定，加流动相溶解并定量稀释制成每 1mL 中约含 1mg 的溶液，作为供试品溶液；精密量取供试品溶液适量，用流动相稀释制成每 1mL 中含 1μg 的溶液，作为对照溶液；另取间氨基酚对照品适量，精密称定，加流动相溶解并定量稀释制成每 1mL 中含 1μg 的溶液，作为对照品溶液。用十八烷基硅烷键合硅胶为填充剂；以乙腈-10% 四丁基氢氧化铵溶液-0.05mol/L 磷酸二氢钠（100:2:900）为流动相；检测波长为 220nm。分别取间氨基酚、5-氨基水杨酸（美沙拉嗪）和对氨基水杨酸钠对照品各适量，加流动相溶解制成每 1mL 中含间氨

基酚和 5-氨基水杨酸各 $5\mu g$、对氨基水杨酸钠 $10\mu g$ 的混合溶液作为系统适用性溶液，取系统适用性溶液 $20\mu L$，注入液相色谱仪，记录色谱图，出峰顺序依次为间氨基酚、5-氨基水杨酸与对氨基水杨酸钠，相邻各色谱峰之间的分离度均应符合要求。精密量取供试品溶液、对照溶液与对照品溶液各 $20\mu L$，分别注入液相色谱仪，记录色谱图至主成分峰保留时间的 3.5 倍。供试品溶液的色谱图中如有与对照品溶液主峰保留时间一致的峰，按外标法以峰面积计算，不得过 0.1%，其他单个杂质峰面积不得大于对照溶液主峰面积（0.1%），各杂质峰面积的和不得大于对照溶液主峰面积的 5 倍（0.5%）。供试品溶液色谱图中任何小于对照溶液主峰面积 0.1 倍（0.01%）的峰忽略不计。

四、贝诺酯的杂质检查

贝诺酯杂质检查项目有氯化物、硫酸盐、对氨基酚、游离水杨酸、干燥失重、炽灼残渣、重金属和有关物质。贝诺酯是阿司匹林和对乙酰氨基酚所生成的酯，在生产和储藏过程中酯键易水解，故需检查对氨基酚、游离水杨酸和有关物质。

1. 对氨基酚的检查 对氨基酚在一定条件下可与碱性亚硝基铁氰化钠反应呈蓝绿色，而贝诺酯无此反应，以供试品不显色控制对氨基酚的量。方法：取本品 1.0g，加甲醇溶液（1→2）20mL，搅匀，加碱性亚硝基铁氰化钠试液 1mL，摇匀，放置 30 分钟，不得显蓝绿色。

$$Na_2[Fe(CN)_5NO] + H_2O \longrightarrow Na_2[Fe(CN)_5H_2O] + NO$$

$$Na_2[Fe(CN)_5H_2O] + H_2N-\!\!\!\!\bigcirc\!\!\!\!-OH \longrightarrow Na_2[Fe(CN)_5H_2N-\!\!\!\!\bigcirc\!\!\!\!-OH] + H_2O$$
蓝绿色

2. 游离水杨酸的检查 取本品 0.1g，加乙醇 5mL，加热溶解后，加水适量，摇匀，滤入 50mL 比色管中，加水使成 50mL，立即加新制的稀硫酸铁铵溶液（取 1mol/L 盐酸溶液 1mL，加硫酸铁铵指示液 2mL，再加水适量使成 100mL）1mL，摇匀，30 秒钟内如显色，与对照液（精密称取水杨酸 0.1g，置 1000mL 量瓶中，加水溶解后，加冰醋酸 1mL，摇匀，再加水适量至刻度，摇匀，精密量取 1mL，加乙醇 5mL 与水 44mL，再加上述新制的稀硫酸铁铵溶液 1mL，摇匀）比较，不得更深（0.1%）。

利用贝诺酯结构中无酚羟基，不能直接与高铁盐反应，而杂质水杨酸可与高铁盐反应生成紫堇色的配位化合物，与一定量水杨酸对照液在相同条件下所显颜色进行对比，控制游离水杨酸的量。

3. 有关物质的检查 贝诺酯生产和储藏过程中的有关物质主要为对乙酰氨基酚、萨罗酚、乙酰扑热息痛、阿司匹林、水杨酸等杂质。ChP 采用高效液相色谱法检查。方法：取本品，加甲醇溶解并稀释制成每 1mL 中含 0.4mg 的溶液，摇匀，作为供试品溶液（临用新制）；精密量取 1mL，置 100mL 量瓶中，用甲醇稀释至刻度，摇匀，作为对照溶液。另取对乙酰氨基酚对照品适量，加甲醇溶解并稀释制成每 1mL 中含 10μg 的溶液，作为对照品溶液。照含量测定项下的色谱条件试验，取对照溶液 10μL，注入液相色谱仪，调节检测灵敏度，使主成分色谱峰的峰高约为满量程的 20%；再精密量取供试品溶液、对照品溶液和对照溶液各 $10\mu L$，分别注入液相色谱仪，记录色谱图至主成分峰保留时间的 2.5 倍，供试品溶液的色谱图中如有与对照品溶液主成分峰保留时间一致的谱峰，其峰面积不得大于对照溶液主峰面积的 0.1 倍（0.1%）；其他单个杂质峰面积均不得大于对照溶液主峰面的 0.5 倍（0.5%）；各杂质峰面积的和不得大于对照溶液主峰面积（1.0%）。

五、丙磺舒的杂质检查

丙磺舒杂质检查有氯化物、硫酸盐、干燥失重、炽灼残渣、重金属、酸度和有关物质。

1. 酸度检查　主要采用酸碱滴定法检查制备工艺中未反应完的盐酸，使用水作溶剂，药物不溶解，不干扰检查。

取本品 2.0g，加新沸过的冷水 100mL，置水浴上加热 5 分钟，时时振摇，放冷，滤过；取滤液 50mL，加酚酞指示液数滴，用氢氧化钠滴定液（0.1mol/L）滴定，消耗氢氧化钠滴定液（0.1mol/L）不得过 0.25mL。

2. 有关物质检查　采用高效液相色谱法，用自身稀释对照法检查。

取本品适量，加流动相溶解并定量稀释制成每 1mL 中含 $60\mu g$ 的溶液，作为试品溶液；精密量取 1mL，置 100mL 量瓶中，用流动相稀释至刻度，摇匀，作为对照溶液。照含量测定项下的色谱条件，取对照溶液 $20\mu L$，注入液相色谱仪，调节检测灵敏度，使主成分色谱峰的峰高约为满量程的 25%，精密量取供试品溶液与对照溶液各 $20\mu L$，注入液相色谱仪，记录色谱图至主成分峰保留时间的 5 倍。供试品溶液的色谱图中如有杂质峰，单个杂质峰面积不得大于对照溶液主峰面积的 0.5 倍（0.5%），各杂质峰面积的和不得大于对照溶液主峰面积的 2 倍（2.0%）。

六、甲芬那酸的杂质检查

甲芬那酸主要以邻 - 氯苯甲酸（*o* - chlorobenzoic acid）和 2,3 - 二甲基苯胺（2,3 - dimethyl - aniline）为原料，在铜的催化下缩合而成。

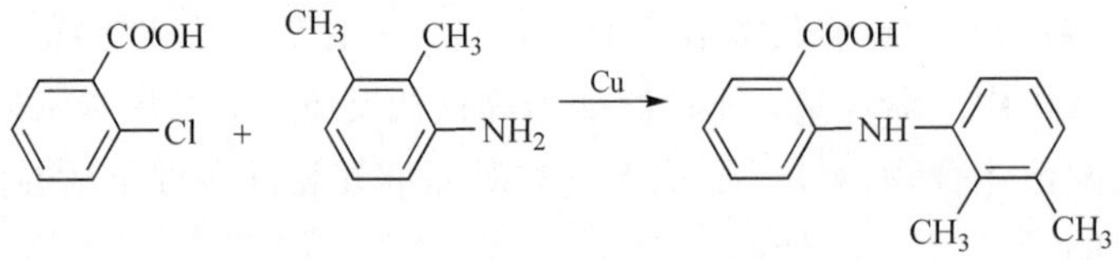

甲芬那酸主要检查项目有干燥失重、炽灼残渣、重金属、铜、2,3 - 二甲基苯胺和有关物质。由于其合成工艺，故要检查后三种杂质。

1. 铜的检查　取本品 1.0g，置石英坩埚中，加硫酸湿润，炽灼俟灰化完全后，残渣用 0.1mol/L 硝酸溶液溶解并定量转移至 25mL 量瓶中，并稀释至刻度，摇匀，作为供试品溶液；精密量取标准铜溶液（精密称取硫酸铜 0.393g，置 1000mL 量瓶中，加 0.1mol/L 硝酸溶液溶解并稀释至刻度，摇匀，精密量取 10mL，置 100mL 量瓶中，加

0.1mol/L 硝酸溶液稀释至刻度，摇匀）1.0mL，置 25mL 量瓶中，加 0.1mol/L 硝酸溶液稀释至刻度，摇匀，作为照品溶液。取上述两种溶液，照原子吸收分光光度法（通则 0406)，)，在 324.8nm 的波长处分别测定。供试品溶液的吸光度不得大于对照品溶液的吸光度（0.001%）。

2. 有关物质的检查 取本品适量，用流动相溶解并稀释制成每 1mL 中含 1mg 的溶液，作为供试品溶液；精密量取适量，用流动相稀释制成每 1mL 中含 5μg 的溶液，作为对照溶液。照高效液相色谱法（通则 0512）测定。用十八烷基硅烷键合硅胶为填充剂；以 0.05mol/L 磷酸二氢铵溶液（用氨试液调节 pH 值至 5.0)-乙腈-四氢呋喃（40：46：14）为流动相；检测波长为 254nm。理论板数按甲芬那酸峰计算不低于5000。精密量取对照溶液 10μL 注入液相色谱仪，调节检测灵敏度，使主成分色谱峰的峰高约为满量程的 15%；再精密量取供试品溶液与对照溶液各 10μL，分别注入液相色谱仪，记录色谱图至主成分峰保留时间的 2.5 倍。供试品溶液的色谱图中如有杂质峰，单个杂质峰面积不得大于对照溶液主峰面积的 0.2 倍（0.1%），各杂质峰面积的和不得大于对照溶液主峰面积（0.5%）。

3. 2,3-二甲基苯胺的检查 取本品适量，精密称定，用二氯甲烷-甲醇（3：1）溶液溶解并定量稀释制成每 1mL 中约含 25mg 的溶液，作为供试品溶液；另取 2,3-二甲基苯胺适量，精密称定，用二氯甲烷-甲醇（3：1）溶解并定量稀释制成每 1mL 中约含2.5μg 的溶液，作为对照品溶液。照气相色谱法（通则 0521）试验，以聚乙二醇（PEG-20M）为固定液的毛细管色谱柱，对照品溶液采用恒温 150℃，供试品溶液采用程序升温，起始温度 150℃维持至 2,3-甲基苯胺峰出峰后，以每分钟 70℃的速率升温至220℃，维持 20 分钟；进样口温度为 250℃；检测器温度为 260℃。精密量取供试品溶液与对照品溶液各 1μL，分别注入气相色谱仪，记录色谱图。供试品溶液中如有与 2,3-二甲基苯胺保留时间一致的色谱峰，其峰面积不得大于对照品溶液中 2,3-二甲基苯胺峰面积（0.01%）。

七、布洛芬的杂质检查

布洛芬的杂质检查项目有氯化物、干燥失重、炽灼残渣、重金属和有关物质的检查。

有关物质检查：采用薄层色谱法，以自身稀释对照法检查。使用硅胶 G 薄层板，以正己烷-醋酸乙酯-冰醋酸（15：5：1）为展开剂，1%高锰酸钾的稀硫酸溶液为显色剂，于 120℃加热 20 分钟，在紫外光灯（365nm）下检视。供试品溶液如显杂质斑点，与对照溶液的主斑点比较，不得更深。

八、氯贝丁酯的杂质检查

氯贝丁酯的检查项目主要有酸度、对氯酚和挥发性杂质。其合成以对氯酚为原料，同时氯贝丁酯分解也能产生对氯酚，对氯酚的毒性较大。另外，在生产和合成过程中引入一些挥发性杂质，因此，ChP 要对氯酚和挥发性杂质进行检查。

1. 酸度检查　取本品 2.0g，加中性乙醇（对酚酞指示液显中性）10mL 溶解后，加酚酞指示液数滴与氢氧化钠滴定液（0.1mol/L）0.15mL，应显粉红色。

2. 对氯酚检查　取本品 10.0g，加氢氧化钠试液 20mL，振摇提取，分取下层液，用水 5mL 振摇洗涤后，留作挥发性物质检查用。上述水洗液并入碱性提取液中，用三氯甲烷振摇洗涤 2 次，每次 5mL，弃去三氯甲烷液，加稀盐酸使成酸性，用三氯甲烷提取 2 次，每次 5mL，合并三氯甲烷提取液，并加三氯甲烷稀释成 10mL，作为供试品溶液；另取 0.0025% 对氯酚的三氯甲烷溶液作为对照品溶液。照气相色谱法（通则 0521），用 2m 玻璃色谱柱，以甲基硅橡胶（SE-30）为固定液，涂布浓度为 5%，在柱温 160℃测定。含对氯酚不得过 0.0025%。

3. 挥发性杂质检查　照气相色谱法（通则 0521），用检查对氯酚的色谱条件。取对氯酚项下经碱液洗涤后的本品适量，经无水硫酸钠干燥，作为供试品；称取适量，用三氯甲烷稀释制成每 1mL 中约含 10mg 的溶液作为预试溶液，取预试溶液适量，注入气相色谱仪，调节检测灵敏度或进样量使仪器适合测定；取供试品溶液注入气相色谱仪，记录色谱图至主成分峰保留时间的 2 倍。供试品溶液的色谱图中如有杂质峰，各杂质峰面积的和不得大于总峰面积的千分之五。

第四节　含量测定

一、酸碱滴定法

1. 直接滴定法　芳酸类药物分子中含有游离羧基，呈酸性，可采用碱滴定液直接滴定。ChP 中水杨酸、二氟尼柳、阿司匹林、双水杨酸酯及其片剂、苯甲酸、布洛芬、布美他尼采用氢氧化钠滴定液直接滴定测定含量。

阿司匹林的含量测定：取本品约 0.4g. 精密称定，加中性乙醇（对酚酞指示液显中性）20mL 溶解后，加酚酞指示液 3 滴，用氢氧化钠滴定液（0.1mol/L）滴定。每 1mL 氢氧化钠滴定液（0.1mol/L）相当于 18.02mg 的 $C_9H_8O_4$（分子量＝180.16）。反应式为：

$$\underset{COOH}{\underset{|}{\bigcirc}}\text{-OCOCH}_3 + NaOH \longrightarrow \underset{COONa}{\underset{|}{\bigcirc}}\text{-OCOCH}_3 + H_2O$$

为了使阿司匹林易于溶解及防止酯结构在碱性条件下水解而使结果偏高，采用中性乙醇（对酚酞指示剂显中性）为溶剂。阿司匹林是弱酸，用强碱滴定时，化学计量点偏碱性，故选用在碱性区域变色的指示剂。滴定应在不断搅拌下稍快进行，以防止局部碱度过大而促使阿司匹林水解。本法操作简便，但当供试品中所含游离水杨酸超过规定限度时，不宜采用。

2. 水解后剩余滴定法　用芳酸酯类药物分子中的酯结构在碱性溶液中易水解的性

质，定量加入过量氢氧化钠滴定液，加热使酯水解，剩余的碱用标准酸溶液回滴。氢氧化钠滴定液在受热时容易吸收空气中的二氧化碳，用酸回滴时会影响测定结果，可采用在同样条件下进行的空白试验对碱滴定液加以校正。当供试品中所含游离水杨酸超过规定限度时，也不宜采用水解后剩余滴定法。

USP32-NF27 阿司匹林的含量测定：取本品适量，精密称定，定量加入过量氢氧化钠滴定液（0.5mol/L），缓缓煮沸，放冷，加酚酞指示液，用硫酸滴定液（0.25mol/L）滴定剩余的氢氧化钠，并将滴定结果用空白试验校正。每 1mL 氢氧化钠滴定液（0.5mol/L）相当于 45.04mg 的 $C_9H_8O_4$。

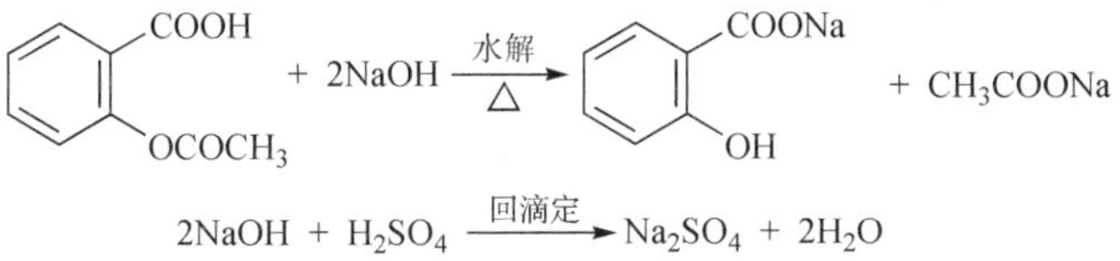

COOH
+ 2NaOH
水解
△
COONa
+ CH3COONa
OCOCH3
OH
2NaOH + H2SO4
回滴定
Na2SO4 + 2H2O

由于氢氧化钠与硫酸反应的摩尔比为 2∶1，所以 1mL 硫酸滴定液（0.25mol/L）与 1mL 氢氧化钠滴定液（0.5mL/L）相当，也相当于 45.04mg 的阿司匹林。含量计算公式如下：

$$含量\% = \frac{F \times T\ (V_0 - V)}{W} \times 100\%$$

式中，V_0 为空白试验所消耗的硫酸滴定液体积（mL）；V 为剩余滴定所消耗的硫酸滴定液体积（mL）；W 为供试品重（g）；F 为滴定液的浓度校正因数；T 为氢氧化钠滴定液的滴定度。

3. 两步滴定法　由于阿司匹林片、肠溶片等制剂中加入了少量枸橼酸或酒石酸作为稳定剂，并且阿司匹林制剂在生产和贮藏过程中可能发生水解，生成水杨酸和醋酸，此时若采用上述两种方法测定含量会使结果偏高。为了消除这些酸性物质的干扰，可采用两步滴定法，即先中和供试品中共存的酸，再采用水解后剩余酸碱滴定法测定阿司匹林片、肠溶片含量。

ChP（2005）中阿司匹林片的含量测定方法如下：

中和：取本品 10 片，精密称定，研细，精密称取适量（约相当于阿司匹林 0.3g），加中性乙醇（对酚酞指示液显中性），振摇使阿司匹林溶解，加酚酞指示液，滴加氢氧化钠滴定液（0.1mol/L）至溶液显粉红色。此时中和了可能存在的游离酸，阿司匹林同时形成钠盐。

水解后剩余滴定：在中和后的供试品溶液中，再精密加过量氢氧化钠滴定液（0.1mol/L），置水浴上加热并时时振摇，使酯结构水解完全，迅速放冷至室温，用硫酸滴定液（0.05mol/L）滴定剩余的碱，并将滴定结果用空白试验校正。

COONa
OCOCH3
+ NaOH
水解
△
COONa
OH
+ CH3COONa
2NaOH + H2SO4
Na2SO4 + 2H2O

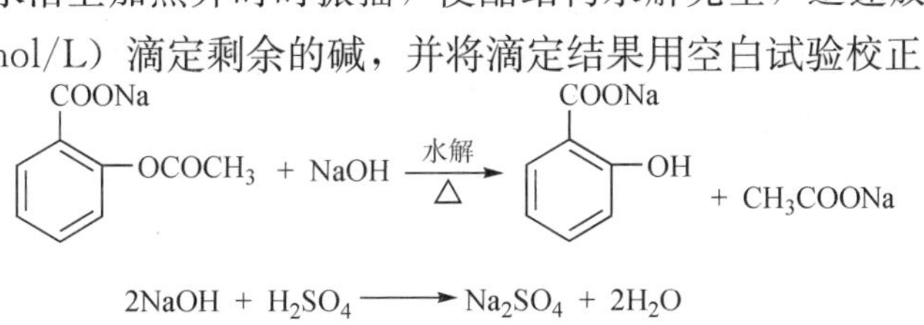

反应中，阿司匹林与氢氧化钠反应的摩尔比为 1∶1，氢氧化钠滴定液浓度为 0.1mol/L，即滴定度 $T=18.02\text{mg/mL}$。按下式计算片剂中阿司匹林的标示百分含量：

$$标示量\% = \frac{F \times T \times (V_0 - V) \times \overline{W}}{W \times 标示量} \times 100\%$$

式中，V_0 为空白试验所消耗的硫酸滴定液体积（mL）；V 为剩余滴定所消耗的硫酸滴定液体积（mL）；W 为供试品重（g）；F 为硫酸滴定液的浓度校正因数；T 为氢氧化钠滴定液的滴定度，$\overline{W}$ 为供试品的平均片重（g）。

二、双相滴定法

本法适用于有机酸的水溶性盐类药物的含量测定。如苯甲酸钠易溶于水，其水溶液呈碱性，可用盐酸滴定液滴定，但在滴定过程中析出的游离苯甲酸不溶于水，并且由于苯甲酸钠的碱性较弱而使滴定终点的 pH 突跃不明显，妨碍终点的正确判断。若利用苯甲酸能溶于有机溶剂的性质，在水相中加入与水不相混溶的有机溶剂，可将滴定过程中于水相生成的苯甲酸不断提取进入有机相，降低苯甲酸在水相中的浓度，并减少苯甲酸的解离，使滴定反应进行完全、终点清晰。反应式如下：

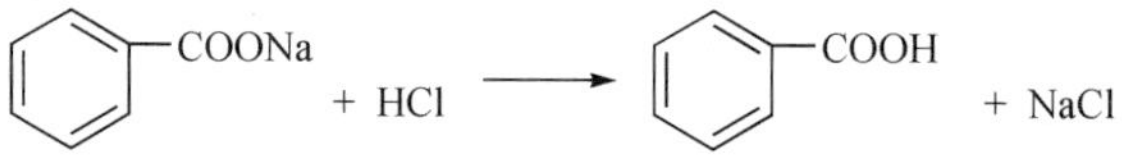

ChP（2005）的方法：取苯甲酸钠约 1.5g，精密称定，置分液漏斗中，加水 25mL、乙醚 50mL 与甲基橙指示液 2 滴，用盐酸滴定液（0.5mol/L）滴定，随滴随振摇，至水层显橙红色；分取水层，置具塞锥形瓶中，乙醚层用水 5mL 洗涤，洗液并入锥形瓶中，加乙醚 20mL，继续用盐酸滴定液（0.5mol/L）滴定，随滴定随振摇，至水层显持续的橙红色。每 1mL 盐酸滴定液（0.5moI/L）相当于 72.06mg 的 $C_7H_5NaO_2$（分子量为 144.11）。

三、非水溶液滴定法

苯甲酸钠可采用非水碱量法对其进行含量测定。

方法：取本品，经 105℃ 干燥至恒重，取约 0.12g，精密称定，加冰醋酸 20mL 使溶解，加结晶紫指示液 1 滴，用高氯酸滴定液（0.1mol/L）滴定至溶液显绿色，并将滴定的结果用空白试验校正。每 1mL 高氯酸滴定液（0.1mol/L）相当于 14.41mg 的 $C_7H_5NaO_2$。

四、亚硝酸钠滴定法

含芳伯氨基的对氨基水杨酸钠，能在盐酸存在下与亚硝酸钠定量发生重氮化反应，生成重氮盐。采用亚硝酸钠滴定法（永停法指示终点），测定对氨基水杨酸钠及其制剂的含量，测定原理为：

$$\text{NaOOC}\!-\!\!\underset{\text{HO}}{\bigcirc}\!\!-\!\text{NH}_2 + \text{HCl} \longrightarrow \text{HOOC}\!-\!\!\underset{\text{HO}}{\bigcirc}\!\!-\!\text{NH}_2 + \text{NaCl}$$

$$\text{HOOC}\!-\!\!\underset{\text{HO}}{\bigcirc}\!\!-\!\text{NH}_2 + \text{NaNO}_2 + 2\text{HCl} \longrightarrow \text{HOOC}\!-\!\!\underset{\text{HO}}{\bigcirc}\!\!-\!\text{N}_2^+\text{Cl}^- + \text{NaCl} + 2\text{H}_2\text{O}$$

有关亚硝酸钠滴定法的反应条件及影响因素参见"第七章芳香胺类药物的分析"。

五、紫外分光光度法

1. 直接紫外分光光度法　ChP 采用本法测定丙磺舒片、水杨酸二乙胺乳膏，且多采用吸收系数法计算含量。

丙磺舒片的含量测定：取本品 10 片，精密称定，研细，精密称取适量（约相当于丙磺舒 60mg），置 200mL 量瓶中，加乙醇 150mL 与盐酸溶液（9→100）4mL，置 70℃水浴上加热 30 分钟，放冷，用乙醇稀释至刻度，摇匀，滤过，精密量取续滤液 5mL，置 100mL 量瓶中，加盐酸溶液（9→100）2mL，用乙醇稀释至刻度，摇匀，照紫外-可见分光光度法（通则 0401）在 249nm 波长处测定吸收度，按 $C_{13}H_{19}NO_4S$ 的吸收系数（$E_{1cm}^{1\%}$）为 338 计算，即得。

2. 柱分配色谱-紫外分光光度法　该法不需特殊仪器，结果重现性较好，但操作较繁琐，如 USP（32）采用该法测定阿司匹林胶囊的含量，即先在硅藻土-碳酸氢钠色谱柱中纯化，阿司匹林及水杨酸形成钠盐保留于柱上，先用三氯甲烷洗脱除去中性或碱性杂质，再用醋酸酸化，使阿司匹林游离，用三氯甲烷洗脱后测其含量。

六、高效液相色谱法

高效液相色谱法可分离原料和制剂中的杂质、辅料、添加剂、共存药物等，操作简单，准确度高，重复性好。ChP 采用该法测定阿司匹林片剂、肠溶胶囊、栓剂、泡腾片，贝诺酯及其片剂，布美他尼片及注射液，对氨基水杨酸钠及其制剂，甲芬那酸片剂和胶囊，丙磺舒，布洛芬片、胶囊、口服溶液、缓释胶囊、混悬滴剂和糖浆的含量。

例 1　阿司匹林肠溶胶囊的含量测定。

色谱条件与系统适用性试验：填充剂为十八烷基硅烷键合硅胶，流动相为乙腈-四氢呋喃-冰醋酸-水（20：5：5：70），检测波长276nm。理论板数按阿司匹林峰计算应不低于3000，阿司匹林峰与水杨酸峰的分离度应符合要求。

测定法：取装量差异项下的内容物，研细，精密称取适量（约相当于阿司匹林 10mg），置 100mL 量瓶中，用 1‰醋酸甲醇溶液强烈振摇使阿司匹林溶解并稀释至刻度，滤膜滤过，精密量取续滤液 10μL，注入液相色谱仪，记录色谱图；另取阿司匹林对照品适量，精密称定，加 1‰冰醋酸甲醇溶液溶解并定量稀释制成每 1mL 中约含 0.1mg 的溶液，同法测定。按外标法以峰面积计算，即得。

例 2　布洛芬缓释胶囊的含量测定。

色谱条件与系统适用性试验：填充剂为十八烷基硅烷键合硅胶，以醋酸钠缓冲液（取醋酸钠 6.13g，加水 750mL 使溶解，用冰醋酸调节 pH 值 2.5）- 乙腈（40：60）为流动相；检测波长为 263nm。理论板数按布洛芬峰计算应不低于 2500。

测定法：取装量差异项下的内容物，混合均匀，精密称取适量（约相当于布洛芬 0.1g），置 200mL 量瓶中，加甲醇 100mL，振摇 30 分钟，加水稀释至刻度，摇匀，滤过，取滤液作为供试品溶液，精密量取续滤液 20μL，注入液相色谱仪，记录色谱图；另取布洛芬对照品 25mg，精密称定，置 50mL 量瓶中，加甲醇 25mL 使溶解，用水稀释至刻度，摇匀，同法测定。按外标法以峰面积计算，即得。

例 3 丙磺舒的含量测定。照高效液相色谱法（通则 0512）测定。

色谱条件与系统适用性试验：用十八烷基硅烷键合硅胶为填充剂；以 0.05mol/L 磷酸二氢钠（加 1‰冰醋酸；用磷酸调节 pH 值至 3.0）- 乙腈（50：50）为流动相；检测波长为 245nm。理论板数按丙磺舒峰计算不低于 3000。

测定法：取本品适量，精密称定，加流动相溶解并定量稀释制成每 1mL 中含 60μg 的溶液，精密量取 20μL，注入液相色谱仪，记录色谱图；另取丙磺舒对照品，同法测定。按外标法以峰面积计算，即得。

第七章　芳香胺类药物的分析 ▷▷▷

　　有机胺类药物为临床常用药物，其分子结构中含有氨基。本章主要介绍胺类药物中的芳胺类，芳烃胺类药物的苯乙胺类和苯丙胺类药物及其制剂的质量控制方法。属于胺类药物的生物碱类药物放在"第十章生物碱类药物的分析"中讨论。

第一节　芳胺类药物的分析

　　根据芳胺类药物的基本结构不同可分：①对氨基苯甲酸酯类，其芳伯氨基未被取代，而在芳环对位有取代的对氨基苯甲酸酯类；②酰胺类，其芳伯氨基被酰化，且在芳环对位有取代的酰胺类。

一、结构与性质

（一）对氨基苯甲酸酯类药物

1. 基本结构　本类基本结构为对氨基苯甲酸酯：

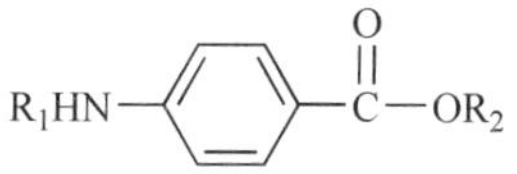

$$R_1HN-\underset{\text{基本结构}}{\underline{}}-\overset{\overset{O}{\|}}{C}-OR_2$$

2. 代表药物　主要有常用的局部麻醉药物有苯佐卡因、盐酸普鲁卡因、盐酸氯普鲁卡因和盐酸丁卡因等。盐酸普鲁卡因胺是抗心律失常药，但它的化学结构与盐酸普鲁卡因不同之处仅在于酯键改为酰胺键，化学性质与本类药物相似，因此，也列入本类药物。

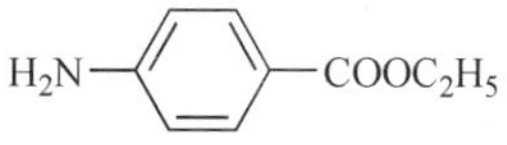

$$H_2N-\underset{\text{苯佐卡因(benzocaine)}}{\underline{}}-COOC_2H_5$$

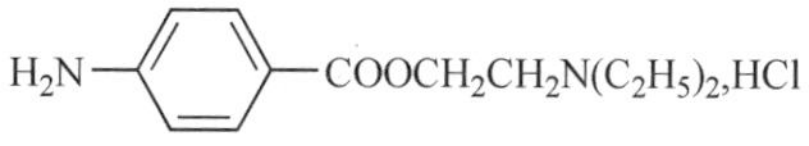

$$H_2N-\underset{\text{盐酸普鲁卡因(procaine hydrochloride)}}{\underline{}}-COOCH_2CH_2N(C_2H_5)_2, HCl$$

$$H_2N-\underset{\text{盐酸氯普鲁卡因(chloroprocaine hydrochloride)}}{\underset{Cl}{\underline{}}}-COOCH_2CH_2N(C_2H_5)_2, HCl$$

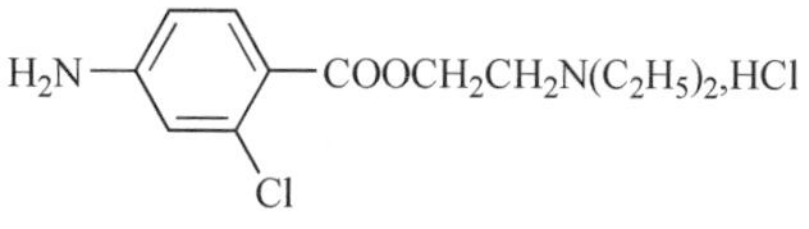

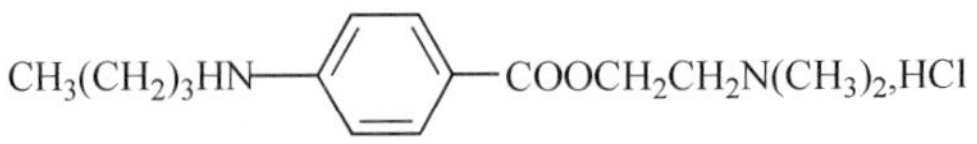

$$CH_3(CH_2)_3HN \text{—} C_6H_4 \text{—} COOCH_2CH_2N(CH_3)_2 \cdot HCl$$

盐酸丁卡因(tetracaine hydrochloride)

$$H_2N \text{—} C_6H_4 \text{—} CONHCH_2CH_2N(C_2H_5)_2 \cdot HCl$$

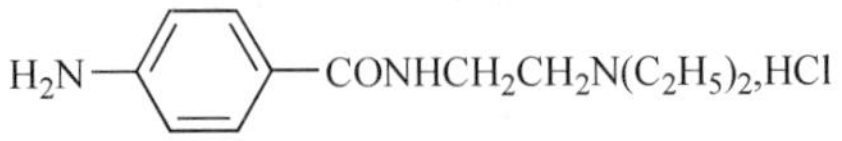

盐酸普鲁卡因胺(procainamide hydrochloride)

3. 主要性质

（1）芳伯氨基特性　本类药物的结构中具有芳伯氨基，可发生重氮化-偶合反应，用于药物的鉴别，也可采用亚硝酸钠法对其进行含量测定；可与芳醛缩合成 Schiff 碱反应，用于鉴别或采用比色法进行含量测定；易氧化变色，可用于分析该结构药物可能存在的杂质。盐酸丁卡因则无此特性。

（2）水解性　本类药物分子结构中含有酯键或酰胺键，易水解。光、热或碱性条件可促进其水解。苯佐卡因、盐酸普鲁卡因水解产物为对氨基苯甲酸（PABA），盐酸氯普鲁卡因水解产物为 4-氨基 2-氯苯甲酸，盐酸丁卡因水解产物为对丁氨基苯甲酸（BABA）。可利用各自水解产物的特性对其进行分析。

（3）弱碱性　本类药物除苯佐卡因外，分子结构中的脂烃胺侧链为叔胺氮原子，具有弱碱性。能与生物碱沉淀剂发生沉淀反应，可用于鉴别；可采用非水滴定法对其进行含量测定。

（4）对光吸收特性　本类药物含有苯环等共轭结构，具有紫外吸收光谱特征；也具有红外吸收特性的基团。

（5）其他性质　本类药物由于苯环上具有芳伯氨基或同时具有脂烃胺侧链，因此，其游离碱多为碱性油状液体或低熔点固体，难溶于水，可溶于有机溶剂。其盐酸盐均系白色结晶性粉末，具有一定的熔点，易溶于水和乙醇，难溶于有机溶剂。此特性可用于该类药物的鉴别，也可采用提取后酸碱中和法进行含量测定。

（二）酰胺类药物

1. 基本结构　本类药物的结构共性是具有芳酰氨基，均系苯胺的酰基衍生物。

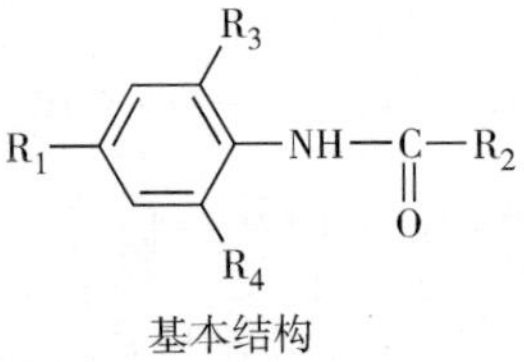

基本结构

2. 代表药物　主要有解热镇痛药对乙酰氨基酚（扑热息痛）等；局部麻醉药盐酸利多卡因、盐酸布比卡因和盐酸罗哌卡因等；抗麻风药醋氨苯砜和抗心律失常药盐酸妥卡尼等。化学结构如下：

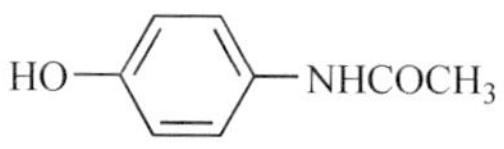

HO—⬡—NHCOCH₃

对乙酰氨基酚
(paracetamol)

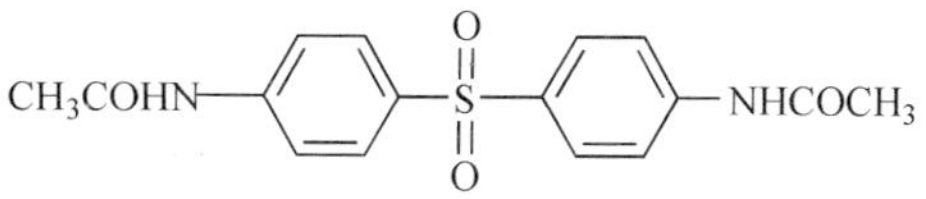

CH₃COHN—⬡—SO₂—⬡—NHCOCH₃

醋氨苯砜
(acedapsone)

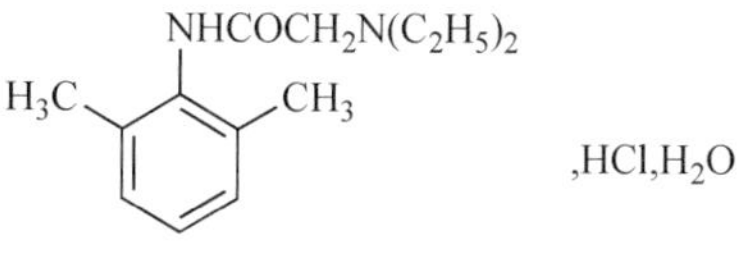

盐酸利多卡因
(lidocaine hydrochloride)

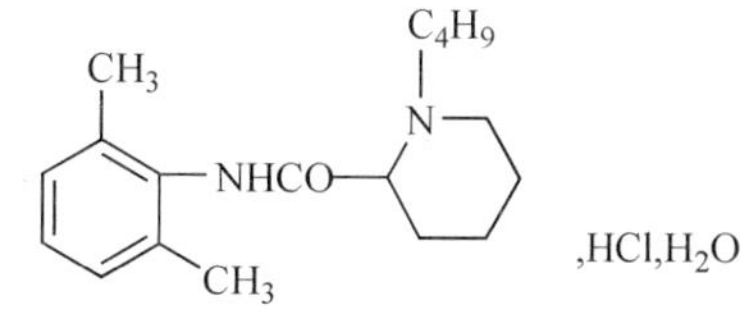

盐酸布比卡因
(bupivacaine hydrochloride)

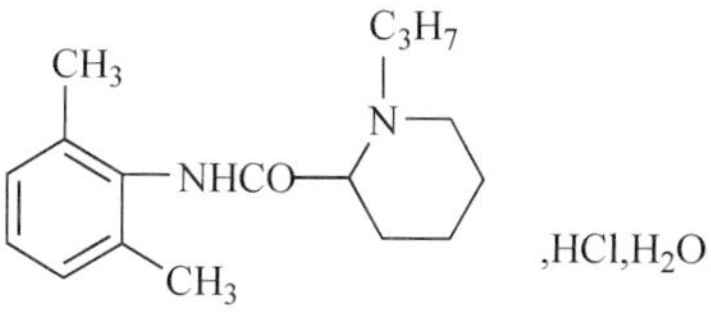

盐酸罗哌卡因
(ropivacaine hydrochloride)

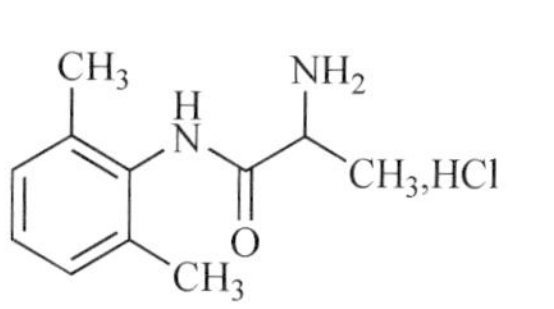

盐酸妥卡尼
(tocainide hydrochloride)

3. 主要性质

（1）**水解后呈芳伯氨基特性**　分子结构中的酰胺键可水解为芳伯氨基而显芳伯氨基特性，利用该特性对药物进行鉴别和含量测定。盐酸利多卡因、盐酸布比卡因、盐酸罗哌卡因和盐酸妥卡尼在酰氨基邻位存在两个甲基，由于空间位阻影响，水解较难。

（2）**弱碱性**　本类药物中的利多卡因、布比卡因和罗哌卡因药物结构中的脂烃胺侧链有叔胺氮原子，妥卡尼药物结构中有伯胺氮原子，均显碱性，可以成盐；盐酸罗哌卡因和盐酸妥卡尼能与生物碱沉淀剂发生沉淀反应，其中与三硝基苯酚试液反应生成的沉淀具有一定的熔点，可采用熔点测定法进行鉴别，而对乙酰氨基酚和醋氨苯砜结构无此侧链，不具有此类反应，可用以区别。

（3）**酚羟基特性**　具有酚羟基结构的对乙酰氨基酚可与三氯化铁试液发生呈色反应，用于鉴别。

（4）**与重金属离子发生沉淀反应**　本类药物中的盐酸利多卡因、盐酸布比卡因、盐酸罗哌卡因和盐酸妥卡尼由于分子结构中酰氨基上的氮可在水溶液中与铜离子或钴离子发生配位反应，生成有色的配位化合物沉淀，此沉淀可溶于三氯甲烷等有机溶剂后呈色。该反应可用于此类药物的鉴别。

（5）**水解产物易酯化**　本类药物中的对乙酰氨基酚和醋氨苯砜，发生水解后产生醋酸，在硫酸介质中与乙醇反应，生成醋酸乙酯，其香味可用于鉴别。

（6）**对光吸收特性**　本类药物含有苯环等共轭结构，具有紫外吸收光谱特征；也具有红外吸收特性的基团。

二、鉴别试验

（一）重氮化‑偶合反应

苯佐卡因、盐酸普鲁卡因、盐酸氯普鲁卡因和盐酸普鲁卡因胺分子结构中均含有芳伯氨基，在盐酸溶液中，可直接与亚硝酸钠进行重氮化‑偶合反应。

1. 苯佐卡因和盐酸普鲁卡因的鉴别 取供试品约 50mg，加稀盐酸 1mL，必要时缓缓煮沸使溶解，放冷，加 0.1mol/L 亚硝酸钠溶液数滴，滴加碱性 β‑萘酚试液数滴，视供试品不同，生成由橙黄到猩红色沉淀。反应式如下：

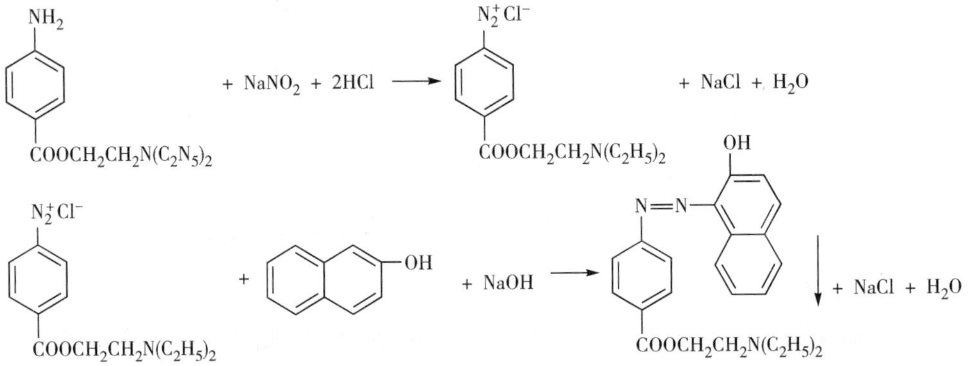

2. 对乙酰氨基酚和醋氨苯砜的鉴别 对乙酰氨基酚和醋氨苯砜在盐酸或硫酸中加热水解后，也可与亚硝酸钠进行重氮化反应，生成的重氮盐与碱性 β‑萘酚偶合生成有色产物。对乙酰氨基酚的鉴别反应式如下：

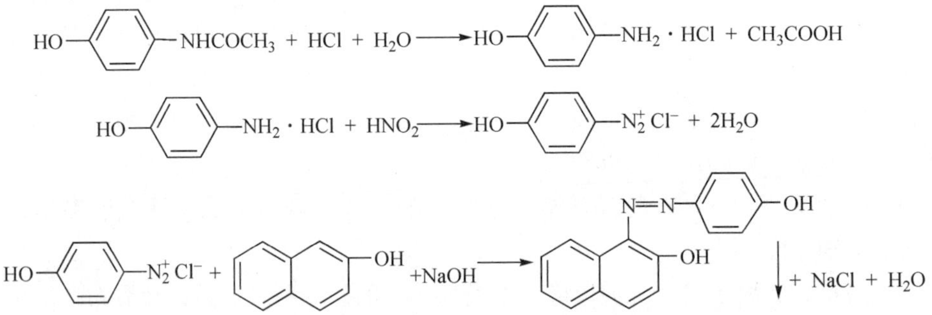

方法：取本品约 0.1g，加稀盐酸 5mL，置水浴中加热 40 分钟，放冷；取 0.5mL，滴加亚硝酸钠试液 5 滴，摇匀，用水 3mL 稀释后，加碱性 β‑萘酚试液 2mL，振摇，即显红色。

盐酸丁卡因分子结构中不具有芳伯氨基，不发生重氮化‑偶合反应，但其分子结构中的芳香仲胺在酸性溶液中可与亚硝酸钠反应，生成 N‑亚硝基化合物的乳白色沉淀，可与具有芳伯氨基的同类药物区别。反应式如下：

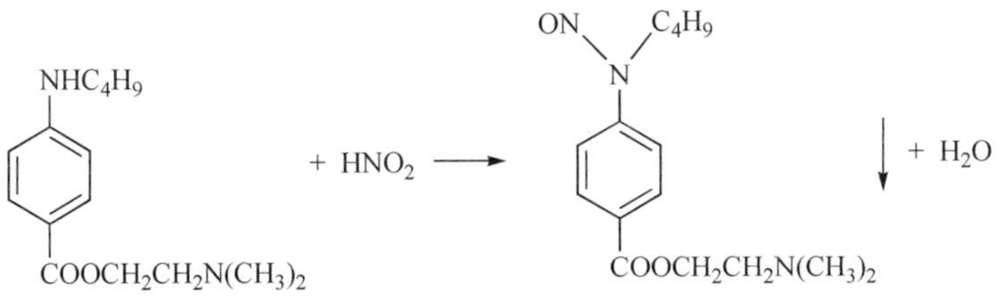

（二） 与三氯化铁反应

对乙酰氨基酚分子结构中具有酚羟基，可直接与三氯化铁试液反应显蓝紫色。反应式如下：

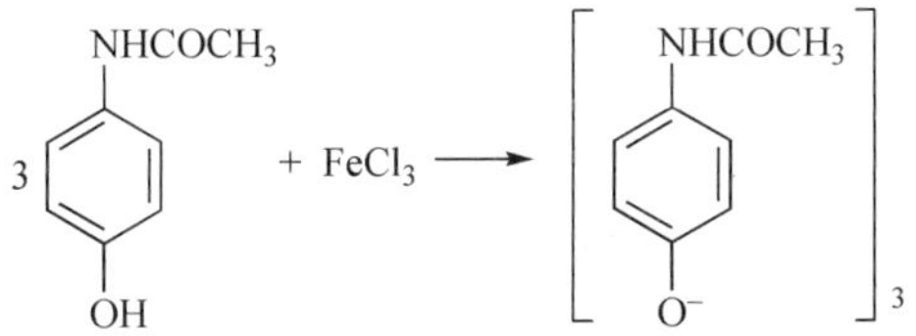

（三） 与重金属离子反应

1. 与铜离子反应 盐酸利多卡因分子结构中具有芳酰胺基团，在碳酸钠试液中与硫酸铜反应生成蓝紫色配位化合物，此有色物转溶入三氯甲烷中显黄色。反应式如下：

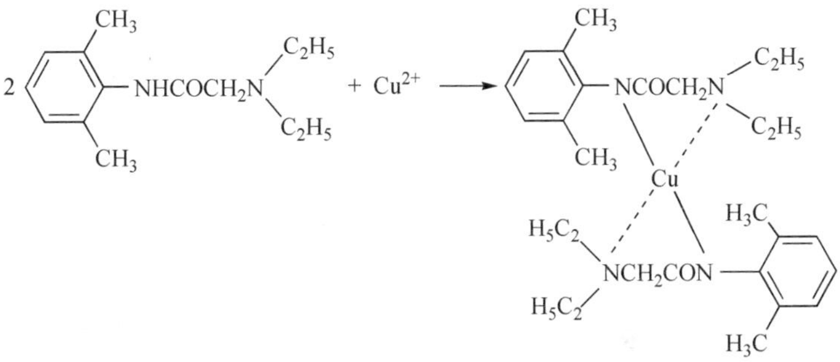

方法：取本品 0.2g，加水 20mL 溶解后，取溶液 2mL，加硫酸铜试液 0.2mL 与碳酸钠试液 1mL，即显蓝紫色；加三氯甲烷 2mL，振摇后放置，三氯甲烷层显黄色。

苯佐卡因、盐酸普鲁卡因、盐酸氯普鲁卡因和盐酸丁卡因等，在同样条件下不发生此反应。

2. 与钴离子反应 盐酸利多卡因在酸性溶液中与氯化钴试液反应，生成亮绿色细小钴盐沉淀。反应式如下：

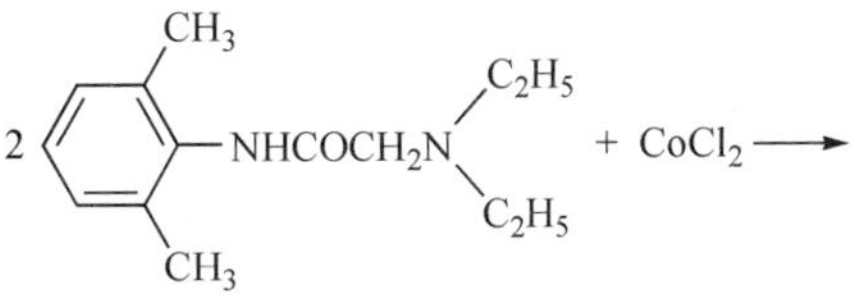

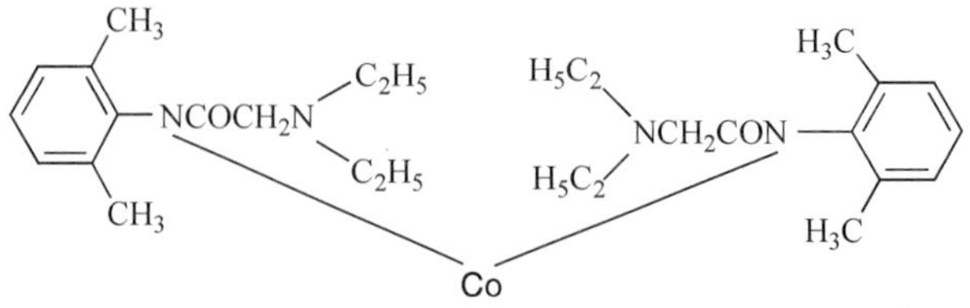

3. 羟肟酸铁盐反应　盐酸普鲁卡因胺因其分子结构中具有芳酰胺结构，可被浓过氧化氢溶液氧化成羟肟酸，再与三氯化铁作用形成配位化合物羟肟酸铁，溶液显紫红色，随即变为暗棕色至棕黑色。反应式如下：

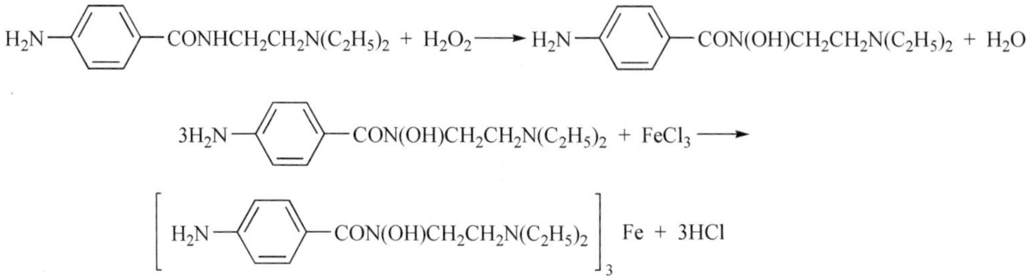

方法：取本品 0.1g，加水 5mL，加三氯化铁试液与浓过氧化氢溶液各 1 滴，缓缓加热至沸，溶液显紫红色，随即变为暗棕色至棕黑色。

4. 与汞离子反应　盐酸利多卡因的水溶液加硝酸酸化后，加硝酸汞试液煮沸，显黄色；对氨基苯甲酸酯类药物显红色或橙黄色，可与之区别。

（四）　水解产物反应

ChP 采用水解产物的反应鉴别盐酸普鲁卡因和苯佐卡因。

1. 盐酸普鲁卡因的鉴别　盐酸普鲁卡因分子中具有酯键结构，在碱性条件下可水解，生成普鲁卡因，因其不溶于水，故以白色沉淀析出，经加热变为油状物，继续加热，普鲁卡因在碱性条件下水解生成二乙胺基乙醇和对氨基苯甲酸钠。二乙胺基乙醇为碱性挥发性气体，能使湿润的红色石蕊试纸变蓝；对氨基苯甲酸钠与盐酸可生成对氨基苯甲酸，因不溶于水中，故以白色沉淀析出。反应式如下：

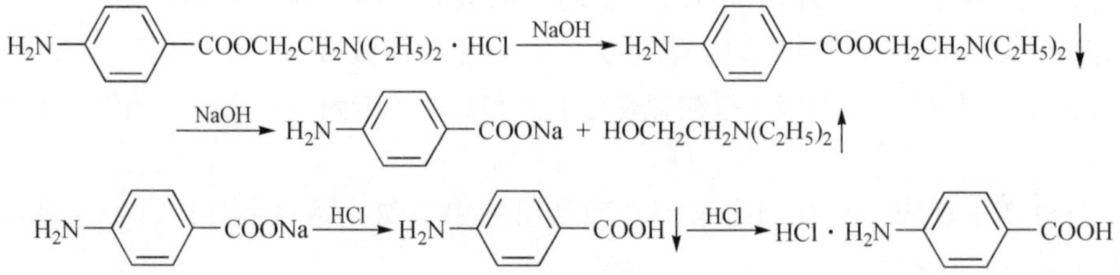

方法：取本品约 0.1g，加水 2mL 溶解后，加 10% 氢氧化钠溶液 1mL，即生成白色沉淀；加热，变为油状物；继续加热，产生的蒸气能使湿润的红色石蕊试纸变为蓝色；热至油状物消失后，放冷，加盐酸酸化，即析出白色沉淀。

2. 苯佐卡因的鉴别　苯佐卡因分子结构中具有酯键，在碱性条件下可水解，其水产物乙醇可与碘试液反应，生成有颜色的碘仿沉淀。反应式如下：

$$H_2N-\langle\!\!\!\!\bigcirc\!\!\!\!\rangle-COOC_2H_5 + NaOH \longrightarrow H_2N-\langle\!\!\!\!\bigcirc\!\!\!\!\rangle-COONa + C_2H_5OH$$

$$C_2H_5OH + 4I_2 + 6NaOH \longrightarrow CHI_3\downarrow + 5NaI + HCOONa + 5H_2O$$

方法：取本品约 0.1g，加氢氧化钠试液 5mL，煮沸，即有乙醇生成，加碘试液，加热，即生成黄色沉淀，并产生碘仿的臭气。

（五） 制备衍生物测定熔点

盐酸利多卡因、盐酸布比卡因、盐酸丁卡因等可以制备衍生物测定熔点进行鉴别。

盐酸丁卡因的鉴别：盐酸丁卡因可与硫氰酸铵反应生成难溶于水的白色沉淀。反应式如下：

$$CH_3(CH_2)_3HN-\langle\!\!\!\!\bigcirc\!\!\!\!\rangle-COOCH_2CH_2N(C_2H_5)_2 \cdot HCl + NH_4SCN \longrightarrow$$

$$CH_3(CH_2)_3HN-\langle\!\!\!\!\bigcirc\!\!\!\!\rangle-COOCH_2CH_2N(C_2H_5)_2 \cdot HSCN\downarrow + NH_4Cl$$

方法：取本品约 0.1g，加 5％醋酸钠溶液 10mL 溶解后，加 25％硫氰酸铵溶液 1mL，即析出白色结晶；滤过，结晶用水洗涤，在 80℃干燥，依法测定（通则 0612），熔点约为 131℃。

（六） 光谱鉴别法

1. 紫外光谱法 对带有发色团的药物，利用其紫外吸收波长和强度可以进行鉴别。本类药物分子结构中均含有苯环，具有紫外吸收光谱特征，ChP 采用此法鉴别盐酸布比卡因、醋氨苯砜、盐酸普鲁卡因胺片与注射液。

（1）盐酸布比卡因的鉴别 取本品，精密称定，按干燥品计算，加 0.01mol/L 盐酸溶液溶解并定量稀释成每 1mL 中约含 0.40mg 的溶液，照紫外-可见分光光度法（通则 0401）测定，在 263nm 与 271nm 的波长处有最大吸收；其吸光度分别为 0.53～0.58 与 0.43～0.48。

（2）醋氨苯砜的鉴别 取本品，加无水乙醇制成每 1mL 中约含 5μg 的溶液，照紫外-可见分光光度法（通则 0401）测定，在 256nm 与 284nm 的波长处有最大吸收。

2. 红外光谱法 红外吸收光谱是由分子的振动-转动能级跃迁产生的光谱。有机药物在红外光区有特征吸收，药物分子的组成、结构、官能团不同时，其红外光谱也不同，因此可利用红外光谱的特征对药物进行鉴别。红外光谱法是一种专属性很强、应用较广（固体、液体、气体样品）的鉴别方法，主要用于组分单一、结构明确的原料药，特别适合于用其他方法不易区分的同类药物。目前，国内外药典对此类药物的鉴别，几乎都用到红外吸收光谱法，《中国药典》的鉴别方法是采用标准图谱对照法。《中国药典》收载的光谱图，采用分辨率为 2cm^{-1} 条件绘制，基线一般控制在 90％透光率以上，供试品取样量一般控制在使其最强吸收峰在 10% 透光率以下。如盐酸普鲁卡因和盐酸普鲁卡因胺的鉴别，见"第二章药物的鉴别试验"图 2-1、图 2-2。

三、特殊杂质检查

（一）盐酸普鲁卡因及其注射液中对氨基苯甲酸的检查

盐酸普鲁卡因分子结构中存在酯键，易发生水解反应，生成对氨基苯甲酸。盐酸普鲁卡因注射液在制备过程中，受灭菌温度、时间、溶液 pH 值、贮藏时间以及光线和金属离子等因素的影响，也可发生水解反应生成对氨基苯甲酸。对氨基苯甲酸随贮藏时间的延长或高温加热，可进一步脱羧转化为苯胺，而苯胺又可被氧化为有色物，使注射液变黄，疗效下降，毒性增加。ChP 采用高效液相色谱法检查盐酸普鲁卡因及其注射液中的对氨基苯甲酸。

$$H_2N-\!\!\!\!\!\!\bigcirc\!\!\!\!\!\!-COOH \xrightarrow{-CO_2} H_2N-\!\!\!\!\!\!\bigcirc\!\!\!\!\!\! \xrightarrow{[O]} O=\!\!\!\!\!\!\bigcirc\!\!\!\!\!\!=O$$

盐酸普鲁卡因注射液的检查方法：精密量取本品适量，用水定量稀释制成每 1mL 中约含盐酸普鲁卡因 0.2mg 的溶液，作为供试品溶液；精密量取 1mL，置 100mL 量瓶中，用水稀释至刻度，摇匀，作为对照溶液；取对氨基苯甲酸对照品适量，精密称定，加水溶解并定量稀释制成每 1mL 中约含 2.4μg 的溶液，作为对照品溶液；取供试品溶液 1mL 与对照品溶液 9mL 混合均匀，作为系统适用性溶液。照高效液相色谱法（通则 0512）测定，用十八烷基硅烷键合硅胶为填充剂；以磷酸盐缓冲液（0.1% 庚烷磺酸钠的 0.05mol/L 磷酸二氢钾溶液，用磷酸调节 pH 至 3.0）-甲醇（68∶32）为流动相；检测波长为 279nm，理论板数按对氨基苯甲酸峰计应不低于 2000；盐酸普鲁卡因和对氨基苯甲酸之间的分离度应大于 2.0。取对照品溶液 10μL 注入液相色谱仪，调节检测灵敏度，使主成分色谱峰的峰高约为满量程的 20%；精密量取对照品溶液、对照溶液与供试品溶液各 10μL，分别注入液相色谱仪，记录色谱图至主成分峰保留时间的 4 倍。供试品溶液色谱图中如有与对氨基苯甲酸峰保留时间一致的色谱峰，按外标法以峰面积计算，不得过盐酸普鲁卡因标示量的 1.2%，其他杂质峰面积的和不得大于对照溶液的主峰面积（1.0%）。

（二）对乙酰氨基酚的特殊杂质检查

对乙酰氨基酚是以对硝基氯苯为原料，水解后制得对硝基酚，经还原生成对氨基酚，再经乙酰化后制得；也可以以苯酚为原料，经亚硝化及还原反应制得对氨基酚。ChP 规定本品除了检查酸度、氯化物、硫酸盐、干燥失重、炽灼残渣和重金属等一般杂质外，还应检查相关的特殊杂质项目。

1. 乙醇溶液的澄清度与颜色 对乙酰氨基酚原料药的生产工艺中使用铁粉作为还原剂，可能带入成品中，致使乙醇溶液产生浑浊。中间体对氨基酚的有色氧化产物，在乙醇中显橙红色或棕色，为了控制还原剂及氧化产物杂质的量，需用本法检查。

检查方法：取本品 1.0g，加乙醇 10mL 溶解后，溶液应澄清无色；如显浑浊，与 1

号浊度标准液（通则0902第一法）比较，不得更浓；如显色，与棕红色2号或橙红色2号标准比色液（通则0902第一法）比较，不得更深。

2. 对氯苯乙酰胺 对乙酰氨基酚在生产过程中易引入的一些杂质主要包括对氯苯乙酰胺、对氨基酚、偶氮苯、氧化偶氮苯、苯醌和醌亚胺等中间体、副产物及分解产物，因此需对其进行限量控制。ChP采用高效液相色谱法对对氯苯乙酰胺进行限度检查。

检查方法：取本品适量，精密称定，加溶剂［甲醇-水（4∶6）］制成每1mL中约含对乙酰氨基酚20mg的溶液，作为供试品溶液（临用新制）。另取对氯苯乙酰胺对照品适量，精密称定，加上述溶剂制成每1mL中约含1μg的溶液，作为对照品溶液。照高效液相色谱法（通则0512）测定。用辛烷基硅烷键合硅胶为填充剂；磷酸盐缓冲液（取磷酸氢二钠8.95g. 磷酸二氢钠3.9g，加水溶解至1000mL，加入10％四丁基氢氧化铵12mL)-甲醇（60∶40）为流动相；检测波长为245nm；柱温为40℃；理论板数按对乙酰氨基酚峰计算应不低于2000，对氯苯乙酰胺与对乙酰氨基酚峰之间的分离度应符合要求。取对照品溶液20μL，注入液相色谱仪，调节检测灵敏度，使对氯苯乙酰胺色谱峰的峰高约为满量程的10％，再精密量取供试品溶液与对照品溶液各20μL，分别注入液相色谱仪，记录色谱图；按外标法以峰面积计算，含对氯苯乙酰胺不得过0.005％。

3. 对氨基酚及其他有关物质 本品在合成过程中，由于乙酰化不完全或贮藏不当发生水解，均可引入对氨基酚，使本品产生色泽并对人体有毒性，应严格控制其限量。其他有关物质也可能在生产或贮藏中引入。ChP采用高效液相色谱法以对氨基酚和对乙酰氨基酚为对照品进行限度检查。

检查方法：取本品适量，精密称定，加溶剂［甲醇-水（4∶6）］制成每1mL中约含对乙酰氨基酚20mg的溶液，作为供试品溶液（临用新制）；取对氨基酚对照品适量，精密称定，加上述溶剂溶解并制成每1mL中约含对氨基酚0.1mg的溶液，作为对照品溶液；精密量取对照品溶液与供试品溶液各1mL，置同一100mL量瓶中，用上述溶剂稀释至刻度，摇匀，作为对照溶液。照高效液相色谱法试验（通则0512）测定。用辛烷基硅烷键合硅胶为填充剂；以磷酸盐缓冲液（取磷酸氢二钠8.95g，磷酸二氢钠3.9g，加水溶解至1000mL，加入10％四丁基氢氧化铵溶液12mL)-甲醇（90∶10）为流动相；检测波长为245nm，柱温为40℃；理论板数按对乙酰氨基酚峰计算应不低于2000，对氨基酚与对乙酰氨基酚峰之间的分离度应符合要求。取对照品溶液20μL，注入液相色谱仪，调节检测灵敏度，使对氨基酚色谱峰的峰高约为满量程的10％，再精密量取供试品溶液与对照品溶液各20μL，分别注入液相色谱仪，记录色谱图至主峰保留时间的4倍；按外标法以峰面积计算，含对氨基酚不得过0.005％，其他杂质相对于对照品溶液色谱图中对乙酰氨基酚峰面积计算，单个未知杂质不得过0.1％，杂质总量不得过0.5％。

四、含量测定

（一）亚硝酸钠滴定法

亚硝酸钠滴定法是利用亚硝酸钠与有机芳胺类药物的重氮化反应或亚硝化反应的一

种测定方法，在实际应用中以发生重氮化反应的居多，因而亚硝酸钠滴定法亦称为重氮化滴定法。ChP 收载的苯佐卡因、盐酸普鲁卡因、盐酸普鲁卡因胺及其片剂与注射液，均用亚硝酸钠滴定法直接测定该药物的含量；醋氨苯砜及其注射液是经水解后采用亚硝酸钠滴定法测定含量。

1. 反应原理　含芳伯氨基（包括经水解或还原后，结构中具有芳伯氨基）药物在酸性溶液中与亚硝酸钠可定量发生重氮化反应，生成重氮盐，用永停滴定法指示反应终点。反应式如下：

$$Ar-NHCOR + H_2O \xrightarrow[\triangle]{H^+} Ar-NH_2 + RCOOH$$

$$Ar-NH_2 + NaNO_2 + 2HCl \longrightarrow Ar-N_2^+Cl^- + NaCl + 2H_2O$$

2. 测定条件　在重氮化反应中，亚硝酸钠滴定液和反应生成的重氮盐不够稳定，因此，在测定中，要注意影响反应速度的主要因素。

（1）加入适量溴化钾作催化剂加快反应速度　在盐酸存在下，重氮化的反应的机制为：

$$NaNO_2 + HCl \longrightarrow HNO_2 + NaCl$$

$$HNO_2 + HCl \longrightarrow NOCl + H_2O$$

$$Ar-NH_2 \xrightarrow[\text{慢}]{NO^+Cl^-} Ar-NH-NO \xrightarrow{\text{快}} Ar-N=N-OH \xrightarrow{\text{快}} Ar-N_2^+Cl^-$$

反应分两步进行，第一步（整个反应的速度取决于这一步）的快慢与含芳伯氨基化合物中芳伯氨基的游离程度有关。如芳伯氨基的碱性较弱，则在一定强度酸性溶液中成盐的比例较小，即游离芳伯氨基多，重氮化反应速度就快；反之亦然。因此，在实际的测定中一般向供试溶液中加入适量溴化钾，ChP 规定加入 2g，以加快重氮化反应的速度。

溴化钾与盐酸作用产生溴化氢，后者与亚硝酸作用生成 NOBr：

$$HNO_2 + HBr \longrightarrow NOBr + H_2O \tag{I}$$

若供试溶液中仅有盐酸，则生成 NOCl：

$$HNO_2 + HCl \longrightarrow NOCl + H_2O \tag{II}$$

由于（Ⅰ）式的平衡常数比（Ⅱ）式的约大 300 倍，即生成的 NOBr 量大得多，因此，增加了供试液中 NO^+ 的浓度，从而加快了重氮化反应的速度。

（2）加过量盐酸加快反应的速度　重氮化反应速度与酸的种类和浓度有关，其中胺类药物的盐酸盐较其硫酸盐的溶解度大，反应速度也较快，所以多采用盐酸。盐酸的用量按其反应 1mol 的芳胺需与 2mol 的盐酸作用，但实际测定对盐酸的用量要大得多。因为加过量的盐酸有利于：加快重氮化反应速度；增加重氮盐的稳定性；防止生成偶氮氨基化合物而影响测定结果。

由反应式可知，酸度加大，反应向左进行，可防止偶氮氨基化合物的生成。但酸度过大，又会阻碍芳伯氨基的游离，反而影响重氮化反应速度。且在太浓的盐酸中亚硝酸更易分解。所以一般加入盐酸的量按芳胺类药物与酸的摩尔比为 $1:(2.5\sim6)$。

（3）滴定温度　温度升高，重氮化反应速度加快；但温度太高，可使亚硝酸逸失，并可使重氮盐分解。

一般温度每升高 $10℃$，重氮化反应速度加快 2.5 倍，但重氮盐分解的速度也加快 2 倍；经试验证明，可在室温（$10\sim30℃$）下进行反应。

（4）滴定速度　重氮化反应为分子反应，反应速度相对较慢，所以滴定不宜太快。为了避免滴定过程中亚硝酸挥发和分解，滴定时将滴定管尖端插入液面下约 $2/3$ 处，用亚硝酸钠滴定液在搅拌条件下迅速滴定，随滴随搅拌，至近终点时，将滴定管尖端提出液面，用少量水淋洗尖端，继续缓缓滴定。临近终点时，由于尚未反应的芳伯氨基药物的浓度极低，须在最后一滴加入后，搅拌 $1\sim5$ 分钟，再确定终点是否真正到达。这样可以缩短滴定时间，以保证结果的准确。

3. 指示终点的方法　有永停滴定法、电位法、外指示剂法和内指示剂法等。ChP收载的芳胺类药物应用亚硝酸钠滴定法测定含量时均采用永停滴定法指示终点。

盐酸普鲁卡因的含量测定：取本品约 $0.6g$，精密称定，置烧杯中，照永停滴定法（通则 0701）加水 40mL 与盐酸溶液（1→2）15mL，而后置电磁搅拌器上搅拌使溶解，再加溴化钾 2g，插入铂-铂电极后，将滴定管的尖端插入液面下约 $2/3$ 处，在 $15\sim20℃$ 用亚硝酸钠滴定液（0.1mol/L）迅速滴定，随滴随搅拌，至近终点时将滴定管尖端提出液面，用少量水淋洗尖端，洗液并入溶液中，继续缓缓滴定，至电流计指针突然偏转，并不再回复，即为滴定终点。每 1mL 亚硝酸钠滴定液（0.1mol/L），相当于 27.28mg 的 $C_{13}H_{20}N_2O_2 \cdot HCl$。

（二）非水溶液滴定法

本类药物分子结构多具有脂烃胺侧链，具有弱碱性，如盐酸妥卡尼和盐酸布比卡因，在冰醋酸等非水溶剂中可与高氯酸发生定量反应，均可采用非水滴定法测定其含量。因其为盐酸盐，故在滴定前加入醋酸汞，生成氯化高汞以消除盐酸的干扰。

盐酸布比卡因的含量测定：取本品约 $0.2g$，精密称定，加冰醋酸 20mL 与醋酐 20mL溶解后，照电位滴定法（通则 0701），用高氯酸滴定液（0.1mol/L）滴定，并将滴定的结果用空白试验校正。每 1mL 高氯酸滴定液相当于 32.49mg 的 $C_{18}H_{28}N_2O \cdot HCl$。

（三）紫外分光光度法

对乙酰氨基酚结构中有芳酰氨基，水解后可采用亚硝酸钠法进行测定，但紫外分光光度法比亚硝酸钠滴定法操作简便，且灵敏度高，因此国内外药典多采用此法测定含量。如 USP30-NF25（2007 亚洲版）采用甲醇-水混合溶剂，于 244nm 波长处测定吸光度，与对照品溶液进行对照测定其含量；ChP 采用该法测定对乙酰氨基酚原料及其片剂、咀嚼片、颗粒剂、栓剂及胶囊剂的含量。

例 对乙酰氨基酚的测定。

取本品约 40mg，精密称定，置 250mL 量瓶中，加 0.4％氢氧化钠溶液 50mL 溶解后，加水至刻度，摇匀，精密量取 5mL，置 100mL 量瓶中，加 0.4％氢氧化钠溶液 10mL，加水至刻度，摇匀，照紫外-可见分光光度法（通则 0401），在 257nm 的波长处测定吸光度，按 $C_8H_9NO_2$ 的吸收系数（$E_{1cm}^{1\%}$）为 715 计算即得。本品按干燥品计算，含 $C_8H_9NO_2$ 应为 98.0％～102.0％。

（四）高效液相色谱法

目前国内外药典多采用高效液相色谱法对本类药物及其制剂进行含量测定。ChP 收载的盐酸利多卡因及其注射液，对乙酰氨基酚泡腾片、注射液和滴剂，盐酸布比卡因注射液和盐酸普鲁卡因注射液均采用本法测定其含量。

例 1 对乙酰氨基酚滴剂的含量测定。

（1）色谱条件与系统适用性试验　用十八烷基硅烷键合硅胶为填充剂；以 0.05mol/L 醋酸铵溶液-甲醇（85∶15）为流动相；检测波长为 257nm。理论板数按对乙酰氨基酚峰计算不低于 5000。对乙酰氨基酚峰与内标物质峰的分离度应符合要求。

（2）内标溶液的制备　取茶碱，加水制成每 1mL 中含 1.0mg 的溶液，摇匀，即得。

（3）测定方法　精密量取本品适量，加水稀释成每 1mL 含对乙酰氨基酚约 0.6mg 的溶液，精密量取此溶液与内标溶液各 5mL，置 50mL 量瓶中，用水稀释至刻度，摇匀，作为供试品溶液，精密量取 10μL 注入液相色谱仪，记录色谱图；另取对乙酰氨基酚对照品适量，精密称定，同法测定。按内标法以峰面积计算，即得。

例 2 盐酸利多卡因的含量测定。

（1）色谱条件和系统适用性实验　用十八烷基硅烷键合硅胶为填充剂；以磷酸盐缓冲液（取 1mol/L 磷酸二氢钠溶液 1.3mL 与 0.5mol/L 磷酸氢二钠溶液 32.5mL，加水稀释至 1000mL，摇匀）-乙腈（50∶50）（用磷酸调节 pH 值至 8.0）为流动相；检测波长为 254nm。理论板数按利多卡因峰计算不低于 2000。

（2）测定法　照高效液相色谱法（通则 0512）测定。取本品适量，精密称定，加流动相溶解并定量稀释制成每 1mL 中约含 2mg 的溶液，精密量取 20μL 注入液相色谱仪，记录色谱图；另取利多卡因对照品，同法测定。按外标法以峰面积计算，并将结果乘以 1.156，即得。

第二节　苯乙胺类药物的分析

一、结构与性质

1. 基本结构　苯乙胺类药物具有苯乙胺的基本结构，苯环上多具有酚羟基，多为拟肾上腺素类药物。其基本结构为：

$$R_1-CH-CH-NH-R_2 \cdot HX$$
$$\quad\quad OH \quad R_3$$

基本结构

2. 代表药物 ChP 收载的本类药物近 20 种，盐酸麻黄碱、盐酸伪麻黄碱为生物碱，具有本类药物的基本结构，把其放在"第十章生物碱类药物分析"中。本类药物的典型药物见表 7-1。

表 7-1 苯乙胺类典型药物

药物名称	R₁	R₂	R₃	HX
肾上腺素 (epinephrine)	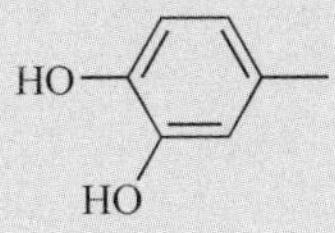 HO—⬡—HO	—CH₃	—H	
盐酸异丙肾上腺素 (isoprenaline hydrochloride)	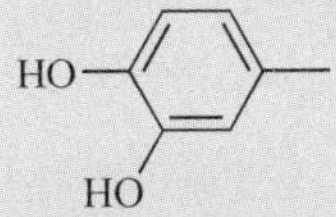 HO—⬡—HO	—CH(CH₃)₂	—H	HCl
重酒石酸去甲肾上腺素 (norepinephrine bitartrate)	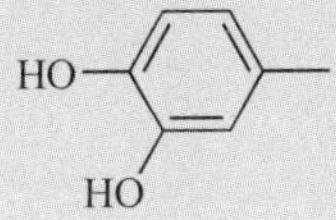 HO—⬡—HO	—H	—H	CH(OH)COOH | CH(OH)COOH
盐酸多巴胺 (dopamine hydrochloride)	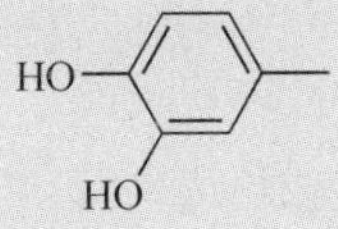 HO—⬡—HO	—H	—H	HCl
硫酸特布他林 (terbutaline sulfate)	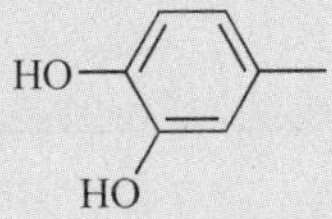 HO—⬡—HO	—C(CH₃)₃	—H	H₂SO₄
盐酸去氧肾上腺素 (phenylephrine hydrochloride)	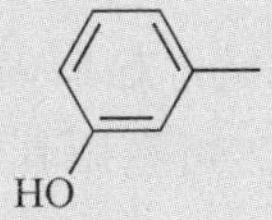 ⬡—HO	—CH₃	—H	HCl
重酒石酸间羟胺 (metaraminol bitartrate)	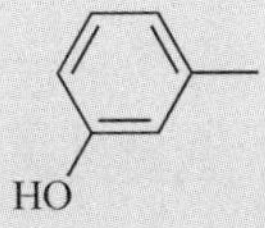 ⬡—HO	—H	—CH₃	CH(OH)COOH | CH(OH)COOH
硫酸沙丁胺醇 (salbutamol sulfate)	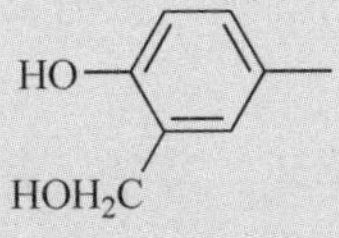 HO—⬡—HOH₂C	—CH(CH₃)₃	—H	H₂SO₄
盐酸甲氧明 (methoxamine hydrochloride)	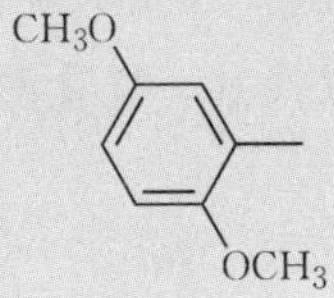 CH₃O—⬡—OCH₃	—H	—CH₃	HCl

药物名称	R_1	R_2	R_3	HX
盐酸苯乙双胍 (phenfomin hydrochloride)	（苯基）	$-\underset{\underset{NH}{\|\|}}{C}NH\underset{\underset{NH}{\|\|}}{C}NH_2$	—H	HCl
盐酸氯丙那林 (clorprenaline hydrochloride)	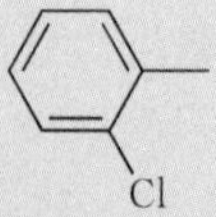 （邻氯苯基）	—CH(CH₃)₂	—H	HCl
盐酸克仑特罗 (clenbuterol hydrochloride)	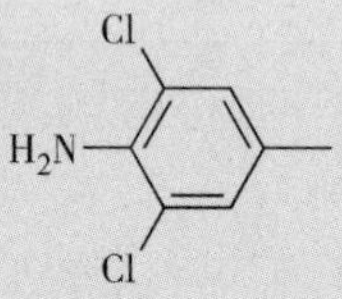 （2,6-二氯-4-氨基苯基）H₂N	—C(CH₃)₃	—H	HCl
硫酸苯丙胺 (amphetamine sulfate)	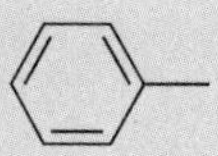 （苯基）	—H	—CH₃	H₂SO₄
盐酸多巴酚丁胺 (dobutamine hydrochloride)	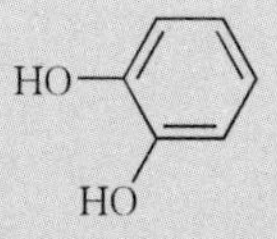 HO—／—OH （1—C上无—OH）	—H	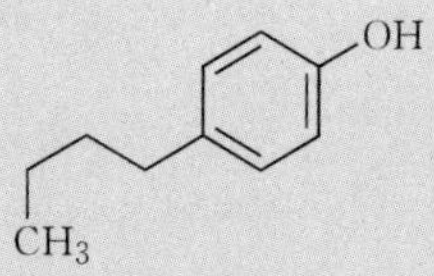 （对羟苯基丙基）—OH CH₃	HCl
盐酸氨溴索 (ambroxol hydrochloride)	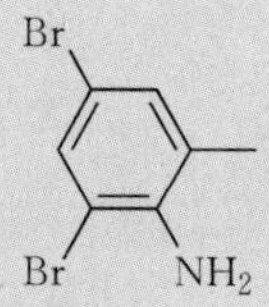 Br——Br NH₂ （1—C上无—OH）	（环己基）—OH	—H	HCl

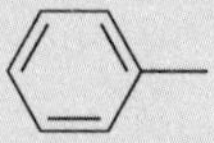

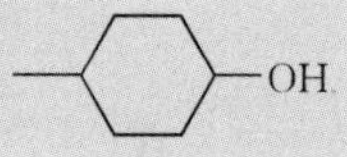

3. 主要性质

（1）**弱碱性**　本类药物的结构中具有烃氨基侧链，显弱碱性。其游离碱难溶于水，易溶于有机溶剂，其盐可溶于水，难溶于有机溶剂。可利用其弱碱性采用非水滴定法进行含量测定。

（2）**酚羟基的性质**　本类药物的结构中多含有邻苯二酚或酚羟基的结构，可与重金属离子发生配位反应呈色，可与三氯化铁反应呈色，或被氧化剂氧化呈色。

（3）**旋光性**　在分子结构中具有手性碳原子的药物，具有旋光性，可利用此特性进行分析。

（4）**光谱特性**　在分子结构中含共轭体系、苯环、羟基、氨基等，可利用其紫外吸收光谱和红外吸收光谱进行分析。

其他性质，如药物分子结构中苯环上的其他取代基，如盐酸克仑特罗和盐酸氨溴索的芳伯氨基，也可供分析用。

二、鉴别试验

（一）　与三氯化铁反应

分子结构中具有酚羟基的药物，可与 Fe^{3+} 离子发生配位反应，生成有颜色的产物，加入碱性溶液，随即被高铁离子氧化而显紫色或紫红色等。ChP 收载本类药物的显色反应定性鉴别方法见表 7-2。

表 7-2　苯乙胺类药物与三氯化铁的显色反应

药物	加三氯化铁试液
肾上腺素	盐酸溶液中显翠绿色；加氨试液显紫色→紫红色
盐酸异丙肾上腺素	深绿色，滴加新制的 5% 碳酸氢钠溶液，即变蓝色→红色
重酒石酸去甲肾上腺素	翠绿色，加碳酸氢钠试液显蓝色→红色
盐酸去氧肾上腺素	紫色
盐酸多巴胺	墨绿色，滴加 1% 氨溶液，即转变成紫红色
硫酸沙丁胺醇	紫色，加碳酸氢钠试液，即成橙黄色浑浊液
盐酸多巴酚丁胺	绿色，加氨试液 1 滴，即变为蓝紫色→紫色→紫红色

（二）　与甲醛-硫酸反应

本类的某些药物可与甲醛在硫酸中反应，形成具有醌式结构的有色化合物。见表 7-3。

表 7-3　苯乙胺类药物与甲醛-硫酸反应

药物	加甲醛-硫酸试液
肾上腺素	红色
盐酸异丙肾上腺素	棕色至暗紫色
重酒石酸去甲肾上腺素	淡红色
盐酸去氧肾上腺素	呈玫瑰红色→橙红→深棕红的变化过程
盐酸甲氧明	即显紫色，渐变为棕色，最后成绿色

（三）　氧化反应

本类药物分子结构中多数具有酚羟基，易被碘、过氧化氢、铁氰化钾等氧化剂而呈现不同的颜色。ChP 收载的本类药物肾上腺素、盐酸异丙肾上腺素和重酒石酸去甲肾上腺素用氧化反应进行鉴别。

肾上腺素的鉴别：肾上腺素在酸性条件下，与过氧化氢反应生成肾上腺素红，显血红色。反应式如下：

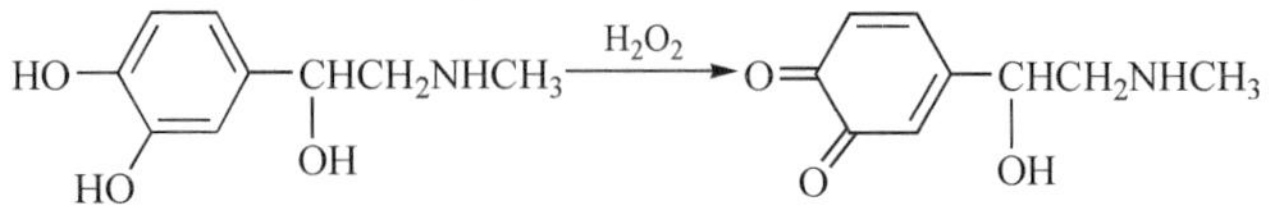

方法：取本品 10mg，加盐酸溶液（9→1000）2mL 溶解后，加过氧化氢试液 10 滴，煮沸，即显血红色。

盐酸异丙肾上腺素的鉴别：盐酸异丙肾上腺素在偏酸性条件下被碘迅速氧化，生成异丙肾上腺素红，加硫代硫酸钠使碘的棕色消退，溶液显淡红色。反应式如下：

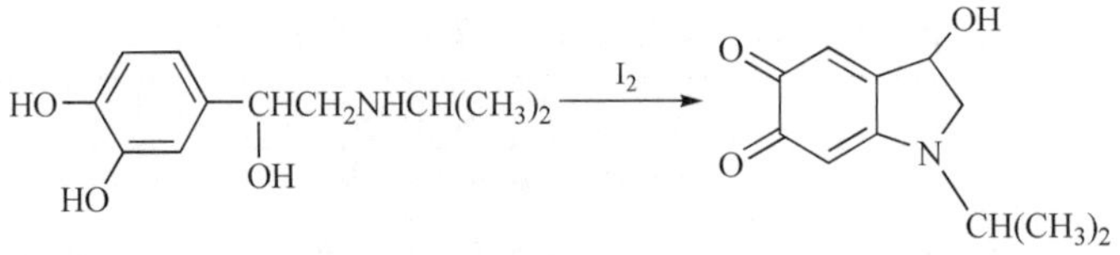

方法：取本品 10mg，加水 10mL 溶解后，取溶液 2mL，加盐酸滴定液（0.1mol/L）0.1mL，再加 0.1mol/L 碘溶液 1mL，放置 5 分钟，加 0.1mol/L 硫代硫酸钠溶液 4mL，即显淡红色。

重酒石酸去甲肾上腺素在酸性条件下比较稳定，几乎不被碘氧化。为了与肾上腺素和盐酸异丙肾上腺素相区别，ChP 本品鉴别方法：取本品 1mg 加酒石酸氢钾饱和溶液（pH3.56）10mL 溶解，加碘试液 1mL，放置 5 分钟后，加硫代硫酸钠试液 2mL，溶液为无色或仅显微红色或淡紫色。肾上腺素和盐酸异丙肾上腺素在此实验条件下，产生明显的红棕色或紫色。而在 pH6.5 的缓冲液条件下，三种药物均可被碘氧化产生红色而无法区别三者。

（四） 与亚硝基铁氰化钠反应 （Rimini 试验）

重酒石酸间羟胺分子中具有脂肪伯氨基，可与亚硝基铁氰化钠反应，生成有色产物。此为有脂肪族伯胺的专属反应。ChP 选用此反应对其进行鉴别。

方法：取本品约 5mg，加水 0.5mL 使溶解，加亚硝基铁氰化钠试液 2 滴、丙酮 2 滴与碳酸氢钠 0.2g，在 60℃的水浴中加热 1 分钟，即显红紫色。

注意：亚硝基铁氰化钠试液临用新配；试验中所用的丙酮必须不含甲醛。

三、特殊杂质检查

本类药物的特殊杂质检查有酮体和有关物质的检查。由于酚基易被氧化，故需检查有关物质，一般采用色谱法检查。

ChP 规定肾上腺素、重酒石酸去甲肾上腺素、盐酸去氧肾上腺素和盐酸甲氧明等均需进行酮体检查。这些药物在生产中均由其酮体氢化还原制得，若氢化不完全，易引入酮体杂质。酮体在 310nm 波长处有最大吸收，而药物本身在此波长处几乎没有吸收，利用此性质的差异进行检查。检查酮体的条件和要求见表 7-4。

表 7-4 紫外分光光度法检查酮体的条件和要求

药物	检查的杂质	溶剂	样品浓度（mg/mL）	检测波长（nm）	吸光度
肾上腺素	酮体	HCl（9→2000）	2.0	310	≤0.05
重酒石酸去甲肾上腺素	酮体	水	2.0	310	≤0.05
盐酸去氧肾上腺素	酮体	水溶解后加 0.01mol/L 盐酸稀释	2.0	310	≤0.20
盐酸甲氧明	酮胺	水	1.5	347	≤0.06

四、含量测定

（一）非水溶液滴定法

本类药物分子结构中具有含芳伯氨基或侧链脂烃胺的碱性，在冰醋酸溶液中，用结晶紫为指示剂或用电位法指示终点。如供试品的碱性较弱，终点不明显，加入醋酐，提高碱度，使终点明显。本类药物的原料药多采用非水溶液滴定法进行含量测定。测定的主要条件见表 7-5。

表 7-5 非水溶液滴定法测定苯乙胺类药物的条件

药物	取样量（g）	加冰醋酸量（mL）	加醋酸汞液量（mL）	指示终点	终点颜色
肾上腺素	0.15	10	—	结晶紫	蓝绿色
盐酸异丙肾上腺素	0.15	30	5	结晶紫	蓝色
重酒石酸去甲肾上腺素	0.2	10	—	结晶紫	蓝绿色
盐酸多巴胺	0.15	25	5	结晶紫	蓝绿色
硫酸沙丁胺醇	0.4	10	加醋酐（15）	结晶紫	蓝绿色
盐酸氯丙那林	0.15	20	3	结晶紫	蓝绿色
盐酸多巴酚丁胺	0.2	20	5	结晶紫	蓝绿色
硫酸特布他林	0.3	30	加乙腈（30）	电位法	
盐酸苯乙双胍	0.1	20	加醋酐（20）	电位法	
盐酸甲氧明	0.2	10	5	萘酚苯甲醇	黄绿色

（二）溴量法

重酒石酸间羟胺、盐酸去氧肾上腺素及其注射液 ChP 均采用溴量法测定含量。本类药物分子中的苯酚结构，在酸性溶液中酚羟基的邻、对位活泼氢能与过量的溴定量地发生溴代反应，可用碘量法测定含量。

例 盐酸去氧肾上腺素的含量测定方法。

取本品约 0.1g，精密称定，置碘瓶中，加水 20mL 使溶解，精密加溴滴定液（0.05mol/L）50mL，再加盐酸 5mL，立即密塞，放置 15 分钟并时时振摇，注意微开瓶塞、加碘化钾试液 10mL，立即密塞，振摇后，用硫代硫酸钠滴定液（0.1mol/L）滴定，至近终点时，加淀粉指示液，继续滴定至蓝色消失，并将滴定的结果用空白试验校正。每 1mL 溴滴定液（0.05mol/L）相当于 3.395mg 的 $C_9H_{13}NO_2 \cdot HCl$。

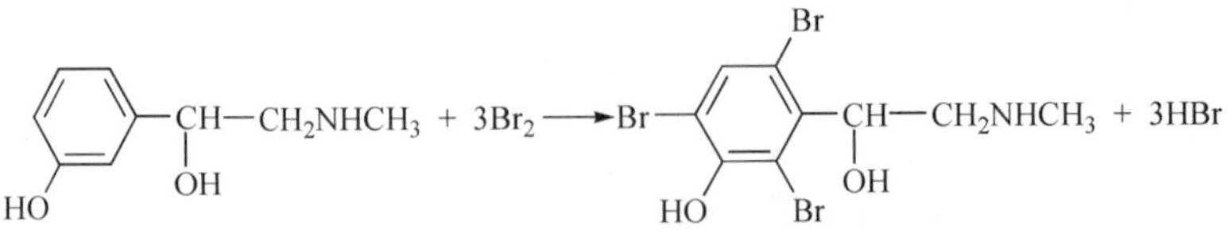

$$Br_2 + 2KI \longrightarrow 2KBr + I_2$$
$$I_2 + 2Na_2S_2O_3 \longrightarrow 2NaI + Na_2S_4O_6$$

（三）紫外-可见分光光度法

本类药物分子结构中含有苯环等共轭结构，有紫外吸收，可用紫外分光光度法进行分析。ChP 采用紫外分光光度法测定重酒石酸间羟胺注射液、盐酸甲氧明注射液制剂的含量。

利用分子结构中的酚羟基可与亚铁离子配位显色，测定盐酸异丙肾上腺素气雾剂含量。也可利用药物分子结构中的芳伯氨基进行重氮化-偶合反应显色，可用比色法测定盐酸克仑特罗栓剂的含量。如盐酸克仑特罗栓剂的含量测定原理及方法如下：

1. 基本原理　盐酸克仑特罗栓加三氯甲烷使栓剂基质溶解后，用盐酸液（9→100）提取盐酸克仑特罗，提取液加亚硝酸钠试液后，则分子中的芳伯氨基发生重氮化反应，在酸性溶液中，与 N-(1-萘基)-乙二胺偶合显色，于 500nm 波长处进行比色测定。反应式如下：

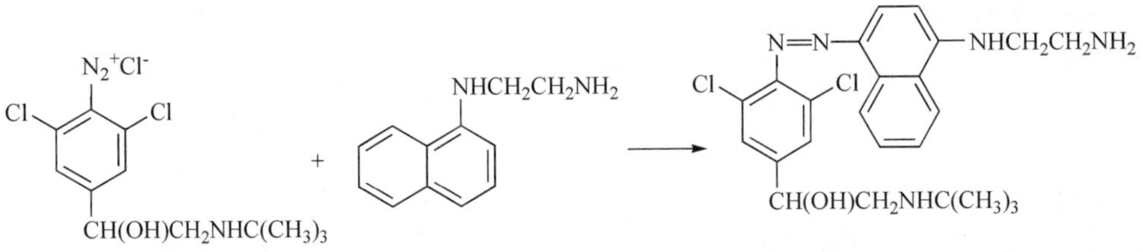

2. 测定方法　对照品溶液的制备：取盐酸克仑特罗对照品适量，精密称定，加盐酸溶（9→100）溶解并定量稀释制成每 1mL 中含 7.2μg 的溶液，作为对照品溶液。

供试品溶液的制备：取本品 20 粒，精密称定，切成小片，精密称取适量（约相当于盐酸克仑特罗 0.36mg），置分液漏斗中，加温热的三氯甲烷 20mL 使溶解，用盐酸溶液（9→100）振摇提取 3 次（20mL、15mL、10mL），分取酸提取液，置 50mL 量瓶中，用盐酸溶液（9→100）稀释至刻度，摇匀，滤过，收集续滤液，作为供试品溶液。

测定法：精密量取对照品溶液与供试品溶液各 15mL，分置 25mL 量瓶中，各加盐酸溶液（9→100）5mL 与 0.1% 亚硝酸钠溶液 1mL，摇匀，放置 3 分钟，各加 0.5% 氨基磺酸铵溶液 1mL，摇匀，时时振摇 10 分钟，再各加 0.1% 盐酸萘乙二胺溶液 1mL，摇匀，放置 10 分钟，用盐酸溶液（9→100）稀释至刻度，摇匀，在 500nm 的波长处分别测定吸光度，计算，即得。

注意：偶合剂盐酸萘乙二胺遇亚硝酸也能显色，干扰比色测定，所以在重氮化后，应加氨基磺酸铵将剩余的亚硝酸分解除去，再加偶合剂盐酸萘乙二胺。

$$2HNO_2 + 2H_2NSO_3NH_4 \longrightarrow 2N_2\uparrow + (NH_4)_2SO_4 + H_2SO_4 + 2H_2O$$

（四） 高效液相色谱法

ChP采用高效液相色谱法测定盐酸肾上腺素注射液、重酒石酸去甲肾上腺素注射液、硫酸沙丁胺醇片、缓释片与缓释胶囊、盐酸氨溴索口服溶液、片剂、胶囊缓释胶囊等药物的含量。盐酸氨溴索片的测定方法如下：

1. 色谱条件与系统适用性试验 用十八烷基硅烷键合硅胶为填充剂；以 0.01mol/L 磷酸氢二铵溶液（用磷酸调节 pH 至 7.0）- 乙腈（50∶50）为流动相；检测波长为 248nm，取盐酸氨溴索对照品约 5mg，加甲醇 0.2mL 溶解，再加甲醛溶液（1→100）40μL，摇匀，置 60℃水浴中加热 5 分钟，氮气吹干。残渣加水 5mL 溶解，用流动相稀释至 20mL，取 20μL 注入液相色谱仪，盐酸氨溴索峰与降解产物峰（相对保留时间约为 0.8）的分离度应大于 4.0。

2. 测定方法 取本品 20 片，精密称定，研细，精密称取适量，加流动相溶解并定量稀释制成每 1mL 中约含盐酸氨溴索 30μg 的溶液，滤过，精密量取续滤液 20μL，注入液相色谱仪，记录色谱图；另取盐酸氨溴索对照品适量，精密称定，加流动相溶解并定量稀释制成每 1mL 中约含 30μg 的溶液，同法测定。按外标法以峰面积计算，即得。

第三节 苯丙胺类药物的分析

一、结构与性质

1. 基本结构 本类药物主要为血管紧张素转移酶抑制药。其分子结构中均具有苯丙胺的基本结构。

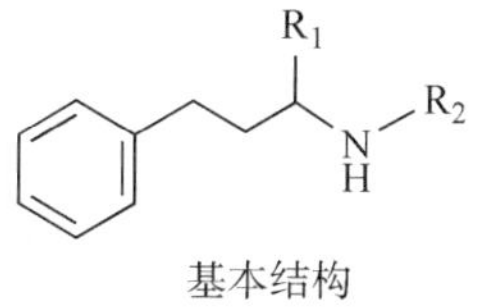

基本结构

2. 代表药物 马来酸依那普利、盐酸贝那普利、雷米普利、西拉普利、赖诺普利和盐酸喹那普利等。化学结构为：

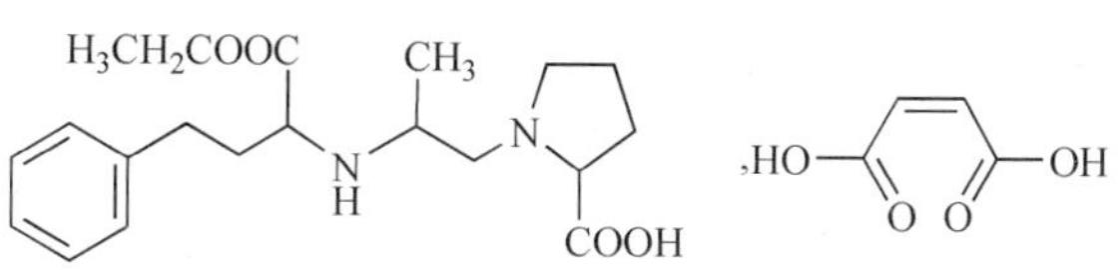

马来酸依那普利(enalapril maleate)

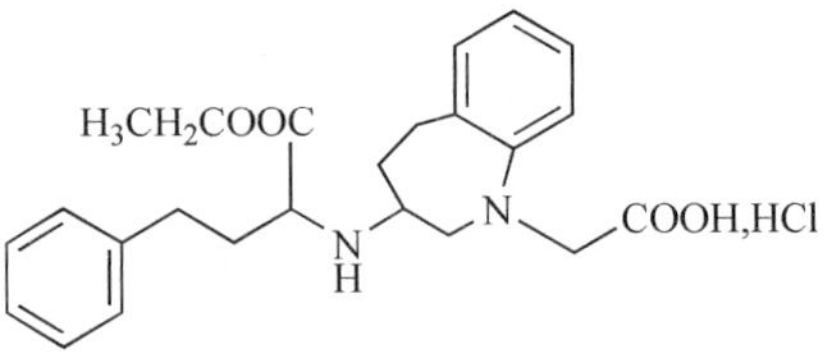

盐酸贝那普利(benazepril hydrochloride)

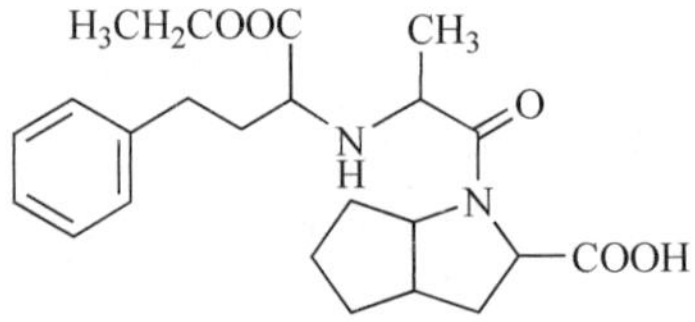

雷米普利(ramipril)

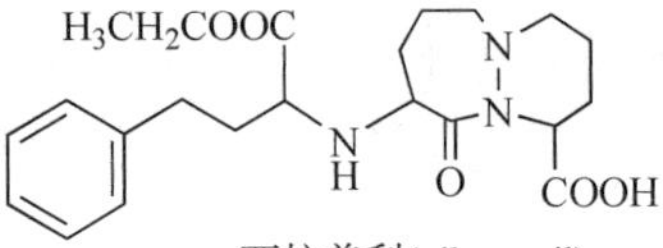

西拉普利(cilazapril)

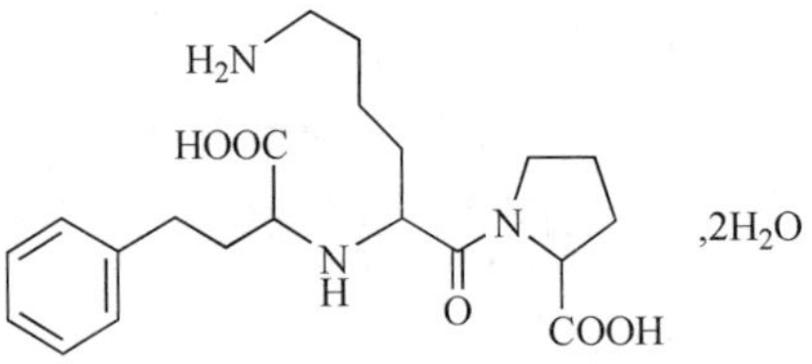

赖诺普利(lisinopril)

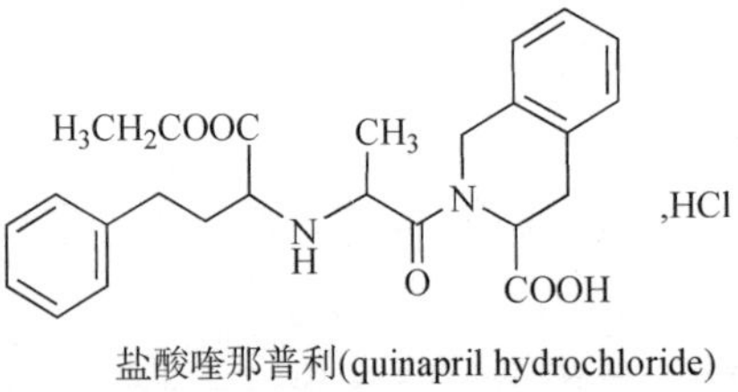

盐酸喹那普利(quinapril hydrochloride)

3. 主要性质 苯丙胺类药物具有酸碱性、旋光性、水解性；多为脯氨酸衍生物；其熔点、溶解性、显色反应、紫外吸收光谱、红外吸收光谱、色谱行为，也各具特性，这些性质均可用于本类药物的分析。

（1）**酸碱性** 苯丙胺类药物分子结构中含有一个或二个羧基，呈中等酸性；其在分子结构中又含有烃氨基侧链，其中氮为仲胺氮，故显弱碱性。

（2）**脯氨酸衍生物的特性** 马来酸依那普利结构中，苯丁酸酯基通过一丙氨酸再连接在脯氨酸氮原子上，因此具有一些氨基酸特性。

（3）**旋光性** 由于苯丙胺类药物分子结构中具有手性碳原子，均为纯对映体，因此，具有旋光性。

（4）**水解性** 苯丙胺类药物大多数具有水解的特性，其多为前体药物，在体内经血浆脂酶水解，生成活性代谢产物。如马来酸依那普利水溶液在 pH 2 条件下，降解产物为依那普利双酮（enalapril diketopiperazine）；在 pH 5 条件下，降解产物为依那普利拉（enalaprilat）。

二、鉴别试验

（一）化学鉴别法

1. 高锰酸钾反应　马来酸依那普利可被高锰酸钾氧化，使高锰酸钾颜色消失。ChP 采用此氧化反应作为马来酸依那普利及其片剂、胶囊剂的鉴别方法。

马来酸依那普利的鉴别：取本品约 20mg，加稀硫酸 1mL，滴加高锰酸钾试液，红色即消失。

2. 溴-间苯二酚反应　BP（2009）采用溴-间苯二酚显色反应鉴别马来酸依那普利。

方法：取本品 30mg 溶于 3mL 水中，加溴水 1mL，水浴加热至溴完全消失，冷却。取溴代反应液 0.2mL，加间苯二酚硫酸溶液（3g/L）3mL，水浴加热 15 分钟，溶液显棕红色。

3. 羟胺-三氯化铁反应　BP（2009）采用羟胺-三氯化铁显色反应鉴别马来酸依那普利。

方法：取本品 30mg，分别加盐酸羟胺甲醇溶液（100g/L）0.5mL 和氢氧化钾乙醇溶液（100g/L）1.0mL，加热至沸，冷却，并用稀盐酸酸化。滴加三氯化铁试液（1→10）0.2mL，溶液显棕红色。

（二）测定熔点鉴别法

BP（2009）采用测定马来酸依那普利熔点的方法进行鉴别，规定马来酸依那普利的熔点为 143～145℃。USP30-NF25（2007 亚洲版）收载的雷米普利采用测定其熔距作为一种定性鉴别方法，规定雷米普利的熔距为 105～112℃。

（三）旋光法

比旋度是反映手性药物特性及其纯度的主要指标，测定比旋度（或旋光度）可以区别或检查某些药物的纯杂程度，亦可用以测定含量。本类典型药物都是单一旋光物质，国内外药典中多采用本法进行鉴别。

基本原理：比旋度是光学活性物质特有的物理常数，取决于手性物质的分子结构特征，因此可利用其对手性药物进行鉴别。马来酸依那普利分子结构中有手性碳原子，且是纯对映体，具有旋光性，因此可通过测定其比旋度进行鉴别。

马来酸依那普利的鉴别方法：取本品，精密称定，加甲醇溶解并定量稀释成每 1mL 中含有 50mg 的溶液，将测定管用该溶液冲洗数次，缓缓注入供试液体适量（注意勿使发生气泡），置于旋光计内检测读数，即得供试液的旋光度。使偏振光向右旋转者（顺时针方向）为右旋，"＋"符号表示；使偏振光向左旋转者（顺时针方向）为左旋，以"－"符号表示；用同法读旋光度 3 次，取 3 次的平均数，本品的比旋度为－41.0°～－43.5°。

（四） 光谱法与色谱法

根据苯丙胺类药物分子结构特点，国内外药典均选择其特征的紫外吸收光谱、红外吸收光谱与高效液相色谱保留时间对本类药物进行鉴别，在 ChP、BP（2009）和 USP30-NF25（2007 亚洲版）均有收载，详见表 7-6。

表 7-6　苯丙胺类药物光谱与色谱鉴别

药物	紫外吸收光谱（UV）	红外吸收光谱（IR）	高效液相色谱（HPLC）
马来酸依那普利	—	ChP，BP2009，USP30-NF25	USP30-NF25
依那普利拉	—	USP30-NF25	USP30-NF25
盐酸贝那普利	USP30-NF25（25μg/mL 甲醇液，238nm）	USP30-NF25	USP30-NF25
雷米普利	—	BP2009，USP30-NF25	—
西拉普利	—	BP2009	—
赖诺普利	—	ChP，BP2009，USP30-NF25	ChP，USP30-NF25
盐酸喹那普利	—	ChP，USP30-NF25	ChP，USP30-NF25

三、特殊杂质检查

（一） 马来酸依那普利中有关物质的检查

马来酸依那普利在一定的酸度和湿度条件下，易发生降解，其降解产物为依那普利拉和依那普利双酮，可采用高效液相色谱法可对其进行控制。ChP 对于马来酸那普利及其片剂、胶囊剂中有关物质的检查。马来酸依那普利的检查方法如下：

取本品，加流动相溶解并稀释制成每 1mL 中约含 2mg 的溶液，作为供试品溶液；精密量取适量，加流动相稀释制成每 1mL 中约含 20μg 的溶液，作为对照溶液；取马来酸适量，加流动相溶解并稀释制成每 1mL 中约含 0.5mg 的溶液；另分别取依那普利拉对照品、马来酸依那普利对照品和依那普利双酮对照品适量，加流动相溶解并稀释制成每 1mL 中各约含 20μg 的混合溶液。照高效液相色谱法（通则 0512）试验，用辛烷基硅烷键合硅胶为填充剂，以磷酸盐缓冲溶液（0.01mol/L 磷酸二氢钾溶液，用磷酸调 pH 值为 2.2）-乙腈（75：25）为流动相；检测波长为 215nm；柱温为 50℃。取马来酸溶液和混合溶液各 20μL，分别注入液相色谱仪，依那普利峰拖尾因子应小于 2.0，马来酸峰与依那普利拉峰的分离度应符合要求，依那普利拉、依那普利与依那普利双酮各峰之间的分离度应大于 4.0。取对照溶液 20μL，注入液相色谱仪，调节检测灵敏度，使依那普利色谱峰的峰高约为满量程的 15%，再精密量取供试品溶液和对照溶液各 20μL，分别注入液相色谱仪，记录色谱图至依那普利双酮出峰完毕，供试品溶液色谱图中如有杂质峰（马来酸峰除外），单个杂质峰面积不得大于对照溶液中依那普利峰面积的 0.3 倍（0.3%），各杂质峰面积的和不得大于对照溶液中依那普利峰面积（1.0%）。

（二） 盐酸喹那普利中有关物质的检查

检查方法：避光操作。取本品适量，加水溶解并稀释制成每 1mL 中约含 0.5mg 的溶液，作为供试品溶液；精密量取供试品溶液 1mL，置 100mL 量瓶中，用水稀释至刻度，摇匀，作为对照溶液。照含量测定项下的色谱条件，取对照溶液 20μL，注入液相色谱仪，调节检测灵敏度，使主成分色谱峰的峰高约为满量程的 20%，再精密量取供试品溶液和对照溶液各 20μL，分别注入液相色谱仪，记录色谱图至主成分峰保留时间的 3 倍。供试品溶液的色谱图中如有与杂质 I 峰保留时间一致的色谱峰，其峰面积不得大于对照溶液的主峰面积（1.0%）；其他单个杂质峰面积不得大于对照溶液主峰面积的 0.5 倍（0.5%）；其他杂质峰面积的和不得大于对照溶液主峰面积的 1.5 倍（1.5%）。

（三） 马来酸依那普利中残留溶剂的检查

ChP 收载的马来酸依那普利，其残留溶剂乙醇、乙腈、二氯甲烷的检查，是采用毛细管柱顶空进样系统程序升温法进行气相色谱分析。

检查方法：残留溶剂乙醇、乙腈与二氯甲烷的检查，取本品约 0.3g，精密称定，置顶空瓶中，精密加入内标溶液（称取正丙醇适量，加 N,N-二甲基甲酰胺制成每 1mL 中约含 100μg 的溶液）3mL 使溶解，密封，作为供试品溶液；另取乙醇、乙腈和二氯甲烷各适量，精密称定，用内标溶液定量稀释制成每 1mL 中约含乙醇 500μL、乙腈 41μg、二氯甲烷 60μg 的混合溶液，精密量取 3mL，置顶空瓶中，密封，作为对照品溶液。照残留溶剂测定法（通则 0861）试验，以 6% 氰丙基苯基-94% 二甲基聚硅氧烷（或极性相近）为固定液；起始温度为 35℃，维持 7 分钟，以每分钟 20℃ 的速率升温至 200℃，维持 5 分钟；进样口温度为 220℃，检测器温度为 220℃；顶空瓶平衡温度为 80℃，平衡时间为 20 分钟。取对照品溶液顶空进样，各成分峰之间的分离度应符合要求。再取供试品溶液与对照品溶液顶空进样，记录色谱图。按内标法以峰面积计算，均应符合规定。

四、含量测定

（一） 酸碱滴定法

苯丙胺类药物的分子结构中大都含有一个或两个羧基，显中等酸性，可采用酸碱滴定法直接测定含量；本类药物结构中的氮为仲胺氮，显弱碱性，因此也可采用非水溶液滴定法测定其含量。

1. 非水溶液中滴定 马来酸依那普利的含量测定。

方法：取本品约 0.4g，精密称定，加冰醋酸 15mL 与无水二氧六环（取二氧六环 500mL，加入经干燥的 4A 分子筛 10g，放置过夜，即得）5mL，微温使溶解，加结晶紫指示液 1 滴，用高氯酸滴定液（0.1mol/L）滴定至溶液显纯蓝色，并将滴定结果用空白试验校正。每 1mL 高氯酸滴定液（0.1mol/L）相当于 49.25mg 的 $C_{20}H_{28}N_2O_5 \cdot C_4H_4O_4$。

2. 水溶液中滴定 BP (2009) 收载的马来酸依那普利和赖诺普利采用水溶液体系直接滴定法，而雷米普利和西拉普利则采用醇-水混合溶液体系滴定法测定含量。

(1) 马来酸依那普利的含量测定 取本品 0.300g，精密称定，加新沸过的冷水（无二氧化碳）溶解并稀释至 30mL，用氢氧化钠滴定液（0.1mol/L）滴定，电位法指示终点，滴定至滴定曲线第二个拐点。每 1mL 的氢氧化钠滴定液（0.1mol/L）相当于 16.42mg 的 $C_{24}H_{32}N_2O_9$。

(2) 赖诺普利的含量测定 取本品 0.350g，精密称定，加蒸馏水溶解并稀释至 50mL，用氢氧化钠滴定液（0.1mol/L）滴定，电位法指示终点。每 1mL 的氢氧化钠滴定液（0.1mol/L）相当于 40.55mg 的 $C_{21}H_{31}N_3O_5$。

3. 醇-水混合溶液中滴定

(1) 雷米普利的含量测定 取本品约 0.3g，精密称定，加甲醇 25mL 振摇使溶解，加水 25mL，加酚酞指示剂 1 滴，用氢氧化钠滴定液（0.1mol/L）滴定至溶液显粉红色，并将滴定的结果用空白试验校正。每 1mL 的氢氧化钠滴定液（0.1mol/L）相当于 41.65mg 的 $C_{23}H_{32}N_2O_5$。

(2) 西拉普利的含量测定 取本品 0.300g，精密称定，加乙醇 10mL 和水 50mL 溶解。用氢氧化钠滴定液（0.1mol/L）滴定，电位法指示终点，并将滴定的结果用空白试验校正。每 1mL 的氢氧化钠滴定液（0.1moL/L）相当于 41.75mg 的 $C_{22}H_{31}N_3O_5$。

（二）高效液相色谱法

苯丙胺类药物及其制剂国内外主要药典均采用高效液相色谱法测定含量。ChP 收载了马来酸依那普利片及胶囊和盐酸喹那普利的含量测定。

例 1 马来酸依那普利片的含量测定。

(1) 色谱条件与系统适用性试验 用辛烷基硅烷键合硅胶为填充剂，以磷酸盐缓冲溶液（0.01mol/L 磷酸二氢钾溶液，用磷酸调 pH 至 2.2)-乙腈（75：25）为流动相，检测波长为 215nm，柱温为 50℃。取马来酸适量，加流动相溶解并稀释成每 1mL 中约含马来酸 0.5mg 的溶液；另分别取依那普利拉对照品、马来酸依那普利对照品和依那普利双酮对照品适量，加流动相溶解并稀释成每 1mL 中各约含 $20\mu g$ 的混合溶液。取马来酸溶液和混合溶液各 $20\mu L$，分别注入液相色谱仪，依那普利峰拖尾因子应小于 2.0，马来酸峰与依那普利拉峰的分离度应符合要求，依那普利拉、依那普利与依那普利双酮各峰的分离度应大于 4.0。

(2) 测定方法 取本品 20 片，精密称定，研细，精密称取适量（约相当于马来酸依那普利 20mg），置 100mL 量瓶中，加水适量，振摇，使马来酸依那普利溶解，用水稀释至刻度，摇匀，滤过，精密量取续滤液 $20\mu L$，注入液相色谱仪，记录色谱图；另取马来酸依那普利对照品适量，精密称定，加水溶解并定量制成每 1mL 中约含 0.2mg 的溶液，同法测定，按外标法以依那普利峰面积计算，即得。

例 2 盐酸喹那普利的含量测定。

(1) 色谱条件与系统适用性试验 用十八烷基硅烷键合硅胶为填充剂；以甲醇-水-

磷酸-二乙胺（60：40：0.13：0.16）为流动相；检测波长为215nm；柱温为40℃。取盐酸喹那普利与[3S-[2(R*),3α,11αβ]]-1,3,4,6,11,11α-六氢-3-甲基-1,4-二氧代-α-(2-苯乙基)-2H-吡嗪并[1,2-b]异喹啉-2-乙酸乙酯(杂质I)对照品适量，加水溶解并稀释制成每1mL含5μg的溶液，取20μL，注入液相色谱仪，盐酸喹那普利色谱峰与杂质I的分离度应大于4.0。理论板数按喹那普利峰计算不低于1000。

（2）测定方法 取本品，精密称定，加水溶解并定量稀释制成每1mL中含盐酸喹那普利0.2mg的溶液（临用新配），精密量取20μL，注入液相色谱仪，记录色谱图；另取盐酸喹那普利对照品，同法测定，按外标法以峰面积计算，即得。

第八章 磺胺类药物与喹诺酮类药物的分析 ▷▷▷▷

磺胺类药物和喹诺酮类抗菌药均为合成类抗菌药，本章主要讨论这两类药物的分析。

第一节 磺胺类药物的分析

一、基本结构与典型的药物

本类药物主要包括磺胺甲噁唑、磺胺嘧啶、磺胺异噁唑和磺胺醋酰钠等。它们的分子结构中都具有对氨基苯磺酰胺的母体，其基本结构如下：

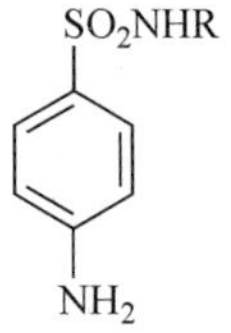

代表药物的结构：

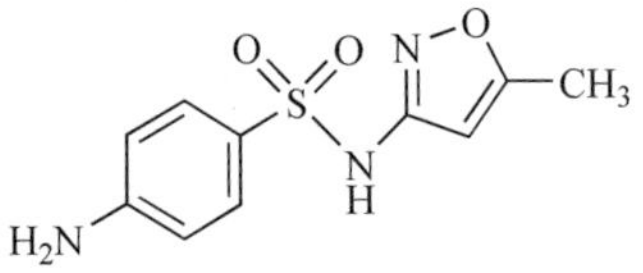

磺胺甲噁唑(sulfamethoxazole,SMZ) 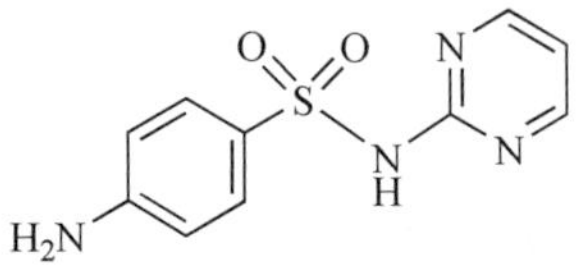　　磺胺嘧啶(sulfadiazine,SD)

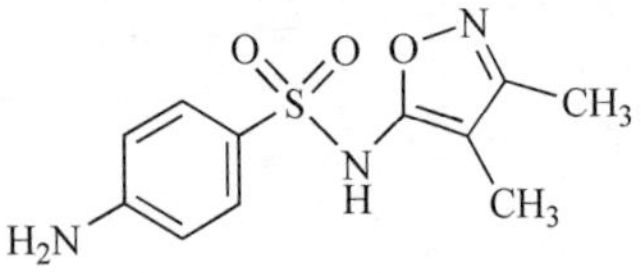

磺胺异噁唑(sulfafurazole,SIZ) 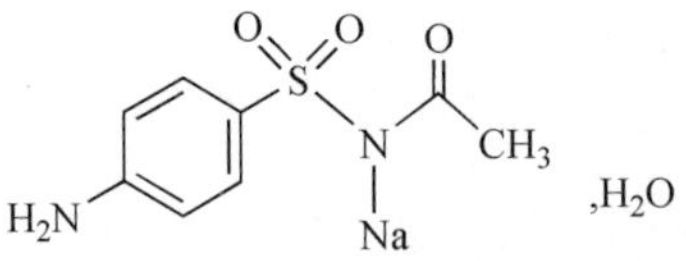　　磺胺醋酰钠(sulfacetamide sodium,SA-Na)

二、理化性质

1. 芳伯氨基特性　本类药物的分子结构中具有芳伯氨基，故显重氮化 - 偶合反应；与芳醛缩合成 Schiff 碱的反应；易氧化变色等。

2. 磺酰胺基（—SO$_2$NHR）特性

（1）酸性　磺酰胺基的酸性表现在 N 上的活泼氢原子。其酸性的大小取决于取代基 R。R 的吸电子能力越强，其酸性越强。如 R 为酰基、杂环或芳环时，则酸性较强；

如 R 为氢时，则酸性极弱。因其又含有芳伯氨基，故具有酸碱两性。

（2）金属盐的取代反应　磺胺类药物的钠盐可与铜盐、银盐或钴盐反应，生成金属取代物的沉淀。常用来作为磺胺类药物的鉴别。

3. 其他特性　磺胺甲噁唑、磺胺嘧啶均为白色固体，在水中几乎不溶，在稀盐酸、氢氧化钠试液或氨试液中易溶。不同的磺胺类药物以直火加热，熔融后，可呈现不同的颜色，产生不同分解产物。不同取代基有不同的反应。此外，还有光谱特性，在分子结构中含共轭体系、芳伯氨基、磺酰胺基等，可利用其紫外吸收光谱和红外吸收光谱进行分析。

三、鉴别试验

1. 芳香第一胺类的反应　分子结构中具有芳伯氨基或潜在芳伯氨基的药物，均可发生芳香第一胺类的反应。磺胺甲噁唑、磺胺嘧啶在盐酸溶液中，均可直接与亚硝酸钠进行重氮化反应。生成的重氮盐均可与碱性 β-萘酚偶合生成有色的偶氮染料。

ChP 磺胺甲噁唑的鉴别方法为：取供试品约 50mg，加稀盐酸 1mL，必要时缓缓煮沸使溶解，放冷，加 0.1mol/L 亚硝酸钠溶液数滴，滴加碱性 β-萘酚试液数滴，生成橙黄色到猩红色沉淀。

2. 与金属离子的反应　磺胺类药物在碱性溶液中可生成钠盐，这些钠盐可以和金属离子生成难溶性沉淀，如磺胺甲噁唑、磺胺嘧啶均可与硫酸铜试液反应生成难溶性的沉淀。其铜盐沉淀的颜色，随取代基的不同而异，有的还有颜色变化过程。

$$H_2N-\!\!\!\!\bigcirc\!\!\!\!-SO_2NHR + NaOH \longrightarrow H_2N-\!\!\!\!\bigcirc\!\!\!\!-SO_2\underset{Na}{N}-R + H_2O$$

$$2H_2N-\!\!\!\!\bigcirc\!\!\!\!-SO_2\underset{Na}{N}-R + CuSO_4 \longrightarrow \underset{H_2N-\bigcirc-SO_2N-R}{\overset{H_2N-\bigcirc-SO_2N-R}{Cu}}\downarrow + Na_2SO_4$$

ChP 磺胺甲噁唑的鉴别方法为：取本品约 0.1g，加水与 0.4％氢氧化钠溶液各 3mL，振摇使溶解，滤过，取滤液，加硫酸铜试液 1 滴，即生成草绿色沉淀。而磺胺嘧啶则生成黄绿色沉淀，放置后变为紫色。

3. 红外分光光度法　磺胺类药物的红外光谱特征吸收峰为：$3500\sim3300cm^{-1}$ 区间有氨基的两个伸缩振动峰（$\nu_{NH_2}^{as}$ 和 $\nu_{NH_2}^{s}$），在 $1650\sim1600cm^{-1}$ 区间有一个较强的氨基面内弯曲振动峰（δ_{NH_2}），在 $1600\sim1450cm^{-1}$ 区间有苯环的骨架振动峰（通常在 $1600cm^{-1}$ 和 $1500cm^{-1}$ 附近呈现）。在 $1350cm^{-1}$ 和 $1150cm^{-1}$ 附近有两个强的吸收峰，此为磺酰基特征峰。在 $900\sim650cm^{-1}$ 区间有苯环芳氢的面外弯曲振动峰。磺胺类药物为对位取代苯，在 $850\sim800cm^{-1}$ 区间有一个强的特征峰。ChP 对磺胺甲噁唑、磺胺嘧啶等均采用红外分光光度法鉴别。

磺胺甲噁唑的红外吸收图谱（图 8-1）显示的主要特征吸收与解析如下：

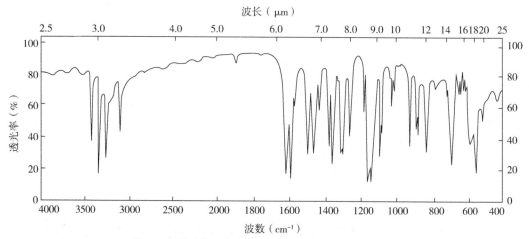

图 8-1 磺胺甲噁唑的红外吸收图谱（溴化钾压片法）

磺胺甲噁唑的红外吸光谱特征峰位及其归属

峰位（cm⁻¹）	归属
3460，3360，3280	ν_{N-H}（芳伯氨基，苯磺酰氨基）
1620	δ_{N-H}（芳伯氨基）
1592，1497，1463	$\nu_{C=C}$，$\nu_{C=N}$（异噁唑环，苯环）
1360	ν_{C-N}（芳伯氨基）
1300，1150	ν_{-SO_2-}（苯磺酰氨基）
920	ν_{N-O}（异噁唑环）

磺胺嘧啶的红外吸收图谱（图 8-2）显示的主要特征吸收与解释如下：

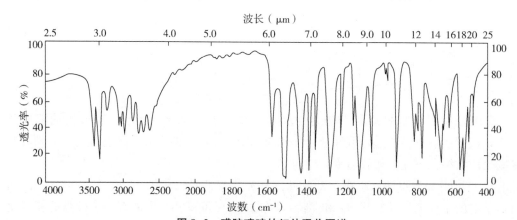

图 8-2 磺胺嘧啶的红外吸收图谱

磺胺嘧啶的红外光谱特征峰位及其归属

峰位（cm⁻¹）	归属
3420，3350，3255	ν_{N-H}（芳伯氨基，苯磺酰氨基）
1650	δ_{N-H}（芳伯氨基）
1580，1490，1440	$\nu_{C=C}$，$\nu_{C=N}$（嘧啶，苯环）
1325，1155	ν_{-SO_2-}（苯磺酰氨基）

四、杂质检查

1. 磺胺甲噁唑的杂质检查　ChP 规定磺胺甲噁唑中除了检查氯化物、硫酸盐、重金属、炽灼残渣等杂质外，还需检查酸度、碱性溶液的澄清度与颜色、有关物质、干燥失重。其中，有关物质的检查采用薄层色谱法，方法如下：

取本品，加乙醇-浓氨溶液（9∶1）制成每 1mL 中约含 10mg 的溶液，作为供试品溶液；精密量取适量，加乙醇-浓氨溶液（9∶1）稀释成每 1mL 中约含 50μg 的溶液，作为对照溶液。照薄层色谱法试验（通则 0502），吸取上述两种溶液各 10μL，分别点于同一以 0.1% 羧甲基纤维素钠为黏合剂的硅胶 H 薄层板上，以三氯甲烷-甲醇-N,N-二甲基甲酰胺（20∶2∶1）为展开剂，展开，晾干，喷以乙醇制对二甲氨基苯甲醛试液使显色。供试品溶液如显杂质斑点，与对照溶液的主斑点比较，不得更深。

2. 磺胺嘧啶杂质检查　酸度、碱性溶液的澄清度与颜色、氯化物、干燥失重、炽灼残渣、重金属等。

五、含量测定

（一）亚硝酸钠滴定法

本类药物结构中具有芳伯氨基，在酸性溶液中可与亚硝酸钠反应，故可用亚硝酸钠滴定法测定其含量。ChP 收载的磺胺甲噁唑及其片剂、磺胺嘧啶，均可直接采用本法测定其含量，而磺胺嘧啶软膏剂及眼膏剂中含有相应基质，对测定有干扰，故先分离基质后再采用亚硝酸钠滴定法测定其含量。

磺胺嘧啶眼膏剂、软膏剂的测定方法为：

精密称取本品适量（约相当于磺胺嘧啶 0.5g），加盐酸 10mL 与热水 40mL，置水浴中加热 15 分钟并不断搅拌，放冷，待基质凝固后，分取溶液，基质再加盐酸 3mL 与水 25mL，置水浴中加热 10 分钟，并不断搅拌，放冷后，分取溶液。将两次的水溶液合并，照永停滴定法（通则 0701），用亚硝酸钠滴定液（0.1mol/L）滴定。每 1mL 亚硝酸钠滴定液（0.1mol/L）相当于 25.03mg 的磺胺嘧啶（$C_{10}H_{10}N_4O_2S$）。

$$含量\% = \frac{V \times T \times F}{W \times 100} \times 100\%$$

式中，V 为消耗滴定液的体积（mL）；T 为滴定度（mg/mL）；W 为供试品的称样量（g）；F 为滴定液的浓度校正因数，$F=$ 滴定液的实际浓度/滴定液的规定浓度。

ChP 也采用永停滴定法指示终点的方法来测定磺胺甲噁唑的含量，每 1mL 亚硝酸钠滴定液（0.1mol/L）相当于 25.33mg 的磺胺甲噁唑（$C_{10}H_{11}N_3O_3S$）。

（二）双波长分光光度法

复方磺胺嘧啶片含磺胺嘧啶（SD）及增效剂甲氧苄啶（TMP），两种药物均有紫外吸收，且紫外吸收光谱相互重叠，干扰其测定。ChP（2000）曾采用双波长分光光度法，不经分离直接测定其含量。

双波长分光光度法消除干扰吸收的基本原理为：正确选择参比波长 λ_1、测定波长 λ_2，使干扰组分 a 在这两个波长处有等吸收，而待测组分 b 在这两个波长处吸光度差值足够大，在这两个波长处测得样品溶液的吸光度之差 ΔA。

$$\Delta A = A_{\lambda_2}^{a+b} - A_{\lambda_1}^{a+b} = (A_{\lambda_2}^a + A_{\lambda_2}^b) - (A_{\lambda_1}^a + A_{\lambda_1}^b)$$

$$\because A_{\lambda_1}^a = A_{\lambda_2}^a$$

$$\therefore \Delta A = A_{\lambda_2}^b - A_{\lambda_1}^b = (E_{\lambda_2}^b - E_{\lambda_1}^b) \cdot C_b \cdot L$$

由公式可知，ΔA 只与待测组分 b 的浓度成正比，而与干扰组分 a 的浓度无关。

测定复方磺胺嘧啶片中的磺胺嘧啶的含量时，由于磺胺嘧啶在 308nm 的波长处有最大吸收，而甲氧苄啶在此波长处无吸收。故可采用紫外分光光度法直接测定其含量。而测定甲氧苄啶时，磺胺嘧啶具有一定的干扰。故选择 308nm 作为参比波长（λ_1），在 277nm 波长附近选择等吸收波长作为测定波长（λ_2）。由于仪器的不同，参比波长也不相同，对测定结果影响较大，故采用对照品比较法测定含量。测定方法如下：

磺胺嘧啶：取本品 10 片，精密称定，研细，精密称取适量（约相当于磺胺嘧啶 0.2g），置 100mL 量瓶中，加 0.4%氢氧化钠溶液适量，振摇使磺胺嘧啶溶解，并稀释至刻度，摇匀，滤过，精密量取续滤液 2mL，置另一 100mL 量瓶中，加盐酸溶液（9→1000）稀释至刻度，摇匀，照紫外-可见分光光度法，在 308nm 的波长处测定吸光度；另取磺胺嘧啶对照品适量，精密称定，加盐酸溶液（9→1000）溶解并定量稀释制成每 1mL 中约含 40μg 的溶液，同法测定。计算，即得。

甲氧苄啶：精密称取上述研细的细粉适量（约相当于甲氧苄啶 40mg），置 100mL 量瓶中，加冰醋酸 30mL 振摇使甲氧苄啶溶解，加水稀释至刻度，摇匀，滤过，取续滤液作为供试品溶液；另精密称取甲氧苄啶对照品 40mg 与磺胺嘧啶对照品约 0.3g，分置 100mL 量瓶中，各加冰醋酸 30mL 溶解，加水稀释至刻度，摇匀，前者作为对照品溶液（1），后者滤过，取续滤液作为对照品溶液（2）。精密量取供试品溶液与对照品溶液（1）、（2）各 5mL，分置 100mL 量瓶中，各加盐酸溶液（9→1000）稀释至刻度，摇匀，照紫外-可见分光光度法，取对照品溶液（2）的稀释液，以 308.0nm 波长为参比波长 λ_1，在 277.4nm 波长附近（每间隔 0.2nm）选择等吸收点波长为测定波长（λ_2），要求 $\Delta A = A_{\lambda_2} - A_{\lambda_1} = 0$。再在 λ_2 和 λ_1 波长处分别测定供试品溶液稀释液与对照品溶液（1）稀释液的吸光度，求出各自的吸光度差值（ΔA），计算，即得。

含量测定结果的计算公式为：

$$\text{甲氧苄啶的标示量\%} = \frac{\Delta A_X \times W_R \times \overline{W}}{\Delta A_{对} \times W \times 标示量} \times 100\%$$

式中，ΔA_X 为供试品溶液稀释液的吸光度差值；ΔA_R 为甲氧苄啶对照品溶液稀释液的吸光度差值；W_R 为甲氧苄啶对照品的称量（mg）；$\overline{W}$ 为平均片重（克/片）；W 为样品的称量（g）。

由于供试品和对照品是在完全平行的条件下操作的，故省略稀释倍数。测定时应注意，仪器狭缝不得大于 1nm，以保证单色光的纯度。如使用自动扫描仪，波长重现性不得大于 0.2nm, 如使用手动仪器时, 波长调节器应同一方向旋转并时时用对照品溶液核对等吸收点波长。

ChP 已改用高效液相色谱法测定复方磺胺嘧啶片的含量。

(三) 高效液相色谱法

复方磺胺甲噁唑片中的磺胺甲噁唑含量可不经分离用亚硝酸钠滴定法直接滴定, 但甲氧苄啶含量的测定受磺胺甲噁唑的干扰。若采用非水溶液滴定法测定, 由于磺胺甲噁唑也具有弱碱性, 可干扰测定。由于两个药物的紫外吸收图谱彼此重叠, 采用紫外 - 可见分光光度法测定时, 制剂中两个组分亦彼此有干扰, 需采用计算分光光度法(双波长法), 但双波长法的重现性较差。因此, ChP 采用高效液相色谱法测定复方磺胺甲噁唑片的含量。方法如下:

色谱条件与系统适用性试验:用十八烷基硅烷键合硅胶为填充剂;以乙腈-水-三乙胺(200:799:1)(用氢氧化钠试液或冰醋酸调节 pH 值至 5.9)为流动相;检测波长为 240nm。理论板数按甲氧苄啶峰计算应不低于 4000, 磺胺甲噁唑峰与甲氧苄啶峰的分离度应符合要求。

测定方法:取本品 10 片, 精密称定, 研细, 精密称取适量(约相当于磺胺甲噁唑 44mg), 置 100mL 量瓶中, 加 0.1mol/L 盐酸溶液适量, 超声处理使两主成分溶解, 用 0.1mol/L 盐酸溶液稀释至刻度, 摇匀, 滤过, 精密量取续滤液 10μL, 注入液相色谱仪, 记录色谱图;另取磺胺甲噁唑对照品和甲氧苄啶对照品各适量, 精密称定, 加 0.1mol/L 盐酸溶液溶解并定量稀释制成每 1mL 中含磺胺甲噁唑 0.44mg 与甲氧苄啶 89μg 的溶液, 摇匀, 同法测定。按外标法以峰面积分别计算, 即得。

各组分含量测定结果的计算公式为:

$$标示量\% = \frac{A_X \times C_R \times V \times D \times \overline{W}}{A_R \times W \times 标示量} \times 100\%$$

式中, A_X 为供试品溶液中各组分相应的峰面积; A_R 为对照品溶液中各组分相应的峰面积; C_R 为对照品溶液中各组分相应的浓度(mg/mL); W 为称样量(g); $\overline{W}$ 为平均片重(克/片); V 为总体积; D 为稀释倍数; 标示量为复方制剂中各组分的标示量(毫克/片)。

第二节 喹诺酮类药物的分析

喹诺酮类药物具有抗菌谱广、抗菌作用强等及不良反应少等优点, 已成为临床治疗感染的常用药物。本类药物为 4 - 喹诺酮 - 3 - 羧酸的衍生物, 具有 1,4 - 二氢 - 4 - 氧代 - 3 - 喹啉羧酸的基本结构。其第三代药物在母核 6 位碳上引入氟原子, 在侧链上引入哌嗪基, 而使其抗菌谱扩大, 综合临床疗效大大提高, 使氟喹诺酮类药物成为应用热点。常用药物有诺氟沙星、环丙沙星、左氧氟沙星、吡哌酸等。

一、结构与性质

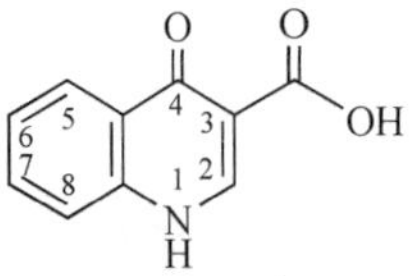

基本结构

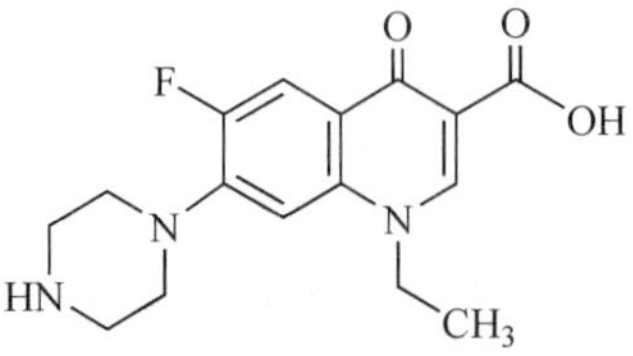

诺氟沙星(norfloxacin)

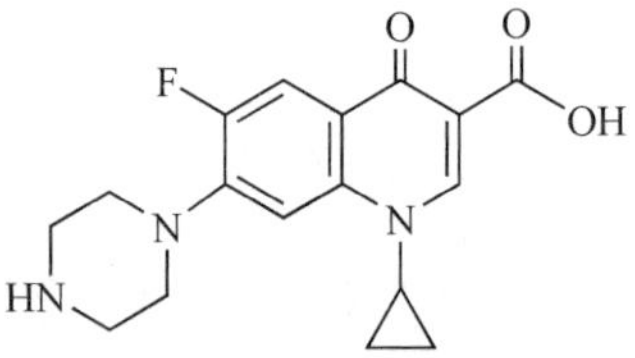

环丙沙星(ciproflaxacin)

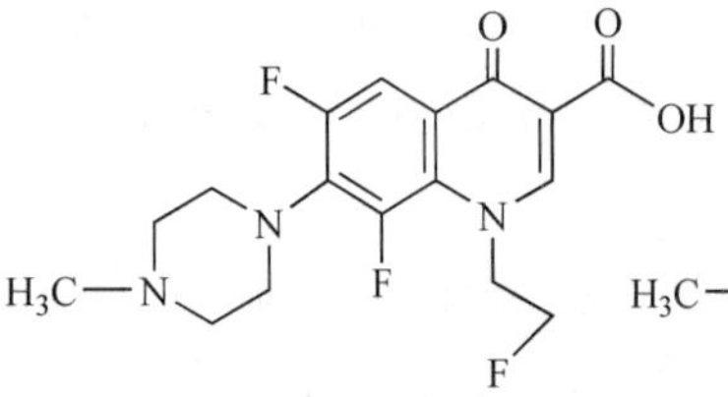

氟罗沙星(fleroxacin)

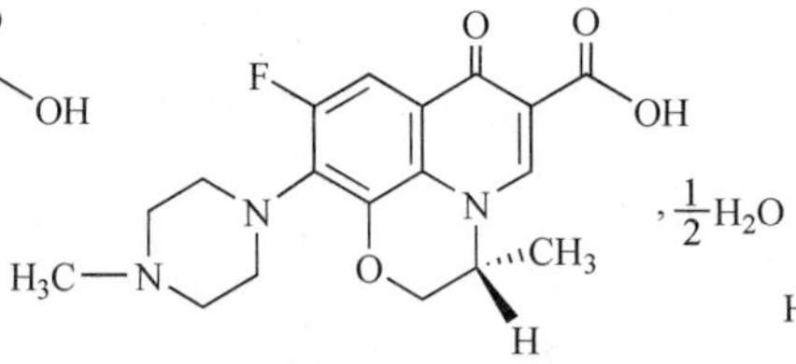

左氧氟沙星(levofloxacin)

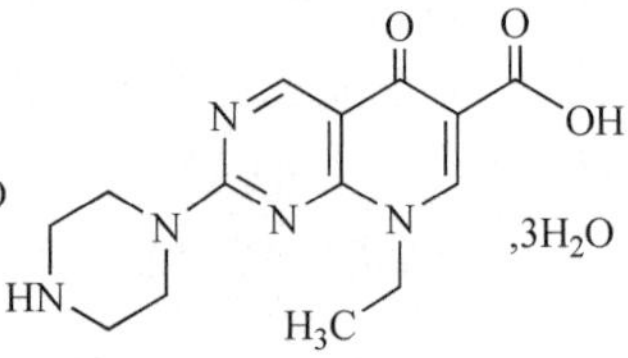

吡哌酸(pipemidie acid)

诺氟沙星、环丙沙星、左氧氟沙星均具有 4-喹诺酮-3-羧酸的母核结构,结构中 3 位上羧基显酸性,1 位上的 N 原子显碱性,故为两性化合物。分子结构中均具有共轭体系,有紫外特征吸收,可用于鉴别和含量测定。6 位上均有氟原子取代,经有机破坏后,显无机氟离子的特有反应,可供鉴别。

诺氟沙星对光敏感,遇光颜色变深。光照下分解为 7-哌嗪开环物,酸性下回流则脱羧。环丙沙星稳定性较好,但在酸性或光照条件下,也可检出 7-哌嗪的开环产物和 3 位脱羧产物。左氧氟沙星具有一个手性碳原子,具有旋光性,每 1mL 中约含 10mg 左氧氟沙星的溶液的比旋度为 $-92°\sim-99°$。

二、鉴别试验

1. 显色反应 本类药物具有哌嗪结构,可在丙酮中与醋酐形成二乙酰衍生物,产生颜色反应。

诺氟沙星的鉴别方法:取本品 10mg,置干燥试管中,加丙二酸约 10mg,加醋酐 10 滴,在水浴中加热 10 分钟,溶液显红棕色。

2. 卤素的反应 本类药物含有氟原子,由于氟原子与药物是以共价键连接的,因此需先采用氧瓶燃烧法对药物进行有机破坏处理,使有机结合的氟转变成无机的 F^-,再使 F^- 在 pH4.3 的条件下与茜素氟蓝试液和硝酸亚铈试液反应,生成蓝紫色的水溶性配合物。

3. 紫外特征吸收 本类药物分子结构中具有共轭体系,有紫外特征吸收,可用于鉴别。如左氧氟沙星的鉴别方法如下:取本品适量,加 0.1mol/L 盐酸溶液溶解并稀释制成每 1mL 中约含 5μg 的溶液,照紫外-可见分光光度法测定,在 226nm 与 294nm 的波长处有最大吸收,在 263nm 的波长处有最小吸收。

4. 红外光谱法 红外分光光度法是一种有效、可靠的定性分析手段。ChP 收载的环丙沙星、左氧氟沙星均采用了红外分光光度法（标准图谱对照法）作为其鉴别方法。

5. 薄层色谱法　根据诺氟沙星自身能产生荧光的性质，可采用薄层色谱法鉴别。ChP 诺氟沙星的鉴别方法为：取本品与诺氟沙星对照品适量，分别加三氯甲烷-甲醇（1：1）制成每 1mL 中含 2.5mg 的溶液，作为供试品溶液与对照品溶液，照薄层色谱法试验，吸取上述两种溶液各 10μg，分别点于同一硅胶 G 薄层板上，以三氯甲烷-甲醇-浓氨溶液（15：10：3）为展开剂，展开，晾干，置紫外光灯（365nm）下检视。供试品溶液所显主斑点的位置与荧光应与对照品溶液主斑点的位置与荧光相同。

6. 高效液相色谱法　当含量测定项下采用高效液相色谱法（HPLC）时，可直接采用含量测定项下记录的色谱图进行鉴别。ChP 左氧氟沙星、诺氟沙星、环丙沙星的鉴别均采用高效液相色谱法。方法如下：在含量测定项下记录的色谱图中，供试品溶液主峰的保留时间应与对照品溶液主峰的保留时间一致。

三、特殊杂质检查

（一）环丙沙星的特殊杂质检查

1. 合成工艺　环丙沙星的合成是以 2,4-氯氟苯为起始原料，与乙酰氯反应后再氧化，得到 2,4-二氯-5-氟苯甲酸，在乙醇镁存在下与丙二酸二乙酯缩合，生成酰基丙二酸二乙酯，在催化量的对甲苯磺酸存在下经水解和脱羧，生成 2,4-二氯-5-氟苯甲酰醋酸酯。此酯与原甲酸三乙酯缩合，生成 2-(2,4-二氯-5-氟苯甲酰)-3-环丙基丙烯酸乙酯，与氢化钠作用环合得 7-氯-1-环丙基-6-氟-1,4-二氢-4-氧化喹啉-3-羧酸，最后，在二甲基亚砜溶液中与哌嗪缩合得环丙沙星。

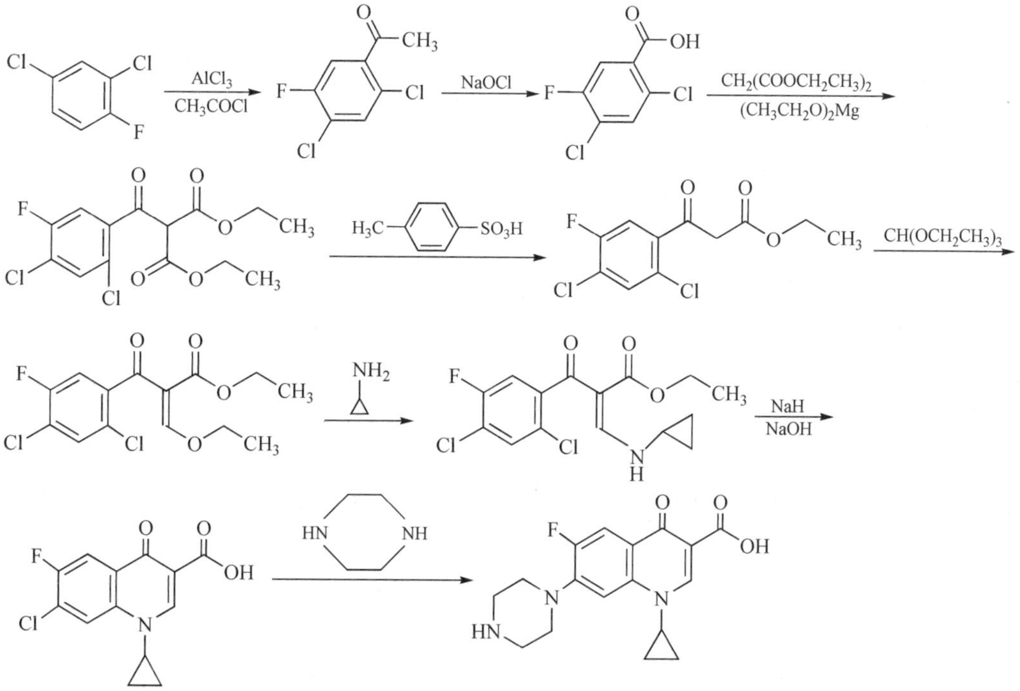

　　另一种合成环丙沙星的简便方法为以 2,4-二氯-5-氟-苯甲酰氯为原料，与 β-环丙胺基丙烯酸乙酯缩合，经环合、水解，在二甲基亚砜中与哌嗪缩合的环丙沙星。

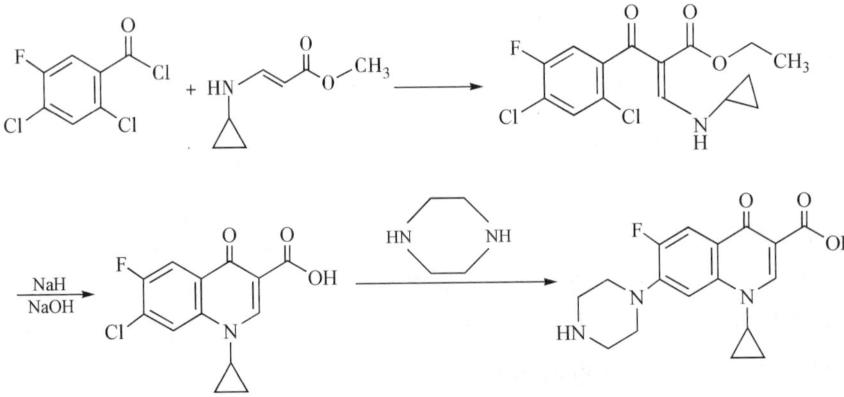

2. 特殊杂质的检查　ChP 对环丙沙星的结晶性、溶液的澄清度与颜色、干燥失重、炽灼残渣、重金属作出了相应的规定，还对有关物质进行了检查。其检查方法如下：

　　色谱条件与系统适用性试验：用十八烷基硅烷键合硅胶为填充剂；流动相 A 为 0.025mol/L 磷酸溶液-乙腈（87∶13）（用三乙胺调节 pH 值至 3.0±0.1），流动相 B 为乙腈，线性梯度洗脱。流速为每分钟 1.5mL。

　　测定法：取本品约 25mg，精密称定，加 7%磷酸溶液 0.2mL 溶解后，用流动相 A 定量稀释制成每 1mL 中约含 0.5mg 的溶液，作为供试品溶液；精密量取适量，用流动相 A 定量稀释制成每 1mL 中约含 1μg 的溶液，作为对照溶液。另精密称取杂质 A 对照品约 15mg，置 100mL 量瓶中，加 6mol/L 氨溶液 0.6mL 与水适量溶解，用水稀释至刻度，摇匀，精密量取 1mL，置 100mL 量瓶中，用流动相 A 稀释至刻度，摇匀，作为杂质 A 对照品溶液。

　　称取氧氟沙星对照品、环丙沙星对照品和杂质Ⅰ对照品各适量，加流动相 A 溶解并稀释制成每 1mL 中约含氧氟沙星 5μg、环丙沙星 0.5mg 和杂质Ⅰ10μg 的混合溶液，取 20μL 注入液相色谱仪，以 278nm 为检测波长，记录色谱图，环丙沙星峰的保留时间约为 12 分钟。环丙沙星峰与氧氟沙星峰和杂质Ⅰ峰的分离度均应符合要求。取对照溶液 20μL 注入液相色谱仪，以 278nm 为检测波长，调节检测灵敏度，使主成分色谱峰的峰高约为满量程的 20%。精密量取供试品溶液、对照溶液和杂质 A 对照品溶液各 20μL，分别注入液相色谱仪，以 278nm 和 262nm 为检测波长，记录色谱图，环丙沙星峰的相对保留时间为 1，杂质 E、杂质 B、杂质 C、杂质Ⅰ和杂质 D 峰的相对保留时间分别约为 0.3、0.6、0.7、1.1 和 1.2。供试品溶液色谱图中如有杂质峰，杂质 A（262nm 检测）按外标法以峰面积计算，不得过 0.3%；杂质 B、C、D 和 E（278nm 检测）按校正后的峰面积计算（分别乘以校正因子 0.7、0.6、1.4 和 6.7），均不得大于对照溶液主峰面积（0.2%）；其他单个杂质（278nm 检测）峰面积不得大于对照溶液主峰面积（0.2%），各杂质（278nm 检测）校正后峰面积的和不得大于对照溶液主峰面积的 2.5 倍（0.5%）。供试品溶液色谱图中任何小于对照溶液主峰面积 0.1 倍的峰可忽略不计。

　　附：杂质 A：1-环丙基-6-氟-7-氯-4-氧代-1,4-二氢喹啉-3-羧酸（氟喹啉酸）；杂质

B：1-环丙基-4-氧代-7-(1-哌嗪基)-1,4-二氢喹啉-3-羧酸；杂质C：1-环丙基-6-氟-7-［(2-氨乙基) 氨基]-4-氧代-1,4 二氢喹啉-3-羧酸；杂质D：1-环丙基-7-氯-4-氧代-6-(1-哌嗪基)-1,4-二氢喹啉-3-羧酸；杂质E：1-环丙基-6-氟-7-(1-哌嗪基)-4-(1H) 喹啉酮；杂质I：1-环丙基-7-氯-6-［(2-氨乙基) 氨基]-4-氧代-1,4-二氢-3-喹啉甲酸。

（二） 左氧氟沙星的特殊杂质检查

1. 合成工艺 左氧氟沙星的合成多采用不对称合成法，以 2,3,4-三氟硝基苯为起始原料，经水解得 2-羟基-3,4 二氟硝基苯，在无水碳酸钾催化下与氯代丙酮反应，将硝基还原后环合的化合物（Ⅰ），经不对称还原生成具有光学活性的中间体（Ⅱ），与乙氧亚甲基丙二酸二乙酸缩合、环合、水解，以三氟化硼保护后与 N-甲基哌嗪作用，脱保护得左氧氟沙星。

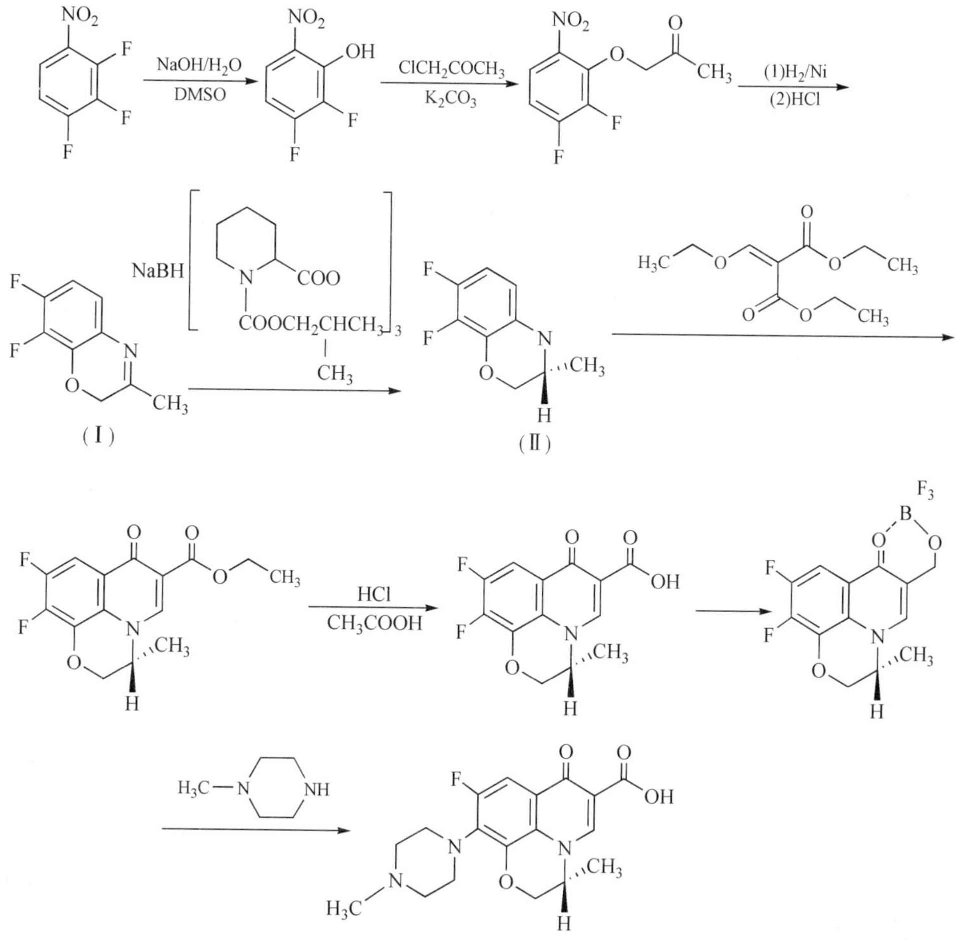

2. 特殊杂质检查 ChP 除对左氧氟沙星的酸碱度、溶液的澄清度、水分、炽灼残渣、重金属等一般杂质进行检查外，还对吸光度、有关物质、光学异构体、残留溶剂等特殊杂质进行了检查，方法如下：

（1）吸光度 主要是采用紫外-可见分光光度法控制具有紫外吸收的杂质。

　　取本品 5 份，分别加水溶解并定量稀释制成每 1mL 中含 10mg 的溶液，照紫外 - 可见分光光度法在 450nm 波长处测定吸光度，均不得超过 0.1。

　　（2）有关物质　杂质 A：（一）9,10 - 二氟 - 3 - 甲基 - 7 - 氧代 - 2,3 - 二氢 - 7H - 吡啶并 [1,2,3 - de] - 1,4 - 苯并噁嗪 - 6 - 羧酸；杂质 E：（一）9 - 氟 - 3 - 甲基 - 7 - 氧代 - 10 - (1 - 哌嗪基) - 2,3 - 二氢 - 7H - 吡啶并 [1,2,3 - de] - 1,4 - 苯并噁嗪 - 6 - 羧酸。

　　色谱条件：用十八烷基硅烷键合硅胶为填充剂；以醋酸铵高氯酸钠溶液（取醋酸铵 4.0g 和高氯酸钠 7.0g，加水 1300mL 使溶解，用磷酸调节 pH 值至 2.2）- 乙腈（85：15）为流动相 A，乙腈为流动相 B，按表 8-1 进行线性梯度洗脱。检测波长为 294nm；柱温为 40℃，流速为每分钟 1mL。

　　测定法：取本品，精密称定，加 0.1mol/L 盐酸溶液溶解并定量稀释制成每 1mL 中约含 6.0mg 的溶液，作为供试品溶液，精密量取适量，用 0.1mol/L 盐酸溶液定量稀释制成每 1mL 中含 12μg 的溶液，作为对照溶液。

　　另精密称取杂质 A 对照品约 18mg，置 100mL 量瓶中，加 6mol/L 氨试液 1mL 与水适量使溶解，用水稀释至刻度，摇匀，精密量取 1mL，置 10mL 量瓶中，加水稀释至刻度，摇匀，作为杂质 A 对照品溶液。称取左氧氟沙星对照品、环丙沙星对照品和杂质 E 对照品各适量，加 0.1mol/L 盐酸溶液溶解并稀释制成每 1mL 中约含左氧氟沙星 6.0mg、环丙沙星和杂质 E 各 30μg 的混合溶液，取 10μL 注入液相色谱仪，记录色谱图，左氧氟沙星峰的保留时间约为 15 分钟。左氧氟沙星峰与杂质 E 峰和左氧氟沙星峰与环丙沙星峰的分离度应分别大于 2.0 与 2.5。量取对照溶液 10μL 注入液相色谱仪，调节检测灵敏度，使主成分色谱峰的峰高约为满量程的 25%。精密量取供试品溶液、对照溶液和杂质 A 对照品溶液各 10μL，分别注入液相色谱仪，记录色谱图。供试品溶液色谱图中如有杂质峰，杂质 A 按外标法以峰面积计算，不得超过 0.3%，其他单个杂质峰面积不得大于对照溶液主峰面积（0.2%），其他各杂质峰面积的和不得大于对照溶液主峰面积的 2.5 倍（0.5%）。供试品溶液色谱图中任何小于对照溶液主峰面积 0.1 倍的峰可忽略不计。

表 8-1　线性梯度洗脱

时间（分钟）	流动相 A（%）	流动相 B（%）
0	100	0
18	100	0
25	70	30
39	70	30
40	100	0
50	100	0

　　（3）光学异构体　在合成过程中，可能产生右氧氟沙星等光学异构体，需进行检查。

　　色谱条件：用十八烷基硅烷键合硅胶为填充剂；以硫酸铜 D - 苯丙氨酸溶液（取 D - 苯丙氨酸 1.32g 与硫酸铜 1g，加水 1000mL 溶解后，用氢氧化钠试液调节 pH 至 3.5）- 甲醇（82：18）为流动相；柱温为 40℃；检测波长为 294nm。

　　测定法：取本品适量，加流动相溶解并稀释制成每 1mL 中约含 1.0mg 的溶液，作为供试品溶液，精密量取适量，用流动相定量稀释制成每 1mL 中约含 $10\mu g$ 的溶液，作为对照品溶液。取氧氟沙星对照品适量，加流动相溶解并定量稀释制成每 1mL 中约含 $0.2mg$ 的溶液，取 $20\mu L$ 注入液相色谱仪，记录色谱图，右氧氟沙星与左氧氟沙星依次流出，右、左旋异构体峰的分离度应符合要求。取对照溶液 $20\mu L$ 注入液相色谱仪，调解检测灵敏度，使主成分色谱峰的峰高约为满量程的 25%，再精密量取供试品溶液和对照品溶液各 $20\mu L$，分别注入液相色谱仪，记录色谱图，供试品溶液色谱图中右氧氟沙星峰面积不得大于对照溶液主峰面积（1.0%）。

（4）残留溶剂　主要是采用气相色谱法检查合成过程中残存的甲醇与乙醇。

色谱条件：以聚乙二醇（PEG-20M）（或极性相似）为固定液的毛细管柱为色谱柱；柱温为 40℃；进样口温度为 150℃；检测器温度为 180℃；顶空瓶平衡温度为 85℃；平衡时间为 30 分钟；取对照品溶液顶空进样，记录色谱图。丙酮峰、甲醇峰与乙醇峰之间的分离度均应符合要求。

测定法：取本品适量，精密称定，用内标溶液（称取丙酮适量，用 0.5mol/L 盐酸溶液稀释制成每 1mL 中含 0.01mg 的溶液）溶解并定量稀释制成每 1mL 中含有 100mg 的溶液，精密量取 5mL，置顶空瓶中，密封，作为供试品溶液；另取甲醇和乙醇，精密称定，用内标溶液定量稀释制成每 1mL 中含甲醇和乙醇分别为 $300\mu g$ 和 $500\mu g$ 的溶液，精密量取 5mL，置顶空瓶中，密封，作为对照品溶液；照残留溶剂测定法测定。取供试品溶液与对照品溶液分别顶空进样，记录色谱图。按内标法以峰面积比值计算，均应符合规定。

四、含量测定

（一）非水滴定法

喹诺酮类药物大部分的药物为疏水性，在 pH6～8 范围内水溶性差，其为两性化合物，但不能在水溶液中直接滴定，可采用非水滴定法。如吡哌酸分子结构中吡啶环上的氮原子具有碱性，故可采用非水滴定法测定其含量。ChP 采用此法测定吡哌酸的含量。测定方法如下：

取本品约 0.2g，精密称定，加冰醋酸 20mL 溶解后，结晶紫指示液 1 滴，用高氯酸滴定液（0.1mol/L）滴定至溶液显纯蓝色，并将滴定结果用空白试验校正。每 1mL 的高氯酸滴定液（0.1mol/L）相当于 30.33mg 的（$C_{14}H_{17}FN_5O_3$）。

（二）紫外分光光度法

主要利用本类药物结构中共轭系统和两性化合物的特征进行测定。ChP 采用紫外分光光度法测定诺氟沙星乳膏的含量。由于制剂中含有基质，对测定有干扰，需排除。可利用基质易溶于三氯甲烷，而药物具有羧基，可溶于氢氧化钠溶液的性质进行分离。测定方法如下：

精密称取本品适量（约相当于诺氟沙星 5mg），置分液漏斗中，加三氯甲烷 15mL，振摇后，用氯化钠饱和的 0.1%氢氧化钠溶液 25mL、20mL、20mL 和 10mL 分次提取，合并提取液，置 100mL 量瓶中，加 0.1%氢氧化钠溶液稀释至刻度，摇匀，滤过，精密量取续滤液 10mL，用 0.4％氢氧化钠溶液定量稀释制成每 1mL 中含 5μg 的溶液，照紫外-可见分光光度法，在 273nm 的波长处测定吸光度；另取诺氟沙星对照品适量，精密称定，加 0.4％氢氧化钠溶液溶解并定量稀释制成每 1mL 中约含 5μg 的溶液，同法测定，计算，即得。

（三）高效液相色谱法

例 1 ChP 诺氟沙星的含量测定。

色谱条件与系统适用性试验：用十八烷基硅烷键合硅胶为填充剂；以 0.025mol/L 磷酸溶液（用三乙胺调节 pH 值至 3.0±0.1）-乙腈（87：13）为流动相，检测波长为 278nm。

称取诺氟沙星对照品、环丙沙星对照品和依诺沙星对照品各适量，加 0.1mol/L 盐酸溶液适量使溶解，用流动相稀释制成每 1mL 中含诺氟沙星 25μg、环丙沙星和依诺沙星各 5μg 的混合溶液，取 20μL 注入液相色谱仪，记录色谱图，诺氟沙星峰的保留时间约为 9 分钟。诺氟沙星峰与环丙沙星峰和诺氟沙星峰与依诺沙星峰的分离度均应大于 2.0。

测定方法：取本品约 25mg，精密称定，置 100mL 量瓶中，加 0.1mol/L 盐酸溶液 2mL 使溶解后，用水稀释至刻度，摇匀，精密量取 5mL，置 50mL 量瓶中，用流动相稀释至刻度，摇匀，精密量取 20μL 注入液相色谱仪，记录色谱图；另取诺氟沙星对照品，同法测定。按外标法以峰面积计算供试品中诺氟沙星（$C_{16}H_{18}FN_3O_3$）的含量。

由于诺氟沙星为两性化合物，在水溶液中可解离，如单独以水-乙腈为流动相，洗脱时会产生拖尾峰。可在流动相中加入适量三乙胺作扫尾剂，克服拖尾现象。

诺氟沙星胶囊和诺氟沙星滴眼液均采用高效液相色谱法测定含量，色谱条件与原料药相同。

例 2 ChP 左氧氟沙星及其片剂的含量测定。

（1）左氧氟沙星的含量测定　色谱条件与系统适用性试验：用十八烷基硅烷键合硅胶为填充剂；以醋酸铵高氯酸钠溶液（取醋酸铵 4.0g 和高氯酸钠 7.0g，加水 1300mL 使溶解，用磷酸调节 pH 值到 2.2）-乙腈（85：15）为流动相；检测波长为 294nm。称取左氧氟沙星对照品、环丙沙星对照品和杂质 E 对照品各适量，加 0.1mol/L 盐酸溶液溶解并稀释制成每 1mL 中约含左氧氟沙星 0.1mg、环丙沙星和杂质 E 各 5μg 的混合溶液，取 10μL 注入液相色谱仪，记录色谱图，左氧氟沙星峰的保留时间约为 15 分钟。左氧氟沙星峰与杂质 E 峰和左氧氟沙星峰与环丙沙星峰的分离度应分别大于 2.0 与 2.5。

测定方法：取本品约 50mg，精密称定，置 50mL 量瓶中，加 0.1mol/L 盐酸溶液溶解并定量稀释至刻度，摇匀，精密量取 5mL，置 50mL 量瓶中，用 0.1mol/L 盐酸溶液稀释至刻度，摇匀，精密量取 10μL 注入液相色谱仪，记录色谱图；另取左氧氟沙星对照品适量，同法测定。按外标法以峰面积计算，即得。

（2）左氧氟沙星片的含量测定　测定方法：取本品 10 片，精密称定，研细，精密称取适量（约相当于左氧氟沙星，按 $C_{18}H_{20}FN_3O_4$ 计 0.1g），置 100mL 量瓶中，加 0.1mol/L 盐酸溶液溶解并稀释至刻度，摇匀，滤过，精密量取续滤液 5mL，置 50mL 量瓶中，用 0.1mol/L 盐酸溶液稀释至刻度，摇匀，照左氧氟沙星项下的方法测定，即得。

第九章　杂环类药物的分析 ▷▷▷▷

　　环状结构中含有非碳原子的有机化合物称为杂环类化合物。参与成环的非碳原子称为杂原子，一般为氮、氧、硫等。杂环类化合物在自然界中分布广泛，与生物学有关的重要化合物多数为杂环化合物，例如核酸、某些维生素、抗生素、激素、色素和生物碱等；在化学合成药中，杂环类药物也占有相当数量。杂环类药物已成为现代药物中品种众多，应用较广的一大类药物。

　　杂环类药物按照所含杂原子种类与数目、环的数目及环上原子数目的不同，可以分成不同的种类。最常见的杂环化合物是五元和六元杂环及苯并杂环化合物等。

　　一些杂环类药物已在其他章节中介绍，本章主要介绍：①吡啶类药物中的异烟肼、硝苯地平、尼可刹米等；②吩噻嗪类药物中的奋乃静、盐酸氯丙嗪等；③苯并二氮杂䓬类药物中的氯氮䓬、地西泮、奥沙西泮等；④咪唑类药物中的甲硝唑、替硝唑、氟康唑等。

第一节　吡啶类药物的分析

　　吡啶类药物的分子结构中均含有氮杂原子六元环。常用且具代表性的药物有异烟肼、尼可刹米和硝苯地平等。

　　吡啶类药物中，二氢吡啶类药物是临床上较常用的钙通道阻滞剂，含有苯基-1,4-二氢吡啶的母核。ChP 收载有硝苯地平、苯磺酸氨氯地平、尼群地平、尼莫地平、尼索地平、非洛地平等。其他国家药典还收载有伊拉地平（BP2015、USP38、EP8.0）、拉西地平（BP2015）、尼伐地平（JP16）、盐酸尼卡地平（USP38、JP16）等。关于二氢吡啶类药物，本节以硝苯地平为代表进行介绍。

一、结构与性质

　　本类药物母核吡啶在紫外区有吸收；吡啶环上的氮原子为碱性氮原子，在水中的 pK_b 值为 8.8。不同的药物在吡啶环上有不同程度的取代。

　　基本结构：

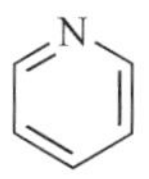

吡啶(pyridine)

代表药物:

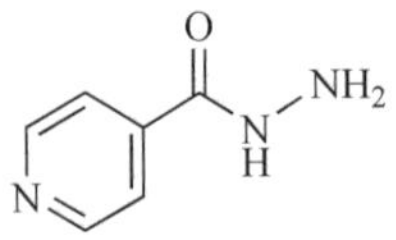

异烟肼(isoniazid) 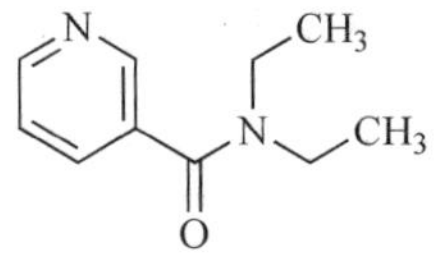　　　尼可刹米(nikethamide) 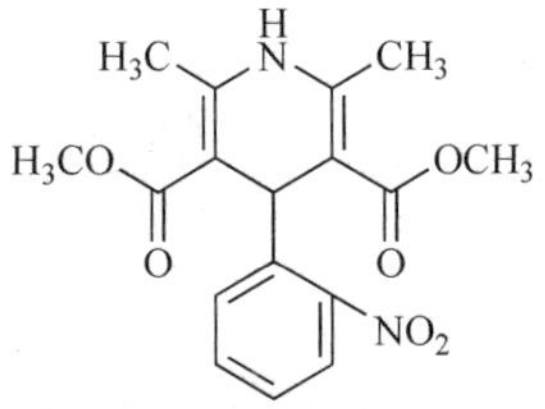　　　硝苯地平(nifedipine)

异烟肼为无色结晶,白色或类白色的结晶性粉末;无臭,味微甜后苦;遇光渐变质。在水中易溶,在乙醇中微溶,在乙醚中极微溶解。异烟肼结构中的吡啶环 γ 位被酰肼基取代,具有还原性。常用的制剂有异烟肼片及注射用异烟肼。

尼可刹米为无色至淡黄色的澄清油状液体,放置冷处,即成结晶;有轻微的特臭,味苦;有引湿性。能与水、乙醇、三氯甲烷或乙醚任意混合。尼可刹米结构中的吡啶 β 位被 N,N-二乙基甲酰胺基取代,遇碱水解可释放出二乙胺。常用的制剂为尼可刹米注射液。

硝苯地平为黄色结晶性粉末;无臭,无味;遇光不稳定。在丙酮或三氯甲烷中易溶,在乙醇中略溶,在水中几乎不溶。硝苯地平结构中的二氢吡啶环 α、α' 位被甲基取代,β、β' 位被甲酸甲酯基取代,γ 位被 2-硝基苯取代。常用的制剂有硝苯地平片、硝苯地平软胶囊、硝苯地平胶囊。

二、鉴别试验

(一) 吡啶环的开环反应

本反应适用于吡啶环 α、α' 位未取代的尼可刹米和异烟肼。

1. 戊烯二醛反应(köning 反应)　溴化氰作用于吡啶环,使环上氮原子由 3 价转变为 5 价,吡啶环经水解形成戊烯二醛,再与芳伯胺缩合形成有色的戊烯二醛衍生物。

ChP 仅用于尼可刹米的鉴别,所用芳伯胺为苯胺,生成的戊烯二醛衍生物为黄色。反应式如下:

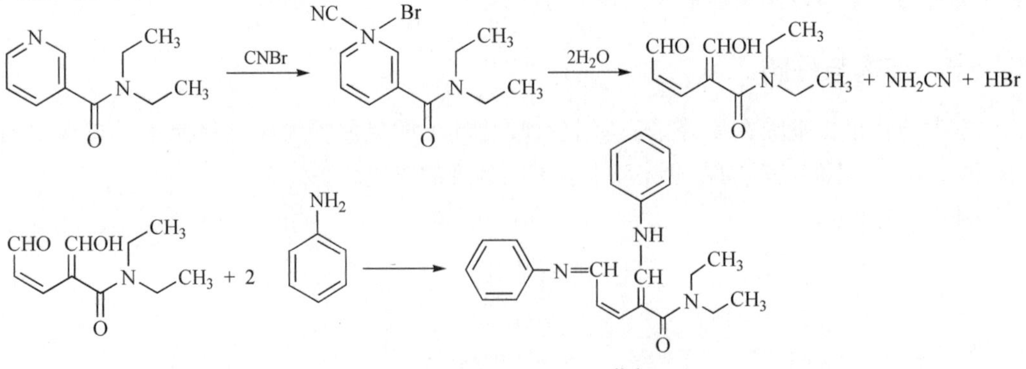

鉴别方法：取本品 1 滴，加水 50mL，摇匀，分取 2mL，加溴化氰试液 2mL 与 2.5％苯胺溶液 3mL，摇匀，溶液渐显黄色。

异烟肼也可发生戊烯二醛反应，但需先用高锰酸钾或溴水氧化为异烟酸，再与溴化氰作用。

2. 二硝基氯苯反应（Vongerichten 反应） 在无水条件下将吡啶及其衍生物与 2,4-二硝基氯苯共热或共热至熔融，冷却后，加醇制氢氧化钾溶液使溶解，溶液显红色。

ChP 中异烟腙的鉴别方法：取本品约 50mg，加 2,4-二硝基氯苯 50mg 与乙醇 3mL，置水浴中煮沸 2～3 分钟，放冷，加 10％氢氧化钠溶液 2 滴，静置后，即显鲜红色。

（二） 酰肼基的反应

1. 还原反应 异烟肼加水溶解后，加氨制硝酸银试液即有金属银黑色浑浊出现，生成氮气，在玻璃试管壁上形成银镜。

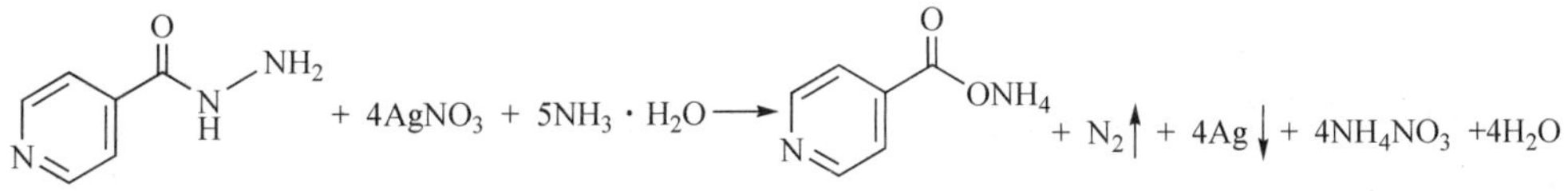

2. 缩合反应 异烟肼中未被取代的酰肼基可与芳醛缩合形成腙，具有一定的熔点。常用的芳醛为香草醛，还有水杨醛、对二甲氨基苯甲醛等。

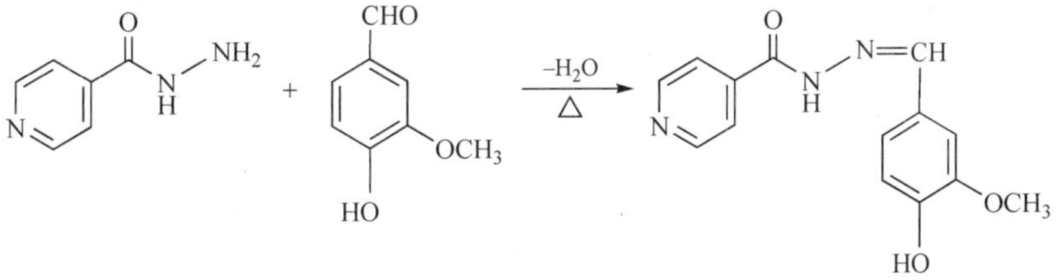

异烟腙（黄色结晶）

异烟肼鉴别方法：取本品约 0.1g，加水 5mL 溶解后，加 10％香草醛的乙醇溶液 1mL，摇匀，微热，放冷，即析出黄色结晶；滤过，用稀乙醇重结晶，在 105℃ 干燥后，依法测定，熔点为 228～231℃，熔融同时分解。

（三） 分解反应

尼可刹米与氢氧化钠试液加热，即有二乙胺臭味逸出，能使湿润的红色石蕊试纸变蓝。反应式如下，

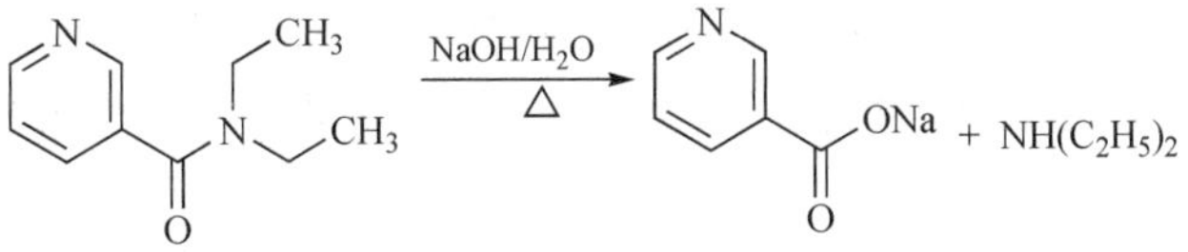

尼可刹米鉴别方法：取本品 10 滴，加氢氧化钠试液 3mL，加热，即发生二乙胺的

臭气，能使湿润的红色石蕊试纸变蓝色。

异烟肼、尼可刹米等与无水碳酸钠或氢氧化钙共热，可发生脱羧降解，并有吡啶臭味逸出。

（四）　沉淀反应

本类药物具有吡啶环的结构，可与重金属盐类（如氯化汞、硫酸铜、碘化铋钾）及苦味酸等试剂形成沉淀。

ChP 采用尼可刹米与硫酸铜及硫氰酸铵作用生成草绿色配位化合物沉淀的反应进行鉴别。

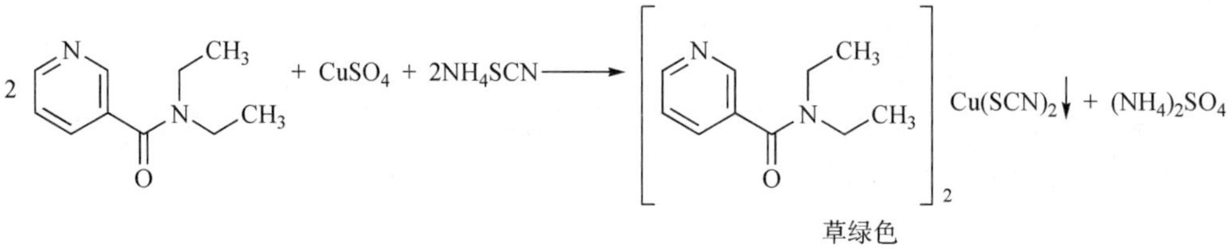

尼可刹米鉴别方法：取本品 2 滴，加水 1mL，摇匀，加硫酸铜试液 2 滴与硫氰酸铵试液 3 滴，即生成草绿色沉淀。

（五）　二氢吡啶的解离反应

硝苯地平结构中具有二氢吡啶环，其丙酮溶液与碱作用，二氢吡啶环 1,4 位氢发生解离，形成 p-π 共轭而发生颜色变化。ChP 采用本法鉴别硝苯地平。

鉴别方法：取本品约 25mg，加丙酮 1mL 溶解，加 20％氢氧化钠溶液 3～5 滴，振摇，溶液显橙红色。

（六）　光谱鉴别法

本类药物结构中含有芳杂环或苯环，在紫外光区有紫外吸收，其最大吸收波长及百分吸收系数可用于鉴别、制剂检查及含量测定。

ChP 中硝苯地平鉴别法方法：取本品适量，加三氯甲烷 2mL 使溶解，加无水乙醇制成每 1mL 含 15μg 的溶液，照紫外-可见分光光度法（通则 0401）测定，在 237nm 的波长处有最大吸收，在 320～355nm 的波长处有较大的宽幅吸收。

本类药物的原料药，ChP 均采用红外吸收光谱法进行鉴别。

（七）　高效液相色谱法

利用在含量测定项下记录的高效液相色谱图中，供试品溶液主峰的保留时间应与对照品溶液主峰的保留时间一致进行鉴别。ChP 中异烟肼及其片剂、硝苯地平片等采用本法鉴别。

三、特殊杂质检查

（一） 异烟肼的杂质检查项目和方法

异烟肼的合成一般采用 4-甲基吡啶氧化成异烟酸后，再与水合肼进行酰化制得。合成中使用的原料、试剂及副产物均可能作为杂质存在。其中的肼是一种诱变剂和致癌物质，可在制备时由原料引入，在异烟肼的原料及制剂的贮藏过程中也可产生降解产物。ChP 对异烟肼及异烟肼片中游离肼和有关物质的检查均作了规定。

1. 异烟肼中游离肼的检查 系统适用性试验：取本品与硫酸肼各适量，加丙酮-水（1∶1）溶解并制成每 1mL 中分别含异烟肼 100mg 及硫酸肼 0.08mg 的混合对照品溶液，吸取 5μL，点于硅胶 G 薄层板上，以异丙醇-丙酮（3∶2）为展开剂，展开，晾干，喷以乙醇制对二甲氨基苯甲醛试液，15 分钟后检视。游离肼与异烟肼的斑点应完全分离，游离肼的 R_f 值约为 0.75，异烟肼的 R_f 值约为 0.56。硫酸肼检测限为 0.2μg。

测定方法：取本品，加丙酮-水（1∶1）溶解并制成每 1mL 中约含 100mg 的溶液，作为供试品溶液。另取硫酸肼对照品加丙酮-水（1∶1）溶解并稀释制成每 1mL 中约含 0.080mg（相当于游离肼 20μg）的溶液，作为对照品溶液。吸取上述两种溶液各 5μL，分别点于同一硅胶 G 薄层板上，以异丙醇-丙酮（3∶2）为展开剂，展开，晾干，喷以乙醇制对二甲氨基苯甲醛试液，15 分钟后检视。在供试品溶液主斑点前方与对照品溶液主斑点相应的位置上，不得显黄色斑点。

2. 异烟肼中有关物质检查 取本品，加水溶解并稀释分别制成每 1mL 中含 0.5mg 的供试品溶液与每 1mL 中含 5μg 的对照溶液。照含量测定项下的色谱条件，取对照溶液 10μL 注入液相色谱仪，调节检测灵敏度，使主成分色谱峰的峰高约为满量程的 20%；再精密量取供试品溶液与对照溶液各 10μL，分别注入液相色谱仪，记录色谱图至主成分峰保留时间的 3.5 倍。供试品溶液的色谱图中如有杂质峰，单个最大杂质峰面积不得大于对照溶液主峰面积的 0.35 倍（0.35%），各杂质峰面积的和不得大于对照溶液主峰面积（1.0%）。

（二） 硝苯地平中有关物质检查

硝苯地平遇光极不稳定，分子内部发生光化学歧化作用，降解为硝基苯吡啶衍生物和亚硝基苯吡啶衍生物。在硝苯地平的生产和贮藏过程中均有可能引入这些杂质。ChP 对硝苯地平及硝苯地平片中硝苯地平有关物质 2,6-二甲基-4-(2-硝基苯基)-3,5-吡啶二甲酸二甲酯（杂质Ⅰ）和硝苯地平有关物质 2,6-二甲基-4-(2-亚硝基苯基)-3,5-吡啶二甲酸二甲酯（杂质Ⅱ）的检查方法进行了规定。有关物质的结构和检查方法如下：

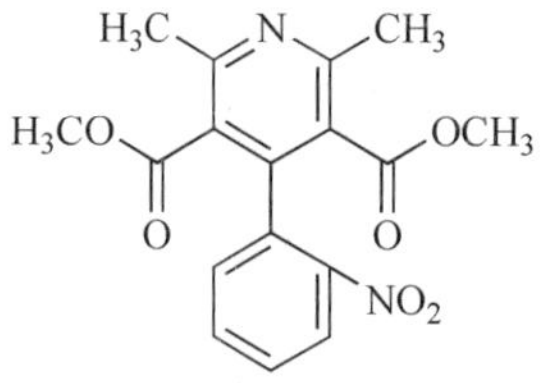

I

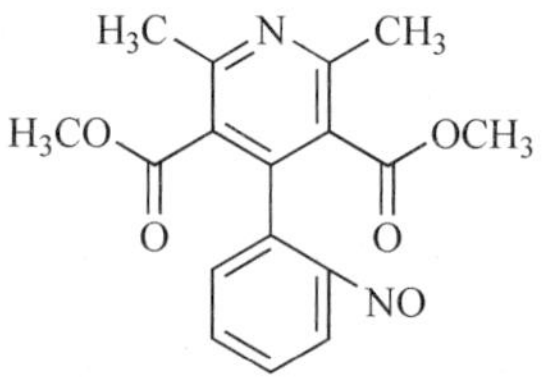

II

有关物质检查法：避光操作。取本品，精密称定，加甲醇溶解并定量稀释制成每 1mL 中约含 1mg 的溶液，作为供试品溶液；另取硝苯地平杂质Ⅰ与Ⅱ对照品，精密称定，加甲醇溶解并定量稀释成每 1mL 中各约含 10μg 的混合溶液，作对照品贮备液；分别精密量取供试品溶液与对照品贮备液各适量，用流动相定量稀释成每 1mL 中分别含硝苯地平 2μg、杂质Ⅰ 1μg 与杂质Ⅱ 1μg 的混合溶液，作为对照溶液。

照高效液相色谱法测定，用十八烷基硅烷键合硅胶为填充剂；以甲醇-水（60：40）为流动相；检测波长为 235nm。取硝苯地平对照品、杂质Ⅰ对照品和杂质Ⅱ对照品各适量，加甲醇溶解并定量稀释成每 1mL 各约含 1mg、10μg 与 10μg 的混合溶液，取 20μL，注入液相色谱仪，杂质Ⅰ峰、杂质Ⅱ峰与硝苯地平峰之间的分离度均应符合要求。取对照品溶液 20μL，注入液相色谱仪。再精密量取供试品溶液与对照品溶液各 20μL，分别注入液相色谱仪。记录色谱图至主成分峰保留时间的 2 倍。供试品溶液的色谱图中如有与杂质Ⅰ峰与杂质Ⅱ峰保留时间一致的色谱峰，按外标法以峰面积计算，均不得过 0.1％；其他单个杂质峰面积不得大于对照溶液中硝苯地平峰面积（0.2％）；杂质总量不得过 0.5％。

四、含量测定

（一）铈量法

硝苯地平结构中具有二氢吡啶环，在酸性溶液中对硫酸铈有还原性。ChP 采用铈量法测定硝苯地平的含量。

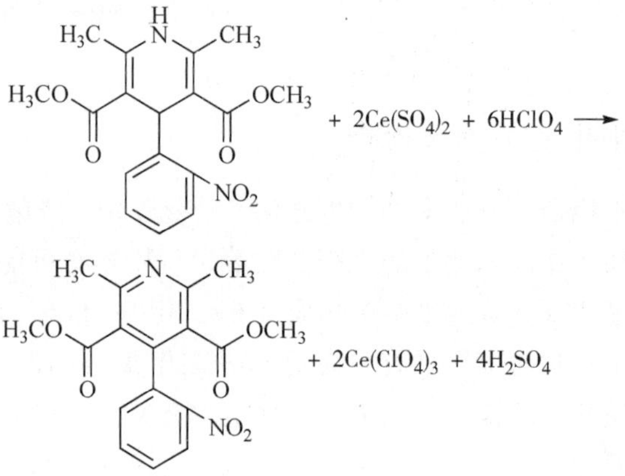

测定方法：取本品约 0.4g，精密称定，加无水乙醇 50mL，微温使溶解，加高氯酸溶液（取 70％高氯酸 8.5mL，加水至 100mL）50mL、邻二氮菲指示液 3 滴，立即用硫酸铈

滴定液（0.1mol/L）滴定，至近终点时，在水浴中加热至50℃左右，继续缓缓滴定至橙红色消失，并将滴定的结果用空白试验校正。每1mL硫酸铈滴定液（0.1mol/L）相当于17.32mg的$C_{17}H_{18}N_2O_6$。

（二）　非水滴定法

异烟肼、尼可刹米中吡啶环上的氮原子具有碱性，可在非水溶剂中与高氯酸定量生成高氯酸盐。ChP采用非水滴定法测定尼可刹米的含量。

测定法：取本品约0.15g，精密称定，加冰醋酸10mL与结晶紫指示液1滴，用高氯酸滴定液（0.1mol/L）滴定至溶液显蓝绿色，并将滴定的结果用空白试验校正。每1mL高氯酸滴定液（0.1mol/L）相当于17.82mg的$C_{10}H_{14}N_2O$。

（三）　溴酸钾法

异烟肼的酰肼基具有较强的还原性，可采用溴酸钾法、碘量法、溴量法等测定其含量。ChP（2010）采用溴酸钾滴定的方法对注射用异烟肼在酸性溶液中进行测定其含量。反应式如下：

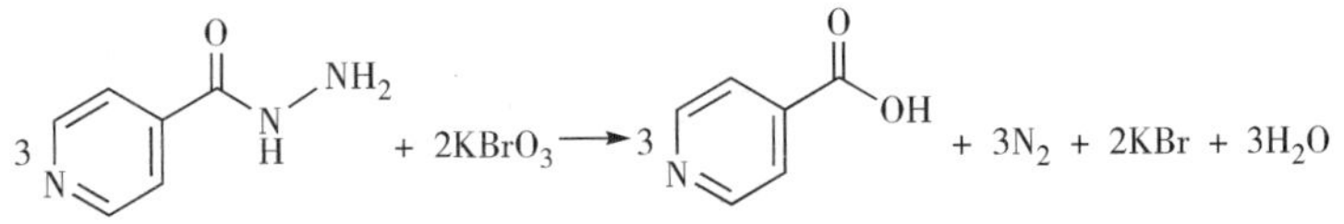

$$3\,\text{吡啶-C(=O)-NH-NH}_2 + 2KBrO_3 \rightarrow 3\,\text{吡啶-COOH} + 3N_2 + 2KBr + 3H_2O$$

测定方法：取装量差异项下的内容物，混合均匀，精密称取约0.2g，置100mL量瓶中，加水使溶解并稀释至刻度，摇匀；精密量取25mL，加水50mL、盐酸20mL与甲基橙指示液1滴，用溴酸钾滴定液（0.01667mol/L）缓缓滴定（温度保持在18~25℃）至粉红色消失。每1mL溴酸钾滴定液（0.01667mol/L）相当于3.429mg的$C_6H_7N_3O$。

ChP（2015）已改用高效液相色谱法测定其含量。

（四）　紫外-可见分光光度法

本类药物在紫外光区有特征吸收，可用紫外-可见分光光度法对其进行含量测定。ChP采用紫外-可见分光光度法对尼群地平软胶囊进行含量测定。

测定方法：避光操作，取本品10粒，置小烧杯中，用剪刀剪破囊壳，加无水乙醇少量，振摇使溶解后，将内容物与囊壳全部转移至具塞锥形瓶中，用无水乙醇反复冲洗剪刀及小烧杯，洗液并入锥形瓶中，将锥形瓶密塞，置40℃水浴中加热15分钟，并时时振摇，将内容物移入100mL量瓶中，用无水乙醇反复冲洗囊壳和锥形瓶，洗液并入量瓶中，用无水乙醇稀释至刻度，摇匀，精密量取2mL，置100mL量瓶中，用无水乙醇稀释至刻度，摇匀，照紫外-可见分光光度法（通则0401）于353nm波长处测定吸光度；另取尼群地平对照品适量，精密称定，用无水乙醇溶解并定量稀释制成每1mL中约含20μg的溶液，同法测定，计算。即得。

（五） 色谱法

本类药物分子极性较小可以用反相高效液相色谱法测定其含量。ChP 采用高效液相色谱法测定异烟肼、异烟肼片和注射用异烟肼的含量。

异烟肼的含量测定：色谱条件与系统适用性试验：用十八烷基硅烷键合硅胶为填充剂；以 0.02mol/L 磷酸氢二钠溶液（用磷酸调 pH 值至 6.0）- 甲醇（85∶15）为流动相；检测波长为 262nm。理论板数按异烟肼峰计算不低于 4000。

测定法：取本品，精密称定，加水溶解并稀释制成每 1mL 中约含 0.1mg 的溶液，精密量取 10μL 注入液相色谱仪，记录色谱图；另取异烟肼对照品，同法测定。按外标法以峰面积计算，即得。

第二节 吩噻嗪类药物的分析

一、结构与性质

本类药物为苯并噻嗪（phenothiazine，又称吩噻嗪）的衍生物，结构中含有硫氮杂蒽母核。不同的药物结构上的差异，主要表现在 10 位氮上的 R 取代基和 2 位上的 R′ 取代基的不同。R 基团常为含 2～3 个碳链的二甲氨基或二乙氨基；或为含氮杂环（如哌嗪和哌啶）的衍生物。R′ 基团通常为 −H、−Cl、−COOH、−CF$_3$、−SCH$_3$ 等。

基本结构：

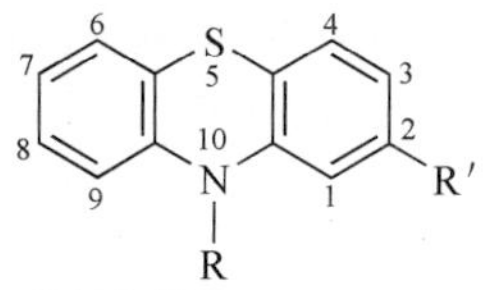

硫氮杂蒽(phenothiazine)

代表药物：

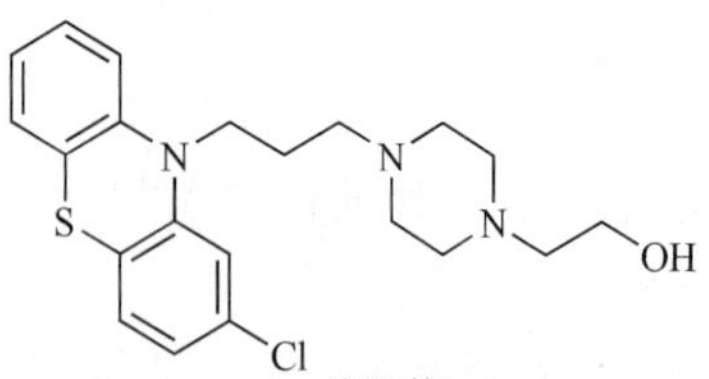

奋乃静
(perphenazine)

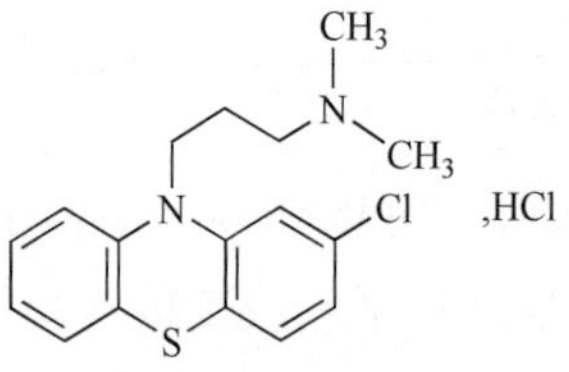

盐酸氯丙嗪
(chlorpromazine hydrochloride)

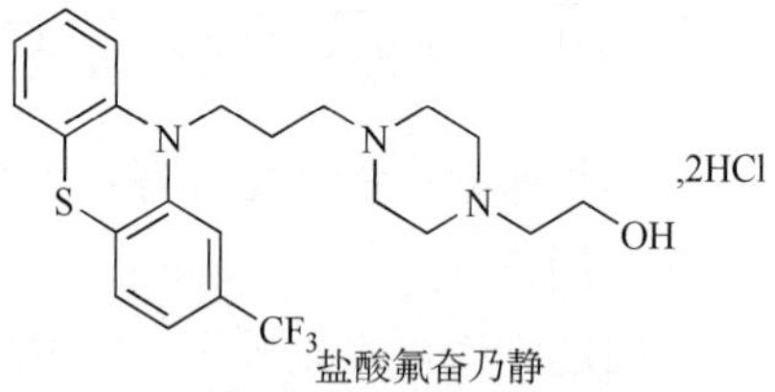

盐酸氟奋乃静
(fluphenazine hydrochloride)

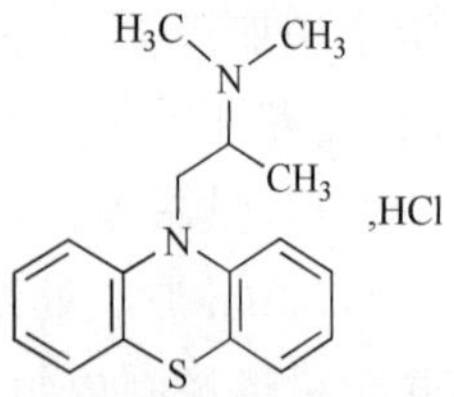

盐酸异丙嗪
(promethazine hydrochloride)

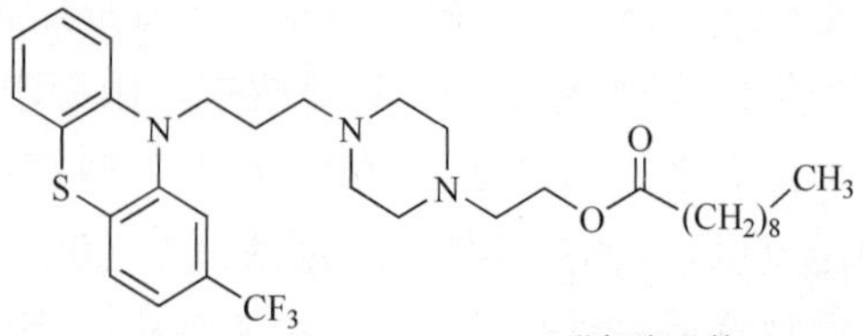

癸氟奋乃静
(fluphenazine decanoate)

本类药物结构中的硫氮杂蒽母核为共轭三环的 π 系统，其紫外吸收光谱一般具有三个峰值，分别在 205nm、254nm 和 300nm，最强峰多在 254nm。吩噻嗪类药物母核中的硫原子如果被氧化成砜、亚砜，则有四个吸收峰，可用于判断样品中有无氧化物。吩噻嗪类药物母核中的硫原子具有较强的还原性，遇硫酸、硝酸、三氯化铁试液及过氧化氢等氧化剂时，其母核易被氧化成砜、亚砜等不同产物，随着取代基的不同，而呈不同的颜色。

奋乃静为白色至淡黄色的结晶性粉末；几乎无臭，味微苦。在三氯甲烷中极易溶解，在甲醇中易溶，在乙醇中溶解，在水中几乎不溶；在稀盐酸中溶解。熔点为 94～100℃。常用的制剂有奋乃静片和奋乃静注射液。

盐酸氯丙嗪为白色或乳白色结晶性粉末；有微臭，味极苦；有引湿性；遇光渐变色；水溶液显酸性反应。在水、乙醇或三氯甲烷中易溶，在乙醚或苯中不溶。熔点 194～198℃。常用的制剂有盐酸氯丙嗪片和盐酸氯丙嗪注射液。

二、鉴别试验

（一）显色反应

1. 氧化剂显色反应 吩噻嗪类药物遇硫酸、硝酸、三氯化铁试液及过氧化氢等可呈现樱红 - 红色。不同的药物因取代基不同，所显颜色有差异。

奋乃静的鉴别：取本品 5mg，加盐酸与水各 1mL，加热至 80℃，加过氧化氢溶液数滴，即显深红色；放置后，红色渐褪去。

奋乃静注射液的鉴别：取本品 1mL，置蒸发皿中，在水浴上蒸干，放冷，残渣加硫酸 5mL 溶解，显樱桃红色，放置后色渐深；取部分硫酸溶液加温，转为品红色；其余硫酸溶液中加入 0.1mol/L 重铬酸钾溶液数滴，渐成深红色至红棕色，最后显棕绿色。

2. 与钯离子络合显色 吩噻嗪类药物分子结构中的未被氧化的二价硫能与金属钯离子（Pd^{2+}）络合形成有色络合物。该反应不受氧化产物亚砜和砜的干扰，专属性强，可用于本类药物及其制剂的鉴别，如 ChP 用此法鉴别癸氟奋乃静及其注射液。

癸氟奋乃静的鉴别方法：取本品约 50mg，加甲醇 2mL 溶解后，加 0.1% 氯化钯溶液 3mL，即有沉淀生成，并显红色，再加过量的氯化钯溶液，颜色变深。

（二）分解产物的反应

癸氟奋乃静与碳酸钠与碳酸钾混匀，在 600℃炽灼，分解产生氟化物，可争夺茜素锆试液中的锆离子，生成 $[ZrF_6]^{2-}$ 络离子，同时释放出游离的茜素，溶液颜色由红变黄。

鉴别方法：取本品 15～20mg，加碳酸钠与碳酸钾各约 0.1g，混匀，在 600℃炽灼 15～20 分钟，放冷，加水 2mL 使溶解，加盐酸溶液（1→2）酸化，滤过，滤液加茜素锆试液 0.5mL，应显黄色。

（三） 光谱法

国内外药典中常利用本类药物紫外吸收光谱中的最大吸收波长、最小吸收波长进行鉴别；或同时利用最大吸收波长处的吸光度或百分吸收系数进行鉴别。ChP 中部分吩噻嗪类药物的紫外特征吸收见表9-1。

表9-1　部分吩噻嗪类药物的紫外特征吸收

药物名称	测定浓度与条件	λ_{max}（nm）	相关数据
奋乃静（perphenazine）	10μg/mL，甲醇	258，313，254，306	A_{313}/A_{258}：0.120～0.128
盐酸氯丙嗪（chlorpromazine hydrochIoride）	5μg/mL，盐酸溶液（9→1000）	255	A_{254}：0.46
盐酸氟奋乃静（fluphenazine hydrochloride）	10μg/mL，盐酸溶液（9→1000）	255	$E_{1cm}^{1\%}$：553～593
盐酸异丙嗪（promethazine hydrochloride）	6μg/mL，0.01mol/L 盐酸	249	$E_{1cm}^{1\%}$：883～937
癸氟奋乃静（fluphenazine decanoate）	10μg/mL，乙醇	260	

以上典型药物，ChP 均采用红外吸收光谱法进行鉴别。

（四） 色谱法

ChP 收载的盐酸氟奋乃静及其制剂、癸氟奋乃静注射液采用高效液相色谱法鉴别；盐酸异丙嗪制剂采用薄层色谱法或高效液相色谱法，二者选一进行鉴别。

三、特殊杂质检查

吩噻嗪类药物母核结构中的硫原子易被氧化而显红色；受日光照射时也会发生变质；合成过程中的原料及副产物均会产生特殊杂质。本类药物及制剂均要求进行特殊杂质检查。

（一） 盐酸氯丙嗪的检查项目和方法

盐酸氯丙嗪的合成以邻氯苯甲酸和间氯苯胺为原料经多步反应制得。其合成工艺为：

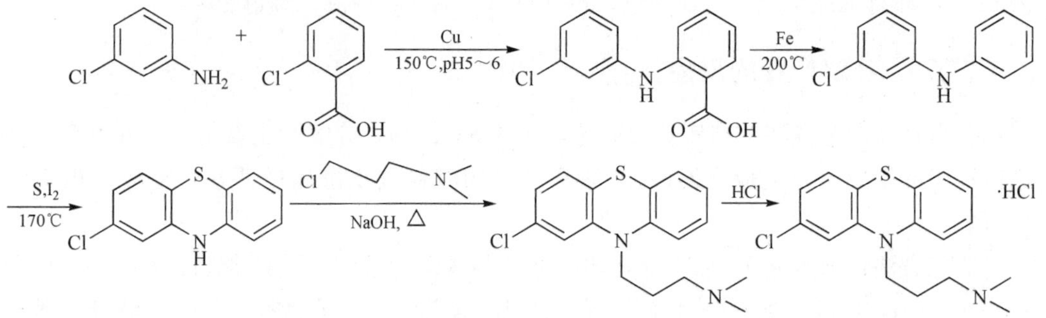

盐酸氯丙嗪中的特殊杂质主要是合成过程中的副产物及在空气中或日光下被氧化后产生的有色物质。氯丙嗪的杂质检查项中除干燥失重和炽灼残渣等一般杂质项外，还有以下项目。

1. 澄清度与颜色检查法 取本品 0.50g，加水 10mL，振摇使溶解后，溶液应澄清无色；如显浑浊，与 1 号浊度标准液（通则 0902）比较，不得更浓；如显色，与黄色 3 号或黄绿色 3 号标准比色液（通则 0901 第一法）比较，不得更深，并不得显其他颜色。

2. 有关物质检查法 避光操作，取本品 20mg，置 50mL 量瓶中，加流动相使盐酸氯丙嗪溶解并稀释至刻度，摇匀，作为供试品溶液；精密量取适量，用流动相定量稀释制成每 1mL 中含 2μg 的溶液，作为对照溶液。照高效液相色谱法（通则 0512）试验，用辛烷基硅烷键合硅胶为填充柱；以乙腈-0.5％三氟乙酸（用四甲基乙二胺调节 pH 值至 5.3）（50∶50）为流动相；检测波长为 254nm。取对照溶液 10μL 注入液相色谱仪，调节检测灵敏度，使主成分色谱峰的峰高约为满量程的 20％。精密量取供试品溶液和对照溶液各 10μL，分别注入液相色谱仪，记录色谱图至主成分峰保留时间的 4 倍。供试品溶液的色谱图中如有杂质峰，单个杂质峰面积不得大于对照溶液主峰面积（0.5％），各杂质峰面积的和不得大于对照溶液主峰面积的 2 倍（1.0％）。

（二） 奋乃静的杂质检查项目和方法

奋乃静在乙醇中溶解，在水中几乎不溶。ChP 将其溶于甲醇进行比浊及比色检查有色杂质；用高效液相色谱法检查有关物质。

1. 澄清度与颜色检查法 （通则 0901 第一法）取本品 0.20g，加甲醇 10mL 溶解后，溶液应澄清无色；如显色，与黄色 2 号标准比色液比较，不得更深。

2. 有关物质检查法 色谱条件与系统适用性试验：用十八烷基硅烷键合硅胶为填充剂；以甲醇为流动相 A，以 0.03mol/L 醋酸铵溶液为流动相 B，按表 9-2 程序进行梯度洗脱，调节流速使奋乃静主峰保留时间约为 27 分钟，检测波长为 254nm。

表 9-2 梯度洗脱程序

时间（分钟）	流动相 A（％）	流动相 B（％）
0～40	67	33
40～50	90	10
50～60	100	0
60～75	67	33

取奋乃静对照品 25mg，置 25mL 量瓶中，加甲醇 15mL 溶解后，加入 30％过氧化氢溶液 2mL，摇匀，用甲醇稀释至刻度，摇匀，放置 1.5 小时，作为系统适用性试验溶液。量取 20μL 注入液相色谱仪，相对保留时间约为 0.73 的降解杂质峰与主峰的分离度应大于 7.0。

测定法：避光操作，取本品适量，精密称定，用甲醇溶解并稀释制成每 1mL 中含 1mg 的溶液，作为供试品溶液；精密量取 1mL，置 100mL 量瓶中，用甲醇稀释至刻度，摇匀，作为对照溶液。量取对照溶液 20μL，注入液相色谱仪，调节检测灵敏度，使对照溶液峰高约为满量程的 20%。再精密量取供试品溶液与对照溶液各 $20\mu L$，分别注入液相色谱仪，记录色谱图。供试品溶液的色谱图中如有杂质峰，单个杂质峰面积不得大于对照溶液主峰面积的 0.5 倍（0.5%），各杂质峰面积的和不得大于对照溶液主峰面积的 2 倍（2.0%）。供试品溶液中任何小于对照溶液主峰面积 0.01 倍的色谱峰可忽略不计。

四、含量测定

（一）非水滴定法

吩噻嗪类药物母核上 10 位取代基的烃胺基、哌嗪基及哌啶基具有碱性，可在非水介质中用高氯酸标准溶液滴定。常用的非水介质为冰醋酸，对于碱性较弱的药物，可在冰醋酸中加入醋酐或甲酸；本类药物常制成盐酸盐使用，为避免滴定中析出的盐酸影响终点的颜色，可加入醋酸汞生成 $HgCl_2$ 沉淀，排除干扰。常用的指示剂有结晶紫指示液（终点时颜色由蓝至黄）和橙黄Ⅳ指示液（变色范围 pH1.4～3.2 红→黄）。ChP 收载的奋乃静注射液、盐酸氯丙嗪、癸氟奋乃静及癸氟奋乃静注射液等均采用非水滴定法测定含量。

盐酸氯丙嗪含量测定：取本品约 0.2g，精密称定，加冰醋酸 10mL 与醋酐 30mL 溶解后，照电位滴定法（通则 0701），用高氯酸滴定液（0.1mol/L）滴定，并将滴定的结果用空白试验校正。每 1mL 高氯酸滴定液（0.1mol/L）相当于 35.53mg 的 $C_{17}H_{19}ClN_2S \cdot HCl$。

（二）钯离子比色法

苯并噻嗪母核中未被氧化的硫原子，在 pH2 的缓冲溶液中，可与金属钯离子（Pd^{2+}）形成有色络合物，在 500nm 波长附近有最大吸收，其氧化产物砜和亚砜则无此反应。利用此性质进行含量测定具有专属性，可排除氧化产物的干扰。

USP32 - NF27 中奋乃静糖浆含量测定法：精密量取本品适量（约相当于奋乃静 6mg），置 25mL 量瓶中，用水稀释至刻度，摇匀，精密量取 10mL，置 125mL 分液漏斗中，加水 25mL，加氨试液调节 pH 为 10～11，用三氯甲烷振摇提取 4 次，每次 20mL，用放有无水硫酸钠 5g 的干燥滤纸滤过，合并滤液，置水浴上于氮气流下蒸发至约 5mL 后，移开水浴，氮气流下吹干，残留物精密加入盐酸 - 乙醇溶液（取乙醇 500mL，加水 300mL，加盐酸 10mL，加水至 1000mL，摇匀）15.0mL 溶解，必要时滤过；精密量取 10mL，与氯化钯溶液（取氯化钯 100mg，置 100mL 棕色量瓶中，加盐酸 1mL 和水 50mL，沸水浴加热使溶解，冷却后，加水稀释至刻度，摇匀，30 天内使用。临用前，取 50mL，置 500mL 量瓶中，加盐酸 4mL、无水醋酸钠 4.1g，用水稀释至刻度，摇匀）15.0mL，混合均匀，必要时滤过，以试剂作空白，照紫外 - 可见分光光度法，在 480nm 的波长处测定吸光度；另精密称取奋乃静对照品适量，加盐酸 - 乙醇溶液制成每 1mL 中约含 $160\mu g$ 的溶液，同法测定，计算，即得。

（三） 紫外分光光度法

本类药物结构中均含有具共轭三环 π 系统的硫氮杂蒽母核，其紫外吸收光谱一般具有三个峰值，分别在 205nm、254nm 和 300nm，最强峰多在 254nm；ChP 收载的本类药物的部分制剂如奋乃静片、盐酸氯丙嗪片及盐酸氯丙嗪注射液等均采用紫外分光光度法测定含量。

1. 奋乃静片含量测定法 避光操作。取本品 20 片，除去包衣后，精密称定，研细，精密称取适量（约相当于奋乃静 10mg），置 100mL 量瓶中，加溶剂（取乙醇 500mL，加盐酸 10mL，加水至 1000mL，摇匀）约 70mL，充分振摇使奋乃静溶解，用溶剂稀释至刻度，摇匀，滤过，精密量取续滤液 5mL，置另一 100mL 量瓶中，用溶剂稀释至刻度，摇匀，作为供试品溶液；另取奋乃静对照品适量，精密称定，用溶剂溶解并定量稀释制成每 1mL 中约含 5μg 的溶液，作为对照品溶液。取上述两种溶液，照紫外-可见分光光度法，在 255nm 的波长处分别测定吸收度，计算，即得。

2. 盐酸氯丙嗪注射液含量测定法 避光操作。精密量取本品适量（约相当于盐酸氯丙嗪 50mg），置 200mL 量瓶中，加盐酸溶液（9→1000）稀释至刻度，摇匀；精密量取 2mL，置 100mL 量瓶中，加盐酸溶液（9→1000）稀释至刻度，摇匀，照紫外-可见分光光度法（通则 0401），在 254nm 的波长处测定吸光度，按 $C_{17}H_{19}ClN_2S \cdot HCl$ 的吸收系数（$E_{1cm}^{1\%}$）为 915 计算，即得。

（四） 高效液相色谱法

盐酸异丙嗪片、盐酸异丙嗪注射液、盐酸氟奋乃静、盐酸氟奋乃静片及注射液均采用高效液相色谱法测定含量。盐酸氟奋乃静的含量测定方法如下：

色谱条件与系统适用性试验：用十八烷基硅烷键合硅胶为填充剂；以甲醇-乙腈-0.01mol/L 磷酸二氢钾溶液（用磷酸调节 pH 值至 2.5）（28：20：52）为流动相 A；以甲醇-乙腈（58：42）为流动相 B，按表 9-3 进行梯度洗脱；检测波长为 259nm；理论板数按盐酸氟奋乃静计应不低于 3000。

测定方法：取本品约 20mg，精密称定，置 50mL 量瓶中，用流动相 A 溶解并稀释至刻度，摇匀，精密量取 10mL，置 50mL 量瓶中，用流动相 A 稀释至刻度，摇匀，作为供试品溶液。精密量取 20μL 注入液相色谱仪，记录色谱图；另取盐酸氟奋乃静对照品适量，精密称定，同法测定，按外标法以峰面积计算，即得。

表 9-3 梯度洗脱程序

时间（分钟）	流动相 A（%）	流动相 B（%）
0	100	0
36	100	0
60	70	30
61	100	0
70	100	0

第三节　苯并二氮杂䓬类药物的分析

1,4-苯并二氮杂䓬类药物是目前临床应用最广泛的抗焦虑、抗惊厥药之一。本节主要介绍该类药物的分析。

一、结构与性质

基本结构：

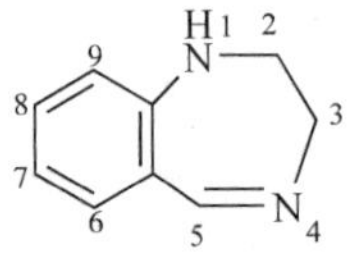

苯并二氮杂䓬(benzodiazepine)

代表药物：

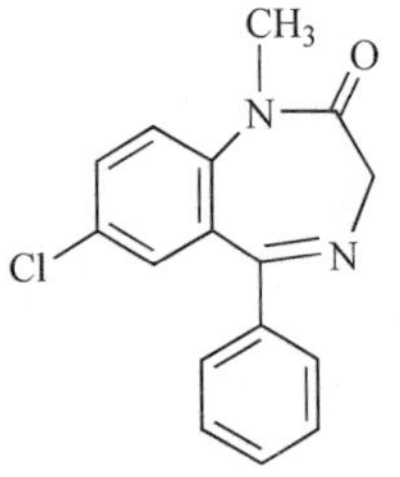

地西泮	氯硝西泮	奥沙西泮
(diazepam)	(clonazepam)	(oxazepam)

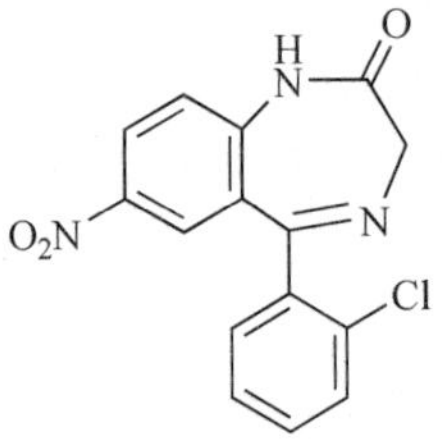

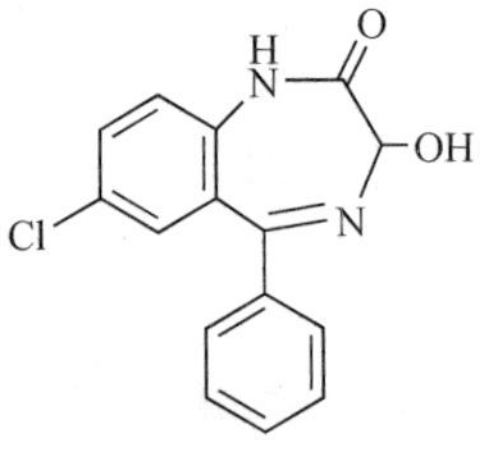

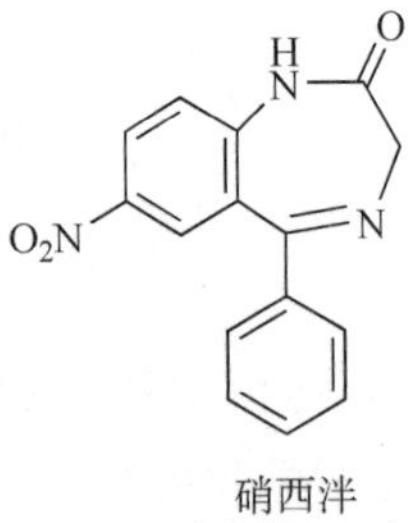

硝西泮	三唑仑	氯氮䓬
(nitrazepam)	(triazolam)	(chlordiazepoxide)

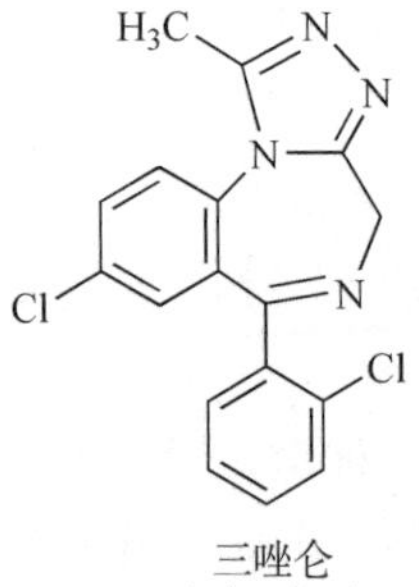

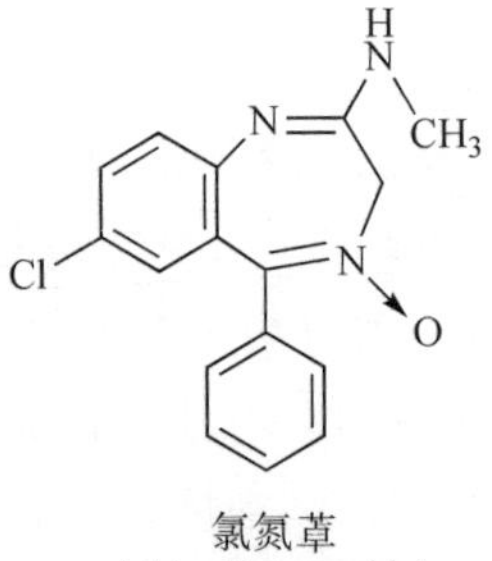

　　苯并二氮杂䓬类药物为含1,4-二氮杂䓬七元环和苯环并合结构的药物。在苯并二氮杂䓬7位上通常有—Cl或—NO₂取代；5位上有苯基或2-氯苯基取代。二氮杂䓬七元环上氮原子具有较强的碱性，与苯基并合后使碱性降低，可用非水溶液滴定法测定含量。本类药物的二氮杂䓬七元环上两个氮原子 pK_b 不同，在不同 pH 介质中，可形成不同的分子形式（H_2A^+、HA 或 A^-），其紫外光谱特性也随之发生变化，可利用此特性进行鉴别或含量测定。本类药物具有酰胺基及烯胺结构，在强酸性溶液中可水解，形成相应的二苯甲酮衍生物，其水解产物所呈现的某些特性也可供鉴别或含量测定之用。

　　地西泮为白色或类白色的结晶性粉末；无臭，味微苦。在丙酮或三氯甲烷中易溶，在乙醇中溶解，在水中几乎不溶。熔点为 $130\sim134℃$。$10\mu g/mL$ 的 0.5% 硫酸甲醇溶液在 284nm 的波长处有最大吸收，吸收系数（$E_{1cm}^{1\%}$）为 $440\sim468$。常用制剂有地西泮片和地西泮注射液。

氯氮䓬为淡黄色结晶性粉末；无臭，味苦。在乙醚、三氯甲烷或二氯甲烷中溶解，在水中微溶。$15\mu g/mL$ 的盐酸溶液（$9\to1000$），在 308nm 的波长处有最大吸收，吸收系数（$E_{1cm}^{1\%}$）为 $309\sim329$，常用制剂为氯氮䓬片。

奥沙西泮为白色或类白色结晶性粉末；几乎无臭。在乙醇、三氯甲烷或丙酮中微溶，在乙醚中极微溶解，在水中几乎不溶。熔点为 $198\sim202℃$，熔融时同时分解。常用制剂为奥沙西泮片。

二、鉴别试验

（一）化学鉴别法

1. 硫酸-荧光反应　苯并二氮杂䓬类药物溶于硫酸后，在紫外光（365nm）下，呈现不同颜色的荧光。如地西泮为黄绿色；氯氮䓬为黄色；硝西泮则显淡蓝色。若在稀硫酸中反应，其荧光颜色略有差别。

地西泮鉴别法：取本品约 10mg，加硫酸 3mL，振摇使溶解，在紫外光灯（365nm）下检视，显黄绿色荧光。

2. 沉淀反应　苯并二氮杂䓬类药物中氮原子具碱性，在盐酸溶液中可与生物碱沉淀试剂反应。ChP 用碘化铋钾试液产生沉淀的方法来鉴别氯氮䓬、氯硝西泮、地西泮注射液和三唑仑片等药物。

氯氮䓬鉴别法：取本品约 10mg，加盐酸溶液（$9\to1000$）10mL 溶解后，加碘化铋钾试液 1 滴，即生成橙红色沉淀。

地西泮注射液鉴别法：取本品 2mL，滴加稀碘化铋钾试液，即生成橙红色沉淀。

3. 芳香伯胺反应　苯并二氮杂䓬类药物中 1 位上为氮原子上无取代的酰胺基或烯胺基时，遇酸可水解产生芳伯胺基，溶液显芳伯胺类的鉴别反应。ChP 用酸水解后的芳伯胺反应来鉴别氯氮䓬、奥沙西泮和硝西泮等药物。

氯氮䓬和奥沙西泮鉴别法：取本品约 10mg，加盐酸溶液（$1\to2$）15mL，缓缓煮沸，置冰水中冷却，加亚硝酸钠试液 4mL，用水稀释成 20mL，再置冰浴中，10 分钟后，滴加碱性 β-萘酚试液，即产生橙红色沉淀，放置色渐变暗。

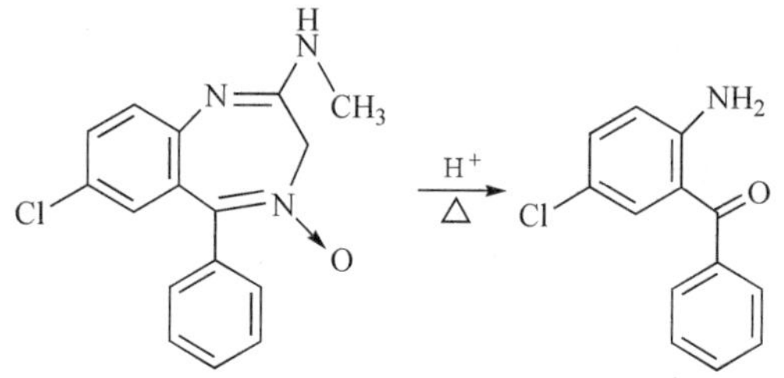

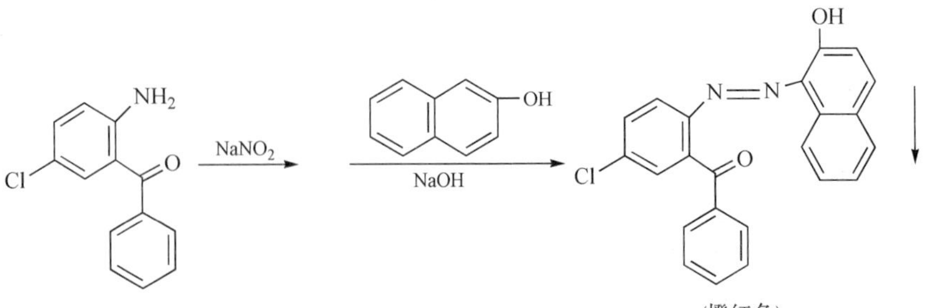

(橙红色)

4. 氯化物反应 含有机氯的本类药物用氧瓶燃烧法破坏，可生成氯化氢，以氢氧化钠试液吸收，加硝酸酸化，显氯化物反应。ChP 用于地西泮的鉴别。

地西泮鉴别法：取本品 20mg，用氧瓶燃烧法（通则 0703）进行有机破坏，以 5% 氢氧化钠溶液 5mL 为吸收液，燃烧完全后，用稀硝酸酸化，并缓缓煮沸 2 分钟，溶液显氯化物的鉴别反应。

（二） 光谱鉴别方法

苯并二氮杂䓬类药物的结构中均有共轭体系，在紫外光区有特征吸收。苯并二氮杂䓬上氮原子在不同 pH 条件下所形成的分子形式（H_2A^+、HA 或 A^-）也不同，对紫外光谱的影响也不同。部分苯并二氮杂䓬类药物的紫外鉴别方法见表 9-4。

表 9-4 苯并二氮杂䓬类药物的紫外鉴别方法

药物名称	测定浓度与条件	λ_{max}（nm）	相关数据
氯氮䓬（chlordiazepoxide）	7μg/mL，盐酸溶液（9→1000）	245，308	
地西泮（diazepam）	5μg/mL，0.5%硫酸的甲醇溶液	242，284，366	A_{242}：0.51　A_{284}：0.23
奥沙西泮（oxazepam）	10μg/mL，乙醇	229，315	
氯硝西泮（clonazepam）	10μg/mL，0.5%硫酸的乙醇溶液	252，307	
硝西泮（nitrazepam）	8μg/mL，无水乙醇	220，260，310	A_{260}/A_{310}：1.45～1.65
三唑仑（triazolam）	5μg/mL，无水乙醇	221	

ChP 中收载的地西泮、奥沙西泮、氯硝西泮、硝西泮和三唑仑均采用红外光吸收光谱进行鉴别。

（三） 色谱法

ChP 中收载的地西泮注射液、三唑仑和三唑仑片均采用了高效液相色谱法测定含量，在它们的鉴别项下也使用了高效液相色谱鉴别法。鉴别方法均为"在含量测定项下记录的色谱图中，供试品溶液主峰的保留时间应与对照品溶液主峰的保留时间一致。"

三、特殊杂质检查

苯并二氮杂䓬类药物在生产过程中存在的中间体、副产物等杂质或贮藏期间分解产生的降解产物，均为特殊杂质（有关物质）。目前国内外药典多采用薄层色谱法和高效液相色谱法进行有关物质和降解产物的检查。

（一） 地西泮及制剂的检查项目和方法

地西泮在合成过程中甲基化不完全时，能引入 N - 去甲地西泮等杂质；在贮藏及制剂过程中，可能水解产生 2 - 甲氨基 - 5 - 氯二苯酮等杂质。地西泮和地西泮片均采用高效液相色谱法进行有关物质的检查。

地西泮有关物质检查：取本品，加甲醇溶解并稀释制成每 1mL 中含地西泮 1mg 的溶液作为供试品溶液；精密量取供试品溶液 1mL，置 200mL 量瓶中，加甲醇稀释至刻度，摇匀，作为对照溶液。照高效液相色谱法（通则 0512）试验。用十八烷基硅烷键合硅胶为填充剂；以甲醇 - 水（70：30）为流动相；检测波长为 254nm。理论板数按地西泮峰计算不低于 1500。取对照溶液 10μL 注入液相色谱仪，调节检测灵敏度，使主成分色谱峰的峰高为满量程的 25%；再精密量取供试品溶液与对照溶液各 10μL，分别注入液相色谱仪，记录色谱图至主成分峰保留时间的 4 倍。供试品溶液色谱图中如有杂质峰，各杂质峰面积的和不得大于对照液主峰面积的 0.6 倍（0.3%）。

（二） 奥沙西泮的有关物质检查

取本品适量，精密称定，加乙腈溶解并定量稀释制成每 1mL 中约含 0.5mg 的溶液，作为供试品溶液；取（3RS）- 7 - 氯 - 2 - 氧代 - 5 - 苯基 - 2,3 - 二氢 - 1H - 1,4 - 苯并二氮杂䓬 - 3 - 乙酸酯（杂质 Ⅰ）与 6 - 氯 - 4 - 苯基喹唑啉 - 2 - 甲醛（杂质 Ⅱ）对照品各适量，精密称定，加乙腈溶解并定量稀释制成每 1mL 中各约含 0.5mg 的溶液，作为对照品溶液；精密量取供试品溶液与对照品溶液各适量，用乙腈定量稀释制成每 1mL 中各约含 1μg 的溶液，作为对照溶液。照高效液相色谱法（通则 0512）测定，用十八烷基硅烷键合硅胶为填充剂；以 0.05mol/L 磷酸二氢铵 - 甲醇（45：55，用三乙胺调节 pH 值为 8.0）为流动相；检测波长为 230nm。取对照溶液 10μL，注入液相色谱仪，记录色谱图。出峰顺序依次为奥沙西泮、杂质 Ⅰ 与杂质 Ⅱ，其中杂质 Ⅰ 与杂质 Ⅱ 的分离度应符合要求，理论板数按奥沙西泮峰计算不低于 3000。再精密量取对照溶液与供试品溶液各 10μL，分别注入液相色谱仪，记录色谱图至主成分峰保留时间的 3 倍。供试品溶液色谱图中如有与对照溶液中杂质 Ⅰ、杂质 Ⅱ 保留时间一致的色谱峰，按外标法以峰面积计算，均不得过 0.2%，其他单个杂质峰面积不得大于对照溶液中奥沙西泮峰面积（0.2%），各杂质峰面积的和不得大于对照溶液中奥沙西泮峰面积的 5 倍（1.0%）。

四、含量测定

（一） 非水滴定法

苯并二氮杂䓬类药物中二氮杂䓬七元环上氮原子显弱碱性，可用高氯酸滴定液滴定测定其含量。药物与高氯酸滴定液反应的摩尔比通常为 1：1。本类药物的非水滴定法见表 9-5。

表 9-5　苯并二氮杂䓬类药物的非水滴定试验条件

药物名称	取样量	溶剂	指示剂	终点颜色
氯氮䓬	约 0.3g	冰醋酸 20mL	结晶紫	蓝色
地西泮	约 0.2g	冰醋酸和醋酐各 10mL	结晶紫	绿色
氯硝西泮	约 0.25g	醋酐 35mL	电位法	—
硝西泮	约 0.2g	冰醋酸 15mL 和醋酐 5mL	结晶紫	黄绿色
奥沙西泮	约 0.25g	冰醋酸 5mL 和醋酸酐 45mL	电位法	—

（二）　紫外-可见分光光度法

苯并二氮杂䓬类药物结构中具有共轭系统，有特征紫外吸收，最大吸收波长受溶剂 pH 值影响。本类药物的制剂如氯氮䓬片、地西泮片、奥沙西泮片、氯硝西泮片、氯硝西泮注射液、硝西泮片等均采用紫外-可见分光光度法测定含量。具体的方法有百分吸收系数法和外标一点法。

氯氮䓬片含量测定法　取本品 20 片，精密称定，研细，精密称取适量（约相当于氯氮䓬 30mg），置 100mL 量瓶中，加盐酸溶液（9→1000）70mL，充分振摇使氯氮䓬溶解，用盐酸溶液（9→1000）稀释至刻度，摇匀，滤过，精密量取续滤液 5mL，置 100mL 量瓶中，用盐酸溶液（9→1000）稀释至刻度，摇匀，照紫外-可见分光光度法，在 308nm 的波长处测定吸光度；另取氯氮䓬对照品适量，精密称定，用盐酸溶液（9→1000）溶解并稀释制成每 1mL 中约含 15μg 的溶液，同法测定。计算，即得。

（三）　高效液相色谱法

本类药物分子极性较小，在反相高效液相色谱中有较好的保留。可用高效液相色谱法测定含量。ChP 中收载的地西泮注射液、三唑仑和三唑仑片等均采用了高效液相色谱法测定含量。

地西泮注射液含量测定：色谱条件与系统适用性试验：用十八烷基硅烷键合硅胶为填充剂；以甲醇-水（70∶30）为流动相；检测波长为 254nm。理论板数按地西泮峰计算不低于 1500。

测定法：精密量取本品适量（约相当于地西泮 10mg），置 50mL 量瓶中，用甲醇稀释至刻度，摇匀，精密量取 10μL 注入液相色谱仪，记录色谱图；另取地西泮对照品约 10mg，精密称定，同法测定。按外标法以峰面积计算，即得。

第四节　咪唑类药物的分析

一、结构与性质

本类药物为咪唑的衍生物，咪唑环的 1 位 N 原子为 sp^2 杂化，但是其上的孤对电子参

与形成大 π 键，故碱性较弱；3 位 N 原子为 sp² 杂化，孤对电子未参与成环，故碱性较强，也使咪唑类药物的极性变大，易溶于极性较大的有机溶剂。咪唑环的 6 个 π 电子封闭成环，有一定的芳香性，环较稳定，不易受酸的作用发生开环，环上能够进行亲电取代反应。咪唑环中有共轭体系存在，故本类药物都具有紫外吸收，可用于鉴别或含量测定。

基本结构：

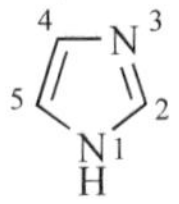

咪唑（imidazole）

代表药物：

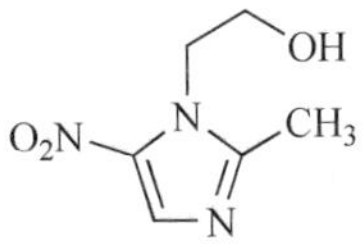

甲硝唑
(metronidazole)

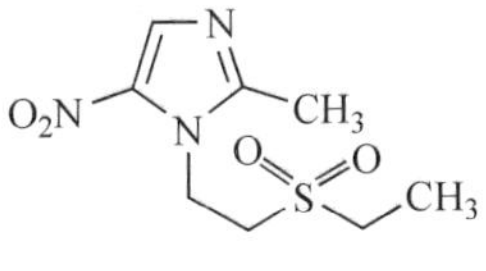

替硝唑
(tinidazole)

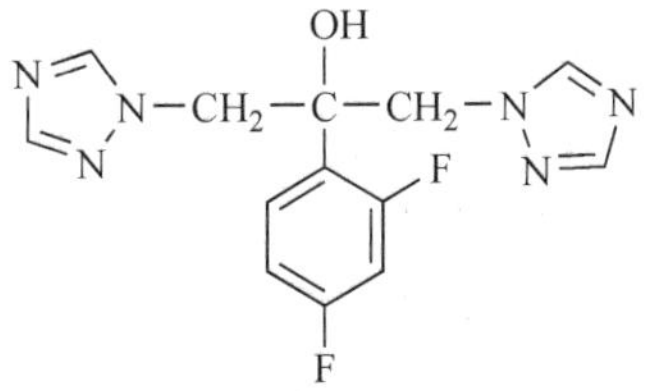

氟康唑
(fluconazole)

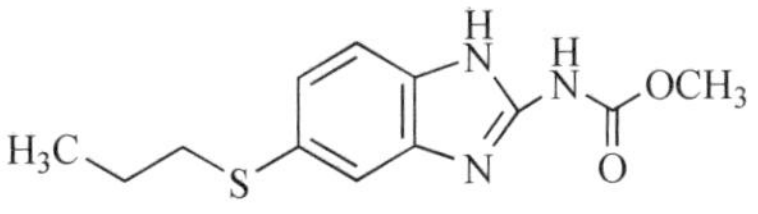

阿苯达唑
(albendazole)

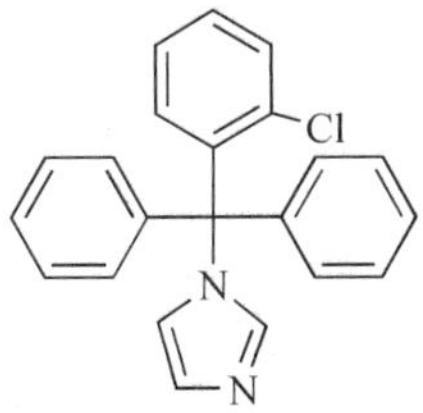

克霉唑
(clotrimazole)

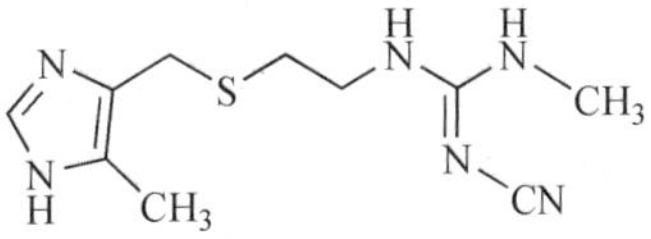

西咪替丁
(cimetidine)

甲硝唑为白色至微黄色的结晶或结晶性粉末；有微臭，味苦而略咸。在乙醇中略溶，在水或三氯甲烷中微溶，在乙醚中极微溶解。熔点为 159～163℃。常用的制剂有甲硝唑片、甲硝唑阴道泡腾片、甲硝唑注射液、甲硝唑栓、甲硝唑胶囊和甲硝唑葡萄糖注射液等。

替硝唑为白色或淡黄色结晶或结晶性粉末；味微苦。在丙酮或三氯甲烷中溶解，在水或乙醇中微溶。熔点为 125～129℃。常用的制剂有替硝唑片、替硝唑氯化钠注射液、替硝唑栓、替硝唑胶囊和替硝唑葡萄糖注射液等。

氟康唑为白色或类白色结晶或结晶性粉末；无臭或微带特异臭，味苦。在甲醇中易溶，在乙醇中溶解，在二氯甲烷、水或醋酸中微溶，在乙醚中不溶。熔点为 137～141℃。常用的制剂有氟康唑片、氟康唑胶囊和氟康唑氯化钠注射液等。

阿苯达唑为白色或类白色粉末；无臭，无味。在丙酮或三氯甲烷中微溶，在乙醇中几乎不溶，在水中不溶；在冰醋酸中溶解。熔点为 206～212℃，熔融时同时分解。常用的制剂有阿苯达唑片、阿苯达唑胶囊和阿苯达唑颗粒等。

克霉唑为白色至微黄色的结晶性粉末；无臭，无味。在甲醇或三氯甲烷中易溶，在乙醇或丙酮中溶解，在水中几乎不溶。熔点为 141～145℃。常用的制剂有克霉唑口腔药膜、克霉唑乳膏、克霉唑药膜、克霉唑栓、克霉唑溶液和复方克霉唑乳膏等。

西咪替丁为白色或类白色结晶性粉末；几乎无臭，味苦。在甲醇中易溶，在乙醇中溶解，在异丙醇中略溶，在水中微溶；在稀盐酸中易溶。常用的制剂有西咪替丁片、西咪替丁胶囊和西咪替丁氯化钠注射液等。

二、鉴别试验

（一）化学鉴别法

1. 显色反应　本类药遇酸时，N 原子上未共用电子对可与质子结合；遇碱时电子对游离，可发生颜色的变化。

甲硝唑的鉴别：取本品 10mg，加氢氧化钠试液 2mL 微温，即得紫红色溶液；滴加稀盐酸使成酸性即变成黄色，再滴加过量氢氧化钠试液则变成橙红色。

克霉唑的鉴别：取本品约 10mg，加硫酸 1mL 溶解后，显橙黄色；加水 3mL 稀释后，颜色消失；再加硫酸 3mL，复显橙黄色。

2. 沉淀反应　咪唑环中 3 位 N 原子碱性较强，在酸性溶液中可与三硝基酚、碘化铋钾等生物碱沉淀试剂反应。ChP 用三硝基酚试液产生沉淀的方法来鉴别甲硝唑和替硝唑；用碘化铋钾试液产生沉淀的方法来鉴别阿苯达唑。

甲硝唑的鉴别：取本品约 0.1g，加硫酸溶液（3→100）4mL，应能溶解；加三硝基苯酚试液 10mL，放置后即生成黄色沉淀。

阿苯达唑的鉴别：取本品约 0.1g，溶于微温的稀硫酸中，滴加碘化铋钾试液，即生成红棕色沉淀。

3. 分解产物的反应　咪唑环较稳定，遇酸不易开环。当咪唑环的侧链上有含硫的取代基或磺酰基取代时，受热会分解产生硫化氢或二氧化硫，可用于鉴别。

西咪替丁的鉴别：取本品约 50mg，炽灼，产生的气体能使醋酸铅试纸显黑色。

替硝唑的鉴别：取本品约 0.1g，置试管中，小火加热熔融，即发生有刺激性的二氧化硫气体，能使硝酸亚汞试液润湿的滤纸变成黑色。

（二）光谱鉴别法

本类药物具有芳杂环，氟康唑、阿苯达唑和克霉唑中还有苯环取代，在紫外光区有最大吸收，可用于鉴别。

甲硝唑的鉴别：取吸收系数项下的溶液，照紫外-可见分光光度法（通则 0401）测定，在 277nm 的波长处有最大吸收，在 241nm 的波长处有最小吸收。

氟康唑的鉴别：取本品，加乙醇溶解并稀释制成每 1mL 中约含 0.2mg 的溶液，照紫外-可见分光光度法（通则 0401）测定，在 261nm 与 267nm 的波长处有最大吸收，在 264nm 的波长处有最小吸收。

以上典型药物，ChP 均采用红外吸收光谱法进行鉴别。

（三） 色谱法

本类药物及其制剂可用硅胶薄层色谱进行鉴别，通常展开剂极性较大，展开前常用氨蒸气预饱和以获得良好的分离效果。当采用高效液相色谱法进行含量测定时，也可用高效液相色谱法进行鉴别。

1. 克霉唑的鉴别 取本品适量，用二氯甲烷溶解并稀释制成每 1mL 中含 5mg 的溶液，作为供试品溶液；另取克霉唑对照品加二氯甲烷溶解并稀释制成每 1mL 中约含 5mg 的溶液，作为对照品溶液。照薄层色谱法（通则 0502）试验，吸取供试品溶液与对照品溶液各 10μL，点于同一硅胶 G 薄层板上，以异丙醚为展开剂，并在展开缸中放入装有浓氨溶液的小烧杯使氨蒸气饱和，展开，晾干，在碘蒸气中显色，供试品溶液所显主斑点的颜色与位置应与对照品溶液的主斑点相同。

2. 氟康唑胶囊的鉴别 取本品适量（约相当于氟康唑 0.1g），加甲醇 10mL，振摇使氟康唑溶解，滤过，取滤液作为供试品溶液；另取氟康唑对照品 0.1g，加甲醇 10mL 溶解，作为对照品溶液。照薄层色谱法（通则 0502）试验，吸取上述两种溶液各 10μL，分别点于同一硅胶 GF$_{254}$薄层板上，以二氯甲烷-甲醇-浓氨溶液（80：20：1）为展开剂，展开，晾干，置紫外光灯（254nm）下检视。供试品溶液所显主斑点的颜色与位置应与对照品溶液的主斑点相同。

3. 氟康唑片的鉴别 在含量测定项下记录的图谱中，供试品溶液主峰的保留时间应与对照品溶液主峰的保留时间一致。

三、特殊杂质检查

本类药物结构较为稳定，特殊杂质主要来源于制备过程中的原料、试剂、中间体和副产物。制剂主要进行溶出度和剂型相关的检查。

（一） 甲硝唑及制剂的检查项目和方法

甲硝唑合成的主要中间体是 2-甲基-5-硝基咪唑。在甲硝唑原料及甲硝唑的注射液中，均需对其进行检查。ChP 把其列入"有关物质"的杂质检查项目中。甲硝唑的杂质检查项目有乙醇溶液的澄清度与颜色、有关物质、干燥失重、炽灼残渣、重金属等。甲硝唑的注射液的杂质检查项目有 pH 值、有关物质、氯化物、细菌内毒素、无菌等。

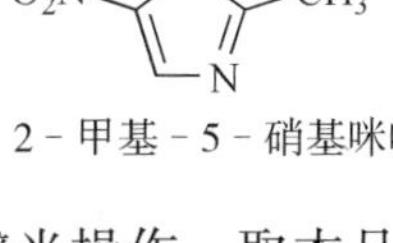

2-甲基-5-硝基咪唑

1. 甲硝唑的有关物质检查 避光操作。取本品约 100mg，置 100mL 量瓶中，加甲醇溶解并稀释至刻度，摇匀，精密量取适量，用流动相稀释制成每 1mL 中含 0.2mg 的溶液，作为供试品溶液；另取 2-甲基-5-硝基咪唑对照品约 20mg，置 100mL 量瓶中，加甲醇溶解并稀释至刻度，摇匀，作为对照品溶液。分别精密量取供试品溶液 2mL 与对照品溶液 1mL，置同一 100mL 量瓶中，用流动相稀释至刻度，摇匀，精密量取 5mL，置 50mL 量瓶中，用流动相稀释至刻度，摇匀，作为对照溶液。照高效液相色谱法（通则 0512）试验，用十八烷基硅烷键合硅胶为填充剂，以甲醇-水（20∶80）为流动相，检测波长为 315nm，理论板数按甲硝唑峰计算不低于 2000，甲硝唑峰与 2-甲基-5-硝基咪唑峰的分离度应大于 2.0。取对照溶液 20μL 注入液相色谱仪，调节检测灵敏度，使甲硝唑色谱峰的峰高为满量程的 10%；再精密量取供试品溶液和对照溶液各 20μL，分别注入液相色谱仪，记录色谱图至主成分峰保留时间的 2 倍。供试品溶液的色谱图中如有与 2-甲基-5-硝基咪唑相同保留时间的色谱峰，其峰面积不得大于对照溶液中甲硝唑峰面积的 0.5 倍（0.1%）；各杂质峰面积的和不得大于对照溶液中甲硝唑峰面积（0.2%）。

2. 甲硝唑的乙醇溶液澄清度与颜色检查　取本品，加乙醇溶解并稀释成每 1mL 中约含 5mg 的溶液，溶液应澄清；如显浑浊，与 1 号浊度标准液（通则 0902 第一法）比较，不得更浓；如显色，与黄色或黄绿色 2 号标准比色液（通则 0901 第一法）比较，不得更深。

（二）　氟康唑的检查项目和方法

氟康唑的杂质检查项目有：溶液的澄清度、氟、有关物质、含氯化合物、干燥失重、炽灼残渣、重金属等。

1. 溶液的澄清度　取本品 20mg，加水 10mL 使溶解，溶液应澄清；如显浑浊，与 1 号浊度标准液（通则 0902 第一法）比较，不得更浓（供注射用）。

2. 有关物质　氟康唑为含氟有机物，可采用氧瓶燃烧法把有机氟化物转变为无机氟离子进行鉴别，并对其含氟量进行检查。取本品适量，加流动相溶解并稀释制成每 1mL 中约含 10mg 的溶液，作为供试品溶液；精密量取适量，用流动相定量稀释制成每 1mL 中约含 50μg 的溶液，作为对照溶液。取对照溶液适量，用流动相定量稀释制成每 1mL 中约含 5μg 溶液，作为灵敏度溶液。照高效液相色谱法（通则 0512）测定，用十八烷基硅烷键合硅胶为填充剂（4.6mm×250mm，5μm 或效能相当的色谱柱）；以乙腈-0.063% 甲酸铵溶液（20∶80）为流动相；检测波长为 260nm；柱温为 40℃。取氟康唑与杂质 I 对照品各适量，加流动相溶解并稀释制成每 1mL 中分别含 1mg 与 0.1mg 的溶液作为系统适用性溶液，取 20μL 注入液相色谱仪，记录色谱图，氟康唑峰的保留时间约为 10 分钟，杂质 I 峰（相对保留时间约为 0.9）与氟康唑峰的分离度应符合要求。取灵敏度溶液 20μL 注入液相色谱仪，主成分峰峰高的信噪比应大于 5；精密量取供试品溶液与对照溶液各 20μL，分别注入液相色谱仪，记录色谱图至主成分峰保留时间的 3 倍。供试品溶液色谱图中如有杂质峰，单个杂质峰面积不得大于对照溶液主峰面积（0.5%），各杂质峰面积的和不得大于对照溶液主峰面积的 2 倍（1.0%）。

3. 含氯化合物　取本品约 20mg，精密称定，照氧瓶燃烧法（通则 0703）进行有机破坏，以 0.4% 氢氧化钠溶液 20mL 为吸收液，俟吸收完全后，强力振摇 5 分钟，加稀硝酸 10mL，移至 50mL 纳氏比色管中，照氯化物检查法（通则 0806）检查，与对照溶液（与供试品同法操作，但燃烧时滤纸中不含供试品，并加标准氯化钠溶液 6.0mL）比较，不得更浓（0.3%）。

四、含量测定

（一） 非水滴定法

咪唑环上 3 位 N 原子碱性较强，可用高氯酸滴定液滴定测定其含量。药物与高氯酸滴定液反应的摩尔比与结构中咪唑环的数目有关。甲硝唑、替硝唑、阿苯达唑、克霉唑、西咪替丁与高氯酸反应的摩尔比均为 1∶1；氟康唑结构中具有两个三唑环结构，与高氯酸反应的摩尔比为 1∶2。

1. 甲硝唑的含量测定法 取本品约 0.13g，精密称定，加冰醋酸 10mL 溶解后，加萘酚苯甲醇指示液 2 滴，用高氯酸滴定液（0.1mol/L）滴定至溶液显绿色，并将滴定的结果用空白试验校正。每 1mL 高氯酸滴定液（0.1mol/L）相当于 17.12mg 的 $C_6H_9N_3O_3$。

2. 氟康唑的含量测定法 取本品约 0.1g，精密称定，加冰醋酸 50mL 溶解后，照电位滴定法（通则 0701），用高氯酸滴定液（0.1mol/L）滴定，并将滴定的结果用空白试验校正。每 1mL 高氯酸滴定液（0.1mol/L）相当于 15.31mg 的 $C_{13}H_{12}F_2N_6O$。

（二） 紫外分光光度法

咪唑环具有共轭结构，有紫外吸收，可用紫外分光光度法进行本类药物的含量测定和溶出度检查。

氟康唑胶囊的含量测定法：取装量差异项下的内容物，研细，精密称取适量（约相当于氟康唑 50mg），置 100mL 量瓶中，加盐酸溶液（9→1000）适量，振摇使氟康唑溶解并稀释至刻度，摇匀，滤过，精密量取续滤液 10mL，置 25mL 量瓶中，用上述溶剂稀释至刻度，摇匀，照紫外-可见分光光度法（通则 0401），在 261nm 的波长处测定吸光度；另取氟康唑对照品适量，精密称定，用盐酸溶液（9→1000）溶解并定量稀释制成每 1mL 中约含 0.2mg 的溶液，摇匀，同法测定，计算，即得。

ChP 已改用高效液相色谱法测定氟康唑胶囊的含量。

（三） 高效液相色谱法

本类药物通常以游离态形式存在，在反相高效液相色谱中有较好的保留，可用高效液相色谱法进行杂质检查和制剂的含量测定。ChP 中收载的氟康唑片、氟康唑氯化钠注射液和氟康唑胶囊均采用高效液相色谱法测定含量。

1. 氟康唑氯化钠注射液中氟康唑的含量测定

（1）色谱条件与系统适用性试验 用十八烷基硅烷键合硅胶为填充剂；以甲醇-磷酸盐缓冲溶液（pH7.0）-甲醇（55∶45）为流动相，检测波长为 260nm，理论板数按氟康唑峰计算不低于 2000。

（2）测定方法　精密量取本品适量，用流动相定量稀释制成每1mL中含0.5mg的溶液，精密量取20μL注入液相色谱仪，记录色谱图；另取氟康唑对照品适量，精密称定，用流动相溶解并定量稀释制成每1mL中含0.5mg的溶液，同法测定。按外标法以峰面积计算，即得。

2. 氟康唑片的含量测定

（1）色谱条件与系统适用性试验　用十八烷基硅烷键合硅胶为填充剂；以磷酸盐缓冲液（pH7.0)-甲醇（55：45）为流动相；检测波长为261nm。理论板数按氟康唑峰计算不低于1500。

（2）测定方法　取本品20片，精密称定，研细，精密称取适量（相当于氟康唑50mg），置100mL量瓶中，加流动相溶解并稀释至刻度，摇匀，滤过，精密量取续滤液20μL，注入液相色谱仪，记录色谱图；另取氟康唑对照品，精密称定，加流动相溶解并定量稀释制成每1mL中约含0.5mg的溶液，同法测定，按外标法以峰面积计算，即得。

第十章 生物碱类药物的分析 ▷▷▷▷

生物碱（alkaloids）是一类主要存在于生物体内的含氮有机化合物，大多数呈碱性，且能与酸结合成盐，故称为生物碱。大多数生物碱具有生物活性。ChP 收载生物碱类药品超过 100 多种。含有生物碱的中药和天然药物很多，如：麻黄、黄连、乌头、延胡索、颠茄、贝母、苦参、马钱子、槟榔等。

生物碱通常有三种分类方法。一是按分离得到生物碱的动植物来源分类，如麻黄碱、秋水仙碱等。二是按来源途径结合化学结构分类，如来源于氨基酸途径的有托烷类生物碱、吲哚类生物碱，来源于异戊二烯途径的有萜类生物碱、甾体类生物碱。三是按生物碱的基本结构分类，其中，临床常用的主要有：①苯烃胺类；②托烷类；③喹啉类；④异喹啉类；⑤吲哚类；⑥黄嘌呤类。本章将对此六类生物碱药物进行分析和讨论。

第一节 结构与性质

一、典型药物的结构特征

（一）苯烃胺类

此类生物碱具有苯烃胺结构，氮原子位于侧链，属脂肪胺类，碱性较强，易与酸成盐。但秋水仙碱由于酰胺键的 p-π 共轭，碱性减弱，近于中性；结构中含有芳环；侧链多具手性碳原子，而有旋光性。代表药物见表 10-1。

表 10-1 典型苯烃胺类生物碱药物结构及主要物理特性

药物名称 （分子式/分子量）	结构	物理特性
盐酸麻黄碱 ephedrine hydrochloride ($C_{10}H_{15}NO \cdot HCl/201.70$)	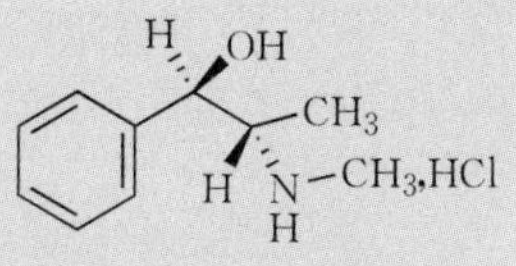	熔点：217～220℃ $[\alpha]_D^{20}$：$-33°\sim-35.5°$(50mg/mL，H_2O) UV：$\lambda_{max}(H_2O)$251nm、257nm 和 263nm 溶解性：水中易溶，乙醇中溶解，三氯甲烷或乙醚中不溶
盐酸伪麻黄碱 pseudoephedrine hydrochloride ($C_{10}H_{15}NO \cdot HCl/201.70$)		熔点：183～186℃ $[\alpha]_D^{20}$：$+61.0°\sim+62.5°$(50mg/mL，H_2O) UV：$\lambda_{max}(H_2O)$251nm、257nm 和 263nm 溶解性：水中极易溶，乙醇中易溶，三氯甲烷中微溶

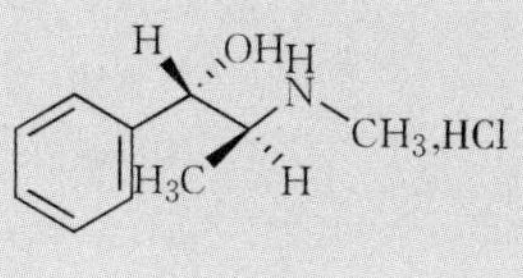

续表

药物名称 （分子式/分子量）	结构	物理特性
秋水仙碱 colchicine （C$_{22}$H$_{25}$NO$_6$/399.44）	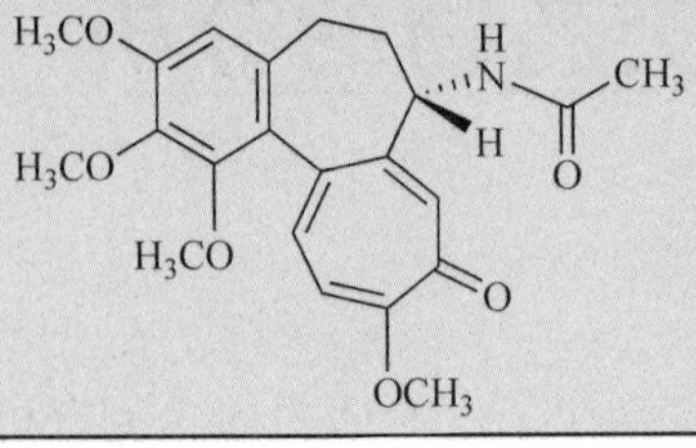	熔点：148~153℃ [α]$_D^{20}$：-240°~-250°(10mg/mL，C$_2$H$_5$OH) UV：λ$_{max}$(H$_2$O)243nm，350nm 溶解性：乙醇、三氯甲烷中易溶，水中溶解，乙醚中极微溶

（二） 托烷类

其大多是由托烷衍生的氨基醇与不同的有机酸缩合而成的酯类生物碱。分子结构中有五元脂环氮原子，碱性较强，易与酸成盐，如阿托品的 pK$_a$ 为 9.75；因含有酯键，易水解，如阿托品水解后，可生成莨菪醇和莨菪酸；多具手性碳原子，有旋光性，如氢溴酸东莨菪碱为左旋体，但阿托品结构中虽有手性碳原子，因外消旋化为消旋体，而无旋光性，据此可区别。其代表性药物见表 10-2。

表 10-2 典型托烷类生物碱药物的结构及主要物理特性

药物名称 （分子式/分子量）	结构	物理特性
硫酸阿托品 atropine sulfate ［（C$_{17}$H$_{23}$NO$_3$）· H$_2$SO$_4$·H$_2$O/694.84］	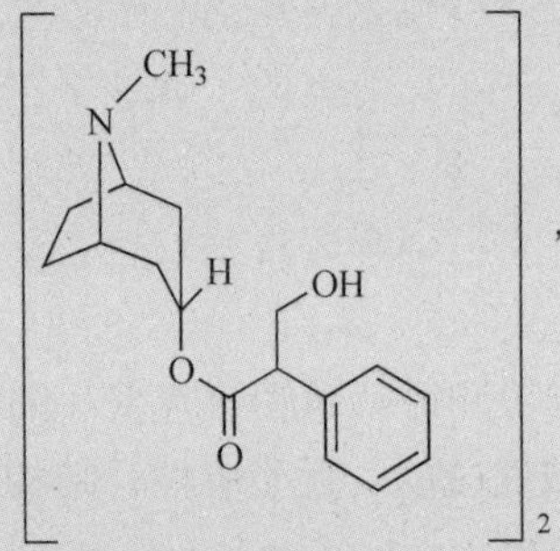	熔点：不低于 189℃ （干燥品）： 114~118℃ （游离碱） 其为外消旋体，无旋光性 溶解性：水中极易溶，乙醇中易溶
氢溴酸东莨菪碱 scopolamine hydrobromide （C$_{17}$H$_{21}$NO$_4$·HBr· 3H$_2$O/438.32）	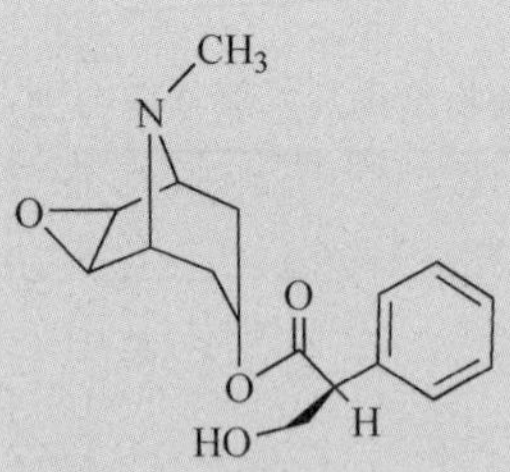	熔点：195~199℃ [α]$_D^{20}$：-24°~-27°(50mg/mL H$_2$O) 溶解性：水中易溶，乙醇中略溶，三氯甲烷中极微溶，乙醚中不溶
氢溴酸山莨菪碱 anisodamine hydrobromide ［C$_{17}$H$_{23}$NO$_4$·HBr/ 386.29］	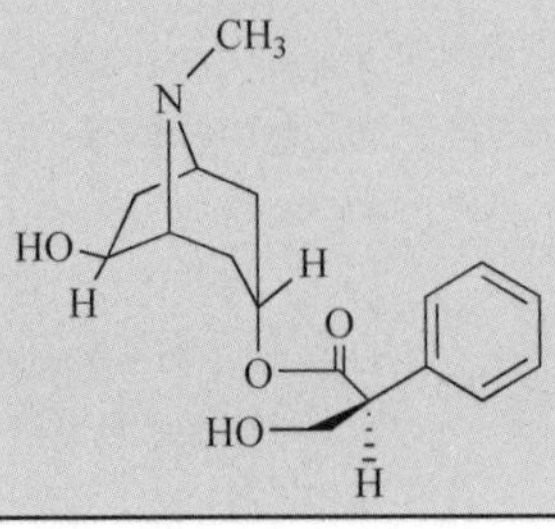	熔点：176~181℃ [α]$_D^{20}$：-9.0°~-11.5°(0.1g/mL H$_2$O) 溶解性：水中极易溶，乙醇中易溶，丙酮中微溶

（三）喹啉类

喹啉类生物碱在分子结构中含有吡啶与苯稠合而成的喹啉杂环，包括喹啉环和奎核碱两部分，各含有一个氮原子，其中奎核碱为脂环氮，碱性强，可与硫酸成盐；喹啉环上的氮为芳环氮，碱性较弱，不能与硫酸成盐，如奎宁的 pK_{b1} 为 5.07，pK_{b2} 为 9.7，其饱和水溶液的 pH 值为 8.8，奎尼丁的 pK_{b1} 为 5.4，pK_{b2} 为 10，二者因奎核部分的立体结构不同，碱性亦不同，奎宁的碱性大于奎尼丁，均与二元酸成盐。含手性碳原子，具有旋光性。其代表性药物见表 10-3。

表 10-3 典型喹啉类生物碱药物的结构及主要物理特征

药物名称 （分子式/分子量）	结构	物理特性
硫酸奎宁 qunine sulfate [（ $C_{20}H_{24}N_2O_2$)$_2$ · H_2SO_4 · $2H_2O$/782.96]		$[\alpha]_D^{20}$：$-237°\sim-244°$ （20mg/mL，0.1mol/L HCl） 溶解性：三氯甲烷-无水乙醇 （2：1）中易溶，水、乙醇、 三氯甲烷、乙醚中微溶
硫酸奎尼丁 quinidine sulfate [（ $C_{20}H_{24}N_2O_2$)$_2$ · H_2SO_4 · $2H_2O$/782.96]		$[\alpha]_D^{20}$：$+275°\sim+290°$ （20mg/mL，0.1mol/L HCl） 溶解性：沸水中易溶，三氯 甲烷或乙醇中溶解，水中微 溶，乙醚中几乎不溶
二盐酸奎宁 quinine dihydrochloride [$C_{20}H_{24}N_2O_2$ · 2HCl / 397.34]		$[\alpha]_D^{20}$：$-223°\sim-229°$ （30mg/mL，0.1mol/L HCl） 溶解性：水中极易溶解，乙 醇中溶解，三氯甲烷中微溶， 乙醚中极微溶

（四）异喹啉类

此类生物碱结构中含有异喹啉环，多为异喹啉的苄基衍生物，也包括部分饱和菲结构单元的异喹啉衍生物。异喹啉氨基大都为脂肪叔胺结构，碱性较弱，包含部分饱和菲结构单元的异喹啉分子结构中还常含有酚羟基，有两性特征。如吗啡分子中含有酚羟基和叔胺基团，属两性化合物，pK_b 为 6.13，饱和水溶液的 pH 值为 8.5，而可待因分子中仅有叔胺基团，无酚羟基，碱性略强于吗啡，pK_b 为 6.04；小檗碱则为季铵碱，属强碱，pK_a 为 11.5。代表性药物见表 10-4。

表 10-4　典型异喹啉类生物碱药物的结构及主要物理特征

药物名称 （分子式/分子量）	结构	物理特性
盐酸罂粟碱 papaverine hydrochloride ($C_{20}H_{21}NO_4 \cdot HCl/375.85$)	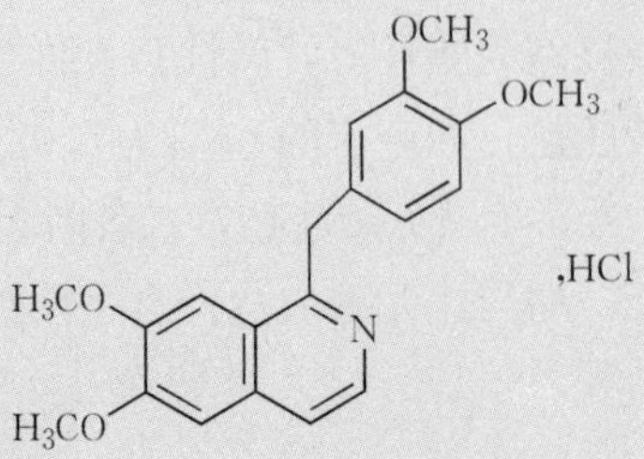	熔点：146～148℃（游离） UV：λ_{max}（$2.5\mu g/mL$，0.1mol/L，HCl）251nm 溶解性：三氯甲烷中溶解，水中略溶，乙醇中微溶，乙醚中几乎不溶
盐酸小檗碱 berberine hydrochoride ($C_{20}H_{18}ClNO_4 \cdot 2H_2O/407.85$)	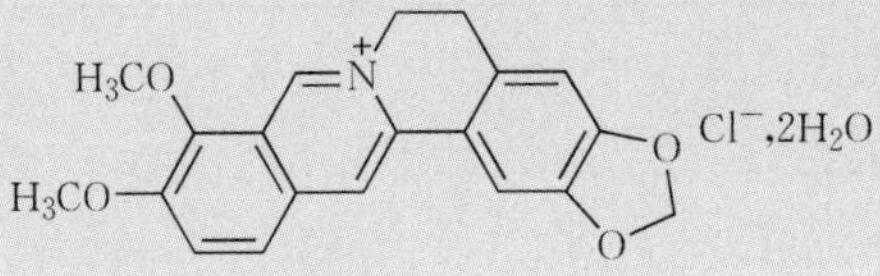	UV：λ_{max}345nm 溶解性：热水中溶解，水或乙醇中微溶，三氯甲烷中极微溶，乙醚中不溶
盐酸吗啡 morphine hydrochloride， ($C_{17}H_{19}NO_3 \cdot HCl \cdot$ $3H_2O/375.85$)	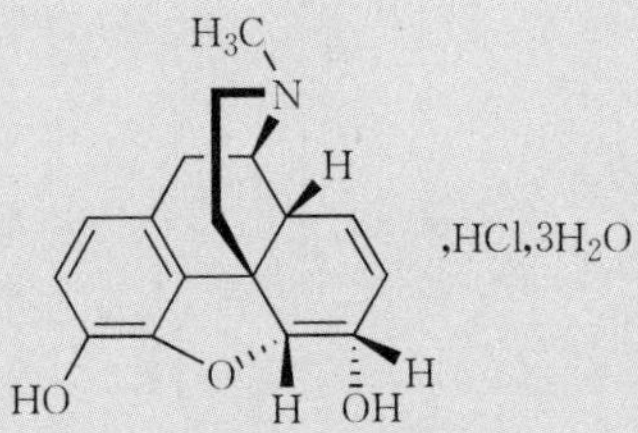	$[\alpha]_D^{20}$：$-110.0°$～$-115.0°$（$20mg/mL$，H_2O） UV：λ_{max}（$100\mu g/mL$，0.1mol/L，NaOH）298nm 溶解性：水中溶解，乙醇中略溶，三氯甲烷或乙醚中几乎不溶
磷酸可待因 codeine phosphate ($C_{18}H_{21}NO_3 \cdot H_3PO_4 \cdot$ $1\frac{1}{2}H_2O/424.39$)	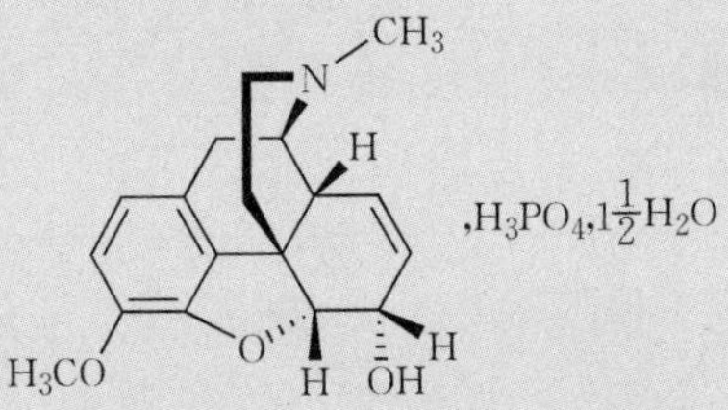	熔点：154～158℃ $[\alpha]_D^{20}$：$-98°$～$-102°$（2%，H_2O） UV：λ_{max}（$100\mu g/mL$，0.1mol/mL NaOH）284nm 溶解性：水中易溶，乙醇中微溶，三氯甲烷或乙醚中极微溶

（五）吲哚类

含有吲哚结构的生物碱分子结构中大都含有两个以上碱性基团，吲哚氮因与苯环共轭，氮原子上的电子云密度小，其碱性较弱，甚至无碱性，脂环氮的碱性较强。如士的宁的 pK_{b1} 为 6.0，pK_{b2} 为 11.7，仅能与一分子硝酸成盐；而利血平的脂环氮，由于受 C_{19}～C_{20} 空间位阻的影响，碱性较弱，pK_1 为 7.93，只能以游离状态存在。长春碱可与一分子硫酸成盐。利血平具酯结构，与弱碱接触或受热易水解。代表性药物见表 10-5。

表 10-5　典型吲哚类生物碱药物的结构及主要物理特征

药物名称 （分子式/分子量）	结构	物理特性
利血平 resperpine （$C_{33}H_{40}N_2O_9$/608.69）	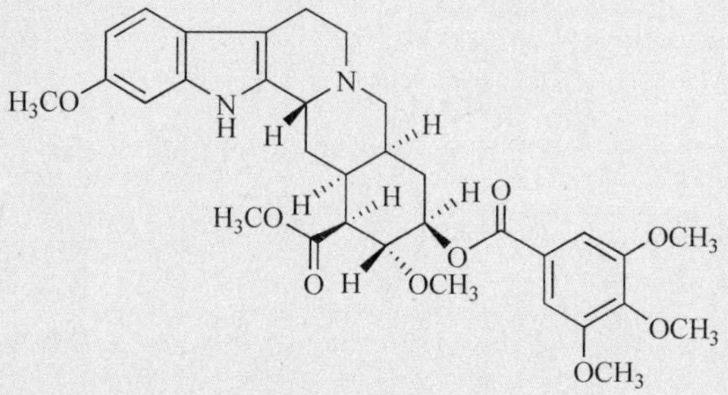	熔点：264～265℃（游离） $[\alpha]_D^{20}$：$-115°$～$-131°$ （10mg/mL，$CHCl_3$） 溶解性：三氯甲烷中易溶， 丙酮中微溶，水、甲醇、乙 醇或乙醚中几乎不溶
硫酸长春碱 vinblastine sulfate （$C_{46}H_{58}N_4O_9$· H_2SO_4/909.06）	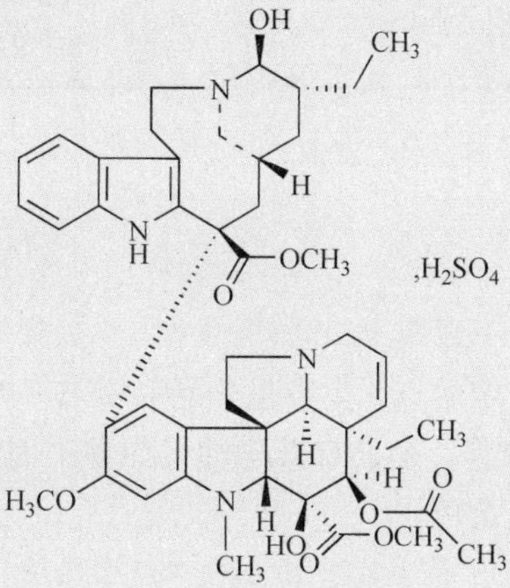	熔点：游离 211～216℃ $[\alpha]_D^{20}$：$+42°$（游离，$CHCl_3$） UV：λ_{max}（20μg/mL C_2H_5OH） 215nm、264nm 溶解性：水中易溶，甲醇、三 氯甲烷中溶解，乙醇中极微溶
马来酸麦角新碱 ergometrine maleate （$C_{19}H_{23}N_3O_2$· $C_4H_4O_4$ 441.48）	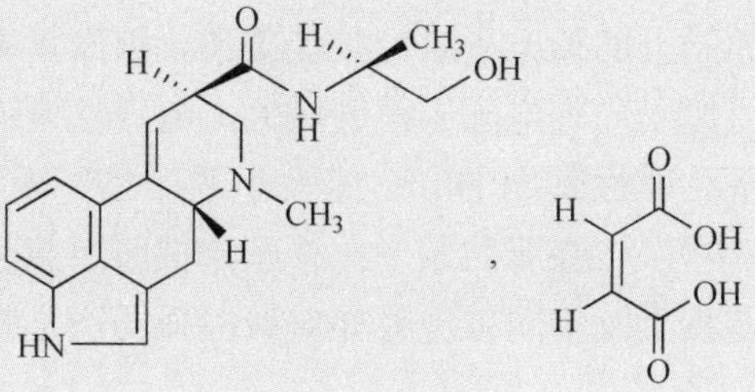	$[\alpha]_D^{20}$：$+53°$～$+56°$ （10mg/mL H_2O） 溶解性：水中略溶，乙醇中微 溶，三氯甲烷或乙醚中不溶

（六）黄嘌呤类

该类生物碱分子结构中的黄嘌呤环为嘧啶骈咪唑的双环，含有四个氮原子，其中嘧啶环上的两个氮原子因与邻位的羰基成酰胺，几乎不呈碱性。如咖啡因的 pK_b 为 14.2，不能与酸成盐；茶碱分子中氮原子上的氢非常活泼，而显酸性，能与碱成盐。代表性药物见表 10-6。

表 10-6 典型黄嘌呤类生物碱药物的结构及主要物理特征

药物名称 （分子式/分子量）	结构	物理特性
咖啡因 caffeine （C$_8$H$_{10}$N$_4$O$_2$·H$_2$O/212.21）	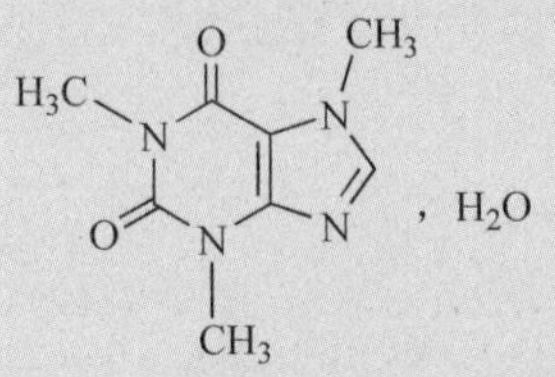 , H$_2$O	熔点：235～238℃ UV：λ_{max}（H$_2$O）272nm 溶解性：热水或三氯甲烷中易溶，水、乙醇或丙酮中略溶，乙醚中极微溶解
茶碱 theophyline （C$_7$H$_8$N$_4$O$_2$·H$_2$O/198.18）	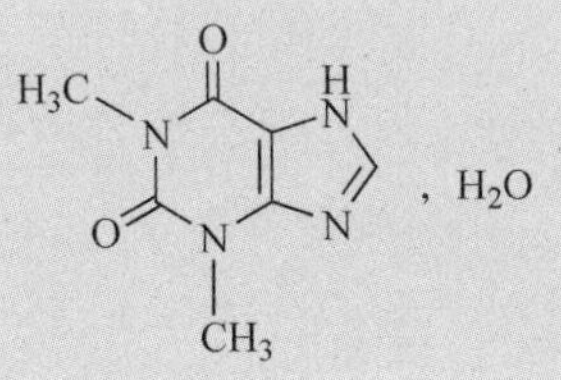 , H$_2$O	熔点：270～274℃ 溶解性：乙醇或三氯甲烷中微溶，水中极微溶解，乙醚中几乎不溶，氢氧化钾溶液或氨溶液中易溶

二、理化性质

（一）性状

多数生物碱为结晶形固体，有一定熔点，少数呈非晶形粉末，无氧或酯类生物碱常呈液体，具挥发性，如槟榔碱、烟碱等，个别有升华性，如咖啡因。生物碱多具苦味，一般无色，少数有颜色，如小檗碱呈黄色。

（二）碱性

大多数生物碱分子中氮原子上的孤电子对可接受质子，因而具有碱性。其碱性强弱与分子结构有密切关系，当氮原子周围电子云密度增大、电负性增强，吸引质子能力增大，碱性亦增强。通常情况下，碱性基团的 pK_a 值大小顺序是：季铵碱＞N-烷杂环＞芳香胺≈N-芳杂环＞酰胺（中性）；在脂肪胺中：仲胺＞伯胺＞叔胺；在芳香胺中：苯胺＞二苯胺＞三苯胺。取代基种类及空间效应等亦对碱性强弱产生影响。

（三）溶解性

一般游离生物碱不溶或难溶于水，能溶于乙醇、乙醚、丙酮、三氯甲烷等有机溶剂，亦可在稀酸水溶液中成盐而溶解；生物碱盐大多易溶于水和醇，不溶或难溶于苯、三氯甲烷、乙醚等溶剂；具有酸碱两性的生物碱也可在碱水溶液中成盐而溶解，如吗啡、茶碱等；而季胺碱、酰胺型碱及某些含极性基团较多的游离碱则能溶于水。

（四）旋光性

生物碱分子中多具手性碳原子，而有旋光性。其生物活性与旋光性有密切关系，一般左旋体生物活性较强。溶液的酸碱性和溶剂等因素也会对旋光性产生影响。利用旋光性可对生物碱进行定性鉴别和结构研究。

（五） 光谱特性

生物碱分子结构中多含有芳环和不饱和共轭系统，在紫外及红外光谱区有特征吸收，也有的能产生荧光，可用于定性、定量分析。

第二节 鉴别试验与特殊杂质检查

一、鉴别试验

（一） 物理常数测定

1. 熔点 熔点测定常用于原料药的性状鉴别。如硫酸阿托品的熔点测定：取本品，在 120℃ 干燥 4 小时后，立即依法测定（通则 0612），熔点不得低于 189℃，熔融时分解。

2. 比旋度 生物碱类药物多具手性碳原子，具有旋光性。其比旋度亦常用于药物的性状鉴别。如硫酸奎宁比旋度的测定：取本品精密称定，加 0.1mol/L 盐酸溶液溶解并定量稀释制成每 1mL 中含 20mg 的溶液，依法测定（通则 0621），比旋度应为－237°～－244°。

（二） 一般化学反应鉴别法

1. 显色反应 一些生物碱能与生物碱显色试剂反应，呈现不同颜色，用以鉴别。其反应的机理很复杂，涉及脱水、氧化、缩合等反应过程。常用的显色试剂有钼硫酸试液（Frohde 试剂）、钒硫酸试液（Mandelin 试剂）、甲醛硫酸试液（Marguis 试剂）、亚硒酸硫酸试液（Mecle 试剂）、对二甲氨基苯甲醛试液（Wasicky 试剂）以及硫酸铈铵的磷酸试剂、硫酸、硝酸等。

ChP 磷酸可待因的鉴别试验：取本品 1mg，置白瓷板上，加含亚硒酸 2.5mg 的硫酸 0.5mL，立即显绿色，渐变蓝色。此反应亦可将其与其他阿片生物碱区别。

2. 沉淀反应 生物碱在酸性水溶液中，可与重金属盐类或大分子的酸类等沉淀试剂反应，生成难溶盐、复盐或配合物沉淀，也可用于其鉴别。但不同试剂沉淀反应的灵敏度也不同。常用的生物碱沉淀试剂及反应结果见表 10-7。

表 10-7 生物碱沉淀试剂及其生物碱反应结果

生物碱沉淀试剂	反应条件及结果
碘化钾碘试液（Wagner 试剂）	棕色或棕红色沉淀
碘化汞钾试液（Mayer 试剂）	在酸性或碱性溶剂中生成白色或淡黄色沉淀
碘化铋钾试液（Dragendorff 试剂）	橙红或棕红色沉淀

续表

生物碱沉淀试剂	反应条件及结果
硅钨酸试液（Bertrend 试剂）	白色、淡黄色或黄棕色沉淀
磷钨酸试液（Scheibler 试剂）	酸性或中性溶液中，淡黄色沉淀
三硝基苯酚试液（Hager 试剂或苦味酸试液）	结晶性沉淀并有特定熔点

（三）　特征反应鉴别法

1. 双缩脲反应　此为芳环侧链具有氨基醇结构化合物的特征反应。盐酸麻黄碱和盐酸伪麻黄碱均呈阳性反应。ChP 盐酸麻黄碱的鉴别为：取本品 10mg，加水 1mL 溶解，加硫酸铜试液 2 滴和 20%氢氧化钠溶液 1mL，即显蓝色；加乙醚 1mL 振摇，振荡后，放置，乙醚层即呈紫红色，水层变成蓝色。反应机理是在碱性条件下 Cu^{2+} 与仲胺基形成紫堇色配位化合物。无水及含有 2 分子结晶水的铜配合物进入乙醚层显紫红色；含有 4 分子结晶水的铜配合物则溶于水层显蓝色。

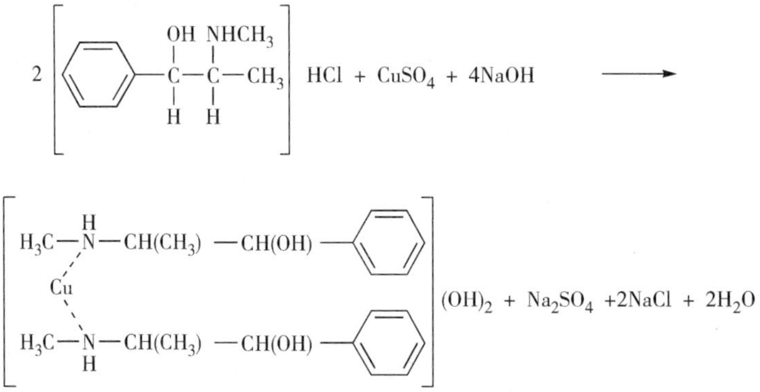

2. 维他利（Vitali）反应　此为托烷类生物碱的特征反应，硫酸阿托品、氢溴酸山莨菪碱及氢溴酸东莨菪碱均用本法鉴别。机理是托烷类生物碱水解生成莨菪酸，与发烟硝酸共热，生成黄色三硝基（或二硝基）衍生物，再与氢氧化钾的醇溶液或固体氢氧化钾反应脱羧，生成醌型产物而显深紫色。反应式为：

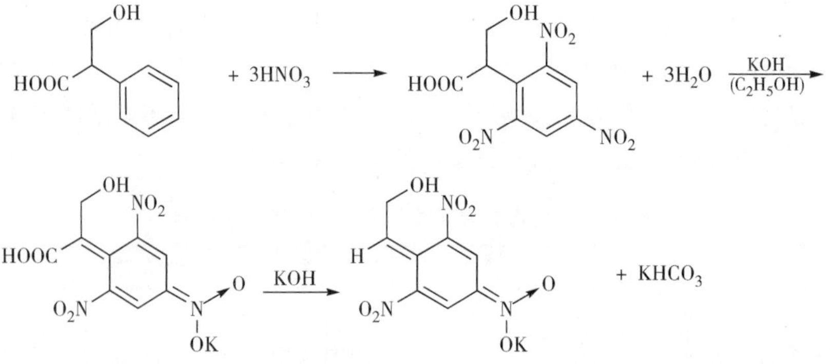

鉴别方法：取供试品约 10mg，加发烟硝酸 5 滴，置水浴上蒸干，得黄色残渣，放

冷，加乙醇 2～3 滴湿润，加固体氢氧化钾一小粒，即显深紫色。

3. 绿奎宁（Thakkeioquin）反应　此为含氧喹啉（喹啉环上含氧）衍生物的特征反应。奎宁与奎尼丁均为 6 位含氧喹啉衍生物，其盐在弱酸性水溶液中，加微过量的溴水或氯水，即显翠绿色。反应式为：

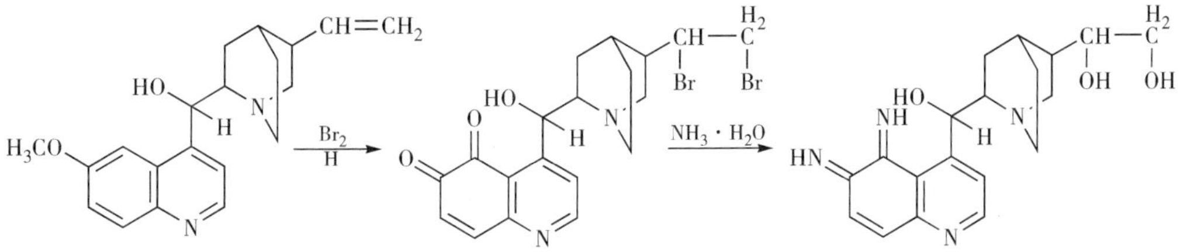

鉴别方法：取本品约 20mg，加水 20mL 溶解后，分取溶液 5mL，加溴试液 3 滴与氨试液 1mL，即显翠绿色。

4. 紫脲酸胺反应　此为黄嘌呤类生物碱的特征反应，咖啡因与茶碱均采用本法鉴别。在样品中加入盐酸和氯酸钾，水浴蒸干，残渣遇氨气即生成四甲基紫脲酸铵，显紫色，加氢氧化钠试液，紫色即消失，反应如下：

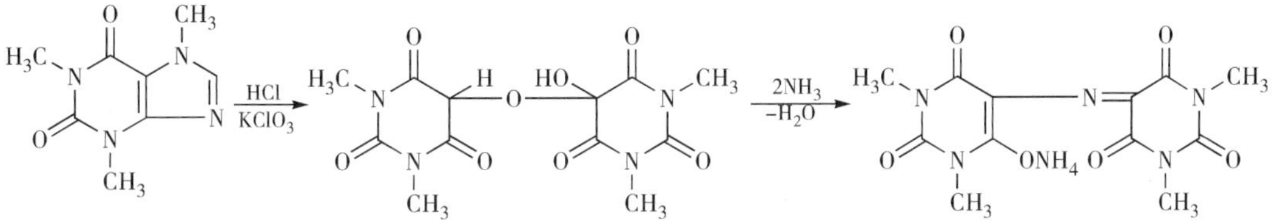

5. 异喹啉类生物碱的特征反应

（1）Marquis 反应　系含酚羟基的异喹啉类生物碱的特征反应。在样品中加入甲醛-硫酸试液（Marquis 试液），可生成具有醌式结构的有色化合物用于鉴别。盐酸吗啡反应呈紫堇色；盐酸阿扑吗啡反应呈紫色→黑色；盐酸乙基吗啡反应呈黄色→紫色→黑色；磷酸可待因反应呈紫色。部分被甲氧基化的异喹啉生物碱也具有相似的反应。

（2）Frohde 反应　系盐酸吗啡的专属鉴别反应。取本品约 1mg，加钼硫酸试液 0.5mL，即显紫色，继变为蓝色，最后变为棕绿色。反应灵敏度为 $0.05\mu g$。

（3）与铁氰化钾试液反应　吗啡具有弱还原性，遇稀铁氰化钾试液，可被氧化生成伪吗啡，而铁氰化钾被还原成亚铁氰化钾，再与三氯化铁反应生成普鲁士蓝显蓝绿色。

$$4C_{17}H_{19}NO_3 + 4K_2Fe(CN)_6 \rightarrow H_4Fe(CN)_6 + 2C_{34}H_{35}N_2O_6 + 3K_4Fe(CN)_6$$

$$3K_4Fe(CN)_6 + 4FeCl_3 \rightarrow Fe_4[Fe(CN)_6]_3 + 12KCl$$

可待因无还原性，不能发生此反应，可以此区分二者。

6. 吲哚类生物碱的特征反应　其主要是官能团的特征反应。如利血平分子中吲哚环上 β 位的氢原子较活泼，能与芳醛缩合而显色。

（1）与香草醛反应　利血平与新制的香草醛试液反应，显玫瑰红色。

（2）与对二甲氨基苯甲醛反应　取利血平约 0.5mg，加对二甲氨基苯甲醛 5mg，冰醋酸 0.2mL 与硫酸 0.2mL，混匀，即显绿色；再加冰醋酸 1mL，转变为红色。反应式为：

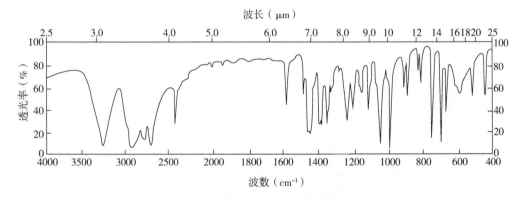

（四）光谱鉴别法

1. 紫外-可见光谱法 生物碱类药物大都含有芳环或共轭双键结构，在紫外-可见区常有一个或几个特征吸收峰，可作为其定性鉴别的依据。可通过比较 λ_{max}、λ_{min} 吸收系数或光谱的一致性予以鉴别；如果有几个特征吸收峰，也可以通过比较某两吸收峰处吸光度或吸收系数的比值在一定范围内进行鉴别。

ChP 盐酸伪麻黄碱的鉴别：取本品，加水制成每 1mL 中含 0.5mg 的溶液，照紫外-可见分光光度法（通则 0401）测定，在 251nm、257nm 与 263nm 的波长处有最大吸收。

2. 红外光谱法 红外光谱可反映分子结构的细微特征，各国药典广为应用。ChP 对生物碱原料药的鉴别大都采用本法。即要求供试品的 IR 光谱应与对照品标准图谱一致。如图 10-1 所示为盐酸麻黄碱的 IR 光谱。

图 10-1 盐酸麻黄碱的 IR 光谱图

其主要特征峰归属：3340cm^{-1} 为羟基 ν_{O-H} 振动；3100cm^{-1}、2500cm^{-1} 为仲胺盐 ν_{N^+-H} 振动；1596cm^{-1}、1496cm^{-1}、1455cm^{-1} 为苯环 $\nu_{C=C}$ 振动；1050cm^{-1} 为羟基 ν_{C-O} 振动。

3. 荧光法 有些生物碱本身或经过处理后，在光的激发下，能发出不同波长的荧光。一是可以利用荧光现象进行鉴别，方法是：取生物碱溶液或将其点在滤纸上，置紫外灯下（365nm 或 254nm 波长处）观察不同颜色的荧光现象；二是通过与对照品比较其激发光谱和荧光光谱的各种有效参数的一致性进行鉴别。

ChP 硫酸奎宁的鉴别：本品约 20mg，加水 20mL 溶解后，分取溶液 10mL，加稀硫酸使成酸性，即显蓝色荧光。

（五） 色谱法

色谱法主要用于已知生物碱的鉴别，以 TLC 应用较多。常选用硅胶、氧化铝等吸附剂为固定相。因硅胶为弱酸性，生物碱若以盐的形式存在，阳离子则可与硅胶中的硅羟基作用而致拖尾或不能迁移。解决方法：一是在展开剂系统中加入少量碱性试剂，如氨、二乙胺等；二是将硅胶板用碱处理后，以中性溶剂展开。单体生物碱可用其化学对照品为阳性对照；中药中的生物碱宜用化学对照品和标准药材提取物同时对照。要求供试品溶液所显主斑点的颜色（或荧光）与位置（R_f）应与对照品的主斑点一致。必要时还应做空白试验（即阴性对照试验）。

ChP 阿片的 TLC 鉴别：取本品细粉适量（约相当于阿片粉 0.2g），加水 5mL 与氨试液 5mL，研匀，移至分液漏斗中，加三氯甲烷-乙醇（1：1）20mL，轻轻振摇提取，分取提取液，水浴蒸干，残渣加上述溶液 1mL 溶解，作为供试品溶液。另取吗啡、磷酸可待因、盐酸罂粟碱、那可汀与蒂巴因对照品适量，用三氯甲烷-乙醇（1：1）制成每 1mL 中约各含 1mg 的混合溶液，作为对照品溶液，照薄层色谱法（通则 0502）试验，吸取上述两种溶液各 10μL，分别点于同一硅胶 G 薄层板上，以苯-丙酮-甲醇-浓氨溶液（8：4：0.6：0.25）为展开剂，展开晾干，喷以稀碘化铋钾试液，供试品溶液最少应显 7 个明显的斑点，其中 5 个斑点的颜色和位置应分别与 5 个对照品溶液所显的主斑点相同。

HPLC 和 GC 法，可用保留值或相对保留值法定性。一般可在含量测定项下记录的色谱图中，以供试品溶液主峰的保留时间与对照品溶液峰的保留时间一致性作为鉴别依据。如石杉碱甲片即采用 HPLC 法鉴别。

二、特殊杂质检查

生物碱类药物大多是从植物中提取，也有部分合成。其原料药的生产和药品在制剂、储运过程中都会引入相应杂质。因此 ChP、USP、BP、EP 等在生物碱类药物标准中都包括"其他生物碱"或有关物质（related substances）的检查项目。此外，有些药物项下还需进行铵盐、有机溶剂残留等杂质的检查。

"其他生物碱"检查可采用化学反应法、光谱法、色谱法；有关物质检查一般采用 TLC 法和 HPLC 法，杂质限量的判断主要有标准品对照、自身稀释高低浓度对照等方法。

下面介绍部分常用生物碱类药物特殊杂质检查方法：

（一） 盐酸伪麻黄碱的特殊杂质检查

ChP 采用 HPLC 法检查盐酸伪麻黄碱中有关物质，方法如下：

取本品，加流动相溶解并制成每 1mL 中含 2mg 的溶液，作为供试品溶液；精密量取适量，加流动相稀释制成每 1mL 中含 10μg 的溶液作为对照溶液（1）；取盐酸麻黄碱对照品 10mg，置 100mL 量瓶中，加供试品溶液 5mL，用流动相溶解并稀释至刻度，摇匀，作为对照溶液（2）。照高效液相色谱（通则 0512）测定。以苯基硅烷键合硅胶为填充剂，1.16％醋酸铵溶液-甲醇（94：6，用醋酸调节 pH 值至 4.0）为流动相，检测波长为 257nm。理论板数按伪麻黄碱峰计算不低于 2000，伪麻黄碱峰与麻黄碱峰的分离度应大于 2.0。取对照溶液（2）20μL，注入液相色谱仪调整检测器灵敏度，使两主成分色谱峰的峰高为满量程的 50％以上，精密量取供试品溶液与对照溶液（1）各 20μL，分别注入液相色谱仪，记录色谱图至伪麻黄碱峰保留时间的 2 倍。供试品溶液的色谱图中如有杂质峰，单个杂质峰面积不得大于对照溶液（1）主峰面积（0.5％）；各杂质峰面积的和不得大于对照溶液（1）主峰面积的 2 倍（1.0％），小于对照溶液（1）主峰面积 0.1 倍的峰可忽略不计。

（二）　硫酸阿托品及其制剂的特殊杂质检查

ChP 硫酸阿托品的杂质检查项目有酸度、莨菪碱、有关物质、炽灼残渣和干燥失重；其注射液杂质检查项目有 pH 值、有关物质和细菌内毒素。

1. 莨菪碱的检查　硫酸阿托品为莨菪碱的消旋体。生产过程中若消旋化不完全即会引入莨菪碱，其为左旋体，故可用旋光法进行检查。

ChP 检查方法：取本品，按干品计算，溶解并加水制成每 1mL 中含 50mg 的溶液，依法测定（通则 0621），旋光度不得超过−0.4°。

2. 有关物质的检查　硫酸阿托品在制备工艺过程中亦会引入其他生物碱，如山莨菪碱、东莨菪碱、樟柳碱等。ChP 采用 HPLC 法进行检查。

3. 酸度　系检查有生产过程中可能引入过量的硫酸或因水解而产生的莨菪碱。

（三）　盐酸吗啡及其制剂的特殊杂质检查

1. 阿扑吗啡的检查　吗啡在酸性溶液中加热，经脱水和分子重排，生成阿扑吗啡，具有还原性，在碱性条件下，可被碘试液氧化，生成水溶性绿色化合物，此产物能溶于乙醚，乙醚层显深宝石红色，水层仍显绿色。

ChP 检查方法：取本品（盐酸吗啡）50mg，加水 4mL 溶解后，加碳酸氢钠 0.10g 与 0.1mol/L 碘溶液 1 滴，加乙醚 5mL，振摇提取，静置分层后，乙醚层不得显红色，水层不得显绿色。

2. 罂粟酸的检查　由于阿片中含有罂粟酸，在提取吗啡时，可能引入。罂粟酸在微酸性溶液中与三氯化铁生成红色的罂粟酸铁。

ChP 检查方法：取本品（盐酸吗啡）0.15g，加水 5mL 溶解后，加稀盐酸 5mL 与三氯化铁试液 2 滴，不得显红色。

3. 铵盐的检查　盐酸吗啡在生产过程中易混入铵盐，ChP 检查方法：取本品（盐酸吗啡）0.20g，加氢氧化钠试液 5mL，加热 1 分钟，产生的蒸气不得使湿润的红色石蕊试纸即时变蓝色。

4. 有关物质的检查 在提取过程中可能引入的可待因、蒂巴因、罂粟碱、那可汀等生物碱杂质，而吗啡在光照下还能被空气氧化，生成伪吗啡和 N - 氧化吗啡等杂质。ChP 采用 HPLC 法对盐酸吗啡及其片剂、注射剂进行相关有关物质检查。

（四） 硫酸奎宁与硫酸奎尼丁及其制剂的特殊杂质检查

1. 三氯甲烷 - 乙醇中不溶物质的检查 硫酸奎宁和硫酸奎尼丁在制备过程中引入的无机盐及其他生物碱等杂质，可根据溶解性的差异用溶解法进行检查。

ChP 硫酸奎宁中三氯甲烷 - 乙醇中不溶物的检查方法：取本品 2.0g，加三氯甲烷 - 无水乙醇（2∶1）15mL，于 50℃加热 10 分钟，用称定重量的垂熔坩埚滤过，滤渣用上述混合液分 5 次洗涤，每次 10mL，于 105℃干燥至恒重，遗留残渣重量不过 2mg。

2. 硫酸奎宁中其他金鸡纳碱的检查 硫酸奎宁在生产过程中，可能会引入金鸡纳的其他生物碱。ChP 采用 TLC 法进行检查：取本品，用稀乙醇制成每 1mL 约含 10mg 的溶液，作为供试品溶液；精密量取适量，用稀乙醇稀释制成每 1mL 中约含 50μg 的溶液，作为对照溶液。照薄层色谱法（通则 0502）试验，吸取上述两种溶液各 5μL，分别点于同一硅胶 G 薄层板上，以三氯甲烷 - 丙酮 - 二乙胺（5∶4∶1.25）为展开剂，展开，微热使展开剂挥散，喷以碘化铋钾试液使显色。供试品溶液如显杂质斑点，与对照溶液的主斑点比较，不得更深。

3. 硫酸奎尼丁中有关物质的检查 硫酸奎尼丁在制备生产过程中易产生有关物质，ChP 采用 TLC（自身稀释高低浓度对照法）法进行检查：取本品适量，加稀乙醇制成每 1mL 中约含 6mg 的溶液，作为供试品溶液；精密量取适量，加稀乙醇稀释成每 1mL 中含 0.06mg 的溶液，作为对照溶液。照薄层色谱法（通则 0502）试验，吸取上述两种溶液各 10μL，分别点于同一硅胶 H 薄层板上，以三氯甲烷 - 丙酮 - 二乙胺（5∶4∶1）为展开剂，展开约 15cm，晾干。喷冰醋酸，于紫外光灯（365nm）下检视；再喷碘铂酸钾试液。供试品溶液除产生奎尼丁和二氢奎尼丁主斑点外，其他杂质斑点的荧光强度或颜色与对照溶液的主斑点比较，不得更强或更深。

第三节 含量测定

生物碱类药物原料药物的含量测定，采用非水溶液滴定法较多。制剂的含量测定主要有提取酸碱滴定法、分光光度法（包括酸性染料比色法）、色谱法等。以下就常用的定量方法从原理、条件和应用等方面进行介绍。

一、非水溶液酸碱滴定法

（一） 原理与方法

1. 原理 生物碱类药物多具弱碱性，在水溶液中用酸直接滴定突跃不明显，而在非水酸性介质中，碱性显著增强，滴定可顺利进行。通常以冰醋酸或醋酐为溶剂，用高氯酸滴定液直接滴定，指示剂或电位法确定终点。

除少数药物如咖啡因等为游离碱外，绝大多数都以盐的形式存在。其盐的滴定，实际上是一个置换滴定过程，即用强酸置换出与生物碱结合的较弱的酸。

$$BH^+ \cdot A^- + HClO_4 \rightleftharpoons BH^+ \cdot ClO_4^- + HA$$

式中 $BH^+ \cdot A^-$ 表示生物碱盐类；HA 表示被置换出的弱酸。当被置换出的 HA 酸性较强时，则上述反应不能定量进行，因此，需设法将其除去，使反应顺利完成。

2. 测定方法　一般采用半微量法。取经过适当方法干燥的供试品适量［约消耗高氯酸滴定液（0.1ml/L）8mL］，加冰醋酸 10～30mL 使溶解（若供试品为生物碱的氢卤酸盐，应再加 5% 醋酸汞的冰醋酸溶液 3～5mL），用高氯酸滴定液（0.1mol/L）滴定至终点，并将滴定结果用空白试验校正。

（二）　测定条件的选择

本方法主要适合于弱碱性生物碱及其盐的测定。只要选择合适的溶剂、滴定剂和终点指示方法，可使 pK_b 为 8～13 的生物碱获得较为满意的测定结果。

1. 溶剂的选择　一般来说，当生物碱的 K_b 为 $10^{-8} \sim 10^{-10}$ 时，宜选冰醋酸作为溶剂；K_b 为 $10^{-10} \sim 10^{-12}$ 时，宜选用冰醋酸与酸酐的混合溶剂作溶剂，$K_b < 10^{-12}$ 时，应用醋酐作溶剂。即使一些碱性更弱的碱在冰醋酸中没有足够明显的滴定突跃，如咖啡因（K_b 为 4.0×10^{-14}），若在冰醋酸中加入不同量的醋酐为溶剂，随着醋酐量的不断增加，突跃显著增大，也可获得满意结果。

2. 终点指示方法的选择　通常指示终点的方法有电位法和指示剂法。指示剂法较为简便，常用的指示剂有结晶紫、亮绿、喹那啶红，二甲基黄和橙黄Ⅳ等。

如用结晶紫作指示剂时，滴定不同强度的碱，终点颜色变化不同。滴定较强生物碱如硫酸阿托品、氢溴酸山莨菪碱、氢溴酸东莨菪碱等以蓝色为终点；碱性次之者，如二盐酸奎宁、马来酸麦角新碱等以蓝绿色或绿色为终点；滴定弱碱如咖啡因时则以黄绿色或黄色为终点。

3. 酸根的影响　生物碱盐在滴定中被置换出的酸在醋酸中的酸性强弱顺序为：$HClO_4 > HBr > H_2SO_4 > HCl > HSO_4^- > HNO_3$，由此可见，氢卤酸在冰醋酸中的酸性较强，对滴定终点有影响，故测定生物碱的氢卤酸盐时，宜预先在冰醋酸中加入醋酸汞的冰醋酸溶液，使氢卤酸生成难解离的卤化汞而消除干扰，然后再用高氯酸滴定滴定液。

$$2BH^+ \cdot X^- + Hg(Ac)_2 \longrightarrow 2BH^+ \cdot Ac^- + HgX_2 \downarrow$$

一般加入醋酸汞的量以其理论量的 1～3 倍为宜，若加入量不足时可影响滴定终点而使结果偏低。

供试品如为磷酸盐或有机酸盐时，可以直接滴定；硫酸盐也可直接滴定，但滴定至其成为硫酸氢盐为止；若为硝酸盐，因硝酸可使指示剂褪色，遇此情况以电位滴定法指示终点为宜。

4. 温度的影响　由于冰醋酸具有挥发性，且膨胀系数较大，所以温度和贮存条件等都将产生较大影响，若滴定供试品与标定高氯酸滴定液时的温度差超过 10℃，则应重新标定；若未超过 10℃，可用下式对高氯酸滴定液的浓度加以校正：

$$N_1 = \frac{N_0}{1 + 0.0011\ (t_1 - t_0)}$$

式中 0.0011 为冰醋酸的膨胀系数；t_0 和 t_1 分别为标定和滴定时的温度；N_0 和 N_1 分别为 t_0 和 t_1 时高氯酸滴定液的浓度。

（三） 应用示例

1. 有机弱碱的测定 有机弱酸如咖啡因（K_b 为 4.0×10^{-14}）等碱性极弱，不与酸成盐，常呈游离状态，在冰醋酸中没有足以辨认的滴定突跃，而须加入醋酐及惰性溶剂，以增大滴定突跃，使终点敏锐，方可用本法测定含量。

BP 咖啡因的含量测定：取本品 0.17g（含水者应预先在 100～105℃干燥），精密称定，加无水醋酸 5mL，加热溶解，加醋酐 10mL，甲苯 20mL，用（0.1mol/L）高氯酸滴定液滴定（电位法指示终点），空白试验校正。

2. 生物碱盐的测定

（1）有机酸盐和磷酸盐的测定 由于有机酸为弱酸，磷酸的酸性亦较弱，被高氯酸置换出的 HA，对滴定无干扰，可以直接滴定。

ChP 磷酸可待因的含量测定：取本品 0.25g，精密称定，加冰醋酸 10mL 溶解后，加结晶紫指示液 1 滴，用高氯酸滴定液（0.1mol/L）滴定至溶液显绿色，并将滴定结果用空白试验校正。每 1mL 高氯酸滴定液（0.1mol/L）相当于 39.74mg 的 $C_{18}H_{21}NO_3 \cdot H_3PO_4$。

（2）氢卤酸盐的测定 生物碱类药物有很大一部分为氢卤酸盐，如盐酸麻黄碱、盐酸吗啡、氢溴酸东莨菪碱等。应该消除滴定过程中置换出 HA 的干扰。

ChP 盐酸麻黄碱的含量测定：取本品约 0.15g，精密称定，加冰醋酸 10mL，加热溶解后，加醋酸汞试液 4mL 与结晶紫指示液 1 滴，用高氯酸滴定液（0.1mol/L）滴定至溶液显翠绿色，并将滴定的结果用空白试验校正。每 1mL 高氯酸滴定液（0.1mol/L）相当于 20.17mg 的 $C_{10}H_{15}NO \cdot HCl$。

（3）硫酸盐的测定 硫酸为二元强酸，在水溶液中可进行二级解离，但在冰醋酸介质中，只能解离为 HSO_4^-，故生物碱的硫酸盐在冰醋酸中只能滴定至硫酸氢盐。滴定反应式为：

$$(BH^+)_2 \cdot SO_4 + HClO_4 \Longleftrightarrow (BH^+) \cdot ClO_4^- + (BH^+) \cdot HSO_4^-$$

测定时还需注意生物碱分子中氮原子与硫酸成盐的情况，以正确判断反应的摩尔比，并准确计算出结果。

①硫酸阿托品的含量测定：硫酸阿托品与高氯酸的滴定反应同上式，可依据 1mol 硫酸阿托品消耗 1mol 高氯酸的关系计算含量。ChP 测定方法：取本品 0.5g，精密称定，加冰醋酸与酸酐各 10mL 溶解后，加结晶紫指示液 1～2 滴，用高氯酸滴定液（0.1mol/L）滴定至溶液显纯蓝色，并将滴定的结果用空白试验校正。每 1mL 高氯酸滴定液（0.1mol/L）相当于 67.68mg 的 $(C_{17}H_{23}NO_3)_2 \cdot H_2SO_4$。

②硫酸奎宁的含量测定：在奎宁的分子结构中，由于奎核氮的碱性较强可与硫酸成盐，而喹啉环上的氮原子碱性较弱，不能与硫酸成盐，但其在冰醋酸介质中用高氯酸滴定时，却能与高氯酸成盐。反应方程式为：

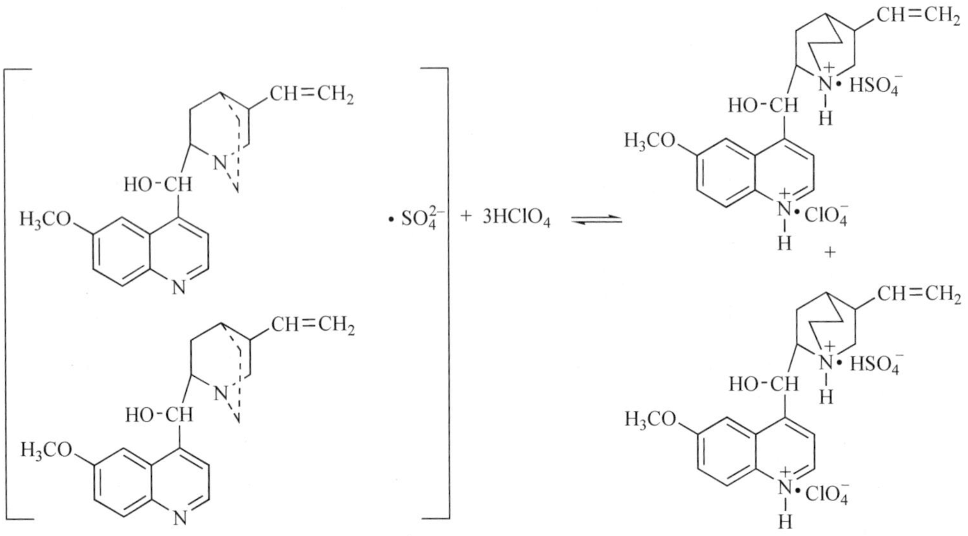

因此，1mol 硫酸奎宁消耗 3mol 高氯酸滴定液。即 1mol 奎宁可以结合 4mol 质子，其中 1mol 质子是硫酸提供的，其他 3mol 质子是由高氯酸提供的。

ChP 硫酸奎宁测定方法：取本品约 0.2g，精密称定，加冰醋酸 10mL 溶解后，加醋酐 5mL，与结晶紫指示液 1~2 滴，用高氯酸滴定液（0.1mol/L）滴定至溶液显蓝绿色，并将滴定液的结果用空白试验校正。每 1mL 高氯酸滴定液（0.1mol/L）相当于 24.90mg 的 $(C_{20}H_{24}N_2O_2)_2 \cdot H_2SO_4$。

ChP 硫酸奎宁片测定方法：取本品 20 片，除去包衣后，精密称定，研细，精密称取适量（约相当于硫酸奎宁 0.3g），置分液漏斗中。加氯化钠 0.5g 与 0.1mol/L 氢氧化钠溶液 10mL，混匀，精密加三氯甲烷 50mL，振摇 10 分钟，静置，分取三氯甲烷液，用干燥滤纸滤过，精密量取续滤液 25mL，加醋酐 5mL 与二甲基黄指示液 2 滴，用高氯酸滴定液（0.1mol/L）滴定至溶液显玫瑰红色，并将滴定结果用空白试验校正。每 1mL 高氯酸滴定液（0.1mol/L）相当于 19.57mg 的 $(C_{20}H_{24}N_2O_2)_2 \cdot H_2SO_4 \cdot 2H_2O$。

在上述含量测定操作中应考察共存物的干扰。片剂中如有较多辅料，如硬脂酸盐，苯甲酸盐，羟甲基纤维素钠等，也消耗高氯酸滴定液。故应先经提取分离后再测定。即先用强碱溶液碱化，使之游离，再用高氯酸滴定液滴定。其中，1mol 硫酸奎宁可转化为 2mol 奎宁，每 1mol 奎宁消耗 2mol 高氯酸，故 1mol 硫酸奎宁消耗 4mol 高氯酸。反应式为：

$$(C_{20}H_{24}N_2O_2H^+)_2SO_4^{2-} + NaOH \Longrightarrow 2C_{20}H_{24}N_2O_2 + Na_2SO_4 + 2H_2O$$

$$2C_{20}H_{24}N_2O_2 + 4HClO_4 \Longrightarrow 2[(C_{20}H_{24}N_2O_2 \cdot 2H^+)_2 \cdot (ClO_4^-)_2]$$

显然其片剂分析与原料药分析有所不同。

（4）硝酸盐的测定　因硝酸具有氧化性，易使指示剂变色，故一般采用电位法指示终点。

二、提取酸碱滴定法

（一）　基本原理与方法

1. 基本原理　生物碱盐大都溶解于水，游离生物碱则多不溶于水而溶于有机溶剂。药物中一些在游离状态下碱性较强（$pK_b6\sim9$）的生物碱盐类，可经碱化游离，有机溶剂提取后，直接采用酸碱滴定法测定含量。

部分生物碱制剂，也可经过碱化、有机溶剂提取分离后，再用酸碱滴定法进行测定。

2. 测定方法　首先将供试品溶于水或稀酸溶液中，加入适当的碱性试剂使生物碱游离；然后用适当的有机溶剂分次振摇提取，合并提取液，用水洗涤，除去留存的碱性试剂和水溶性杂质，再用无水硫酸钠或植物胶（如西黄蓍胶）脱水，滤过，得供试品溶液。常用以下方法滴定：

（1）直接滴定法　将供试品溶液的有机溶剂蒸干，残渣用适量的中性乙醇溶解，然后用酸滴定液直接滴定。

（2）返滴定法　将供试品溶液的有机溶剂蒸干，于残渣中加入过量的酸滴定液一定量，使溶解后，再用碱滴定液滴定剩余的酸。对于具有挥发性或易分解的生物碱，应在蒸发近干时加入过量的酸滴定液，使生物碱成盐后，再继续加热赶尽有机溶剂后依法滴定。也可于有机溶剂提取液中，加入过量的酸滴定液，使生物碱成盐而定量转提入酸水相，再用碱滴定液回滴。若生物碱盐溶于氯仿，会使结果偏低，此时宜选用硫酸滴定液或改用其他溶剂提取。

（二）　测定条件及影响因素

1. 碱化试剂　常用的碱化试剂有氨水、碳酸钠、氢氧化钠、氢氧化钙和氧化镁等。氨水是常用较为理想的碱化试剂，其 pK_b 为 4.76，既可以使大多数生物碱（pK_b 为 $6\sim9$）游离，又不会因碱性过强而产生干扰，且具挥发性，易除去。

有时应避免使用强碱化试剂。①含酚羟基结构的药物，如吗啡、吐根碱等，与强碱形成酚性盐而溶于水，难以被有机溶剂提取；②含酯结构的药物，如阿托品、利血平等，遇强碱易水解；③亲脂性物质与生物碱共存时易发生乳化，提取不完全。应视具体情况加以选择。

2. 提取条件　提取溶剂的选择应遵循以下原则：①对生物碱有极大的溶解度，而对其他干扰组分不溶或几乎不溶。②对生物碱及碱化试剂具有良好的惰性。③与水不相混溶，易挥发。以三氯甲烷最为常用。但应注意，一般需将三氯甲烷提取液蒸发至少量或近干，即加入滴定液，再继续加热使除尽。以防遇热会分解与生物碱成盐而使结果偏低。作为提取溶剂的还有二氯甲烷、乙醚等。

提取溶剂用量和提取次数应以提取完全而定，一般提取 4 次以上，第一次用量至少应为水溶液体积的一半，若水溶液体积很小时，亦可等量，以后各次均为第一次的一半左右。

提取终点的确定，一般取最后一次提取液约 0.5mL，于小试管中，加盐酸或硫酸（0.1mol/L）1mL，水浴上蒸去有机溶剂，放冷，滴加生物碱沉淀试剂 1 滴，无沉淀产生，说明已提取完全。

乳化的预防与处理，对于易产生乳化的试样，宜选用弱碱性试剂碱化、不易乳化的溶剂提取，避免强烈震荡。已产生乳化的可选择适当方法处理：①旋转分液漏斗或加入数滴乙醇或用热毛巾外敷以加速分层；②用经有机溶剂浸润的少量脱脂棉过滤；③滴加少量酸液（碱提取液）或碱液（酸提取液）；④盐析。

3. 指示剂的选择　直接滴定法，终点呈酸性，宜选择在酸性范围变色的指示剂；剩余量滴定法，则终点近中性或弱碱性，可选择变色范围在近中性或弱碱性的指示剂。为了准确起见，可根据被测生物碱的 pK_b 值，计算化学计量点的 pH 值。以选择更为恰当的指示剂。

（三）　应用示例

本法主要适合于 pK_b 为 6～9 的生物碱类药物分析，尤其是生物碱制剂含含生物碱的中药及其制剂。但对于易挥发或受热不稳定的生物碱不宜采用本法。对于较弱生物碱盐及其制剂亦可经碱化、有机溶剂提取、蒸干后采用非水溶液滴定法测定。

ChP 磷酸可待因糖浆的含量测定：用内容量移液管精密取本品 10mL，以水洗出移液管内的附着液，置分液漏斗中，加氨试液使成碱性，用三氯甲烷提取至少 4 次，第一次 25mL，以后每次各 15mL，至可待因提尽为止，每次得到的三氯甲烷提取液均用同一份水 10mL 洗涤，洗液用三氯甲烷 5mL 振摇提取，合并三氯甲烷液，置水浴上蒸干，精密加硫酸滴定液（0.01mol/L）25mL，加热使溶解，放冷，加甲基红指示液 2 滴，用氢氧化钠滴定液（0.02mol/L）滴定，每 1mL 硫酸滴定液（0.01mol/L）相当于 8.488mg 的 $C_{18}H_{21}NO_3 \cdot H_3PO_4 \cdot 1\frac{1}{2}H_2O$。

三、紫外-可见分光光度法

紫外-可见分光光度法在生物碱类药物的含量测定中有着广泛的应用。常用的方法有：紫外-可见分光光度法、比色法和计算分光光度法。

（一）　紫外-可见分光光度法

对于在紫外可见区中有特征吸收的生物碱类药物可直接采用本法，选择 λ_{max} 波长处测定，常采用对照品比较法计算含量。也可用于中药中干扰较小的单组分生物碱或一类总碱的测定。

ChP 盐酸吗啡片的含量测定，采用对照品比较法。盐酸吗啡结构中有苯环，其氢氧化钠水溶液在 250nm 波长处有最大吸收。方法：取本品 20 片（如为薄膜衣片，仔细除去薄膜衣），精密称定，研细，精密称取适量（约相当于盐酸吗啡 10mg），置 100mL 容量瓶中，加水 50mL 振摇，使盐酸吗啡溶解，加水至刻度，摇匀，滤过，精密量取续滤液 15mL，置 50mL 容量瓶中，加 0.2mol/L 的氢氧化钠溶液 25mL，再加水稀释至刻度，作为供试品溶液；另取吗啡对照品适量，精密称定，用 0.1mol/L 的氢氧化钠溶液配制成每 1mL 约含 20μg 的溶液，作为对照品溶液。分别取上述两种溶液，在 250nm 波长处测定吸收度，以下式计算即得：

$$标示量\% = \frac{A_X \cdot C_R \times 10^{-3} \times 50 \times 100 \times 1.317 \times \overline{W}}{A_R \times 15 \times W \times 标示量} \times 100\%$$

式中，A_x，A_R 为供试品溶液和对照品溶液的吸光度值；C_R 为对照品溶液的浓度（μg/mL）；$\overline{W}$ 为平均片重（克/片）；W 为样品称样量（g）；1.317 为换算因数，即盐酸吗啡（$C_{17}H_{19}NO_3 \cdot HCl \cdot 3H_2O$）与对照品吗啡的分子量的比值（375.85/285.34）。标示量的单位为毫克/片。

（二）酸性染料比色法

某些生物碱类药物也可经专属显色反应使吸收波长长移、强度增大，或除去共存组分干扰。其中在一定 pH 条件下，与磺酸酞类等酸性染料定量结合而显色，用比色法测定其含量的方法称为酸性染料比色法。该法具有专属性强、准确性好、灵敏度高、试样用量少等优点，适用于供试样品少、小剂量药物及其制剂以及生物体内生物碱类药物的定量分析。

1. 基本原理 生物碱类药物（B）在一定的 pH 介质中，能与氢离子结合成阳离子（BH$^+$），一些酸性染料可解离成阴离子（In$^-$），此时，阳离子和阴离子又可以定量的结合成有机配合物，即离子对（BH$^+$In$^-$），再用有机溶剂提取，于一定波长处，测定其吸光度，即可计算出生物碱的含量。

$$BH^+ + In^- \rightleftharpoons [BH^+ \cdot In^-]_{水相} \rightleftharpoons [BH^+ \cdot In^-]_{有机相}$$

在这一过程中，存在以下平衡：

$$[BH^+_{水相} + In^-_{水相}] \rightleftharpoons [BH^+ \cdot In^-]_{有机相}$$

$$E = \frac{[BH^+ \cdot In^-]_{有机相}}{[BH^+]_{水相}[In^-]_{水相}}$$

式中 $[BH^+ \cdot In^-]_{有机相}$ 代表达到平衡时有机相中离子对的浓度；$[BH^+_{水相}]$ 和 $[In^-_{水相}]$ 分别代表达到平衡是水相中阴离子和阳离子的浓度；E 为提取常数。由此可见，E 越大，提取效率越高，测定结果越准确。其主要受介质的 pH 值、酸性染料的性质以及有机溶剂的性质等因素影响，故应注意相关条件的选择。

2. 测定条件与影响因素

（1）酸性染料 选择酸性染料的原则：①与生物碱定量地结合；②生成的离子对在有机溶剂中的溶解度要大；③紫外-可见区有较强的特征吸收；④染料本身在有机相中不溶或很少溶解。

常用的酸性染料有溴麝香草酚蓝（BTB）、溴酚蓝（BPB）、溴甲酚紫（BCP）、溴甲酚绿（BCG）、甲基橙（MO）等。BTB 和 MO 与生物碱形成的离子对的 $\lg E$ 分别可以达到 8.0 和 5.47，BTB 是目前最为常用和理想的酸性染料。

生物碱与酸性染料形成离子对的灵敏度受其极性影响。一般极性小的生物碱与 BTB 和 BCP 形成离子对的灵敏度均较好，而极性大的生物碱仅与 BTB 形成离子对时的灵敏度较大，据此可用于不同极性生物碱混合物的分别测定。但不能用于混合碱的同时测定。通常酸性染料的浓度对测定结果影响不大，只要有足够量即可，过大易产生乳化现象。

（2）水相 pH 值　水相的 pH 值的选择尤为重要，最佳 pH 值应是能同时满足生物碱完全解离形成阳离子（BH^+），酸性染料解离成足够的阴离子（In^-），且二者定量地结成离子对。如果 pH 值过小，便会抑制酸性染料解离；过高，则生物碱以游离状态存在。都会使离子对浓度降低，而影响测定结果。选择方法通常是根据生物碱和染料的 pK 值及其在两相中的分配系数而定。试验结果表明，BTB 与生物碱形成 1：1 的离子对时，最好选择在 pH5.2～6.4 时提取；与二元碱形成 1：2 离子对时，则最好选择在较低的 pH3.0～5.8 时提取。如测定麻黄碱时的最佳 pH 值为 5.2～6.4；测定士的宁为 3.0～4.6。

（3）有机溶剂　离子对提取常数还与有机溶剂的性质有关。故应选择对离子对提取效率高、不与或极少与水混溶、选择性好、有利于比色测定的有机试剂作为溶剂。若能与离子对形成氢键，则有利于提高萃取率。三氯甲烷、二氯乙烯、乙醚等都是较为常用的有机溶剂，其中以三氯甲烷与离子对形成氢键的能力最强，易除去微量水分，是常用理想的溶剂。

（4）水分的影响　在提取过程中必须严格防止水分的混入。由于微量水分的存在，会使有机溶剂发生混浊，影响比色。水分亦会带入过量的染料使测定结果偏高。因此提取后的溶液可用干燥滤纸滤过或加入干燥剂（如无水硫酸钠），以除去微量水分。

（5）共存物的影响　①酸性染料中的有色杂质一旦混入提取的有机相中，会干扰测定，可先将缓冲溶液与染料的混合液用有机溶剂处理，除去干扰杂质后，再加入供试品溶液，依法测定。②制剂中的赋形剂一般不会影响测定；③强酸性杂质的存在易使 pH 值发生变化，对测定有一定干扰。

3. 示例　ChP 对硫酸阿托品片、氢溴酸东莨菪碱片、氢溴酸山莨菪碱片和其注射剂的含量测定均采用本法。

硫酸阿托品片的含量测定：取本品 20 片，精密称定，研细，精密称取适量（约相当于硫酸阿托品 2.5mg），置 50mL 容量瓶中，加水振摇使硫酸阿托品溶解并稀释至刻度，过滤，取续滤液，作为供试品溶液。另取硫酸阿托品对照品约 25mg，精密称定，置 25mL 容量瓶中，加水溶解并稀释至刻度，摇匀，精密量取 5mL，置 100mL 容量瓶中，加水稀释至刻度，摇匀，作为对照品溶液。

精密量取对照品溶液和供试品溶液各 2mL，分别置预先精密加入三氯甲烷 10mL 的分液漏斗中，各加溴甲酚绿溶液（取溴甲酚绿 50mg 与邻苯二甲酸氢钾 1.021g，加

0.2mol/L 氢氧化钠溶液 6mL 使溶解，再用水稀释至 100mL，摇匀，必要时过滤）2.0mL，振摇提取 2 分钟后，静置使分层，分取澄清的三氯甲烷液，照紫外 - 可见分光光度法（通则 0401），在 420nm 的波长处分别测定吸光度，计算，并将结果于 1.027 相乘，即得供试品中含有硫酸阿托品（$C_{17}H_{23}NO_3)_2 \cdot H_2SO_4 \cdot H_2O$ 的量。

四、荧光分析法

某些生物碱或其化学反应产物，在紫外 - 可见光的激发下能产生荧光。当激发光强度、波长、所用溶剂及温度等条件一定时，其在一定波长范围内发射的荧光强度与溶液中该物质的浓度成正比，可用于定量分析。本法具有灵敏度高、选择性好等优点，但易受干扰因素的影响，线性范围较窄，适用于制剂和含有微量或痕量组分的体内药物分析。如 ChP 利血平片的含量测定即采用本法。

五、色谱法及其联用技术

色谱分析法常用于多组分生物碱、生物碱制剂和体内代谢产物等复杂样品的分析测定。主要有高效液相色谱法（HPLC）、气相色谱法（GC）、薄层色扫描法（TLCS）及色谱联用技术。其中以高效液相色谱法应用最广泛，对于生物碱的代谢物的测定宜采用色谱联用技术，如 LC - MS 法。

（一）　高效液相色谱法

在高效液相色谱中以反相高效液相色谱法（RP - HPLC）最为常用。

在 RP - HPLC 法中，固定相常用十八烷基硅烷键合硅胶（简称 ODS 或 C_{18}）或辛烷基硅烷键合硅胶（C_8），流动相用水 - 甲醇或水 - 乙腈系统。若固定相覆盖度较小时，其裸露的硅羟基易与生物碱发生吸附或离子交换作用，而使分离能力降低，保留时间延长，峰形变宽，拖尾，甚至不能被洗脱。改进的方法主要有：

1. 改进流动相　①在流动相中加入硅羟基抑制剂（或称扫尾剂、改性剂），如二乙胺、三乙胺等，以抑制硅羟基的影响。但应注意流动相的 pH 不宜太高，一般为 7～8。②在合适的 pH 下，流动相中加入低浓度离子对试剂，通过与生物碱分子生成离子对而掩蔽碱性基团。常用离子对试剂为辛烷磺酸钠、癸烷磺酸钠、十二烷基磺酸钠等。③在流动相中加入季铵盐等掩蔽试剂，如在水 - 甲醇的流动相中加入 0.01mol/L 的溴化四甲基胺，可在较短的保留时间内获得良好的分离效果，重现性好，且流动相比例和 pH 值的变化都不影响峰形的对称性，机理主要是通过季铵盐 [A] 与固定相表面的硅羟基 [R_3SiOH] 生成复合物而起到掩蔽作用。反应式如下：

$$[A] + [R_3SiOH] \rightleftharpoons [R_3SiOH \cdot A]$$

pH 值只要在填料价允许的 pH 范围内，可以自由选择，不受限制；④在流动相中加入一定浓度的电解质缓冲盐类，通过改变流动相的离子强度，稳定 pH 值，促进离子对的形成，改善分离效果。

2. 固定相改进　①选择覆盖度大的填料；②采用封尾技术，即在键合反应结束后，用三甲基氯硅烷等进行后续处理。

对于弱碱性生物碱及其盐的分析，往往采用离子抑制色谱法。通过向流动相中加入少量弱酸（常用醋酸）、弱碱（常用氨水）或缓冲盐（常用磷酸盐及醋酸盐），调节流动相 pH 值，抑制样品组分的解离，增加组分在固定相中的溶解度，改善峰形。与 PIC 法相比，更经济适用。但重复性易受干扰因素影响，其适用于 $3.0 \leqslant pK_a \leqslant 7.0$ 的弱酸，$7.0 \leqslant pK_a \leqslant 8.0$ 的弱碱和两性化合物以及它们与分子型化合物共存时的分离。流动相的 pH 值一般控制在 2～8 之间。

有些生物碱的分离也可以采用正相色谱或吸附色谱法。正相色谱常用氨丙基硅烷键合硅胶、氰基键合硅胶等固定相，此时流动相的选择尤为重要，常以碱性的高比例极性有机溶剂为流动相，使处于游离状态的生物碱分子中的含氮基团与填料上的硅羟基、氨丙基或氰基产生偶极、氢键或离子交换作用，从而实现分离。

吸附色谱法采用原型硅胶为固定相，其分离机制主要是利用生物碱的碱性不同，与生物碱的 pKa 有关，而其亲脂性的大小不影响在硅胶柱上的层析行为。且所用流动相的组成比较简单，如甲醇-醋酸盐缓冲液等。还可以排除共存的酸性和中性杂质的干扰，使这些杂质在较短时间内被洗脱出来。

离子交换色谱法也可用于生物碱成分的分析，其是以阳离子交换树脂为固定相，利用质子化的生物碱阳离子与离子交换剂交换能力的差异而达到分离生物碱的目的。

（二）气相色谱法

一些含有挥发性、对热稳定的生物碱类药物可以采用 GC 法测定。游离生物碱可以直接进行气相色谱分析，盐类一般需要在约 325℃的急速加热器中解离成游离碱后再进行分析。所以注入的样品无论是游离碱还是其盐类，都只能得到一个游离碱的色谱峰。但应注意，生物碱盐类解离后所生成的酸对色谱柱和检测器都会产生不良影响，故一般先将生物碱盐碱化游离，用有机溶剂提取后再进行测定。例如阿托品类颠茄生物碱，可直接进行分析。

（三）示例

ChP 采用高效液相色谱法测定磷酸可待因片的含量。

色谱条件与系统适应性试验：用十八烷基硅烷键合硅胶为固定相；以 0.03mol/L 醋酸钠溶液（用冰醋酸调节 pH 值至 3.5)-甲醇（25：10）为流动相；UVD 检测器，检测波长为 280nm，理论板数按可待因峰计不低于 2000，磷酸可待因与相邻杂质峰的分离度应符合要求。

测定方法：取本品 20 片，精密称定，研细，精密称取适量（约相当于磷酸可待因 30mg）置 100mL 容量瓶中，加水溶解并稀释至刻度，摇匀，滤过，精密量取续滤液 10μL 注入液相色谱仪，记录色谱图；另取磷酸可待因对照品适量，精密称定，加水溶解并稀释并定量稀释成每 1mL 含 0.3mg 的溶液，同法测定。按外标法以峰面积计算含量，并将结果乘以 1.068，即得。1.068 为化学因数，即磷酸可待因（$C_{18}H_{21}NO_3$ ·

$H_3PO_4 \cdot 1\frac{1}{2}H_2O$）与其对照品（无水）的比值。

第四节 体内药物分析

生物碱的临床药学、临床药理学的研究与应用，需要建立生物样本中微量药物及其代谢物的分离、分析方法，以便进行临床药物监测，指导合理用药，评价新药及生物利用度、生物等效性研究，阐明药物作用机制及毒副反应等。

一、盐酸吗啡体内样品分析

吗啡为阿片类生物碱，属具有依赖性的一类麻醉药品，临床上主要用于缓解外科手术引起的短期疼痛和肿瘤患者的长期疼痛。建立其体内药物分析方法，对寻找合适的给药途径、研究相应的药物动力学特点具有重要意义。高效液相色谱法为常用的方法。

例 反相高效液相色谱法测定犬血浆吗啡浓度。

1. 色谱条件 Kromasil 色谱分析柱（150mm×4.6mm，5μm），流动相为 0.2%三乙胺水溶液（磷酸调 pH=6.89)-甲醇（78：22），流速 1mL/min；柱温 30℃；UVD 检测器，检测波长 215nm；进样量 20μL。

2. 样品处理 取血浆 0.2mL，加入内标溶液（对乙酰氨基酚甲醇溶液，10μg/mL）5μL，混匀，加入 0.2mol/L 磷酸盐缓冲液（pH=8.6）50μL，涡旋混合 10 秒钟，加入乙酸乙酯 1.2mL，涡旋混合 3 分钟，于 4000r/min 离心 10 分钟，分取上层有机相约 1.0mL 与 40℃空气泵中吹干，甲醇 50μL 振荡溶解，4000r/min 离心 10 分钟，取上层清液 20μL 进样分析。

3. 方法验证 本法限行范围为 5～2000ng/mL；低、中、高三种浓度（25、100 和 1000ng/mL）血浆样品提取回收率分别为 74.9%、89.3%和 84.1%（n=5)，方法准确度分别为 84.3%，103.3%和 106.4%（n=5)。

4. 方法与结果 实验动物采用犬，通过雾化吸入和恒速静脉泵分别给予吗啡 0.66mg/kg，给药时间为 10 分钟，经股静脉留置针于不同时间点采血样，分离血浆并按上述方法测定。其结果显示：通过恒定静脉泵途径给予吗啡后，其代谢动力学符合二房室模型，主要药动学参数：消除半衰期 $t_{1/2\beta}$ 为 24.4 分钟，$AUC_{0\rightarrow\infty}$ 为每分钟 17.05μg/mL，C_{max} 为 0.851μg/mL，t_{max} 为 6 分钟。而经雾化吸入途径给药后，其药动学符合一房室模型，主要药动学参数：消除半衰期 $t_{1/2\beta}$ 为 51.2 分钟，$AUC_{0\rightarrow\infty}$ 为每分钟 10.33μg/mL，C_{max} 为 0.209μg/mL，t_{max} 为 25 分钟。

二、磷酸可待因体内样品分析

磷酸可待因常用于缓解轻度至中度疼痛，是对肿瘤患者止痛治疗的最主要药品，是临床上常用的中枢止痛药。其药物动力学及生物利用度的研究受到广泛关注。

例 磷酸可待因缓释片人体多剂量药动学及生物利用度的高效液相色谱法研究。

（一） 血药浓度测定方法

1. 色谱条件　色谱柱为 Hypersil BDS C$_{18}$（4.6mm×200mm，10μg）；柱温为 40℃；流动相为乙腈-0.25％醋酸胺溶液（pH7.0）（65：35），流速为 1.5mL/min；UVD 检测器，检测波长：212nm。

2. 血浆样品处理　精密吸取血浆 2mL，置 10mL 具塞离心管中，加内标溶液（内含依维菌素 3.86μg/mL）50μL，旋涡混合 30 秒后，用 0.1mol/L 氢氧化钠溶液调节 pH 至 9.5±0.2，加入醋酸乙酯 4mL，旋涡混匀，离心 20 分钟（2000r/min），分取醋酸乙酯层后加入乙酸乙酯重复提取 2 次，乙酸乙酯层以氮气吹干。残渣用 100μL 流动相溶解，离心，取上清液 50μL 进样。

（二） 药动学试验

志愿肿瘤患者（年龄 52.7±7.3 岁）10 名，随机分为 A、B 两组。A 组先口服磷酸可待因缓释片，每日 7：00 和 19：00 时各服 90mg，连服至第 6 日晨，于第 4～6 日晨 7：00 时服药前及第 6 日服药后 0.5、1.0、1.5、2.0、2.5、3.0、4.0、5.0、6.0、8.0 和 12.0 小时由肘静脉采血 5mL。B 组先口服磷酸可待因片，每日 7：00、13：00 和 19：00 及次日凌晨 1：00 时各用 45mg，连服至第 6 日晨，于第 4～6 日晨 7：00 时服药前及第 6 日服药后 0.25、0.5、0.75、1.0、1.5、2.0、2.5、3.0、4.0、5.0、6.0 小时由肘静脉采血 5mL。间隔 1 周后交叉服药，同样时间点静脉采血。血样置肝素化离心管中，离心，分离血浆，-40℃冷冻保存备用。

（三） 实验结果

1. 方法学考察　可待因血药浓度的线性范围为 5～140ng/mL；高、中、低 3 种浓度的可待因平均回收率为 97.5％±5.4％（n=15）；日内 RSD≤6.4％，10 天内 5 次测定的日间 RSD≤7.5％。

2. 药动学与生物利用度　对口服多剂量磷酸可待因缓释片与磷酸可待因片达到稳态后血药峰浓度（C$_{max}$）、血药谷浓度（C$_{min}$）、血药浓度达峰时间（T$_{max}$）、血药浓度波动度（DF％）、有效血药维持时间（T$_{eff}$）和平均稳态血药浓度（C$_{av}$）进行配对 t 检验和双单侧 t 检验，除 C$_{max}$外，各项药动参数的差异均有显著意义（P<0.01），磷酸可待因缓释片在多剂量给药时具有显著的缓释特性。同时磷酸可待因缓释片的相对生物利用度为 123.6％±8.1％，表明两者生物不等效。

第十一章　　糖类药物的分析 ▷▷▷▷

　　糖类从其化学结构分析属于多羟基醛或多羟基酮及其缩聚体。糖类有单糖、低聚糖和多糖等。葡萄糖属单糖，是人体能量的主要来源之一。右旋糖酐属血浆代用品，临床使用较广泛。本章着重讨论葡萄糖及其制剂葡萄糖注射液，右旋糖酐 20、40 及右旋糖酐 20、40 氯化钠注射液的分析。

第一节　　葡萄糖及其制剂的分析

一、结构与性质

　　ChP 收载有葡萄糖及无水葡萄糖，其中葡萄糖为 D-（＋）-吡喃葡萄糖一水合物，其结构为：

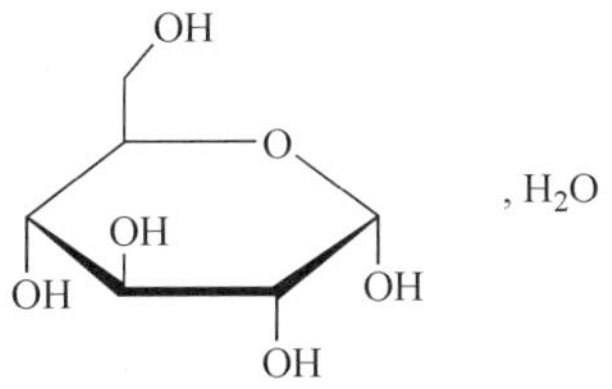

　　葡萄糖为醛糖，具有还原性，葡萄糖有多个不对称碳原子，具有旋光性，为右旋体，其性状为无色结晶或白色结晶性或颗粒性粉末；无臭，味甜。其在水中易溶，在乙醇中微溶。

二、鉴别试验

（一）比旋度测定

　　葡萄糖具有旋光性，比旋度是其重要的物理常数，测定比旋度可以鉴别药物，也可以反映药物的纯杂程度。

　　当平面偏振光通过含有某些光学活性的化合物的液体或溶液时，能引起旋光现象，使偏振光的平面向左或向右旋转。旋转的度数，称为旋光度。偏振光透过长 1dm 且每 1mL 中含有旋光性物质 1g 的溶液，在一定波长与温度下测得的旋光度称为比旋度，以 $[\alpha]$ 表示。

　　ChP 中系用钠光谱的 D 线（589.3nm）测定旋光度，除另有规定外，测定管长度为

1dm（如使用其他管长，应进行换算），测定温度为 20℃。

旋光度的测定是在旋光计中进行的。测定前应采用标准石英旋光管对旋光计进行检定。测定时先将测定管用供试液体或溶液冲洗数次，再缓缓注入供试液体或溶液适量（注意勿使发生气泡），置于旋光计内检测读数。若偏振光向右旋转者（顺时针方向）为右旋，以"＋"符号表示；若偏振光向左旋转者（反时针方向）为左旋，以"－"符号表示。用同法读取旋光度 3 次，取 3 次的平均数，即得供试品的旋光度。为保证测定结果的准确度，每次测定前应以溶剂作空白校正。

旋光性物质的旋光度不仅与其化学结构有关，而且和测定时溶液的浓度、液层的厚度以及测定时的温度有关。浓度越大，液层越厚，则偏振的旋转角度也越大。旋光度（a）与浓度（c）、液层厚度（l）、该物质的比旋度（$[\alpha]$）三者成正比。

如果测量时温度为 25℃，所用光源为钠光 D 线，l 为 1dm，物质浓度以 c（g/mL）表示，则：

$$[\alpha]_D^{25} = \frac{\alpha}{lc}$$

若物质浓度用百分比浓度（g/100mL）表示，则 c 以 $\frac{c}{100}$ 代入，则为：

$$[\alpha]_D^t = \frac{100\alpha}{lc}$$

如果已知被测物质的比旋度，根据测量观察所得旋光度数，由上式可计算出被测物质的百分浓度。

ChP 在葡萄糖的性状下收载有比旋度的测定，其方法为：取本品约 10g，精密称定，置 100mL 量瓶中，加水适量与氨试液 0.2mL，溶解后，用水稀释至刻度，摇匀，放置 10 分钟，在 25℃时，依法测定（通则 0621），比旋度为＋52.6°～＋53.2°。

测定时加氨试液 0.2mL，并放置 10 分钟是为了达到变旋平衡后再测定，详见葡萄糖注射液含量测定项下。

（二） 与斐林 （Fehling） 试液反应

葡萄糖的醛基具有还原性，可将斐林（Fehling）即碱性酒石酸铜试液中铜离子还原，生成红色的氧化亚铜沉淀，可供鉴别。

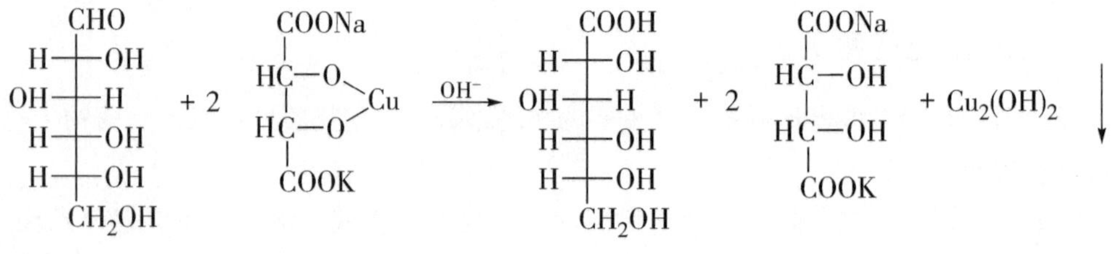

$$Cu_2(OH)_2 \xrightarrow{\Delta} Cu_2O \downarrow + H_2O$$

方法：取本品约 0.2g，加水 5mL 溶解后，缓缓滴入微温的斐林试液中，即生成氧化亚铜的红色沉淀。

（三）　红外光谱法

葡萄糖的红外光吸收图谱应与对照的图谱一致。

三、检查

（一）　葡萄糖及无水葡萄糖的检查

药用葡萄糖一般是淀粉经酸水解或酶水解制得。水解后，加入碱中和，去除蛋白质及脂肪，并脱色、除杂、结晶而得。由于淀粉水解的反应很复杂，水解程度不同，所得产物亦不相同。一般是先水解为糊精，再转化为麦芽糖，最后才得到葡萄糖。

葡萄糖的质量要求严格，ChP增加了钡盐和钙盐检查项，微生物限度规范了单位，干燥失重严格了限度。葡萄糖规定应检查项目除了一般杂质如氯化物、硫酸盐、铁盐、重金属、砷盐、干燥失重及炽灼残渣外，还需检查如下项目：

1. 酸度　为控制本品的酸性杂质，需进行酸度的检查。检查方法：取本品2.0g，加水20mL溶解后，加酚酞指示液3滴与氢氧化钠滴定液（0.02mol/L）0.20mL，应显粉红色。即要求样品中的酸性杂质可被0.2mL（0.02mol/L）的氢氧化钠滴定液所中和。

2. 溶液的澄清度与颜色　用于检查水中不溶性物质和有色杂质。检查方法：取本品5.0g，加热水溶解后，放冷，用水稀释至10mL，溶液应澄清无色；如显浑浊，与1号浊度标准液（通则0902，第一法）比较，不得更浓；如显色，与对照液（取比色用氯化钴液3.0mL、比色用重铬酸钾液3.0mL与比色用硫酸铜6.0mL，加水稀释成50mL）1.0mL加水稀释至10mL比较，不得更深。

3. 乙醇溶液的澄清度　检查醇不溶性杂质，如淀粉水解不完全，葡萄糖中可引入淀粉、糊精等杂质。利用糊精不溶于乙醇进行检查。检查方法：取样品1.0g，加乙醇20mL，置水浴上加热回流约40分钟，溶液应澄清。

4. 亚硫酸盐与可溶性淀粉　亚硫酸盐是在硫酸水解淀粉制备葡萄糖的过程中，部分硫酸被还原引入的。可溶性淀粉是未反应完的原料。检查方法：取本品1.0g，加水10mL溶解后，加碘试液1滴，应即显黄色。如有亚硫酸盐存在应褪色；如有可溶性淀粉存在应显蓝色。

$$SO_3^{2-} + I_2 + H_2O \longrightarrow SO_4^{2-} + 2I^- + 2H^+$$

5. 钡盐　取本品2.0g，加水20mL溶解后，溶液分成两等份，一份中加稀硫酸1mL另一份中加水1mL，摇匀，放置15分钟，两液均应澄清。

6. 钙盐　取本品1.0g，加水10mL溶解后，加氨试液1mL与草酸铵试液5mL，摇匀，放置1小时，如发生浑浊，与标准钙溶液〔精密称取碳酸钙0.1250g，置500量瓶中，加水5mL与盐酸0.5mL使溶解，用水稀释至刻度，摇匀。每1mL相当于0.1mg

的钙（Ca）] 1.0mL 制成的对照液比较，不得更浓（0.01%）。

7. 蛋白质 制备葡萄糖的原料多为淀粉，它来自于植物的根、茎或种子，因而在提取过程中常有蛋白质被同时提取。利用蛋白质类杂质遇酸产生沉淀的性质可对其进行检查。

检查方法：取本品 1.0g，加水 10mL 溶解后，加磺基水杨酸溶液（1→5）3mL，不得发生沉淀。

8. 微生物限度 取本品 10g，用 pH7.0 无菌氯化钠-蛋白胨缓冲液制成 1：10 的供试液。需氧菌总数、细菌数、霉菌和酵母菌总数：取供试溶液，照微生物限度检查法检查（通则 1105 平皿法）每 1g 供试品中需氧菌总数不得过 1000cfu，霉菌和酵母菌总数不得过 100cfu。大肠埃希菌：取 1：10 的供试液 10mL，依法检查（通则 1106），1g 供试品不得检出。

（二） 葡萄糖注射液的检查

葡萄糖注射液的检查项目有：pH 值、5-羟甲基糠醛、重金属、无菌、细菌内毒素和注射剂的相关规定。

1. pH 值 取本品或本品适量，用水稀释制成含葡萄糖为 5% 的溶液，每 100mL 加饱和氯化钾溶液 0.3mL，依法检查（通则 0631），pH 值应为 3.2～6.5。

2. 重金属 其含重金属不得超过百万分之五。

3. 无菌 取本品，采用薄膜过滤法，以金黄色葡萄球菌为阳性对照，依法检查（通则 1101），应符合规定。

4. 细菌内毒素 取本品，照细菌内毒素检查法检查（通则 1143），每 1mL 中含内毒素的量应少于 0.50EU。

5. 5-羟甲基糠醛的检查 葡萄糖水溶液在弱酸性时较稳定，但葡萄糖注射液在高温加热灭菌时，可脱水分解产生 5-羟甲基糠醛，此物可进一步分解为乙酰丙酸和甲酸或聚合生成有色物等。这是导致葡萄糖溶液变黄，产生浑浊或细微絮状沉淀以及 pH 降低的主要原因。

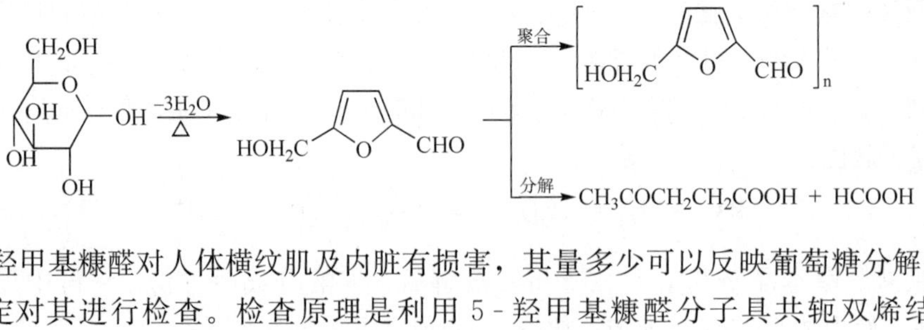

5-羟甲基糠醛对人体横纹肌及内脏有损害，其量多少可以反映葡萄糖分解的情况。ChP 规定对其进行检查。检查原理是利用 5-羟甲基糠醛分子具共轭双烯结构，在 284nm 波长处有最大吸收，采用紫外分光光度法进行检查。

检查方法：精密量取本品适量（约相当于葡萄糖 1.0g）置 100mL 量瓶中，用水稀释至刻度，摇匀，照紫外-可见分光光度法（通则 0401），在 284nm 波长处测定，吸收度不得大于 0.32。

四、含量测定

依据葡萄糖的理化特性，较普遍地采用旋光法测定含量，此外也有碘量法、折光法及高碘酸盐氧化法等。

（一）旋光法测定

葡萄糖分子结构中含有多个手性碳原子，具有旋光性。《中国药典》采用旋光法测定葡萄糖注射液的含量。

测定方法：精密量取本品适量（约相当于葡萄糖10g），置100mL量瓶中，加氨试液0.2mL（10％或10％以下规格的本品可直接取样测定），用水稀释至刻度，摇匀，静置10分钟，在25℃时，依法测定旋光度（通则0621），与2.0852相乘，即得供试品中含$C_6H_{12}O_6 \cdot H_2O$的重量（g）。

葡萄糖的水溶液具有右旋性，由于葡萄糖在水中有三种互变异构体存在，故有变旋现象。须放置6小时以上或加热、加酸、加弱碱，使变旋反应达到平衡。用旋光法测定葡萄糖含量时，加入少量碱液（如氨试液）可加速变旋反应，促进达到平衡。平衡时，葡萄糖水溶液的比旋度为+52.6°～+53.0°（25℃）。变旋平衡反应如下：

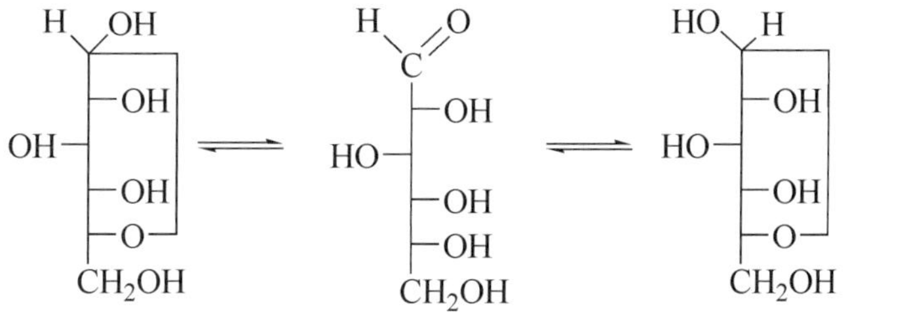

α-D-葡萄糖
$[\alpha]_D^{20}=+113.4°$
（占36％）

醛式-D-葡萄糖
$[\alpha]_D^{20}=+52.75°$
（占0.024％）

β-D-葡萄糖
$[\alpha]_D^{20}=+19.7°$
（占64％）

含量测定结果计算：按上法测定的旋光度（α）与2.0852相乘，即得供试品中含一分子结晶水葡萄糖（$C_6H_{12}O_6 \cdot H_2O$）的质量（g）。

计算公式：

$$[\alpha]_D^t = \frac{100\alpha}{lc}$$

式中，$[\alpha]$为比旋度，D为钠光谱的D线，t为测定时温度,℃；l为旋光管的长度（dm）；α为测得的旋光度；C为每100mL溶液中含有被测物质的重量（g）（按干燥品或无水物计算）。注意每次测定前后均应以溶剂做空白加以校正，若后一次零点有变动，则应重新测定旋光度。

计算因素2.0852的由来：已知$\alpha=1°$无水葡萄糖的$[\alpha]_D^{25}=+52.75°$，测定管长度为1dm，则：

$$c = \frac{100\alpha}{[\alpha]_D^{25}l} = \frac{100 \times 1}{52.7 \times 1} = 1.8957$$

即旋光度为 1°时，相当于被测溶液每 100mL 中无水葡萄糖的克数。

因此，$c=\alpha\times1.8957$（无水葡萄糖）

再换算成含 1 分子结晶水葡萄糖的克数：

$$\alpha\times1.8957\times\frac{C_6H_{12}O_6\cdot H_2O}{C_6H_{12}O_6}=1\times1.8957\times\frac{198.17}{180.16}=2.0852$$

2.0852 则是当测定管为 1dm 时，每 1°旋光度相当于待测溶液 100mL 中含 $C_6H_{12}O_6\cdot H_2O$ 的克数。所以含一分子结晶水葡萄糖浓度的计算公式为：

$$c=\alpha\times2.0852$$

本法准确简便，为我国药典收载的方法；美、英、日等国药典目前也采用本法进行葡萄糖及其制剂的含量测定。

（二） 剩余碘量法

在碱性环境中，以过量的标准碘溶液将葡萄糖氧化成葡萄糖酸，剩余的碘再以硫代硫酸钠液回滴定。

$$I_2 + 2NaOH \longrightarrow NaIO + NaI + H_2O$$
$$CH_2OH(CHOH)_4CHO + I_2 + 3NaOH \longrightarrow CH_2OH(CHOH)_4COONa + 2NaI + 2H_2O$$
$$2Na_2S_2O_3 + I_2 \longrightarrow Na_2S_4O_6 + 2NaI$$

方法：精密量取供试品溶液适量（约相当于葡萄糖 0.1g），置 250mL 碘瓶中，精密加入碘溶液（0.05mol/L）25mL，摇匀，逐滴加入氢氧化钠（1mol/L）4mL，边加边剧烈振摇，加完后密塞，在室温暗处放置 10~15 分钟。加稀硫酸 4mL 酸化，即用硫代硫酸钠液（0.1mol/L）将剩余的碘滴定。每 1mL 碘液（0.05mol/L）相当于 90.08mg 的葡萄糖（$C_6H_{12}O_6$）或 99.08mg 含水葡萄糖（$C_6H_{12}O_6\cdot H_2O$）。

本法简单易行，而且不受精密仪器条件的限制。但在操作时必须注意先加碘液，然后缓缓滴加氢氧化钠试液并需充分振摇，否则所得结果将会偏低。因为碘在少量氢氧化钠存在时首先生成具有强氧化性的次碘酸钠（NaIO），后者再对葡萄糖进行氧化，如果一次加入过多氢氧化钠或添加速度过快，则 NaIO 来不及氧化葡萄糖而成为在碱性或中性中不具氧化性的碘酸钠（$NaIO_3$），因而消耗的碘就少，但当酸化后，碘又能游离出来，被硫代硫酸钠滴定。

$$3NaIO \longrightarrow NaIO_3 + 2NaI$$
$$NaIO_3 + 5NaI + 3H_2SO_4 \longrightarrow 3I_2 + 3Na_2SO_4 + 3H_2O$$

操作时，以 15~30℃ 为最适温度，温度过高时，往往测得结果偏高。

（三） 葡萄糖氯化钠注射液的含量测定

葡萄糖氯化钠注射液为葡萄糖或无水葡萄糖与氯化钠的灭菌水溶液。ChP 规定，含葡萄糖（$C_6H_{12}O_6\cdot H_2O$）与氯化钠（NaCl），均应为标示量的 95.0%~105.0%。

1. 葡萄糖的含量测定 取本品，依法测定旋光度（通则 0621），与 2.0852 相乘，即得供试品中含 $C_6H_{12}O_6\cdot H_2O$ 的重量（g）。

2. 氯化钠的含量测定 精密量取本品 10mL（含氯化钠 0.9％），加水 40 mL 或精密量取本品 50 mL（含氯化钠 0.18％），加 2％糊精溶液 5mL、2.5％硼砂溶液 2mL 与荧光黄指示液 5～8 滴，用硝酸银滴定液（0.1mol/L）滴定。每 1mL 硝酸银滴定液（0.1mol/L）相当于 5.844mg 的 NaCl。

氯化钠的含量测定采用的是银量法，测定中加糊精溶液的作用是形成保护胶体，使氯化银沉淀呈胶体状态，具有较大的表面，有利于对指示剂的吸附，有利于滴定终点的观察。加硼砂的作用是提高溶液的 pH（约为 7），促使荧光黄电离，以增大荧光黄阴离子的有效溶度，使终点变化敏锐。

第二节 右旋糖酐 20、40 及其制剂的分析

ChP 收载右旋糖酐及其制剂的有：右旋糖酐 20、右旋糖酐 20 葡萄糖注射液、右旋糖酐 20 氯化钠注射液；右旋糖酐 40、右旋糖酐 40 葡萄糖注射液、右旋糖酐 40 氯化钠注射液；右旋糖酐 70、右旋糖酐 70 葡萄糖注射液、右旋糖酐 70 氯化钠注射液；右旋糖酐铁、右旋糖酐铁片、右旋糖酐铁注射液等。本节主要介绍右旋糖酐 20、40 及其制剂的分析。

右旋糖酐属血浆代用品。因其在血液液循环中可保留一定时间，维持的胶体渗透压略高于血浆，故可发挥补充血容量，升高血压并具有抗失血性休克的作用。右旋糖酐系蔗糖经肠膜状明串珠菌 L.-M-1226 号菌（Leuconostoc mesenteroides）发酵后生成的高分子葡萄糖聚合物，经处理精制而得。右旋糖酐 20 的重均分子量（M_W）应为 16000～24000；右旋糖酐 40 的重均分子量（M_W）应为 32000～42000。

右旋糖酐 20、右旋糖酐 40 均为白色粉末；无臭，无味。在热水中易溶，在乙醇中不溶。

一、比旋度的测定

右旋糖酐 20 为旋光性物质，具有旋光性，ChP 在其性状项下收载有比旋度的测定。测定方法：比旋度取本品，精密称定，加水溶解并稀释成每 1mL 中约含 10mg 的溶液，在 25℃时，依法测定（通则 0621），比旋度为＋190°～＋200°。

右旋糖酐 40、右旋糖酐 40 氯化钠注射液的比旋度测定，照右旋糖酐 20 测定方法测定，应符合规定。

二、化学鉴别反应

右旋糖酐 20 具有还原性，在碱性条件下与酒石酸铜试液反应，能将碱性酒石酸铜试液中的铜离子还原成氧化亚铜，据此进行鉴别。鉴别方法：取本品 0.2g，加水 5mL 溶解后，加氢氧化钠试液 2mL 与硫酸铜试液数滴，即生成淡蓝色沉淀；加热后变为棕色沉淀。

右旋糖酐 40 鉴别，照右旋糖酐 20 的方法鉴别，显相同反应。

右旋糖酐40氯化钠注射液的鉴别：①取本品1mL，加氢氧化钠试液2mL与硫酸铜试液数滴，即生成淡蓝色沉淀；加热后变为棕色沉淀。②取本品1mL，缓缓滴入温热的碱性酒石酸铜试液中，即生成氧化亚铜的红色沉淀。

三、检查

（一）右旋糖酐20

右旋糖酐20的检查项目有：分子量与分子量分布、氯化物、氮、干燥失重、炽灼残渣与重金属。

1. 氯化物 取本品0.1g，加水50mL，加热溶解后，放冷，取溶液10mL，依法检查（通则0801），与标准氯化钠溶液5mL制成的对照液比较，不得更浓（0.25%）。

2. 氮 本品为细菌发酵产物，测定氮含量可以反应供试品中异性蛋白的多少，这对于控制药品的质量，避免副作用和过敏反应发生具有重要意义。ChP采用比色法测定，其原理是：供试品先经硫酸消化，使有机氮全部转化为硫酸铵，再用碱中和使氨游离，游离出的氨立即与碱性碘化汞钾试液反应显色，与硫酸铵对照品在相同条件下所产生的颜色进行比较。

$$2K_2HgI_4 + 2NH_3 \longrightarrow NH_2Hg_2I_3 + 4KI + NH_4I$$

测定方法：取本品0.20g，置50mL凯氏烧瓶中，加硫酸1mL，加热消化至供试品成黑色油状物，放冷，加30%过氧化氢溶液2mL，加热消化至溶液澄清（如不澄清，可再加上述过氧化氢溶液0.5～1.0mL，继续加热），冷却至20℃以下，加水10mL，滴加5%氢氧化钠溶液使成碱性，移至50mL比色管中，加水洗涤烧瓶，洗液并入比色管中，再用水稀释至刻度，缓缓加碱性碘化汞钾试液2mL，随加随摇匀（溶液温度保持在20℃以下）；如显色，与标准硫酸铵溶液（精密称取经105℃干燥至恒重的硫酸铵0.4715g，置100mL量瓶中，加水溶解并稀释至刻度，混匀，作为贮备液。临用时精密量取贮备液1mL，置100mL量瓶中，加水稀释至刻度，摇匀。每1mL相当于10μg的N）1.4mL加硫酸0.5mL用同法处理后的颜色比较，不得更深（0.007%）。经试验，消化时的剩余硫酸量，中和时用的氢氧化钠溶液浓度及溶液保持温度，均对显色有影响，应严格控制。

3. 干燥失重 取本品，在105℃干燥6小时，减失重量不得过5.0%（通则0831）。本品极易吸潮，常经多次干燥，亦不易恒重，尤其空气湿度较大时，恒重更为困难。

4. 炽灼残渣 取本品1.5g，依法检查（通则0841），遗留残渣不得过0.5%。

5. 重金属 取炽灼残渣项下遗留的残渣，依法检查（通则0821第二法），含重金属不得过百万分之八。

6. 分子量与分子量分布 聚合物的分子量及其分布是其最基本的参数之一。聚合物的分子量有两个特点：一是比小分子远远大得多的分子量；二是除了有限的几种蛋白质外，无论是天然的还是合成的聚合物，分子量都不是均一的，具有多分散性。因此，聚合物的分子量只具有统计意义，即用实验方法测定的分子量只有某种统计的平均值。

若要确切地描述聚合物试样的分子量，除给出分子量的统计平均值外，还应给出试样的分子量分布。

右旋糖酐 20 为生物大分子聚合物，具有分子大小不均一的特点，控制其分子量与分子量分布是质量控制的关键指标。

ChP 的检查方法：取本品适量，加流动相溶解并稀释制成每 1mL 中约含 10mg 的溶液，振摇，室温放置过夜，作为供试品溶液。另取 4～5 个已知分子量的右旋糖酐对照品，同法制成每 1mL 中各含 10mg 的溶液，作为对照品溶液。照分子排阻色谱法（通则 0514），以亲水性球型高聚物为填充剂（如 TSK G PWXL 柱或 Shodex OHpak SB HQ 柱），以 0.71% 硫酸钠溶液（内含 0.02% 叠氮化钠）为流动相，柱温为 35℃，流速为每分钟 0.5mL，用示差折光检测器检测。

称取葡萄糖和蓝色葡聚糖 2000 适量，分别加流动相溶解并稀释制成每 1mL 中约含 10mg 的溶液，取 20μL 注入液相色谱仪，测得保留时间 t_T 和 t_o；供试品溶液和对照品溶液色谱图中的保留时间 t_R 均应在 t_T 和 t_o 之间。理论板数按葡萄糖峰计算不少于 5000。

取上述各对照品溶液 20μL，分别注入液相色谱仪，记录色谱图，由 GPC 软件计算回归方程。取供试品溶液 20μL，同法测定，用 GPC 软件算出供试品的重均分子量及分子量分布。

分子排阻色谱法是根据待测组分的分子大小进行分离的一种液相色谱技术。分子排阻色谱法的分离原理为凝胶色谱柱的分子筛机制。色谱柱填料表面分布着不同尺寸的孔径，药物进入色谱柱后，它们中的不同组分按其分子大小进入相应的孔径内，分子量大的组分不能进入固定相表面的孔径，在色谱过程中不被保留，最早被流动相洗脱至柱外，表现为保留时间较短；小于所有孔径的分子，能自由进入固定相填充剂表面的孔穴，在色谱柱中滞留的时间较长，表现为保留时间较长；分子量介于二者之间的组分按照分子量的大小先后流出色谱柱。在分子排阻色谱法中，组分因分子量（体积）的不同而被分离。

重均分子量是表示大分子聚合物分子量的常用指标之一，重均分子量（M_W）的定义为：

$$M_W = \sum Y_i M_i$$

式中，Y_i 是分子量为 M_i 组分（又称级分）在整个样品所占的重量分数。

分子量和分子量分布的测定，应采用分子量对照品和适宜的 GPC 较件，以对照品重均分子量（M_W）的对数值对相应的保留时间（t_R），制得标准曲线，得线性回归方程 $\lg M_W = a + b t_R$，供试品采用适宜的 GPC 软件处理结果，并按下列公式计算出供试品的分子量与分子量分布：

$$M_n = \sum RI_i / \sum \left(\frac{RI_i}{M_i} \right)$$

$$M_W = \sum (RI_i M_i) / \sum RI_i$$

$$D = M_W / M_n$$

式中，M_n 为数均分子量；M_W 为重均分子量；D 为分布系数；RI_i 为供试品在保留

时间 i 时的峰高；M_i 为供试品在保留时间 i 时的分子量。

ChP 规定，本品的重均分子量（M_W）应为 16000～24000，10％大分子部分重均分子量不得大于 70000，10％小分子部分重均分子量不得小于 3500。

（二） 右旋糖酐40

右旋糖酐 40 的检查项目有：分子量与分子量分布、氯化物、氮、干燥失重、炽灼残渣与重金属。

分子量与分子量分布的检查：取本品照右旋糖酐 20 的方法测定，ChP 规定，本品的重均分子量（M_W）应为 32000～42000，10％大分子部分重均分子量不得大于 120000，10％小分子部分重均分子量不得小于 5000。

氯化物、氮、干燥失重、炽灼残渣与重金属检查，照右旋糖酐 20 项下的方法检查，均应符合规定。

（三） 右旋糖酐40氯化钠注射液

右旋糖酐 40 氯化钠注射液的检查项目有：pH 值、分子量与分子量分布、重金属、渗透压摩尔浓度、异常毒性、细菌内毒素、过敏性和注射剂的相关规定。

pH 值应为 4.0～7.0；重金属不得过千万分之十五；渗透压摩尔浓度应为 265～325mOsmol/kg；分子量与分子量分布与右旋糖酐 40 相同。异常毒性、细菌内毒素、过敏性和注射剂的检查应符合相关的规定。

四、右旋糖酐 20、40 氯化钠注射液含量测定

（一） 右旋糖酐20氯化钠注射液含量测定

ChP 规定：右旋糖酐 20 氯化钠注射液为右旋糖酐 20 与氯化钠的灭菌水溶液。含右旋糖酐 20 与氯化钠（NaCl）均应为标示量的 95.0％～105.0％。

1. 右旋糖酐 20 的测定　本品为复方制剂，利用制剂中右旋糖酐 20 有旋光性，而氯化钠无旋光性，不干扰测定的原理，用旋光度法测定右旋糖酐 20 的含量。

测定方法：精密量取本品 10mL，置 25mL（6％规格）或 50mL（10％规格）量瓶中，用水稀释至刻度，摇匀，照旋光度测定法（通则 0621）测定，按下式计算右旋糖酐的含量。

$$c=0.5128\alpha$$

式中，c 为每 100mL 注射液中含右旋糖酐 20 的重量（g）；α 为测得的旋光度×稀释倍数 2.5（6％规格）或 5.0（10％规格）。

已知右旋糖酐 20 的比旋度为 +195°，代入浓度计算公式：

$$c=\frac{100\alpha}{[\alpha]_D^{20}\times l}=\frac{100\alpha}{195\times 1}=0.5128\alpha$$

2. 氯化钠的测定方法　用铬酸钾法测定氯化钠，右旋糖酐 20 不干扰，可直接测

定。方法为：精密量取本品 10mL，置锥形瓶中，加铬酸钾指示液数滴，用硝酸银滴定液（0.1mol/L）滴定。每 1mL 硝酸银滴定液（0.1mol/L）相当于 5.844mg 的 NaCl。

（二）　右旋糖酐40氯化钠注射液含量测定

右旋糖酐 40 氯化钠注射液为右旋糖酐 40 与氯化钠的灭菌水溶液。含右旋糖酐 40 与氯化钠（NaCl）均应为标示量的 95.0%～105.0%。

右旋糖酐 40 氯化钠注射液含量测定方法，照右旋糖酐 20 氯化钠注射液含量测定方法测定，即按下式计算右旋糖酐 40 的含量。

$$c = 0.5128\alpha$$

氯化钠的含量也按右旋糖酐 20 氯化钠注射液含量方法计算。

第十二章　维生素类药物的分析 ▷▷▷▷

　　维生素（vitamins）多为醇、酯、酸、胺、酚和醛类等有机化合物，各自具有不同的理化性质和生理作用。按其溶解度分为脂溶性维生素（如维生素 A、D、E、K 等）和水溶性维生素（维生素 B_1、B_2、C、烟酸、泛酸和叶酸等）两大类。ChP 收载有维生素 A、B_1、B_2、B_6、B_{12}、C、D_2、D_3、E、K_1，叶酸，烟碱，烟酰胺等原料及制剂。

第一节　维生素 A 的分析

　　维生素 A（vitamin A）通常指维生素 A_1。在自然界中，其天然产物主要来自鲛类无毒海鱼肝脏中提取的脂肪油（即鱼肝油），目前主要采用人工合成方法制取。ChP 收载的维生素 A 是指用每克含 270 万单位以上的维生素 A 醋酸酯结晶加精制植物油制成的油溶液，还收载维生素 A 软胶囊、维生素 AD 软胶囊和维生素 AD 滴剂等。

一、结构与性质

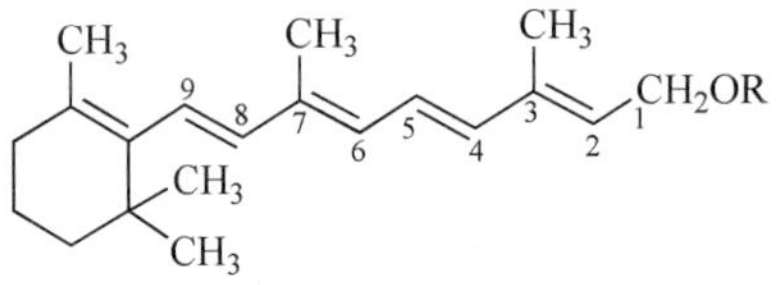

（一）结构

　　维生素 A 的结构为具有一个共轭多烯醇侧链的环己烯，具多种立体异构体。天然维生素 A 主要是全反式维生素 A，还有多种其他异构体。侧链 R 为 H 时，称维生素 A 醇，R 为—$COCH_3$ 时，称维生素 A 醋酸酯；R 为—$COC_{15}H_{31}$ 时，称为维生素 A 棕榈酸酯。

　　在鱼肝油中还含有：去氢维生素 A（dehydroretinol，维生素 A_2），去水维生素 A（anhydroretinol，维生素 A_3）；鲸醇（kitol 系维生素 A 醇的二聚体），无生物活性。

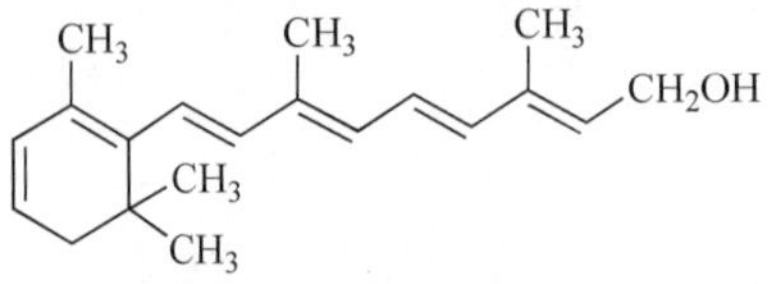

去氢维生素A 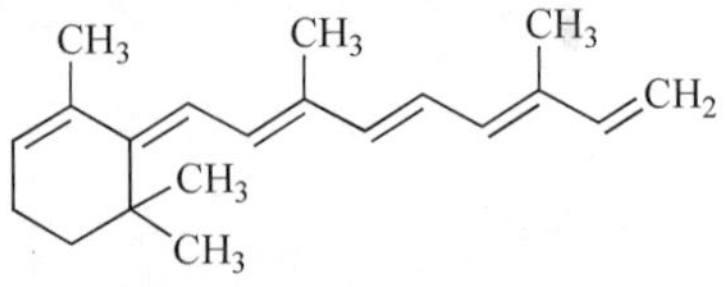　　　　　　　　　　去水维生素A

（二）　性质

维生素 A 为淡黄色油溶液或结晶与油的混合物（加热至 60℃应为澄明溶液；无臭；在空气中易氧化，遇光易变色。

1. 溶解性　维生素 A 与三氯甲烷、乙醚、环己烷或石油醚能任意混合，在乙醇中微溶，在水中不溶。

2. 不稳定性　维生素 A 中有多个共轭多烯醇等不饱和键，易被空气中氧或氧化剂氧化，对酸不稳定，易被紫外光裂解，遇光也易变质。在加热和金属离子存在时，更易氧化变质，生成无生物活性的环氧化合物、维生素 A 醛或维生素 A 酸等。因此，其贮藏应装于铝制或其他适宜的容器内，充氮气，密封，在凉暗处保存。

3. 紫外吸收特性　维生素 A 分子中具有共轭多烯醇的侧链结构，在 325～328nm 的范围内有最大吸收。

4. 与三氯化锑呈色　维生素 A 在三氯甲烷中能与三氯化锑试剂作用，产生不稳定的蓝色，渐变成紫红色。

二、鉴别试验

（一）　三氯化锑反应　（Carr-Price 反应）

1. 原理　维生素 A 在饱和无水三氯化锑的无醇三氯甲烷溶液中即显蓝色，渐变成紫红色。本反应的机理为维生素 A 与氯化锑（Ⅲ）中存在的亲电试剂氯化高锑（Ⅴ）反应，形成不稳定的蓝色碳正离子。反应式如下：

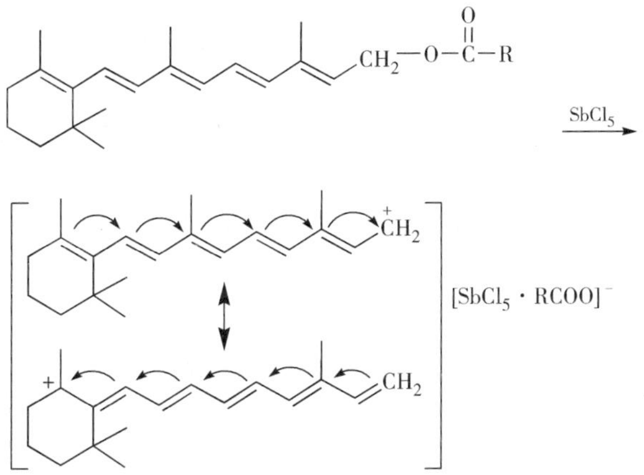

2. 方法　取维生素 A 油溶液 1 滴，加三氯甲烷 10mL 振摇使溶解，取出 2 滴，加三氯甲烷 2mL 与 25％三氯化锑的三氯甲烷溶液 0.5mL，即显蓝色，渐变成紫红色。

由于水可使三氯化锑水解成氯化氧锑（SbOCl），而乙醇可以和碳正离子作用使其正电荷消失。因此，反应必须在无水、无醇条件下进行。

（二） 紫外分光光度法

维生素 A 分子中含有 5 个共轭双键，其无水乙醇溶液最大吸收波长 326nm。在盐酸催化下加热，发生脱水反应而生成去水维生素 A。其脱水物多一个共轭双键，因此其最大吸收峰长移（红移），同时在 350～390nm 的波长之间出现 3 个吸收峰，见图 12-1，可以用此法对其进行鉴别。

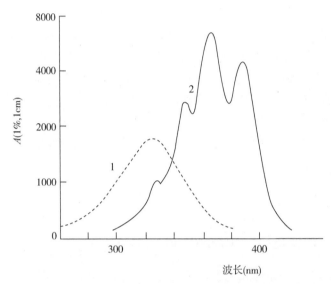

图 12-1　维生素 A 和去水维生素 A 的紫外吸收光谱图
1. 维生素 A；2. 去水维生素 A

BP 采用该法鉴别天然维生素 A 酯浓缩物，方法：取约相当于 10IU 的维生素 A 供试品，加无水乙醇-盐酸（100∶1）溶液溶解，立即用紫外分光光度计在 300～400nm 的波长范围内进行扫描，应在 326nm 的波长处有单一的吸收峰。将此溶液置水浴上加热 30 秒，迅速冷却，照上法进行扫描，则应在 348nm、367nm 和 389nm 的波长处有三个尖锐的吸收峰，且在 332nm 的波长处有较低的吸收峰或拐点。

（三） 薄层色谱法

1. BP 鉴别浓缩合成品维生素 A（油剂）各种酯类的方法　以硅胶 GF₂₅₄ 为吸附剂；环己烷-乙醚（80∶20）为展开剂。分别取供试品与对照品（不同维生素 A 酯类）的环己烷溶液（3.3IU/μL）各 3μL，点于薄层板上，不必挥散溶剂，立即展开。取出薄层板后，置空气中挥干，在紫外灯下（254nm）检视，比较供试品和对照品溶液所显蓝色斑点位置即可鉴别。

2. USP 鉴别维生素 A 的方法　吸附剂为硅胶，展开剂为环己烷-乙醚（80∶20），
以维生素 A 的三氯甲烷溶液（约 1500IU/mL）点样 10μL，展开 10cm，空气中挥干，以磷钼酸为显色剂显色。维生素 A 醇及其醋酸酯、棕榈酸酯均显蓝绿色，其 R_f 值分别为 0.1、0.45 和 0.7。

三、含量测定

维生素 A 及其制剂含量测定的方法，最初采用生物学方法测定其生物活性，后采用三氯化锑比色法。ChP 收载两种方法：第一法为紫外-可见分光光度法；第二法为高效液相色谱法（通则 0721）。

（一）　紫外-可见分光光度法

由于维生素 A 制剂中含稀释用油和维生素 A 原料药中常混有其他杂质，采用紫外-可见分光光度法测得的吸光度不是维生素 A 独有的吸收。在以下规定的条件下，非维生素 A 物质的无关吸收所引入的误差，可以用校正公式校正，以便得到正确的结果。

校正公式采用三点法，除其中一点是在吸收峰波长处测得外，其他两点分别在吸收峰两侧的波长处测定，因此仪器波长应准确，故在测定前，应对仪器波长进行校正。

测定法：取供试品适量，精密称定，加环己烷溶解并定量稀释制成每 1mL 含 9～15 单位的溶液，照紫外-可见分光光度法，测定其吸收峰的波长，并在表 12-1 所列各波长处测定吸光度，计算各吸收度与波长 328nm 处吸光度的比值和波长 328nm 处的 $E_{\mathrm{cm}}^{1\%}$ 值。

表 12-1　各波长处测定吸光度比值

波长（nm）	吸光度比值	波长（nm）	吸光度比值
300	0.555	340	0.811
316	0.907	360	0.299
328	1.000		

如果吸收峰波长在 326～329nm 之间，且所测得各波长吸光度比值不超过表 12-1 规定的 ±0.02，可用下式计算含量：

$$\text{每 1g 供试品中含有的维生素 A 的单位} = E_{1\mathrm{cm}(328\mathrm{nm})}^{1\%} \times 1900$$

如果吸收峰波长在 326～329nm 之间，但所测得各波长吸光度比值超过表中规定值的 ±0.02，应按下列求出校正后的吸光度，然后再计算含量：

$$A_{328}（校正） = 3.52(2A_{328} - A_{316} - A_{340})$$

如果在 328nm 处的校正吸光度与未校正吸光度相差不超过 ±3.0%，则不用校正吸光度，仍以未经校正的吸光度计算含量。

如果校正吸光度与未校正吸光度相差在 -15%～-3% 的范围之间，则以校正的吸光度计算含量。

如果校正吸光度超出未校正的吸光度的 -15%～-3% 的范围，或者吸收峰波长不在 326～329nm 之间，则供试品须按下述方法测定。

另精密称取供试品适量（约相当于维生素 A 总量 500 单位以上，重量不多于 2g），置皂化瓶中，加乙醇 30mL 与 50% 氢氧化钾溶液 3mL，置水浴中煮沸回流 30 分钟，冷却后，自冷凝管顶端加水 10mL 冲洗冷凝管内部管壁，将皂化液移至分液漏斗中（分液漏斗活塞涂以甘油淀粉润滑剂），皂化瓶用水 60～100mL 分数次洗涤，洗液并入分液漏斗中，用不含过氧化物的乙醚振摇提取 4 次，每次振摇约 5 分钟，第一次 60mL，以后各次 40mL，合并乙醚液，用水洗涤数次，每次约 100mL，洗涤应缓缓旋动，避免乳化，直至水层遇酚酞指示液不再显红色，乙醚液用铺有脱脂棉与无水硫酸钠的滤器滤过，滤器用乙醚洗涤，洗液与乙醚液合并，置 250mL 量瓶中，用乙醚稀释至刻度，摇匀；精密量取适量，置蒸发皿内，微温挥去乙醚，迅速加异丙醇溶解并定量稀释制成每 1mL 中含维生素 A9～15 单位，照紫外 - 可见分光光度法（通则 0401），在 300nm、310nm、325nm 与 334nm 四个波长处测定吸光度，并测定吸收峰的波长。吸收峰的波长应在 323～327nm 之间，且 300nm 波长处的吸光度与 325nm 波长处的吸光度的比值应不超过 0.73，用下式计算校正吸光度：

$$A_{325}（校正）=6.815A_{325}-2.555A_{310}-4.260A_{334}$$

每 1g 供试品中含有的维生素 A 的单位 $=E_{1cm}^{1\%}$（325nm，校正）$\times$ 1830

如果校正吸光度在未校正吸光度的 97%～103% 之间，则仍以未经校正的吸光度计算含量。

如果吸收峰的波长不在 323～327nm 之间，或 300nm 波长处的吸光度与 325nm 波长处的吸光度的比值超过 0.73，则自上述皂化后的乙醚提取液 250mL 中，另精密量取适量（相当于维生素 A300～400 单位），微温挥去乙醚至约剩 5mL，再在氮气流下吹干，立即精密加入甲醇 3mL，溶解后，采用维生素 D 测定法（通则 0722）第二法项下的净化用色谱系统，精密量取溶解后溶液 500μL，注入液相色谱仪，分离并准确收集含有维生素 A 的流出液，在氮气流下吹干，而后照上述方法自"迅速加异丙醇溶解"起，依法操作并计算含量。

ChP 收载的维生素 A、维生素 A 软胶囊均采用本法（通则 0721，第一法）测定含量。

（二）高效液相色谱法

本法适用于维生素 A 醋酸酯原料及其制剂中维生素 A 的含量测定。（通则 0721，第二法）。

1. 色谱条件与系统适用性试验 用硅胶为填充剂，以正己烷 - 异丙醇（997∶3）为流动相，检测波长为 325nm。取系统适用性试验溶液 10μL，注入液相色谱仪，维生素 A 醋酸酯主峰与其顺式异构体峰的分离度应大于 3.0。精密量取对照品溶液 10μL，注入液相色谱仪，连续进样 5 次，主成分峰面积的相对标准偏差不得过 3.0%。

2. 系统适用性试验溶液的制备 取维生素 A 对照品适量（约相当于维生素 A 醋酸酯 300mg），置烧杯中，加入碘试液 0.2mL，混匀，放置约 10 分钟，定量转移至 200mL 量瓶中，用正己烷稀释至刻度，摇匀，精密量取 1mL，置 100mL 量瓶中，用正己烷稀释至刻度，摇匀。

3. 测定法 精密称取供试品适量（约相当于 15mg 维生素 A 醋酸酯），置 100mL

量瓶中，用正己烷稀释至刻度，摇匀，精密量取 5mL，置 50mL 量瓶中，用正己烷稀释至刻度，摇匀，作为供试品溶液。另精密称取维生素 A 对照品适量，同法制成对照品溶液。精密量取供试品溶液与对照品溶液各 $10\mu L$，分别注入液相色谱仪，记录色谱图，按外标法以峰面积计算，含量应符合规定。

ChP 收载的维生素 AD 软胶囊、维生素 AD 滴剂均采用本法测定含量。

第二节　维生素 B_1 的分析

维生素 B_1（vitamin B_1）具有维持糖代谢及神经传导与消化的正常功能，主要用于治疗维生素 B_1 缺乏病、多发性神经炎和胃肠道疾病。其广泛存在于米糠、麦麸和酵母中，此外来源于人工合成。ChP 收载有维生素 B_1 及其片剂和注射剂等。

一、结构与性质

（一）结构

维生素 B_1（亦称盐酸硫胺，thiamine hydrochloride）化学名称为氯化 4-甲基-3[（2-甲基-4-氨基-5-嘧啶基)甲基]-5-（2-羟基乙基)噻唑鎓盐酸盐。

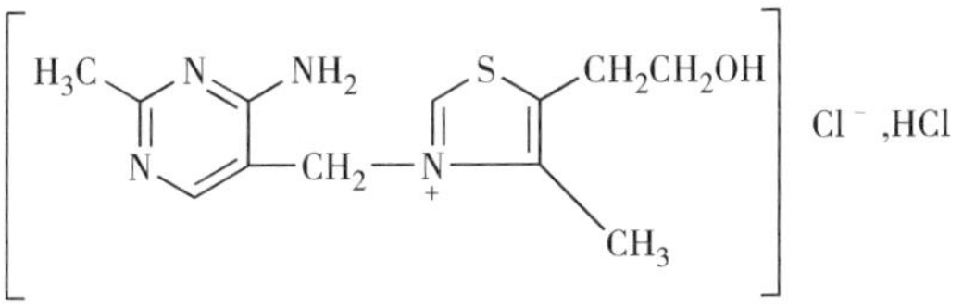

本品是由氨基嘧啶环和噻唑环通过亚甲基连接而成的季铵类化合物，嘧啶环上氨基及噻唑环上季铵基，为两个碱性基团，可与酸成盐。

（二）性质

维生素 B_1 为白色结晶或结晶性粉末；有微弱的特臭，味苦；干燥品在空气中迅速吸收约 4% 的水分。

1. 溶解性　本品在水中易溶，水溶液显酸性。在乙醇中微溶，在乙醚中不溶。

2. 硫色素反应　噻唑环在碱性介质中可开环，再与嘧啶环上的氨基环合，经铁氰化钾等氧化剂氧化成具有荧光的硫色素，后者溶于正丁醇中呈蓝色荧光。

3. 紫外吸收特性　维生素 B_1 具有芳杂环共轭结构，其盐酸溶液（9→1000），在 246nm 的波长处有最大吸收，故本品的吸收系数（$E_{1cm}^{1\%}$）为 406～436。

4. 与生物碱沉淀试剂反应　分子中含有嘧啶环和噻唑环，可与某些生物碱沉淀试剂反应生成沉淀。

5. 氯化物的特性　维生素 B_1 为盐酸盐，故本品的水溶液显氯化物的鉴别反应。

二、鉴别试验

（一） 硫色素反应

硫色素发应为维生素 B_1 特有的专属性反应，其原理为维生素 B_1 在碱性溶液中，被铁氰化钾氧化生成硫色素。硫色素溶于正丁醇（或异丁醇等）中，显蓝色荧光。反应式如下：

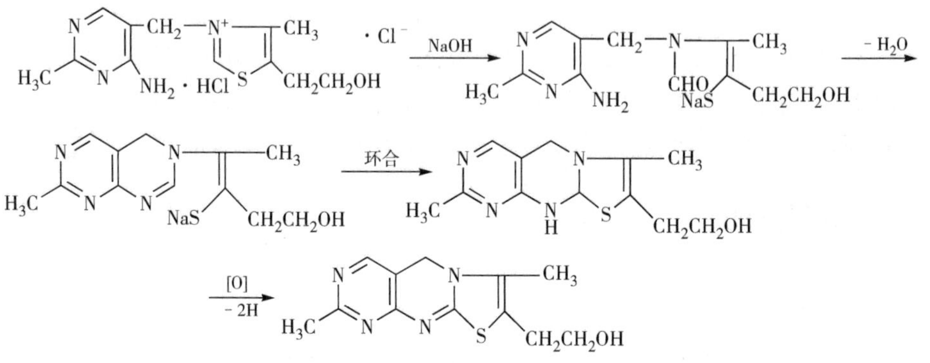

ChP 的鉴别方法：取本品约 5mg，加氢氧化钠试液 2.5mL 溶解后，加铁氰化钾试液 0.5mL 与正丁醇 5mL，强力振摇 2 分钟，放置使分层，上面的醇层显强烈的蓝色荧光；加酸使成酸性，荧光即消失；再加碱使成碱性，荧光又显出。

（二） 沉淀反应

维生素 B_1 的结构中含有氮杂环，可与生物碱沉淀试剂反应生成沉淀。

1. 维生素 B_1 与碘化汞钾生成淡黄色沉淀 $[B] \cdot H_2HgI_4$。

2. 维生素 B_1 与碘生成红色沉淀 $[B] \cdot HI \cdot I_2$。

3. 维生素 B_1 与硅钨酸生成白色沉淀 $[B]_2 \cdot SiO_2(OH)_2 \cdot 12WO_3 \cdot 4H_2O$。

4. 维生素 B_1 与苦酮酸生成扇形白色结晶。

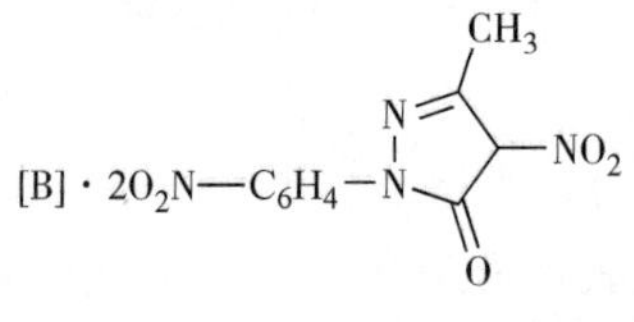

（三） 与铅离子的反应

维生素 B_1 与氢氧化钠共热，分解产生硫化钠，可与硝酸铅反应生成黑色沉淀，可供鉴别。

（四） 氯化物反应

本品的水溶液显氯化物的鉴别反应（通则 0301）。

（五） 红外吸收光谱

取本品适量，加水溶解，水浴蒸干，在 105℃ 干燥 2 小时测定。本品的红外光吸收图谱应与对照的图谱一致。

三、杂质检查

ChP 维生素 B_1 的杂质检查项目有酸度、溶液的澄清度与颜色、硫酸盐、硝酸盐、有关物质、干燥失重、炽灼残渣、铁盐、重金属、总氯量等。维生素 B_1 在合成工艺中使用硝酸盐，因此，采用靛胭法检查其限量。

1. 硝酸盐 取本品 1.0g，加水溶解使成 100mL，取 1.0mL，加水 4.0mL 与 10％氯化钠溶液 0.5mL，摇匀，精密加入稀靛胭脂试液 [取靛胭脂试液，加等量的水稀释。临用前，量取本液 1.0mL，用水稀释至 50mL，照紫外 - 可见分光光度法（通则 0401），在 610nm 的波长处测定，吸收度应为 0.3～0.4] 1mL，摇匀，沿管壁缓缓加硫酸 5.0mL，立即缓缓振摇 1 分钟，放置 10 分钟，与标准硝酸钾溶液（精密称取在 105℃ 干燥至恒重的硝酸钾 81.5mg，置 50mL 量瓶中，加水溶解并稀释至刻度，摇匀，精密量取 5mL，置 100mL 量瓶中，加水稀释至刻度，摇匀。每 1mL 相当于 50μg 的 NO_3）0.50mL 用同一方法制成的对照液比较，不得更浅（0.25％）。

2. 有关物质 取本品，精密称定，用流动相稀释制成每 1mL 中含维生素 B_1 1mg 的溶液，作为供试品溶液，精密量取 1mL，置 100mL 量瓶中，加流动相稀释至刻度，摇匀作为对照溶液。照高效液相色谱法（通则 0512）测定，用十八烷基硅烷键合硅胶为填充剂；以甲醇 - 乙腈 - 0.02mol/L 庚烷磺酸钠溶液（含 1％三乙胺，用磷酸调 pH 至 5.5）（9：9：82）为流动相，检测波长为 254nm，理论板数按维生素 B_1 计算不低于 2000，主峰与前后峰的分离度应符合要求。取对照液 20μL 注入液相色谱仪，调节检测灵敏度，使主成分色谱峰的峰高约为满量程的 20％。精密量取供试品溶液与对照溶液各 20μL，分别注入液相色谱仪，记录色谱图至主成分保留时间的 3 倍，供试品溶液色谱图如有杂质峰，各杂质峰面积的和不得大于对照溶液主峰面积 0.5 倍（0.5％）。

3. 总氯量 取本品约 0.2g，精密称定，加水 20mL 溶解后，加稀醋酸 2mL 与溴酚蓝指示液 8～10 滴，用硝酸银滴定液（0.1mol/L）滴定至显蓝紫色。每 1mL 硝酸银滴定液（0.1mol/L）相当于 3.54mg 的氯（Cl）。按干燥品计算，含总氯量应为 20.6％～21.2％。

四、含量测定

维生素 B_1 及其制剂常用的含量测定方法有非水滴定法、紫外分光光度、硫色素荧光法、硅钨酸重量法和高效液相色谱法。ChP 采用非水溶液滴定法测定原料药，采用紫外分光光度法测定片剂和注射剂。USP 则采用硫色素荧光法。

（一） 非水滴定法

1. 原理 维生素 B_1 分子中含有两个碱性的已成盐的伯胺和季铵基团，在非水溶液中均可与高氯酸作用。根据消耗高氯酸的量即可计算维生素 B_1 的含量。

2. 方法　取本品约 0.12g，精密称定，加冰醋酸 20mL，微热使溶解后放冷，加醋酐 30mL，照电位滴定法（通则 0701），用高氯酸滴定液（0.1mol/L）滴定，并将滴定的结果用空白试验校正。每 1mL 的高氯酸滴定液（0.1mol/L）相当于 16.86mg 的 $C_{12}H_{17}ClN_4OS \cdot HCl$。

维生素 B_1 具有两个碱性基团，故与高氯酸反应的摩尔比为 1：2。

（二）　紫外-可见分光光度法

1. 原理　维生素 B_1 分子中具有共轭双键结构，在紫外区有吸收，测定其最大吸收波长的吸光度即可计算含量。ChP 收载的维生素 B_1 片剂和注射剂均采用本法测定。

2. 维生素 B_1 片的测定

（1）方法　取本品 20 片，精密称定，研细，精密称取适量（约相当于维生素 B_1 25mg），置 100mL 量瓶中，加盐酸溶液（9→1000）约 70mL，振摇 15 分钟使维生素 B_1 溶解，用上述溶剂稀释至刻度，摇匀，用干燥滤纸滤过，精密量取续滤液 5mL，置另一 100mL 量瓶中，再加上述溶剂稀释至刻度，摇匀，照紫外-可见分光光度法，在 246nm 的波长处测定吸收度，按 $C_{12}H_{17}ClN_4OS \cdot HCl$ 的吸收系数（$E_{1cm}^{1\%}$）为 421 计算，即得。

（2）计算　标示量 $\% = \dfrac{A \times D \times \overline{W}}{E_{1cm}^{1\%} \times 100 \times W \times 标示量} \times 100\%$

式中，A 为供试品在 246nm 的波长处测得的吸收度；D 为供试品的稀释倍数；$\overline{W}$ 为维生素 B_1 片的平均片重；W 为称取维生素 B_1 片粉的重量。

（三）　硫色素荧光法

1. 原理　维生素 B_1 在碱性溶液中被铁氰化钾氧化成硫色素，用异丁醇提取后，在紫外光（λ_{ex} 365nm）照射下呈现蓝色荧光（λ_{em} 435nm），通过与对照品荧光强度比较，即可测得供试品含量。

USP 采用本法测定维生素 B_1 及其制剂的含量。

2. 方法

（1）氧化试剂的制备　取新鲜配制的 1.0% 铁氰化钾溶液 4.0mL，加 3.5mol/L 氢氧化钠溶液制成 100mL，于 4 小时内使用。

（2）对照品溶液的制备　维生素 B_1 对照品约 25mg，精密称定，溶于 300mL 的稀醇溶液（1→5），用 3mol/L 盐酸溶液调节至 pH4.0，加稀醇稀释成 1000mL，作为贮备液，避光冷藏，每月配制一次。取贮备液适量，用 0.2mol/L 盐酸溶液逐步定量稀释至 0.2μg/mL 的溶液。

（3）供试品溶液的制备　取供试品适量，用 0.2mol/L 盐酸液溶解，制成 100μg/mL 的溶液（若供试品难溶，可在水浴上加热使溶解），精密量取 5mL，逐步定量稀释至 0.2μg/mL 的溶液。

（4）测定方法　取 40mL 具塞试管 3 支或 3 支以上，各精密加入对照品溶液 5mL，于其中 2 支（或 2 支以上）试管中迅速（1~2 秒内）加入氧化试剂各 3.0mL，在 30 秒内再加入异丁醇 20.0mL，密塞，剧烈振摇 90 秒。于另 1 支试管中加 3.5mol/L 氢氧化钠溶液 3.0mL 以代替氧化试剂，并照上述方法操作，作为空白。

另取 3 支或 3 支以上的相同试管，各精密加入供试品溶液 5mL，照上述对照品溶液管的方法，同法处理。

于上述 6 支或 6 支以上试管中，各加入无水乙醇 2mL，旋摇数秒，待分层后，取上层澄清的异丁醇液约 10mL，置荧光计测定池内，测定其荧光强度（输入和输出的最大波长分别为 365nm 和 435nm）。

$$5mL \text{ 供试品溶液中维生素 } B_1 \text{ 的微克数} = \frac{(A-b)}{(S-d)} \times 0.2 \times 5$$

式中，A 和 S 分别为供试品溶液和对照品溶液测得的平均荧光读数；b 和 d 则分别为其相应的空白读数；0.2 为对照品溶液的浓度（$\mu g/mL$）；5 为测定时对照品溶液的取样体积（mL）。

3. 讨论

（1）本法操作繁琐，且荧光测定受干扰因素较多。以维生素 B_1 特有的硫色素反应为原理，测定不受氧化破坏产物的干扰，因此结果较为准确。

（2）本法中使用的氧化剂，除铁氰化钾外，还可用氯化汞或溴化氰。溴化氰能将维生素 B_1 完全定量地氧化为硫色素，在一定浓度范围内与荧光强度成正比。在体内药物的分析中尿液中某些代谢产物不干扰测定，因此，本法也适用于临床体液分析。

除以上方法外，尚有高效液相色谱法和硅钨酸重量法。

硅钨酸重量法原理为：维生素 B_1 在酸性溶液中与硅钨酸作用产生沉淀，根据沉淀的重量和供试品的重量即可计算其含量。沉淀的组成为 $(C_{12}H_{17}ClN_4OS)_2 \cdot SiO_2(OH)_2 \cdot 12WO_3 \cdot 4H_2O$，其分子量为 3479.22；维生素 B_1 的分子量为 337.27。维生素 B_1：沉淀＝2：1。

$$换算因数 = \frac{2 \times 337.27}{3479.22} = 0.1939$$

即 1g 沉淀相当于 0.1939g 维生素 B_1。

该法操作繁琐，在 ChP（2015）中已不采用该法测定维生素 B_1 的含量。

第三节　维生素 C 的分析

维生素 C（vitamin C）又称 L-抗坏血酸（L-ascorbic acid）。ChP 收载有维生素 C、维生素 C 片、维生素 C 泡腾片、维生素 C 颗粒、维生素 C 泡腾颗粒、维生素 C 注射液、维生素 C 钙和维生素 C 钠等。

一、结构与性质

（一）结构

维生素 C 结构中具有烯二醇结构，具内酯环，而且还有 2 个手性碳原子（C_4、C_5），具有四种光学异构体，其中以 L-构型右旋体的生物活性最强。这些使维生素 C 性质极为活跃。其化学结构与糖类十分相似，结构式如下：

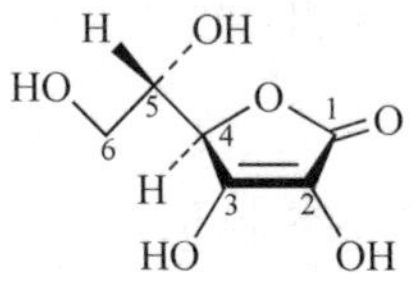

（二）性质

本品为白色结晶或结晶性粉末；无臭，味酸；久置色渐变微黄；水溶液显酸性反应。熔点为 190～192℃，熔融时间同时分解。

1. 溶解性 维生素 C 分子在水中易溶，在乙醇中略溶，在三氯甲烷或乙醚中不溶。

2. 酸性 维生素 C 分子结构中的烯二醇基，尤其是 C_3-OH 的酸性较强（$pK_1 = 4.17$），C_2-OH 的酸性极弱（$pK_2 = 11.57$），故维生素 C 一般表现为一元酸，可与碳酸氢钠作用生成钠盐。

3. 旋光性 分子中有 2 个手性碳原子，因而有 4 个光学异构体，其中 L（+）-抗坏血酸活性最强。本品的比旋光度为 +20.5°～+21.5°。

4. 还原性 维生素 C 分子中的烯二醇基具极强的还原性，易被氧化为二酮基而成为去氢抗坏血酸，加氢又可还原为抗坏血酸。在碱性溶液或强酸性溶液中能进一步水解为二酮古洛糖酸而失去活性，此反应为不可逆反应。

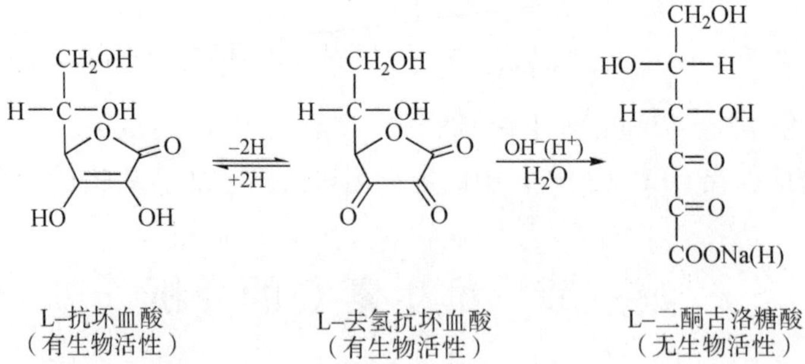

L-抗坏血酸　　　　　　　L-去氢抗坏血酸　　　　　　L-二酮古洛糖酸
（有生物活性）　　　　　（有生物活性）　　　　　　（无生物活性）

5. 水解性 双键使内酯环变得比较稳定，维生素 C 和碳酸钠作用可生成单钠盐，不致发生水解；但在强碱中，内酯环可水解，生成酮酸盐。反应式如下：

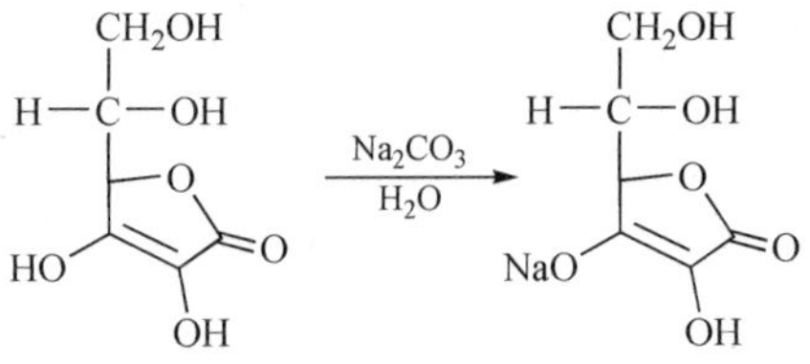

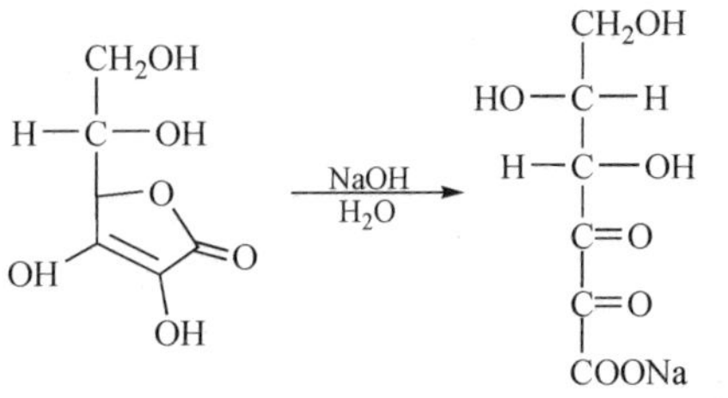

6. 糖类的性质 维生素 C 的化学结构与糖类相似，具有糖类的性质和反应。

7. 紫外吸收特性 维生素 C 具有共轭双键，其稀盐酸溶液在 243nm 波长处有最大吸收 $E_{1cm}^{1\%}$ 为 560，可用于鉴别和含量测定。若在中性或碱性的条件下，最大吸收波长则红移至 265nm 处。

二、鉴别试验

（一） 与硝酸银反应

1. 原理 维生素 C 分子中有烯二醇基具有强还原性，可被硝酸银氧化为去氢抗坏血酸，同时产生黑色金属银沉淀。反应式如下：

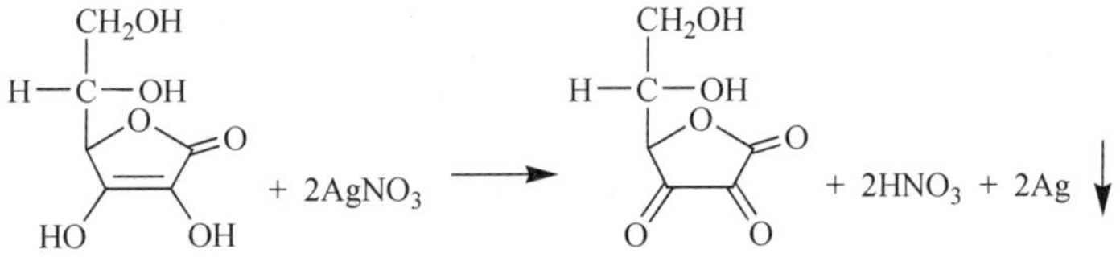

$$\text{（抗坏血酸）} + 2AgNO_3 \longrightarrow \text{（去氢抗坏血酸）} + 2HNO_3 + 2Ag \downarrow$$

2. 方法 取本品 0.2g，加水 10mL 溶解后，取该溶液 5mL，加硝酸银试液 0.5mL，即生成金属银的黑色沉淀。ChP 采用本法鉴别。

（二） 与2,6-二氯靛酚反应

1. 原理 2,6-二氯靛酚为一染料，其氧化型在酸性介质中为玫瑰红色，碱性介质中为蓝色。与维生素 C 作用后生成还原型无色的酚亚胺，从而使颜色消失。

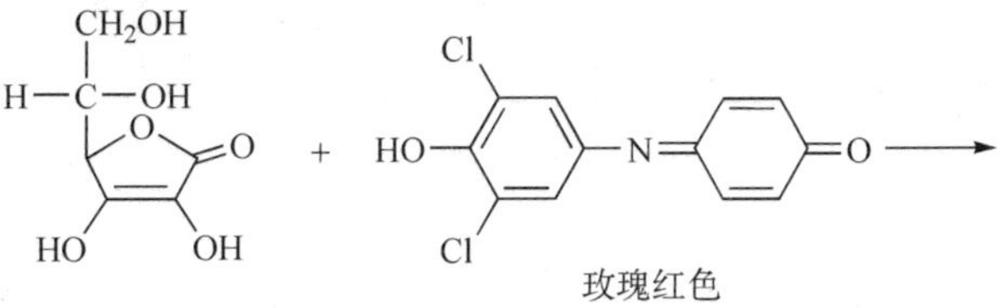

玫瑰红色

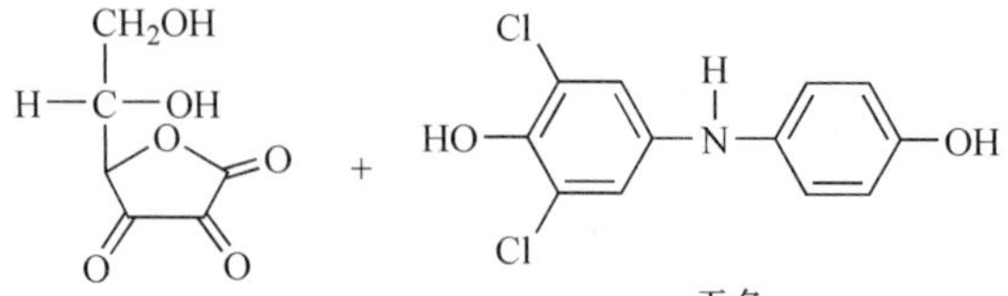

无色

2. 方法 取本品 0.2g，加水 10mL 溶解后，取该溶液 5mL，加二氯靛酚钠试液 1～2滴，试液的颜色消失。ChP 采用本法鉴别。

（三） 与其他氧化剂反应

利用维生素 C 的还原性，可被亚甲蓝、高锰酸钾、碱性酒石酸铜试液、磷钼酸等氧化剂氧化为去氢抗坏血酸，同时抗坏血酸可使其试剂褪色，产生沉淀或呈现颜色。

（四） 糖类的反应

利用维生素 C 结构与糖类类似，因而具有糖的性质，可在三氯醋酸或盐酸存在下水解、脱羧、生成戊糖，再失水，转化为糖醛，加入吡咯，加热至 50℃ 产生蓝色，以供鉴别。

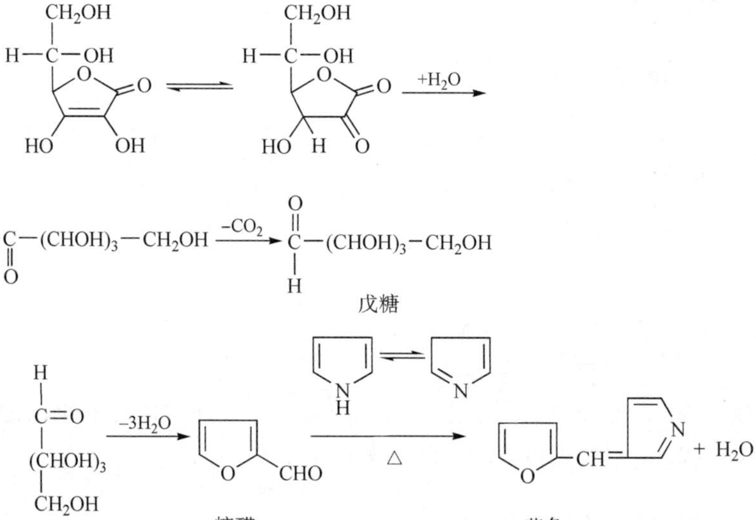

戊糖

糠醛　　　　　　　蓝色

（五） 紫外-可见分光光度法

维生素 C 具有共轭双键，在 0.01mol/L 盐酸溶液中，在 243nm 波长处有最大吸收，利用此特征进行鉴别。BP（2010）采用本法，规定其 $E_{1cm}^{1\%}$ 应为 545～585 之间。

（六） 红外分光光度法

维生素 C 的分子结构中含有羟基、酯基等，可利用红外吸收光谱进行鉴别。

（七）　色谱法

ChP 采用薄层色谱法（通则 0502）对维生素 C 片、颗粒、泡腾片、泡腾颗粒和注射液进行鉴别。薄层板为硅胶 GF$_{254}$；展开剂为乙酸乙酯-乙醇-水（5：4：1）；展开后在紫外光灯下（254nm）下检视。

USP 采用高效液相色谱法进行鉴别维生素 C 注射液。

三、杂质检查

ChP 规定维生素 C 应检查项目有溶液澄清度与颜色、草酸、炽灼残渣、重金属、铁、铜、细菌内毒素；维生素 C 片应检查项目有溶液的颜色等；维生素 C 注射液应检查项目有溶液的颜色、草酸、细菌内毒素等。

（一）　溶液颜色与澄清度检查

维生素 C 及其制剂在贮存期间易变色，颜色随贮存时间的延长而逐渐加深。这是由于维生素 C 的水溶液在高于或低于 pH5～6 时，受空气、光线和温度的影响，分子中的内酯环可发生水解，之后发生脱羧反应生成糖醛聚合呈色。因此要控制有色杂质的量。ChP 采用测定其吸光度的方法，以控制此杂质的量。

1. 原料　取维生素 C 供试品 3.0g，加水 15mL，振摇使溶解，溶液应澄清无色；如显色，将溶液经 4 号垂熔漏斗滤过，取滤液，照紫外-可见分光光度法，在 420nm 的波长处测定吸光度，不得超过 0.03。

2. 片剂　取本品的细粉适量（约相当于维生素 C1.0g），加水 20mL，振摇使其溶解，滤过，滤液照紫外-可见分光光度法，在 440nm 的波长处测定吸光度，不得过 0.07。

3. 注射剂　取本品，加水稀释成 1mL 中含维生素 C 50mg 的溶液，照紫外-可见分光光度法，在 420nm 的波长处测定吸光度，不得过 0.06。

维生素 C 制剂加工过程中有色杂质增加，因此，其限量比原料药宽一些。片剂和注射剂中所含有色杂质的吸收峰略有不同，故测定限量时，所用的波长也不同。

（二）　维生素 C 的铁、铜离子检查

1. 铁　取本品 5.0g 两份，分别置 25mL 的量瓶中，一份中加 0.1mol/L 硝酸溶液溶解并稀释至刻度，摇匀，作为供试品溶液（B）；另一份中加标准铁溶液（精密称取硫酸铁铵 863mg，置 1000mL 量瓶中，加 1mol/L 硫酸溶液 25mL，加水稀释至刻度，摇匀，精密量取 10mL，置 100mL 量瓶中，加水稀释至刻度，摇匀）1.0mL，加 0.1mol/L 硝酸溶液溶解并稀释至刻度，摇匀，作为对照品溶液（A）。照原子吸收分光光度法（通则 0406），在 248.3nm 的波长处分别测定，应符合规定［若 A 和 B 溶液测得吸光度分别为 a 和 b，则要求 b<（a−b）］。

2. 铜　取本品 2.0g 两份，精密称定，分别置 25mL 量瓶中，一份中加 0.1mol/L

硝酸溶液溶解并稀释至刻度，摇匀，作为供试品溶液（B）；另一份中加标准铜溶液（精密称取硫酸铜 393mg，置 1000mL 量瓶中，加水稀释至刻度，摇匀，精密量取 10mL，置 100mL 量瓶中，加水稀释至刻度，摇匀）1.0mL，加 0.1mol/L 硝酸溶液溶解并稀释至刻度，摇匀，作为对照溶液（A）。照原子吸收分光光度法（通则 0406），在 324.8nm 的波长处分别测定，应符合规定（要求同上计算）。

四、含量测定

利用维生素 C 具有强还原性，可采用碘量法、2,6-二氯靛酚法、碘酸钾法、铈量法、溴酸钾法、铁氰化钾法等对其进行含量测定，其他还有紫外分光光度法和高效液相色谱法等。ChP 收载有维生素 C、维生素 C 片、维生素 C 泡腾片、维生素 C 颗粒、维生素 C 泡腾颗粒、维生素 C 注射液、维生素 C 钙和维生素 C 钠等均采用碘量法测定含量。

（一）碘量法

1. 原理　维生素 C 具有强的还原性，在稀醋酸酸性条件下，可被碘定量氧化。以淀粉为指示剂，终点溶液显蓝色。根据消耗碘滴定液的体积，可计算维生素 C 的含量。

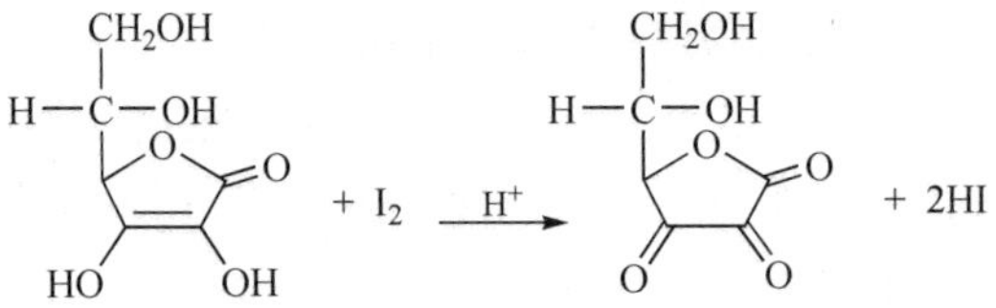

2. 方法　取本品约 0.2g，精密称定，加新沸过的冷水 100mL 与稀醋酸 10mL 使溶解，加淀粉指示液 1mL，立即用碘滴定液（0.05mol/L）滴定，至溶液显蓝色并在 30 秒内不褪。每 1mL 碘滴定液（0.05mol/L）相当于 8.806mg 的 $C_6H_8O_6$。

3. 注意事项

（1）在稀醋酸酸性溶液中滴定维生素 C，可使维生素 C 受空气中氧的氧化速度减慢，但供试品溶于稀醋酸后，必须立即进行滴定。

（2）加新沸过的冷水目的是为减少水中溶解的氧对测定的影响。

（3）为消除制剂中辅料对测定的干扰，滴定前要进行必要的处理。片剂溶解后应滤过，取续滤液测定；注射剂测定前加丙酮 2mL，以消除注射剂中抗氧剂亚硫酸氢钠对测定的影响。

（二）2,6-二氯靛酚滴定法

1. 原理　2,6-二氯靛酚为一染料，其氧化型在酸性溶液中显红色，在碱性溶液中显蓝色。当与维生素 C 反应后，转变为无色的酚亚胺（还原型）。因此，无需另加指示剂，维生素 C 在酸性溶液中，可用 2,6-二氯靛酚标准液滴定至溶液显玫瑰红色为终点。USP 采用本法测定维生素 C 片及口服液的含量；JP 采用本法测定维生素 C 注射液和散剂的含量。

2. 方法（USP 维生素 C 口服液含量测定）　精密量取本品适量（约相当于维生素 C 50mg），置 100mL 量瓶中，加偏磷酸-醋酸试液 20mL，用水稀释至刻度，摇匀；精密量取稀释液适量（约相当于维生素 C 2mg）置 50mL 的锥形瓶中，加偏磷酸-醋酸试液 5mL，用 2,6-二氯靛酚滴定至显玫瑰红色，并持续 5 秒不褪色；另取偏磷酸-醋酸试液 5.5mL，加水 15mL，用 2,6-二氯靛酚滴定液滴定，做空白试验校正。以 2,6-二氯靛酚滴定液对维生素 C 滴定度计算，即可。

3. 注意事项

（1）本法并非维生素 C 的专一反应，其他还原性物质对测定也有干扰。但由于维生素 C 的氧化速度远比干扰物质的快，因此，为了减少干扰物质的影响必须快速滴定。

（2）据此原理，维生素 C 亦可用 2,6-二氯靛酚进行剩余比色测定，在 2,6-二氯靛酚溶液中加入维生素 C 后，在很短的时间内，测定剩余染料的吸收强度，或利用醋酸乙酯或醋酸丁酯提取剩余染料后进行比色测定。

（3）由于 2,6-二氯靛酚滴定液贮存时易缓缓分解，不够稳定，故需经常标定，贮备液不宜超过一周。

（三）高效液相色谱法

例　采用高效液相色谱法测定大学生体内血浆中维生素 C 的稳定浓度。

1. 色谱条件　色谱柱为 ODS（4.6mm × 200mm，5μm）；流动相为 5mmol/L NaH$_2$PO$_4$ 溶液（磷酸调 pH 至 2.5）；流速为 1.0mL/min；检测波长 245nm；柱温 20℃。测定时进样 20μL，采用外标法，以峰高计算含量。

2. 标准溶液制备　取维生素 C 对照品约 25mg，精密称定，置 25mL 量瓶中，加 10% 偏磷酸稀释至刻度，得维生素 C 贮备液浓度为 1mg/mL，置冰箱中 2℃保存，3 日内可用，作为储备液。分别精密吸取贮备液 0.1、0.2、0.5、1、2、5mL，置 100mL 量瓶中，加偏磷酸稀释至刻度。

3. 血浆样品预处理　取受试者（健康男性大学生）静脉血，立即置肝素化的离心试管中，3000r/min 离心 5 分钟；取血浆 0.5mL，加入 0.5mL10% 偏磷酸溶液，涡旋混合 0.5 分钟，以 3000r/min 离心 10 分钟，分取上清液，置冰箱 2℃贮存，直至测定。

4. 样品测定　每天抽取的血样当日测定，每天建立一条标准曲线，并随行测定高、中、低 3 个浓度的双样本质控样品。

5. 注意事项　专属性考察：维生素 C 在血浆中不稳定，在 5% 偏磷酸溶液中也难以保持长期稳定，因此，应尽可能缩短血浆分离和处理时间。经考察未加偏磷酸处理，冷冻贮存 2 周以上的血浆中已检测不到维生素 C 色谱峰，可用作空白。在上述色谱条件下，维生素 C 与空白血浆的色谱图比较，血浆中其他内源性物质不干扰测定。见色谱图 12-2。

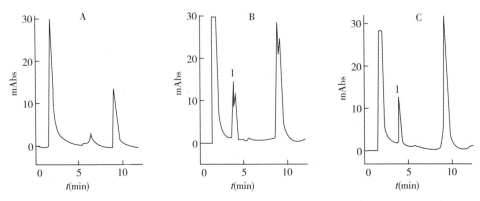

图 12-2　高效液相色谱图

A. 空白血浆色谱图　B. 空白血浆添加维生素 C　C. 血浆样品色谱图
1. 维生素 C

第四节　维生素 D 的分析

维生素 D（vitamin D）是一类抗佝偻病维生素的总称。均为甾醇的衍生物。ChP 主要收载有维生素 D_2、D_3 原料药；维生素 D_2 软胶囊和注射液；维生素 D_3 注射剂。

一、结构与性质

（一）结构

维生素 D_2 和维生素 D_3 的结构如下：

维生素 D_2

维生素 D_3

维生素 D_2 为 9,10-开环麦角甾-5,7,10(19),22-四烯-3β-醇，又名骨化醇（calciferol）或麦角骨化醇（ergocalciferol）。维生素 D_3 为 9,10-开环胆甾-5,7,10(19)-三烯-3β-醇，又名胆骨化醇（colecalciferol）。两者都是甾醇衍生物，维生素 D_2 与维生素 D_3 结构上的区别仅在于侧链多一个双键和 C_{24} 上多一个甲基。

（二）性质

维生素 D_2、D_3 均为无色针状结晶或者白结晶性粉末；无臭、无味；遇光或者空气均易变质。

1. 溶解性　维生素 D_2 在三氯甲烷中极易溶解，在乙醇、丙酮或者乙醚中易溶；维

生素 D_3 在乙醇、丙酮、三氯甲烷或者乙醚中极易溶解；二者均在植物油中略溶，在水中不溶。

2. 不稳定性 维生素 D_2、D_3 对酸也不稳定。遇光、空气及其他氧化剂均发生氧化而变质，使效价变低，毒性增强。主要原因是由于结构中含有多个烯键。

3. 旋光性 维生素 D_2 具有 6 个手性碳原子，因而具有旋光性。

4. 甾类显色反应 本品用氯仿溶解后，加醋酐和硫酸显黄色，渐变红色，迅速变为紫色，最后变为绿色。具有甾体化合物的共有反应。

5. 紫外吸收特征 由于具有共轭结构，因此本品具有紫外吸收。

二、鉴别试验

ChP 对维生素 D_2、D_3 及其制剂的鉴别方法有显色反应，色谱法和光谱法，其原料还可利用测定其比旋度进行鉴别。

（一） 显色反应

1. 与醋酐 - 浓硫酸反应 取维生素 D_2 或 D_3 约 0.5mg，加三氯甲烷 5mL 溶解后，加醋酐 0.3mL 与硫酸 0.1mL，振摇，维生素 D_2 初现黄色，渐变红色，迅速变为紫色，最后成绿色。维生素 D_3 初现黄色，逐渐变红色，迅速变为紫色、蓝绿色，最后变成绿色。

2. 与三氯化锑反应 取本品适量（约 1000IU），加 1,2 - 二氯乙烷 1mL 溶解，加三氯化锑试液 4mL，溶液即显橙红色，逐渐变为粉红色。

3. 其他显色反应 维生素 D 与三氯化铁反应呈橙黄色，与二氯丙醇和乙酰氯试剂反应显绿色，均可用于鉴别，但专属性不强。

（二） 比旋度测定

取维生素 D_2，精密称定，加无水乙醇溶解并定量稀释制成每 1mL 中约含 40mg 的溶液，依法测定（通则 0621），比旋度为 $+102.5°\sim+107.5°$；取维生素 D_3，精密称定，加无水乙醇溶解并定量稀释制成每 1mL 中约含 5mg 的溶液，依法测定，比旋度为 $+105°\sim+112°$（二者均应用于容器开启后 30 分钟内取样，并在溶液配制后 30 分钟内测定）。

（三） 光谱与色谱鉴别法

维生素 D_2、D_3 可用光谱法（UV、IR）、薄层色谱法、高效液相色谱法和制备衍生物测熔点进行鉴别。在紫外光谱中，可利用测定其吸收系数进行：取本品，精密称定，加无水乙醇溶解并定量稀释制成每 1mL 中含 10μg 溶液。照紫外分光光度法，在 265nm 的波长处测定吸光度，维生素 D_2 的吸收系数（$E_{1cm}^{1\%}$）为 $460\sim490$；维生素 D_3 的吸收系数（$E_{1cm}^{1\%}$）为 $465\sim495$。

（四） 维生素 D_2、D_3 的区别反应

取维生素 D 10mg，溶于 96% 乙醇 10mL 中。取此液 0.1mL，加乙醇 1mL 和 85%

硫酸 5mL。维生素 D_2 显红色,在 570nm 波长处有最大吸收;维生素 D_3 显黄色,在 495nm 波长处有最大吸收。此反应也用于维生素 D_2、D_3 的含量测定。

三、杂质检查

ChP 规定维生素 D_2 原料药中应检查麦角甾醇及有关物质;D_3 原料药检查有关杂质。

维生素 D_2 中麦角甾醇的检查:取本品 10mg,加 90%乙醇 2mL 溶解后,加洋地黄皂苷溶液(取洋地黄皂苷 20mg,加 90%乙醇 2mL,加热溶解制成)2mL,混合,放置 18h,不得发生浑浊或沉淀。

四、含量测定

维生素 D 的含量测定方法有化学法、色谱法、光谱法和微生物法,ChP(通则 0722)采用高效液相色谱法测定。

(一)维生素 D 测定法

本法用高效液相色谱法测定维生素 D(包括维生素 D_2、D_3,下同)及其制剂、维生素 AD 制剂或鱼肝油中所含维生素 D 及前维生素 D 经折算成维生素 D 的总量,以单位表示,每单位相当于维生素 D 0.025μg。

无维生素 A 醇及其他杂质干扰的供试品可用第一法测定,否则应按第二法处理后测定;如果照第二法处理后,前维生素 D 峰仍受杂质干扰,仅有维生素 D 峰可以分离时,则应按第三法测定。

1. 第一法 对照品贮备溶液的制备:根据各制剂中所含维生素 D 的成分,精密称取相应的维生素 D_2 或 D_3 对照品 25mg,置 100mL 棕色量瓶中,加异辛烷 80mL,避免加热,超声处理 1 分钟使完全溶解,用异辛烷稀释至刻度,摇匀,作为贮备溶液(1);精密量取 5mL,置 50mL 棕色量瓶中,用异辛烷稀释至刻度,摇匀,充氮密塞,避光,0℃以下保存,作为贮备溶液(2)。

测定维生素 D_2 时,应另取维生素 D_3 对照品 25mg,同法制成维生素 D_3 对照品贮备溶液,供系统适用性试验用。

色谱条件与系统适用性试验:用硅胶为填充剂,正己烷 - 正戊醇(997:3)为流动相,检测波长为 254nm。量取维生素 D_3 对照品贮备液(1)5mL,置具塞玻璃容器中,通氮后密塞,置 90℃水浴中加热 1 小时,取出,迅速冷却,加正己烷 5mL,摇匀,置 1cm 具塞石英吸收池中,在 2 支 8W 主波长分别为 254nm 和 365nm 的紫外光灯下,将石英吸收池斜放 45°,并距灯管 5~6cm,照射 5 分钟,使溶液中含有前维生素 D_3、反式维生素 D_3、维生素 D_3 和速甾醇 D_3;量取该溶液注入液相色谱仪,进样 5 次,记录色谱图峰,维生素 D_3 峰的相对标准偏差应不大于 2.0%;前维生素 D_3 峰(与维生素 D_3 的相对保留时间约为 0.5)与反式维生素 D_3 峰(与维生素 D_3 的相对保留时间约为 0.6)以及维生素 D_3 峰与速甾醇 D_3 峰(与维生素 D_3 的相对保留时间约为 1.1)的分离度均应大于 1.0。

校正因子测定：精密量取对照品贮备溶液（2）5mL，置50mL量瓶中，用正己烷稀释至刻度，摇匀；作为对照品溶液。取10μL注入液相色谱仪，记录色谱图，计算维生素D的响应因子f_1。

$$f_1 = c_1/A_1$$

式中，c_1为维生素D对照品溶液的浓度，μg/mL；A_1为对照品溶液色谱图中维生素D峰的峰面积。

另精密量取对照品贮备溶液（2）5mL，置50mL量瓶中，加入2,6-二叔丁基对甲酚结晶1粒，通氮排除空气后，密塞，置90℃水浴中加热1.5小时，取出迅速冷却，用正己烷至刻度，摇匀，作为混合对照品溶液；取10μL注入液相色谱仪，记录色谱图，计算前维生素D的校正因子f_2。

$$f_2 = (c_1 - f_1 A_1)/A_2$$

式中，c_1为f_1测定项下维生素D对照品溶液的浓度（μg/mL）；f_1为维生素D的校正因子；A_1为混合对照品溶液色谱图中维生素D峰的峰面积，A_2为混合对照品溶液色谱图中前维生素D峰的峰面积。

测定法：取该制剂项下制备的供试品溶液进行测定，按下列公式计算维生素D及前维生素D折算成维生素D的总量（c_i）。

$$c_i = f_1 A_{i1} + f_2 A_{i2}$$

式中，A_{i1}为维生素D的峰面积；A_{i2}为前维生素D的峰面积。

2. 第二法 供试品溶液A的制备：精密称取供试品适量（相当于维生素D总量600单位以上，重量不超过2.0g），置皂化瓶中，加乙醇30mL、维生素C 0.2g与50%氢氧化钾溶液3mL（若供试品为3g，则加50%氢氧化钾溶液4mL），置水浴上加热回流30分钟，冷却后，自冷凝管顶端加水10mL冲洗冷凝管内壁，将皂化液移至分液漏斗中，皂化瓶用水60～100mL分数次洗涤，洗液并入分液漏斗中，用不含过氧化物的乙醚振摇提取3次，第一次60mL，以后每次40mL，合并乙醚液，用水洗涤数次，每次约100mL，洗涤时应缓缓旋动，避免乳化，直至水层遇酚酞指示液不再显红色，静置，分取乙醚提取液，加入干燥滤纸条少许振摇去乙醚提取液中残留的水分，分液漏斗及滤纸条再用少量乙醚洗涤，洗液与提取液合并，置具塞圆底烧瓶中，在水浴上低温蒸发至约5mL，再用氮气流吹干，迅速精密加入甲醇3mL，密塞，超声处理助溶后，移入离心管中，离心，取上清液作为供试品溶液A。净化用色谱柱系统分离收集维生素D精密量取上述供试品溶液A 500μL，注入以十八烷基硅烷键合硅胶为填充剂的液相色谱柱，以甲醇-乙腈-水（50：50：2）为流动相进行分离，检测波长为254nm，记录色谱图，维生素D与前维生素D为重叠峰，并能与维生素A及其他干扰含量测定的杂质分开；准确收集含有维生素D及前维生素D混合物的全部流出液，置具塞圆底烧瓶中，用氮气流迅速吹干，精密加入正己烷溶液适量，使每1mL中含维生素D为50～140单位，密塞，超声处理使溶解，即为供试品溶液B。

测定法：取供试品溶液B，按第一法进行含量测定，进样量为100～200μL。

3. 第三法 供试品溶液的制备：取该制剂项下制备的供试品溶液A，按上述第二法净化用色谱柱系统分离维生素 D 项下的方法处理，至"用氮气流迅速吹干"后，加入异辛烷 2mL 溶解，通氮排除空气后，密塞，置 90℃ 水浴中，加热 1.5 小时后，立即通氮在 2 分钟内吹干，迅速精密加入正己烷 2mL，溶解后，即为供试品溶液 C。

对照品溶液的制备：精密量取对照品贮备溶液（1）适量，加异辛烷定量稀释制成每 1mL 中约含维生素 D50 单位，精密量取 2mL 置具塞圆底烧瓶中，照供试品溶液制备项下的方法，自"通氮排除空气后"起，依法操作，得对照品溶液。

测定法：照第一法项下的色谱条件下，精密量取对照品溶液与供试品溶液 C 各 200μL，注入液相色谱仪，记录色谱图，按外标法以峰面积计算维生素 D 的含量。

（二）　注意事项

1. 由于维生素 D 易受光照而发生变化，测定应在半暗室中及避免氧化的情况下进行。贮备液与样品溶液应使用棕色瓶，并应充氮排除瓶内空气，密塞保存。

2. 皂化及提取过程极为复杂，振摇不剧烈及水浴温度大于 40℃ 时，则测定结果偏低。如供试品有维生素 A 醇及其他杂质干扰，供试品必须要进行皂化提取，净化，用色谱柱系统分离收集维生素 D，以排除干扰。

3. 用硅胶为填充剂，正乙烷-正戊醇（997∶3）为流动相，检测波长为 254nm。维生素 D_3 峰的 $RSD \leqslant 2.0\%$（$n=5$）；前维生素 D_3 与反式维生素以及维生素 D_3 与速甾醇 D_3 峰的分离度应均大于 1.0。

4. 若供试品中无维生素 A 醇及其他杂质干扰，则可直接进样，进行色谱测定。

5. 若按第二法处理后，前维生素 D 峰还受杂质干扰，仅有前维生素 D 可以分离时，则按第三法进行测定。

第五节　维生素 E 的分析

维生素 E（vitamin E）又称 α-生育酚（α-tocopherol）。生育酚主要具有 α、β、γ 和 δ 四种异构体，其中以 α-异构体的生理作用最强。其天然品为右旋体，合成品为消旋体，右旋体与消旋体的效价比为 1.4∶10。一般药品为合成品，即消旋体。ChP 收载的维生素 E 是人工合成的消旋 α-生育酚醋酸酯及其粉剂、片剂、软胶囊和注射液等。

一、结构与性质

（一）　结构

维生素 E 为苯并二氢吡喃醇衍生物，苯环上有一个乙酰化的酚羟基，故又称生育酚醋酸酯。合成型为（±）-2,5,7,8-四甲基-2-（4,8,12-三甲基十二烷基）-6-苯并二氢吡喃醇醋酸酯或消旋 α-生育酚醋酸酯；天然型为（+）-2,5,7,8-四甲基-2-[4,8,12-三甲基十二烷（十三烷）基]-6-苯并二氢吡喃醇醋酸酯或右旋 α-生育酚醋酸酯。化学结构如下：

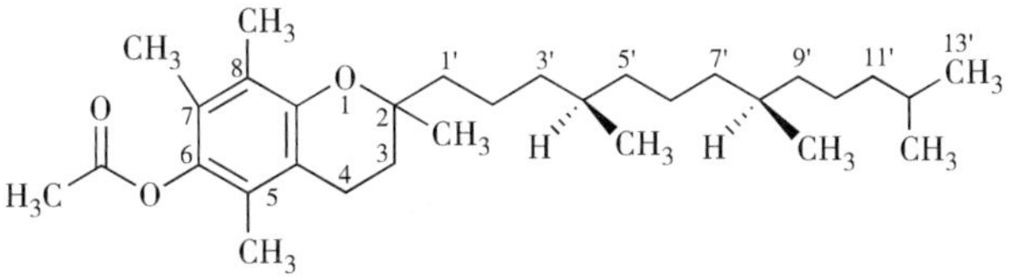

合成型

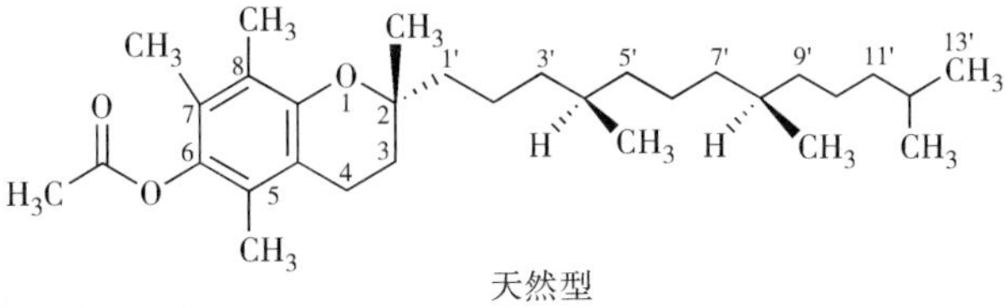

天然型

（二）性质

维生素 E 为微黄色或黄色透明的黏稠液体；几乎无臭；遇光色渐变深。天然型放置会固化，25℃左右融化。

1. 溶解性　维生素 E 在无水乙醇、丙酮、乙醚、石油醚中易溶，在水中不溶。

2. 水解性　维生素 E 苯环上有乙酰化的酚羟基，在酸性或碱性溶液中加热可水解生成游离生育酚，故常作为特殊杂质进行检查。

3. 易被氧化　维生素 E 在无氧条件下对热稳定，加热 200℃ 也不破坏，但对氧十分敏感，遇光、空气可被氧化。其氧化产物为 α-生育醌（α-tocopherol quinine）和 α-生育酚二聚体。

4. 光敏性　维生素 E 的水解产物游离生育酚，在有氧或其他氧化剂存在时，则进一步氧化生成有色的醌型化合物，尤其在碱性条件下，氧化反应更易发生。所以游离生育酚暴露于空气或日光中，极易被氧化变色，故应避光保存。

5. 紫外吸收特性　本品结构中苯环上有酚羟基，故有紫外吸收，其无水乙醇溶液在 284nm 的波长处有最大吸收，其吸收系数（$E_{1cm}^{1\%}$）41.0～45.0。

6. 折光率　维生素 E 为油状液体，其折光率（通则 0622）为 1.494～1.499。

7. 比旋度　天然型维生素 E 具有旋光性，按 ChP 维生素 E 项下比旋度测定，天然型维生素 E 比旋度按右旋 α-生育酚计，不得低于 +24°。

二、鉴别试验

（一）硝酸反应

1. 原理　维生素 E 在硝酸酸性条件下，水解生成生育酚，生育酚被硝酸氧化为邻醌结构的生育红而显橙红色。

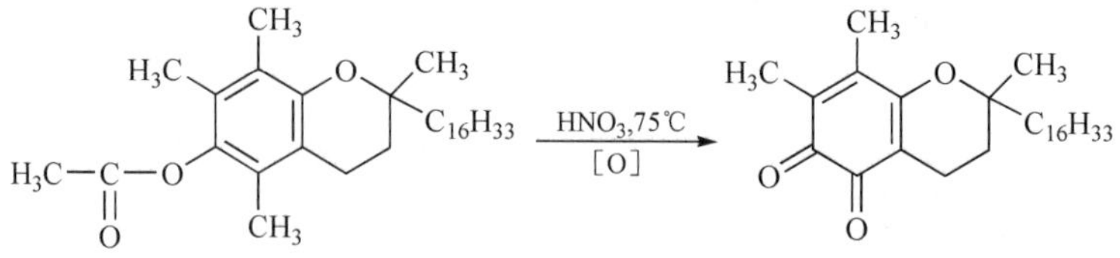

维生素 E   生育红(橙红色)

2. 方法 取本品约 30mg，加无水乙醇 10mL 溶解后，加硝酸 2mL，摇匀，在 75℃ 加热约 15 分钟，溶液应显橙红色。ChP 收载的维生素 E、维生素 E 粉、片剂、软胶囊 和注射剂均采用本法进行鉴别。

（二） 三氯化铁反应

维生素 E 在碱性条件下，水解生成游离的生育酚，生育酚经乙醚提取后，可被 $FeCl_3$ 氧化成对生育醌；同时 Fe^{3+} 被还原为 Fe^{2+}，Fe^{2+} 与联吡啶生成红色的配位离子。

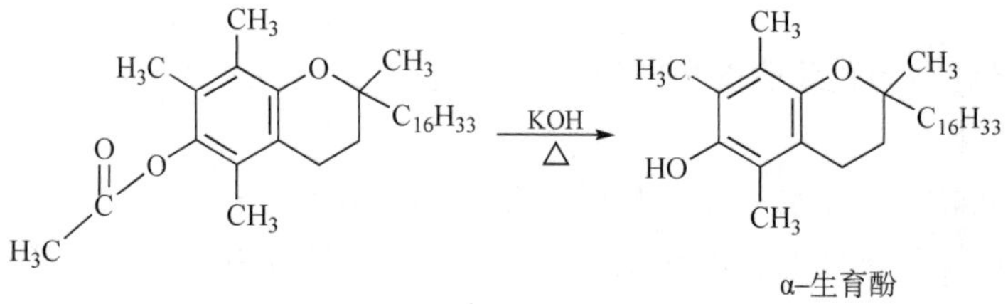

α–生育酚

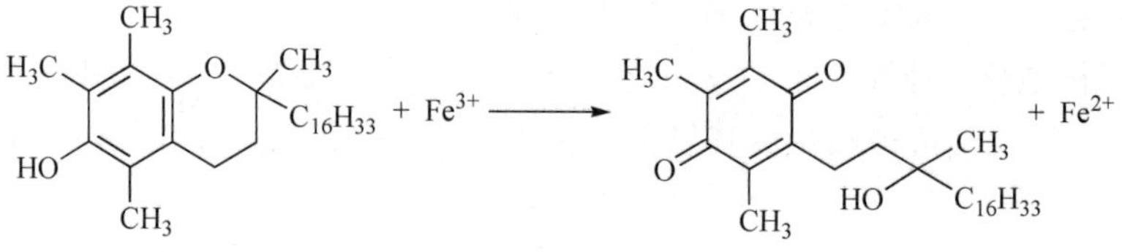

对–生育醌

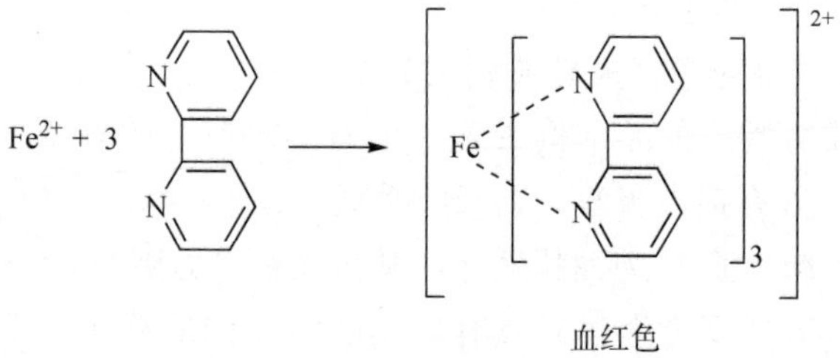

血红色

本法操作麻烦且专属性不强，ChP 已不收载本法。

（三） 光谱法

1. 紫外光谱法 维生素 E 的无水乙醇液（含维生素 E 0.1mg/mL），在 284nm 的波长处有最大吸收；在此波长处，其吸收系数（$E_{1cm}^{1\%}$）为 41.0～45.0；在 254nm 的波长处有最小吸收，可供鉴别。

2. 红外光谱法 ChP 采用红外光谱法鉴别维生素 E。

（四）　色谱法

1. 薄层色谱法　将维生素 E 供试品点于硅胶 G 薄层板上，以环己烷-乙醚（4∶1）为展开剂，展开 10～15cm 后，取出，于空气中晾干，喷以浓硫酸，在 105℃加热 5 分钟，α-生育酚、α-生育酚醋酸酯和 α-生育醌的 R_f 值分别为 0.5、0.7 和 0.9。

2. 气相色谱法　ChP 采用 GC 法（通则 0521）鉴别维生素 E 片剂、注射液、软胶囊和维生素 E 粉，按含量测定项下的方法试验，供试品主峰的保留时间与维生素 E 对照品的保留时间一致。

三、杂质检查

ChP 规定本品应检查项目有酸度，天然型维生素 E 要检查游离生育酚和残留溶剂，合成型维生素 E 要检查有关物质。

（一）　酸度

检查维生素 E 制备过程中引入的游离醋酸。方法：取乙醇与乙醚各 15mL，置锥形瓶中，加酚酞指示液 0.5mL，滴加氢氧化钠滴定液（0.1mol/L）至微显粉红色，加本品 1.0g，溶解后，用氢氧化钠滴定液（0.1mol/L）滴定，不得超过 0.5mL。

（二）　生育酚

天然型维生素 E 在制备和储藏过程中，酯键水解会产生生育酚，ChP 采用硫酸铈滴定法进行检查。

1. 原理　利用游离生育酚的还原性，可被硫酸铈定量氧化。在一定条件下以消耗硫酸铈滴定液（0.01mol/L）的体积，以此来控制游离生育酚的限量。游离生育酚被氧化成生育酚后失去两个电子，滴定反应的物质的量比为 1∶2，生育酚的分子量为 430.7，即 1mol 的硫酸铈相当于 0.5mol 的生育酚。

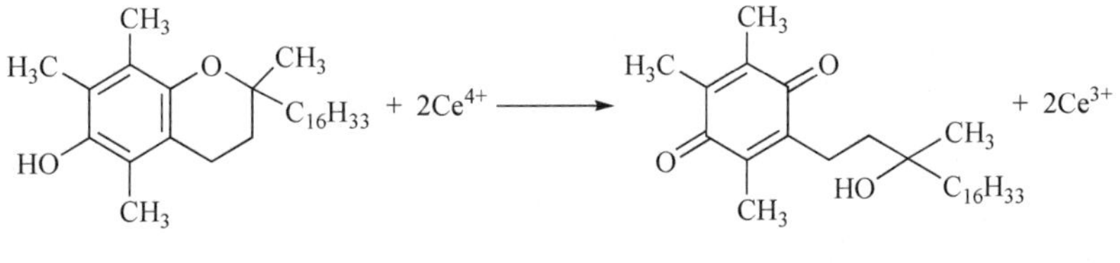

2. 方法　取本品 0.10g，加无水乙醇 5mL 溶解后，加二苯胺试液 1 滴，用硫酸铈滴定液（0.01mol/L）滴定，消耗硫酸铈滴定液（0.01mol/L）不得过 1.0mL。

3. 计算　1mL 硫酸铈滴定液（0.01mol/L）相当于 0.002154g 的游离生育酚。

$$L\% = \frac{T \times V}{S} \times 100\% = \frac{2.154 \times 10^{-3} \times 1.0}{0.10} \times 100\% = 2.15\%$$

四、含量测定

维生素 E 的含量测定方法有 GC 法、HPLC 法、比色法、硫酸铈滴定法、荧光法等。可利用维生素 E 水解产物游离生育酚的易氧化性质，采用硫酸铈滴定液直接滴定；或利用其水解产物可被 $FeCl_3$ 氧化，同时将 Fe^{3+} 还原为 Fe^{2+} 后，再与不同试剂反应生成配位化合物进行比色测定。也可直接硝酸氧化，邻苯二胺缩合后荧光测定，近年来各国国家药典多采用 GC、HPLC 法。ChP 采用 GC 法对维生素 E 及其制剂进行含量测定。

（一） 气相色谱法 （内标法）

维生素 E 的沸点虽高达 350℃，但仍可不需经衍生化直接用气相色谱法测定含量，由于气相色谱法选择性高，可分离维生素 E 及其异构体，故可选择性地测定维生素 E，尤其适用于维生素 E 制剂的含量测定。

1. 色谱条件与系统适用性试验 以硅酮（OV-17）为固定液，涂布浓度为 2% 的填充柱；或用 100% 二甲基聚硅氧烷为固定液的毛细管柱；柱温为 265℃。理论板数按维生素 E 峰计算不低于 500（填充柱）或 5000（毛细管柱），维生素 E 峰与内标物质峰的分离度应符合要求。

2. 校正因子测定 取正三十二烷适量，加正己烷溶解并稀释成 1mL 中含 1.0mg 的溶液，作为内标溶液。另取维生素 E 对照品 20mg，精密称定，置棕色具塞锥形瓶中，精密加入内标溶液 10mL，密塞，振摇使溶解，取 1～3μL 注入气相色谱仪，计算校正因子。

3. 样品测定 取本品约 20mg，精密称定，置棕色具塞锥形瓶中，精密加入内标溶液 10mL，密塞，振摇使溶解，取 1～3μL 注入气相色谱仪，测定，计算，即得。

（二） 高效液相色谱法 （外标法）

日本药局方（JP16）采用高效液相色谱法测定维生素 E 含量，维生素 E 是指 dl-α-生育酚，以外标法定量。

1. 色谱条件 色谱柱为内径 4mm，长 15～30cm 的不锈钢柱，填充粒径 5～10μm 的十八烷基硅烷键合硅胶为固定相，流动相为甲醇-水（49∶1）；紫外检测器，检测波长为 292nm。生育酚和醋酸生育酚两峰的分离度应大于 2.6，生育酚先出峰。峰高的 RSD 应小于 0.8%。

2. 方法 取维生素 E 供试品和生育酚对照品各约 0.05g，精密称定，分别溶于无水乙醇中，并准确稀释至 50.0mL，即得供试品溶液和对照品溶液；精密吸取两种溶液各 20μL 注入高效液相色谱仪，记录色谱图，分别测定维生素 E 的峰高 H_x 和 H_r，按下列公式计算含量（mg）：

$$供试品中生育酚的量（mg）＝M_r \times (H_x/H_r)$$

式中，M_r 为生育酚对照品的量（mg）；H_x 和 H_r 分别为供试品和对照品中生育酚的峰高。

第六节 维生素 K_1 的分析

维生素 K_1（vitamin K_1）是由 2-甲萘醌为起始原料合成，为脂溶性维生素，吸收需要胆汁协助，有耐热性。ChP 收载有维生素 K_1 原料药及其注射液。

一、结构与性质

（一）结构

维生素 K_1 为 2-甲基-3-(3,7,11,15-四甲基-2-十六碳烯基)-1,4-萘二酮的反式和顺式异构体的混合物。

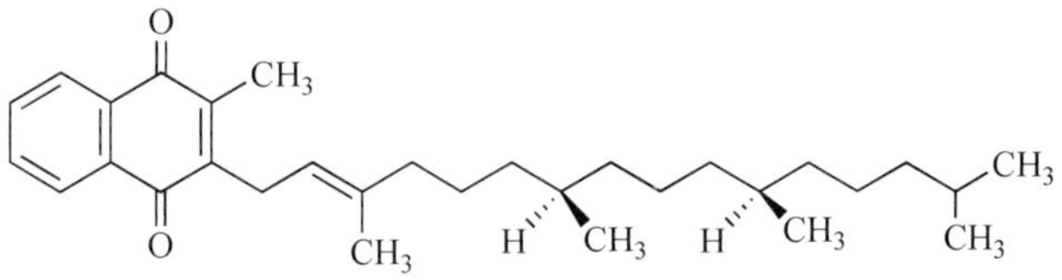

维生素 K_1

（二）性质

1. 性状　维生素 K_1 为黄色至橙色透明的黏稠液体；无臭或几乎无臭；遇光易分解，需要避光保存。

2. 溶解性　维生素 K_1 在三氯甲烷、乙醚或植物油中易溶，在乙醇中略溶，在水中不溶。

3. 折光率　维生素 K_1 的折光率为 1.525～1.528。

4. 紫外吸收特性　维生素 K_1 具有共轭双键，其紫外吸收特性可用于鉴别。

二、鉴别试验

（一）呈色反应

取本品 1 滴，加甲醇 10mL 与 5％氢氧化钾的甲醇溶液 1mL，振摇，溶液显绿色；置热水浴中即变成深紫色；放置后，显红棕色。

（二）高效液相色谱法

在含量测定项下记录的色谱图中，供试品溶液主峰的保留时间应与对照品溶液主峰的保留时间一致。

（三）紫外-可见分光光度法

取维生素 K_1，加三甲基戊烷溶解并稀释制成每 1mL 中约含 $10\mu g$ 的溶液，照紫外-可见分光光度法测定，在 243nm、249nm、261nm 与 270nm 的波长处有最大吸收；在 228nm、246nm、254nm 与 266nm 的波长处有最小吸收；254nm 波长处的吸光度与 249nm 波长处的吸光度的比值应为 0.70～0.75。

（四） 红外分光光度法

维生素 K_1 的红外光吸收图谱应与对照的图谱一致。

三、杂质检查

ChP 规定应检查维生素 K_1 原料中甲萘醌和顺式异构体，维生素 K_1 注射剂中有关物质和细菌内毒素。

（一） 维生素 K_1 原料的检查

1. 甲萘醌　取本品 20mg，加三甲基戊烷 2mL 使溶解，加氨试液 - 乙醇（1∶1）1mL 与氰基乙酸乙酯 2 滴，缓缓振摇，放置后，如下层溶液显蓝色，与甲萘醌的三甲基戊烷溶液（每 1mL 中含甲萘醌对照品 20μg）2mL，用同法制成的对照液比较，不得更深（0.2%）。

2. 顺式异构体　照含量测定项下的方法，按峰面积归一化法计算，顺式异构体的含量不得过 21.0%。

（二） 维生素 K_1 注射剂的检查

1. 有关物质　避光操作。精密量取本品 2mL，置 20mL 量瓶中，用流动相稀释至刻度，摇匀，作为供试品溶液；精密量取 1mL，置 100mL 量瓶中，用流动相稀释至刻度，摇匀，作为对照溶液；照含量测定项下的色谱条件试验，检测波长为 270nm，精密量取对照溶液 10μL，注入液相色谱仪，调节检测灵敏度，使主成分色谱峰的峰高约为满量程的 10%，再精密量取供试品溶液与对照溶液各 10μL，分别注入液相色谱仪，记录色谱图至主峰保留时间的 2 倍。供试品溶液色谱图中如有杂质峰，扣除相对保留时间小于 0.3 的峰，单个杂质峰面积不得大于对照溶液主峰面积（1.0%），各杂质峰面积的和不得大于对照溶液主峰面积的 2 倍（2.0%）

2. 细菌内毒素　取本品，依法（通则 1143）检查，每 1mg 维生素 K_1 中含内毒素的量应小于 7.5EU。

四、含量测定

ChP 收载的维生素 K_1 原料药、注射液等采用高效液相色谱法（通则 0512）测定含量。维生素 K_1 原料药含量测定采用吸附色谱，硅胶为填充剂、石油醚 - 正戊醇为流动相、苯甲酸胆甾酯为内标物质，维生素 K_1 顺反异构体可以分离。维生素 K_1 注射液含量测定采用反相色谱，十八烷基硅烷键合硅胶为固定相、无水乙醇 - 乙醚为流动相，外标法测定，维生素 K_1 顺反异构体不能分离。

（一） 维生素 K_1 的含量测定

1. 色谱条件与系统适用性试验　用硅胶为填充剂，以石油醚（60～90℃）- 正戊醇

（2000：2.5）为流动相，检测波长为254nm。维生素 K_1 的顺、反式异构体峰之间及顺式异构体峰与内标物质峰之间的分离度应符合要求。

2. 内标溶液的制备　取苯甲酸胆甾酯约37.5mg，置25mL量瓶中，用流动相溶解并稀释至刻度，摇匀，即得。

3. 测定法　取本品约20mg，精密称定，置50mL量瓶中，加流动相溶解并稀释至刻度，摇匀，精密量取5mL与内标溶液1mL，置10mL量瓶中，用流动相稀释至刻度，摇匀。取10μL注入液相色谱仪，记录色谱图；另取维生素 K_1 对照品，同法测定，按内标法以顺、反式异构体峰面积的和计算，即得。

4. 注意　避光操作。

（二）　维生素 K_1 注射液的含量测定

1. 色谱条件与系统适用性试验　用十八烷基硅烷键合硅胶为填充剂，以无水乙醇-水（90：10）为流动相；检测波长为254nm。调节色谱条件使主成分色谱峰的保留时间约为12分钟，理论板数按维生素 K_1 峰计算不低于3000。维生素 K_1 峰与相邻杂质峰的分离度应符合要求。

2. 测定法　精密量取本品2mL，置20mL量瓶中，用流动相稀释至刻度，摇匀，精密量取5mL，置50mL量瓶中，用流动相稀释至刻度，摇匀，精密量取10μL注入液相色谱仪，记录色谱图；另取维生素 K_1 对照品约10mg，精密称定，置10mL量瓶中，加无水乙醇适量，强烈振摇使溶解并稀释至刻度，摇匀。精密量取5mL，置50mL量瓶中，用流动相稀释至刻度，摇匀，同法测定，按外标法以峰面积计算，即得。

3. 注意　避光操作。

第七节　复方制剂中多种维生素的分析

一、离子对高效液相色谱法测定多种维生素含量

高效液相色谱法测定多维元素胶囊中B族维生素的含量：

1. 色谱条件　色谱柱：大连依利特 $YWGC_{18}$ 柱（150mm×4.6mm，5μm）；流动相：甲醇-庚烷磺酸钠溶液（取0.2g庚烷磺酸钠加水溶解并稀释至500mL，加1.5mL三乙胺，用磷酸调节 $pH=2.3$）（25：75）；检测波长：275nm。

2. 对照品溶液的制备　精密称取维生素 B_1、维生素 B_2、维生素 B_6 和烟酰胺对照品24.03mg、10.26mg、10.05mg、99.75mg置同一50mL棕色量瓶中，加流动相适量，于60～65℃超声溶解，立即冷却至室温，加流动相稀释至刻度，摇匀，作为对照品储备液；精密量取对照品储备液2mL，置10mL棕色量瓶中，用流动相稀释至刻度，摇匀，作为对照品溶液。

3. 供试品溶液的制备　取供试品20粒，选取内容物中黄色颗粒适量，精密称定，研细，精密称取适量（约相当于1粒的量），置50mL棕色量瓶中，加流动相40mL，60～

65℃避光超声提取 30 分钟，取出，立即冷却至室温，用流动相稀释至刻度，摇匀，用干燥滤纸滤过，取续滤液经 $0.45\mu m$ 滤膜滤过，即得。

4. 测定法 分别取对照品溶液和供试品溶液各 $10\mu L$，注入液相色谱仪，记录色谱图，按外标法以峰面积计算，即得。

二、反相高效液相色谱法测定多种水溶性维生素含量

庆大维 B 胶囊中维生素 B_1、B_2、B_6 和 B_{12} 的 HPLC 法测定：

1. 色谱条件 色谱柱：Zorbax SB-C_{18}柱（4.6mm×150mm，$5\mu m$）；流动相 A：乙腈，流动相 B：10mmol/L 磷酸二氢钾缓冲液（pH3.2），梯度洗脱：0～5 分钟，5% 流动相 A-95% 流动相 B；5～25 分钟，（5%→45%）流动相 A-（95%→55%）流动相 B。检测波长：280nm。

2. 对照品溶液的制备 取维生素 B_1、B_2、B_6 和 B_{12} 对照品适量，加水溶解并稀释制得混合对照品溶液。其中维生素 B_1、B_2、B_6 和 B_{12} 的浓度分别为 100、40、40 和 $1\mu g/mL$。

3. 供试品溶液的制备 取庆大维 B 胶囊内容物，研细，精密称取适量（约含维生素 B_1、B_2、B_6 和 B_{12} 分别为 5mg、2mg、2mg 和 $50\mu g$），置 25mL 量瓶中，加水溶解并定容，过滤。取续滤液 5mL 置 10mL 量瓶中，加水稀释至刻度，摇匀，得供试品溶液。

4. 测定法 分别取对照品溶液和供试品溶液各 $5\mu L$，注入液相色谱仪，记录色谱图，按外标法以峰面积计算，即得。

三、反相高效液相色谱法测定人血清中 4 种脂溶性维生素含量

由于各脂溶性维生素最大吸收波长相差较大且血中含量极低，用单一波长检测不能同时满足各组分的检测要求，故采用多波长检测，流动相梯度洗脱法测定含量，既可以增加检测灵敏度，又能有效改善分离。

高效液相色谱法测定人血中脂溶性维生素含量：

1. 色谱条件 色谱柱：Hypersil ODS 柱（4.6mm×250mm，$5\mu m$），预柱：Zorbax XDB C_{18}（4mm×4mm，$5\mu m$）；流动相：0～4 分钟，甲醇-水（90：10）；4.5～9 分钟，甲醇-异丙醇（95：5）；10～20 分钟，甲醇-异丙醇（60：40），流速：1.0mL/min。检测波长：维生素 A：325nm；25-羟基维生素 D_3 和维生素 D_3：265nm；维生素 E：290nm；β-胡萝卜素：450nm；柱温：30℃。

2. 样品测定 取血清 0.5mL 置试管中加甲醇 0.5mL，用 1.0mL 正己烷漩涡振荡 1.0 分钟，以 3000r/min 离心 5 分钟，分离提取液，再加 1.0mL 乙醚漩涡振荡 1.0 分钟，同样以 3000r/min 离心 5 分钟，分离提取液，合并提取液用氮气吹干，残渣加甲醇-氯仿（3：1）溶液 0.1mL 溶解，取 $20\mu L$ 按色谱条件进样分析。

第十三章 甾体激素类药物的分析 ▷▷▷▷

第一节 基本结构与分类

甾体激素类（steroid hormones）药物是一类具有环戊烷并多氢菲母核的激素类药物，包括天然激素类和人工合成品，临床应用的主要是后者。根据其生理和药理作用，甾体激素类药物分为肾上腺皮质激素（adrenocortical hormones）和性激素（sex hormones）两大类，其中性激素又可分为雌激素（estrogen）、雄激素和蛋白同化激素（androgen and anabolic agent）、孕激素（progestin），是临床上很重要的一类药物。其母核（甾烷）结构和碳原子编号如下图所示：

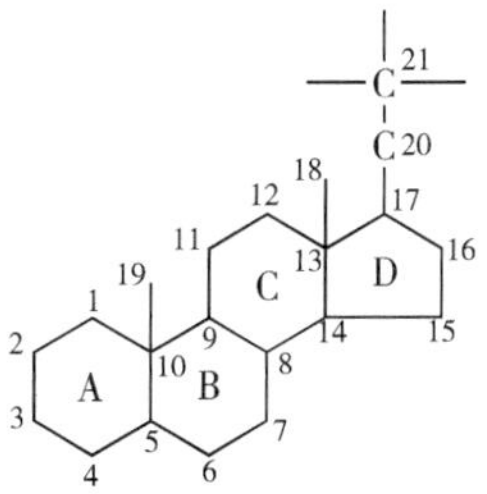

一、肾上腺皮质激素

肾上腺皮质激素简称皮质激素。按其作用分为糖皮质激素和盐皮质激素，在临床上应用广泛。代表性药物有氢化可的松、醋酸地塞米松、醋酸去氧皮质酮、醋酸曲安奈德等。

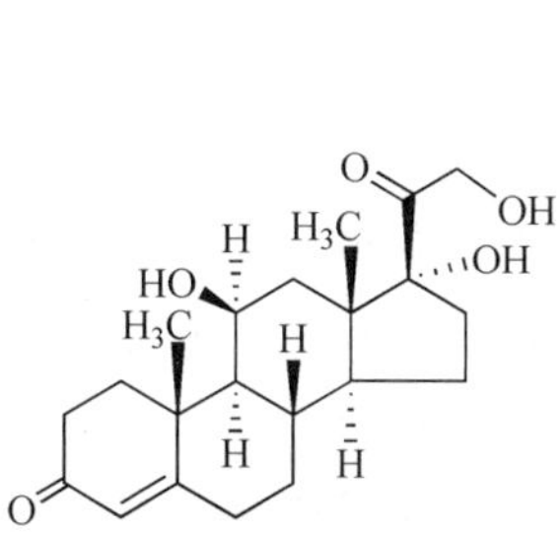

氢化可的松(hydrocortisone) 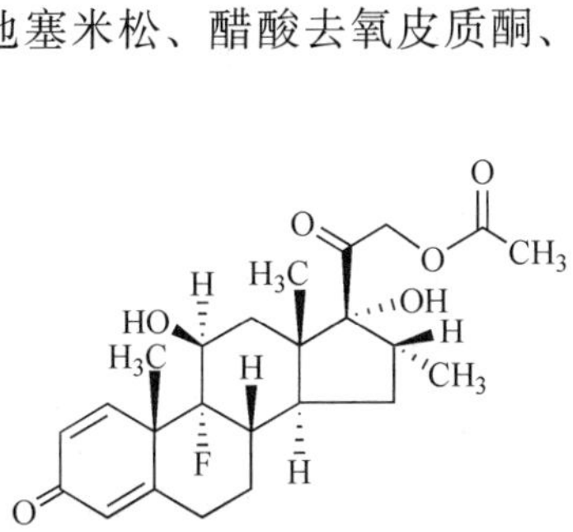　　　　醋酸地塞米松(dexamethasone acetate)

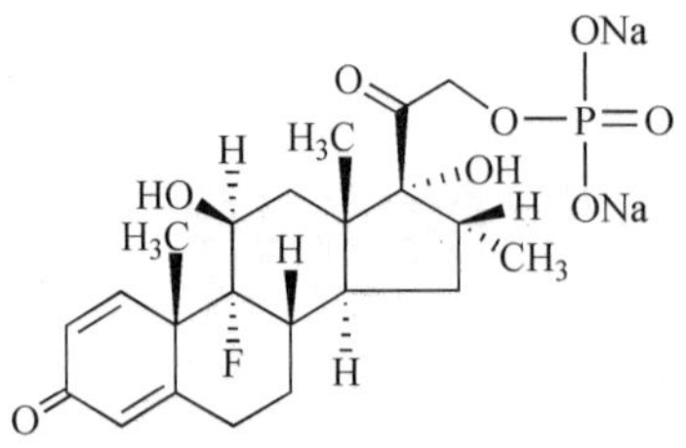

地塞米松磷酸钠(dexamethasone sodium phosphate)

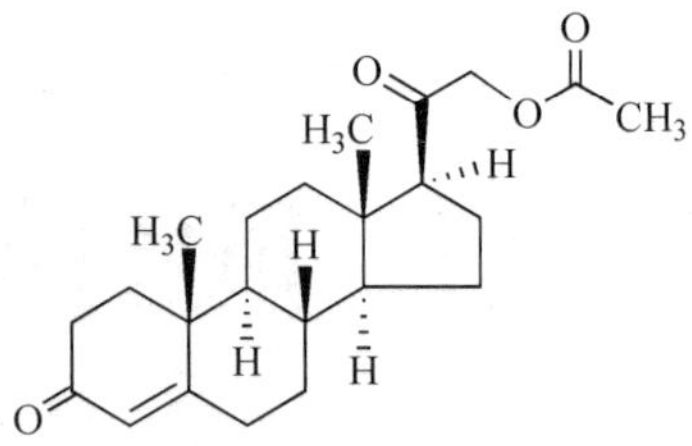

醋酸去氧皮质酮(desoxycortone acetate)

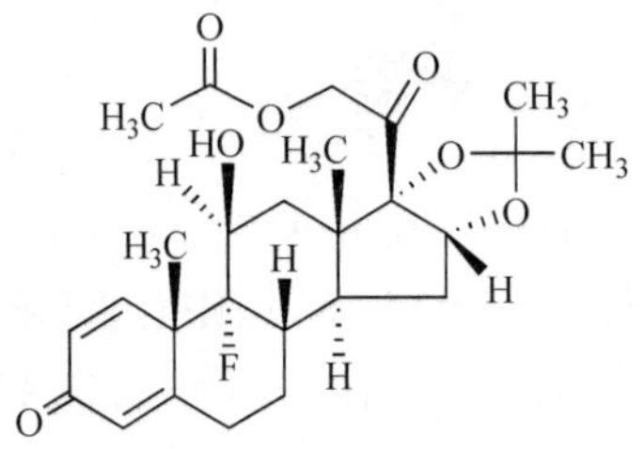

醋酸曲安奈德(triamcinolone acetonide acetate)

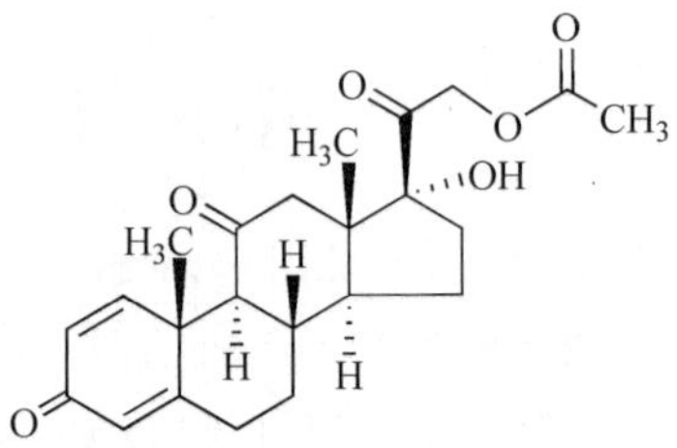

醋酸泼尼松(prednisone acetate)

本类药物的母核共有 21 个碳原子，具有以下结构特征：

1. A 环有 Δ^4 - 3 - 酮基，为共轭体系。

2. C_{17} 位上为 α - 醇酮基。常具有 C_{17} - 羟基，如氢化可的松、地塞米松磷酸钠；部分药物 α - 醇酮基上的醇羟基与酸成酯，如醋酸地塞米松、醋酸去氧皮质酮、醋酸曲安奈德。

3. 一些药物的 C_6 或 C_9 的 α 位有卤素取代，如丙酸倍氯米松（beclometasone dipropi-onate，C_9 - Cl）、地塞米松（dexamethasone，C_9 - F）、醋酸氟轻松（fluocinonide，C_6 - F，C_9-F）。

4. 一些药物的 C_1、C_2 之间或 C_6、C_7 之间为双键；C_{11} 位上有羟基或酮基，C_{16} 引入了甲基或羟基等。

二、雄性激素及蛋白同化激素

天然雄激素（androgens）主要是睾酮（testosterone），人工合成的有甲睾酮（methyltestosterone）、丙酸睾酮（testosterone propionate）、十一酸睾酮（testosterone undecanoate）等。雄激素具有维持男性生理、促进蛋白合成等广泛的活性，对雄激素结构改造，可降低其雄性激素作用，但保留或增强同化作用，成为蛋白同化激素类（anabolic steroid）药物，如苯丙酸诺龙（nandrolone phenylpropionate）、司坦唑醇（stanozolol）等。代表性药物有甲睾酮、丙酸睾酮和苯丙酸诺龙等。

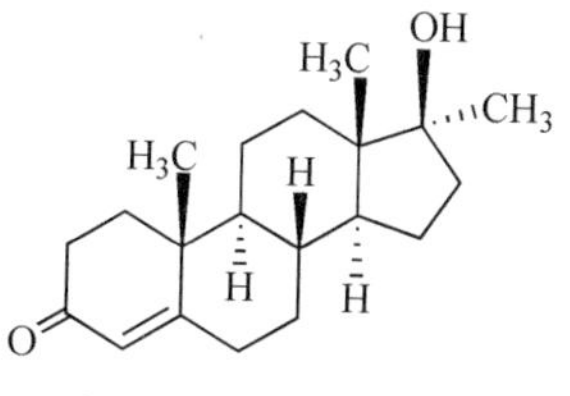

甲睾酮(methyltestosterone) 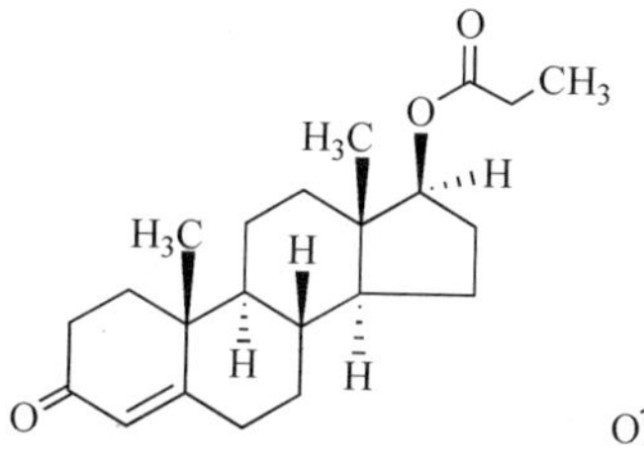　　丙酸睾酮(testosterone propionate) 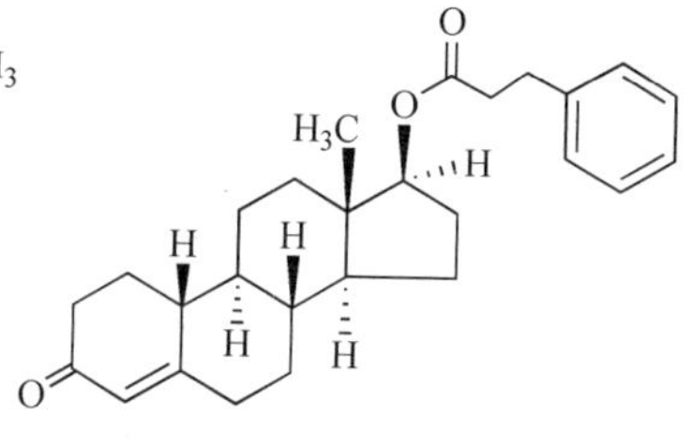　　苯丙酸诺龙(nandrolone pheylpropionate)

雄性激素的母核有 19 个碳原子，蛋白同化激素在 C_{10} 位上一般无角甲基，母核只有 18 个碳原子。结构特点如下：

1. A 环有 Δ^4 - 3 - 酮基。

2. C_{17} 位上为羟基，部分药物的羟基被酯化，如苯丙酸诺龙。

三、孕激素

孕激素类代表性药物有黄体酮、醋酸甲地孕酮、左炔诺孕酮、炔诺酮等。黄体酮又称孕酮，是天然的孕激素，在临床上应用广泛。但黄体酮口服后可被迅速破坏失效，只能注射给药。醋酸甲地孕酮是经结构改造的孕激素药物，在 C_{17} 上引入乙酰氧基使其具有口服的活性，在 C_5 上引入双键使孕激素活性增强。临床上常用的本类药物为黄体酮及其衍生物。

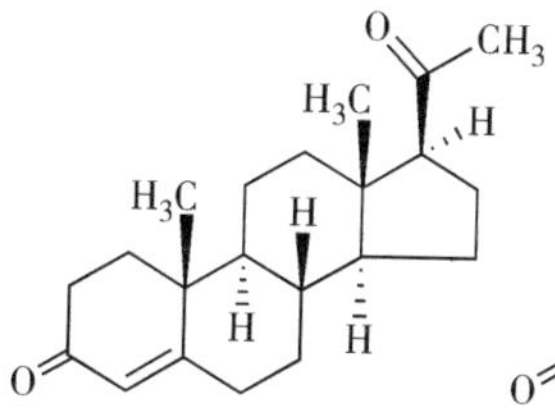

黄体酮(progesterone) 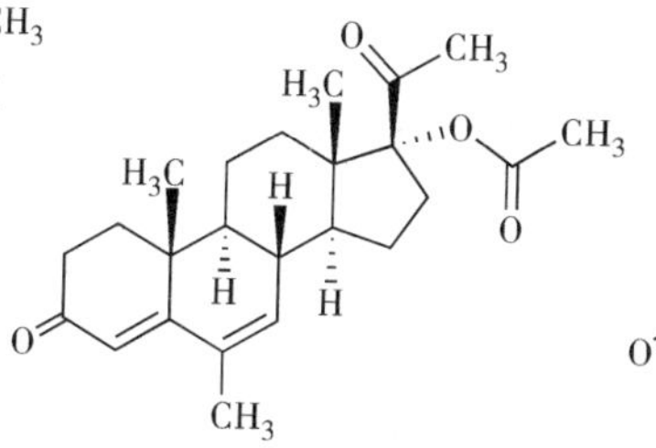　　醋酸甲地孕酮(megestrol acetatc) 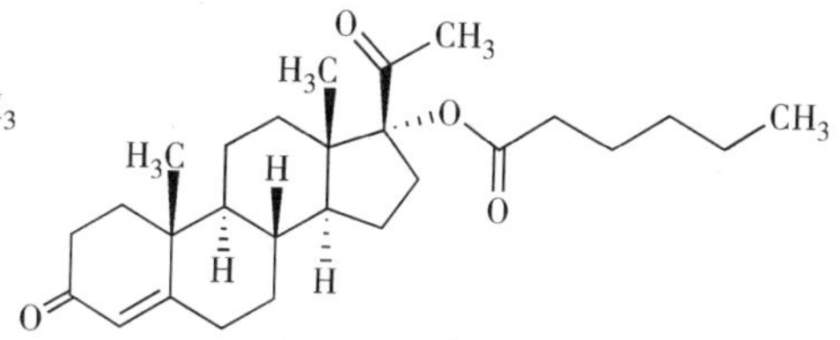　　己酸羟孕酮(hydroxyprogesterone caproate)

本类药物的母核共有 21 个碳原子，结构特点如下：

1. A 环有 Δ^4 - 3 - 酮基。

2. C_{17} 位上有甲酮基（如黄体酮、醋酸甲地孕酮）。

3. 有的药物在 C_{17} 位上有 α - 羟基或 α - 乙酰氧基。

四、雌性激素

天然的雌激素有雌二醇、雌酮（estrone）和雌三醇（estriol），人工合成的有炔雌醇、苯甲酸雌二醇（estradiol benzoate）等。代表性药物有雌二醇、炔雌醇等。

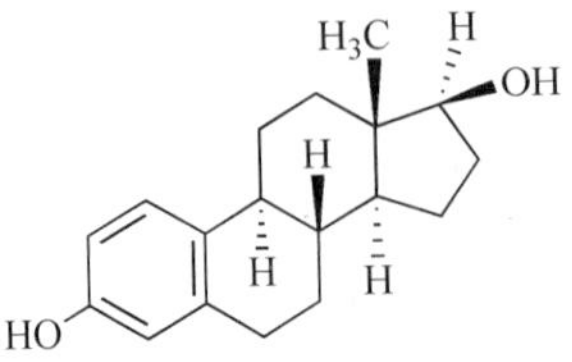

雌二醇(estradiol)

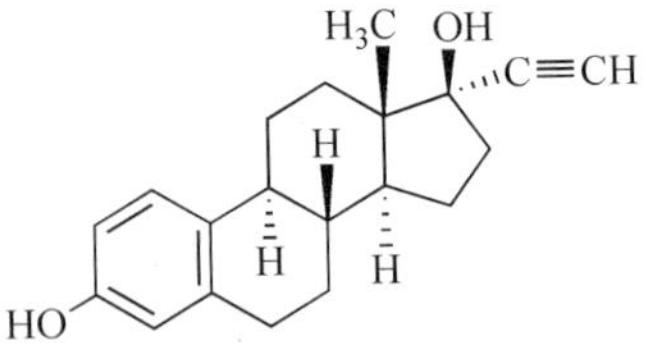

炔雌醇(ethinylestradiol)

本类药物的母核共有 18 个碳原子，结构特点如下：

1. A 环为苯环，C_3 位上有酚羟基，有的药物 C_3 位上的酚羟基成酯（如苯甲酸雌二醇）或成醚（如炔雌醚）。

2. C_{17} 位上有羟基，有些药物 C_{17} 位上羟基成了酯（如戊酸雌二醇），有些药物在 C_{17} 位上有乙炔基（如炔雌醇、炔雌醚）。

除上述四类甾体激素外，ChP 收载的口服避孕药主要有炔诺酮及其衍生物，如炔诺酮、炔诺孕酮和左炔诺孕酮等。本类药物 A 环的 Δ^4-3-酮基，C_{17} 位的乙炔基。

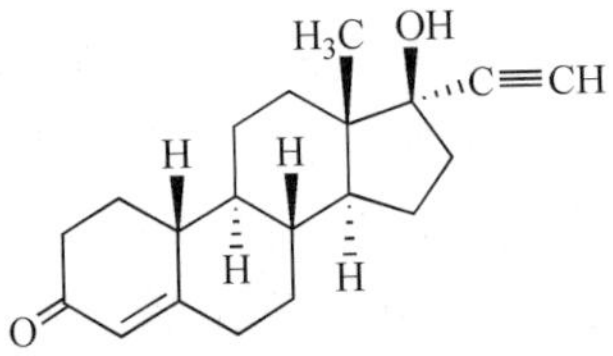

炔诺酮(norethisterone)

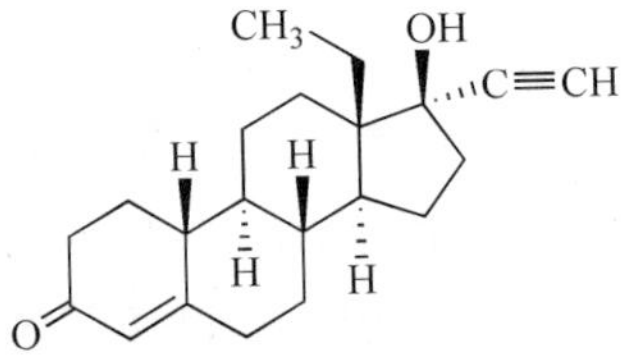

炔诺孕酮(norgestrel)

第二节　鉴别试验

ChP 在本类药物的性状项下，多收载有药物的物理常数的测定项目；此类药物的甾体母核和官能团具有一些典型的化学反应，可用于鉴别试验；紫外光谱、红外分光光谱法及色谱法如高效液相色谱、薄层色谱等也常用来进行鉴别。

一、物理常数的测定

在本类药物的原料药质量标准的性状项下，常收载物理常数的测定项目，如熔点、比旋度、吸收系数等。

（一）熔点

熔点是药物重要的物理常数，测定熔点不仅具有鉴定的意义，还可以反映药物的纯度。本类药物的熔点，肾上腺皮质激素类药物大多在 200～270℃，熔融时同时分解；孕激素类药物的熔点多在 200～240℃；雌激素类药物的熔点一般在 100～200℃；雄激素类药物的熔点在 60～170℃。部分甾体激素类药物可通过制备衍生物再测定其熔点来进行鉴别。本法虽较繁琐费时，但专属性强。

例如，ChP 规定：丙酸睾酮的熔点为 118～123℃。黄体酮的熔点为 128～131℃。雌二醇的熔点为 175～180℃。

（二） 比旋度

本类药物的结构中多含有手性碳原子，具有旋光性。测定比旋度是鉴别不同种甾体激素药物的重要依据。以下药物均作为比旋度测定。

例 1 醋酸地塞米松比旋度测定。

取本品，精密称定，加二氧六环溶解并定量稀释制成每 1mL 中约含 10mg 的溶液，依法测定，比旋度为 $+82°\sim+88°$。又如丙酸睾酮比旋度项下：取本品，精密称定，加乙醇溶解并定量稀释制成每 1mL 中约含 10mg 的溶液，依法测定，比旋度为 $+84°\sim+90°$。

例 2 黄体酮比旋度测定。

取本品，精密称定，加乙醇溶解并定量稀释制成每 1mL 中约含 10mg 的溶液，在 25℃ 时依法测定，比旋度为 $+186°\sim+198°$。

例 3 雌二醇比旋度测定。

取本品，精密称定，加乙醇溶解并定量稀释制成每 1mL 中约含 10mg 的溶液，依法测定，比旋度为 $+76°\sim+83°$。

（三） 吸收系数

本类药物多具有紫外吸收，吸收系数（$E_{1cm}^{1\%}$）可以反映药物的紫外吸收特征，可用于鉴别。

例 1 ChP 醋酸地塞米松的吸收系数测定。

取本品，精密称定，加乙醇溶解并定量稀释制成每 1mL 中约含 15μg 的溶液，照分光光度法（通则 0401），在 240nm 的波长处测定吸收度，吸收系数（$E_{1cm}^{1\%}$）为 343～371。

例 2 ChP 苯甲酸雌二醇的吸收系数测定。

取本品，精密称定，加无水乙醇溶解并稀释制成每 1ml 中含 10μg 的溶液，照分光光度法（通则 0401），在 230nm 的波长处测定吸收度，吸收系数（$E_{1cm}^{1\%}$）为 490～520。

二、化学鉴别法

（一） 甾体母核的呈色反应

多数甾体激素药物能与硫酸、盐酸、磷酸、高氯酸等酸反应呈色，其中与硫酸的呈色反应操作简便，反应灵敏，且不同药物可形成不同的颜色或荧光而相互区别，目前为各国药典所应用。一些甾体激素与硫酸呈色反应的结果列于表 13-1。

表 13-1 甾体激素与硫酸的呈色反应

药物名称	颜色	加水稀释后
醋酸可的松	黄或微带橙色	颜色消失溶液澄清
氢化可的松	棕黄至红色并显绿色荧光	黄至橙黄，微带绿色荧光，有少量絮状沉淀
醋酸地塞米松注射液	水浴加热，下层有棕红色的环出现	棕红色消失

续表

药物名称	颜色	加水稀释后
醋酸泼尼松	橙色	黄色渐变蓝绿色
泼尼松龙	渐显深红色，无荧光	红色褪去，有灰色絮状沉淀
醋酸泼尼松龙	玫瑰红色	颜色消失，有灰色絮状沉淀
地塞米松	淡红棕色	颜色消失
炔雌醇	橙红色并显黄绿色荧光	玫瑰红色絮状沉淀
炔雌醚	橙红色 UV 下显黄绿色荧光	红色沉淀
雌二醇	黄绿色荧光加 $FeCl_3$ 试液呈草绿色	红色
己酸羟孕酮	微黄色	由绿色经红色至带蓝色荧光的红紫色

（二）官能团的反应

不同类的甾体激素类药物具有的官能团不同，利用官能团的反应可以鉴别。主要官能团及其鉴别反应如下：

1. C_{17}-α-醇酮基的呈色反应　肾上腺皮质激素类药物的 C_{17}-α-醇酮基，具有还原性。能与四氮唑试液、碱性酒石酸酮试液（斐林试液）和氨制硝酸银试液（多伦试液）反应呈色，广泛用于皮质激素类药物的鉴别试验。与四氮唑显色反应时，C_{17}-α-醇酮基被氧化，四氮唑在碱性条件下被还原为有色的甲臜（formazan）；碱性酒石酸铜被还原为砖红色氧化亚铜；氨制硝酸银被还原为黑色的金属银。

在上述呈色反应中，四氮唑显色反应还用于皮质激素类药物薄层色谱的斑点检出和比色法的含量测定。

例 1　ChP 醋酸地塞米松的鉴别。

取本品约 10mg，加甲醇 1mL，微温溶解后，加热的碱性酒石酸铜试液 1mL，即生成红色沉淀。

例 2　ChP 醋酸泼尼松的鉴别。

取本品约 1mg，加乙醇 2mL 使溶解，加 10％氢氧化钠溶液 2 滴与氯化三苯四氮唑试液 1mL，即显红色。

例 3　ChP 醋酸去氧皮质酮的鉴别：取本品约 5mg，加乙醇 0.5mL 溶解后，加氨制硝酸银试液 0.5mL，即生成黑色沉淀。

2. 酮基的呈色反应　皮质激素、孕激素、雄激素和同化激素类药物分子结构中含有 C_3-酮基和 C_{20}-酮基，可与羰基试剂，如异烟肼、硫酸苯肼及 2,4-二硝基苯肼等反应，形成黄色的腙，用于鉴别。

例 1　ChP 黄体酮的鉴别。

取本品约 0.5mg，加异烟肼约 1mg 与甲醇 1mL 溶解后，加稀盐酸 1 滴，显黄色。

例 2　ChP 氢化可的松的鉴别。

取本品约 0.1mg，加乙醇 1mL 溶解后，加临用新制的硫酸苯肼试液 8mL，在 70℃ 加热 15 分钟，即显黄色。

3. 甲酮基的呈色反应　甾体激素药物分子结构中含有甲酮基以及活泼亚甲基时，能与亚硝基铁氰化钠［$Na_2Fe(CN)_5NO$］、间二硝基酚、芳香醛类反应呈色。其中黄体酮与亚硝基铁氰化钠反应被认为是黄体酮灵敏、专属的鉴别反应，在一定反应条件下，生成蓝紫色产物。其他常用甾体激素均不显蓝紫色，而呈现淡橙色或不显色。

例　ChP 黄体酮的鉴别。

取本约 5mg，加甲醇 0.2mL 溶解后，加亚硝基铁氰化钠细粉约 3mg、碳酸钠和醋酸铵各约 50mg，摇匀，放置 10～30 分钟，显蓝紫色。

4. 酚羟基的呈色反应　雌激素 C_3 位上的酚羟基，可与重氮苯磺酸反应生成红色偶氮染料进行鉴别。

5. 其他官能团的反应　在甾体激素类药物中有部分药物的结构中含有有机氟或氯，可用氧瓶燃烧或回流水解法将有机卤素转变为氟离子或氯离子，然后再进行氟化物或氯化物的鉴别试验。一些孕激素和雌激素药物的结构中含有乙炔基，可与硝酸银形成白色的炔银沉淀加以鉴别。一些含酯结构的甾体激素药物可先行水解，然后采用适当方法鉴别相应的羧酸，如醋酸酯水解后产生醋酸，在硫酸存在下与乙醇形成醋酸乙酯，具有香气。此外对于一些钠盐，还可利用钠离子的火焰反应进行鉴别。

例 1　ChP 炔雌醇的鉴别。

取本品 10mg，加乙醇 1mL 溶解后，加硝酸银试液 5～6 滴，即生成白色沉淀。

例 2　ChP 醋酸地塞米松的鉴别。

取本品 50mg 加乙醇制氢氧化钾试液 2mL，置水浴中加热 5 分钟，放冷，加硫酸溶液（1→2）2mL，缓缓煮沸 1 分钟，即发生乙酸乙酯的香气。另一项为"本品显有机氟化物的鉴别反应"。

三、光谱法

（一）紫外光谱法

甾体激素类药物结构中有 Δ^4-3-酮基、苯环或其他共轭基团，在紫外区有特征吸收。具 Δ^4-3-酮结构的甾体激素药物在 240nm 附近有最大吸收，C_1 位引入第二个双键，对吸收带位置的影响不明显，但 C_6 位引入双键，则使吸收带红移约 40nm。如醋酸去氧皮质酮的无水乙醇溶液在波长 240nm 处有最大吸收，而 C_6 位增加一个双键的醋酸甲地孕酮的无水乙醇溶液的最大吸收波长位移至 287nm。A 环具有酚羟基的雌激素类药物在波长 280nm 附近有最大吸收。在强碱性溶液中，酚羟基电离，吸收带红移约 20nm，且吸收强度增加；酚羟基成为烷氧基衍生物后吸收带裂分，但碱化时不发生吸收带位移。

各国药典收载的甾体激素类药物的鉴别试验中，紫外光谱法是常用方法之一。ChP 采用测定最大吸收的波长、最大吸收波长处的吸光度或吸收系数、某两个波长处吸光度比值等方法加以鉴别。USP（32）则采用标准物质对照法，即在规定的溶剂和浓度条件下，测定 200～400nm 范围内供试品和标准溶液的紫外光谱，比较两者紫外光谱的一致性，以干燥品计算，两者在最大吸收波长处的吸收系数（浓度单位为 1g/100mL）或吸光度差异不得超过规定的限度范围。

例1　ChP 丙酸倍氯米松的鉴别。

取本品，精密称定，加乙醇溶解并定量稀释制成每 1mL 中约含 $20\mu g$ 的溶液，照紫外-可见分光光度法测定，在 239nm 的波长处有最大吸收，吸光度为 $0.57\sim0.60$；在 239nm 与 263nm 波长处的吸光度比值应为 $2.25\sim2.45$。

例2　ChP 雌二醇的鉴别。

取含量测定项下的溶液，照紫外-可见分光光度法测定，在 280nm 的波长处有最大吸收。

（二）红外光谱法

各国药典收载的甾体激素药物，几乎所有的甾体激素原料药都采用红外光谱法进行鉴别。如炔雌醇的 IR 光谱图如图 13-1 所示。

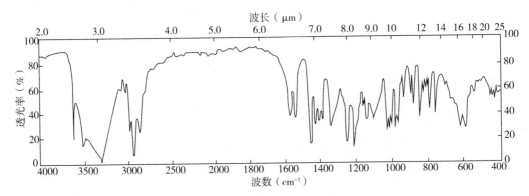

图 13-1　炔雌醇红外吸收图谱

峰位（cm^{-1}）	归属	峰位（cm^{-1}）	归属
3600~3300	ν_{O-H}	1300，1260，1185	ν_{C-O}
885，795	δ_{Ar-H}	1620，1580，1500	$\nu_{C=C}$
3610	ν_{-OH}（酚羟基）	3330	$\nu_{\equiv CH}$（炔基）
3505	ν_{-OH}（C_{17}-羟基）	1615，1590，1505	$\nu_{C=C}$（苯环）

甾体激素类药物的结构特征是有羰基、羟基、乙炔基以及甾体骨架上的大量甲基、次甲基等，在红外光谱图谱上，这些基团显示强吸收峰。现将甾体激素药物分子中某些基团的特征吸收列于表 13-2。

表 13-2　甾体激素药物某些基团的特征吸收频率

振动类型	基团	位置	波数（cm^{-1}）
ν_{-OH}	OH	所有位置	~3600
ν_{C-H}	CH_2，CH_3	所有位置	2970~2850
	=C-H	六元环	3040~3010
	≡C-H		3320

续表

振动类型	基团	位置	波数（cm^{-1}）
$\nu_{C=O}$	饱和酮	六元环	1720～1705
		五元环	1749～1742
		C_{20}	1710～1706
	—OCOCH$_3$	所有位置	1742～1735
	—C＝C—C＝O	六元环（Δ^4-3-酮基）	1684～1620
$\nu_{C=C}$			1585～1620
ν_{C-O}	—C—OH（醇）	所有位置	1230～1000
	—C—OH（酚）		1300～1200
ν_{C-O-C}	—OCOR		1200～1000
δ_{C-H}	—C＝C—H	所有位置	900～650

四、色谱鉴别法

（一）薄层色谱法（TLC）

薄层色谱法具有分离及分析的功能，并且简便快速，适用于甾体激素类药物及其制剂的鉴别。表 13-3 是 ChP 收载的一些甾体激素药物的 TLC 鉴别试验。

表 13-3　甾体激素药物的 TLC 鉴别系统

制剂	供试品溶液制备	薄层板（硅胶）	展开剂	显色方法
苯丙酸诺龙注射液	石油醚提取后丙酮溶解	G	正庚烷-丙酮（2：1）	硫酸-乙醇
十一酸睾酮注射液	正己烷溶解	G	正己烷-丙酮（6：1）	2,4-二硝基苯肼
丙酸睾酮注射液	无水乙醇提取	GF$_{254}$	二氯甲烷-甲醇（19：0.5）	254nm UV 灯下观察
苯甲酸雌二醇注射液	无水乙醇提取	G	苯-乙醚-冰醋酸（50：30：0.5）	硫酸-无水乙醇，365nm UV 灯下观察
雌二醇缓释贴片	甲醇溶解	G	甲苯-丙酮（4：1）	硫酸-无水乙醇
己酸羟孕酮注射液	三氯甲烷溶解	HF$_{254}$	环己烷-乙酸乙酯（1：1）	254nm UV 灯下观察
醋酸泼尼松眼膏	石油醚提取后三氯甲烷溶解	G	二氯甲烷-乙醚-甲醇-水（385：60：15：2）	碱性四氮唑蓝
醋酸地塞米松乳膏	无水乙醇提取	G	三氯甲烷-丙酮（4：1）	硫酸-无水乙醇
炔诺孕酮炔雌醚片	三氯甲烷提取	G	三氯甲烷-甲醇（9：1）	硫酸-无水乙醇
倍他米松磷酸钠	甲醇溶解	G	稀盐酸饱和的丁醇溶液	硫酸-甲醇-硝酸
醋酸氯地孕酮	三氯甲烷溶解	G	苯-无水乙醇（95：5）	硫酸-无水乙醇
醋酸甲羟孕酮片	三氯甲烷提取	G	三氯甲烷-乙酸乙酯（10：1）	硫酸-无水乙醇，365nm UV 灯下观察

（二）　高效液相色谱法

ChP 采用高效液相色谱法鉴别的甾体激素类药物很多，如醋酸地塞米松、甲睾酮、丙酸睾酮、黄体酮、炔雌醇和炔诺孕酮等。多用高效液相色谱法测定含量，并同时进行鉴别。如丙酸睾酮的鉴别项下规定：在含量测定项下记录的色谱图中，供试品溶液主峰的保留时间应与对照品溶液主峰的保留时间一致。

第三节　特殊杂质检查

甾体激素药物多由其他甾体化合物经结构改造而来，有关物质主要是药物中存在的合成的起始物、中间体、副产物以及降解产物等。由于这些杂质一般具有甾体母核，与药物的结构相似，ChP 采用色谱法进行限度检查。此外，根据药物在生产和贮存过程中可能引入的杂质，有的药物还需作"游离磷酸盐""硒"以及"残留溶剂"等的检查。

一、有关物质的检查

在 ChP 中多数甾体激素的原料药需作"有关物质"的检查，常采用薄层色谱法、高效液相色谱法检查。

（一）　薄层色谱法

薄层色谱法在有关物质检查中应用较多。由于甾体激素类药物的多数杂质是未知的结构类似的"其他甾体"，所以各国药典多采用自身稀释对照法进行检查，即用供试品溶液的稀释液作为对照，检查有关物质。

例1　ChP 醋酸去氧皮质酮中有关物质的检查。

取本品，加三氯甲烷-甲醇（9∶1）溶解并稀释制成每 1mL 中含 10mg 的溶液，作为供试品溶液；精密量取适量，分别加上述溶剂稀释制成每 1mL 中约含 0.1mg 的对照溶液（1）和每 1mL 中含 0.2mg 的对照溶液（2）。照薄层色谱法（通则 0502）试验，吸取上述三种溶液各 5μL，分别点于同一硅胶 GF_{254} 薄层板上，以二氯甲烷-乙醚-甲醇-水（77∶15∶8∶1.2）为展开剂，展开，晾干，在紫外光灯（254nm）下检视。供试品溶液如显杂质斑点，与对照溶液（1）所显的主斑点比较，不得更深，如有 1 个斑点深于对照溶液（1）的主斑点，与对照溶液（2）所显的主斑点比较，不得更深。

例2　ChP 炔孕酮中有关物质的检查。

取本品适量，加三氯甲烷-甲醇（3∶1）制成每 1mL 中约含 10mg 的溶液，作为供试品溶液；精密量取 1mL，置 200mL 量瓶中，用上述溶剂稀释至刻度，摇匀，作为对照溶液。吸取上述两种溶液各 10μL，分别点于同一硅胶 G 薄层板上，以三氯甲烷-甲醇（95∶5）为展开剂，展开，晾干，喷以硫酸-乙醇（2∶8），在 120℃加热 5 分钟，置紫外灯（365nm）下检视。供试品溶液如显杂质斑点，其荧光强度与对照溶液的主斑点比较，不得更深（0.5%）。

（二）　高效液相色谱法

在 ChP 中，高效液相色谱法是甾体激素药物有关物质检查中应用最广泛的方法。如醋酸地塞米松、黄体酮、丙酸睾酮和雌二醇等，一般可在含量测定相同的条件下进行。检查的方法多为主成分自身对照法来控制药物中杂质的量。

例 1　黄体酮中有关物质的检查。

取本品适量，加甲醇溶解并稀释制成每 1mL 中约含 1mg 的溶液，作为供试品溶液；精密量取 1mL，置 100mL 量瓶中，用甲醇稀释至刻度，摇匀，作为对照品溶液。照含量测定项下的色谱条件，取对品溶液 $10\mu L$ 注入液相色谱仪，调节检测灵敏度，使主成分色谱峰的高度约为满量程的 30%。再精密量取供试品溶液与对照品溶液各 $10\mu L$，分别注入液相色谱仪，记录色谱图至主成分峰保留时间的 2 倍，供试品溶液色谱图中如有杂质峰，单个杂质峰面积不得大于对照溶液主峰面积的 0.5 倍（0.5%），各杂质峰面积的和不得大于对照品溶液主峰面积（1.0%）。供试品溶液色谱图中任何小于对照品溶液主峰面积 0.05 倍的色谱峰可忽略不计。

例 2　醋酸地塞米松中有关物质的检查。

取本品，精密称定，加流动相溶解并定量稀释制成 1mL 中约含 0.5mg 的溶液，作为供试品溶液（临用新制）；另取地塞米松对照品，精密称定，加流动相溶解并定量稀释制成 1mL 中约含 0.5mg 的溶液，精密量取 1mL，加供试品溶液 1mL，置同一 100mL 量瓶中，用流动相稀释至刻度，摇匀，作为对照溶液；照含量测定项下的色谱条件，取对照溶液 $20\mu L$ 注入液相色谱仪，调节检测灵敏度，使醋酸地塞米松峰的峰高约为满量程的 30%。再精密量取供试品溶液、与对照品溶液各 $20\mu L$，分别注入液相色谱仪，记录色谱图至供试品溶液主成分峰保留时间的 2 倍。供试品溶液色谱图中如有与对照品溶液中地塞米松保留时间一致的色谱峰，按外标法以峰面积计算，其含量不得过 0.5%；其他单个杂质峰面积不得大于对照溶液中醋酸地塞米松峰面积的 0.5 倍（0.5%），各杂质峰面积（与地塞米松保留时间一致的杂质峰面积乘以 1.13）的和不得大于对照溶液中醋酸地塞米松峰面积的 1.0%。供试品溶液色谱图中任何小于对照品溶液中醋酸地塞米松峰面积 0.01 倍（0.01%）的峰可忽略不计。

地塞米松是药物合成的中间体，也是其降解产物。本法的对照溶液中含有醋酸地塞米松和地塞米松两种成分，其中的地塞米松用来对供试品溶液中的地塞米松杂质进行定性和定量测定，其余的杂质则采用主成分自身对照法检查。

二、硒的检查

有的甾体激素类药物，如醋酸地塞米松、曲安奈德、醋酸曲安奈德等，在生产的工艺中需使用二氧化硒脱氢，在药物中可能引入杂质硒。硒对人体有毒害，所以需进行检查并严格控制其含量。ChP（通则 0804）收载有"硒检查法"，有机药物经氧瓶燃烧破坏后，用二氨基萘比色法测定硒的含量。本类药物中硒的限量为 0.005%～0.01%。

三、残留溶剂的检查

在制备过程中使用了有机溶剂的药物一般需检查残留溶剂。地塞米松磷酸钠在制备过程中使用了甲醇、乙醇和丙酮，需进行检查。其检查方法如下：

取本品约 1.0g，精密称定，置 10mL 量瓶中，加内标溶液［取正丙醇，用水稀释制成 0.02%（mL/mL）的溶液］溶解并稀释至刻度，摇匀，精密量取 5mL，置顶空瓶中，密封，作为供试品溶液；另取甲醇约 0.3g、乙醇约 0.5g 与丙酮约 0.5g，精密称定，置 100mL 量瓶中，用上述内标溶液加水稀释至刻度，摇匀，精密量取 1mL，置10mL 量瓶中，用上述内标溶液稀释至刻度，摇匀。精密量取 5mL，置顶空瓶中，密封，作为对照品溶液。照残留溶剂测定法（通则 0861，第一法）试验，用 6% 氰丙基苯基-94% 二甲基聚硅氧烷毛细管色谱柱，起始温度为 40℃，以每分钟 5℃ 的速率升温至120℃，维持 1 分钟，顶空瓶平衡温度为 90℃，平衡时间为 60 分钟，理论板数按正丙醇峰计算不低于 10000，各成分缝间的分离度均应符合要求。分别量取供试品溶液与对照品溶液顶空瓶上层气体 1mL，注入气相色谱仪，记录色谱图。按内标法以峰面积计算，应符合规定。

根据 ChP 通则"残留溶剂测定法"（通则 0861），甲醇为第二类溶剂，其限量为0.3%，丙酮为第三类溶剂，其限量为 0.5%。用内标法加校正因子测定样品中甲醇和丙酮的含量，应符合规定。

四、游离磷酸盐的检查

地塞米松磷酸钠及倍他米松磷酸钠为其母核的 C_{21} 位上的羟基与磷酸形成的磷酸酯二钠盐。在生产过程中有可能残留游离的磷酸盐，同时药物在贮存过程中酯键发生水解也可能产生游离磷酸盐，因此，应控制游离磷酸盐的量。

ChP 采用的检查方法是磷钼酸比色法，以一定浓度的磷酸二氢钾溶液作为标准磷酸盐对照溶液，利用磷酸盐在酸性条件下与钼酸铵 $[(NH_4) MoO_4]$ 反应，生成磷钼酸铵 $\{(NH_4)_3 [P (Mo_3O_{10})_4]\}$，再经 1-氨基-2 萘酚-4-磺酸溶液还原形成磷钼酸蓝（钼蓝），在 740nm 波长处有最大吸收，通过比较供试品溶液和对照品溶液的吸光度来控制药物中游离磷酸盐的量。

检查方法：精密称取本品 20mg，置 25mL 量瓶中，加水 15mL 使溶解；另取标准磷酸盐溶液［精密称取经 105℃ 干燥 2 小时的磷酸二氢钾 0.35g，置 1000mL 量瓶中，加硫酸溶液（3→10）10mL 与水适量使溶解，用硫酸稀释至刻度，摇匀；临用时再稀释 10 倍］4.0mL，置另一 25mL 量瓶中，加水 11mL；各精密加钼酸铵硫酸试液 2.5mL 与 1-氨基-2-萘酚-4-磺酸溶液（取无水亚硫酸钠 5g、亚硫酸氢钠 94.3g 与1-氨基-2-萘酚-4-磺酸 0.7g，充分混合，临用时取此混合物 1.5g 加水 10mL 使溶解，必要时滤过）1mL，加水至刻度，摇匀，在 20℃ 放置 30～50 分钟。照紫外-可见分光光度法，在 740nm 的波长处测定吸光度。供试品溶液的吸光度不得大于对照溶液的吸光度。

第四节　含量测定

各国药典收载的甾体激素类原料药和制剂的含量测定方法多采用高效液相色谱法、紫外分光光度法和比色法，其中高效液相色谱法是应用最广的方法。

一、高效液相色谱法

高效液相色谱法广泛用于甾体激素类药物原料和制剂的含量测定，各国药典多采用反相液相色谱法测定含量。如地塞米松、醋酸氢化可的松注射液、雌二醇及缓释贴片、黄体酮和地塞米松磷酸钠等。

例1　ChP中醋酸地塞米松片的含量测定。

色谱条件和系统适用性试验：用十八烷基硅烷键合硅胶为填充剂；乙腈-水（40：60）为流动相；检测波长为240nm，取醋酸地塞米松有关物质项下的对照溶液 $20\mu L$，注入液相色谱仪，出峰顺序依次为地塞米松与醋酸地塞米松，二者的分离度应大于20.0。

测定法：取本品20片，精密称定，研细，精密量取适量（约相当于醋酸地塞米松2.5mg），置50mL量瓶中，加甲醇适量，超声处理使醋酸地塞米松溶解，用甲醇稀释至刻度，摇匀，滤过，精密量取续滤液 $20\mu L$ 注入液相色谱仪，记录色谱图；另取醋酸地塞米松对照品，同法测定。按外标法以峰面积计算，即得。

例2　ChP黄体酮的含量测定。

色谱条件和系统适用性试验：用辛烷基硅烷键合硅胶为填充剂；甲醇-乙腈-水（25：35：40）为流动相；检测波长为241nm。取本品25mg，置25mL量瓶中，加 0.1mol/L 氢氧化钠甲醇溶液10mL使溶解，置60℃水浴中保温4小时，放冷，用1mol/L盐酸溶液调节至中性，用甲醇稀释至刻度，摇匀，取 $10\mu L$ 注入液相色谱仪，调节流速使黄体酮峰的保留时间约为12分钟，调节检测灵敏度，使主成分色谱峰的峰高达到满量程，色谱图中黄体酮峰与相对保留时间约为1.1的降解产物峰的分离度应大于4.0。

测定法：取本品，精密称定，加甲醇溶解并定量稀释制成每1mL约含0.2mg的溶液，精密量取 $10\mu L$ 注入液相色谱仪，记录色谱图；另取黄体酮对照品，同法测定。按外标法以峰面积计算，即得。

例3　ChP丙酸睾酮的含量测定。

色谱条件和系统适用性试验：用十八烷基硅烷键合硅胶为填充剂，以甲醇-水（80：20）为流动相；调节流速使丙酸睾酮峰的保留时间约为12分钟；检测波长为241nm，取本品约50mg，加甲醇适量使溶解，加1mol/L氢氧化钠溶液5mL，摇匀，室温放置30分钟后，用1mol/L盐酸溶液调节至中性，转移至50mL量瓶中，用甲醇稀释至刻度，摇匀，取 $10\mu L$ 注入液相色谱仪，记录色谱图，丙酸睾酮与降解产物（相对保留时间约为0.4）的分离度应不小于20。理论板数按丙酸睾酮峰计算不低于4000。

测定法：取本品约25mg，精密称定，置25mL量瓶中，加甲醇溶解并稀释至刻度，摇匀，精密量取 5mL，置 25mL 量瓶中，用甲醇稀释至刻度，摇匀，精密量取 10μL 注入液相色谱仪，记录色谱图；另取丙酸睾酮对照品，同法测定。按外标法以峰面积计算，即得。

二、紫外分光光度法

甾体激素药物中的皮质激素、雄性激素、孕激素以及口服避孕药，具有 Δ^4-3-酮基结构，在 240nm 附近有最大吸收，雌激素具有苯环，在 280nm 附近有最大吸收，见图 13-2。这些特征吸收都可用于甾体激素药物的含量测定。但因其专属性不强，原料药中的其他甾体杂质、制剂中的一些辅料对测定均有干扰，逐渐被高效液相色谱法所取代。但其操作简便，目前各国药典中仍有部分甾体激素原料药和制剂采用此法测定含量。

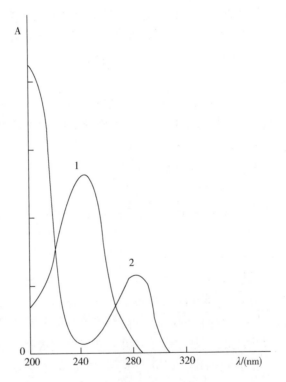

图 13-2 甾体的紫外光谱图
1. 甲睾酮 2. 炔雌醇

例 1 炔雌醚的含量测定。

取本品约 50mg，精密称定，置 50mL 量瓶中，加无水乙醇溶解并稀释至刻度，摇匀，精密量取 5mL，置另一 50mL 量瓶中，用无水乙醇稀释至刻度，摇匀，照紫外-可见分光光度法，在 280nm 的波长处测定吸光度；另取炔雌醚对照品适量，同法测定，计算，即得。

例 2 氢化可的松片的含量测定。

氢化可的松在 242nm 处有最大吸收，ChP 采用紫外分光光度法测定氢化可的松片的含量。方法如下：

取本品 20 片，精密称定，研细，精密称取适量（约相当于氢化可的松 20mg），置 100mL 量瓶中，加无水乙醇约 75mL，振摇 1 小时使氢化可的松溶解，用无水乙醇稀释至刻度，摇匀，滤过，精密量取续滤液 5mL，置另一 100mL 量瓶中，用无水乙醇稀释至刻度，摇匀，在 242nm 的波长处测定吸光度，按氢化可的松（$C_{21}H_{30}O_5$）的吸收系数（$E_{1cm}^{1\%}$）为 435 计算，即得。

本法为吸收系数法。由于片剂的赋形剂不溶于乙醇，供试品溶液需经过滤、稀释后测定。按吸收系数法计算本品含量的公式如下：

$$标示量\% = \frac{A \times 100 \times \overline{W} \times 10^3}{E_{1cm}^{1\%} \times 5 \times W \times 标示量} \times 100\%$$

式中，A 为测得的吸光度，W 为供试品的称样量（g），$\overline{W}$ 为平均片重（克/片），标示量的单位为毫克/片。

三、比色法

用比色法测定时，由于显色时影响的因素较多，应取供试品和对照品同时操作。比色法所用的空白通常用试剂空白。目前有少数药物特别是药物制剂采用比色法测定含量。用于甾体激素类药物的比色法主要有以下两种。

（一）四氮唑比色法

四氮唑比色法是用于皮质激素药物含量测定的方法。皮质激素类药物的 C_{17}-α-醇酮基有还原性，可以还原四氮唑盐成有色甲臜，此显色反应可用于皮质激素类药物的含量测定。

1. 四氮唑盐的种类　常用的四氮唑盐有以下两种：

（1）氯化三苯四氮唑　即 2,3,5-三苯基氯化四氮唑（2,3,5-triphe-nyltetrazolium chlorid，TTC），其还原产物为不溶于水的深红色三苯甲臜，λ_{max} 在 480～490nm，也称红四氮唑（red tetrazoline）。

（2）蓝四氮唑　蓝四氮唑（blue tetrazoline，BT）即 3,3′-二甲氧苯基-双-4,4′-(3,5-二苯基）氯化四氮唑，其还原产物为暗蓝色的双甲臜，λ_{max} 在 525nm 左右。TTC 和 BT 的结构式如下：

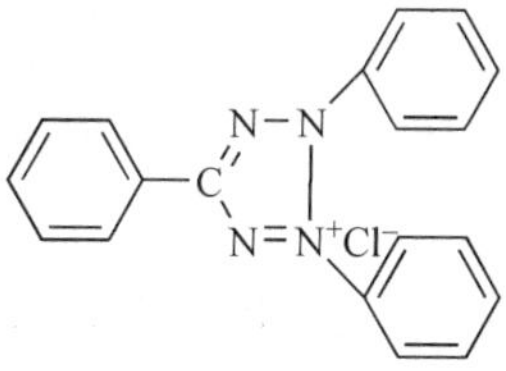

TTC 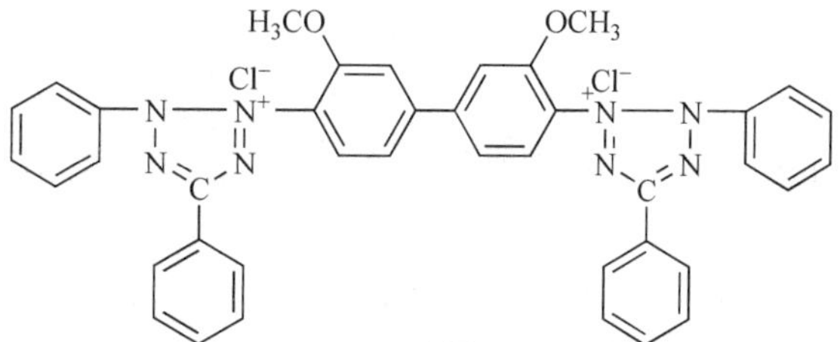　　　　　　　　　　　　　　　BT

2. 反应原理　皮质激素 C_{17}-α-醇酮基具有还原性，在强碱性溶液中能将四氮唑盐定量地还原为有色甲䐋（formazan），而自身失去 2 个电子被氧化为 20-酮-21-醛基。生成的颜色随所用的试剂和条件的不同而不同。

以 TTC 为例，反应式如下：

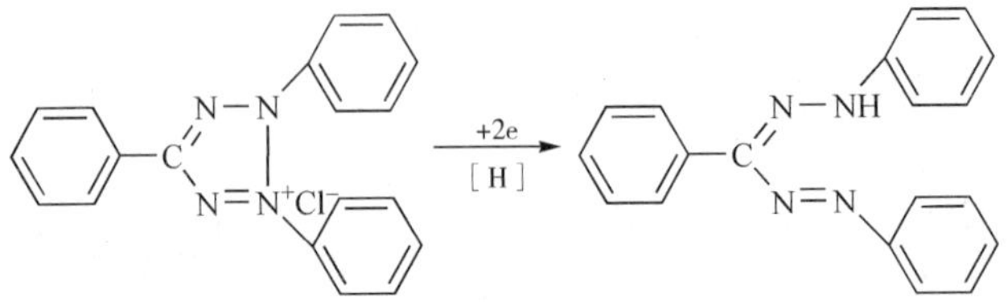

3. 测定方法　以 ChP 醋酸地塞米松注射液的含量测定为例，其测定方法如下：

（1）对照品溶液的制备　取醋酸地塞米松对照品约 25mg，精密称定，置 100mL 量瓶中，加无水乙醇溶解并稀释至刻度，摇匀，即得。

（2）供试品溶液的制备　取本品，摇匀，精密量取 5mL（相当于醋酸地塞米松 25mg），称定，置 100mL 量瓶中，加无水乙醇适量，振摇使醋酸地塞米松溶解并稀释至刻度，摇匀，滤过，取续滤液，即得。

（3）测定法　精密量取供试品溶液与对照品溶液各 1mL，分别置干燥具塞试管中，各精密加无水乙醇 9mL 与氯化三苯四氮唑试液 1mL，摇匀，再各精密加氢氧化四甲基铵试液 1mL，摇匀，在 25℃的暗处放置 40～50 分钟，照紫外-可见分光光度法，在 485nm 的波长处分别测定吸光度，计算，即得。

$$标示量\% = \frac{A_X \times W_R}{A_R \times W \times 标示量} \times 100\%$$

式中，A_X 和 A_R 分别为供试品溶液和对照品溶液的吸光度，W_R 为对照品的称样量（mg），W 为供试品的称样量（g），标示量的单位为（mg/g）。

本法中，由于对照品溶液和供试品溶液稀释的倍数相同，所以在计算时稀释的倍数可以不考虑。

4. 影响因素及显色条件的选择　四氮唑比色法广泛用于皮质激素类药物特别是制剂的含量测定。测定时各种因素如皮质激素的结构、溶剂、反应温度和时间、水分、碱的浓度、空气中的氧等，对甲䐋形成的速度、呈色强度和稳定性都有影响。

（1）基团的影响　一般认为，C_{11}-酮基取代的甾体反应速度快于 C_{11}-羟基取代的甾体；C_{21}-羟基酯化后其反应速度减慢；当酯化的基团为三甲基醋酸酯、磷酸酯或琥珀酸酯时，反应速度更慢。

（2）溶剂和水分的影响　含水量大时会使呈色速度减慢，但含水量不超过 5%时，对结果几乎无影响，一般采用无水乙醇作溶剂。醛具一定还原性，会使吸收度增高，所以最好采用无醛乙醇作溶剂。

（3）碱的种类及加入顺序的影响　在各种碱性试剂中，采用氢氧化四甲基铵能得到满意结果，故最为常用。有作者指出，当皮质激素和氢氧化四甲基铵长时间（24 小时）接触后，皮质激素有部分分解。因此，以先加四氮唑盐溶液再加碱液为好。

（4）空气中氧及光线的影响　反应产物对光的敏感，因此必须用避光容器并置于暗处显色，同时在达到最大显色时间后，立即测定吸光度。TTC 形成的甲䐶对空气中的氧敏感，氧能明显影响颜色强度和稳定性，因此 BP 曾规定在加入试剂后要往容器中充入氮气。

（5）温度与时间的影响　呈色反应速度随温度增高而加快。一般在室温或 30℃ 恒温条件下显色，结果的重现性较好，ChP 的反应条件是在 25℃ 的暗处反应 40～50 分钟。

（二）　柯柏反应比色法

柯柏反应（Kober）是指雌激素与硫酸-乙醇反应呈色，在 515nm 附近有最大吸收。此反应可用于雌性激素类药物的比色法测定。

其反应机理可能是雌激素分子的质子化、重排、氧化形成共轭系统发色团的结果。测定时应注意控制条件，注重平行原则，以减少误差。目前仍为各国药典所采用。ChP 采用本法测定复方炔诺孕酮滴丸中炔雌醇的含量。方法如下：

1. 供试品和对照品溶液的制备　取本品 10 丸除去包衣后，置 20mL 量瓶中，加乙醇约 12mL，微温使炔诺孕酮与炔雌醇溶解，放冷，用乙醇稀释至刻度，摇匀，滤过，取续滤液作为供试品溶液；另取炔诺孕酮与炔雌醇对照品，精密称定，加乙腈溶解并定量稀释制成每 1mL 中约含炔雌醇 15μg 的溶液，作为对照品溶液。

2. 测定方法　精密量取供试品溶液和对照品溶液各 2mL，分置具塞锥形瓶中，置冰浴中冷却 30 秒后，各精密加硫酸-乙醇（4：1）8mL（速度必须一致），随加随振摇，加完后继续冷却 30 秒，取出，在室温放置 20 分钟，照紫外-可见分光光度法，在 530nm 波长处分别测定吸光度，计算，即得。

复方炔诺孕酮滴丸中含左炔诺孕酮和炔雌醇两种药物，采用柯柏反应比色法测定其中炔雌醇的含量，炔诺孕酮不干扰测定。

（三）　异烟肼比色法

甾体激素在 C_3-酮基及其他位置上的酮基能在酸性条件下与羰基试剂异烟肼缩合，形成黄色的异烟腙，在 420nm 波长附近有最大吸收，可用本法进行含量测定。但由于该比色法影响的因素较多，已逐渐被高效液相色谱法取代。

四、生物样品中甾体激素的分析

甾体激素类药物的药动学、生物利用度和滥用药物的检测，均需对其生物样品进行分析。由于甾体激素类药物给药剂量小，体内药物浓度很低，存在多种代谢产物，同时又存在生物体内源性甾体激素，因此要求分析方法灵敏度高、专属性强、准确度好。常用方法有气相色谱法、高效液相色谱法，以及各种色谱-质谱联用技术，如 GC-MS、GC-MS-MS、HPLC-MS 和 HPLC-MS-MS。近几年免疫学方法也有应用，常见的有放射免疫法（RIA）和酶标记免疫法（EIA），具有检测灵敏度高，前处理方法简便，但准确度较差的特点。

下面介绍高效液相色谱-质谱法快速测定大鼠血清雌二醇的研究。

1. 材料　仪器和试药：Agilent 1100 series LC/MSD 高效液相色谱仪。动物：选用 3 月龄健康雌性 Wistar 大鼠 3 只，体重（197±12）g。经大鼠眼眶取血，分离获得血清，-20℃保存。

2. 方法和结果

（1）色谱条件　色谱柱：Agilent Zorbax SB C$_{18}$柱（4.6mm×250.0mm，5μm）；流动相：甲醇-10mmol/L 醋酸铵溶液-醋酸（97：3：1）；流速：1mL/min；柱温：30℃；进样量：20μL。

（2）质谱条件　离子源：大气压化学电离离子源（APCI）；监测模式：正离子；干燥气流速：7L/min；干燥气温度：350℃；雾化室压力：344.5kPa；选择性离子监测：雌二醇衍生物 [M+H]$^+$（m/z=506.3），内标衍生物 [M+H]$^+$（m/z=404.3）。

（3）溶液配制　取雌二醇加甲醇制成 1mg/mL 储备液，并逐步稀释，得到 160、80、40、20、10ng/mL 的系列对照品溶液。取对羟基联苯加甲醇制成 1mg/mL 储备液，并稀释得到 20ng/mL 的内标溶液。

（4）样品处理　取血清样品 2.0mL 加入 20ng/mL 内标溶液 50μL，混匀，再加入乙酸乙酯 5mL，涡旋 5 分钟，3500rpm 离心 10 分钟，取有机层至离心管中，于 60℃水浴，氮气吹干，残渣用于衍生化反应。

（5）衍生化反应　处理后的样品残渣加 100mmol/L 碳酸钠溶液 90μL 和 300mg/mL 丹酰氯溶液 10μL，混匀，于 60℃水浴衍生 40 分钟后，将反应液 10000rpm 离心 5 分钟，取上清液进样分析。

（6）线性关系考察　以对照品峰面积与内标峰面积的比值为纵坐标（Y），对照品浓度与内标浓度的比值为横坐标（X），建立回归方程：$Y=3.462X+1.721$（r=0.9769），线性范围：10.17～203.4pg/mL。

（7）精密度试验　在血清样品中分别加入 160、40、10ng/mL 的雌二醇对照品溶液和等量的内标溶液，进行样品处理和测定，在 1 天之内连续进样 3 次，连续 3 天分别进样，以峰面积的比值计算日内精密度和日间精密度的 RSD，分别为 7.56% 和 11.86%，7.05% 和 9.67%，8.24% 和 13.26%。

（8）定量限　将雌二醇的色谱峰峰高与相邻噪声进行比较，确定能被定量检测出的最低浓度为 10.17pg/mL。

（9）回收试验　取同一只大鼠血清 2 份，各 2mL，其中一份血清直接测定雌二醇浓度，另一份血清加入一定量雌二醇对照品溶液后再测定雌二醇浓度，利用两种血清中雌二醇含量的差值，计算回收率为 92.43%（RSD=5.9%），见图 13-3。

（10）样品测定　将 3 只大鼠血清按照前述方法进行样品处理和衍生化反应，经分析测定其中雌二醇含量为（14.44±1.68）pg/mL。

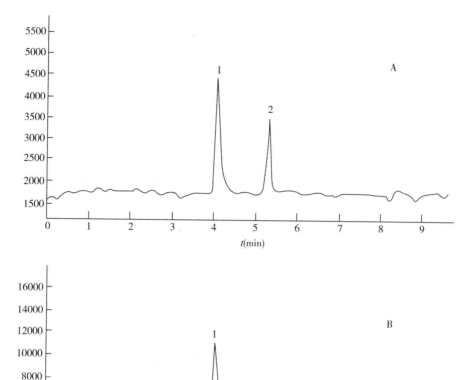

图 13-3　对照品和样品血清的雌二醇高效液相色谱-质谱图

A. 对照品　B. 血清样品　1. 雌二醇　2. 对羟基联苯

3. 讨论

（1）衍生化试剂的选择　丹酰氯是应用较广的荧光衍生化试剂，常用于含氨基药物的测定，同伯胺和仲胺都能发生反应，还可用于含酚羟基药物（如雌激素）的测定。本研究采用丹酰氯作为衍生化试剂，其磺酰氯基能与雌二醇酚羟基发生反应，并且丹酰氯分子中的叔胺氮原子使雌二醇离子化效率提高，从而增强质谱响应，可以满足定量分析的需要。

（2）衍生化温度、时间的选择　于 60℃ 进行衍生化，可以较快达到完全反应，且衍生物稳定，后处理简单。雌二醇和内标对羟基联苯的衍生化反应趋势大致相同，均随时间增加质谱响应增大，但反应时间过长则会使质谱响应降低，所以本研究选择衍生化时间为 40 分钟。

（3）流动相体系的选择　比较甲醇和乙腈不同流动相体系进行分析，发现它们对衍生物在色谱中的保留影响不大。但使用甲醇时，雌二醇衍生物的 APCI-MS 响应大于乙腈，所以此研究选择甲醇流动相体系。

第十四章 抗生素类药物的分析 ▷▷▷▷

第一节 概　述

一、抗生素类药物的分类

抗生素（antibiotics）是某些微生物（细菌、真菌、放线菌等）产生的具有抗病原体或其他活性的一类物质。自 1940 年以来，青霉素应用于临床，现抗生素种类已达几千种，ChP 共收载抗生素类原料药及其各种制剂近 500 个品种。

此类药物种类繁多，用途各异，性质复杂。其分类可以从来源、生物合成途径、作用对象、作用机制、化学结构作为分类依据。其中以化学结构为依据分类，有利于抗生素工业生产和质量分析研究。

抗生素类药物按其化学结构分为以下几类：①β-内酰胺类，主要包括青霉素类和头孢菌素类，其分子结构中含有 β-内酰胺环。②氨基糖苷类，包括链霉素、庆大霉素、卡那霉素、妥布霉素、丁胺卡那霉素、新霉素、核糖霉素、小诺霉素、阿斯霉素等。③四环素类，包括四环素、金霉素、土霉素及强力霉素等。④大环内酯类，常用的有红霉素、乙酰螺旋霉素、麦迪霉素、交沙霉素等；另外，还包括多烯大环类、多肽类、苯烃胺类、蒽环类和其他类抗生素。本章主要讨论前四类抗生素类药物的物理化学性质和理化分析方法。

二、抗生素类药物的特点

抗生素类药物，除少数是利用化学合成或半合的方法制得外，主要由微生物发酵和提纯（经化学纯化、精制和化学修饰等过程），最后制成适当制剂。其生产技术复杂、不易控制，异物污染可能性较大（虽经精制提纯，仍常含有杂质）；多数不稳定，分解产物带入，使药效降低、无效或有毒性。与化学合成药物相比，其结构、组成更复杂，使其质量分析更加复杂。

其特点主要表现为：化学纯度低，稳定性差，且活性组分易发生变异。有三多，即同系物多、异构体多、降解物多，如庆大霉素含有多个组分；β-内酰胺类、氨基糖苷类抗生素均含有手性分子，存在光学异构体；四环素类抗生素存在脱水、差向异构体。药物中可能存在的降解产物或聚合物，不仅降低疗效，还可能引起过敏反应。

随着抗生素类药物广泛应用于临床，研究抗生素类药物的质量控制方法，提供高质量的抗生素类药物越来越重要。

三、抗生素类药物的质量分析

抗生素类药物分析根据其特点，可分为理化方法和生物学方法两大类。主要通过鉴别、检查、含量测定三方面控制其质量。

（一）　鉴别试验

1. 官能团的显色反应　如链霉素的麦芽酚反应、坂口反应，庆大霉素的茚三酮反应，盐酸四环素的三氯化铁呈色反应。

2. 光谱法　主要包括紫外光谱鉴别法与红外光谱鉴别法。ChP 抗生素类药物的鉴别广泛采用红外光谱，鉴别方法采用标准图谱对照法。

3. 色谱法　包括 TLC 法和 HPLC 法，随着抗生素类药物含量测定方法普遍采用 HPLC 法，该法也广泛用于抗生素类药物的鉴别。采用标准品对照方法，与含量测定同时进行。

4. 生物学法　检查抗生素灭活前后的抑菌能力，并与已知含量对照药品对照后进行鉴别，此法在药品标准中较少采用。

5. 各种盐的鉴别反应　抗生素类药物多以盐的形式存在，如青霉素钾、青霉素钠、硫酸链霉素、盐酸四环素等，药品标准的鉴别项下多包括硫酸盐反应、氯化物反应以及焰色反应。

（二）　检查

抗生素类药物生产工艺复杂，且大多数抗生素类药物稳定性差，所以，药物中杂质成分复杂，除一般杂质外，还包括化学性质与抗生素相似的杂质、降解物或高分子聚合物等。均能引起抗生素的不良反应。为了保证抗生素类药物的安全有效，需对该类药物的质量进行深入研究，分析杂质的来源、种类及其带来的不良反应。

该类药物药品标准中的检查项目主要包括：

1. 影响产品稳定性的检查项目　结晶性、酸碱度、水分或干燥失重等。

2. 控制有机杂质和无机杂质的检查项目　重金属、有关物质、溶液的澄清度与颜色、残留溶剂、炽灼残渣等。

3. 与临床安全性有关的检查项目　异常毒性、热原或细菌内毒素、降压物质、无菌等。

4. 特殊检查项目　抗生素类药物还规定"悬浮时间与抽针试验"（如注射用普鲁卡因青霉素）、聚合物的检查（如 β-内酰胺类抗生素）等。对于多组分抗生素还要进行组分分析（如硫酸庆大霉素 C 组分的测定）。

5. 制剂通则中的检查项目　各药物制剂均应符合剂型方面的有关要求。

（三）　含量测定或效价测定

抗生素类药物的含量测定方法有两大类，即生物学方法和化学或物理化学的方法。

抗生素是一种生理活性物质，它对生命现象很敏感，因此，抗生素活性表示方法，可以用抗生素的效价表示它的生物效能，其最小效价单元就叫做"单位"（U）。经由国际协商规定的标准单位，称为"国际单位"（IU）。通常各种抗生素的单位，是根据国家抗生素标准品测定出来的，是衡量药物有效成分的一种尺度。效价测定方法包括生物学法和化学及物理化学法两大类。

抗生素的剂量常用重量（μg）和效价单位（U）来表示。化学合成和半合成的抗菌药物都以重量表示，生物合成的抗生素以效价表示，并同时注明与效价相对应的重量。效价是以抗菌效能（活性部分）作为衡量的标准，因此，效价的高低是衡量抗生素质量的相对标准。

各种抗生素的效价基准是为了生产科研方便而规定的。一种抗生素对应有一个效价基准，如 1mg 青霉素钠定为 1670 单位（U），1mg 庆大霉素定为 590 单位（U）。同一种抗生素的各种盐类的效价可根据其分子量与标准盐类进行换算。如 1mg 青霉素钾的单位（U）$=1670 \times 356.4/372.5 = 1598 U/mg$。

1. 微生物检定法 ChP（通则 1201）收载的"抗生素微生物检定法"属生物学方法。本法系在适宜条件下，根据量反应平行线原理设计，通过检测抗生素对微生物的抑制作用，计算抗生素活性（效价）的方法。

应用的方法包括管碟法和浊度法。

（1）管碟法 是利用抗生素在琼脂培养基内的扩散作用，通过比较标准品和供试品两者对接种的试验菌产生的抑菌圈的大小，来测定供试品效价的方法。

（2）浊度法 是利用抗生素在液体培养基内对试验菌生长的抑制作用，通过测定培养后细菌浊度值的大小，比较标准品和供试品对试验菌生长的抑制程度，以测定供试品效价的方法。

抗生素微生物检定法的特点：①方法合理，测定结果与临床应用的要求一致，可直观、特异地反映出抗生素品种的抗菌活性，确定抗生素的医疗价值。②灵敏度高，所需样品量少，测定结果较直观。③适用范围广，纯度高的精制品、纯度较差的制品、已知的和新发现的抗生素均适用。④同一类型抗生素不需分离，可直接测定其总效价。但该方法操作较繁琐、测定时间长、误差较大。

2. 理化测定法 根据抗生素的分子结构特点，利用其特有的理化性质及反应而进行测定，其方法有容量法、紫外-可见分光光度法、高效液相色谱法等。理化测定法适用于提纯的及化学结构已确定的抗生素，方法迅速、准确、专属性强。缺点：杂质往往有相同的结构，对纯度要求高，一类抗生素的共同结构反应时，所得结果，只能代表药物总的含量，不代表生物效价。理化方法测定的结果用含量百分率（%）表示。

通常理化方法要求：准确可靠、专属性强、操作简便、省时、试剂易得、样品用量少、测定结果与生物效价一致。药典收载药物广泛采用此法，其中 HPLC 法应用越来越广。

第二节 β-内酰胺类抗生素的分析

β-内酰胺类抗生素，其分子结构中，均含有 β-内酰胺环，可分为青霉素类、头孢菌素类以及非典型的 β-内酰胺抗生素类。ChP 收载的青霉素类药物主要有青霉素钾（钠）、普鲁卡因青霉素、苄星青霉素、青霉素 V 钾、氨苄西林（钠）、阿莫西林（钠）、磺苄西林钠、苯唑西林钠等，头孢菌素类药物有头孢氨苄、头孢羟氨苄、头孢噻吩钠、头孢噻肟钠、头孢拉定、头孢克洛、头孢哌酮等。

本节主要讨论青霉素族和头孢菌素族抗生素的结构性质以及质量分析方法。

一、结构与性质

（一）化学结构

青霉素族和头孢菌素族抗生素的结构中均含有 β-内酰胺环。青霉素的母核是由 β-内酰胺环与氢化噻唑环骈合的双杂环，称为 6-氨基青霉烷酸（6-aminopenicillanic acid，简称 6-APA）；头孢菌素的母核是由 β-内酰胺环与氢化噻嗪环骈合的双杂环，称为 7-氨基头孢菌烷酸（7-aminocephalosporanic acid，简称 7-ACA）。青霉素和头孢菌素的基本结构如下：

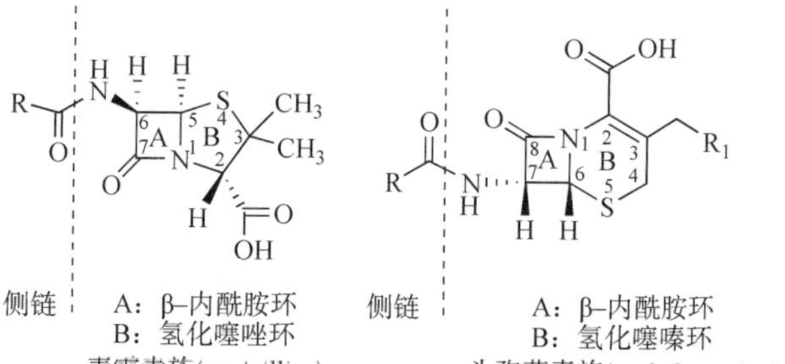

侧链　A：β-内酰胺环　　侧链　A：β-内酰胺环
　　　B：氢化噻唑环　　　　　　B：氢化噻嗪环
青霉素族(penicillins)　　　头孢菌素族(cephalosporins)

（二）性质

1. 酸碱性与溶解度　本类药物通常为白色结晶或结晶性粉末。青霉素和头孢菌素分子中的游离羧基具有相当强的酸性，大多数青霉素类药物的 pK_a 在 2.5～2.8 之间，能与无机碱或某些有机碱成盐，如青霉素钠（钾）、氨苄西林钠、普鲁卡因青霉素以及头孢噻吩钠等。其碱金属盐易溶于水；有机碱盐难溶于水，易溶于有机溶剂；青霉素的碱金属盐遇酸则析出游离基的白色沉淀。

2. 旋光性　青霉素分子的母核结构中含有三个手性碳原子（C_2、C_5、C_6），头孢菌素分子的母核结构中含有两个手性碳原子（C_6、C_7），故都具有旋光性。可根据其旋光性对该类药物定性定量分析。

3. 光谱特征

（1）紫外吸收光谱（UV） 青霉素族药物分子中的母核部分无紫外吸收，但其侧链酰胺基上 R 取代基若有苯环等共轭系统，则有紫外吸收特征。如青霉素钾（钠）的水溶液在 264nm 具有较强的紫外吸收。头孢菌素族母核部分具有 $O=C-N-C=C$ 结构，R 取代基常具有苯环等共轭系统，有紫外吸收。

（2）红外吸收光谱（IR） β-内酰胺环羰基的伸缩振动（1750～1800cm^{-1}），酰亚胺的氨基、羰基的伸缩振动（3300cm^{-1}、1525cm^{-1}、1680cm^{-1}），羧基离子的伸缩振动（1600cm^{-1}、1410cm^{-1}）是此类抗生素共有的红外特征吸收。

4. β-内酰胺环的不稳定性
β-内酰胺环为四元环，具有较大张力，是本类药物的不稳定结构，在水溶液中易发生水解反应，所以其稳定性与含水量和纯度有很大关系。水解程度受溶液的 pH 值和其他条件影响，在酸、碱及某些金属盐（如氯化汞）的催化作用下，易发生水解和分子重排，生成系列降解产物。青霉素降解反应如图 14-1 所示。

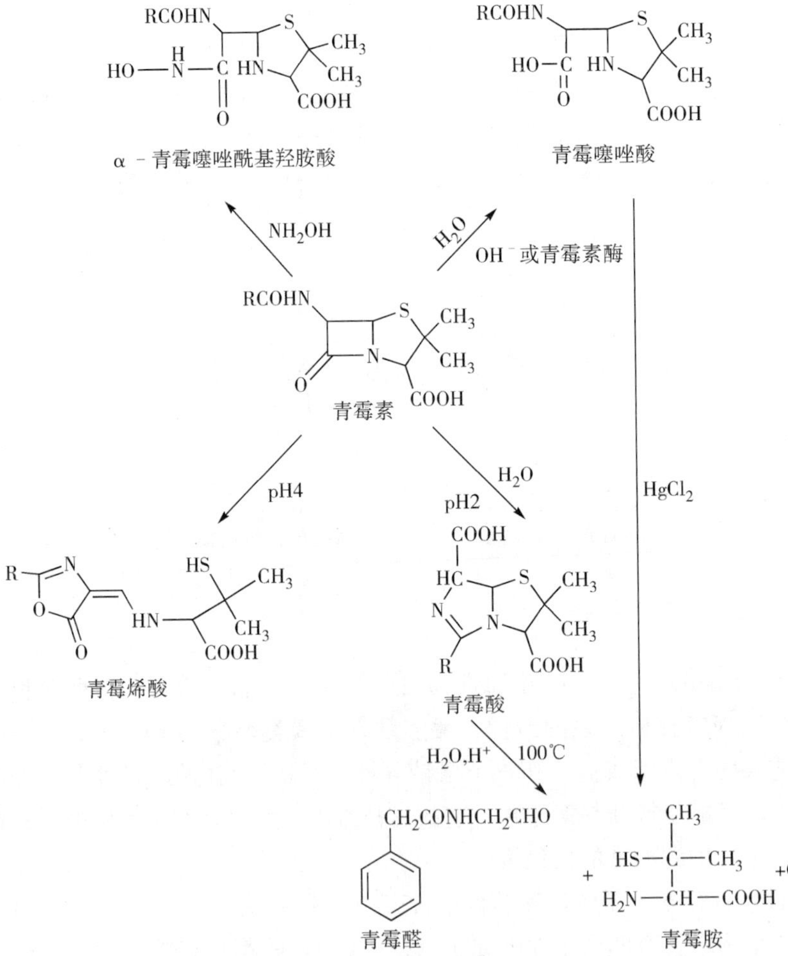

图 14-1 青霉素的降解反应

二、鉴别试验

（一） 呈色反应

1. 羟肟酸铁反应 青霉素及头孢菌素在碱性溶液中与羟胺作用，β-内酰胺环开环生成羟肟酸，在稀酸中与高铁离子呈现不同的颜色。其反应过程如下：

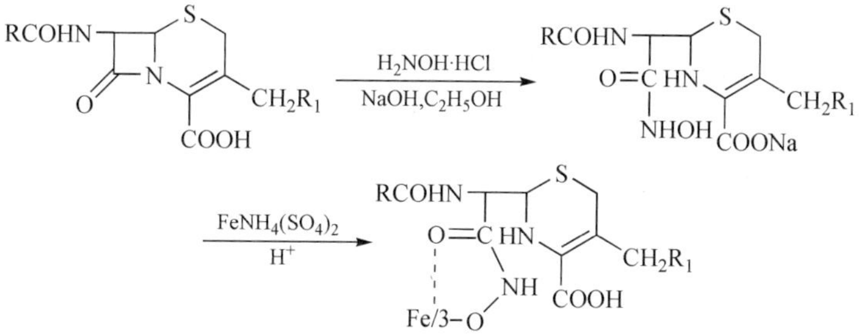

ChP 采用该反应鉴别哌拉西林钠、磺苄西林钠及头孢哌酮等。不同结构化合物生成产物的颜色不同，可用于本类药物的鉴别。如磺苄西林钠呈赤褐色，头孢哌酮呈红棕色。

如哌拉西林的鉴别方法：取本品 10mg，加水 2mL 与盐酸羟胺溶液〔取 34.8% 盐酸羟胺溶液 1 份，醋酸钠-氢氧化钠溶液（取醋酸钠 10.3g 与氢氧化钠 86.5g，加水溶解使成 1000mL）1 份与乙醇 4 份，混匀〕3mL，振摇溶解后，放置 5 分钟，加酸性硫酸铁铵试液 1mL，摇匀，显红棕色。

2. 茚三酮反应 本类药物结构中含有 α-氨基结构，常具有 α-氨基酸的性质，可与茚三酮反应显蓝紫色。

3. 三氯化铁反应 本类药物中取代基苯环上直接连有羟基的药物可与三氯化铁试液反应显色，如头孢羟氨苄，方法：取本品适量，用水适量超声使溶解并稀释制成每 1mL 中约含 12.5mg 的溶液，取溶液 1mL，加三氯化铁试液 3 滴，即显棕黄色。

（二） 盐的反应

1. 焰色反应 青霉素类药物常以盐的形式存在，常为钠盐或钾盐，显钠盐的火焰反应或钾盐的火焰反应。如青霉素钾，火焰反应显紫色；青霉素钠，火焰反应显鲜黄色。

2. 有机盐的特殊反应 青霉素的有机盐类药物主要有苄基青霉素和普鲁卡因青霉素。

苄基青霉素即青霉素与二苄基乙二胺形成的盐，二苄基乙二胺可与重铬酸钾反应生产沉淀，ChP 对其的鉴别方法为：取本品 0.2g，加氢氧化钠试液 2mL，摇匀，加乙醚 10mL 振摇提取，分取乙醚液 3mL，蒸干，加冰醋酸 2mL 使残渣溶解后，加重铬酸钾试液 1mL，即生成金黄色沉淀。

普鲁卡因青霉素即青霉素与普鲁卡因成盐，结构中含有芳伯胺基，显芳香第一胺类的鉴别反应。

（三） 光谱法

1. 红外吸收光谱（IR） 本法专属性强，各国药典均采用了本法鉴别 β-内酰胺类抗生素。所得的红外光吸收图谱应与对照的图谱一致。如我国《药品红外光谱集》收载阿莫西林的红外标准图谱，如图 14-2 所示。

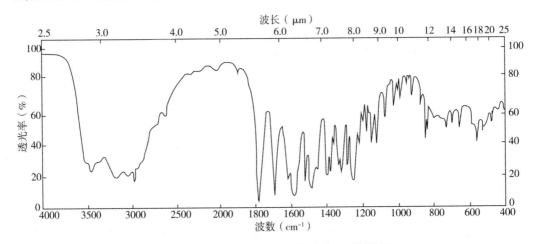

图 14-2 阿莫西林的红外光谱图（KBr 压片法）

峰位（cm^{-1}）	归属	峰位（cm^{-1}）	归属
3470，3180	$\nu_{OH,NH}$（酚羟基和酰胺）	1620	$\nu_{C=C}$（苯环）
1780	$\nu_{C=O}$（β-内酰胺）	1585，1400	ν_{COO^-}（羧酸离子）
1690	$\nu_{C=O}$（仲酰胺）	1250	ν_{C-O}（酚羟基）

2. 紫外吸收光谱（UV） 本类药物在紫外光区有特征吸收，各国药典均采用紫外吸收光谱特征鉴别。可以通过规定最大吸收波长或最大吸收波长处的吸光度进行鉴别，也可以规定吸收系数。如 ChP 中头孢替唑钠的鉴别：取本品，精密称定，加水溶解并定量稀释制成每 1mL 中含 16μg 的溶液，照紫外-可见分光光度法（通则 0401），在 272nm 的波长处测定吸光度，吸收系数（$E_{1cm}^{1\%}$），为 270～300。

（四） 色谱法

ChP 中，HPLC 法鉴别试验中一般规定"在含量测定项下记录的色谱图中，供试品溶液主峰的保留时间应与对照品溶液主峰的保留时间一致"。

TLC 法即选取适宜的展开剂和显色剂，规定供试品溶液所显主斑点的颜色和位置应与对照品溶液主斑点的颜色和位置相同，混合溶液则应显单一斑点。药典规定 TLC 法和 HPLC 法两项可选做一项。

ChP 头孢硫脒的鉴别：取本品与头孢硫脒对照品适量，分别加水溶解并制成每 1ml 中约含 20mg 的溶液，作为供试品溶液与对照品溶液，取对照品溶液和供试品溶液等量混合，作为混合溶液。照薄层色谱法（通则 0502）试验，吸取上述三种溶液各 1μL，分别点于同一硅胶 G 薄层板［取硅胶 G2.5g，加含 1‰羧甲基纤维素钠的磷酸盐缓冲液（pH5.8）适量，调浆制板，经 105℃活化 1 小时，放入干燥器中备用］上，以新鲜制备的甲醇-异丙醇-磷酸盐缓冲液（pH5.8）（7：2：1）滤过后为展开剂，展开，晾干于 100℃加热 30 分钟，置碘蒸气中显色检视。供试品溶液所显主斑点的颜色与位置应与对照品溶液主斑点的颜色与位置相同，混合溶液应显单一斑点。

三、特殊杂质检查

β-内酰胺类抗生素除需进行酸碱度、溶液的澄清度与颜色、水分等项检查外，还要进行以下特殊杂质的检查，如有关物质、异构体、高分子聚合物等。这些杂质可以引起药物的不良反应，须严格控制。一般采用 HPLC 法进行杂质的限量检查。

ChP 收载的青霉素钠（钾）检查项目有：结晶性、酸碱度、溶液的澄清度与颜色、吸光度、有关物质、青霉素聚合物、干燥失重、可见异物、不溶性微粒、细菌内毒素、无菌等。头孢羟氨苄检查项目有：结晶性、酸度、有关物质、水分等。阿莫西林检查项目有：酸度、溶液的澄清度、有关物质、阿莫西林聚合物、残留溶剂、水分、炽灼残渣等。

以下几个例子为有关物质、异构体和聚合物的检查。

1. 有关物质和异构体的检查 本类药物大多数需进行有关物质检查，部分还检查异构体杂质。

例 1 头孢呋辛酯中有关物质和异构体的检查。

色谱条件与系统适用性试验 用十八烷基硅烷键合硅胶为填充剂；以 0.2mol/L 磷酸二氢铵溶液-甲醇（62：38）为流动相；检测波长为 278nm。取头孢呋辛酯对照品适量，用流动相溶解并制成每 1mL 中约含 0.2mg 的溶液，取此溶液在 60℃水浴中加热至少 1 小时，冷却，得头孢呋辛酯 Δ^3-异构体的溶液；另取本品适量，加用流动相溶解并制成每 1mL 中约含 0.2mg 的溶液，经紫外光照射 24 小时，得含头孢呋辛酯 E 异构体的溶液。取上述两种溶液各 20μL，分别注入液相色谱仪。头孢呋辛酯 A、B 异构体、Δ^3-异构体及两个 E 异构体峰的相对保留时间分别约为 1.0、0.9、1.2 及 1.7 和 2.1。头孢呋辛酯 A、B 异构体之间，头孢呋辛酯 A 异构体与 Δ^3-异构体之间的分离度均应符合要求。

异构体： 取本品适量，照含量测定项下的方法试验，供试品溶液色谱图中头孢呋辛酯 A 异构体峰面积与头孢呋辛酯 A、B 异构体峰面积和之比应为 0.48～0.55。

有关物质： 取本品适量，精密称定（约相当于头孢呋辛 50mg），置 100mL 量瓶中，加甲醇 10mL，强力振摇使溶解，再用流动相稀释至刻度，摇匀，作为供试品溶液；精密量取 1mL，置 100mL 量瓶中，用流动相稀释至刻度，摇匀，作为对照溶液。立即精密量取供试品溶液与对照溶液各 20μL，分别注入液相色谱仪，记录色谱图至头孢呋辛酯 A 异构体峰保留时间的 3.5 倍。供试品溶液色谱图中如有杂质峰，两个 E 异构体峰面积之和不得大于对照溶液两个主峰面积之和（1.0%），Δ^3-异构体峰面积不得大于对照溶液两个主峰面积之和的 1.5 倍（1.5%），其他单个杂质峰面积不得大于对照溶液两个主峰面积之和的 0.5 倍（0.5%），各杂质峰面积的和不得大于对照溶液两个主峰面积之和的 3 倍（3.0%）（供试品溶液中任何小于对照溶液两个主峰面积之和 0.05 倍的峰可忽略不计）。

头孢呋辛酯A、B异构体

Δ³-异构体

E-异构体

讨论：头孢呋辛酯是分子结构中 1-乙酰氧基乙基上不对称碳原子的 *R*- 和 *S*-异构体接近等摩尔比时的混合物，其生物利用度高于任何其他一种异构体，所以各国药典均采用 HPLC 法检查异构体的相对含量。

另外，对各个有关物质（E-异构体、Δ³-异构体等杂质）也做了严格的限度规定。

例 2 头孢羟氨苄中有关物质检查。

取本品适量，精密称定，加流动相 A 溶解并定量稀释制成每 1mL 中约含 1mg 的溶液，作为供试品溶液；精密量取 1mL，置 100mL 量瓶中，用流动相 A 稀释至刻度，摇匀，作为对照溶液。称取 α-对羟基苯甘氨酸对照品约 10mg，置 10mL 量瓶中，用流动相 A 适量超声使溶解并稀释至刻度，摇匀，作为对照品溶液（1）；称取 7-氨基去乙酰氧基头孢烷酸对照品约 10mg，置 10mL 量瓶中，用 pH7.0 磷酸盐缓冲液（称取 28.4g 无水磷酸氢二钠，加水 800mL 使溶解，用 30% 的磷酸溶液调节 pH 至 7.0，水稀释至 1000mL，混匀）适量超声使溶解并稀释至刻度，摇匀，作为对照品溶液（2）。精密量取对照品溶液（1）和（2）各 1mL，置 100mL 量瓶中，用流动相 A 稀释至刻度，摇匀，作为杂质对照品溶液。照高效液相色谱法（通则 0512）测定，用十八烷基硅烷键合硅胶为填充剂；流动相 A 为 0.02mol/L 磷酸二氢钾溶液（取 2.72g 磷酸二氢钾于约 800mL 水中，用 1mol/L 氢氧化钾溶液调节溶液的 pH 值至 5.0，用水稀释至 1000mL，混匀。）；流动相 B 为甲醇；流速为每分钟 1.0mL；检测波长为 220nm；取杂质对照品溶液与供试品溶液（9∶1）的混合液 20μL 注入液相色谱仪，按表 14-1 进行线性梯度洗脱，记录色谱图。头孢羟氨苄峰的保留时间约为 10 分钟，α-对羟基苯甘氨酸峰和 7-氨基去乙酰氧基头孢烷酸峰的分离度应不小于 5.0。7-氨基去乙酰氧基头孢烷酸峰与头孢羟氨苄峰的分离度应大于 5.0。

取对照溶液 20μL，注入液相色谱仪，再精密量取供试品溶液、对照溶液与杂质对照品溶液各 20μL，分别注入液相色谱仪，按表 14-1 进行线性梯度洗脱，记录色谱图。供试品溶液色谱图中如有杂质峰，含 α-对羟基苯甘氨酸和 7-氨基去乙酰氧基头孢烷酸按外标法以峰面积计算，均不得过 1.0%；其他单个杂质峰面积不得大于对照溶液主峰面积（1.0%），其他各杂质峰面积的和不得大于对照溶液主峰面积的 3 倍（3.0%）。（供试品溶液中任何小于对照溶液主峰面积 0.05 倍的峰可忽略不计）

表 14-1 线性梯度洗脱表

时间（分钟）	流动相 A（%）	流动相 B（%）
0	98	2
1	98	2
25	70	30
28	98	2
40	98	2

2. 聚合物的检查 在 β-内酰胺类抗生素所致的速发型过敏反应中，药物分子本身只是半抗原，药物中存在的高分子聚合物才是引发速发型过敏反应的真正过敏原，因此严格控制抗生素中高分子聚合物的含量有着重要的意义。聚合物的分析常采用分子排阻色谱法，是根据分子大小进行分离的一种液相色谱技术。其分离原理为凝胶色谱柱的分子筛机制。色谱柱多以亲水硅胶、凝胶或经修饰凝胶如葡聚糖凝胶 sephadex 和聚丙烯酰胺凝胶 sepherose 等为填充剂，这些填充剂表面分布着不同尺寸的孔径，药物分子进入色谱柱后，它们中的不同组分按其大小进入相应的孔径内，大于所有孔径的分子不能进入填充剂颗粒内部，在色谱过程中不被保留，最早被流动相洗脱至柱外，表现为保留时间较短；大小小于所有孔径的分子能自由进入填充剂表面的所有孔径，在柱子中滞留时间较长，表现为保留时间较长；其余分子则按分子大小依次被洗脱。

例 青霉素聚合物的检查：照分子排阻色谱法（通则 0514）测定。

（1）色谱条件与系统适用性试验 用葡聚糖凝胶 G-10（40～120μm）为填充剂，以 pH7.0 的 0.1mol/L 磷酸盐缓冲液 [0.1mol/L 磷酸氢二钠溶液－0.1mol/L 磷酸二氢钠溶液（61：39）] 为流动相 A，以水为流动相 B；流速为每分钟 1.5mL；测定波长为 254nm。分别以流动相 A、B 为流动相，取 0.1mg/mL 蓝色葡聚糖 2000 溶液 100～200μL，注入色谱仪，理论板数按蓝色葡聚糖 2000 峰计算均不低于 400。拖尾因子均应小于 2.0。在两种流动相系统中蓝色葡聚糖 2000 峰保留时间的比值应在 0.93～1.07 之间，对照溶液主峰和供试品溶液中聚合物峰与相应色谱系统中蓝色葡聚糖 2000 峰的保留时间的比值均应在 0.93～1.07 之间。另以流动相 B 为流动相，精密量取对照溶液 100～200μL，连续进样 5 次，峰面积的相对标准偏差应不大于 5.0%。

（2）对照溶液的制备 取青霉素对照品适量，精密称定。加水溶解并定量稀释制成每 1mL 中约含 0.1mg 的溶液。

（3）测定方法 取本品约 0.4g，精密称定，置 10mL 量瓶中。加水使溶解并稀释至刻度，摇匀，立即精密量取 $100\sim200\mu L$，注入色谱仪，以流动相 A 为流动相进行测定，记录色谱图；另精密量取对照溶液 $100\sim200\mu L$ 注入色谱仪，以流动相 B 为流动相，同法测定。按外标法以峰面积计算，含青霉素聚合物以青霉素计不得过 0.08%。

讨论：结构不同的高分子杂质常具有相似的生物学特性，所以在药品质量控制中只需控制高分子杂质的总量，就能达到控制致敏物质的目的。因此，根据分子量差异进行分离的凝胶色谱是分离此类杂质简便易行的模式。

高分子杂质具有高度不均匀性，分子量一般在 $1000\sim5000Da$ 无法制备杂质对照品，故不能采用杂质对照法定量。但在葡聚糖凝胶 G-10 凝胶色谱系统中，由于葡聚糖凝胶 G-10 的排阻分子量为 1000Da，因此，除部分寡聚物外，β-内酰胺类抗生素中的高分子杂质在色谱过程中均不保留，即所有的高分子杂质表现为单一的色谱峰，其 K_{av}（有效分配系数）为 0。在特定条件下，β-内酰胺类抗生素由于分子间的氢键、静电相互作用、疏水相互作用等次级相互作用，可以形成缔合物，导致其表观分子量增大。此时在葡萄糖凝胶（Sephadex）G-10 凝胶色谱系统中和高分子杂质具有相似的色谱行为，即在 $K_{av}=0$ 处表现为单一的色谱峰。

利用此原理，在葡聚糖凝胶 G-10 凝胶色谱系统中，以药物自身为对照品，测定其在特定条件下缔合时的峰响应指标；再改变色谱条件，测定样品中的高分子杂质和药物分离后在 $K_{av}=0$ 时的峰响应指标；按外标法计算，即得药物中的高分子杂质相当于药物本身的相对含量。

用蓝色葡聚糖 2000 的溶液作为参比溶液，目的是测定在流动相 A、流动相 B 中的 $K_{av}=0$ 的保留时间，并计算出理论板数及拖尾因子。对照溶液采用自身对照品配制，连续进样 5 次，测定，计算峰面积的相对标准偏差，考察色谱系统的重复性。

由于高分子聚合物的对照品难以制备，ChP 收载的自身对照外标法定量测定 β-内酰胺类抗生素中高聚物的检测方法，通过两种流动相的转换，以药品自身对照品取代高分子杂质对照品对 β-内酰胺类抗生素中的高聚物进行检测，在一定程度上解决了国外无法解决的问题，在某种意义上填补了一项空白，为高分子聚合物的检测指出了一个新的方向。

四、含量测定

以往用于 β-内酰胺类抗生素理化含量测定的方法有碘量法、电位配位滴定法、紫外-可见分光光谱法和高效液相色谱法。

目前，用于抗生素类药物的含量测定方法主要是 HPLC 法。该法分离度好、定量准确。RP-HPLC 普遍采用，以外标法计算。如 ChP 收载的青霉素钾（钠）、阿莫西林（钠）、头孢羟氨苄及其制剂等的含量测定均采用 HPLC 法。

例 1 ChP 阿莫西林的含量测定。

（1）色谱条件与系统适用性试验 十八烷基硅烷键合硅胶为填充剂；以 0.05mol/L 磷酸二氢钾溶液（用 2mol/L 氢氧化钾溶液调节 pH 值至 5.0）-乙腈（97.5：2.5）为流

动相；流速为每分钟约 1mL；检测波长为 254nm。取阿莫西林杂质混合对照品和阿莫西林对照品各约 25mg，置 50mL 量瓶中，用流动相溶解并稀释至刻度，摇匀，取 20μL 注入液相色谱仪，记录的色谱图应与标准图谱一致。

（2）测定法　取本品约 25mg，精密称定，置 50mL 量瓶中，加流动相溶解并定量稀释至刻度，摇匀，精密量取 20μL 注入液相色谱仪，记录色谱图；另取阿莫西林对照品适量，同法测定。按外标法以峰面积计算出供试品中 $C_{16}H_{19}N_3O_5S$ 的含量。规定本品按无水物计算，含 $C_{16}H_{17}N_2NaO_4S$ 不得少于 95.0%。

例 2　ChP 青霉素钠的含量测定。

（1）色谱条件与系统性试验　用十八烷基硅烷键合硅胶为填充剂；以磷酸盐缓冲液（磷酸二氢钾 10.6g，加水至 1000mL，用磷酸调 pH 值至 3.4）-甲醇（72∶14）为流动相 A；以乙腈为流动相 B；检测波长为 225nm；流速为每分钟 1mL。以流动相 A-流动相 B（70∶30）等度洗脱；取青霉素系统适用性对照品适量，加水溶解并稀释制成每 1mL 中含约 1mg 的溶液，取 20μL 注入液相色谱仪，记录色谱图应与标准图一致。

（2）测定法　本品适量，精密称定，加水溶解并定量稀释成每 1mL 中约含 1mg 的溶液，精密量取 20μL 注入液相色谱仪，记录色谱图；另取青霉素对照品适量，同法测定。按外标法以峰面积计算，其结果乘以 1.0658，即为供试品中 $C_{16}H_{17}N_2NaO_4S$ 的含量。每 1mg 的 $C_{16}H_{17}N_2NaO_4S$ 相当于 1670 青霉素单位。按无水物计算，含 $C_{16}H_{17}N_2NaO_4S$ 不得少于 96.0%。

例 3　ChP 头孢羟氨苄的含量测定。

（1）色谱条件与系统适用性试验　用十八烷基硅烷键合硅胶为填充剂；以 0.02mol/L 磷酸二氢钾溶液-甲醇（98∶2）为流动相；检测波长为 230nm；取头孢羟氨苄对照品和 7-氨基去乙酰氧基头孢烷酸对照品各适量，加 pH7.0 磷酸盐缓冲液适量超声使 7-氨基去乙酰氧基头孢烷酸溶解，再用 0.02mol/L 磷酸二氢钾溶液稀释制成每 1mL 中约含头孢羟氨苄 0.3mg 与 7-氨基去乙酰氧基头孢烷酸 0.1mg 的混合溶液，取 10μL 注入液相色谱仪，记录色谱图，头孢羟氨苄峰与 7-氨基去乙酰氧基头孢烷酸峰的分离度应不小于 5.0。

（2）测定法　本品适量，精密称定，用 0.02mol/L 磷酸二氢钾溶液溶解并定量稀释制成每 1mL 中约含 0.3mg 的溶液，精密量取 10μL 注入液相色谱仪，记录色谱图；另取头孢羟氨苄对照品适量，同法测定。按外标法以峰面积计算供试品中 $C_{16}H_{17}N_3O_5S$ 的含量。按无水物计算，含 $C_{16}H_{17}N_3O_5S$ 不得少于 95.0%。

第三节　氨基糖苷类抗生素的分析

氨基糖苷类抗生素是以碱性环己多元醇为苷元，与氨基糖缩合而成的苷类抗生素。这类抗生素主要有链霉素、庆大霉素、卡那霉素、新霉素、阿米卡星、巴龙霉素、小诺霉素、硫酸核糖霉素等，其抗菌谱和化学性质都有共同之处。

一、结构与性质

（一）化学结构

链霉素（streptomycin 即链霉素 A）结构为一分子链霉胍和一分子链霉双糖胺结合而成的碱性苷。其中，链霉双糖胺由链霉糖与 N-甲基-L-葡萄糖胺组成。链霉双糖胺与链霉胍（苷元）间的苷键结合弱于其内部双糖间的苷键，故链霉素易水解为链霉胍与链霉双糖胺。其结构如下，

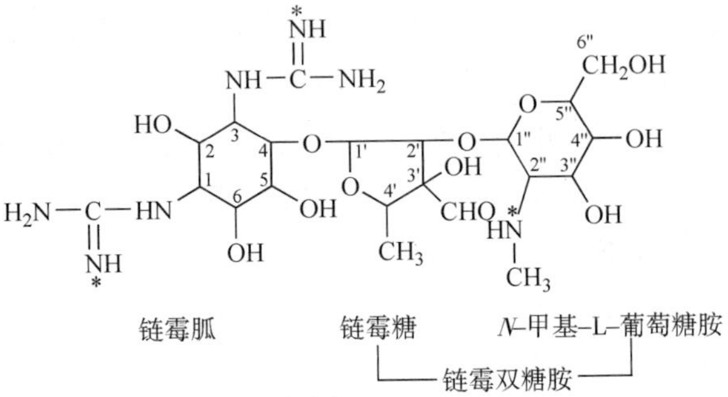

链霉胍　　　　　链霉糖　　　N-甲基-L-葡萄糖胺

链霉双糖胺

链霉素

庆大霉素（gentamycin）是由绛红糖胺、2-脱氧链霉胺和加洛糖胺缩合而成的碱性糖苷。庆大霉素主要成分是庆大霉素 C（GMC）组成的混合物（庆大霉素 C_1、C_2、C_{1a}、C_{2a}），此外还有少量其他成分（庆大霉素 A_1、A_2、A_3、A_4、B、B_1、X、…）。庆大霉素 C 结构如下，

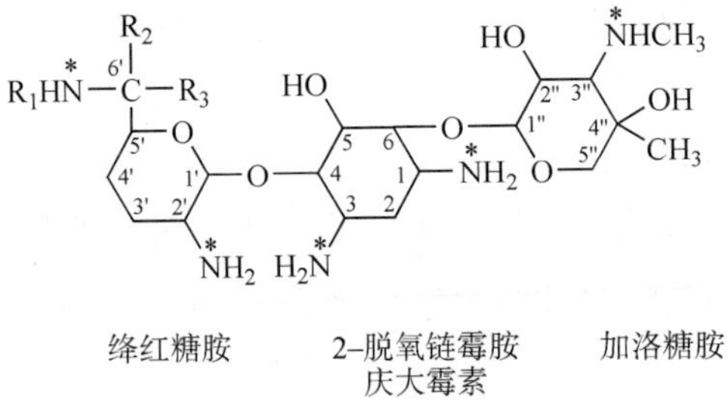

绛红糖胺　　　2-脱氧链霉胺　　　加洛糖胺

庆大霉素

表 14-2　庆大霉素 C 的结构

药物名称	分子式	R_1	R_2	R_3
庆大霉素 C_1	$C_{21}H_{43}N_5O_7$	CH_3	CH_3	H
庆大霉素 C_2	$C_{20}H_{41}N_5O_7$	CH_3	H	H
庆大霉素 C_{1a}	$C_{19}H_{39}N_5O_7$	H	H	H
庆大霉素 C_{2a}	$C_{20}H_{41}N_5O_7$	H	H	CH_3

（二） 性质

氨基糖苷类抗生素的分子中，有共同或相近的结构，因此本类药物性质存在相似之处。

1. 酸碱性与溶解度 本品多为白色或类白色粉末。分子结构中含有多个羟基和碱性基团（结构式中以＊标注），同属碱性、水溶性抗生素，可与无机酸或有机酸成盐。临床上主要应用其硫酸盐，为弱酸性。其硫酸盐具有引湿性，易溶于水，在甲醇、丙酮、乙酸乙酯及三氯甲烷中几乎不溶。

2. 旋光性 本类药物分子结构中具有多个氨基糖，具有旋光性，药典中性状项下规定其比旋度。如硫酸庆大霉素比旋度为＋107°～＋121°（水）；硫酸巴龙霉素比旋度为＋50°～＋55°（水）。

3. 苷的稳定性 含有二糖胺结构的抗生素（如链霉素、巴龙霉素、新霉素），分子结构中氨基葡萄糖与链霉糖或 D-核糖之间的苷键较强，而链霉胍与链霉双糖胺间的苷键结合较弱。

链霉素的硫酸盐水溶液，一般以 pH5～7.5 最为稳定，过酸或过碱条件下易水解失效。在酸性条件下，链霉素水解为链霉胍和链霉双糖胺，进一步水解得 N-甲基-L-葡萄糖胺；碱性条件下也能使链霉素水解为链霉胍及链霉双糖胺，并能使链霉糖部分发生分子重排，生成麦芽酚，这一性质可用于链霉素的分析。

4. 紫外吸收光谱 链霉素在 230nm 处有紫外吸收。庆大霉素、奈替米星等无紫外吸收。

二、鉴别试验

（一） 呈色反应

1. 茚三酮反应 本类抗生素结构中有氨基糖苷结构，具有羟基胺类和 α-氨基酸的性质，可与茚三酮缩合成蓝紫色化合物，其反应式如下，

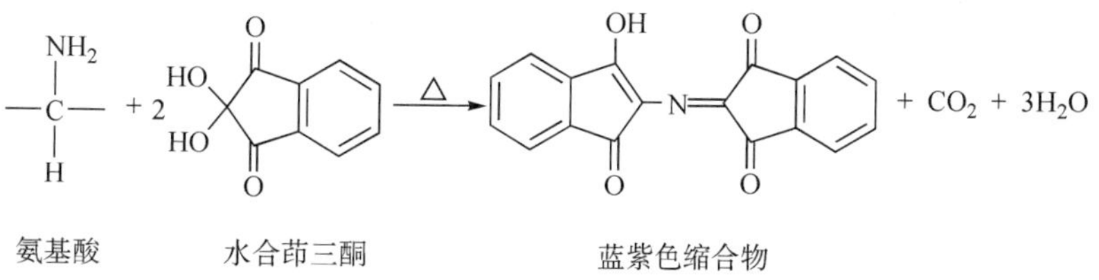

氨基酸　　　水合茚三酮　　　蓝紫色缩合物

ChP 硫酸小诺霉素鉴别：取本品约 5mg，加水溶解后，加 0.1％茚三酮的水饱和正丁醇溶液 1mL 与吡啶 0.5mL，在水浴中加热 5 分钟，即显紫蓝色。

2. Molish 反应 本类抗生素在硫酸作用下，经水解、脱水生成糠醛（五碳糖）或羟甲基糠醛（六碳糖），遇 α-萘酚或蒽酮呈色。其反应式如下：

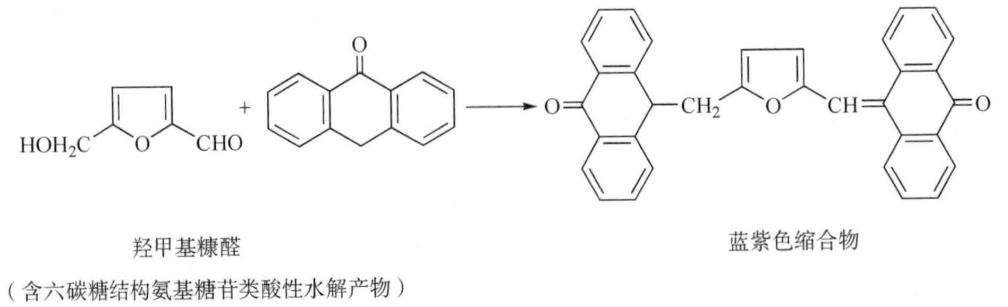

羟甲基糠醛   蓝紫色缩合物

（含六碳糖结构氨基糖苷类酸性水解产物）

ChP 采用此法鉴别硫酸卡那霉素方法：取本品约 1mg，加 2mL 溶解后，加 0.2%蒽酮的硫酸溶液 4mL，在水浴中加热 15 分钟，冷却，即显蓝紫色。

3. N‑甲基葡萄糖胺反应（Elson‑Morgan 反应）　本类药物经水解产生葡萄糖胺衍生物，如硫酸链霉素的 N‑甲基‑L‑葡萄糖胺，硫酸新霉素、硫酸巴龙霉素中的 D‑葡萄糖胺，在碱性溶液中与乙酰丙酮缩合成吡咯衍生物（Ⅰ），再与对二甲氨基苯甲醛的酸性醇溶液（Ehrlich 试剂）反应，生成樱桃红色缩合物（Ⅱ）。其反应过程如下：

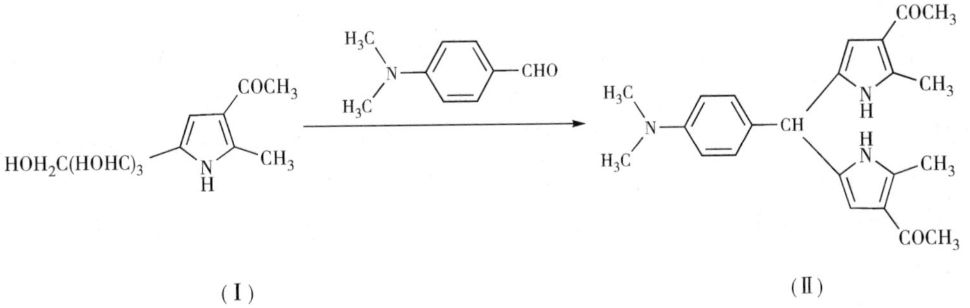

（Ⅰ）   （Ⅱ）

ChP 硫酸新霉素的鉴别方法：取本品约 10mg，加水 1mL 溶解后，加盐酸溶液（9→100）2mL，在水浴中加热 10 分钟，加 8%氢氧化钠溶液 2mL 与 2%乙酰丙酮水溶液 1mL，置水浴中加热 5 分钟，冷却后，加对二甲氨基苯甲醛试液 1mL，即显樱桃红色。

4. 麦芽酚（Maltol）反应　此反应为链霉素的特征反应。

链霉素在碱性溶液中，链霉糖经分子重排形成六元环后，消除 N‑甲基‑L‑葡萄糖胺及链霉胍生成麦芽酚（α‑甲基‑β‑羟基‑γ‑吡喃酮），麦芽酚与 Fe^{3+} 在微酸性溶液中形成紫红色配位化合物。其反应过程如下：

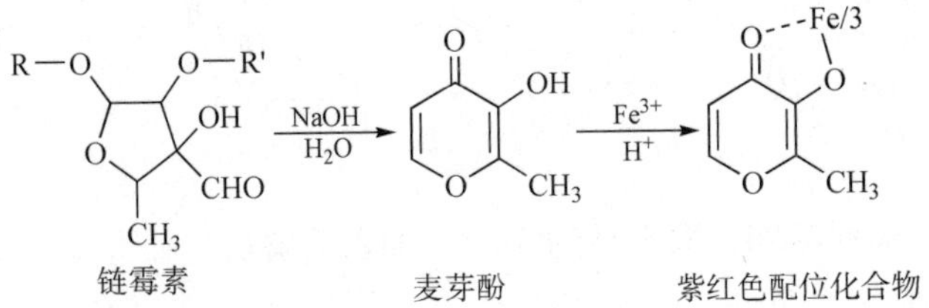

链霉素   麦芽酚   紫红色配位化合物

ChP 硫酸链霉素的鉴别方法：取本品约 20mg，加水 5mL 溶解后，加氢氧化钠试液 0.3mL，置水浴上加热 5 分钟，加硫酸铁铵溶液（取硫酸铁铵 0.1g，加 0.5mol/L 硫酸溶液 5mL 使溶解）0.5mL，即呈紫红色。

5. 坂口反应（Sakaguchi 反应） 此反应为链霉素水解产物链霉胍的特有反应。

链霉素水溶液在强碱性条件下，水解生成链霉胍。链霉胍和 8 - 羟基喹啉（或 α - 萘酚）分别同次溴酸钠反应，其各自产物再相互作用生成橙红色化合物。其反应过程如下，

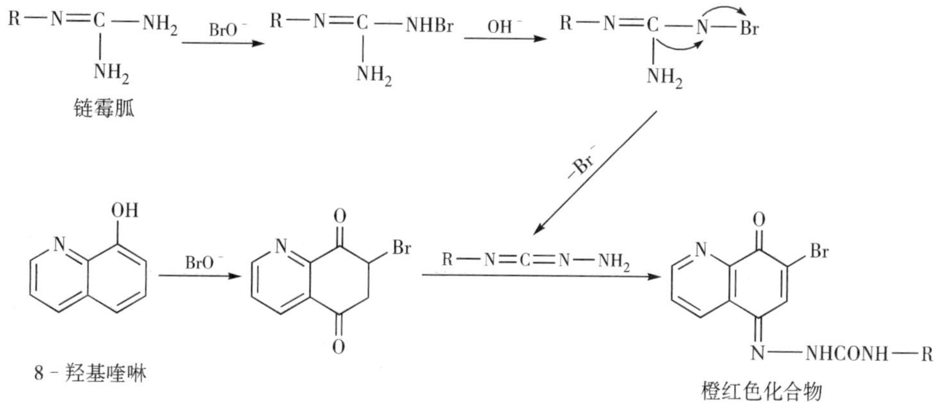

ChP 硫酸链霉素的鉴别方法：取本品约 0.5mg，加水 4mL 溶解后，加氢氧化钠试液 2.5mL 与 0.1% 8 - 羟基喹啉的乙醇溶液 1mL，放冷至约 15℃，加次溴酸钠试液 3 滴，即显橙红色。

（二） 硫酸盐反应

本类抗生素的应用形式多为其硫酸盐，其水溶液显硫酸盐的鉴别反应（通则 0301）。

（三） 光谱法

ChP 中本类药物，如硫酸链霉素、硫酸庆大霉素、硫酸卡那霉素、硫酸阿米卡星等均采用红外光谱法鉴别。规定本品的红外光吸收图谱应与对照的图谱一致。本类药物结构中没有共轭结构，没有紫外吸收，故很少用紫外吸收光谱法鉴别。

（四） 色谱法

色谱法主要是 TLC 和 HPLC 法。如《中国药典》对硫酸庆大霉素、硫酸依替米星鉴别方法为 TLC 法；BP 药典采用 HPLC 法鉴别庆大霉素，根据组分分析所得色谱图，供试品溶液谱图中庆大霉素 C_1、C_{1a}、C_2、C_{2a} 和 C_{2b} 五组分的色谱峰保留时间应与对照品溶液的色谱峰保留时间一致。

ChP 硫酸庆大霉素鉴别方法：取本品与庆大霉素标准品，分别加水制成每 1mL 中含 2.5mg 的溶液，照薄层色谱法（通则 0502）试验，吸取上述两种溶液各 $2\mu L$，分别点于同一硅胶 G 薄层板（临用前于 105℃活化 2 小时）上；另取三氯甲烷 - 甲醇 - 浓氨溶液（1:1:1）混合振摇，放置 1 小时，分取下层混合液为展开剂，展开后，取出于 20~25℃晾干，置碘蒸气中显色，供试品溶液所显主斑点数、颜色与位置应与标准品溶

液斑点相同。

ChP 硫酸依替米星鉴别方法：取本品与依替米星对照品适量，分别加水制成每 1mL 中含依替米星 50mg 的溶液，作为供试品溶液和对照品溶液；再取庆大霉素 C_{1a} 适量，用供试品溶液溶解并制成每 1mL 中含庆大霉素 C_{1a} 约 2.0mg 的溶液，作为混合溶液。取上述三种溶液，照有关物质项下的薄层色谱条件试验。混合溶液中依替米星斑点和庆大霉素 C_{1a} 斑点应清晰分离，供试品溶液所显主斑点的颜色和位置应与对照品溶液主斑点相同。

三、特殊杂质检查及组分分析

本类抗生素多为同系物组成的混合物，各同系物间效价、毒性有差异，为保证药品质量，须控制各组分的相对含量。ChP 中，硫酸链霉素检查项目有酸度、溶液的澄清度与颜色、硫酸盐、干燥失重、可见异物、不溶性微粒、有关物质、细菌内毒素、异常毒性、无菌等；硫酸小诺霉素规定了小诺霉素组分检查项目。

（一）硫酸链霉素中有关物质的检查

链霉素中杂质在生产过程引入相关杂质，影响链霉素的疗效。如链霉素 B 在链霉素发酵过程中产生，由链霉素分子中 N-甲基-L-葡萄糖胺的 C_4 位上的羟基连接一个 D-甘露糖组成，为甘露糖链霉素，其生物活性仅为链霉素的 20%～25%。

例 ChP 硫酸链霉素有关物质的检查方法。

色谱条件与系统适用性试验：用十八烷基硅烷键合硅胶为填充剂，以 0.15mol/L 的三氟醋酸溶液为流动相，流速为每分钟 0.5mL，用蒸发光散射检测器检测（漂移管温度：110℃，载气流速：2.8L/min），取链霉素对照品适量，用水溶解并稀释制成每 1mL 中约含链霉素 3.5mg 的溶液，置日光灯（3000lx）下照射 24 小时，作为分离度试验用溶液。取妥布霉素对照品适量，用分离度试验用溶液溶解并稀释制成每 1mL 中约含妥布霉素 0.06mg 的溶液，量取 10μL 注入液相色谱仪，记录色谱图。链霉素峰保留时间为 10～12 分钟，链霉素峰（相对保留时间为 1.0）与相对保留时间为 0.9 处的杂质峰的分离度和链霉素峰与妥布霉素峰的分离度分别应不小于 1.2 和 1.5。连续进样 5 次，链霉素峰面积的相对标准偏差应不大于 2.0%。

取本品适量，精密称定，加水溶解并定量稀释制成每 1mL 中约含链霉素 3.5mg 的溶液，作为供试品溶液。精密量取供试品溶液适量，加水稀释制成每 1mL 中约含链霉素 35μg、70μg 和 140μg 的溶液，作为对照溶液（1）、（2）、（3）。量取对照溶液（1）10μL 注入液相色谱仪，调节检测灵敏度，使主成分色谱峰的峰高为满量程的 20%，精密量取对照溶液（1）、（2）、（3）各 10μL，分别注入液相色谱仪，记录色谱图。以对照溶液浓度的对数值与相应峰面积的对数值计算回归方程，相关系数（r）应不小于 0.99。另取供试品溶液，同法测定，记录色谱图至主成分峰保留时间的 2 倍，供试品溶液色谱图中如有杂质峰（硫酸根峰除外），用线性回归方程计算，单个杂质不得过 2.0%，杂质总量不得过 5.0%。

（二）　庆大霉素 C 组分的测定和有关物质检查

各国药典中关于庆大霉素 C 组分的测定方法均为高效液相色谱法，但检测方式及分离效果不同。庆大霉素无紫外吸收，所以不能直接采用紫外检测器检测，需柱前衍生化处理或采用其他检测方式。

例 1　ChP 采用蒸发光散射检测器测定庆大霉素 C 组分。

色谱条件与系统适应性试验：用十八烷基键合硅胶为填充剂（pH 值适应范围 0.8～8.0）；以 0.2mol/L 三氟醋酸-甲醇（96∶4）为流动相；流速为每分钟 0.6～0.8mL；用蒸发光散射检测器（高温型不分流模式：漂移管温度为 105～110℃，载气流量为每分钟 2.5L；低温型分流模式：漂移管温度为 45～55℃，载气压力为 350kPa）测定。取庆大霉素标准品、小诺霉素标准品和西索米星对照品各适量，加流动相溶解并稀释制成每 1mL 中约含庆大霉素 C 组分 2.5mg、小诺霉素 0.1mg 和和西索米星 25μg 的溶液，分别量取 20μL 注入液相色谱仪，记录色谱图，庆大霉素标准品溶液色谱图应与标准图谱一致，西索米星峰和庆大霉素 C_{1a} 峰之间，庆大霉素 C_{2a} 峰、小诺霉素峰和庆大霉素 C_{2a} 峰之间的分离度均应符合规定；西索米星对照品溶液色谱图中主成分峰峰高的信噪比应大于 20；精密量取小诺霉素标准品溶液 20μL，连续进样 5 次，峰面积的相对标准偏差应符合要求。

测定法：精密称取庆大霉素适量，加流动相溶解并定量稀释制成每 1mL 中约含庆大霉素总 C 组分 1.0mg、2.5mg 和 5.0mg 的溶液作为标准品溶液（1）、（2）、（3）。精密量取上述三种溶液各 20μL，分别注入液相色谱仪，记录色谱图，计算标准品溶液各组分浓度的对数值与相应的主峰面积对数值的回归方程，相关系数（r）应不小于 0.99；另精密称取本品适量，称定，用流动相制成每 1mL 中约含庆大霉素 2.5mg 的溶液，同法测定，用庆大霉素各组分的回归方程分别计算供试品中对应组分的量 C_{tC_x}），并按下面公式，计算出各组分的含量（％，mg/mg），C_1 应为 14％～22％，C_{1a} 应为 10％～23％，$C_{2a}+C_2$ 应为 17％～36％，四个组分总含量不得低于 50.0％。

$$C_x（\%）=\frac{C_{tC_x}}{\dfrac{m_t}{V_t}}\times100\%$$

式中，C_x 为庆大霉素各组分的含量（％，mg/mL）；C_{tC_x} 为由回归方程计算出的各组分的含量（mg/mL）；m_t 为供试品重量（mg）；V_t 为体积（mL）。

根据所得组分的含量，按下面公式计算出庆大霉素各组分的相对比例。C_1 应为 25％～50％，C_{1a} 应为 15％～40％，$C_{2a}+C_2$ 应为 20％～50％。

$$C_x'（\%）=\frac{C_x}{C_1+C_{1a}+C_2+C_{2a}}\times100\%$$

式中，C_x' 为庆大霉素各组分的相对比例。

庆大霉素 C 组分测定，USP 利用了庆大霉素 C 组分结构中的氨基与邻苯二醛（OPA）、巯基醋酸在 pH10.4 的硼酸盐缓冲液中反应，生成 1-烷基-2-烷基硫代异吲哚衍生物，在 330nm 波长处有吸收。BP 采用电化学检测器测定庆大霉素 C 组分，其检测器为脉冲安培检测器，采用峰面积归一化法测定庆大霉素 C_1、C_{1a}、C_2、C_{2a} 和 C_{2b} 的含量。

目前，除用不同检测方法外，还报道有测定庆大霉素 C 组分的方法有利用核磁共振氢谱（^1H-NMR）峰面积积分法种测定庆大霉素 C 组分比率的新方法，可以通过计算准确、快速地得到庆大霉素 C_1、C_{1a} 和 C_2 各组分的比率。庆大霉素 C_1、C_{1a} 和 C_2 的相对标准偏差分别为 0.58%，0.51% 和 0.50%。

例 2　ChP 庆大霉素中有关物质的检查。

庆大霉素中有关物质的检查方法如下：

精密称取西索米星、小诺霉素标准品各适量，用流动相制成每 1mL 中约含西索米星和小诺霉素各 $25\mu g$、$50\mu g$ 和 $100\mu g$ 的溶液作为标准品溶液（1）、（2）、（3）。照庆大霉素 C 组分项下色谱条件试验，精密量取上述三种溶液各 $20\mu L$，分别注入液相色谱仪，记录色谱图，计算标准品溶液浓度的对数值与相应的主峰面积对数值的回归方程，相关系数（r）应不小于 0.99；另精密称取本品适量，用流动相溶解并稀释制成每 1mL 中约含庆大霉素 2.5mg 的溶液，同法测定，色谱图至庆大霉素 C_2 峰保留时间的 1.2 倍。供试品色谱图中如有西索米星、小诺霉素峰，用相应的回归方程计算西索米星、小诺霉素的含量。含西索米星不得过 2.0%，小诺霉素不得过 3.0%。除硫酸峰和亚硫酸峰外（必要时用硫酸盐和亚硫酸盐定位），其他杂质按小诺霉素回归方程计算，单个杂质不得过 2.0%，总杂质不得过 4.5%。供试品溶液色谱图中小于 0.1 的杂质峰忽略不计。

四、含量测定

本类抗生素的含量（效价）测定主要有微生物检定法和 HPLC 法。如 ChP 采用微生物检定法测定硫酸链霉素、硫酸庆大霉素及硫酸新霉素的含量。由于本类抗生素多无紫外吸收，不能直接用紫外或荧光检测器，需进行柱前或柱后衍生化，或采用电化学检测器、蒸发光检测器检测。如 ChP 采用 HPLC-蒸发光散射法测定硫酸卡那霉素和硫酸依替米星的含量。USP 采用离子交换 HPLC-电化学检测法测定硫酸链霉素、硫酸卡那霉素和硫酸阿米卡星的含量。此外，尚有报道用浊度法或弹性共振散射法测定硫酸庆大霉素含量。其原理为在一定条件下，带负电荷的十二烷基苯磺酸钠（SDBS）与硫酸庆大霉素通过静电引力结合为离子缔合物，使浊度改变，通过比浊法测定；或者使 $\lambda_{ex}=\lambda_{em}=400nm$ 波长的弹性共振散射信号加强，由光强度信号求得含量。

例 1　ChP 采用微生物检定法测定硫酸庆大霉素含量。

精密称取本品适量，加灭菌水定量制成每 1mL 中含 1000 单位的溶液，照抗生素微生物检定法（通则 1201）测定。可信限率不得大于 7%。1000 庆大霉素单位相当于 1mg 庆大霉素。本品按无水物计算，每 1mg 的效价不得少于 590 庆大霉素单位。

例 2　ChP 采用 HPLC-蒸发光散射法测定硫酸卡那霉素含量。

（1）色谱条件与系统适用性试验　用十八烷基硅烷键合硅胶为填充剂；以 0.2mol/L 三氟醋酸溶液-甲醇（95：5）为流动相；用蒸发光散射检测器检测（参考条件：漂移管

温度为 110℃，载气流量为每分钟 3.0L）。分别称取卡那霉素对照品与卡那霉素 B 对照品适量，用水溶解并制成每 1mL 中各约含 $80\mu g$ 的混合溶液，取 $20\mu L$ 注入液相色谱仪，卡那霉素峰与卡那霉素 B 峰的分离度应不小于 5.0。

（2）测定法　取卡那霉素对照品适量，精密称定，用水溶解并制成每 1mL 中约含卡那霉素 0.10、0.15、0.20mg 的溶液。精密量取各 $20\mu L$，注入液相色谱仪，记录色谱图，以对照品溶液浓度的对数值与相应的峰面积对数值计算回归方程，相关系数（r）应不小于 0.99；另取本品适量，精密称定，用水溶解并定量稀释制成每 1mL 中约含卡那霉素 0.15mg 的溶液，同法测定。由回归方程计算供试品中 $C_{18}H_{36}N_4O_{11}$ 的含量。

第四节　四环素类抗生素的分析

四环素类抗生素主要包括四环素（tetracycline）、土霉素（oxytetracycline）、金霉素（chlotetracycline）、地美环素、多西环素（强力霉素）、美他环素（甲烯土霉素）、米诺环素（二甲氨基四环素）等。此类抗生素分子具有共同的氢化骈四苯环，故称为四环素类抗生素。临床上常用其盐酸盐类。

一、结构与性质

（一）化学结构

四环素类抗生素，可以看作四并苯或萘并萘的衍生物，基本结构如下：

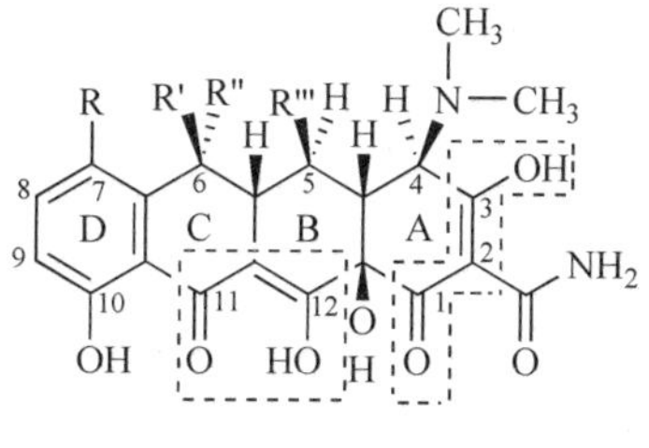

结构中各取代基 R、R′、R″、R‴的不同，构成各种四环类抗生素，见表 14-3。

表 14-3　主要的四环素类抗生素结构

药物名称	取代基 R	取代基 R′	取代基 R″	取代基 R‴
盐酸四环素	H	OH	CH_3	H
盐酸金霉素	Cl	OH	CH_3	H
盐酸土霉素	H	OH	CH_3	OH
盐酸多西环素	H	H	CH_3	OH
盐酸美他环素	H	$=CH_2$		OH
盐酸米诺环素	N$(CH_3)_2$	H	H	H

（二）性质

1. 酸碱性与溶解度 此类抗生素的母核上 C_4 位上的二甲氨基 $[-N(CH_3)_2]$ 为弱碱性基团，C_{10} 位上的酚羟基（—OH）以及两个含有酮基和烯醇基的共轭双键系统（结构式中虚线内部分）显弱酸性，故为两性化合物。遇酸或碱，均能生成相应的盐，临床上多应用其盐酸盐。

本类抗生素药物多为结晶性物质，有引湿性，其盐酸盐在水中溶解，在乙醇中略溶，在三氯甲烷或乙醚中不溶。其游离碱在水中的溶解度很小，其溶解度和溶液的 pH 值有关。在 pH4.5～7.2 时难溶于水；当 pH 高于 8 或低于 4 时，水中溶解度增加。其盐在水溶液中会水解，溶液浓度较大时，会析出游离碱。

2. 旋光性 此类抗生素分子中有多个手性碳原子，具有旋光性，可用于定性、定量分析。各国药典均规定了比旋度的限度要求。如 ChP 规定：盐酸四环素（0.01mol/L 盐酸溶液）比旋度为 $-240°$～$-258°$；盐酸土霉素［盐酸溶液（9→1000）］比旋度为 $-188°$～$-200°$；盐酸多西环素［盐酸（9→1000）的甲醇溶液（1→100）］比旋度为 $-105°$～$-120°$。

3. 光谱特征 此类抗生素具有苯环和其他共轭系统，有紫外吸收，可用于定性定量分析；也具有红外特征吸收，除盐酸土霉素外，ChP 均利用其红外吸收光谱进行鉴别。

本类抗生素在紫外光照射时会产生荧光，他们的降解产物也具有荧光性质。不同结构药物产生不同颜色荧光，可用于区别四环素类抗生素。如四环素碱性降解后呈黄色荧光；金霉素碱性降解后呈蓝色荧光；土霉素碱性降解后呈绿色荧光，加热，荧光变为蓝色。另外，这一性质在 TLC 法鉴别时常用于斑点检出。

4. 稳定性 四环素类抗生素对酸、碱、光照及各种氧化剂（如空气中的氧）均不稳定。四环素类游离碱和他们的盐类在干燥、避光条件下保存较稳定。但其水溶液会发生差向异构化及酸碱降解等反应，其碱性水溶液易被氧化变色，活性下降。

（1）差向异构化性质 在弱酸性（pH2.0～6.0）溶液中，A 环上的 C_4 构型易改变，发生差向异构化，形成 4 - 差向四环素（ETC）。其反应可用下式表示，

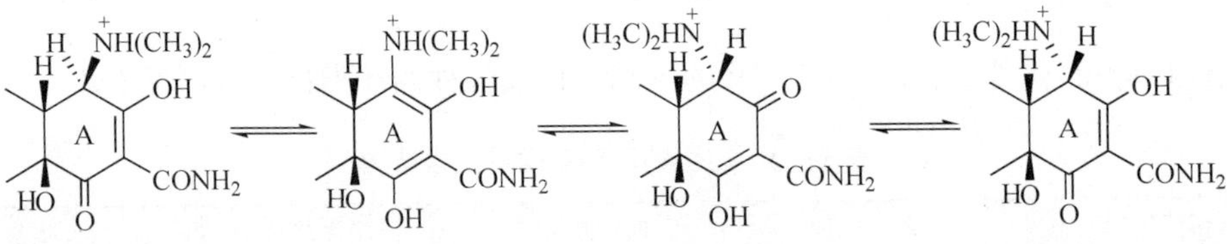

四环素类　　　　　　　　　　　　　　　　　　　　差向四环素类

四环素和金霉素很容易差向异构化，其抗菌性能变弱或消失。而土霉素、多西环素、美他环素由于 C_5 上的羟基和 C_4 上的二甲氨基形成氢键，因而较稳定，C_4 不易发生差向异构化。

（2）降解性质

①酸性降解：在酸性（pH<2）环境，尤其在加热的条件下，四环素类抗生素（如

四环素、金霉素、土霉素）C_6 上的羟基和 C_{5a} 上的氢可发生消除反应生成脱水四环素（ATC）。反应式如下：

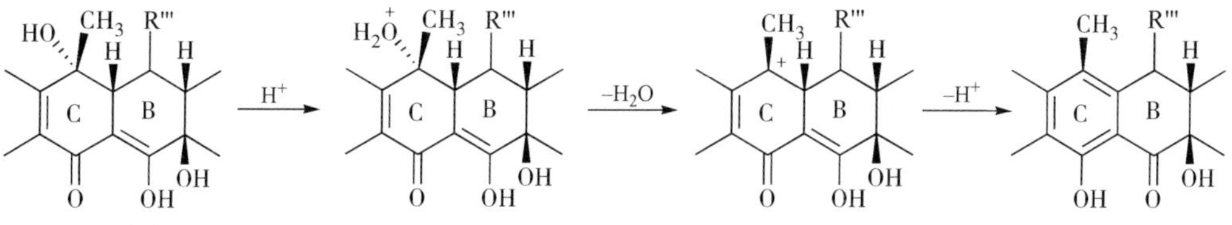

脱水四环素也可发生差向异构化反应，生成差向脱水四环素（EATC）。

②碱性降解：在碱性溶液中，由于氢氧根离子（OH^-）的作用，C_6 上的羟基形成氧负离子，向 C_{11} 发生分子内亲核进攻，经电子转移，C 环破裂，生成具有内酯结构的异构体。反应式如下，

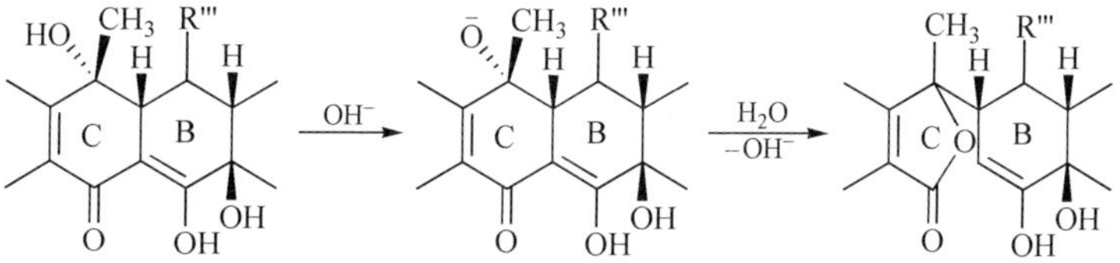

二、鉴别试验

本类抗生素的鉴别试验多采用呈色反应方法、光谱法、色谱法及氯化物的鉴别反应。

（一）呈色反应

1. 与硫酸反应 四环素类抗生素遇硫酸立即变色，不同四环素类抗生素产生颜色不同，稀释后变为黄色，可用以区别四环素类抗生素。如 ChP 中盐酸金霉素的鉴别：取本品约 0.5mg，加硫酸 2mL 即显蓝色，渐变为橄榄绿色；加水 1mL 后，显金黄色或棕黄色。

2. 与三氯化铁呈色反应 本类抗生素分子中含有酚羟基，遇三氯化铁呈色。如 ChP 中盐酸四环素的鉴别：取本品约 0.5mg，加硫酸 2mL，即显深紫色，再加三氯化铁试液 1 滴，溶液变为红棕色。

不同抗生素的呈色反应现象见表 14-4。

表 14-4 四环素类抗生素的呈色反应

药物名称	与浓硫酸呈色	与三氯化铁呈色
盐酸四环素	紫红色→黄色	红棕色
盐酸金霉素	蓝色，橄榄绿色→金黄色或棕黄色	深褐色
盐酸土霉素	深朱红色→黄色	橙褐色

续表

药物名称	与浓硫酸呈色	与三氯化铁呈色
盐酸多西环素	黄色	褐色
盐酸美他环素	橙红色	
盐酸米诺环素	亮黄色→淡黄色	

3. 氯化物的鉴别反应　四环素类抗生素的盐酸，其水溶液显氯化物的鉴别反应。

（二）光谱法

1. 红外吸收光谱　（IR）ChP 收载的四环素类抗生素，除土霉素外，均采用了红外光谱法鉴别。

2. 紫外吸收光谱　（UV）本类药物的鉴别多以酸性甲醇溶液为溶剂，规定最大吸收波长和指定波长下的吸光度。如 ChP 收载的盐酸美他环素鉴别方法为：取本品适量，用水溶解并稀释制成每 1mL 中约含 $10\mu g$ 的溶液，照紫外 - 可见分光光度法（通则 0401）测定，在 345nm、282nm 和 241nm 波长处有最大吸收，在 264nm 和 222nm 波长处有最小吸收。

（三）色谱法

1. 高效液相色谱法　在含量测定项下记录的色谱图中，供试品溶液主峰的保留时间应与对照品溶液主峰的保留时间一致。

2. 薄层色谱法　本类抗生素 TLC 法多采用硅藻土为载体，并在黏合剂中加入中性 EDTA 缓冲液，以消除因微量金属离子与四环素类反应而引起的斑点拖尾现象。本类抗生素及其降解产物在紫外光（365nm）照射下可产生荧光，用于斑点的检出。ChP 盐酸土霉素的鉴别方法如下：

取本品与土霉素对照品，分别用甲醇溶解并稀释制成每 1mL 中约含 1mg 的溶液，作为供试品溶液与对照品溶液；另取土霉素与盐酸四环素对照品，用甲醇制成每 1mL 中各约含 1mg 的混合溶液，照薄层色谱法（通则 0502）试验，吸取上述三种溶液各 $1\mu L$，分别点于同一硅胶 G（H）F_{254} 薄层板上，以水 - 甲醇 - 二氯甲烷（6∶35∶59）作为展开剂，展开，晾干，用氨蒸气熏后，置紫外光灯（365nm）下检视，混合溶液应显示两个完全分离的斑点，供试品溶液所显主斑点的位置和荧光应与对照品溶液主斑点的位置和荧光相同。

三、特殊杂质检查

本类抗生素的杂质检查主要是酸度、有关物质、杂质吸光度和水分或干燥失重等。如四环素杂质检查项下包括酸度、溶液的澄清度、有关物质、干燥失重、杂质吸光度、热原、无菌，其特殊杂质检查内容举例如下：

（一） 有关物质

四环素类药物中有关物质系指在生产和贮藏过程中引入的异构体、降解产物（ETC、ATC、EATC）等。各国药典均采用 HPLC 法控制其限量。

例 ChP 盐酸四环素中有关物质的检查。

临用新制。取本品适量，精密称定，加 0.01mol/L 盐酸溶液溶解并定量稀释制成每 1mL 中约含 0.8mg 的溶液，作为供试品溶液；精密量取 2mL，置 100mL 量瓶中，用 0.01mol/L 盐酸溶液稀释至刻度，摇匀，作为对照溶液。取对照品溶液 2mL，置 100mL 量瓶中，用 0.01mol/L 盐酸溶液稀释至刻度，摇匀，作为灵敏度溶液。照含量测定项下的色谱条件，量取灵敏度溶液 10μL 注入液相色谱仪，记录色谱图，主成分色谱峰的峰高的信噪比应大于 10，再精密量取供试品溶液与对照溶液各 10μL，分别注入液相色谱仪，记录色谱图至主成分峰保留时间的 2.5 倍，供试品溶液色谱图中如有杂质峰，按校正后的峰面积计算（盐酸四环素、土霉素、4-差向四环素、盐酸金霉素、脱水四环素和差向脱水四环素的校正因子分别为 1.0、1.0、1.42、1.39、0.48 和 0.62），土霉素、4-差向四环素、盐酸金霉素、脱水四环素、差向脱水四环素的峰面积分别不得大于对照溶液主峰面积的 1/4（0.5%）、1.5 倍（3.0%）、1/2（1.0%）、1/4（0.5%）、1/4（0.5%），其他各杂质峰峰面积的和不得大于对照溶液主峰面积的 1/2（1.0%）。

（二） 杂质吸光度

四环素类抗生素多为黄色结晶性粉末，其有关物质及其他杂质颜色较深。ChP 要求，用规定溶剂制成一定浓度后，在规定波长下测定吸光度，以控制有色杂质的量。

ChP 盐酸四环素中杂质吸光度测定：取本品，在 20～25℃时，加 0.8% 氢氧化钠溶液制成每 1mL 中含 10mg 的溶液，照紫外-可见分光光度法（通则 0401），置 4cm 的吸收池中，在 530nm 的波长处测定，自加 0.8% 氢氧化钠溶液起 5 分钟时，其吸光度不得过 0.12（供注射用）。

四、含量测定

四环素类抗生素及其制剂的含量测定，目前各国药典多采用 HPLC 法。

例 1 ChP 盐酸四环素测定方法。

（1）色谱条件与系统适用性试验 用十八烷基硅烷键合硅胶为填充剂；醋酸铵溶液 [0.15mol/L 醋酸铵溶液-0.01mol/L 乙二胺四醋酸二钠溶液-三乙胺（100：10：1），用醋酸调节 pH 值至 8.5]-乙腈（83：17）为流动相；检测波长为 280nm。取 4-差向四环素、土霉素、差向脱水四环素、盐酸金霉素及脱水四环素对照品各约 3mg 与盐酸四环素对照品约 48mg，置 100mL 量瓶中，加 0.1mol/L 盐酸溶液 10mL 使溶解后，用水稀释至刻度，摇匀，作为分离度试验用溶液，取 10μL 注入液相色谱仪，记录色谱图，出峰顺序为：4-差向四环素、土霉素、差向脱水四环素、盐酸四环素、盐酸金霉素、脱水四环素，四环素的保留时间约为14分钟。4-差向四环素、土霉素、差向脱水四环素、盐酸四环素、盐酸金霉素峰间的分离度均应符合要求，盐酸金霉素及脱水四环素峰间的分离度应不小于1.0。

（2）测定法　取本品约25mg，精密称定，置50mL量瓶中，用0.01mol/L盐酸溶液溶解并稀释至刻度，摇匀，精密量取5mL，置25mL量瓶中，加0.01mol/L盐酸溶液稀释至刻度，摇匀，精密量取10μL注入液相色谱仪，记录色谱图；另取盐酸四环素对照品适量，同法测定。按外标法以峰面积计算出供试品中$C_{22}H_{24}N_2O_8 \cdot HCl$的含量。按干燥品计算，含盐酸四环素（$C_{22}H_{24}N_2O_8 \cdot HCl$）不得少于95.0%。

例2　ChP盐酸多西环素测定方法：照高效液相色谱法（通则0512）测定。

（1）色谱条件与系统适用性试验　用十八烷基硅烷键合硅胶为填充剂（pH值适用范围应大于9）；以醋酸盐缓冲液［0.25mol/L醋酸铵-0.1mol/L乙二胺四醋酸二钠-三乙胺（100：10：1），用冰醋酸或氨水调节pH值至8.8］-乙腈（85：15）为流动相；柱温35℃；检测波长为280nm。称取土霉素对照品、美他环素对照品、β-多西环素对照品及多西环素对照品适量，用0.01mol/L盐酸溶液溶解制成每1mL中约含多西环素0.2mg与土霉素，美他环素，β-多西环素各0.1mg的混合溶液，取20μL注入液相色谱仪，记录色谱图，土霉素，美他环素，β-多西环素，多西环素峰依次流出，多西环素峰的保留时间为13分钟，多西环素峰与β-多西环素峰的分离度应大于4.0。多西环素峰与其相对保留时间约为1.1处杂质峰的分离度应符合要求。

（2）测定法　精密取本品适量，用0.01mol/L盐酸溶液溶解并定量稀释制成每1mL中含0.1mg的溶液，精密量取20μL注入液相色谱仪，记录色谱图；另取多西环素对照品适量，同法测定。按外标法以峰面积计算供试品中$C_{22}H_{24}N_2O_8$的含量。

本品按无水无乙醇物计算，含多西环素（$C_{22}H_{24}N_2O_8$）应为88.0%～94.0%。

第五节　大环内酯类抗生素的分析

大环内酯类抗生素是一类具有14～16碳内酯环共同化学结构的一类抗生素。临床常用的主要有：红霉素、罗红霉素、克拉霉素、阿奇霉素等。

一、结构与性质

大环内酯类抗生素是以一个大环内酯环（亦称糖苷配基）为母核，通过糖苷键与1～3个糖基（中性糖或氨基糖）相连接而构成的。易溶于有机溶剂。在酸性溶液中易水解，碱性溶液中内酯环易破坏。

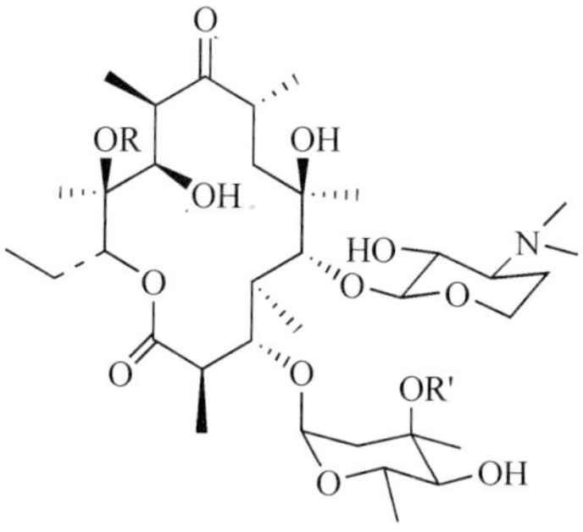

erythromycin A   R=—OH   R'=—CH₃
erythromycin B   R=—H   R'=—CH₃
erythromycin C   R=—OH   R'=—H

红霉素(erythromycin)

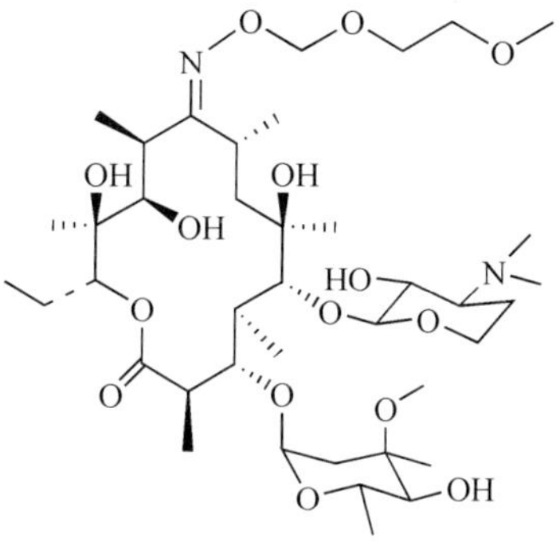

罗红霉素(roxithromycin)

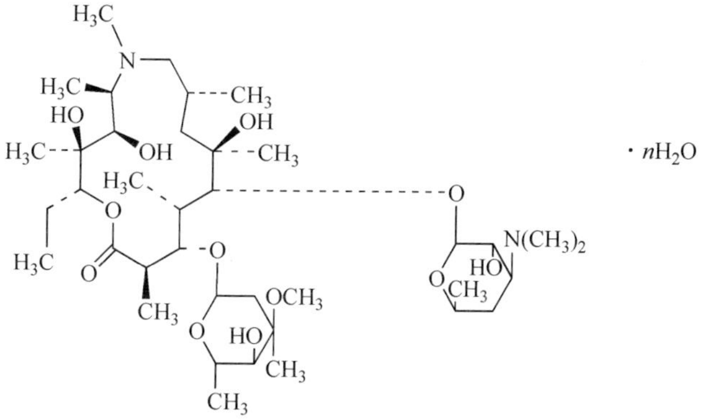

阿奇霉素(azithronycin)

红霉素（erythromycin）是由红色链丝菌产生的抗生素，包括 erythromycin A、B 和 C。所说的红霉素主要指 erythromycin A，其他两个组分 B 和 C 被视为杂质。红霉素水溶性较小，只能口服。常应用其各种酯的衍生物，如硬脂酸红霉素和琥乙红霉素，但在酸中不稳定。

罗红霉素（roxithromycin）为红霉素 C₉ 肟的衍生物，为红霉素衍生物中一个活性最好的药物，其具有较好的化学稳定性，抗菌活性强于红霉素，被广泛应用。本品无臭，味苦；略有引湿性。在乙醇或丙酮中易溶，在甲醇中溶解，在乙腈中略溶，在水中几乎不溶。有旋光性，加无水乙醇溶解并定量稀释成每 1mL 中约含 20mg 的溶液，比旋度为−82°～−87°。

阿奇霉素是第一个结构为氮杂内酯类的抗生素，是用化学方法在红霉素 A 内酯环上插入一氮原子而衍生得到的。为白色或类白色结晶性粉末；无臭，味苦；微有引湿性。本品在甲醇、丙酮、三氯甲烷、无水乙醇或稀盐酸中易溶，在水中几乎不溶。加无水乙醇溶解并定量稀释制成每 1mL 中含 20mg 的溶液，比旋度应为−45°～−49°。

二、鉴别试验

本类抗生素主要鉴别方法为呈色反应和色谱法及红外光谱法。

（一） 呈色反应

1. 硫酸反应 　该类抗生素遇硫酸显红棕色。

2. Molish 反应 　在酸性条件下，该类抗生素的糖类脱水形成糠醛，与 α-萘酚反应形成紫色化合物。

3. 其他显色反应 　ChP 中硬脂酸红霉素的鉴别反应为：取本品 3mg，加丙酮 2mL，溶解后，加盐酸 2mL，即显橙黄色，渐变为紫红色，再加三氯甲烷 2mL，振摇，三氯甲烷层显蓝色。

ChP 琥乙红霉素的鉴别方法为：取本品约 5mg，加盐酸羟胺的饱和甲醇溶液与氢氧化钠的饱和甲醇溶液各 3~5 滴，在水浴上加热发生气泡，放冷，加盐酸溶液（4.5→100）使成酸性，加三氯化铁试液 0.5mL，溶液显紫红色。

（二） 色谱法

1. 薄层色谱法 　该法较广泛用于大环内酯类抗生素的鉴别与有关物质检查。

例 1 　ChP 中罗红霉素片的薄层色谱鉴别方法。

取本品的细粉适量，用无水乙醇溶解并稀释制成每 1mL 中约含罗红霉素 25mg 的溶液，滤过，取续滤液作为供试品溶液；另取罗红霉素对照品适量，用无水乙醇溶解并稀释制成每 1mL 中约含 25mg 的溶液，作为对照品溶液。取上述两种溶液等量混合，作为混合溶液。照薄层色谱法（通则 0502）试验，吸取上述三种溶液各 2μL，分别点于同一硅胶 G 薄层板上，以甲苯-三氯甲烷-二乙胺（50：40：7）为展开剂，展开，晾干，喷以显色剂（取磷钼酸 2.5g，加冰醋酸 50mL、硫酸 2.5mL 使溶解，摇匀），再置 105℃加热数分钟。混合溶液所显主斑点应为单一斑点，供试品溶液所显主斑点的颜色和位置应与对照品溶液或混合溶液主斑点的颜色和位置相同。

例 2 　ChP 中阿奇霉素的薄层色谱鉴别方法。

取本品，用无水乙醇溶解并稀释制成每 1mL 中约含 5mg 的溶液，作为供试品溶液；另精密称取阿奇霉素对照品，用无水乙醇溶解并稀释制成每 1mL 中约含 5mg 的溶液，作为对照品溶液。照薄层色谱法（通则 0502）试验，吸取上述溶液各 2μL，分别点于同一硅胶 G 薄层板上，以乙酸乙酯-正己烷-二乙胺（10：10：2）为展开剂，展开，晾干，喷以显色剂（取钼酸钠 2.5g、硫酸铈 1g，加 10% 硫酸溶液溶解并稀释至 100mL），置 105℃加热数分钟。供试品溶液所显主斑点的颜色和位置应与阿奇霉素对照品溶液的主斑点相同。

2. 高效液相色谱法 　ChP 中罗红霉素用该法鉴别，规定：在含量测定项下记录的色谱图中，供试品溶液主峰的保留时间应与对照品溶液主峰的保留时间一致。

（三） 光谱法

红外光谱法广泛用于该类抗生素的鉴别。如阿奇霉素、罗红霉素的鉴别，方法均为与标准图谱对照的方法。ChP 中罗红霉素鉴别方法如下：

本品的红外光吸收图谱应与对照的图谱（光谱集 786 图）一致。如不一致时，取本品 1g 置 10mL 具塞试管中，加入 80％丙酮溶液 2mL，振摇加热使溶解，自然或冰浴降温结晶，如结晶为糊状或絮状，重新加热溶解后再结晶，抽滤，取残渣置 60℃下减压干燥后测定。

三、特殊杂质检查

ChP 收载的红霉素检查项目有碱度、水分、炽灼残渣、有关物质、硫氰酸盐和红霉素组分等；阿奇霉素检查项目有：结晶性、碱度、水分、炽灼残渣、重金属和有关物质等；罗红霉素检查项目有：碱度、水分、重金属、炽灼残渣、残留溶剂和有关物质等。其中，本类抗生素均要检查特殊杂质：有关物质。

有关物质检查可采用色谱法（TLC 法或 HPLC 法）。

例 ChP 罗红霉素有关物质检查方法。

取本品，用流动相溶解并稀释制成每 1mL 中约含 2.0mg 的溶液，作为供试品溶液；精密量取 1mL，置 100mL 量瓶中，用流动相稀释至刻度，摇匀，作为对照溶液；照含量测定项下的色谱条件，取对照溶液 20μL 注入液相色谱仪，调节检测灵敏度，使主成分色谱峰的峰高约为满量程的 20％；精密量取供试品溶液与对照溶液各 20μL，分别注入液相色谱仪，记录色谱图至主成分峰保留时间的 4 倍。供试品溶液色谱图中如有杂质峰，除二甲基甲酰胺峰（用流动相制成 0.001％的二甲基甲酰胺溶液同法测定，按保留时间定位）外，单个杂质峰面积不得大于对照溶液主峰面积（1.0％），各杂质峰面积的和不得大于对照溶液主峰面积的 4 倍（4.0％）（供试品溶液中任何小于对照溶液主峰面积 0.1 倍的峰可忽略不计）。

四、含量测定

本类抗生素药典主要采用抗生素微生物检定法和 HPLC 法测定。如琥乙红霉素采用抗生素微生物检定法（通则 1201）测定。罗红霉素、阿奇霉素（原料与制剂）和克拉霉素采用 HPLC 法测定。体内样品中阿奇霉素测定可采用上述的两种方法，也可以采用 HPLC-MS 法、HPLC-MS/MS 法测定。

例 1 ChP 琥乙红霉素含量测定方法。

精密称取本品适量，加乙醇（按琥乙红霉素每 10mg 加乙醇 4mL）溶解后，用磷酸盐缓冲液（pH7.8）制成每 1mL 中约含 500 单位的溶液，室温放置 16 小时或 40℃放置 6 小时，使水解完全；另取红霉素标准品约 25mg，精密称定，加乙醇 12.5mL 使溶解后，用磷酸盐缓冲液（pH7.8）制成每 1mL 中含 500 单位的溶液，照抗生素微生物检定法红霉素项下（通则 1201）测定。1000 红霉素单位相当于 1mg 的 $C_{37}H_{67}NO_{13}$。

例 2 ChP 阿奇霉素含量测定方法。

（1）色谱条件与系统适用性试验 用十八烷基硅烷键合硅胶为填充剂；以磷酸盐缓冲液（取 0.05mol/L 磷酸氢二钾溶液，用 20％的磷酸溶液调节 pH 值至 8.2)-乙腈（45：55）为流动相；柱温 30℃；检测波长为 210nm。取阿奇霉素系统适用性试验对照品适量，加乙腈溶解并稀释制成每 1mL 中含 10mg 的溶液，取 50μL，注入液相色谱仪，记录色谱图，应与系统适用性试验附图一致。

（2）测定法 取本品适量，精密称定，加乙腈溶解并定量稀释制成每 1mL 中含 1mg 的溶液，精密量取 50μL 注入液相色谱仪，记录色谱图；另取阿奇霉素对照品适量，同法测定。按外标法以峰面积计算供试品中 $C_{38}H_{72}N_2O_{12}$ 的含量。

例 3 ChP 罗红霉素含量测定方法。

（1）色谱条件与系统适用性试验 用十八烷基硅烷键合硅胶为填充剂；以 0.067mol/L 磷酸二氢铵溶液（用三乙胺调节 pH 值至 6.5）-乙腈（65∶35）为流动相；检测波长为 210nm。取罗红霉素对照品和红霉素标准品适量，用流动相溶解并稀释制成每 1mL 中各约含 1mg 的混合溶液，取 20μL 注入液相色谱仪，罗红霉素峰的保留时间约为 14 分钟，其与红霉素峰的分离度应不小于 15.0，罗红霉素峰与相对保留时间约为 0.95 处杂质峰的分离度应不小于 1.0，与相对保留时间约为 1.2 处杂质峰的分离度应不小于 2.0。理论板数按罗红霉素峰计算不低于 2500。

（2）测定法 取本品适量，精密称定，加流动相溶解并定量稀释制成每 1mL 中约含 1mg 的溶液，精密量取 20μL 注入色谱仪，记录色谱图；另取罗红霉素对照品，同法测定。按外标法以峰面积计算供试品中 $C_{41}H_{76}N_2O_{15}$ 的含量。按无水物计算，含罗红霉素（$C_{41}H_{76}N_2O_{15}$）不得少于 94.0%。

例 4 小鼠血清及组织中阿奇霉素的 HPLC-MS 测定。

（1）色谱条件 色谱柱：大连依利特 Hypersil C_8 柱（4.6mm×250mm，5μm）；流动相：乙腈-5mmol/L 甲酸铵溶液（含 0.3% 三乙胺）（75∶25）；流速：1mL/min；柱温：30℃；进样量 10μL。

（2）质谱条件 ESI 正离子模式；喷雾室干燥气流速 13L/min，干燥气温度 350℃；雾化气压力 50psi；毛细管电压 4000V。SIM 选择检测的离子为 m/z 748.8（1，[M+H]+）和 858.7（2，[M+Na]+），碎片电压分别为 150V 和 130V。

（3）样品处理方法

血清：取阿奇霉素对照品溶液适量，氮气吹干溶剂后加入小鼠血清 0.4mL，加 8μg/mL 内标溶液 50μL，再加 0.5mol/L 氢氧化钠溶液 100μL，混匀后加氯仿 4mL，震荡提取 3 分钟，离心（4000r/min）10 分钟，精密量取有机层 3mL，45℃水浴氮气吹干，加流动相 100μL，涡旋 1 分钟，进样分析。

组织：取小鼠主要脏器心、肝、脾、肺、肾各 0.2g，加入匀浆介质磷酸盐缓冲液（pH8.0）0.8mL 匀浆（小于 0.2g 的组织直接匀浆），后续操作同血清处理方法。

结果：阿奇霉素在 5～3200ng/mL 浓度范围内线性关系良好，提取回收率均在 70% 以上。见图 14-3 和图 14-4。

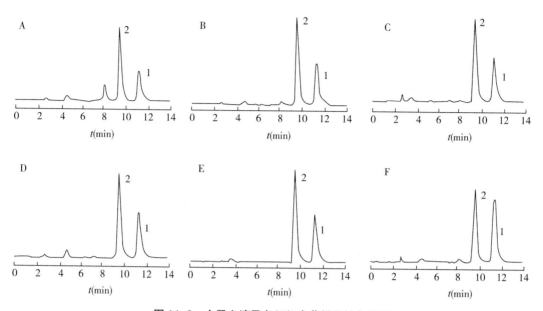

图 14-3　小鼠血清及各组织含药样品的色谱图

1. 阿奇霉素　2. 罗红霉素

A. 血清　B. 心　C. 肝　D. 脾　E. 肺　F. 肾

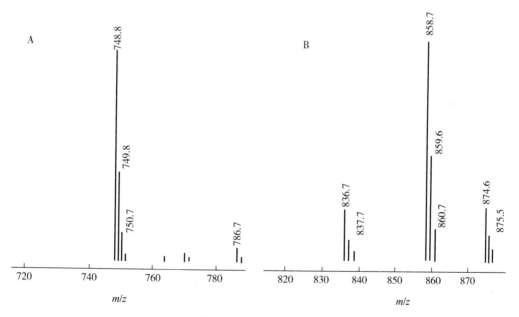

图 14-4　阿奇霉素对照品和内标-罗红霉素的质谱图

A. 阿奇霉素对照品　B. 内标-罗红霉素

第十五章 药物制剂分析 ▷▷▷▷

第一节 概 述

药物通常在供临床使用之前，需要把原料药物与适宜辅料制成供临床使用的相应给药形式，简称剂型。制成一定制型后的药物称为药物制剂。ChP（制剂通则 0100）中收载 38 种剂型。根据制剂中所含有的原料的种类可分为单方制剂和复方制剂。含有一种药物的制剂称为单方制剂；含有两种或两种以上药物的制剂称为复方制剂。药物制剂分析是利用物理、化学、物理化学或生物学的方法对不同剂型的药物制剂进行质量检验，以确定被检测的制剂是否符合质量标准的规定要求。

一、药物制剂分析的特点

与原料药分析相比，药物制剂分析有以下的特点：

1. 药物制剂较原料药的分析复杂 药物制剂与原料药不同，除主药外，在生产过程中，通常要加入相应的辅料，如赋形剂、稀释剂、稳定剂、防腐剂、着色剂、抗氧剂等。这些附加成分的存在，使制剂分析更具复杂性。如果是复方制剂，还要考虑其他成分的干扰。因此，一般在制剂分析之前需要对样品进行相应的预处理，如过滤、萃取、色谱分离等。

2. 药物制剂与原料药分析的项目和要求不同 药物制剂的检查项目包括：按照药典"制剂通则"项目要求进行的检查、杂质检查及其附加成分的检查等等。由于制剂是采用已合格的原料药进行投料，故不需要对药物制剂相应的原料药中杂质检查项目逐一进行检查，而主要检查制剂在制备和贮存过程中可能产生的杂质和有关物质。

药物制剂含量测定应尽可能选用与原料药相同的测定方法。但由于制剂的组分比较复杂，其含量测定方法常常和原料药不同，并且专属性和灵敏度要求更高。当共存药物、辅料、附加剂有干扰时，可考虑增加预处理或改进方法，排除干扰后可用原料药的测定方法，或选用专属性较高的其他方法；主药含量很小的制剂可选用灵敏度较高的方法。

药物复方制剂的分析不但要考虑附加剂的影响，还要考虑各药物之间的相互影响。

3. 药物制剂含量测定表示方法和限度要求与原料药不同 原料药的测定结果以百分含量来表示；药物制剂含量测定的结果以标示量的百分含量来表示。

原料药的含量限度要求较为严格，因为原料药都是较纯的物质，如含量远离

100%，则说明其杂质多。药物制剂相对于原料药含量限度宽一些。

二、药物制剂分析方法的选择与设计

为了更好地评价药物制剂的质量，以保证临床用药的稳定性、安全性、均一性和有效性。选择和设计药物制剂的分析方法时，应注意以下问题：

1. 首先应消除共存药物与辅料的干扰。辅料会影响分析检验，所以首先要消除这些干扰再进行分析。例如，维生素C注射剂中稳定剂焦亚硫酸钠对碘量法造成干扰，因此在注射剂含量测定时首先加入丙酮消除干扰，然后再采用碘量法测定含量。

2. 在设计和选择药物制剂分析方法时，通常要根据药物的性质、结构、剂型、含量多少以及共有成分的影响程度等方面加以综合考虑。除考虑方法的灵敏度、准确度、精密度外，还要重点考察方法的专属性。

含量测定应根据药物的性质、主药含量的高低以及附加剂的种类，对测定是否有干扰，如何消除共存药物与辅料的干扰等加以综合考虑，选择和设计适当的方法。例如，地西泮为有机碱类药物，原料药采用非水溶液滴定法测定含量，其片剂由于含量很低（2.5毫克/片、5毫克/片），则采用高效液相色谱法测定含量。又如盐酸丁丙诺啡原料药，ChP采用电位滴定法测定含量，而其舌下片及注射剂均采用高效液相色谱法测定含量。

第二节　片剂分析

片剂（tablets）系指原料药物与适宜的辅料混匀压制而成的圆片或异形片状的固体制剂。其以口服普通片为主，还有含片、舌下片、口腔贴片、咀嚼片、分散片、可溶片、泡腾片、阴道片、阴道泡腾片、缓释片、控释片、肠溶片与口崩片等。常用的辅料有淀粉、糊精、蔗糖、乳糖、滑石粉、硬脂酸镁等。

一、片剂的检查

（一）常规检查

1. 外观、硬度和耐磨性检查　片剂外观应完整光洁、色泽均匀，有适宜的硬度和耐磨性，以免包装、运输过程中发生破碎或磨损。除另有规定外，对于非包衣片，应符合片剂脆碎度检查法（通则0923）的要求。

2. 重量差异　（weight variation）系指采用规定称量方法测得的每片重量与平均片重之间的差异程度。在生产过程中，由于生产设备和工艺、颗粒的均匀度和流动性等因素的影响，都会使片剂产生重量差异，进而又会使各片间的主药含量产生差异。故此项检查的目的是通过控制各片重量的一致性，来控制片剂中药物含量的均匀程度，从而保证用药剂量的准确性。

检查法：取供试品20片，精密称定总重量，求得平均片重后，再分别精密称定每片的重量，计算每片重量与平均片重差异的百分率，即得。片剂重量差异限度的规定

（通则 0101）见表 15-1。

表 15-1　片剂重量差异限度

平均片重或标示片重	重量差异限度
0.30g 以下	±7.5%
0.30g 及 0.30g 以上	±5%

结果判定：每片重量与平均片重相比较（凡无含量测定的片剂，每片重量应与标示片重比较），按表 15-1 的规定，超出重量差异限度的不得多于 2 片，并不得有 1 片超出限度 1 倍。

糖衣片的片心应检查重量差异并符合规定，包糖衣后不再检查重量差异。薄膜衣片应在包薄膜衣后检查重量差异并符合规定。凡规定检查含量均匀度的片剂，一般不再进行重量差异检查。

3. 崩解时限（disintegration）　系指口服固体制剂在规定条件下全部崩解溶散或成碎粒，除不溶性包衣材料或破碎的胶囊壳外，应全部通过筛网。如有少量不能通过筛网，但应软化或轻质上漂且无硬心者，可作符合规定论。这一过程所需时间的限度即为崩解时限。

检查方法：仪器装置为升降式崩解仪，除另有规定外，取供试品 6 片，分别置于崩解仪吊篮的 6 支玻璃管中，崩解介质为 37℃±1℃ 的水，调节水位高度使吊篮上升时筛网在水下面 15mm 处。启动崩解仪进行检查，各片均应在规定时间内全部崩解。如有 1 片不能完全崩解，应另取 6 片复试，均应符合规定。

各种片剂崩解时限的检查方法及规定见表 15-2。咀嚼片不检查崩解时限。凡规定检查溶出度、释放度、融变时限或分散均匀性的制剂不再进行崩解时限的检查。

表 15-2　不同片剂的崩解时限检查

片剂种类	崩解介质	介质温度	判断依据
普通片	水	37℃±1℃	15 分钟内全部崩解
薄膜衣片	水，并可在盐酸溶液（9→1000）中检查	37℃±1℃	30 分钟内全部崩解
糖衣片	水	37℃±1℃	1 小时内全部崩解
肠溶衣片	①先在盐酸溶液（9→1000）检查 ②每管加入挡板 1 块，再在磷酸盐缓冲液（pH6.8）中检查	37℃+1℃ 37℃±1℃	①2 小时内，不得有裂缝、崩解或软化 ②1 小时内全部崩解
含片	水	37℃±1℃	不应在 10 分钟内全部崩解或溶化
舌下片	水	37℃±1℃	5 分钟内全部崩解并溶化
可溶片	水	15～25℃	3 分钟内全部崩解并溶化
结肠定位肠溶片	盐酸溶液（9→1000）及 pH6.8 以下的磷酸盐缓冲液 pH7.5～8.0 的磷酸盐缓冲液	37℃±1℃ 37℃±1℃	①不释放或不崩解 ②1 小时内全部释放或崩解，片心亦应崩解

续表

片剂种类	崩解介质	介质温度	判断依据
泡腾片	水 200mL，置 250mL 烧杯中	15～25℃	5 分钟内全部崩解（先有大量气泡放出，当气泡停止逸出时，片剂应溶解或分散在水中，无聚集颗粒剩留）

（二）一些剂型的常规检查

1. 分散均匀性　是指片剂在水中能迅速崩解并均匀分散的程度。分散片需检查分散均匀性，检查时取供试品 6 片，置 250mL 烧杯中，加 15～25℃的水 100mL，振摇 3 分钟，检查法照崩解时限检查法（通则 0921）检查，不锈钢丝网的筛孔内径为 710μm，水温为 15～25℃；取供试品 6 片，应在 3 分钟内全部崩解并通过筛网。

2. 发泡量　阴道泡腾片应检查发泡量。检查方法：取 25mL 具塞刻度试管（内径 1.5cm）10 支，各精密加水 2mL，置 37℃±1℃水浴中 5 分钟后，各管中分别投入供试品 1 片，密塞，20 分钟内观察最大发泡量的体积，平均发泡体积应不少于 6mL，且少于 4mL 的不得超过 2 片。

3. 微生物限度检查　微生物限度检查系检查片剂受微生物污染程度的方法。检查项目包括细菌数、霉菌数、酵母菌数及控制菌检查。以动物、植物、矿物来源的非单体成分制成的片剂，生物制品片剂，以及黏膜或皮肤炎症或腔道等局部用片剂（如口腔贴片、外用可溶片、阴道片、阴道泡腾片等），照非无菌产品微生物限度检查：微生物计数法（通则 1105）和控制菌检查法（通则 1106）及非无菌药品微生物限度标准（通则 1107）检查，应符合规定。规定检查杂菌的生物制品片剂，可不进行微生物限度检查。

（三）含量均匀度、溶出度和释放度的检查

1. 含量均匀度（content uniformity）　系指小剂量或单剂量的固体制剂、半固体制剂和非均相液体制剂的每片（个）含量符合标示量的程度。

本法用于检查单剂量的固体、半固体和非均相液体制剂含量符合标示量的程度。

除另有规定外，片剂、硬胶囊剂、颗粒剂或散剂等，每一个单剂标示量小于 25mg 或主药含量小于每一个单剂重量 25％者；药物间或药物与辅料间采用混粉工艺制成的注射用无菌粉末；内充非均相溶液的软胶囊；单剂量包装的口服混悬液、透皮贴剂和栓剂等品种项下规定含量均匀度应符合要求的制剂，均应检查含量均匀度。复方制剂仅检查符合上述条件的组分，多种维生素或微量元素一般不检查含量均匀度。

凡检查含量均匀度的制剂，一般不再检查重（装）量差异；当全部主成分均进行含量均匀度检查时，复方制剂一般亦不再检查重（装）量差异。

检查方法（通则 0941）：

除另有规定外，取供试品 10 个，照各品种项下规定的方法，分别测定每一个单剂以标示量为 100 的相对含量 x_i，求其均值 $\overline{X}$ 和标准差 S $\left[S = \sqrt{\dfrac{\sum\limits_{i=1}^{n}(x_i - \overline{X})^2}{n-1}} \right]$ 以及标示量

与均值之差的绝对值 A（$A=\mid 100-\overline{X}\mid$）。

若 $A+2.2S\leqslant L$，则供试品的含量均匀度符合规定；

若 $A+S>L$，则为不符合规定；

若 $A+2.2S>L$，且 $A+S\leqslant L$，则应另取 20 片（个）复试。

根据初、复试结果，计算 30 个单剂的均值 $\overline{X}$、标准差 S 和标示量与均值之差的绝对值 A；再按下述公式计算并判定。

当 $A\leqslant 0.25L$ 时，若 $A^2+S^2\leqslant 0.25L^2$，则供试品的含量均匀度符合规定；若 $A^2+S^2>0.25L^2$，则不符合规定。

当 $A>0.25L$ 时，若 $A+1.7S\leqslant L$，则供试品的含量均匀度符合规定；若 $A+1.7S>L$，则不符合规定。

上述的 L 为规定值，除另有规定外，$L=15.0$。单剂量包装的口服混悬液，内充非均相溶液的软胶囊，胶囊型或泡囊型粉雾剂，单剂量包装的眼用、耳用、鼻用混悬剂，固体或半固体制剂，$L=20.0$；透皮贴剂、栓剂，$L=25.0$。

如该品种项下规定含量均匀度的限度为±20%或其他数值时，$L=20.0$ 或其他相应的数值。

2. 溶出度与释放度

（1）定义　溶出度（dissolution）系指活性药物从片剂、胶囊剂或颗粒剂等普通制剂在规定条件下，溶出的速率和程度。在缓释制剂、控释制剂、肠溶制剂以及透皮贴剂等制剂中也称为释放度（release）。

凡检查溶出度与释放度的片剂，不再进行崩解时限的检查。

口服固体制剂的药物吸收一般首先取决于制剂在胃肠道中崩解和溶出两个过程，且有些口服固体制剂常常没有崩解过程。所以，相对于崩解时限，溶出度能更好地衡量口服固体制剂的内在质量。同时溶出度可以在一定程度上反映药物的晶型、粒度、处方组成、生产工艺和设备、辅料性质、包衣材料等因素的差异，因此测定溶出度能较好地反映固体制剂的质量。另外，当药物的溶出速率等于或低于药物在体内的吸收速率时，溶出速率成为限速因素，此时溶出度与生物利用度之间可建立一定的相关性。此时，口服固体制剂的体内生物利用度亦可用其体外溶出度来评价。

影响因素：影响固体制剂药物溶出的主要因素包括：药物的理化性质、表面积、制剂处方和工艺等，如无水药物一般比水合药物有更大的溶解度。由于药物的溶出在很大程度上影响药物的吸收，因此在药物的研究和生产时，控制和改善影响药物溶出的因素，即可改善药物的吸收，从而提高其生物利用度。

（2）测定方法　ChP（通则 0931）收载溶出度与释放度试验法有篮法、桨法、小杯法、桨碟法、转筒法五种。

第一法（篮法）：用于普通制剂测定溶出度时，测定前应对仪器装置进行必要的调试，使转篮或桨叶底部距溶出杯的内底部 25mm±2mm。将样品置于溶出度仪的转篮中，转篮通过篮轴与电动机相连，电动机的转速可任意调节。转篮置于溶出杯中，溶出杯中盛有溶出介质。仪器一般配有 6 套测定装置，可一次测定供试品 6

份。测定时，分别量取经脱气处理的溶出介质置各溶出杯内，加温，待溶出介质温度恒定在 37℃±0.5℃后，取供试品 6 片，分别投入 6 个干燥的转篮内，将转篮降入溶出杯中，注意供试品表面上不要有气泡，按各品种项下规定的转速启动仪器，计时，在规定的取样时间和取样点取样，立即用适当的微孔滤膜滤过，自取样至滤过应在 30 秒内完成，照各品种项下规定的方法测定，计算每片的溶出量。

第二法（桨法）：用于普通制剂测定溶出度时，除将转篮换成搅拌桨外，其他装置和要求与转篮法相同。

第三法（小杯法）：用于普通制剂测定溶出度时，小杯法的操作容器为硬质玻璃或其他惰性材料制成的透明或棕色的、底部为半球形的 250mL 的溶出杯，桨杆与电动机相连，转速可调。其他操作和要求同桨法。小杯法溶出介质的体积较小，适用于药物含量较低的片剂溶出度的测定。

第四法（桨碟法）：分别量取溶出介质置各溶出杯内，实际量取的体积与规定体积的偏差应在±1%范围之内，待溶出介质预温至 32℃±0.5℃，将透皮贴剂固定于两层碟片之间或网碟上，溶出面朝上，尽可能使其保持平整。再将网碟水平放置于溶出杯下部，并使网碟与桨底旋转面平行，两者相距 25mm±2mm，按每个品种在 ChP 正文中规定的转速启动装置。在规定取样时间点，吸取溶出液适量，及时补充相同体积的温度为 32℃±0.5℃的溶出介质。其他操作同第一法和第二法项下缓释制剂或控释制剂。

第五法（转筒法）：分别量取溶出介质置各溶出杯内，实际量取的体积与规定体积的偏差应在±1%范围之内，待溶出介质预温至 32℃±0.5℃。除另有规定外，按下述进行准备，除去贴剂的保护套，将有黏性的一面置于一片铜纺上，铜纺的边比贴剂的边至少大 1cm。将贴剂的铜纺覆盖面朝下放置于干净的表面，涂布适宜的胶黏剂于多余的铜纺边。如需要，可将胶黏剂涂布于贴剂背面。干燥 1 分钟，仔细将贴剂涂胶黏剂的面安装于转筒外部，使贴剂的长轴通过转筒的圆心。挤压铜纺面除去引入的气泡。将转筒安装在仪器中，试验过程中保持转筒底部距溶出杯内底部 25mm±2mm，立即按品种正文规定的转速启动仪器。在规定取样时间点，吸取溶出液适量，及时补充相同体积的温度为 32℃±0.5℃的溶出介质。同法测定其他透皮贴剂。其他操作同第一法和第二法项下缓释制剂或控释制剂。

结果判断：参照 ChP（通则 0931）中相关标准。

第五法转筒法溶出杯按桨法，但搅拌桨另用不锈钢转筒装置替代。组成搅拌装置的杆和转筒均由不锈钢制成。

结果判断：①6 片中，每片的溶出量按标示量计算，均不低于规定限度（Q）；②6 片中，如有 1～2 片低于 Q，但不低于 $Q-10\%$，且其平均溶出量不低于 Q；③6 片中，有 1～2 片低于 Q，其中仅有 1 片低于 $Q-10\%$，但不低于 $Q-20\%$，且其平均溶出量不低于 Q 时，应另取 6 片复试；初、复试的 12 片中有 1～3 片低于 Q，其中仅有 1 片低于 $Q-10\%$，但不低于 $Q-20\%$，且其平均溶出量不低于 Q。凡符合上述条件之一者，可判为符合规定。

缓释制剂或控释制剂常用第一、二、三、五法。测定用的仪器和方法与溶出度的篮法相同，但释放度要求至少采用 3 个时间取样，在规定取样时间点，吸取溶液适量，立即经不大于 0.8μm 的微孔滤膜滤过，自取样至滤过应在 30 秒内完成。并及时补充所耗的溶剂。取滤液，照各品种项下规定的方法测定，计算每片的释放量。

肠溶制剂常用第一法和第二法。一般先以 0.1mol/L 的盐酸为释放介质，取 6 片分别投入溶出杯或转篮中，按各药品项下规定的方法，开动仪器运转 2 小时，立即取样测定，计算每片的"酸中释放量"；再以 0.2mol/L 磷酸盐缓冲液（pH6.8）为介质，继续运转 45 分钟，计算每片的"缓冲液中释放量"。

透皮贴剂常用第四法和第五法。

二、片剂中药物的含量测定

（一）含量测定方法及结果计算

1. 含量测定方法　当片剂中主药含量较大或辅料影响很小时可以选用适宜的方法直接测定。如：安乃近片经乙醇和 0.01mol/L 盐酸溶解后直接用碘量法测定其含量。但大多数情况下，辅料对主药的测定会产生干扰，此时，应根据辅料的性质和特点，采取分离等必要措施消除其干扰后在进行测定。

2. 计算　片剂在含量测定时，一般取 20 片或 10 片或按规定取样（糖衣片需去除糖衣），精密称定，并计算出平均片重，然后研细，混匀，精密称取适量（约相当于规定的主药量），按规定方法测定含量。

片剂的含量测定结果通常以相当于标示量的百分率表示。计算公式如下：

$$标示量\% = \frac{每片中药物的实际含量}{标示量} \times 100\%$$

$$= \frac{\dfrac{测得量（g）}{供试品量（g）} \times 平均片重（克/片）}{标示量（克/片）} \times 100\%$$

（1）容量分析法计算公式：

①直接滴定法计算公式：

$$标示量\% = \frac{T \times F \times V \times \overline{W}}{W \times 标示量} \times 100\%$$

②直接滴定法，同时进行空白试验计算公式：

$$标示量\% = \frac{T \times F \times (V - V_0) \times \overline{W}}{W \times 标示量} \times 100\%$$

③剩余滴定法，同时进行空白试验计算公式：

$$标示量\% = \frac{T \times F \times (V_0 - V) \times \overline{W}}{W \times 标示量} \times 100\% \qquad \left(F = \frac{实际摩尔浓度}{规定摩尔浓度} \right)$$

式中，T 为滴定度（mg/mL），每 1mL 规定浓度的滴定液相当于被测组分的毫克数；F 为滴定液校正因数；V 和 V_0 分别为样品和空白消耗滴定液的体积（mL）；W 为片粉的取样量（g）；$\overline{W}$ 为平均片重（克/片）或（毫克/片）。

（2）紫外-可见分光光度法计算公式：

①百分吸收系数法计算公式：

$$标示量\% = \frac{A_X \times V \times D \times \overline{W}}{E_{1cm}^{1\%} \times 100 \times W \times 标示量} \times 100\%$$

②对照比较法计算公式：

$$标示量\% = \frac{C_R \times A_X \times V \times D \times \overline{W}}{A_R \times W \times 标示量} \times 100\%$$

式中，A_X 为供试品溶液的吸光度；D 为稀释倍数；V 为供试品溶液体积（mL）；$\overline{W}$ 为平均片重（克/片）；$E_{1cm}^{1\%}$ 为百分吸收系数，100 为浓度换算因子，系将 g/100mL 换算为 g/mL；W 为片粉的取样量（g）；标示量（克/片）；C_R、A_R 分别为对照溶液的浓度和吸收度。

（3）HPLC 法计算公式：

$$标示量\% = \frac{A_X \times C_R \times D \times V \times \overline{W}}{A_R \times W \times 标示量} \times 100\%$$

式中，A_X 为供试品溶液的峰面积；D 为稀释倍数；V 为片粉的溶解体积（mL）；$\overline{W}$ 为平均片重；W 为片粉的取样量（g）；C_R、A_R 分别为对照溶液的浓度和峰面积。标示量的单位为克/片

（二） 常用辅料的干扰及排除

片剂在制备过程中加入的辅料如稀释剂、吸收剂、润滑剂、黏合剂、崩解剂等，往往会对主药的测定造成干扰，应根据它们的性质和特点设法排除。

1. 糖类 片剂中常常含有淀粉、糊精、蔗糖、乳糖，它们经水解后均能产生具有还原性的葡萄糖，可以被氧化成葡萄糖酸。因此，糖类可能干扰氧化还原滴定。

为了排除强氧化剂（如高锰酸钾、溴酸钾）在测定主药含量时的干扰，一般改用氧化电位较低的氧化剂作滴定剂。例如：硫酸亚铁原料药采用高锰酸钾法测定含量，而硫酸亚铁片改用铈量法进行测定，硫酸铈是比高锰酸钾弱的氧化剂，使用铈量法可以避免糖类附加剂的干扰。

2. 硬脂酸镁 是片剂常用的润滑剂，是以硬脂酸镁（$C_{36}H_{70}MgO_4$）和棕榈酸镁（$C_{32}H_{62}MgO_4$）为主要成分的混合物。硬脂酸镁的干扰包括：Mg^{2+} 和硬脂酸根离子的干扰。

（1）Mg^{2+} 对配位滴定有干扰 Mg^{2+} 在一定条件下（pH10 左右）可以和 EDTA 发生络合反应，生成稳定的配位化合物，从而影响测定，可以加入掩蔽剂如草酸、酒石酸和硼酸等，生成难溶性的草酸镁（酒石酸镁）和硬脂酸，不干扰测定。也可以改变 pH 值或换用其他的指示剂。例如，当 pH<9 时，Mg^{2+} 不与 EDTA 发生络合反应，当 pH>12 时，Mg^{2+} 则与 OH^- 生成 $Mg(OH)_2$ 沉淀。

（2）硬脂酸根离子可干扰 非水溶液滴定法在非水溶液滴定中，当主药的含量较大而硬脂酸镁含量小时，则对测定结果影响不大，可忽略不计，直接测定；当主药含量较

少而硬脂酸镁含量较多时，硬脂酸镁的存在就会消耗高氯酸滴定液，使测定结果偏高。可选用适当的有机溶剂提取药物后再测定，从而排除干扰。例如，硫酸奎宁原料药直接采用非水溶液滴定法测定含量，其片剂含量测定，先加氯化钠 0.5g 与 0.1mol/L 氢氧化钠溶液 10mL，用氯仿提取主药后，分取氯仿液，再采用非水溶液滴定法测定含量。

为了避免硬脂酸镁对测定的干扰，也可以换用其他方法。多种有机碱性药物如盐酸吗啡、盐酸氯丙嗪、奋乃静等，其原料药采用非水溶液滴定法测定含量，片剂则采用紫外分光光度法测定。

3. 滑石粉 滑石粉是片剂用的润滑剂和助流剂。因其在水中不易溶解，而使溶液混浊，所以当采用紫外-可见分光光度法、比旋法以及比浊法测定片剂的主药含量时会发生干扰，通常采用滤除法和提取分离法除去干扰。

4. 其他干扰 有的片剂中还可能添加苯甲酸盐、羧甲基纤维素钠及聚乙烯吡咯烷酮等，均可消耗高氯酸滴定液，使测定结果偏高，在选择分析方法时应注意排除。

（三）应用示例

例1 ChP 盐酸氯丙嗪片的含量测定。

盐酸氯丙嗪在紫外光区 254nm 波长处有最大吸收，灵敏度较高，可采用紫外-可见分光光度法测定含量。由于盐酸氯丙嗪片易被氧化，测定时，应避光操作。

测定方法：取本品 10 片，除去包衣后，精密称定，研细，精密称取适量（约相当于盐酸氯丙嗪 10mg），置 100mL 量瓶中，加溶剂［盐酸溶液（9→1000）］70mL，振摇使盐酸氯丙嗪溶解，用溶剂稀释至刻度，摇匀，滤过，精密量取续滤液 5mL，置 100mL 量瓶中，加溶剂稀释至刻度，摇匀，照紫外-可见分光光度法（通则 0401），在 254nm 的波长处测定吸光度，按 $C_{17}H_{19}ClN_2S \cdot HCl$ 的吸收系数（$E_{1cm}^{1\%}$）为 915 计算，即得。

测定结果的计算公式为：

$$标示量\% = \frac{A_X \times 100 \times \overline{W} \times 10^3}{E_{1cm}^{1\%} \times 5 \times W \times 标示量} \times 100\%$$

式中，A_X 为测得的吸光度，$\overline{W}$ 为平均片重（克/片），标示量的单位为毫克/片。

例2 ChP 醋酸地塞米松片的含量测定。

色谱条件与系统性试验： 用十八烷基硅烷键合硅胶为填充剂；以乙腈-水（40∶60）为流动相，检测波长为 240nm。取有关物质项下的对照溶液 20μL 注入液相色谱仪，出峰顺序依次为地塞米松与醋酸地塞米松，地塞米松峰与醋酸地塞米松峰的分离度应大于 20.0。

含量测定方法：取本品 20 片，精密称定，研细，精密称取适量（约相当于醋酸地塞米松 2.5mg），置 50mL 量瓶中，加甲醇适量，超声处理使醋酸地塞米松溶解，加甲醇稀释至刻度，摇匀，滤过，精密量取续滤液 20μL 注入液相色谱仪，记录色谱图（图15-1）；另取醋酸地塞米松对照品，精密称定，加甲醇溶解并定量稀释制成每 1mL 中约含 50μg 的溶液，同法测定，按外标法以峰面积计算，即得。

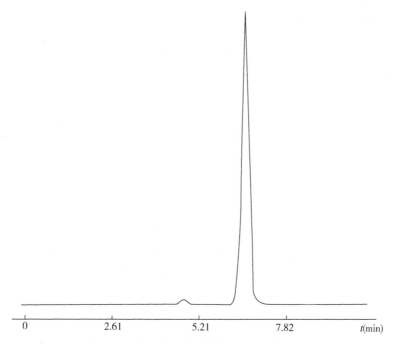

图 15-1 醋酸地塞米松片的高效液相色图谱

十八烷基硅烷键合硅胶为应用最广泛的一种化学键合相，是非极性的固定相，流动相为甲醇和水的混合物，极性较大，属于反相色谱系统。采用外标法测定含量，计算公式为：

$$标示量（\%）=\frac{A_X \times C_R \times 50 \times 10^{-3} \times \overline{W}}{A_R \times W \times 标示量} \times 100\%$$

式中，A_X 和 A_R 分别为供试品溶液和对照品溶液中醋酸地塞米松的峰面积，C_R 为对照品溶液的浓度（μg/mL），W 为片粉的取样量（g），$\overline{W}$ 为平均片重（克/片）。标示量的单位为毫克/片。

第三节 注射剂分析

注射剂（injection）系指原料药物与适宜的辅料制成的供注入体内的无菌制剂。注射剂可分为注射液、注射用无菌粉末与注射用浓溶液。

一、注射剂的常规质量检查

（一）性状

注射剂的性状包括颜色、状态等等，应符合各品种项下的有关规定。色泽可按 ChP 通则项下方法配制比色对照液，并进行比较，色差一般不超过规定色号±1 个色号。溶液型注射液应澄明；乳状液型注射液应稳定，不得出现相分离现象。

(二) 装量及装量差异

注射液及注射剂的浓溶液需进行装量检查，以保证其注射用量。检查方法是：注射剂的标示装量不大于 2mL 者取供试品 5 支（瓶），2mL 以上至 50mL 者取供试品 3 支（瓶），开启时应避免损失，将内容物分别用相应体积的干燥注射器及注射针头抽尽，注入经标化的量入式量筒内（量筒的大小应使待测体积至少占其额定体积的 40%，不排尽针头的液体），在室温下检视。测定油溶液、乳状液或混悬液的装量时，应先加温（如有必要）摇匀，再用干燥注射器及注射针头抽尽后，同前法操作，放冷（加温时），检视，每支（瓶）的装量均不得少于其标示量。标示装量为 50mL 以上的注射液及注射用浓溶液照"最低装量检查法"（通则 0942）检查，应符合规定。

注射用无菌粉末需检查装量差异，以保证药物含量的均匀性。检查方法为：取供试品 5 瓶（支），除去标签、铝盖，容器外壁用乙醇擦净，干燥，开启时注意避免玻璃尖等异物落入容器中，分别迅速精密称定；容器为玻璃瓶的注射用无菌粉末，首先小心开启内塞，使容器内外气压平衡，盖紧后精密称定。然后倾出内容物，容器用水或乙醇洗净，在适宜条件下干燥后，再分别精密称定每一容器的重量，求出每瓶（支）的装量与平均装量。每瓶（支）装量与平均装量相比较（如有标示装量，则与标示装量相比较），应符合下列规定，如有 1 瓶（支）不符合规定，应另取 10 瓶（支）复试，应符合规定。见表 15-3。

表 15-3 注射用无菌粉末重量差异限度

平均装量	装量差异限度
0.05g 及 0.05g 以下	±15%
0.05g 以上至 0.15g	±10%
0.15g 以上至 0.50g	±7%
0.50g 以上	±5%

凡规定检查含量均匀度的注射用无菌粉末，一般不再进行装量差异检查。

(三) 渗透压摩尔浓度

溶剂通过生物膜（半透膜）由低浓度溶液向高浓度溶液扩散的现象称为渗透，阻止渗透所需施加的压力，即为渗透压（osmotic pressure）。在涉及溶质的扩散或通过生物膜的液体转运各种生物过程中，渗透压都起着极其重要的作用。因此，在制备注射剂、眼用液体制剂等药物制剂时，必须关注其渗透压。ChP 规定，凡处方中添加了渗透压调节剂的制剂，均应控制其渗透压摩尔浓度（Osmolality）。

渗透压摩尔浓度的单位，通常以每千克溶剂中溶质的毫渗透压摩尔来表示，可按下式计算毫渗透压摩尔浓度（mOsmol/kg）：

$$毫渗透压摩尔浓度（mOsmol/kg）= \frac{每千克溶剂中溶解溶质的克数}{分子量} \times n \times 1000$$

式中 n 为一个溶质分子溶解或解离时形成的粒子数，在理想溶液中，例如葡萄糖 $n=1$，氯化钠或硫酸镁 $n=2$，氯化钙 $n=3$，枸橼酸钠 $n=4$。

测定原理与方法：通常采用测量溶液的冰点下降来间接测定其渗透压摩尔浓度。测定仪器为渗透压摩尔浓度测定仪，由制冷系统、热敏探头和振荡器（或金属探针）组成。测定时将探头浸入供试溶液的中心，并降至仪器的冷却槽中。启动制冷系统，当供试溶液的温度降至凝固点以下时，仪器采用振荡器（或金属探针）诱导溶液结冰，自动记录冰点下降的温度。仪器显示的测定值可以是冰点下降的温度，也可以是渗透压摩尔浓度。

（四） 可见异物

可见异物系指存在于注射剂、眼用液体制剂和无菌原料中，在规定条件下目视可以观测到的不溶性物质，其粒径或长度通常大于 $50\mu m$。注射液中若存在不溶性微粒，使用后可能引起静脉炎、过敏反应，较大微粒甚至可以堵塞毛细血管。因此，必须进行可见异物检查。

检查方法：ChP（通则 0904）收载有灯检法和光散射法两种，一般常用灯检法，也可采用光散射法。灯检法不适用的品种，如用深色透明容器包装或液体色泽较深（一般深于各标准液 7 号）的品种可选用光散射法。

1. 灯检法 在暗室中进行。检查的装置为：带有遮光板的日光灯光源，光照度可在 $1000\sim4000lx$ 范围内调节。背景为不反光的黑色背景和白色背景（供检查有色异物）。检查人员的远距离和近距离视力均应在 4.9 及以上（矫正后视力应为 5.0 及以上），无色盲。溶液型、乳状液及混悬型制剂的检查，除另有规定外，取供试品 20 支（瓶），除去容器标签，擦净容器外壁，置于遮光板边缘处，在明视距离（指供试品至人眼的清晰观测距离，通常为 25cm），分别在黑色和白色背景下，手持供试品颈部轻轻旋转和翻转容器使药液中可能存在的可见异物悬浮，注意应不产生气泡，轻轻翻摇后即用目检视，重复 3 次。总时限为 20 秒，供试品装量每支（瓶）在 10mL 及 10mL 以下的，每次检查可手持 2 支（瓶），50mL 或 50mL 以上大容量注射液按直、横、倒三步法旋转检视。供试品溶液中有大量气泡产生影响观察时，需静置足够时间至气泡消失后检查。

无色供试品溶液，光照度应为 $1000\sim1500lx$；透明塑料容器或棕色透明容器或有色的供试品溶液，光照度应为 $2000\sim3000lx$；混悬型供试品或乳状液，光照度为 $4000lx$。注射用无菌粉末，取供试品 5 支（瓶），溶解后再按上述方法检查。

结果判定：供试品中不得检出金属屑、玻璃屑、长度超过 2mm 的纤维、最大粒径超过 2mm 的块状物以及静置一定时间后轻轻旋转时肉眼可见的烟雾状微粒沉积物、无法计数的微粒群或摇不散的沉淀，以及在规定时间内较难计数的蛋白质絮状物等明显可见异物。供试品中如检出点状物、2mm 以下的短纤维和块状物等微细可见异物，生化药品或生物制品若检出半透明的小于约 1mm 的细小蛋白质絮状物或蛋白质颗粒等微细可见异物，除另有规定外，应分别符合 ChP 中的规定。例如溶液型静脉用注射液、注射用浓溶液，20 支（瓶）供试品中，均不得检出明显的外来可见异物，如有检出微细可见异物的供试品仅有 1 支（瓶），应另取 20 支（瓶）同法复试，均不得检出。溶液型非静脉用注射液，在供试品中，检出微细可见异物的供试品不得超过 2 支（瓶）。

2. 光散射法 当一束单色激光照射到溶液时，若溶液中存在不溶性物质即可使入射光发生散射，光散射能量与不溶性物质的大小有关。本方法系通过对光散射能量的测量，并与规定的阈值比较，以检查可见异物。仪器装置由旋瓶装置、激光光源、图像采集器、数据处理和终端显示系统组成。数据处理系统对采集的图像进行处理，然后根据预先设定的阈值自动判定超过一定大小的不溶性物质的有无，或在终端显示器上显示图像供人工判定，同时记录检测结果，自动分检合格与不合格供试品。

（五） 不溶性微粒

除另有规定外，用于静脉注射、静脉滴注、鞘内注射、椎管内注射的溶液型的注射液、注射用无菌粉末及注射用浓溶液照不溶性微粒检查法（通则 0903）检查，均应符合规定。ChP 收载有光阻法和显微计数法。一般首先用光阻法测定，当光阻法测定结果不符合规定或供试品不适于用光阻法测定时，应采用显微计数法进行测定，并以显微计数法的测定结果作为判定依据。

1. 光阻法 所用仪器包括取样器、传感器和数据处理器三部分。当液体通过一窄小的检测区时，由于液体中微粒的阻挡，与液体流向垂直的入射光被减弱，因此由传感器输出的信号降低，这种信号变化与微粒的截面积大小相关，由此检测微粒的大小和数量。检查时取供试品，小心翻转 20 次，使溶液混合均匀，立即小心开启容器，将供试品溶液倒入取样杯中，静置 2 分钟或适当时间脱气，置于取样器上，开启搅拌或以手缓缓转动，记录数据，即得。

2. 显微计数法 所用仪器包括洁净工作台、显微镜、微孔滤膜及其滤器、平皿等。不同装量其检查方法有异。标示装量为 25mL 或 25mL 以上的静脉用注射液或注射用浓溶液检查方法，除另有规定外，取供试品至少 4 个，分别按下法测定：用水将容器外壁洗净，在洁净工作台上小心翻转 20 次，使溶液混合均匀，立即小心开启容器，用适宜的方法抽取或量取供试品溶液 25mL，沿滤器内壁缓缓注入经预处理的滤器（滤膜直径 25mm）中。静置 1 分钟，缓缓抽滤至滤膜近干，再用微粒检查用水 25mL，沿滤器内壁缓缓注入，洗涤并抽滤至滤膜近干，然后用平头镊子将滤膜移置平皿上（必要时，可涂抹极薄层的甘油使滤膜平整），微启盖子使滤膜适当干燥后，将平皿闭合，置显微镜载物台上。调好入射光，放大 100 倍进行显微测量，调节显微镜至滤膜格栅清晰，移动坐标轴，分别测定有效滤过面积上最长粒径大于 $10\mu m$ 和 $25\mu m$ 的微粒数。计算 3 个供试品测定结果的平均值。

不溶性微粒检查结果判定：标示装量为 100mL 或 100mL 以上的静脉用注射液：除另有规定外，每 1mL 中含 $10\mu m$ 及 $10\mu m$ 以上的微粒不得过 25 粒（光阻法）、12 粒（显微计数法），含 $25\mu m$ 及 $25\mu m$ 以上的微粒不得过 3 粒（光阻法）、2 粒（显微计数法）；标示装量为 100mL 以下的静脉用注射液、注射用无菌粉末、注射用浓溶液及供注射用无菌原料药；除另有规定外，每个供试品容器中含 $10\mu m$ 及 $10\mu m$ 以上的微粒不得过 6000 粒（光阻法）、3000 粒（显微计数法），含 25μm 及 25μm 以上的微粒不得过 600 粒（光阻法）、300 粒（显微计数法）。

（六）安全性检查

1. 无菌检查 无菌检查法系用于检查药典要求无菌的药品、生物制品、医疗器具、原料、辅料及其他品种是否无菌的一种方法。若供试品符合无菌检查法的规定，仅表明了供试品在该检验条件下未发现微生物污染。无菌检查应在无菌条件下进行，试验环境必须达到无菌检查的要求，检验全过程应严格遵守无菌操作，防止微生物污染，防止污染的措施不得影响供试品中微生物的检出。单向流空气区、工作台面及环境应定期按医药工业洁净室（区）悬浮粒子、浮游菌和沉降菌的测试方法的现行国家标准进行洁净度确认。隔离系统应定期按相关的要求进行验证，其内部环境的洁净度须符合无菌检查的要求。日常检验还需对试验环境进行监控。

无菌检查法有薄膜过滤法和直接接种法两种。若供试品有抗菌作用或供试品性状允许，一般应采用薄膜过滤法。直接接种法适用于非抗菌作用的供试品。ChP（通则 1101）规定，在对供试品进行无菌检查前，必须对检查方法进行验证，以证明所采用的方法适合于该药品的无菌检查。若药品的组分或原检验条件发生改变时，检查方法应重新验证。验证时，取使用的培养基 2 份，分别加入规定量的试验菌，并于其中一管加入规定量的供试品，另一管作为对照，在规定温度下培养 3～5 天。如与对照管比较，含供试品各容器中的试验菌均生长良好，则供试品的该检验量在该检验条件下无抑菌作用，可照此检查法和检查条件进行供试品的无菌检验，否则应调整检查方法和条件，并重新进行方法验证，直至符合要求为止。

2. 热原检查 热原是指存在于注射剂中能使体温异常升高的致热物质，主要是微生物的代谢产物。当含有热原的注射液注入人体后，能引起发冷、寒颤、体温升高、恶心呕吐等不良反应，严重者还会出现昏迷、虚脱，甚至危及生命。因此注射剂需进行热原的检查。用以判定供试品中所含热原的限度是否符合规定。

检查方法：ChP（通则 1142）采用家兔法。取适用的家兔 3 只，测定其正常体温后 15 分钟以内，自耳静脉缓缓注入规定剂量并温热至约 38℃ 的供试品溶液，然后每隔 30 分钟测量其体温 1 次，共测 6 次，以 6 次中最高的一次体温减去正常体温，即为该家兔体温的升高温度。

结果判断：如果在初试的 3 只家兔中，体温升高均低于 0.6℃，并且 3 只家兔体温升高总和低于 1.3℃；或在复试的 5 只家兔中，体温升高 0.6℃ 或 0.6℃ 以上的家兔不超过 1 只，并且初试、复试合并 8 只家兔的体温升高总和为 3.5℃ 或 3.5℃ 以下，均判为供试品的热原检查符合规定。如在初试的 3 只家兔中，体温升高 0.6℃ 或 0.6℃ 以上的家兔超过 1 只；或在复试的 5 只家兔中，体温升高 0.6℃ 或 0.6℃ 以上的家兔超过 1 只；或在初试、复试合并 8 只家兔的体温升高总和超过 3.5℃，均判为供试品的热原检查不符合规定。

3. 细菌内毒素 细菌内毒素存在于细菌的细胞膜和固体膜之间，由脂多糖组成。

热原主要来源于细菌内毒素，内毒素的量用内毒素单位（EU）表示。1EU 与 1 个内毒素国际单位（IU）相当。本法利用鲎试剂来检查或量化由革兰阴性菌产生的细菌内毒素。以判断供试品中细菌内毒素的限量是否符合规定。

检查方法：ChP（通则 1143）有凝胶法和光度测定法。后者包括浊度法和显色基质法。供试品检测时，可使用其中任何一种方法进行试验。当测定结果有争议时，除另有规定外，以凝胶法结果为准。

（1）凝胶法　凝胶法是利用鲎试剂和内毒素产生凝集反应的原理来检测或半定量内毒素的检查方法。

（2）光度测定法　分为浊度法和显色基质法。浊度法系利用检测鲎试剂与内毒素反应过程中的浊度变化而测定内毒素含量的方法。显色基质法系利用检测鲎试剂与内毒素反应过程中产生的凝固酶使特定底物释放出呈色团的多少而测定内毒素含量的方法。

光度测定试验需在特定的仪器中进行，温度一般为 37℃±1℃。供试品和鲎试剂的加样量、供试品和鲎试剂的比例以及保温时间等，参照所用仪器和试剂的有关说明进行。为保证浊度和显色试验的有效性，应预先进行标准曲线的可靠性试验及供试品的干扰试验。

热原检查和细菌内毒素检查时选择其中一种即可。

二、注射剂中药物的含量测定

（一）含量测定方法及结果计算

由于注射剂一般处方比较简单，主药含量较大，添加剂不干扰测定，此时可选择适宜的溶剂溶解、稀释或经简单处理即可直接测定。但主药的含量比较小或添加剂干扰比较大时，应排除干扰后，再进行测定。

注射剂含量测定结果可按下式计算：

$$标示量\% = \frac{测得含量（g/mL）}{标示量（g/mL）} \times 100\%$$

1. 滴定分析法计算式：

$$标示量\% = \frac{T \times V \times F \times D}{V_s \times 标示量} \times 100\%$$

式中，T 为滴定度；V 为消耗滴定液的体积（mL）；F 为浓度校正因子；V_s 为取样量（mL），D 为稀释倍数。

2. 紫外 - 可见分光光度法计算式：

$$标示量\% = \frac{A \times D}{E_{1cm}^{1\%} \times 100 \times V_s \times 标示量} \times 100\%$$

式中，D 为稀释倍数；V_s 为取样量（mL）；A 为供试液的吸收度；$E_{1cm}^{1\%}$ 为百分吸收系数。

（二）常用辅料的干扰及排除

1. 抗氧剂　具有还原性的药物制成注射剂时，通常需加入抗氧剂以增加其稳定性。

常用的抗氧剂有亚硫酸钠、亚硫酸氢钠、焦亚硫酸钠、硫代硫酸钠以及维生素 C 等。这些抗氧剂为还原性物质，会对氧化还原滴定法、重氮化法等产生干扰，使结果偏高。排除干扰的方法有以下几种：

（1）加入掩蔽剂　丙酮和甲醛是常用的掩蔽剂，消除亚硫酸钠、亚硫酸氢钠、焦亚硫酸钠的干扰。ChP 采用碘量法测定维生素 C 注射液含量时，先加入丙酮以消除抗氧剂的干扰。反应式如下：

$$Na_2S_2O_5 + H_2O \longrightarrow 2Na_2HSO_3$$

$$NaHSO_3 + \underset{CH_3}{\overset{CH_3}{\diagdown}}C=O \longrightarrow \underset{CH_3}{\overset{CH_3}{\diagdown}}C\underset{OH}{\overset{SO_3Na}{\diagup}}$$

又如，安乃近注射液中加有焦硫酸钠抗氧剂，当用碘量法测定含量时，加入甲醛溶液用以掩蔽消除干扰。但以甲醛用作掩蔽剂时，应注意，因其也具有还原性，宜选用氧化电位比甲醛低的滴定剂。

（2）加入弱氧化剂氧化法　加入一种弱的氧化剂将抗氧剂（如 Na_2SO_3 或 $NaHSO_3$）氧化，但不影响被测组分和滴定剂，从而排除干扰。常用的弱氧化剂有过氧化氢和硝酸。

$$Na_2SO_3 + H_2O_2 \longrightarrow Na_2SO_4 + H_2O$$

$$NaHSO_3 + H_2O_2 \longrightarrow NaHSO_4 + H_2O$$

$$Na_2SO_3 + 2HNO_3 \longrightarrow Na_2SO_4 + H_2O + 2NO_2\uparrow$$

$$2NaHSO_3 + 4HNO_3 \longrightarrow Na_2SO_4 + 2H_2O + H_2SO_4 + 4NO_2\uparrow$$

（3）加酸分解法　因亚硫酸钠、亚硫酸氢钠及焦亚硫酸钠均可被强酸分解，产生 SO_2 气体，经加热可全部逸出而除去。例如，采用亚硝酸钠滴定法测定磺胺嘧啶钠注射液的含量时，因其中加入了亚硫酸氢钠抗氧剂，消耗亚硝酸钠滴定溶液，若在滴定前加入一定量的盐酸，这既是亚硝酸钠滴定法所要求的条件，又可以使亚硫酸氢钠分解，从而排除干扰。其分解反应为：

$$NaHSO_3 + HCl \longrightarrow NaCl + H_2O + SO_2\uparrow$$

$$Na_2SO_3 + 2HCl \longrightarrow 2NaCl + H_2O + SO_2\uparrow$$

$$Na_2S_2O_3 + 2HCl \longrightarrow 2NaCl + H_2O + S + SO_2\uparrow$$

$$Na_2S_2O_5 + 2HCl \longrightarrow 2NaCl + H_2O + 2SO_2\uparrow$$

（4）提取分离法　利用溶解性的不同进行提取分离。例如，盐酸阿扑吗啡注射液中加入焦亚硫酸钠作抗氧剂，根据生物碱的溶解特性，采用乙醚提取碱化后游离的阿扑吗啡，然后再用间接酸碱滴定法测定。

（5）利用主药和抗氧剂紫外吸收光谱的差异法　盐酸氯丙嗪注射液中常加入维生素 C 作为抗氧剂。盐酸氯丙嗪的紫外吸收光谱显示两个最大吸收峰，分别在 254nm 和 306nm 的波长处，而维生素 C 的紫外吸收光谱只有在 243nm 波长有吸收峰，而在 254nm 至 306nm 波长处无吸收峰。ChP 采用紫外分光光度法测定盐酸氯丙嗪注射液含量，在 254nm 波长处测定吸收度，按吸收系数（$E_{1cm}^{1\%}$）为 915 计算其含量。此时，维生素 C 存在，在 254nm 波长无吸收，不干扰测定。

（6）其他方法　当注射剂中主药具有紫外吸收时，可利用药物的这一性质进行含量测定，而抗氧剂不影响其测定。例如，ChP 重酒石酸间羟胺原料药采用溴量法测定含量，其注射剂则采用紫外-可见分光光度法测定，其所含的抗氧剂焦亚硫酸钠不会干扰主药的测定。

2. pH 值调节剂　为了使注射剂保持一定的酸碱度，常需加入一定的 pH 值调节剂（缓冲盐）。测定时根据具体情况可加入一定的酸或碱来调节，如用盐酸调节酸度，但应注意不宜采用银量法。

3. 渗透压调节剂　一般以氯化钠调节渗透压，氯化钠的存在，可能干扰测定。采用银量法测定氯化钠，然后从总量中减去。也可采用专属性强的高效液相色谱法测定而不受氯化钠的干扰。

4. 溶剂油　有些脂溶性的药物必须配制成油溶液。我国多采用麻油、茶油或核桃油作为注射用植物油。因植物油的存在对主药的测定会产生干扰。常见的处理方法有：

（1）有机溶剂稀释法　对主药含量较高而取样量较少的注射剂，可用有机溶剂稀释后测定，油溶液不会对测定产生影响。例如，己酸羟孕酮注射液为灭菌油溶液，ChP 采用反相高效液相色谱法测定其含量。制备供试品溶液时，用内容量移液管精密量取注射液适量，加甲醇稀释制成每 1mL 中约含 $20\mu g$ 的溶液，供测定用。供试品的取用量较小且可溶于甲醇溶液，可以准确地测定其含量。

（2）空白对照　为了排除溶剂油的影响，可采用空白油对照校正测定结果。

（3）提取分离后进行测定选择适当的溶剂分离药物和溶剂油后再进行测定。ChP 对一些甾体激素类药物的油注射液，如丙酸睾酮注射液、苯丙酸诺龙注射液、黄体酮注射液等均采用分离后高效液相色谱法测定。在这些注射液测定方法中，选用乙醚作溶剂的原因是药物和溶剂油均易溶于乙醚中，这样可以准确地量取供试品，同时也易于挥散，药物易溶于甲醇，而油溶剂则不溶。因此，选用甲醇将药物提取分离后进行测定，这样溶剂油的干扰就被排除了。

（三）应用示例

例　盐酸肾上腺素注射液的含量测定。

ChP 肾上腺素原料药的含量测定采用非水溶液滴定法，而盐酸肾上腺素注射液的含量测定采用反相高效液相色谱法。

色谱条件与系统适用性试验：用十八烷基硅烷键合硅胶为填充剂；以 0.14% 庚烷磺酸钠溶液-甲醇（65∶35）（用磷酸调节 pH 值至 3.0±0.1）为流动相；UVD 检测器，检测波长为 280nm。理论板数按肾上腺素峰计算不低于 3000。

测定法：精密量取本品适量，用流动相定量稀释制成每 1mL 中含肾上腺素 0.2mg 的溶液，作为供试品溶液；另取肾上腺素对照品适量，精密称定，加流动相适量，加冰醋酸 2～3 滴，振摇使肾上腺素溶解，用流动相定量稀释制成每 1mL 中含肾上腺素 0.2mg 的溶液，摇匀，作为对照品溶液。除检测波长为 280nm 外，照肾上腺素有关物质项下的色谱条件，精密量取供试品溶液和对照品溶液各 $20\mu L$，分别注入液相色谱仪，记录色谱图，按外标法以峰面积计算，即得。

本品含肾上腺素应为标示量的 $85.0\%\sim115.0\%$。

本法中，流动相加入庚烷磺酸钠作为反离子试剂，可与肾上腺素生成离子对化合物，以利于其在固定相上的保留和分离，克服了肾上腺素中碱性基团离解在色谱柱拖尾的缺陷。

第四节 其他剂型分析

除片剂、注射剂外，临床常用的剂型亦越来越丰富，特别是缓释、控释和肠溶胶囊、透皮贴剂以及粉雾剂是近年来发展较快的新剂型和新的给药系统。本节将简单介绍一般常用剂型的质量控制方法。

一、常规质量检查

ChP 收载的常见剂型的一般检查项目要求见表 15-4。

表 15-4 其他常见剂型的一般检查项目要求

剂型	装量	装量或重量差异	无菌	微生物限度	其他项目
胶囊剂		+			崩解时限
丸剂		+			溶散时限
颗粒剂	+	+			粒度、干燥失重、溶化性
散剂	+	+	+	+	粒度、外观均匀度、干燥失重
栓剂		+		+	融变时限
膜剂		+		+	
植入剂		+	+		
凝胶剂	+		+	+	粒度
软膏剂、乳膏剂、糊剂	+		+	+	粒度
贴剂				+	含量均匀度、释放度
糖浆剂	+			+	
口服溶液剂、口服混悬剂、口服乳剂	+	+		+	干燥失重、沉淀体积比
酊剂	+			+	甲醇量
洗剂、冲洗剂、灌肠剂	+		+	+	细菌内毒素或热原
擦剂、涂剂、涂膜剂	+		+	+	
气雾剂			+	+	每瓶总揿次、每揿主药含量、雾滴（粒）分布、喷射速率、喷出总量

续表

剂型	装量	装量或重量差异	无菌	微生物限度	其他项目
粉雾剂		+		+	含量均匀度、排空率、每瓶总吸次、每吸主药含量、雾滴（粒）分布
喷雾剂	+	+	+	+	每瓶总喷次、每喷喷量、每喷主药量、雾滴（粒）分布
眼用制剂	+	+	+		可见异物、粒度、沉降体积比、金属性异物、渗透压摩尔浓度
耳用制剂	+	+	+	+	沉降体积比
鼻用制剂	+	+	+	+	沉降体积比

二、含量测定

不同剂型由于制备方法和所添加辅料的不同，即使是同一种药物的不同剂型，所采用的前处理及含量测定的方法也不尽相同。特别要注意辅料的影响和排除。例如软膏剂、乳膏剂和糊剂中含有大量油脂性基质或乳状液型基质，应先预处理后再进行测定。主要方法有：加热使基质液化、加入有机溶剂使基质溶解、滤除、提取分离等。在测定方法的选择上除考虑灵敏度和专属性外，亦应考虑共存添加剂的影响。因而具有较好分离能力的各类色谱法在制剂分析中应用愈加广泛。

三、应用示例

例　高效液相色谱法雌二醇缓释贴剂的含量。

贴剂是将药物制成可贴于皮肤的控释剂型，药物经皮肤吸收而起全身治疗作用，该系统给药方便，不受胃肠道因素的影响，药物的吸收代谢个体差异较小，有利于设计给药剂量，并可随时终止给药。贴剂在制备过程中加入的辅料如透皮促进剂、膜聚合物与骨架材料、压敏胶等，往往会对主药的测定造成干扰，应根据它们的性质和特点设法排除。

ChP 收载的雌二醇原料药与缓释贴剂含量测定方法中前处理方法不同，原料药直接用甲醇溶解，而缓释贴片由于辅料的干扰，采用有机溶剂（乙酸乙酯）提取法制备供试品溶液。测定方法如下：

色谱条件与系统适用性试验：用十八烷基硅烷键合硅胶为填充剂，以甲醇-水（75：25）为流动相，UVD 检测器，检测波长为 280nm。理论板数按雌二醇峰计算应不低于 2000。

测定法：取本品 1 片，除去铝塑薄膜，置 100mL 量瓶中，加乙酸乙酯 5mL，浸泡 30 分钟，超声处理 15 分钟使雌二醇全部溶解，放冷，用甲醇稀释至刻度，摇匀，滤过，取续滤液作为供试品溶液；另称取雌二醇对照品，精密称定，加甲醇溶解并定量稀释制成每 1mL 中约含 25μg 的溶液，作为对照品溶液。精密量取上述两种溶液各 20μL，分别注入液相色谱仪，记录色谱图。按外标法以峰面积计算每片的含量，限度为 ±20%，再计算出平均含量，即得。

第五节 复方制剂分析

一、复方制剂分析的特点

复方制剂是指含有两种或两种以上药物的制剂。复方制剂的分析比原料药和单方制剂复杂，在分析时，不仅要考虑辅料对主药测定的影响，还要考虑处方中各药物之间对测定成分的干扰。因此在分析中前处理和分析方法的选择十分重要，如何把欲测成分定量地从其他干扰组分中分离出来十分关键。

如果复方制剂中各有效成分之间不发生干扰，就可以不经分离直接测出各成分的含量；有些干扰不大也可以经简单提取分离后进行测定。如一些主药的成分为无机元素或结构简单的有机物，也可以采用滴定分析法或重量分析法或原子吸收分光光度法测定其含量。ChP 收载的复方铝酸铋片（胶囊）中的铋、铝、氧化镁测定，复方葡萄糖酸钙口服液中钙的测定，复方氢氧化铝片中氢氧化铝、氧化镁的测定，均采用络合滴定法测定；复方乳酸钠葡萄糖注射液的测定，分别采用原子吸收分光光度法测定氯化钾、氯化钙、氯化钠的含量；采用滴定分析法测定乳酸钠的含量。复方氯化钠注射液中总氯量采用银量法测定，氯化钾采用重量分析法测定，氯化钙采用络合滴定法测定；如欲测成分有旋光性，可采用旋光法测定；有紫外吸收，也可采用紫外 - 可见分光光度法测定。葡萄糖氯化钠注射液的含量测定，葡萄糖有旋光性，采用旋光法测定；采用银量法测氯化钠的含量。复方炔诺孕酮滴丸中炔诺孕酮和炔雌醇的含量测定，分别采用紫外 - 可见分光光度法各在 490nm、530nm 波长进行测定。复方制剂还可以根据药物的性质，如为生物样品，可采用生物检定法进行测定。

但很多复方制剂，由于辅料对主药测定的影响或复方制剂中各有效成分之间的干扰，在分析前需要把欲测成分定量地从其他干扰组分中分离出来。因此，大多复方制剂分析时，多需要前处理后再分析，而色谱法（HPLC 法、GC 法等）同时具有分离和分析的功能，因此，在复方制剂分析中较常用，目前，高效液相色谱法应用最广泛。

二、复方制剂分析的应用示例

复方制剂分析的应用在前面各章节中已有一些介绍，以下为一些应用不同分析方法测定复方制剂含量的应用示例。

例 1 ChP 复方氯化钠滴眼液的含量测定。

复方氯化钠滴眼液由氯化钠 9.0g、氯化钾 0.14g、碳酸氢钠约 0.20g、羟丙甲基纤维素适量、防腐剂适量、注射用水适量，制成 1000mL。规定本品为本品含氯化钠（NaCl）与氯化钾（KCl）均应为标示量的 90.0%～110.0%。

（1）氯化钾含量测定 对照品溶液的制备：精密称取经 130℃干燥至恒重的基准氯化钾约 0.15g，根据使用仪器的灵敏度，用适量的水配制成合适浓度的对照品贮备液，精密量取 5mL、10mL 与 15mL，分别置 3 个 100mL 量瓶中，再分别各加 10％氯化锶溶液 10mL，加水稀释至刻度，摇匀，作为对照品溶液（1）、（2）和（3）。对照品溶液（2）的吸光度值应在 0.5 左右。

供试品溶液的制备：用内容量移液管精密量取本品适量，用水定量稀释制成与上述对照品贮备液浓度相当的供试品贮备液：精密量取 10mL，置 100mL 量瓶中，加 10％氯化锶溶液 10mL，加水稀释至刻度，摇匀，即得。

测定法：取对照品与供试品溶液，照原子吸收分光光度法（通则 0406 第一法），在 766.5nm 的波长处测定，计算，即得。

（2）氯化钠含量测定　用内容量移液管精密量取本品 10mL，置锥形瓶中，用水 50mL 分次洗出移液管内壁的附着液，洗液并入锥形瓶中，加铬酸钾指示液 10 滴，用硝酸银滴定液（0.1mol/L）滴定至淡红色。按下式计算，即得。

$$氯化钠标示量的百分含量\% = \frac{58.44}{9.0} \times \frac{1}{100} \times \left(10MV - \frac{A \times 0.14}{74.55}\right) \times 100\%$$

式中，V 为消耗硝酸银滴定液（0.1mol/L）的体积（mL）；M 为硝酸银滴定液（0.1mol/L）的实际浓度；A 为供试品中氯化钾（KCl）标示量的百分含量（％）。

例 2　ChP 复方樟脑酊的含量测定。

复方樟脑酊处方：樟脑 3g、阿片酊 50mL、苯甲酸 5g、八角茴香油 3mL、乙醇（56％）适量，制成 1000mL。

规定本品每 1mL 含无水吗啡（$C_{17}H_{19}NO_3$）应为 0.425～0.575mg。

色谱条件与系统适用性试验：用辛烷基硅烷键合硅胶为填充剂；0.05mol/L 磷酸二氢钾溶液 - 0.0025mol/L 庚烷磺酸钠水溶液 - 乙腈（2∶2∶1）为流动相，检测波长为 220nm。理论板数按吗啡峰计算不低于 1000，吗啡峰与相邻杂质峰之间的分离度应符合要求。

固相萃取柱系统适用性试验：用十八烷基硅烷键合硅胶为填充物；以测定法中相同的处理条件和洗脱条件试验。精密量取浓度为每 1mL 中含吗啡对照品 0.25mg 的 5％醋酸溶液 1mL，置处理后的固相萃取柱上，同法洗脱，用 5mL 量瓶收集洗脱液至刻度，摇匀，作为系统适用性试验溶液。分别精密量取系统适用性试验溶液与含量测定项下的对照品溶液各 10μL，依次注入液相色谱仪，记录色谱图。按下列公式计算，系统适用性结果（f_S）应在 0.97～1.03 之间。

$$系统适用性试验结果（f_S） = \frac{A_X/C_X}{A_R/C_R}$$

式中，A_X 为系统适用性试验溶液中吗啡峰面积；A_R 为对照品溶液中吗啡峰面积；C_X 为系统适用性试验溶液浓度；C_R 为对照品溶液浓度。

测定法：取固相萃取柱一支，依次用甲醇 - 水（3∶1）15mL 与水 5mL 冲洗，再用 pH 值约为 9 的氨水溶液（取水适量滴加氨试液至 pH 值约为 9）冲洗至流出液 pH 值约为 9，备用。取本品一瓶，超声处理 10 分钟，取出摇匀；精密量取 5mL，置磨口锥形瓶中，蒸干，精密加 5％醋酸溶液 10mL，超声处理 10 分钟使吗啡溶解，取出，放至室温，滤过；精密量取续滤液 1mL，置上述固相柱上，滴加氨试液适量至柱内溶液的 pH

值约为 9（上样前另取同体积续滤液预先调试，以确定滴加氨试液的量），摇匀，待溶剂滴尽后，用水 20mL 冲洗，用含 20％甲醇的 5％醋酸溶液洗脱，用 5mL 量瓶收集洗脱液至刻度，摇匀，精密量取 10μL 注入液相色谱仪，记录色谱图；另取吗啡对照品适量，精密称定，用含 20％甲醇的 5％醋酸溶液溶解并定量稀释制成每 1mL 中约含吗啡 0.05mg 的溶液，同法测定。按外标法以吗啡峰面积计算，即得。

例 3　高效液相色谱法同时测定复方对乙酰氨基酚片中 3 组分的含量。

复方对乙酰氨基酚片是一种常用的解热镇痛药，主要成分为对乙酰氨基酚、咖啡因、阿司匹林，收载于《卫生部药品标准·化学药品及制剂》第 1 分册。其含量测定方法均为化学分析法，操作繁琐、费时，并易造成阿司匹林水解，从而使测得值偏低。为此，改用高效液相色谱（HPLC）法，以期达到分析时间短，测得值准确、可靠的目的。

色谱条件：色谱柱：ODS（150mm×4.0mm，4.6μm）；流动相：甲醇 - 4.2％的冰醋酸溶液（3：7）；流速为 1.0mL/min；柱温为 25℃；进样量：20μL；检测波长：275nm。

对照品溶液制备：分别称取对乙酰氨基酚、阿司匹林对照品 25、23mg，分别置于 50、25mL 的容量瓶中，各以甲醇约 15mL 溶解，并加流动相稀释至刻度，摇匀，即分别得对乙酰氨基酚、阿司匹林对照品贮备溶液。另称取咖啡因对照品 12mg，置于 100mL 容量瓶中，以流动相溶解并稀释至刻度，摇匀，即得咖啡因对照品贮备溶液。再分别精密吸取上述贮备液 5.0mL，置于 25mL 容量瓶中，用流动相稀释至刻度，摇匀，即得。

供试品溶液制备：取复方对乙酰氨基酚片 10 片，精密称定，研细，精密称取适量（约相当于对乙酰氨基酚 50mg），置 100mL 容量瓶中，加甲醇约 30mL，超声溶解。再加流动相约 20mL，超声溶解，并加流动相稀释至刻度，摇匀，过滤，弃去初滤液，精密吸取续滤液 5mL，置 25mL 容量瓶中，用流动相稀释至刻度，摇匀，备用。

阴性对照品溶液制备：按处方比例制备不含对乙酰氨基酚、咖啡因、阿司匹林的样品。再按供试品溶液制备方法制备阴性对照品溶液，备用。

系统适用性试验：分别精密吸取供试品溶液和阴性对照品溶液各 20μL，按色谱条件进样。结果：对乙酰氨基酚、咖啡因、阿司匹林、水杨酸的对称因子分别为 0.86、0.92、0.99、0.97，理论板数分别为 1750、2430、5380、8520，分离度分别为 4.5、13.8、11.0；且样品中其他辅料成分对 3 组分的测定无干扰，见图 15 - 2。

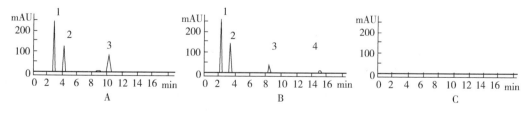

图 15 - 2　高效液相色谱图

A. 供试品　B. 供试品＋水杨酸　C. 阴性对照品

1. 对乙酰氨基酚　2. 咖啡因　3. 阿司匹林　4. 水杨酸

峰纯度检测结果，对乙酰氨基酚、咖啡因、阿司匹林、水杨酸的峰纯度均为 99.9%，表明色谱中的各主峰均为纯物质峰。

样品含量测定分别精密吸取对照品溶液和供试品溶液各 $20\mu L$，按色谱条件进样测定，并按外标法以峰面积计算含量，并与化学法含量测定结果进行比较，见表 15-5。

表 15-5 两种方法样品含量测定结果比较

组分	HPLC 法含量测定结果（%）	化学法含量测定结果（%）
对乙酰氨基	100.1	99.3
咖啡因	93.0	94.1
阿司匹林	100.0	92.3

例 4 ChP 复方克霉唑乳膏的含量测定。

本品含克霉唑（$C_{22}H_{17}ClN_2$）和尿素（CH_4N_2O）均应为标示量的 90.0%～110.0%。

（1）克霉唑的含量测定 照高效液相色谱法（通则 0512）测定。

色谱条件与系统适用性试验：用十八烷基硅烷键合硅胶为填充剂；以甲醇-0.05mol/L 磷酸二氢钾溶液（70∶30）（用 10% 磷酸调节 pH 值至 5.7～5.8）为流动相；检测波长为 215nm。取克霉唑、二苯基-（2-氯苯基）甲醇对照品适量，加甲醇-水（7∶3）溶解并稀释制成每 1mL 中分别含 0.04mg 与 0.03mg 的溶液，精密量取 $10\mu L$，注入液相色谱仪，理论板数按克霉唑峰计算不低于 4000，克霉唑峰与二苯基-（2-氯苯基）甲醇峰的分离度应大于 2.0。

测定法：取本品 5 支内容物混匀，精密称取适量（约相当于克霉唑 2mg），置 50mL 量瓶中，加甲醇 28mL，置 50℃ 水浴中加热 5 分钟，时时振摇，然后取出强烈振摇 5 分钟，加水 12mL，摇匀，放冷，用甲醇-水（7∶3）稀释至刻度，摇匀，置冰浴中冷却 2 小时，滤膜滤过，取放置至室温的续滤液作为供试品溶液，精密量取 $10\mu L$，注入液相色谱仪，记录色谱图；另取克霉唑对照品适量，精密称定，加甲醇-水（7∶3）溶解并定量稀释制成每 1mL 中约含 $40\mu g$ 的溶液，同法测定。按外标法以峰面积计算，即得。

（2）尿素的含量测定 对照品溶液的制备：取尿素对照品适量，精密称定，用乙醇溶解并定量稀释成每 1mL 中约含尿素 0.5mg 的溶液。

供试品溶液的制备：取本品适量，精密称定（约相当于尿素 50mg），置 100mL 量瓶中，加乙醇 50mL，置热水浴中加热使尿素溶解，放冷，用乙醇稀释至刻度，摇匀，移置冰浴中冷却 30 分钟，滤膜滤过，取续滤液放置室温。

测定法：精密量取供试品溶液与对照品溶液各 3mL，分别置 25mL 量瓶中，各精密加对二甲氨基苯甲醛溶液（取对二甲氨基苯甲醛 2g，加乙醇 96mL 与盐酸 4mL 使溶解，即得）10mL，用乙醇稀释至刻度，摇匀，在暗处放置 15 分钟，必要时滤过，立即照紫外-可见分光光度法（通则 0401），在 420nm 的波长处测定吸光度，计算，即得。

例 5 ChP 复方酮康唑乳膏中硫酸新霉素的含量测定。

复方酮康唑乳膏处方：酮康唑 10g、丙酸氯倍他索 0.25g、硫酸新霉素 500 万单位、基质适量，制成 1000g。

硫酸新霉素含量测定：取本品约 2g，精密称定，置 100mL 具塞锥形瓶中，加石油醚（沸程 90～120℃）50mL，80℃ 水浴加热使基质溶解或分散后，超声处理，放冷，定量转移至分液漏斗中，用含 3％ 氯化钠的磷酸盐缓冲液（pH7.8）提取 4 次，每次 20mL，合并提取液，置 100mL 量瓶中，加上述缓冲液稀释至刻度，摇匀，照硫酸新霉素含量测定项下的方法测定（抗生素微生物检定法，通则 1201 第一法），即得。硫酸新霉素的效价应为标示量的 90.0％～120.0％。

第六节 药用辅料和包装材料分析

一、药用辅料的分析

（一）概述

药用辅料系指生产药品和调配处方时使用的赋形剂和附加剂，是除活性成分以外，在安全性方面已进行了合理的评估，且包含在药物制剂中的物质。药用辅料按用途可以分为多个类别（通则 0251），为保证药用辅料在制剂中发挥其赋形作用和保证质量的作用，ChP 在药用辅料的正文中设置适宜的功能性指标（functionality - related characteristics，FRCs）十分必要。功能性指标的设置是针对特定用途的，同一辅料按功能性指标不同可以分为不同的规格，使用者可根据用途选择适宜规格的药用辅料以保证制剂的质量。

药用辅料功能性指标主要针对一般的化学手段难以评价功能性的药用辅料，如稀释剂等十二大类；对于纯化合物或功能性可以通过相应的化学手段评价的辅料，如 pH 调节剂、渗透压调节剂、抑菌剂、螯合剂、络合剂、矫味剂、着色剂、增塑、抗氧剂、抛射剂等，可按药物的常规分析方法进行分析。

1. 稀释剂 也称填充剂，指制剂中用来增加体积或重量的成分。常用的稀释剂包括淀粉、蔗糖、乳糖、预胶化淀粉、微晶纤维素、无机盐类和糖醇类等。

稀释剂功能性指标包括：①粒度和粒度分布（通则 0982）；②粒子形态（通则 0982）；③松密度/振实密度/真密度；④比表面积；⑤结晶性（通则 0981）；⑥水分（通则 0832）；⑦流动性；⑧溶解度；⑨压缩性；⑩引湿性（通则 9103）等。

2. 黏合剂 是指一类使无黏性或黏性不足的物料粉末聚集成颗粒，或压缩成型的具黏性的固体粉末或溶液。黏合剂可以分为：①天然高分子材料；②合成聚合物；③糖类。

黏合剂的功能性指标包括：①表面张力；②粒度、粒度分布（通则 0982）；③溶解度；④黏度（通则 0633）；⑤堆密度和振实密度；⑥比表面积等。

3. 崩解剂 是加入到处方中促使制剂迅速崩解成小单元并使药物更快溶解的成分。

崩解剂包括天然的、合成的或化学改造的天然聚合物。常用崩解剂包括：干淀粉、羧甲基淀粉钠、低取代羟丙基纤维素、交联羧甲纤维素钠、交联聚维酮、泡腾崩解剂等。

与崩解剂功能性相关的性质包括：①粒径及其分布（通则0982）；②水吸收速率；③膨胀率或膨胀指数；④粉体流动性；⑤水分；⑤泡腾量等。

4. 润滑剂　润滑剂的作用为减小颗粒间、颗粒和固体制剂制造设备（如片剂冲头和冲模的金属接触面之间）的摩擦力。常用润滑剂包括：硬脂酸镁、微粉硅胶、滑石粉、氢化植物油、聚乙二醇类、月桂醇硫酸钠。

润滑剂的主要功能性指标包括：①粒度及粒度分布（通则0982）；②比表面积；③水分（通则0831和通则0832）；④多晶型（通则0981和通则0451）；⑤纯度（如硬脂酸盐与棕榈酸盐比率）；⑥熔点或熔程等；⑦粉体流动性。

5. 助流剂和抗结块剂　助流剂和抗结块剂的作用是提高粉末流速和减少粉末聚集结块。其通常是无机物质细粉，不溶于水但是不疏水。其中有些物质是复杂的水合物。常用助流剂和抗结块剂包括：滑石粉、微粉硅胶等无机物质细粉。

助流剂和抗结块剂的功能性指标包括：①粒度及粒度分布（通则0982）；②表面积；③粉体流动性；④吸收率等。

6. 空心胶囊　胶囊作为药物粉末和液体的载体可以保证剂量的准确和运输的便利。空心胶囊应与内容物相容。空心胶囊通常包括两个部分，即胶囊帽和胶囊体，都是圆柱状，其中稍长的称为胶囊体，另一个称为胶囊帽。胶囊帽和胶囊体紧密结合以闭合胶囊。软胶囊是由沿轴缝合或无缝合线的单片构成。

胶囊壳的功能性指标包括：①水分（通则0832、通则0831）；②透气性；③崩解性（通则0921、通则0931）；④脆碎度；⑤韧性；⑥冻力强度；⑦松紧度等。

7. 包衣材料　包衣可以掩盖药物异味、改善外观、保护活性成分、调节药物释放。包衣材料包括天然、半合成和合成材料。其可能是粉末或者胶体分散体系（胶乳或伪胶乳），通常制成溶液或者水相及非水相体系的分散液。蜡类和脂类在其熔化状态时可直接用于包衣，而不使用任何溶剂。

包衣材料的功能性研究应针对：①溶解性，如肠溶包衣材料不溶于酸性介质而溶于中性介质；②成膜性；③黏度；④取代基及取代度；⑤抗拉强度；⑥透气性；⑦粒度等。

8. 润湿剂和（或）增溶剂　包括固态、液态或蜡质材料。

与润湿剂/增溶剂有关的功能性指标包括：①HLB值；②黏度；③组成、检查法可参考通则0301、通则0601、通则0633、通则0631、通则0713、通则0661、通则0982等；④临界胶束浓度等；⑤表面张力。

9. 栓剂基质　为制造直肠栓剂和阴道栓剂的基质。常用栓剂基质包括：油脂性基质，如可可豆脂、半合成椰油酯、半合成或全合成脂肪酸甘油酯等；水溶性基质，如甘油明胶、聚乙二醇、泊洛沙姆等。

栓剂基质的功能性指标可参考通则0107、通则0612、通则0613、通则0713等。

10. 助悬剂和（或）增稠剂　在药物制剂中，助悬剂和（或）增稠剂用于稳定分散系统（如混悬剂或乳剂），其机制为减少溶质或颗粒运动的速率或降低液体制剂的流动性。

助悬剂和（或）增稠剂主要包含不同组分比例的单硬脂酸铝和单棕榈酸铝。助悬剂和增稠剂的功能性指标为黏度（通则0633）等。

11. 软膏基质 软膏是黏稠的用于体表不同部位的半固体外用制剂。软膏基质是其主要组成成分并决定其物理性质。软膏基质分为：①油性基质；②吸收性软膏基质；③乳剂型基质；④水溶性软膏基质。被选择的软膏基质应惰性、化学稳定。

黏度和熔程是乳膏基质的重要功能性指标，参见通则0633和通则0613。

（二） 应用示例

可溶性淀粉

本品系淀粉通过酶或酸水解等方法加工，改善其在水中溶解度而制得。

【性状】本品为白色或类白色粉末。本品在沸水中溶解，在冷水或乙醇中均不溶。

【鉴别】取本品约1g，加水15mL，煮沸，放冷，加碘试液3滴，即显蓝色或蓝紫色或蓝黑色。

【检查】**对碘灵敏度** 取澄清度检查项下的供试品溶液2.5mL，加水97.5mL，加碘滴定液（0.005mol/L）0.50mL，摇匀，溶液应呈纯蓝色或紫红色，加硫代硫酸钠滴定液（0.01mol/L）0.50mL后，溶液蓝色应消失。

酸碱度 取澄清度检查项下放冷后的供试品溶液，依法测定（通则0631），pH值应为6.0～7.5。

溶液的澄清度 取本品1.0g，加水5mL，搅拌均匀，加热水95mL，煮沸2分钟，依法检查（通则0902），溶液应澄清；如显浑浊，立即与3号浊度标准液（通则0902）比较，不得更浓。

还原物质 本品10.0g，加水100.0mL，振摇15分钟，放置12小时，用G4玻璃垂熔坩埚滤过，取续滤液50.0mL，加碱性酒石酸铜试液50mL煮沸2分钟，用已恒重的G4玻璃垂熔坩埚滤过，沉淀物用水洗涤直至洗液呈中性，再分别用乙醇和乙醚各30mL洗涤，在105℃干燥至恒重，遗留残渣不得过250mg（5.0%）。

氯化物质 取本品4.0g，置具塞锥形瓶中，加水50.0mL，密塞，振摇5分钟，转入50mL具塞离心管中，离心至澄清，取上清液30.0mL，置碘量瓶中，加冰醋酸1mL与碘化钾1.0g，密塞，摇匀，置暗处放置30分钟，用硫代硫酸钠滴定液（0.002mol/L）滴定至蓝色或紫红色消失，并将滴定的结果用空白试验校正（空白试验应在放置30分钟后，加淀粉指示液1mL后测定）。每1mL硫代硫酸钠滴定液（0.002mol/L）相当于34μg的氧化物质（以过氧化氢H_2O_2计），消耗的硫代硫酸钠滴定液（0.002mol/L）不得过1.4mL（0.002%）。

干燥失重 取本品，在130℃干燥90分钟，减失重量不得过13.0%（通则0831）。

灰分 取本品1.0g，依法检查（通则2302），遗留残渣不得过0.5%。

铁盐 取本品 1.0g，置于具塞锥形瓶中，加稀盐酸 4mL 与水 16mL，强力振摇 5 分钟，滤过，用适量水洗涤，合并滤液与洗液至 50mL 纳氏比色管中，加过硫酸铵 50mg，用水稀释成 35mL 后，依法检查（通则 0807），与标准铁溶液 1.0mL 制成的对照液比较，不得更深（0.001%）。

重金属 取灰分项下遗留的残渣，依法检查（通则 0821 第二法），含重金属不得过百万分之二十。

砷盐 取本品 1.0g，加水 21mL，煮沸，放冷，加盐酸 5mL，依法检查（通则 0822 第一法），应符合规定（0.0002%）。

【类别】药用辅料，稀释剂和崩解剂等。

【贮藏】密封保存。

二、包装材料分析

（一）药包材

药包材即直接与药品接触的包装材料和容器，系指药品生产企业生产的药品和医疗机构配制的制剂所使用的直接与药品接触的包装材料和容器。作为药品的一部分，药包材本身的质量、安全性、使用性能以及药包材与药物之间的相容性对药品质量有着十分重要的影响。药包材是由一种或多种材料制成的包装组件组合而成，应具有良好的安全性、适应性、稳定性、功能性、保护性和便利性，在药品的包装、贮藏、运输和使用过程中起到保护药品质量、安全、有效、实现给药目的（如气雾剂）的作用。

1. 药包材分类 药包材可以按材质、形制和用途进行分类。

（1）按材质分类 可分为塑料类、金属类、玻璃类、陶瓷类、橡胶类和其他类（如纸、干燥剂）等，也可以由两种或两种以上的材料复合或组合而成（如复合膜、铝塑组合盖等）。常用的塑料类药包材有药用低密度聚乙烯滴眼剂瓶、口服固体药用高密度聚乙烯瓶、聚丙烯输液瓶等；常用的玻璃类药包材有钠钙玻璃输液瓶、低硼硅玻璃安瓿、中硼硅管制注射剂瓶等；常用的橡胶类药包材有注射液用氯化丁基橡胶塞、药用合成聚异戊二烯垫片、口服液体药用硅橡胶垫片等；常用的金属类药包材有药用铝箔、铁制的清凉油盒等。

（2）按用途和形制分类 可分为输液瓶（袋、膜及配件）、安瓿、药用（注射剂、口服或者外用剂型）瓶（管、盖）、药用胶塞、药用预灌封注射器、药用滴眼（鼻、耳）剂瓶、药用硬片（膜）、药用铝箔、药用软膏管（盒）、药用喷（气）雾剂泵（阀门、罐、筒）、药用干燥剂等。

2. 药包材质量要求 药包材在生产和应用中应符合下列要求。

（1）药包材的原料应经过物理、化学性能和生物安全评估，应具有一定的机械强度、化学性质稳定、对人体无生物学意义上的毒害。药包材的生产条件应与所包装制剂的生产条件相适应；药包材生产环境和工艺流程应按照所要求的空气洁净度级别进行合理布局，生产不洗即用药包材，从产品成型及以后各工序其洁净度要求应与所包装的药品生产洁净度相同。根据不同的生产工艺及用途，药包材的微生物限度或无菌应符合要求；注射剂用药包材的热原或细菌内毒素、无菌等应符合所包装制剂的要求；眼用制剂用药包材的无菌等应符合所包装制剂的要求。

（2）药品生产企业生产的药品及医疗机构配制的制剂应使用国家批准的、符合生产质量规范的药包材，药包材的使用范围应与所包装的药品给药途径和制剂类型相适应。药品应使用有质量保证的药包材，药包材在所包装药物的有效期内应保证质量稳定，多剂量包装的药包材应保证药品在使用期间质量稳定。不得使用不能确保药品质量和国家公布淘汰的药包材，以及可能存在安全隐患的药包材。

（3）药包材与药物的相容性研究是选择药包材的基础，药物制剂在选择药包材时必须进行药包材与药物的相容性研究。

药包材与药物的相容性试验应考虑剂型的风险水平和药物与药包材相互作用的可能性，一般应包括以下几部分内容：①药包材对药物质量影响的研究，包括药包材（如印刷物、黏合物、添加剂、残留单体、小分子化合物以及加工和使用过程中产生的分解物等）的提取、迁移研究及提取、迁移研究结果的毒理学评估，药物与药包材之间发生反应的可能性，药物活性成分或功能性辅料被药包材吸附或吸收的情况和内容物的逸出以及外来物的渗透等。②药物对药包材影响的研究，考察经包装药物后药包材完整性、功能性及质量的变化情况，如玻璃容器的脱片、胶塞变形等。③包装制剂后药物的质量变化（药物稳定性），包括加速试验和长期试验药品质量的变化情况。

（4）药包材标准是为保证所包装药品的质量而制定的技术要求。国家药包材标准由国家颁布的药包材标准（YBB 标准）和产品注册标准组成。药包材质量标准分为方法标准和产品标准，药包材的质量标准应建立在经主管部门确认的生产条件、生产工艺以及原材料牌号、来源等基础上，按照所用材料的性质、产品结构特性、所包装药物的要求和临床使用要求制定试验方法和设置技术指标。上述因素如发生变化，均应重新制定药包材质量标准，并确认药包材质量标准的适用性，以确保药包材质量的可控性；制定药包材标准应满足对药品的安全性、适应性、稳定性、功能性、保护性和便利性的要求。

不同给药途径的药包材，其规格和质量标准要求亦不相同，应根据实际情况在制剂规格范围内确定药包材的规格，并根据制剂要求、使用方式制定相应的质量控制项目。在制定药包材质量标准时既要考虑药包材自身的安全性，也要考虑药包材的配合性和影响药物的贮藏、运输、质量、安全性和有效性的要求。药包材产品应使用国家颁布的YBB 标准，如需制定产品注册标准的，其项目设定和技术要求不得低于同类产品的YBB 标准。

（5）药包材产品标准的内容主要包括三部分：①物理性能：主要考察影响产品使用的物理参数、机械性能及功能性指标，如：橡胶类制品的穿刺力、穿刺落屑，塑料及复合膜类制品的密封性、阻隔性能等，物理性能的检测项目应根据标准的检验规则确定抽样方案，并对检测结果进行判断。②化学性能：考察影响产品性能、质量和使用的化学指标，如溶出物试验、溶剂残留量等。③生物性能：考察项目应根据所包装药物制剂的要求制定，如注射剂类药包材的检验项目包括细胞毒性、急性全身毒性试验和溶血试验等；滴眼剂瓶应考察异常毒性、眼刺激试验等。

药包材的包装上应注明包装使用范围、规格及贮藏要求，并应注明使用期限。

（二） 药用玻璃材料和容器

药用玻璃材料和容器用于直接接触各类药物制剂的包装，是药品的组成部分。玻璃是经高温熔融、冷却而得到的非晶态透明固体，是化学性能最稳定的材料之一。该类产品不仅具有良好的耐水性、耐酸性和一般的耐碱性，还具有良好的热稳定性、一定的机械强度、光洁、透明、易清洗消毒、高阻隔性、易于密封等一系列优点，可广泛地用于各类药物制剂的包装。

1. 药用玻璃材料和容器分类　药用玻璃材料和容器可以从化学成分和性能、耐水性、成型方法等进行分类。

（1）按化学成分和性能分类　药用玻璃国家药包材标准根据线热膨胀系数和三氧化二硼含量的不同，结合玻璃性能要求将药用玻璃分为高硼硅玻璃、中硼硅玻璃、低硼硅玻璃和钠钙玻璃四类。

（2）按耐水性能分类　药用玻璃材料按颗粒耐水性的不同分为Ⅰ类玻璃和Ⅲ类玻璃。Ⅰ类玻璃即为硼硅类玻璃，具有高的耐水性；Ⅲ类玻璃即为钠钙类玻璃，具有中等耐水性。Ⅲ类玻璃制成容器的内表面经过中性化处理后，可达到高的内表面耐水性，称为Ⅱ类玻璃容器。

（3）按成型方法分类　药用玻璃容器根据成型工艺的不同可分为模制瓶和管制瓶。

2. 药用玻璃材料和容器质量要求　药用玻璃材料和容器在生产、应用过程中应符合下列基本要求。

（1）药用玻璃材料和容器的成分设计应满足产品性能的要求，生产中应严格控制玻璃配方，保证玻璃成分的稳定，控制有毒有害物质的引入，对生产中必须使用的有毒有害物质应符合国家规定，且不得影响药品的安全性。

（2）药用玻璃材料和容器的生产工艺应与产品的质量要求相一致，不同窑炉、不同生产线生产的产品质量应具有一致性，对玻璃内表面进行处理的产品在提高产品性能的同时不得给药品带来安全隐患，并保证其处理后有效性能的稳定性。药用玻璃容器应清洁透明，以利于检查药液的可见异物、杂质以及变质情况，一般药物应选用无色玻璃，当药物有避光要求时，可选择棕色透明玻璃，不宜选择其他颜色的玻璃；应具有较好的热稳定性，保证高温灭菌或冷冻干燥中不破裂；应有足够的机械强度，能耐受热压灭菌时产生的较高压力差，并避免在生产、运输和贮存过程中所造成的破损；应具有良好的临床使用性，如安瓿折断力应符合标准规定；

（3）药用玻璃材料和容器应有一定的化学稳定性，不与药品发生影响药品质量的物质交换，如不发生玻璃脱片、不引起药液的 pH 值变化等。药品生产企业应根据药物的物理、化学性质以及相容性试验研究结果选择适合的药用玻璃容器。对生物制品、偏酸偏碱及对 pH 值敏感的注射剂，应选择 121℃颗粒法耐水性为 1 级及内表面耐水性为

HC1 级的药用玻璃容器或其他适宜的包装材料。

（4）玻璃容器与药物的相容性研究应主要关注玻璃成分中金属离子向药液中的迁移，玻璃容器中有害物质的浸出量不得超过安全值，各种离子的浸出量不得影响药品的质量，如碱金属离子的浸出应不导致药液的 pH 值变化；药物对玻璃包装的作用应考察玻璃表面的侵蚀程度以及药液中玻璃屑和玻璃脱片等，评估玻璃脱片及非肉眼可见和肉眼可见玻璃颗粒可能产生的危险程度，玻璃容器应能承受所包装药物的作用，药品贮藏的过程中玻璃容器的内表面结构不被破坏。

（5）影响玻璃容器内表面耐受性的因素有很多，包括玻璃化学组成、管制瓶成型加工的温度和加工速度、玻璃容器内表面处理的方式（如硫化处理）、贮藏的温度和湿度、终端灭菌条件等；此外药物原料以及配方中的缓冲液（如醋酸盐缓冲液、柠檬酸盐缓冲液、磷酸盐缓冲液等）、有机酸盐（如葡萄糖酸盐、苹果酸盐、琥珀酸盐、酒石酸盐等）、高离子强度的碱金属盐、络合剂乙二胺四乙酸二钠等也会对玻璃容器内表面的耐受性产生不良影响。因此在相容性研究中应综合考察上述因素对玻璃容器内表面耐受性造成的影响。

第七节　制药过程分析

一、概述

传统的制药工业质量分析主要包括原辅料、中间体和最终产品的质量检测和质量控制。然而，要真正确保药品质量，必须对其生产全过程进行实时监测和自动化质量控制。随着科学技术的进步，特别是各种传感器和计算机技术的快速发展，过程分析技术在许多工业生产领域（包括制药）中得到了广泛的应用。

过程分析技术（process analysis technology，PAT），是一种可以通过测定关键性的过程参数和指标来设计、分析、控制药品生产过程的机理和手段。通过在药品生产过程中使用 PAT，可以提高对设计、生产过程和产品各阶段的重视及质量保证。

过程分析技术与通常药物分析的主要区别在于，前者为动态的连续的分析监测，这对于在制药行业中引入新的生产技术，降低产品质量风险具有重要意义。通过应用过程分析技术还可以提高设备利用率，加深员工对生产过程和产品的理解，进一步降低成本和消耗。

二、制药过程分析模式及特点

（一）制药过程分析模式

制药过程分析技术是一个完整的体系，对生产过程进行实时分析是核心，按其操作程序不同，可分为离线分析（off-line analysis）法和在线分析（on-line analysis）法两大类。见表 15-6。在实际工作中，可采用几种不同的分析过程，而连续式的在线分析方法应为首选方法。

表 15-6　制药过程分析模式及其特征

分析模式	操作方法	方法特征
离线分析法	离线分析	先从生产现场取样，再回到实验室进行分析，其准确度高，但分析速度慢
	现场分析或近线分析	经人工取样后，在现场进行分析，其分析速度较快，但不能实时监测
	连线分析	利用自动取样和样品处理系统，将分析仪器与生产过程直接联系起来，进行连续或间歇连续的自动分析
在线分析法	原位分析或内线分析	将传感器（如探头、探针等）直接插入生产流程中，所产生的信号直接进入检测器，并通过微机系统实现连续的或实时地自动分析监测
	非接触分析	即利用遥感技术对生产过程进行检测，分析探头（或探针）不与试样直接接触，无需采样预处理，进行遥感和无损检测

（二）　制药过程分析特点

1. 分析对象的多样化　由于药品及其制备工艺的多样性，决定制药过程分析的对象是多种多样的，从整个过程看，包括：合成反应、提取分离、纯化结晶、干燥粉碎、制剂、包装、清洁等过程；从待测物聚集状态看，包括气态、固态、液态等。不同的对象所选用的分析方法和要求亦不同，但总的则应具有快速、简便、重现性好等特点。

2. 采样与样品处理的特殊性　由于制药工业生产物料量大，组成有时不均匀，故采样点是关键，必须注意代表性。样品自动采集和预处理是过程分析的发展趋势。

3. 分析方法的时效性　制药过程分析方法是建立在对药品生产过程深刻理解的基础上的。样品采集于生产线，要求在较短时间内迅速获取分析结果信息，并及时反馈，以便监测生产环节，调节生产参数，控制生产过程，减小生产风险，从而达到控制生产过程质量的目的，因此，过程分析与一般药物分析要求不同，其时效性是第一要求，而准确度则可以根据实际情况在允许限度内适当放宽。

如物料混合均匀度、混合终点的确定，可选择近红外光谱法、激光诱导荧光法、热扩散法等；制粒的含量均匀度、颗粒粒径和密度的测定可选用近红外光谱法、拉曼光谱法、聚焦光束反射测量法、声学发射法等；颗粒粒径分布可采用激光衍射法、成像分析方法等；水分的测定可采用近红外光谱法；压片和装胶囊的硬度、孔隙率及重量差异等可选用近红外光谱法、激光诱导荧光法；包衣厚度和均匀度、包衣终点、喷枪与片床距离等测定可选用近红外光谱法、光反射法等。

4. 应用化学计量学的重要性　过程分析化学计量学（chemometrics）是过程检测和过程控制的软件系统，是 PAT 建立和发展的重要基础，其主要作用是：①检测信号的提取和解析；②过程建模；③过程控制。在制药过程控制中常用的方法包括主成分分析、主成分回归、多变量统计过程控制、偏最小二乘法、聚类分析和人工神经元网络等。

（三）　制药过程分析仪器要求

1. 制药过程分析仪器应具有的性能　离线分析方法和所用仪器与一般常规分析方法相同。在线分析仪器应具备对试样的化学成分、性质及含量进行在线自动测量的特点：①具有自动取样和样品预处理系统；②具有全自动化控制系统；③稳定性好、使用寿命长、易维护，能耐受高温、高湿、腐蚀、振动、噪声等工作环境，结构简单，测量精度可以适当放宽。

2. 制药过程分析仪器的结构　过程分析仪器常由如图 15-3 所示的五部分组成。

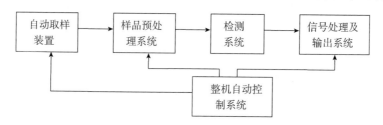

图 15-3　过程分析仪器结构示意图

三、制药过程分析常用方法简介

制药过程在线分析技术有在线光谱技术、在线色谱技术和其他在线技术。其方法有近红外光谱法、紫外-可见分光光度法、X 射线荧光法、拉曼光谱法、气相色谱法、液相色谱法、电化学法、质谱法、流动注射分析法、光纤传感器技术等。以下做简要介绍。

（一）　近红外光谱分析法

1. 基本原理　近红外光（near infrared，NIR）谱区是波长范围为 780～2500nm，按波数计为 12800～4000cm^{-1}。近红外分光光度法（near infrared spectrophotometry，NIRS）系通过测定物质在红外光谱区的特征光谱并利用化学计量学方法提取相关信息，对物质进行定性、定量分析的一种光谱分析技术。近红外吸收光谱主要由分子中 C—H、N—H、O—H 和 S—H 等基团基频振动的倍频与合频组成，由于其吸收强度远低于物质中的红外光谱（4000～400cm^{-1}）的基频振动，而且吸收峰重叠严重，因此通常不能直接对其进行解析，而需要对测得的光谱数据进行数学处理后，才能进行定性、定量分析。

2. 测量模式　近红外光谱分析中常采用透射和反射测量模式。

（1）反射模式（又称漫反射模式）　主要用于分析固体样品，近红外光可穿至样品内部 1～3mm，未被吸收的近红外光从样品中反射出。分别测定样品的反射光强度（I）与参比反射表面的反射光强度（I_r），其比值为反射率 R。lg（$1/R$）与波长或波数的函数为近红外光谱。

$$R=I/I_r$$
$$A_R=\lg（1/R）=\lg（I_r/I）$$

固体样品的颗粒大小、形状、紧密程度及其他物理性质均会引起光谱基线的漂移，因此不是所有的固体混合物均符合比尔定律。可用数学方法减弱或消除粒度的影响。最常用的数学方法为对光谱进行导数处理。当样品量足够大时，也可用多元散射校正方法处理数据。

（2）透射模式　主要用于分析液体样品，近红外光穿过样品，透射强度（I）与波长或波长的函数为近红外光谱。测定样品是样品置于光源与检测器之间的光路上，结果以透光率（T）或吸光度（A）表示。

$$T = I/I_0$$
$$A = -\lg T = \lg (1/T) = \lg (I_0/I)$$

式中，I_0 为入射光强度。

透射-反射模式为透射与反射模式的结合，将反射镜置样品的后部，光源与检测器在样品的同侧，近红外光穿过样品经反射镜返回，因此光程增加为两倍。

影响近红外光谱的主要因素有：环境温度、样品的光学性质、多晶型、样品的含水量和溶剂残留量、样品厚度、硬度、光洁度及样品的贮存时间等均对样品的近红外光谱有影响。液体样品对环境温度最敏感，不同晶型的样品通常具有不同的近红外光谱。

3. 在线 NIR 分析系统及分析基本流程

（1）仪器装置　在线 NIR 分析系统由硬件、软件和模型三部分组成。硬件包括近红外分光光度计及取样、样品预处理、测样、防爆等装置。其中近红外分光光度计是核心部分，由光源、单色器（或干涉仪）、检测器、数据处理和评价系统等组成。光源常采用稳定性好、强度高的石英或钨灯；单色器有光栅型、棱镜型和声光可调型等；检测器常用材料有硅、硫化铅、砷化铟、铟镓砷、汞镉碲、氘代硫酸三甘肽等；采样装置有普通样品池、光纤探头、液体透射池、积分球等；使用时可根据供试品类型选择合适的检测器和采样系统。

（2）分析基本流程　NIR 是一种间接测量方法，应先建立标准样品的近红外光谱和待测组分含量的校正模型，然后再将待测样品的 NIR 数据带入校正模型，计算其含量。也可以进行定性分析。

①定性分析：利用近红外光光度法进行定性分析的主要步骤包括：收集代表性样品，测定光谱，选择化学计量方法对图谱进行预处理和降维处理，建立定性分析模型，对模型进行验证。

代表性样品的选择：选择适宜的代表性样品（如不同的生产工艺、物理形态、粒度发布等）建立定性分析模型。模型中各类样品的性质决定了模型的适用范围。

图谱预处理和降维处理：为有效地提取有用信息，排除无效信息，在建立分类或校正模型时需要对图谱进行预处理。归一化处理常用于消除或减弱由位置或光程变化所导致的基线平移或强度变化；导数处理可以提高图谱的分辨率，但导数处理的同时扩大了噪音，因此常辅以平滑处理来消除噪音；对固体样品，采用多元散射校正（MSC）或标准正态变量变换（SNV）校正以消除或减弱光散射引入的基线偏移。

多远近红外光谱数据包含有大量的样关变量（共线性），建模时需减少变量，即用一组新的不相关但包含相应信息的变量来代表所有数据的变化建立模型。常用的减少变量的方法是主成分分析（PCA）法。

建立定性分析模型：建立定性分析模型就是将样品的性质与光谱的变化相关联，用光谱的差异程度来区分样品的性质。定性分析中常采用模式识别的方法对具有相似特征的样品进行分组。模式识别方法包括判别分析和聚类分析。判别分析要求对样本的类别特征有明确的定义，并按定义区分样本；而聚类分析适用于仅需要对样本进行分组而不需要预先知道这些样品彼此间的确切关系。

模型的验证：对定性分析模型，至少应进行模型的专属性和重现性两方面的验证。

专属性：模型的专属性通常用对已知样品的鉴别正确率表示。不仅需要验证真品的鉴别正确率，还需要用化学结构或性质上与模型中物质相近的样品进行挑战性验证，证明模型能区分出这些物质。

耐用性：模型的耐用性系指在不改变模型参数的情况下，考察正常操作中的微小变化对模型预测结果的影响。通常包括：不同操作者的影响；环境条件（如实验室中的温度、湿度变化）的影响；操作（如样品在光学窗口的位置、液体探头的测量深度、包装状况）的影响；仪器部件的更换。

②定量分析：利用近红外光光度法进行定量分析的主要步骤包括：收集代表性样品进行检验，选择代表性样品，测定光谱，选择化学计量方法对图谱进行预处理和降维处理，建立定量分析模型，对模型进行验证。

代表性样品的选择：根据样品的收集及检验情况，选择能包括全部样品理化性质差异的适宜数量的样品作为模型样品。建立样本的含量范围应该宽于预测样品的范围，必要时可以通过加速试验或特殊制备的方式获得。

图谱预处理和降维处理：参见"定性分析"。

建立定量分析模型：近红外光谱测量时一般不需要对样品进行预处理，但测量时可受多种因素的影响，利用单波长光谱数据很难获得准确的定量分析结果。现代红外光谱定量分析均利用多波长光谱数据，采用多元校正的方法，如多元线性回归（MLR）、主成分回归（PCR）、偏最小二乘回归（PLSR）和人工神经网络（ANN）等建立分析模型。

方法学验证：近红外分光光度法定量分析的方法学验证与其他分析方法的要求相似。每个被验证参数可被接受的限度范围与该方法的应用目的有关，通常应考虑专属性、线性、准确度、精密度和重现性。

③近红外模型的再验证：当预测物质的物理性质改变或物质的来源改变［如产品的组成、生产工艺、原（辅）料的来源或级别发生改变］时，需要对已建立的定量模型进行再验证。必要时应对模型进行维护或建立新模型。

④近红外模型的传递：表示模型在不同的近红外光谱仪中的适用情况。当近红外模型在非建模仪器中应用时，必须考虑仪器型号、数据格式、光谱范围、数据点数量、光谱分辨率等对模型的影响。用适宜的代表性样品（数量依据具体模型确定）分别在建模仪器和其他仪器扫描光谱，分别利用不同仪器获得的光谱预测结果，并进行统计学检验，以确证该模型在其他仪器中使用是否有效。

⑤样品分析：依据所建立的符合要求的分析方法模型对实际样品进行分析。

4. 应用

（1）应用范围　近红外分光光度法具有快速、准确、对样品无破坏性的检测特性，不仅能进行"离线"分析，还能直接进行"在线"过程控制；不仅可以直接测定原料和制剂中的活性成分，还能对药品的某些理化性质如水分、脂肪类化合物的羟值、碘值和酸值等进行分析；并能对药物辅料、中间产物以及包装材料进行定性和分级。

（2）NIR在制药过程质量检测中的应用

①定性分析：可对药品活性成分、辅料、制剂、中间产物、化学原料以及包装材料等进行鉴别，如包装材料高密度聚乙烯、聚氯乙烯、锡箔、铝塑板等，可通过NIR在成线分析，测定其密度、交联度、结晶度等进行综合评价。

②定量分析：可快速测定药品活性成分和辅料在生产过程中的变化，在生产工艺中，判断化学反应进行程度及终点；监测发酵反应过程中的营养素的变化；测定脂肪类化合物的酸值、碘值、皂化值等，进行羟化程度、水分、吸收溶剂量的测定与控制。

③物理性状分析：如晶形、结晶性、多晶形、假多晶形及粒度测定；片剂厚度、溶出度、崩解模式、硬度、包衣情况等测定，物料混合均匀度测定等。

（二）　拉曼光谱法

拉曼光谱法（Raman spectroscopy）是研究化合物分子受光照射后所产生的散射，散射光与入射光能级差和化合物振动频率、转动频率的关系的分析方法。主要用于物质鉴别、分子结构及定量分析。拉曼效应是由印度物理学家C. V. Raman于1928年首次发现，并以其名字命名的。

1. 基本原理　拉曼光谱是一种振动光谱技术，与红外光谱类似。所不同的是，红外光谱与分子振动时偶极矩变化相关，而拉曼效应则是分子极化率改变的结果，被测量的是非弹性的散射辐射。

拉曼光谱通常采用激光作为单色光源，将样品分子激发到某一虚态，随后受激分子弛豫跃迁到一个与基态不同的振动能级，此时，散射辐射的频率将与入射频率不同。这种频率变化与基态和终态的振动能级差相当。这种"非弹性散射"光就称之为拉曼散射。频率不变的散射称为弹性散射，即所谓瑞利散射。如果产生的拉曼散射频率低于入射频率，则称之为斯托克散射。反之，则称之为反斯托克散射。实际上，几乎所有的拉曼分析都是测量斯托克散射。

拉曼光谱与红外吸收光谱相似。用散射强度对拉曼位移作图。拉曼位移（以 cm^{-1} 为单位）等于激发光的波数减去散射辐射的波数。由于功能团或化学键的拉曼位移与它们在红外光谱中的吸收波数相一致，所以谱图的解析也与红外吸收光谱相同。然而，通常在拉曼光谱中出现的强谱带在红外光谱中却成为弱谱带甚至不出现，反之亦然。所以，这两种光谱技术常互为补充。

除常规的拉曼光谱外，还有一些较为特殊的拉曼技术。它们是共振拉曼光谱、表面增强拉曼光谱、拉曼旋光光谱、相关-反斯托克拉曼光谱、拉曼增益或减失光谱以及超拉曼光谱等。其中，在药物分析中应用较多的是共振拉曼光谱法和表面增强拉曼光谱法。

共振拉曼光谱法：当激光频率接近或等于分子的电子跃迁频率时，可引起强烈的吸收或共振，导致分子的某些拉曼谱带强度急剧增强数百万倍，这就是共振拉曼效应。

许多药物在紫外-可见光区有强的电子跃迁。某些含发色团化合物的拉曼光谱因共振而增强，而其基体物质的光谱却不会增强。共振拉曼技术与常规拉曼光谱技术不同之处在于要求光源可变，可调谐染料激光器是获得共振拉曼光谱的必要条件。

有些化合物可通过化学反应改变其结构，使之最大吸收峰接近激发光频率，如生成有色化合物，然后再进行共振拉曼光谱测定也是一个提高灵敏度的较有效的方法。

共振拉曼技术由于灵敏度高而特别适用于药物和生物大分子的研究。但伴随样品本身或由杂质引起的荧光，以及为这一特殊光谱所需的激光和光学设计费用，限制了共振拉曼光谱的应用。

表面增强拉曼光谱法（SERS）：吸附在极微小金属颗粒表面或其附近的化合物（或离子）的拉曼散射要比该化合物的正常拉曼散射增加 $10^3 \sim 10^6$ 倍。这种表面增强拉曼散射在银表面上最强，在金或铜的表面上也可观察到。

SERS 现象主要由金属表面基质受激而使局部电磁场增强所引起。效应的强弱取决于与光波长相对应的表面粗糙度以及和波长相关的复杂的金属电介质作用的程度。许多 SERS 基质可以用于药物分析，最常用的包括溶胶、电极、电介质表面金属膜等。

带孤对电子或 π 电子云的分子呈现的 SERS 效应最强，其他芳氮或含氧化合物，如芳胺和酚也具有强的 SERS 活性，这一效应在其他电负性功能团（如羧酸）中也能观察到。

从少数分子获得大量结构信息的可能性使得 SERS 可用于解决高灵敏度化学分析的许多问题。在表面增强拉曼光谱中，荧光的干扰可有效地得到抑制。

（1）定性鉴别　拉曼光谱可提供有关样品分子中存在何种功能团的结构信息。所以可用于鉴别试验和结构解析。在相同的测定条件下，绘制供试品与对照品的拉曼光谱进行比对，若两光谱相同，即鉴别为同一化合物。如遇多晶现象，可参照红外鉴别的相关内容进行处理。

（2）含量测定　拉曼谱带的强度与待测物浓度的关系遵守比尔定律：

$$I_V = KLCI_0$$

式中，I_V 是给定波长处的峰强，K 代表仪器和样品的参数，L 是光路长度，C 是样品中特定组分的摩尔浓度，I_0 是激光强度。实际工作中，光路长度被更准确地描述为样品体积，这是一种描述激光聚焦和采集光学的仪器变量。

2. 仪器装置　根据获得光谱的方式，拉曼光谱仪可分为 FT 拉曼光谱仪和色散型拉曼光谱仪，但所有的现代拉曼光谱仪均由激光光源、样品装置、滤光器、单色器（或干涉仪）和检测器等组成。

3. 应用　拉曼光谱在药物鉴别、制药、成分鉴定、毒品检测、化学、高分子、过程控制、质量控制、医学相关领域、疾病诊断、刑侦和珠宝鉴定都有广泛的应用。拉曼光谱的优点在于其快速、准确，测量时通常不破坏样品（固体，半固体，液体或气体），样品制备简单，甚至不需样品制备。谱带信号通常处在可见或近红外光范围，可以有效地和光纤联用。这也意味着谱带信号可以从包封在任何对激光透明的介质，如玻璃、塑料内，或将样品溶于水中获得。现代拉曼光谱仪使用简单，分析速度快（几秒到几分钟），性能可靠。因此，拉曼光谱与其他分析技术联用比其他光谱联用技术从某种意义上说更加简便（可以使用单变量和多变量方法以及校准）。

（1）定性分析　拉曼光谱可以用于鉴别化学物质的种类、特殊的结构特征或特征集团，其位移大小，强度及拉曼峰形状是化学键、官能团鉴定的重要依据，其偏振特性，可以作为分子异构体判断的依据。与红外光谱类似，也具有库检索功能，可用于化合物结构分析。

（2）定量分析　利用拉曼光谱谱线强度和样品分子浓度的正比例关系，可进行定量分析。为了克服干扰，增强准确性，通常采用内标法，即在样品中加入内标物，通过与内标物的拉曼光谱强度比较而进行定量，或利用溶剂本身的拉曼线作为内标线；对于非水溶液，常用的内标物为四氯化碳溶液（$459cm^{-1}$）；对于水溶液样品常用硝酸根离子（$1050cm^{-1}$）和高氯酸根离子（$930cm^{-1}$）作为内标物；对于固体样品也可以用样品中某一条拉曼线作为内标物。拉曼光谱的定量分析，在各组分拉曼线互不干扰的情况下，还可以进行多组分同时测定。

（3）在制药过程中的应用　拉曼光谱法可进行无损、实时在线多点检测进行远程测量，提供制药工艺的动态信息，一般不需样品预处理。适用于有毒、高温、高压或样品处于保护气体中而不适于人工干预或有危害的情况下进行测量。

（三）　紫外-可见分光光度法

用于过程分析的紫外-可见分光光度计的光源、色散元件、光检测器与普通仪器相同，只是将样品池改为流通池。

其测定原理依据于 Lambet-Beer 定律，若需进行显色反应，则在取样器和分光光度计之间增加一个反应池。一般用自动采样器从生产工艺流程中取样，同时进行过滤、稀释、定容等预处理，然后进入反应池，依法加入相应试剂，如显色剂等，反应后流入比色池测量。本法适用于在紫外可见区有吸收或能产生一定显色反应且无他干扰的液体样品。

紫外-可见分光光度法的应用：定量分析，用于各种物料中微量、超微量和常量的无机和有机物质的测定；定性和结构分析，紫外吸收光谱还可用于推断空间阻碍效应、氢键的强度、互变异构、几何异构现象等；反应动力学研究，即研究反应物浓度随时间而变化的函数关系，测定反应速度和反应级数，探讨反应机理，研究溶液平衡，如测定络合物的组成、稳定常数、酸碱离解常数等。

（四）　过程色谱分析法

用于工业生产过程分析的色谱，一般称为过程色谱（process chromatography）或工业色谱（industrial chromatography）。过程色谱主要由取样与样品处理系统、分析系统和程序控制系统等组成。与常规实验室分析不同，在过程色谱中，从样本采集、预处理至分析、检测、记录、显示等操作环节都是自动化的。实验室色谱可以配备多种检测器和附件，可以安装各种类型、规格的色谱柱，可以分析各种样品，但是其动作都是由人工逐一操作进行；而过程色谱仪的功能比较单一，检测器、色谱柱、样品和系统动作都是固定的，要求能够自动连续可靠的重复运行；其安装在取样点附近，在结构上要适合现场要求。

过程色谱一般分为过程气相色谱和过程高效液相色谱。如与其他分析技术联用，其定性、定量信息更丰富，包括：色谱-质谱联用（如 GC-MS、HPLC-MS）、色谱-傅立叶变换红外光谱联用（如 GC-FTIR、HPLC-FTIR）等。

1. 过程液相色谱

（1）系统装置　主要由高效液相色谱仪或超高效液相色谱仪的系统组成。高效液相色谱仪由储液器、泵、进样器、色谱柱、检测器、记录仪等几部分组成。储液器中的流动相被高压泵打入系统，样品溶液经进样器进入流动相，被流动相载入色谱柱（固定相）内，由于样品溶液中的各组分在两相中具有不同的分配系数，在两相中做相对运动时，经过反复多次的吸附-解吸的分配过程，各组分在移动速度上产生较大的差别，被分离成单个组分依次从柱内流出，通过检测器时，样品浓度被转换成电信号传送到记录仪，数据以图谱形式打印出来。

过程高效液相色谱仪系统主要由取样与样品预处理装置、分析单元和程序控制单元组成。取样与样品预处理装置主要包括采样系统、六通阀或十通阀、样品预处理系统；分析单元包括色谱柱和检测器；程序控制单元包括程序器、信息传输系统和计算机等。程序器为程序控制单元核心部分，可以按照已确定的分析程序发出动作指令，控制样品采集并进行样品预处理，控制完成六通阀或十通阀的切换、基线校正、数据存储与分析、管路的自动清洗等工作。

超高效液相色谱（ultra performance liquid chromatography，UPLC）借助于高效液相色法的理论及原理，涵盖了小颗粒填料、非常低系统体积及快速检测手段等全新技术，增加了分析的通量、灵敏度及色谱峰容量。超高效液相色谱法的原理与高效液相色谱法基本相同。不同之处有：①色谱柱的固定相为小颗粒、高性能微粒；②使用超高压输液泵；③高速的灵敏检测器；④使用低扩散、低交叉污染自动进样器；⑤仪器整体系统优化设计，色谱工作站配备了多种软件平台，实现超高效液相分析方法与高效液相分析方法的自动转换。

（2）应用　过程高效液相色谱只要求样品能制成溶液，不受样品挥发性的限制，流动相可选择的范围宽，固定相的种类繁多，因而可以分离热不稳定和非挥发性的、离解的和非离解的以及各种分子量范围的物质。过程高效液相色谱比过程气相色谱法的应用更广泛，可在制药的全过程应用。

2. 过程气相色谱

（1）系统装置　主要由取样与样品预处理装置、分析单元和程序控制单元组成。其中，气相色谱仪由以下几部分组成：①气流系统（载气及其他气体流动的管路和控制、测量元件）；②分离系统（由进样室与色谱柱组成）；③检测系统（包括检测器、微电流放大器、记录器）；④数据处理系统；⑤温度控制系统及其他辅助部件（温度控制器用于控制进样室、色谱柱、检测器的温度）；⑥流动相装置；⑦固定相装置；⑧操作温度装置；⑨样品预处理装置（一般包括过滤器、调节器、控制阀门、转子流量计、压力表和冷凝器等部分）。

在过程气相色谱中，分析系统包括进样器、色谱柱和检测器等。进样器的作用是每一分析循环周期开始时，将一定量样品注入色谱柱系统，一般采用六通阀进样器。分析系统中常采用两根或多根色谱柱，以缩短分析周期。色谱柱间通过切换阀，按程序将待测组分切入色谱柱，并将无关物质排空。程序控制系统的作用是按预先确定的工作程序向各部分发出循环分析控制指令，包括：取样、样品预处理和注入、色谱柱切换、信号衰减、基线校正、数据分析与存储、流路自动清洗等。

（2）应用　过程气相色谱常用于气体和对热稳定、易于气化的品种分析；药物中易挥发性成分分析，如制药过程中有机残留溶剂、包装材料中的挥发性成分等，均可采用过程气相色谱监测。

（五）　流动注射分析法

流动注射分析（flow injection analysis，FIA）是将一定体积的样品注入无气泡间隔的流动试剂中，保证混合过程与反应时间的高度重现性，在热力学非平衡状态下完成样品在线处理与测定的定量分析方法。FIA由丹麦学者汉森（E. H. Hansen）和卢济卡（Jarda Ruzicka）于1975年创立，其打破了分析化学必须在物理化学平衡条件下完成的传统模式，具有适应范围广（可与多种分析方法联用）、分析效率高（每小时可分析几十个到几百份样品），精度好（精度可达到0.5%～1%，复杂样品不超过3%），低消耗（一次分析消耗的样品及试剂量在微升级水平）以及仪器简单等特点。

1. 流动注射分析过程与原理

（1）流动注射分析分析系统　分析系统的结构如图15-4所示，包括：①蠕动泵：作用是驱动载流进入管路，载流即协载样品的流动液体，常用水或与样品反应的试剂。②注样阀或注样器：作用是将一定体积的样品注入载流中。③反应器：常用四氟乙烯或塑料细管道盘绕而成，作用是实现样品与试剂间的反应。④检测器：对试样区带进行检测，通常有紫外-可见分光光度法、原子吸收分光光度法、荧光分光光度法、化学发光法、电位法、安培法、伏安法。⑤信号输出装置、记录仪等。

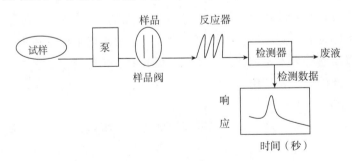

图15-4　流动注射分析系统及过程示意图

（2）流动注射分析基本过程　由注样阀将一定体积的样品注入流速一定的连续载流中，随载流进入反应器，在反应器中样品与载流混合，并与载流中试剂发生反应，反应产物流经检测器时被检测，记录仪可记录或经扫描得到响应值对时间的曲线，在流动注射分析中常以此峰高进行定量。

2. 应用　流动注射分析在制药过程监测中的应用，主要有反应过程检测，废水中废弃物检测，生物发酵过程监测等。如制药工程反应废水中总磷可采用磷钼蓝比色法进行在线监测；水中氰化物的异烟酸吡唑酮的流动注射分光光度法检测等；生物发酵过程中葡萄糖、氨基酸、青霉素等监测。

（六）　光纤传感器技术

传感器（sensor）是一种检测装置，能接收被测定信息，并将其按一定规律转换成电信号或其他可识别的信息输出。通常分为物理传感器（physical sensor）和化学传感器（chemical sensor）。前者如药物生产过程监控中的温度、压力传感器等；后者主要是在分析样品与分析仪器之间实时传递选择性信息的界面，可选择性地将样品的物理或化学性质、化学组成、浓度等连续转变为分析仪器易于测量的信号。化学传感器按其功能分为湿度传感器、气体传感器、离子传感器和生物传感器；按其原理又可分为热化学传感器、质量型传感器、电化学传感器和光化学传感器。

化学传感器由分子识别原件（感受器）和转换部分（换能器）组成。感受器用来识别被测对象，并通过引起某些光、热等物理变化或化学变化以及直接诱导产生电信号，然后再利用电学测量方法进行检测和控制。在制药过程分析中应用较多的是光纤传感器。光纤（optical fiber）是一种对光传导能力很强的纤维，由玻璃、石英或高分子材料制成内芯，外有一折射率比内芯低的包层。

当光线以小角度入射到光纤的端面上时，光线在纤芯和包层的界面上通过全反射在光纤传输。光纤与待测物质接触的一端常做成探头，直接或间接地与待测物质作用后，使光的性质或强度发生变化，从而达到检测目的。

光纤传感器技术在制药过程中，特别是在紫外 - 可见、红外、近红外、拉曼光等光谱分析法中的应用广泛。其通过在线分析实现了对工艺过程的优化控制。在实际应用中，光纤传感器有以下特点：①可以同时获得多元多维信息，并通过波长、相位、衰减分布、偏振和强度调制、时间分辨、收集瞬时信息等加以分辨，实现多通道光谱分析和复合传感器阵列的设计，达到对复杂混合物中目标物的检测。②光线的长距离传输还可实现生产过程的快速在线遥测或多点同时检测。如近红外光谱仪器可以在线检测 100m 以外的样品。③其灵活性易于制成便携式仪器，通过光纤探头，可直接插入生产装置的非正直、狭小的空间中，进行原位、实时、无损定位分析。同时也可以在困难或危险环境中采样分析。

（七）　在线质谱分析

质谱法是使待测化合物产生气态离子，再按质荷比（m/z）将离子分离、检测的分析方法，检测限可达 $10^{-15} \sim 10^{-12}$ mol 数量级。质谱法可提供分子质量和结构的信息，定量测定可采用内标法或外标法。在线质谱分析仪系统由进样装置、离子源、质量分析器和真空系统组成。

在线质谱分析在应用时一般与其他分析技术联用，如色谱-质谱联用（如 GC-MS、HPLC-MS）等。由于质谱分析具有灵敏度高、样品用量少、分析速度快、分离和鉴定同时进行等优点，因此，质谱技术广泛地应用于医药、化工、环境、能源、生命科学、材料科学等领域。

（八）在线电化学分析

电化学分析法（electrochemical analysis）是应用电化学原理和技术，利用化学电池内被分析溶液的组成及含量与其电化学性质的关系而建立起来的一类分析方法。在线电位化学装置有酸碱度检测仪、自动电位滴定系统和自动电度率分析系统组成。自动电位滴定系统，包括自动采样器、滴定池、滴定试剂计算装置、滴定终点控制器等。

电化学分析法的特点：灵敏度高，选择性好，设备简单，操作方便，应用范围广。既可定性，又可定量；既能分析有机物，又能分析无机物；并且便于自动化操作，可用于连续、自动及遥控测定，在医药生产、科研等领域有着广泛的应用。在线电化学分析技术主要应用于在线酸碱度的检查、生产过程中液体的分析等。

第十六章　中药制剂分析 ▷▷▷▷

第一节　概　述

一、中药制剂分析的定义与特点

（一）　中药制剂分析定义

中药是以中医药学理论体系的术语表述药物的性能、功效和使用规律，并且在中医理论指导下使用的药用物质及其制剂。中药包括中药材、中药饮片、中药提取物和中药制剂（含中成药）。中药饮片系指由原产地采收的中药材，经过炮制加工处理后可直接用于中医临床或制剂生产使用的处方药品。中药制剂系指在中医药理论的指导下，以中药饮片为原料，按规定的处方和方法加工成具有一定剂型、便于直接应用的药品，其中经 CFDA 审批，并批准依法生产的中药制剂称为中成药。中药制剂质量的优劣，不但直接影响预防和治疗疾病的效果，而且密切关系到人民的健康与生命安全。为了保证用药的安全、合理和有效，必须进行严格的分析检验，全面控制中药制剂的质量。

中药制剂分析是以中医药理论为指导，运用现代分析理论和方法，研究中药制剂质量控制的一门应用学科，是中药学领域中一个重要的组成部分。

（二）　中药制剂分析特点

1. 化学成分复杂，有效成分非单一性　与化学药品相比，中药的化学成分相当复杂，单味药本身就由多成分组成。中药制剂一般多为复方，由多成分的单味药组成的复方制剂其所含的成分更为复杂。中药制剂产生的疗效通常不是某单一成分的结果，也不是某些成分简单作用的加和，而是各成分协同作用的结果。如人参中含有多种皂苷，目前不能说哪一种化学成分为其唯一的有效成分。因此，不能仅仅以某一种化学成分来衡量中药制剂质量优劣，某单一化学成分的含量高低与临床疗效并不一定为正比的关系，检测任何一种活性成分均不能反映其整体疗效。因此评价中药制剂的质量，已逐步由单一指标性成分定量向活性、有效成分及生物测定的综合检测过渡，向多成分、组分测定及指纹或特征图谱整体质量控制模式转化。

2. 中药材质量不一，杂质来源多途径　中药材是中药制剂的主要原料，来源广、种类复杂，中药材本身的质量又受生长环境、采收季节、炮制、加工及贮藏条件等多种因素的影响，不同产地其质量也差别很大。同一品种药材由于其药用部位不同，其质量也不同。由于原料药材的品种、规格、产地、药用部位、采收季节、加工方法的影响，中药品种繁多。药材规格、产地、生长环境、药用部位、采收季节、加工方法等均会影响中药材中有效成分的含量，从而影响中药制剂的质量和临床疗效。

中药材一般要经过加工炮制后才能入药，炮制后其化学成分、性味、药理作用等方面都会发生一定的变化，为了保证中药制剂的质量，药材应严格遵守中药炮制规范，对炮制工艺，成品质量都要严格把关，才能保证中药制剂质量稳定、可靠。例如，何首乌生用具有解毒、消痈、润肠通便之功效，用于瘰疬疮痈、风疹瘙痒、肠燥便秘等；炮制后具有补肝肾、益精血、乌须发、强筋骨之功效，用于血虚萎黄、眩晕耳鸣、须发早白、腰膝酸软、肢体麻木、崩漏带下、久疟体虚等。又如草乌、生草乌含有乌头碱等酯型生物碱毒性成分，炮制后其酯型生物碱的酯键水解，毒性降低而总生物碱无明显变化。很多在单味中药鲜品中存在的化学成分，经过炮制或制备工艺中加热处理后，易发生挥发、分解、沉淀等，从而产生质或量的变化，甚至已不复存在或含量甚微。如地黄中含有梓醇，当长时间加热煎煮后就很难检测。

中药制剂的杂质来源要比化学药品复杂得多，如药材中非药用部位及未除净的泥沙；中药中所含的重金属及残留农药、二氧化硫、有机溶剂；包装、保管不当发生霉变、走油、泛糖、虫蛀等产生的杂质；洗涤原料的水质二次污染等途径均可混入杂质。所以中药制剂易含有较多的重金属、砷盐、残留农药等杂质。

中药制剂工艺较为复杂，辅料繁多，制备方法各异，同一种中药制剂，由于不同的生产厂家生产工艺上的差别，将会影响到制剂中化学成分的含量。另外，中药制剂所用辅料也是一大特色，如蜂蜜、蜂蜡、糯米粉、植物油、铅丹等都可作为辅料，这些辅料的存在，对质量分析均有一定的影响，需选择合适的方法，将其干扰排除，才能获得准确的分析结果。

3. 以中医药理论为指导原则，评价中药制剂的质量　由于中药制剂的组方原则有君、臣、佐、使之分，各味药共同构成一个功能整体，并与机体的整体功能状况即"证"相对应，而发挥其防治疾病的作用。因此，在进行质量分析时，应首先对中药制剂进行组方分析，依照药味功效，分清主次，再选择合适的化学成分及方法来评价其质量。因中药的药理作用具有多方面性，同一药味在不同方剂和制剂中的功用不同，故选择测定的项目和成分也不尽相同。例如山楂在以消食健胃为主要功效的制剂中，应选择测定有机酸类成分；而在以活血化瘀、治疗心血管疾病的制剂中，应选择测定黄酮类成分。又如复方丹参片中，丹参为君药，ChP 选择测定其中丹参酮 II_A 和丹酚酸 B 来控制其制剂质量；而在养心氏片中丹参处于臣药地位，不测定这两成分的含量，而测定君药黄芪中有效成分黄芪甲苷的含量。

因此，在进行质量分析时，应以中医药理论为指导原则，评价中药的质量。对中药制剂首先进行组方分析，按功能主治分出君、臣、佐、使药味，选择合适的化学成分为指标来评价中药制剂的质量。

二、中药制剂分析的发展趋势

由于中药制剂化学成分的多样性与复杂性；中药制剂原料药材质量的差别；中药制剂工艺及辅药的特殊性；中药制剂有效成分的非单一性；中药制剂杂质来源的多途径性，因此，要以中医药理论为指导原则，对中药制剂进行全面质量评价，需要多学科合作，要运用现代科学技术，使质量控制更科学、合理、先进、规范，以保证临床用药安全有效。中药制剂分析方法向着仪器化、自动化、快速和微量的方向发展。采用分离能力强、灵敏度高、稳定性好的分析仪器已成为趋势。检测成分向多指标方向发展，复方中药制剂中有效物质不是某单一成分，测定复方中的某一成分含量高低，进行质量控制，不太全面，可测定其总有效成分和主要有效成分，或测定两种有效成分甚至更多有效成分含量，这样既可达到增加质量控制覆盖面的目的，又可克服药材中所含若干种成分多少无固定比例规律的缺陷。应用仪器分析的前提是要有对照品，中药制剂分析中对照品不足是影响中药质量标准化的一大障碍。寻找中药中的有效成分，制备能用于定性定量分析的对照品，会大大加速中药质量标准化的进程。目前，在中药制剂分析中，中药生物活性测定正在实施（见第二十章药品质量控制中现代分析方法进展）。但应用对照品对复方制剂进行定性或者定量分析，仍是主流。也应看到，由于多方面条件限制，在这些研究和应用中，多数中药的化学成分缺少系统性，尤其缺乏与药理作用的结合研究，对明确中药的有效成分、有效部位难以提供可以直接应用的依据。因此，中药生物活性测定是否可以作为今后中药制剂定量分析的方向，值得关注。

中药制剂多为复方，产生疗效的是各成分的协同作用，有时难以一种成分作为疗效指标，根据中医理论强调整体观念的原则，为了阐明复方制剂治病的物质基础，需要进行大量的临床实践和现代科学研究。中药制剂中成分复杂，相互干扰较为严重，会给测定分析带来困难。用高灵敏度、高分离能力的仪器对中药制剂进行检测，也是中药制剂分析的一项重要任务。在新药研究与开发中，提取工艺是否合理，有效成分是否在新制剂中稳定；复方制剂中有效成分进入人体后在生物样品内的数量和质量变化状况，也属本学科的研究范畴。大多数中药的有效成分尚不十分清楚，对于某些已知有效成分的中药，还需要能够制备符合检测的对照品，所以有关中药有效成分的研究、对照品的研究、中药分析方法学的研究，都将对中药制剂分析产生积极的影响。只有多学科协作，特别是对中药化学有效成分研究的不断深入，新的高灵敏度的分析检测仪器不断出现，中药制剂质量控制才会逐渐发展和成熟。

如何运用现代科技手段，寻找测定复方制剂中有效物质，研究符合中药分析要求的定性、定量用对照品，采用更加灵敏、准确、专属和快速的分析仪器和方法，制订科学、规范的原料药材及中药制剂的质量标准，以保证中药制剂质量稳定、疗效可靠和使用安全；注重新技术和新方法的应用，积极采用国际药品标准的先进方法，加快与国际接轨的步伐，结合我国中医药的实际情况，促进我国药品标准特别是中药标准的国际化，是目前研究的热点。

三、中药制剂检验工作基本程序

中药制剂一般质量检验工作的基本程序包括取样、供试样品的制备、鉴别、检查、含量测定、原始记录和书写检验报告等项目。

（一）取样

分析检验样品首先是取样，取样必须具有科学性、真实性和代表性。取样应均匀合理，要有一定的代表性。取得的样品要妥善保管，同时做好记录，注明品名、批号、数量、取样日期及取样人等。

1. 药材和饮片取样法　是指供检验用药材或饮片样品的取样方法，取样时均应符合下列有关规定。

（1）抽取样品前，应核对品名、产地、规格等级及包件式样，检查包装的完整性、清洁程度以及有无水迹、霉变或其他物质污染等情况，详细记录。凡有异常情况的包件，应单独检验和拍照。

（2）从同批药材和饮片包件中抽取供检验用样品的原则：总包件数不足5件的，逐件取样；5～99件，随机抽5件取样；100～1000件，按5％比例取样；超过1000件的，超过部分按1％比例取样；贵重药材和饮片，不论包件多少均逐件取样。

（3）每一包件至少在2～3不同部位各取样品1份；包件大的应从10cm以下的深处在不同部位分别抽取；对破碎的、粉末状的或大小在1cm以下的药材和饮片，可用采样器（探子）抽取样品；对包件较大或个体较大的药材，可根据实际情况抽取代表性的样品。

每一包件的取样量：一般药材和饮片抽取100～500g；粉末状药材和饮片抽取25～50g；贵重药材和饮片抽取5～10g。

（4）将抽取的样品混合拌匀，即为抽取样品总量。若抽取样品总量超过检验用量数倍时，可按四分法再取样，即将所有样品摊成正方形，依对角线划"×"，使分为四等份，取用对角两份；再如上操作，反复数次，直至最后剩余量能满足供试验用样品量。

（5）最终抽取的供实验室用样品量，一般不得少于实验所需用的3倍，即1/3供实验室分析用，另1/3供复核用，其余1/3留样保存。

2. 中药制剂取样法

（1）粉状中药制剂（散或颗粒剂）　一般取样100g，可在包装的上、中、下三层或间隔相等部位取样若干。将取出的供试品混匀，然后按"四分法"从中取出所需供试量。

（2）液体中药制剂（口服液、酊剂、酒剂、糖浆）　一般取样数量为200mL，同时须注意容器底是否有沉渣，应彻底摇匀，均匀取样。

（3）固体中成药（丸剂、片剂、胶囊）　一般片剂取量200片，未成片前已制成颗粒者可取100g，丸剂一般取10丸。胶囊按药典规定取样不得少于20个胶囊，倾出其内容物并仔细将附在胶囊上的药物刮下，合并，混匀，并称定空胶囊的重量，由原来的总重量减去，即为胶囊内容物的重量，一般取样量为 100g。

（4）注射剂　取样要经过 2 次，配制后在灌注、熔封、灭菌前进行一次取样，经灭菌后的注射剂按原方法进行，分析检验合格后方可供药用。已封好的安瓿取样量一般为 200 支。

（5）其他中药制剂　根据具体情况随意抽取一定数量作为随机抽样。

（二）供试样品的制备

中药制剂多为复方，组成复杂，样品中被测成分一般含量较低，因此需要对样品进行各种前处理，大多需经提取分离后制成较纯净的供试品溶液，才可进行分析测定。

1. 样品的提取　样品的提取有冷浸法、回流提取法、连续回流提取法、超声提取法、超临界流体提取法、水蒸气蒸馏法、萃取法、微波辅助萃取法等方法。提取条件的确定，应对不同溶剂、不同提取方式、不同时间及不同温度等条件进行比较，确定最佳条件。

对于中药材、饮片和固体制剂的样品，为了使其被测组分能更快地完全提取出来，样品应先粉碎成粒度大小适度的粉末，若粒度过大，会影响提取速率，且不易提取完全；但粉碎得过细，会造成过滤困难，甚至黏结、糊化，可视实际情况进行粉碎过筛。

对于液体样品可以通过萃取或蒸干后再用适宜的溶剂溶解，或用其他方法进行富集。

（1）冷浸法　即在室温下，将溶剂加入样品粉末，放置一定的时间，组分因扩散而从样品粉末中浸出的提取方法。冷浸法适用于对热不稳定组分的提取。其优点是操作简单；缺点是所需的时间长。

一般的方法为精密称取一定量样品粉末置于带塞容器内，精密加入一定体积的溶剂，称定重量，不断摇匀后放置。浸泡时间一般为 8～24 小时。浸泡期间应注意经常振摇，浸泡后再称重，补足损失的溶剂量，充分摇匀，滤过。

（2）回流提取法　是将样品粉末装入大小适宜的烧瓶中，加入一定量的有机溶剂进行回流提取的方法。实验室多采用水浴加热，沸腾后溶剂蒸气经冷凝器冷凝又流回烧瓶中。如此回流多次，滤出提取液，也可加入新溶剂重新回流，如此多次反复，直至提取完全为止，合并提取液，蒸馏回收溶剂得浓缩的提取液备用。回流提取法提取效率高于冷浸法，且可缩短提取时间，但提取杂质较多，对热不稳定或具有挥发性的成分不宜使用。

（3）连续回流提取法　是将样品置索氏提取器中，利用遇热可以挥发的溶剂进行提取，蒸发的溶剂经冷凝管流回样品管，如此反复提取，一般提取数小时方可完全。提取完全后可回收溶剂，再用适宜溶剂溶解，定容，进行测定。本法需用溶剂量较少，提取成分较完全，提取效率高，提取杂质少，操作简便。由于提取成分受热时间较长，遇热不稳定易变化的成分不宜采用此法。

（4）超声提取法　是利用超声波具有的机械效应、空化效应及热效应，通过增大介质分子的运动速度，增强介质的穿透力以提取中药有效成分的方法。超声波是频率大于

20000Hz 的机械波，它不能引起人的听觉，超声提取时将供试品粉末置具塞锥形瓶中，加入提取溶剂，放入超声振荡器槽中，槽中应加有适量水，开启超声振荡器，进行超声振荡提取，由于超声波的助溶作用，超声提取较冷浸法速度快，一般仅需数十分钟浸出，即可达到平衡。在提取过程中溶剂会有一定量的损失，所以用作含量测定时，应于超声振荡前，先称定重量，提取完毕后，放冷再称重，并补足减失的重量，滤过后，取滤液备用。

超声波提取的特点：超声波提取节省时间，通常提取时间为 20～30 分钟；超声波提取时不需加热，避免了长时间加热对有效成分的破坏；超声波提取能提高药物有效成分的提取率；溶剂用量少，节约溶剂；超声波提取是一个物理过程，在整个浸提过程中无化学反应发生，不影响大多数药物有效成分的生理活性；提取物有效成分含量高，有利于进一步精制；节约能源，超声波提取的能耗较常规提取降低 50% 以上。

（5）超临界流体提取法（supercritical fluid extraction，SFE）　是利用超临界状态下的流体为萃取剂，从液体或固体中萃取中药材的有效成分并进行分离的方法。超临界流体提取法不仅可用于热不稳定成分或挥发性成分的萃取，也用于热稳定性成分的萃取。提取时将被提取样品置于超临界流体萃取仪的萃取池中，用泵将超临界流体送入萃取池，萃取完毕以后，将溶液送入收集器中，降低压力至常压状态，超临界流体立即变为气体逸出，即可收集被萃取的待测物。

常用的超临界流体为 CO_2，以其作提取溶剂。CO_2 的性质稳定，使用安全，价格低廉，临界点低，超临界温度 31℃，临界压力为 7390kPa，易于操作。

超临界流体提取法有以下特点：超临界流体的理化性质介于液体和气体之间，其密度比气体大 100～1000 倍，与液体密度相近，由于分子间距离缩短，分子间相互作用大增强，因而溶解作用近似于液体；超临界流体的黏度与液体相比，黏度低 10～100 倍，其扩散系数比液体大 10～100 倍，因此，超临界流体萃取的传质速率明显高于液体萃取。当超临界流体在临界温度以上时，压力的微小变化都会引起超临界流体密度、黏度和扩散系数的大幅变化，影响超临界流体对各种成分的溶解能力，正由于超临界流体的性质，决定其能从中药材及其复方中萃取出有活性成分的物质。其具有萃取效率高、速度快、选择性较好、节省溶剂、易于自动化，而且可避免使用易燃，有毒的有机溶剂，能与色谱和光谱等分析仪器直接联用的特点。

（6）水蒸气蒸馏法　水蒸气蒸馏法适用于能随水蒸气蒸馏而不被破坏组分的提取。被测组分具有挥发性，采用水蒸气蒸馏法，收集馏出液进行含量测定。水蒸气蒸馏是提取中药制剂挥发油和挥发性成分如麻黄碱、槟榔碱、丹皮酚等的常用方法，有时也用于成分的分离和精制以及挥发性杂质的去除。

2. 样品的分离和净化　样品的分离和净化是除去共存干扰组分的过程，应根据被测成分的性质确定分离纯化的条件，其原则是从提取液中除去对测定有干扰的杂质，而又不损失被测定成分。净化分离方法的设计主要依据被测定成分和杂质在理化性质上的差异，同时结合与所要采用的测定方法的要求综合考虑。常用的净化方法主要有沉淀法、萃取法、色谱法、消化法等方法。

（1）沉淀法　是在提取液中加入某些试剂使产生沉淀，以获得有效成分或除去杂质的方法。这种方法须注意：过量的试剂若干扰被测组分的测定，则应设法除去；大量杂质以沉淀形式除去时，被测成分应不能产生共沉淀而损失；被测组分生成沉淀时，其沉淀经分离后可重新溶解或直接用重量法测定。

（2）液-液萃取法　是利用溶质在两种互不相溶的溶剂中溶解度的不同，使物质从一种溶剂转移到另一种溶剂中，经多次萃取，将测定组分提取分离出来的方法。有直接萃取法、离子对萃取法等方法。一般是将总提取物，根据被测组分与干扰组分的性质，选用三四种不同极性的溶剂，由低极性到高极性分步进行提取分离。萃取法既可作为样品的提取方法，也可作为样品的分离净化方法。

（3）色谱法　是中药分析较常用的样品纯化方法，这些方法有柱色谱法、薄层色谱法和高速逆流色谱法等，其中以柱色谱法最常用，该法设备简单、操作简便、适用范围广，柱色谱法常用的固定相有氧化铝、硅胶、聚酰胺、大孔吸附树脂、活性炭、硅藻土等。柱色谱法有吸附柱色谱、分配柱色谱等方法。

吸附柱色谱：色谱柱为内径均匀、下端缩口的硬质玻璃管，下端用棉花或玻璃纤维塞住，管内装入吸附剂。吸附剂的颗粒应尽可能保持大小均匀，以保证良好的分离效果。通常多采用直径为 0.07～0.15mm 的颗粒。色谱柱的大小，吸附剂的品种和用量，以及洗脱时的流速，均有规定。

吸附剂的填装：①干法：将吸附剂一次加入色谱柱，振动管壁使其均匀下沉，然后沿管壁缓缓加入洗脱剂；或在色谱柱下端出口处连接活塞，加入适量的洗脱剂，旋开活塞使洗脱剂缓缓滴出，然后自管顶缓缓加入吸附剂，使其均匀地润湿下沉，在管内形成松紧适度的吸附层。操作过程中应保持有充分的洗脱剂留在吸附层的上面。②湿法：将吸附剂与洗脱剂混合，搅拌除去空气泡，徐徐倾入色谱柱中，然后加入洗脱剂将附着管壁的吸附剂洗下，使色谱柱面平整。待填装吸附剂所用洗脱剂从色谱柱自然流下，液面和柱表面相平时，即加供试品溶液。

供试品的加入：将供试品溶于开始洗脱时使用的洗脱剂中，再沿管壁缓缓加入，注意勿使吸附剂翻起。或将供试品溶于适当的溶剂中，与少量吸附剂混匀，再使溶剂挥发去尽使呈松散状，加在已制备好的色谱柱上面。如供试品在常用溶剂中不溶，可将供试品与适量的吸附剂在乳钵中研磨混匀后加入。

洗脱：通常按洗脱剂洗脱能力大小递增变换洗脱剂的品种和比例，分别分部收集流出液，至流出液中所含成分显著减少或不再含有时，再改变洗脱剂的品种和比例。操作过程中应保持有充分的洗脱剂留在吸附层的上面。

分配柱色谱：方法和吸附柱色谱基本一致。装柱前，先将载体和固定液混合，然后分次移入色谱柱中并用带有平面的玻棒压紧；供试品可溶于固定液，混以少量载体，加在预制好的色谱柱上端。洗脱剂需先加固定液混合使之饱和，以避免洗脱过程中两相分配的改变。

（4）消化法　当测定中药制剂中的无机元素时，由于大量有机物的存在，会严重干扰测定。因此必须采用合适的方法破坏这些有机物质，常用的破坏方法有湿法消化法和干法消化法，近年来，微波消解技术在样品制备中的应用较广泛。

（5）中药制剂中辅料干扰的排除　中药制剂中所应用的某些辅料会影响样品的制备和测定，遇此情况，应首先排除辅料的干扰。如蜜丸剂，在制备样品溶液时，往往需要先除蜜。通常是称取一定量蜜丸置研钵中，加入一定量硅藻土（分散剂）研磨直至蜜丸均匀分散，或将蜜丸置容器内，加适量水或醇使蜜丸溶散后再加硅藻土搅匀。硅藻土用量与蜜丸量的比例为（0.5～2）：1（g/g），但硅藻土有一定吸附作用，使用时应加以注意。对于含有酚类成分的试样，应考虑注意硅藻土的质量。若硅藻土中含有铁离子等，可用稀盐酸浸泡、纯水清洗、干燥后再使用。栓剂、滴丸剂等亦应先消除基质的干扰。主要方法有将制剂与硅藻土等惰性材料混合、研匀，再用适宜的溶剂回流提取。一般亲水性基质用有机溶剂提取，油脂性基质用水或稀醇提取；对于油脂性基质，也可使其水浴融化后，再分离提取。

（三）　鉴别、检查和含量测定

中药制剂的鉴别、检查和含量测定是其质量检验的主要内容，将分别在本章第二节至第四节中详细叙述。

（四）　原始记录和检验报告

1. 原始记录　中药制剂分析记录要真实，原始记录必须要完整，应用专用记录本，一般不得涂改，若有写错时，应立即在原数据上划上单线或双线，而后在旁边改正重写。记录内容一般包括供试药品名称、来源、批号、数量、规格、取样方法、外观性状、包装情况、检验目的、检验方法及依据、收到情况、报告日期、检验中观察到的现象、检验数据、检验结果、结论等。若进行质量标准研究，对于方法的选择、样品的处理、研究结果等应用图谱、照片或复印件等形式记录下来。

原始记录应妥善保存，以便备查。

2. 检验报告　书写报告时文字要简洁，内容要完整，报告内容一般包括检验项目：鉴别、检查、含量测定等。按照标准规定中要求，写出检验报告。

经检验所有项目符合规定者，应作出符合规定的结论，否则应得出不符合规定的项目及相应结论。

第二节　中药制剂的鉴别

中药制剂的鉴别是利用一定的方法来确定中药制剂中原料药的组成，从而判断该制剂的真伪。一般包括性状鉴别、显微鉴别、理化鉴别等。有时在性状鉴别中还应作相应物理常数的测定。本节重点论述显微鉴别和理化鉴别。

一、性状鉴别

中药制剂的性状是指除去包装后的性状。中药材和饮片的性状鉴别主要是通过感官来鉴别，包括大小、色泽、表面特征、质地、气味等方面。传统经验鉴别有眼看、手摸、鼻闻、口尝等，具有简单、易行迅速的特点。但是从原药材制作成制剂后，外观性状鉴别重要性远不如原药材，然而在鉴别中仍有一定的参考价值。

中药制剂原料的性状鉴别：中药材与饮片的性状描述一般以形状、大小、表面（色泽、特征）、质地、断面、气味等特征，按药材、饮片的实际形态进行描述。性状的观察方法主要是运用感官来鉴别，如用眼看（较细小的可借助于扩大镜或解剖镜）、手摸、鼻闻、口尝等方法。植物油脂和提取物的性状描述：挥发油和油脂有外观颜色、气味、溶解度、相对密度和折光率等；粗提物和有效部位提取物应有外观颜色、气味等；有效成分提取物有外观颜色、溶解度、熔点、比旋度等。

中药制剂的性状鉴别：外观性状，对其颜色和外表感官的描述。性状项下一般应写明品种的外观形状、色、嗅、味等。根据制法和规格，ChP 在制剂通则中对性状有明确的规定。

一些植物油脂、提取物和中药制剂，还要测定一些物理常数（如折光率、旋光度、比旋度、凝点、熔点、相对密度等），测定这些物理常数可以作为鉴别的一种手段。物理常数在药品标准中放在该药品的"性状"这一项目中，例如 ChP 中规定，牡荆油胶丸折光率为 $1.485 \sim 1.500$。八角茴香油相对密度在 25℃时为 $0.975 \sim 0.988$，凝点应不低于 15℃，旋光度为 $-2° \sim +1°$，折光率为 $1.553 \sim 1.560$。薄荷素油相对密度为 $0.888 \sim 0.908$，旋光度为 $-17° \sim -24°$，折光率为 $1.456 \sim 1.466$。薄荷脑熔点为 $42 \sim 44℃$，比旋光度为 $-49° \sim -50°$。肉桂油相对密度应为 $1.055 \sim 1.070$，折光率应为 $1.602 \sim 1.614$。蓖麻油相对密度在 25℃时应为 $0.956 \sim 0.969$，折光率应为 $1.478 \sim 1.480$。药品检验部门测定物理常数，一般应按 ChP（通则 0600）规定的统一方法进行测定。

二、显微鉴别

中药制剂的显微鉴别是利用显微镜来观察中药制剂中原药材的组织碎片、细胞或内含物等特征，从而鉴别制剂的处方组成。通常凡以药材粉碎成细粉后直接制成制剂或添加有部分药材粉末的制剂，由于其在制作过程中原药材的显微特征仍保留到制剂中去，因此均可用显微定性鉴别法进行鉴别。本法操作简便、准确可靠、耗费少，为 ChP 鉴别中药的常用方法。

（一）显微鉴别特点

中药制剂的显微鉴别与中药材粉末的显微鉴别相比要复杂得多。这是由于中药制剂一般多由二味以上中药材经各种方法制备而成，因此制剂中各原药材及辅料的显微特征都有可能相互影响与干扰。其次由于制备方法不同，原中药材经制各种剂型后，本身原有的组织结构已不存在，因此原中药材粉末的显微特征，并不一定作为该制剂的定性鉴别特征，一般选取制成剂型后可以重现的各味药的主要特征作为该制剂的鉴别特征。在选择制剂的显微鉴别指标时，要对处方中各药味逐一分析比较，考虑选用能相互区别，互不干扰，能表明该药味存在的显微特征作为鉴别依据。成方制剂显微鉴别，原则上应对处方中所有以粉末投料的药材逐一进行研究，选择特征性强、与处方中其他药味无交叉干扰的显微特征作为鉴别依据，其显微鉴别的特征应明显、易于检出。

（二）　制片方法

1. 散剂、胶囊剂　取粉末少量，置于载玻片上，摊平选用适当的试液（如甘油醋酸或水合氯醛等）处理后直接进行显微观察。

2. 片剂　粉末合适者，可以将样品从正中切开，于切开面由外至内刮取少量样品按上法装片观察。如粉末太粗则应研细后再取粉末进行装片。糖衣片应先除去糖衣再研细。

3. 水丸、颗粒剂　可取适量于乳钵内研成合适粉末后，按"散剂、胶囊剂"的方法装片观察。

4. 蜜丸　可取 1 丸从正中切开后，刮取少量样品按"散剂、胶囊剂"方法进行观察。但由于蜂蜜黏结药材粉末的细胞和组织，难于观察，故一般可采用使黏结组织解离后再进行观察。

例 1　六味地黄丸的显微鉴别。

处方：熟地黄 160g，酒萸肉 80g，牡丹皮 60g，山药 80g，茯苓 60g，泽泻 60g。

制法：以上六味，粉碎成细粉，过筛，混匀。每 100g 粉末加炼蜜 35～50g 与适量的水，制丸，干燥，制成水蜜丸；或加炼蜜 80～110g 制成小蜜丸或大蜜丸，即得。

鉴别：取本品，置显微镜下观察，结果如下：

（1）淀粉粒三角状卵形或矩圆形，直径 24～40μm，脐点短缝状或人字状。（山药）

（2）不规则分枝状团块无色，遇水合氯醛试液溶化；菌丝无色，直径 4～6μm。（茯苓）

（3）薄壁组织灰棕色至黑棕色，细胞多皱缩，内含棕色核状物。（熟地黄）

（4）草酸钙簇晶存在于无色薄壁细胞中，有时数个排列成行。（牡丹皮）

（5）果皮表皮细胞橙黄色，表面观类多角形，垂周壁略连珠状增厚。（酒萸肉）

（6）薄壁细胞类圆形，有椭圆形纹孔，集成纹孔群；内皮层细胞垂周壁波状弯曲，较厚，木化，有稀疏细孔沟。（泽泻）

例 2　牛黄解毒片的显微定性鉴别。

处方：人工牛黄 5g，雄黄 50g，石膏 200g，大黄 200g，黄芩 150g，桔梗 100g，冰片 25g，甘草 50g。

制法：以上八味，雄黄水飞成极细粉；大黄粉碎成细粉；人工牛黄、冰片研细；其余黄芩等四味加水煎煮二次，每次 2 小时，滤过，合并滤液，滤液浓缩成稠膏或干燥成干浸膏，加入大黄、雄黄粉末，制粒，干燥，再加入人工牛黄、冰片粉末，混匀，压制成 1000 片（大片）或 1500 片（小片），或包糖衣或薄膜衣，即得。

鉴别：取本品，置显微镜下观察，结果如下：

（1）草酸钙簇晶大，直径 60～140μm。（大黄）

（2）不规则碎块金黄色或橙黄色，有光泽。（雄黄）

三、理化鉴别法

中药制剂的理化鉴别是指利用物理的、化学的或物理化学的方法对制剂中所含药味的化学成分、化学成分类型及其特征进行定性鉴别，从而判断制剂的真伪。中药制剂的理化定性鉴别方法有：化学反应法、升华法、色谱法和光谱法等。其中以薄层色谱法鉴别最常用。中药制剂的成分复杂，应根据所含成分的化学性质选择适宜的专属性方法。对于不易达到专属性要求的化学反应鉴别、荧光鉴别及光谱鉴别，一般不宜采用。

（一）化学反应鉴别法

化学反应法一般用于制剂中的矿物药或某一化学成分的鉴别，应选择专属性强、反应明显的显色反应、沉淀反应等鉴别方法，必要时写明化学反应式。尽量避免用于中药复方制剂中共性成分的鉴别。

例 马钱子散中马钱子鉴别。

取本品 1g，加浓氨试液数滴及三氯甲烷 10mL，浸泡数小时，滤过，取滤液 1mL 蒸干，残渣加稀盐酸 1mL 使溶解，加碘化铋钾试液 1～2 滴，即生成黄棕色沉淀。

（二）升华法

利用升华法来进行鉴别中药制剂中某些具有升华性质的化学成分。这些成分，在一定温度下能升华与其他成分分离，取升华物在显微镜下观察有一定形状，或在可见光下观察有一定颜色，或在紫外光下观察显出不同颜色荧光，或者加一定试剂处理后显出不同颜色或荧光。本法操作简便迅速，适合含有升华成分的中药制剂的鉴别。

操作方法：取金属片，安放在圆孔（直径约 2cm）的石棉板上，在金属片上放一小金属圈（内径约 1.5cm，高约 0.8cm），对准石棉板上的圆孔，圈内放入预先研细成粉末的中药制剂一薄层，圈上放一载玻片。在石棉板下圆孔处用酒精灯小心慢慢加热，火焰距离石棉板约 4cm，加热至粉末开始变焦，即去火冷却，可见有升华物附着于载玻片上，将载玻片取下反转，在显微镜下观察其结晶形状或者加适当试剂观察其颜色反应。除此之外，尚可用其他装置进行鉴别。

例 牛黄解毒片中冰片微量升华鉴别。

取本品 1 片，研细，进行微量升华，所得白色升华物，加新配制的 1% 香草醛硫酸液 1～2 滴，液滴边缘渐显玫瑰红色。

ChP（2015）改用 TLC 法鉴别冰片。

（三）色谱鉴别法

色谱鉴别法是利用色谱分离分析所获得的信息对中药材、饮片及其制剂进行真伪鉴别的方法。常用的有薄层色谱、纸色谱、气相色谱和液相色谱法等。其中薄层色谱法具有便于观察、操作简便、经济、快速、专属性强、重现性好等优点，是中药材、饮片及其制剂鉴别的首选方法。气相色谱与高效液相色谱法通常采用保留参数进行鉴别。一般不单独采用，若需要，可与定量测定同法同时进行。在多植物来源的种间和种内或难鉴别易混淆的药材，采用特征图谱鉴别中较为常用。

1. 薄层色谱法　系将供试品溶液点样于薄层板上，在展开容器内用展开剂展开，使供试品所含成分分离，所得的色谱图与适宜的对照物按同法所得的色谱图对比，用于药品鉴别的方法。薄层色谱可作为中药鉴别的首选方法。

（1）薄层板的制备

①薄层板的选择：有市售和自制两种。市售薄层板分普通薄层板和高效薄层板，如硅胶薄层板、硅胶 GF$_{254}$ 薄层板、聚酰胺薄膜等。市售薄层板在临用前一般应在110℃活化 30 分钟。聚酰胺薄膜不需活化。铝基片薄层板可根据需要剪裁，但须注意剪裁后的薄层板底边的硅胶层不得有破损。如在存放期间被空气中杂质污染，使用前可用三氯甲烷、甲醇或二者的混合溶剂在展开缸中上行展开预洗，110℃活化，置干燥器中备用。

②制备：自制薄层板：在保证色谱质量的前提下，如需对薄层板进行特别处理和化学改性，以适应供试品分离的要求时，也可用实验室自制的薄层板。最常用的固定相有硅胶 G、硅胶 GF$_{254}$、硅胶 H、硅胶 HF$_{254}$、微晶纤维素等，其颗粒大小，一般要求粒径为 $10\sim40\mu m$，加水或用羧甲基纤维素钠水溶液（0.2%～0.5%）适量调成糊状，均匀涂布于玻板上。使用涂布器涂布能使固定相在玻板上涂成一层符合厚度要求的均匀薄层。玻板应光滑、平整，洗净后不附水珠。

自制薄层板：除另有规定外，将 1 份固定相和 3 份水（或加有黏合剂的水溶液）在研钵中按同一方向研磨混合，去除表面的气泡后，倒入涂布器中，在玻板上平稳地移动涂布器进行涂布（厚度为 0.2～0.3mm），取下涂好薄层的玻板，置水平台上于室温下晾干后，在 110℃烘 30 分钟，即置有干燥剂的干燥箱中备用。使用前检查其均匀度，在反射光及透视光下检视，表面应均匀、平整、光滑，无麻点、无气泡、无破损及污染。

（2）点样　一般采用微升毛细管或手动、半自动、全自动点样器材。

操作方法：除另有规定外，在洁净干燥的环境，用专用毛细管或配合相应的半自动、自动点样器械点样于薄层板上，一般为圆点状或窄细的条带状，点样基线距底边10～15mm，高效板一般基线离底边 8～10mm。圆点状直径一般不大于 4mm，高效板一般不大于 2mm；接触点样时注意勿损伤薄层表面。条带状宽度一般为 5～10mm。高效板条带宽度一般为 4～8mm，可用专用半自动或自动点样器械喷雾法点样。点间距离可视斑点扩散情况以相邻斑点互不干扰为宜，一般不少于 8mm，高效板供试品间隔不少于 5mm。

（3）展开　上行展开一般可用适合薄层板大小的专用平底或双槽展开缸，展开时须能密闭。水平展开用专用的水平展开缸。

操作方法：将点好供试品的薄层板放入展开缸中，浸入展开剂的深度为距原点5mm 为宜，密闭。除另有规定外，一般上行展开 8～15cm，高效薄层板上行展开 5～

8cm。溶剂前沿达到规定的展距，取出薄层板，晾干，待检测。

展开前如需要溶剂蒸气预平衡，可在展开缸中加入适量的展开剂，密闭，一般保持15～30分钟。溶剂蒸气预平衡后，应迅速放入载有供试品的薄层板，立即密闭，展开。如需使展开缸达到溶剂蒸气饱和的状态，则须在展开缸的内侧放置与展开缸内径同样大小的滤纸，密闭一定时间，使达到饱和再如法展开。必要时，可进行二次展开或双向展开。

（4）显色与检视

①显色装置：喷雾显色应使用玻璃喷雾瓶或专用喷雾器，要求用压缩气体使显色剂呈均匀细雾状喷出；浸渍显色可用专用玻璃器械或用适宜的展开缸代用；蒸气熏蒸显色可用双槽展开缸或适宜大小的干燥器代替。

②检视装置：为装有可见光、254nm 及 365nm 紫外光光源及相应的滤光片的暗箱，可附加摄像设备供拍摄图像用，暗箱内光源应有足够的光照度。

供试品含有可见光下有颜色的成分可直接在日光下检视，也可用喷雾法或浸渍法以适宜的显色剂显色，或加热显色，在日光下检视。有荧光的物质或遇某些试剂可激发荧光的物质可在 365nm 紫外光灯下观察荧光色谱。对于可见光下无色，但在紫外光下有吸收的成分可用带有荧光剂的硅胶板（如硅胶 GF_{254} 板），在 254nm 紫外光灯下观察荧光板面上的荧光物质淬灭形成的斑点。

（5）记录　薄层色谱图像一般可采用摄像设备拍摄，以光学照片或电子图像的形式保存。也可用薄层扫描仪扫描记录相应的色谱图。

（6）鉴别　取适宜浓度的对照溶液与供试品溶液，在同一薄层板上点样、展开与检视，供试品溶液所显主斑点的颜色（或荧光）和位置应与对照溶液的斑点一致。

（7）对照品的选择

①标准品对照：用已知中药制剂某一药材的某一有效成分标准品制成对照液，与样品在同一条件下层析，比较在相同位置上有无同一颜色（或荧光）的斑点，以此来控制制剂中这种有效成分。有时要控制几种成分，如果这些成分的化学类型相近，可以将多个对照品和样品分别点样在同一条件同一板上层析；如果待控制的各成分化学类型不同，那么就要按各类成分层析条件、样品和对照品在各自条件下在不同板上层析来进行鉴别。

②阴阳对照：由于中药制剂中许多化学成分和有效成分不明确，有些已明确但又无标准品，可以采用阴阳对照法处理。

阳性对照液制备：把制剂中要鉴别的某单味药材，按制剂的制法处理后，以制剂相同的比例、条件、方法提取，取得提取液称为该味药的阳性对照液。

阴性对照液制备：从制剂处方中减少要鉴别的某一味药材，剩下其他各味药，按制剂方法处理后，以制剂相同比例、条件、方法提取，所得的提取液，为该味药的阴性对照液。

③采用对照药材和化学标准品同时对照：为了能够准确检验出制剂投料的真实性，有时只投化学标准品无法鉴别出来，如果增加原药材的阳性对照液对照就可以克服这一

不足之处。如鉴别制剂中黄连、黄柏，如只设小檗碱对照品，而小檗碱是多种植物中普遍含有的一种植物成分，因而无法确认制剂中的投料是黄连还是黄柏，或是其他植物。因此在设小檗碱对照品的同时增设对照药材，按规定的展开条件展开，由于黄连、黄柏的色谱不尽相同，黄柏色谱中下部的两具荧光斑点明显地比上部两个斑点要大而且颜色也深，从而可以检验出投料的情况，控制制剂的内在质量。

（8）系统适用性试验　按各品种项下要求对检测方法进行系统适用性试验，即用供试品和标准物质对实验条件进行试验和调整，应符合规定的要求。

①比移值（R_f）：系指从基线至展开斑点中心的距离与从基线至展开剂前沿的距离的比值。除另有规定外，比移值以在 0.2～0.8 之间为宜。

②检出限：系指限量检查或杂质检时，供试品溶液中被测物质能被检出的最低浓度或量。一般采用已知浓度的供试品溶液或对照标准溶液，与稀释若干倍的自身对照标准溶液在规定的色谱条件下，在同一薄层板上点样、展开、检视，后者显清晰可辨斑点的浓度或量作为检出限。

③分离度：用于鉴别时，对照品溶液与供试品溶液中相应的主斑点，应显示两个清晰分离的斑点。用于限量检查和含量测定时，要求定量峰与相邻峰之间有较好的分离度，分离度（R）的计算公式为：

$$R = 2(d_2 - d_1)/(W_1 + W_2)$$

式中，d_2 为相邻两峰中后一峰与原点的距离；d_1 为相邻两峰中前一峰与原点的距离；W_1 及 W_2 为相邻两峰各自的峰宽。

除另有规定外，分离度应大于 1.0。

④相对标准偏差：薄层扫描含量测定时，同一供试品溶液在同一薄层板上平行点样的待测成分的峰面积测量值的相对标准偏差应不大于 5.0% ；需显色后测定的或者异板的相对标准偏差应不大于 10.0%。

（9）应用　薄层色谱法时应注意的问题常规薄层色谱因为是一种"敞开系统"的色谱技术，与柱色谱的区别之一是除材料及器材以外，外界环境条件对被分离物质的层析行为影响很大，分离机制也很复杂；操作技巧也明显的影响色谱质量；为了充分发挥薄层色谱技术在中药分析方面的优势，提高色谱的分离度和重现性，注意控制影响色谱质量因素是非常重要的。以下所述的几个方面不仅是定量分析必须注意的问题，而且对提高定性分析的质量也是不可忽视的。

在建立方法时，尽量采用以对照品和对照药材或对照提取物同时进行对照。当对照品不易获得时，采用以对照药材为对照；某些鉴别被测物为单一成分的，可以只采用对照品进行对照；不宜采用 R_f 值表述色谱行为。使用对照药材应保证药材的主斑点在样品中均有对应的斑点，供试品色谱中不能只有对照药材色谱中的 1～2 个次要斑点相对应。

供试品溶液的制备应尽可能除去干扰色谱的杂质，同时方法要尽量简便，应视被测物的特性来选择适宜的溶剂和方法进行提取、分离。

为了使图谱清晰，斑点明显，分离度与重现性符合要求，应根据被测物的特性选择合适的固定相、展开剂及显色方法等色谱条件。确定供试品取样量、提取和纯化方法、点样量等条件；选择合适的对照物质，确定对照物质用量、浓度、溶剂、点样量等。

由于实验时的温度、湿度常会影响薄层色谱结果，因此，建立方法时应对上述因素进行考察。如有必要，应注明温度、湿度要求。

除需要改性，一般应采用预制的市售薄层板。不同品牌的薄层板或自制薄层板的薄层色谱结果有一定的差异，因此应对其进行考察选择适宜的薄层板。

对于多植物来源药材、饮片的色谱行为是否一致，要重点考察，在化学物质研究的基础上，确定其色谱行为的相同和不同点，说明所选条件的专属性。

考察不同植物来源对照药材的色谱差异，提供考察色谱图。如果多植物来源对照药材的色谱行为差异大，应明确所使用对照药材的植物来源。

使用对照药材应保证药材的主斑点在样品中均有对应的斑点（可参照制法对药材进行前处理），供试品色谱中不能只有对照药材色谱中的 1～2 个次要斑点相对应。

尽可能采取一个供试液多项鉴别使用的薄层色谱方法，达到节约资源、保护环境、简便实用的目的。

例 1 生脉饮中人参的薄层色谱鉴别。

处方：红参 100g，麦冬 200g，五味子 100g。

鉴别方法：取本品 20mL，用正丁醇 20mL 振摇提取，正丁醇液蒸干，残渣加硫酸的 45% 乙醇溶液（7→100）15mL，加热回流 1 小时，挥去乙醇，用三氯甲烷 10mL，振摇提取，分取三氯甲烷液用水洗至中性，用适量无水硫酸钠脱水，滤过，滤液浓缩至 1mL，作为供试品溶液。另取人参二醇对照品、人参三醇对照品，加无水乙醇制成每 1mL 各含 1mg 的混合溶液，作为对照品溶液。照薄层色谱法（通则 0502）试验，吸取上述两种溶液各 10μL，分别点于同一硅胶 G 薄层板上，以环己烷-丙酮（2：1）为展开剂，展开，取出，晾干，喷以硫酸甲醇溶液（1→2），在 105℃加热约 10 分钟，置紫外光灯（365nm）下检视。供试品色谱中，在与对照品色谱相应的位置上，显相同颜色的荧光斑点，见图 16-1。

例 2 枳实导滞丸中黄连的薄层色谱鉴别。

处方：枳实（炒）100g，大黄 200g，黄连（姜汁炙）60g，黄芩 60g，六神曲（炒）100g，白术（炒）100g，茯苓 60g，泽泻 40g。

鉴别方法：取本品 0.5g，研碎，加甲醇 20mL，浸渍 10 分钟，滤过，取滤液 10mL（剩余的滤液备用），蒸干，残渣加水 10mL 使溶解，加盐酸 1mL，置水浴中加热 30 分钟，立即冷却，用乙醚 20mL 分 2 次振摇提取，合并乙醚提取液，蒸干，残渣加三氯甲烷 1mL 使溶解，作为供试品溶液。另取黄连对照药材 10mg，加甲醇 10mL，加热回流 15 分钟，滤过，滤液蒸干，残渣加甲醇 1mL 使溶解，作为对照药材溶液。再取盐酸小檗碱对照品，加甲醇制成每 1mL 含 0.5mg 的溶液，作为对照品溶液。照薄层色谱法（通则 0502）试验，吸取供试品溶液 5μL、对照药材溶液及对照品溶液各 2μL，分别点于同一硅胶 G 薄层板上，以正丁醇-冰醋酸-水（7：1：2）为展开剂，展开，取出，晾干，置紫外光灯（365nm）下检视。供试品色谱中，在与对照药材色谱和对照品色谱相应的位置上，显相同的黄色荧光斑点。见图 16-2。

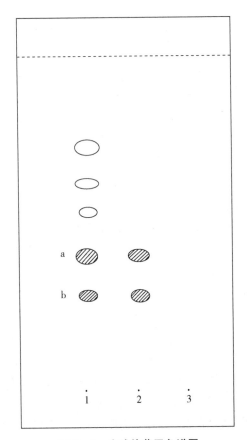

图 16-1　生脉饮薄层色谱图

1. 生脉饮　2. 对照品　3. 阴性对照

a. 人参二醇　b. 人参三醇

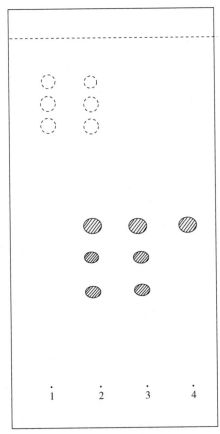

图 16-2　枳实导滞丸薄层色谱图

1. 不含黄连的阴性对照品　2. 样品

3. 黄连对照药材　4. 盐酸小檗碱对照品

2. 气相色谱法　适用于含挥发性成分的鉴别。处方中药味有多种含挥发性成分时，尽可能在同一色谱条件下进行鉴别，若用挥发油对照提取物对照，相关组分峰应达到良好分离，保证结果的重现性。应采用对照品或对照提取物作对照物。对色谱峰多的样品，对照品最好能设立 2～3 个，以便与对照图谱定位。特征图谱中具有特殊意义的峰应予以编号，对色谱峰个数及指认色谱峰的相对保留时间作出规定。

在中药制剂的鉴别中，气相色谱法主要是利用保留值进行定性，多用已知物对照法作为定性鉴别的依据。对照品可以为该味中药的有效成分，也可以为原药材的制备液。最适宜的制剂样品为含有挥发油或挥发性成分的制剂。固体样品要制成溶液，但应了解溶剂的峰位。大分子或不挥发成分可分解或制成衍生物。根据被测物的性质，选用合适的色谱柱、填料、固定相、涂布浓度、检测器等进行系统适应性试验，确定进样口温度、柱温、检测器温度、考察色谱分离的效果、分离度等参数。确定供试品取样量，提取和纯化方法，稀释度、进样量；对照物质用量、浓度、溶剂、进样量等。

例　麝香祛痛气雾剂的气相色谱鉴别。

取本品，除去帽盖，冷却至 5℃，在铝盖上钻一小孔，插入连有干燥橡皮管的注射针头（勿与药液面接触），橡皮管另一端放入水中，待抛射剂缓缓排出后，除去铝盖，精密量取药液 1mL，置 50mL 量瓶中，精密加入内标液（取萘适量，精密称定，加无水乙醇制成 1mL 含 4mg 的溶液）5mL，加无水乙醇至刻度，摇匀，作为供试溶液，作含量测定用。取含量测定后剩余的药液 50mL，加水 200mL，摇匀，用石油醚（30～60℃）提取 2 次，每次 100mL，合并石油醚液，自然挥干，残渣用无水乙醇 2mL 使溶解，取上清液作为供试品溶液。另取麝香酮对照品适量，加无水乙醇制成每 1mL 含 0.1mg 的溶液，作为对照品溶液。照气相色谱法（通则 0521）试验，聚乙二醇 20000（PEG-20M）毛细管柱（柱长 30m，内径 0.32mm，膜厚度为 0.5μm），温柱为程序升温：起始温为 130℃，保持 5 分钟后，以每分钟升高 0.8℃ 的速率升温至 180℃，保持 2 分钟后，再以每分钟升高 20℃ 的速率升温至 220℃，保持 5 分钟。分别吸取对照品溶液与供试品溶液各 1μL，注入气相色谱仪，测定。供试品色谱中，应呈现与对照品色谱峰保留时间相同的色谱峰。

3. 高效液相色谱法　应用高效液相色谱法进行定性鉴别与气相色谱法有很多相似之处。主要是利用化合物在特定的色谱柱上，在一定条件下的保留值，将某一样品与其对照品在同一条件下，进行保留时间的直接比较作为鉴别依据。根据被测物的性质选用适宜的色谱柱、流动相（注意流动相的 pH 值与色谱柱的 pH 值范围相适应，尽量避免使用缓冲溶液）、检测器等，进行系统适用性试验，考察分离度、重复性、理论板数等参数，选择最佳色谱条件。应确定供试品取样量，提取和纯化方法，稀释度、进样量；对照物质用量、浓度、溶剂、进样量等。对于复杂未知成分，也可以加入对照品，观察被测峰是否增高，以初步作定性结论。为了慎重起见，至少应选用两种不同的固定相和分离条件与对照品比较保留时间。对于复杂组分尚可采用联机技术，如本法与质谱联用，先分离后再作定性鉴别。高效液相色谱法不受样品挥发性的限制，流动相、固定相可选择的种类多，检测手段多样，所以应用范围比气相色谱法广泛，不过，目前在中药制剂的质量标准中，一般很少单独使用本法作鉴别，而是多与含量测定结合进行。但应用本法进行指纹图谱鉴别正在逐渐增多。

高效液相色谱法可用于药材的特征或指纹图谱鉴别。当药材存在易混淆品、伪品而显微特征或薄层色谱又难以鉴别时，可考虑建立药材的特征或指纹图谱鉴别。

除了上述的方法外，在色谱鉴别中，尚有纸色谱法和薄层扫描法等。

纸色谱法系以纸为载体，以纸上所含水或其他物质为固定相，用展开剂进行展开的分配色谱。供试品经展开后，可用比移值（R_f）表示其各组成成分的位置（比移值＝原点中心的距离/原点中心至展开剂前沿的距离），但由于影响比移值的因素较多，因而一般采用在相同实验条件下与对照物质对比以确定其异同。作为药品的鉴别时，供试品在色谱中所显主斑点的位置颜色（或荧光），应与对照品相同。

薄层扫描法系指用一定波长的光照射在薄层板上，对薄层色谱有吸收紫外光或可见光的斑点，或经激发后能发射出荧光的斑点进行扫描，将扫描得到的图谱及积分数据用于中药制剂的鉴别。薄层扫描方法一般可根据各种薄层扫描仪的结构特点及使用说明，结合具体情况，选择反射方式，采用吸收法，或荧光法，用双波长或单波长扫描。操作方法：薄层板制备、样品液与对照液制备、点样、展开、显色（或定位）、上机扫描、色谱峰确认。除上机扫描和色谱峰确认外，其余操作方法与薄层色谱法相同。本法主要用于定量，用于鉴别较少。由于其重现性不太好，目前应用较少。

（四）光谱法

利用光谱法对中药制剂进行鉴别，主要有荧光法，可见-紫外分光光度法、红外分光光度法，而其他的鉴别法较少应用。

1. 荧光法 有些中药材中含有能产生荧光的化学成分，这些成分有的在可见光或在紫外光照射下能发出荧光，有的须经试剂处理后发出荧光。含有这类药材的中药制剂可用荧光法进行鉴别。通常的操作方法是取制剂的提取液点在滤纸上或试纸上，置紫外灯下（365nm或254nm）观察，有时则是加一定试剂后再进行观察。

例 天王补心丸的荧光鉴别。

取本品1g，水蜜丸捣碎；小蜜丸或大蜜丸剪碎，平铺于坩埚中，上盖一长柄漏斗，徐徐加热，至粉末微焦时停止加热，放冷，取下漏斗，用水5mL冲洗内壁，洗液置紫外灯（365nm）下观察，显淡蓝绿色荧光。

2. 紫外-可见分光光度法 中药材中有些化学成分在紫外-可见光区显示特征吸收光谱曲线，不同的药材所含的成分不同，在一定条件下利用这些吸收光谱的特征，以鉴别制剂中的某些成分。中药制剂由于其组成复杂，成分众多，据吸光度的加和性，当样品不经纯化时，所得光谱为混合光谱，专属性差。为了提高本法的专属性，可选择适当的方法将样品纯化后测定吸收光谱，常见的鉴别方法有：规定吸收波长法；对照品对比法；规定吸收波长和吸收度法；规定吸收波长和吸收度比值法；多溶剂光谱法等。

在上述鉴别法中，以测定制剂中该成分最大吸收波长（λ_{max}）的方法最常用。例如ChP中，由13味中药组成的木香槟榔丸的鉴别：取本品粉末4g，加水10mL，水蒸气蒸馏，收集馏液约100mL，照紫外-可见分光光度法测定，在253nm的波长处有最大吸收。

由于本法的专属性不理想，一些原已采用紫外分光光度法的中药制剂后来改用薄层色谱法进行鉴别，例如由丹参、三七、冰片组成复方丹参滴丸中丹参的鉴别方法：取本品15丸，加少量水，搅拌使溶解后用水稀释至100mL，摇匀，取2mL，加水至25mL，摇匀，照紫外-可见分光光度法测定，在283nm的波长处有最大吸收。ChP已改为薄层色谱法进行鉴别。

3. 红外分光光度法 用红外分光光度法进行鉴别，在化学领域和合成药物中已得到广泛的应用，但用于中药制剂的鉴别报道不多。红外光谱取样量小、专属性强，是鉴别药物的一个很好手段，但需要与标准红外光谱图对照，目前中药在这方面尚未建立。在中药指纹图谱鉴别中，用红外分光光度法进行鉴别有一定的报道。

第三节 中药制剂的检查

中药制剂的检查包括中药制剂的原料及其制剂的检查。中药制剂的一般杂质检查与化学药类似，如氯化物、铁盐、重金属、砷盐等的限量检查及干燥失重、水分、灰分、炽灼残渣等，检查方法详见第三章。但与化学药品相比，中药制剂的原料来源广泛、复杂，中药材本身的质量又受生长环境、采收季节、炮制、加工及贮藏条件等多种因素的影响，不同产地其质量差别也很大。同一品种药材由于其药用部位不同，其质量也不同。因此，除了与化学药品相同的一般杂质检查项目外，尚有有害元素、农药残留量、易霉变品种的黄曲霉毒素检查；易夹带泥沙的酸不溶性灰分检查等。药物中混存同一来源但其性状或部位与规定不符的物质或无机杂质（如砂石、泥块）以及其他与该品种来源不相符合的物质也属于检查项目之列。

中药材和饮片的检查系指对其纯净程度、可溶性物质、有害或有毒等物质进行的限量检查。包括水分、灰分、杂质、毒性成分、重金属及有害元素、农药残留、黄曲霉素等的检查。中药制剂的检查包括按制剂通则进行的常规检查、杂质检查、有害物质检查、微生物限度检查等。根据中药的特点，还需建立一些特殊检查项目，如除铅、砷以外的重金属及有害元素、农药残留、黄曲霉素、酸败度、膨胀度、乙醇及甲醇含量等的检查。本节主要叙述中药制剂的检查项目及检查原则、有害元素测定法、农药残留量测定法、黄曲霉毒素测定法、二氧化硫残留量测定法和浸出物测定法。

一、检查项目与检查原则

（一）检查项目

ChP 中药制剂的常规检查项目，见表 16-1。

表 16-1　ChP 中药制剂的常规检查项目

中药制剂剂型	检查的项目
丸剂	水分、重量差异、装量差异（单剂量包装的丸剂）、装量（以重量标示的多剂量包装丸剂）、溶散时限、微生物限度等
散剂	粒度、外观均匀度、水分、装量差异（单剂量包装的散剂）、装量（多剂量包装的散剂）、微生物限度、无菌等
颗粒剂	粒度、水分、溶化性、装量差异（单剂量包装的颗粒剂）、装量（多剂量包装的颗粒剂）、微生物限度等
片剂	重量差异、崩解时限、微生物限度等。阴道泡腾片还作"发泡量"的检查等
锭剂	重量差异、微生物限度等
煎膏剂（膏滋）	相对密度、不溶物、装量、微生物限度等
胶剂	水分、微生物限度等
糖浆剂	相对密度、pH 值、装量（单剂量灌装的糖浆剂）、微生物限度等
贴膏剂	含膏量、耐热性、赋形性、黏附性、重量差异、微生物限度等
合剂	相对密度、pH 值、装量（单剂量灌装的合剂）、微生物限度等

中药制剂剂型	检查的项目
滴丸剂	重量差异、装量差异（单剂量包装滴丸剂）、溶散时限、微生物限度等
胶囊剂	水分、装量差异、崩解时限、微生物限度等
酒剂	乙醇量、总固体、甲醇量、装量、微生物限度等
酊剂	乙醇量、甲醇量、装量、微生物限度等
流浸膏剂与浸膏剂	装量、微生物限度、乙醇量（流浸膏剂）等
膏药	软化点、重量差异等
凝胶剂	pH 值、装量、无菌、微生物限度等
软膏剂	粒度、装量、无菌、微生物限度等
露剂	pH 值、装量、微生物限度等
茶剂	水分、溶化性、重量差异（块状茶剂）、装量差异（袋装茶剂与煎煮茶剂）、微生物限度等
注射剂	装量、装量差异、渗透压摩尔浓度、可见异物、不溶性微粒、有关物质、无菌、热原或细菌内毒素等
搽剂、洗剂、涂膜剂	装量、无菌、微生物限度；以水或稀乙醇为溶剂的一般应检查相对密度、pH 值；以乙醇为溶剂的应检查乙醇量；以油为溶剂的应无酸败等变质现象，并应检查折光率等
栓剂	重量差异、融变时限、微生物限度等
鼻用制剂	装量、无菌、微生物限度等
眼用制剂	可见异物、粒度、金属性异物、装量、渗透压摩尔浓度、无菌；滴眼剂应检查 pH 值等
气雾剂、喷雾剂	无菌、微生物限度；喷雾剂应作喷射试验和装量检查；吸入用混悬型气雾剂和喷雾剂应作粒度检查。气雾剂须用适宜方法进行泄漏和压力检查；非定量阀门气雾剂应作喷射速率和喷出总量检查。定量阀门气雾剂应作每瓶总揿次、每揿喷量或每揿主药含量检查等

（二）　检查原则

根据中药制剂剂型的不同，中药制剂检查项目分别有重量差异、崩解时限、渗透压摩尔浓度、热原或细菌内毒素、相对密度、pH 值、乙醇量、总固体、软化点、黏附力、折光率、喷射速率、喷射试验、注射剂有关物质、注射剂安全性检查等项目。

单一成分的制剂或中西合方制剂中的化学药应检查含量均匀度。

杂质检查项除了与化学药品相同的一般杂质检查项目外，还有有毒、有害物质检查（有害元素、农药残留、有机溶剂残留、大孔树脂残留物等）等。制剂在生产、贮藏过程中可能含有并需要控制的物质，应根据原料药材中可能存在的有毒成分、生产过程中可能造成的污染情况、剂型要求、贮藏条件等建立检查项目，检查项目应能真实反映中药提取物质量，并确保安全、有效。使用乙酸乙酯、甲醇、三氯甲烷等有机溶媒萃取、分离、重结晶等工艺的中药制剂应检查溶剂残留量，规定残留溶剂的限量，检测方法按照 ChP "残留溶剂测定法" 方法检查。工艺中使用非药用吸附树脂进行分离纯化的制剂，应控制树脂中残留致孔剂和降解产物。根据吸附树脂的种类、型号规定检查项目，主要有苯、二甲苯、甲苯、苯乙烯、二乙基苯等。

含有毒性药材的制剂，原则上应制订有关毒性成分的检查项目，以确保用药安全。生产过程可能造成重金属和砷盐污染的中药制剂，使用含有矿物药、海洋药物、地龙等动物药及可能被重金属和砷盐污染的中药材生产的中药制剂，应制定重金属和砷盐的限量检查。含雄黄、朱砂的制剂应采用专属性的方法对可溶性砷、汞进行检查并制定限度，严格控制在安全剂量以下。

中药注射剂安全性检查包括热原（或细菌内毒素）、异常毒性、降压物质、过敏反应物质、溶血与凝聚等项。根据处方、工艺、用法及用量等设定相应的检查项目并进行适用性研究。静脉注射用注射剂应设热原（或细菌内毒素）、异常毒性、降压物质、过敏反应、溶血与凝聚等安全性检查项。由于中药注射剂中致热成分和干扰细菌内毒素检查法的因素复杂多变，一般首选热原检查项，但若该药本身的药理作用或对家兔的毒性反应影响热原检测，可选择细菌内毒素检查项。肌内注射用注射剂应设异常毒性、过敏反应等检查项。中药注射剂应制定铅、镉、砷、汞、铜检查项。

其中重量差异、崩解时限、渗透压摩尔浓度、热原或细菌内毒素等常规检查方法详见"第十五章药物制剂分析"。

二、药材中混存杂质的检查

（一） 药材中混存杂质的含义

药材中混存的杂质系指下列各类物质：

1. 来源与规定相同，但其性状或部位与规定不符。
2. 来源与规定不符的有机质。
3. 无机杂质，如沙石、泥块、尘土等。

（二） 检查方法

取规定量的供试品，摊开，用肉眼或放大镜（5～10 倍）观察，将杂质检出，如其中有可以筛分的杂质，则通过适当的筛法，将杂质分出。将各类杂质分别称重，计算其在供试品中的含量（%）。

（三） 注意事项

1. 药材中混存的杂质如与正品相似，难以从外观鉴别时，可称取适量，进行显微或理化鉴别试验，证明其为杂质后，计入杂质重量中。
2. 杂质检查所用的供试品量，除另有规定外，按药材和饮片取样法称取。

三、有害元素测定法

中药的有害元素有铅、镉、汞、砷、铜等，铅盐、砷盐的检查原理与方法除了"第三章药物的杂质检查"介绍的方法外，尚有原子吸收分光光度法、电感耦合等离子体质谱法。

（一）原子吸收分光光度法

本法系采用原子吸收分光光度法测定中药材的铅、镉、砷、汞、铜（通则 2321）。

1. 铅的测定（石墨炉法） 测定参考条件：波长 283.3nm，干燥温度 100～120℃，持续 20 秒，灰化温度 400～750℃，持续 20～25 秒；原子化温度 1700～2100℃，持续 4～5 秒。

（1）铅标准储备液的制备 精密量取铅单元素标准溶液适量，用 2% 硝酸溶液稀释，制成每 1mL 含铅（Pb）1μg 的溶液，即得（0～5℃ 贮存）。

（2）标准曲线的制备 分别精密量取铅标准储备液适量，用 2% 硝酸溶液制成每 1mL 分别含铅 0、5、20、40、60、80ng 的溶液。分别精密量取 1mL，精密加含 1% 磷酸二氢铵和 0.2% 硝酸镁的溶液 0.5mL，混匀，精密吸取 20μL 注入石墨炉原子化器，测定吸光度，以吸光度为纵坐标，浓度为横坐标，绘制标准曲线。

（3）供试品溶液的制备

A 法：取供试品粗粉 0.5g，精密称定，置聚四氟乙烯消解罐内，加硝酸 3～5mL，混匀，浸泡过夜，盖好内盖，旋紧外套，置适宜的微波消解炉内，进行消解（按仪器规定的消解程序操作）。消解完全后，取消解内罐置电热板上缓缓加热至红棕色蒸气挥尽，并继续缓缓浓缩至 2～3mL，放冷，用水转入 25mL 量瓶中，并稀释至刻度，摇匀，即得。同法同时制备试剂空白溶液。

B 法：取供试品粗粉 1g，精密称定，置凯氏烧瓶中，加硝酸-高氯酸（4：1）混合溶液 5～10mL，混匀，瓶口加一小漏斗，浸泡过夜。置电热板上加热消解，保持微沸，若变棕黑色，再加硝酸-高氯酸（4：1）混合溶液适量，持续加热至溶液澄明后升高温度，继续加热至冒浓烟，直至白烟散尽，消解液呈无色透明或略带黄色，放冷，转入 50mL 量瓶中，用 2% 硝酸溶液洗涤容器，洗液合并于量瓶中，并稀释至刻度，摇匀，即得。同法同时制备试剂空白溶液。

C 法：取供试品粗粉 0.5g，精密称定，置瓷坩埚中，于电热板上先低温炭化至无烟，移入高温炉中，于 500℃ 灰化 5～6 小时（若个别灰分不完全，加硝酸适量，于电热板上低温加热，反复多次直至灰化完全），取出冷却，加 10% 硝酸溶液 5mL 使溶解，转入 25mL 量瓶中，用水洗涤容器，洗液合并于量瓶中，并稀释至刻度，摇匀，即得。同法同时制备试剂空白溶液。

（4）测定法 精密量取空白溶液与供试品溶液各 1mL，精密加含 1% 磷酸二氢铵和 0.2% 硝酸镁的溶液 0.5mL，混匀，精密吸取 10～20μL，照标准曲线的制备项下的方法测定吸光度，从标准曲线读出供试品溶液中铅（Pb）的含量，计算，即得。

2. 镉的测定（石墨炉法） 测定参考条件：波长 228.8nm，干燥温度 100～120℃，持续 20 秒，灰化温度 300～500℃，持续 20～25 秒；原子化温度 1500～1900℃，持续 4～5 秒。

（1）镉标准储备液的制备 精密量取镉单元素标准溶液适量，用 2% 硝酸溶液稀释，制成每 1mL 含镉（Cd）1μg 的溶液，即得（0～5℃贮存）。

（2）标准曲线制备　分别精密量取镉标准储备液适量，用 2%硝酸溶液稀释制成每 1mL 分别含镉 0、0.8、2.0、4.0、6.0、8.0ng 的溶液。分别精密量取 10μL，注入石墨炉原子化器，测定吸光度，以吸光度为纵坐标，浓度为横坐标，绘制标准曲线。

（3）供试品溶液的制备　同铅测定项下供试品溶液的制备。

（4）测定法　精密吸取空白溶液与供试品溶液各 10～20μL，照标准曲线的制备项下方法测定吸光度（若供试品有干扰，可分别精密量取标准溶液、空白溶液和供试品溶液各 1mL，精密加含 1%磷酸二氢铵和 0.2%硝酸镁的溶液 0.5mL，混匀，依法测定），从标准曲线上读出供试品溶液中镉（Cd）的含量，计算，即得。

3. 砷的测定（氢化物法）

（1）测定条件　采用适宜的氢化物发生装置，以含 1%硼氢化钠的 0.3%氢氧化钠溶液（临用前配制）作为还原剂，盐酸溶液（1→100）为载液，氮气为载气，检测波长为 193.7nm。

（2）砷标准储备溶液的制备　精密量取砷单元素标准溶液适量，用 2%硝酸溶液稀释，制成每 1mL 含砷（As）1μg 的溶液，即得（0～5℃贮存）。

（3）标准曲线的制备　分别精密量取砷标准储备液适量，用 2%硝酸溶液制成每 1mL 分别含砷 0、5、10、20、30、40ng 的溶液。分别精密量取 10mL，置 25mL 量瓶，加 25%碘化钾溶液（临用前配制）1mL，摇匀，加 10%抗坏血酸溶液（临用前配制）1mL，摇匀，用盐酸溶液（20→100）稀释至刻度，摇匀，密塞，置 80℃水浴中加热 3 分钟，取出，放冷。取适量，吸入氢化物发生装置，测定吸收值，以峰面积（或吸光度）为纵坐标，浓度为横坐标，绘制标准曲线。

（4）供试品溶液的制备　同铅测定项下的供试品溶液的制备中的 A 法或 B 法制备。

（5）测定法　精密吸取空白溶液与供试品溶液各 10mL，照标准曲线的制备项下，自"加 25%碘化钾溶液（临用前配制）1mL"起，依法测定。从标准曲线上读出供试品溶液中砷（As）的含量，计算，即得。

4. 汞的测定（冷蒸气吸收法）

（1）测定条件　采用适宜的氢化物发生装置，以含 0.5%硼氢化钠和 0.1%氢氧化钠的溶液（临用前配制）作为还原剂，盐酸溶液（1→100）为载液，氮气为载气，检测波长为 253.6nm。

（2）汞标准储备液的制备　精密量取汞单元素标准溶液适量，用 2%硝酸溶液稀释，制成每 1mL 含汞（Hg）1μg 的溶液，即得（0～5℃贮存）。

（3）标准曲线的制备　分别精密量取汞标准储备液 0、0.1、0.3、0.5、0.7、0.9mL，置 50mL 量瓶中，加 20%硫酸溶液 10mL、5%高锰酸钾溶液 0.5mL，摇匀，滴加 5%盐酸羟胺溶液至紫红色恰消失，用水稀释至刻度，摇匀，取适量，吸入氢化物发生装置，测定吸收值，以峰面积（或吸光度）为纵坐标，浓度为横坐标，绘制标准曲线。

（4）供试品溶液的制备

A 法：取供试品粗粉 0.5g，精密称定，置聚四氟乙烯消解罐内，加硝酸 3～5mL，混匀，浸泡过夜，盖好内盖，旋紧外套，置适宜的微波消解炉内进行消解（按仪器规定的消解程序操作）。消解完全后，取消解内罐置电热板上，于120℃缓缓加热至红棕色蒸气挥尽，并继续浓缩至2～3mL，放冷，加20％硫酸溶液2mL、5％高锰酸钾溶液0.5mL，摇匀，滴加5％盐酸羟胺溶液至紫红色恰消失，转入10mL量瓶中，用水洗涤容器，洗液合并于量瓶中，并稀释至刻度，摇匀，必要时离心，取上清液，即得。同法同时制备试剂空白溶液。

B法：取供试品粗粉1g，精密称定，置凯氏烧瓶中，加硝酸-高氯酸（4：1）混合溶液5～10mL，混匀，瓶口加一小漏斗，浸泡过夜，置电热板上，于120～140℃加热消解4～8小时（必要时延长消解时间，至消解完全），放冷，加20％硫酸溶液5mL、5％高锰酸溶液0.5mL，摇匀，滴加5％盐酸羟胺溶液至紫红色恰消失，转入25mL量瓶中，用水洗涤容器，洗液合并于量瓶中，并稀释至刻度，摇匀，必要时离心，取上清液，即得。同法同时制备试剂空白溶液。

（5）测定法　精密吸取空白溶液与供试品溶液适量，照标准曲线制备项下的方法测定。从标准曲线上读出供试品溶液中汞（Hg）的含量，计算，即得。

5. 铜的测定（火焰法）

（1）测定条件　检测波长为324.7nm，采用空气-乙炔火焰，必要时进行背景校正。

（2）铜标准储备液的制备　精密量取铜单元素标准溶液适量，用2％硝酸溶液稀释，制成每1mL含铜（Cu）10μg的溶液，即得（0～5℃贮存）。

（3）标准曲线的制备　分别精密量取铜标准储备液适量，用2％硝酸溶液制成每1mL分别含铜0、0.05、0.2、0.4、0.6、0.8μg的溶液。依次喷入火焰，测定吸光度，以吸光度为纵坐标，浓度为横坐标，绘制标准曲线。

（4）供试品溶液的制备　同铅测定项下供试品溶液的制备。

（5）测定法　精密吸取空白溶液与供试品溶液适量，照标准曲线的制备项下的方法测定。从标准曲线上读出供试品溶液中铜（Cu）的含量，计算，即得。

（二）电感耦合等离子体质谱法

本法系采用电感耦合等离子体质谱仪测定中药材中的铅、砷、镉、汞、铜。仪器由样品引入系统、电感耦合等离子体（ICP）离子源、接口、离子透镜系统、四极杆质量分析器、检测器等构成，其他支持系统有真空系统、冷却系统、气体控制系统、计算机控制及数据处理系统。所用仪器应符合使用要求（通则0412）。

1. 标准品储备液的制备　分别精密量取铅、砷、镉、汞、铜单元素标准溶液适量，用10％硝酸溶液稀释制成每1mL分别含铅、砷、镉、汞、铜为1μg、0.5μg、1μg、1μg、10μg的溶液，即得。

2. 标准品溶液的制备　精密量取铅、砷、镉、铜标准品储备液适量，用10％硝酸溶液稀释制成每1mL含铅、砷0、1、5、10、20ng，含镉0、0.5、2.5、5、10ng，含铜0、50、100、200、500ng的系列浓度混合溶液。另精密量取汞标准品储备液适量，用10％硝酸溶液稀释制成每1mL分别含汞0、0.2、0.5、1、2、5ng的溶液，本液应临用配制。

3. 内标溶液的制备　精密量取锗、铟、铋单元素标准溶液适量，用水稀释制成每 1mL 含 $1\mu g$ 的混合溶液，即得。

4. 供试品溶液的制备　取供试品于 60℃干燥 2 小时，粉碎成粗粉，取约 0.5g，精密称定，置耐压耐高温微波消除罐中，加硝酸 5～10mL（如果反应剧烈，放置至反应停止）。密闭并按各微波消除仪的相应要求及一定的消解程序进行消解。消解完全后，消解液冷却至 60℃以下，取出消解罐，放冷，将消解液转入 50mL 量瓶中，用少量水洗涤消解罐 3 次，洗液合并于量瓶中，加入金单元素标准溶液（$1\mu g/mL$）$200\mu L$，用水稀释至刻度，摇匀，即得（如有少量沉淀，必要时可离心分取上清液）。

除不加金单元素标准溶液外，余同法制备试剂空白溶液。

5. 测定法　测定时选取的同位素为 ^{63}Cu、^{75}As、^{114}Cd、^{202}Hg 和 ^{208}Pb，其中 ^{63}Cu、^{75}As 以 ^{72}Ge 作为内标，^{114}Cd 以 ^{115}In 作为内标，^{202}Hg、^{208}Pb 以 ^{209}Bi 作为内标，并根据不同仪器的要求选用适宜校正方程对测定的元素进行校正。

仪器的内标进样管在仪器分析工作过程中始终插入内标溶液中，依次将仪器的样品管插入各个浓度的标准品溶液中进行测定（浓度依次递增），以测量值（3 次读数的平均值）为纵坐标，浓度为横坐标，绘制标准曲线。将仪器的样品管插入供试品溶液中测定，取 3 次读数的平均值。从标准曲线上计算得相应的浓度。在同样的分析条件下进行空白试验，根据仪器说明书的要求扣除空白干扰。

四、灰分测定法

中药材及其制剂主要来源于天然植物、动物。灰分包括总灰分、酸不溶性灰分等，根据药材、饮片的具体情况，可规定其中一项或二项。凡易夹杂泥沙、炮制时也不易除去的药材或生理灰分高的药材（测定值大于 10%，酸灰测定值超过 2%），除规定总灰分外还应规定酸不溶性灰分。

1. 总灰分测定法　测定用的供试品需粉碎，使能通过二号筛，混合均匀后，取供试品 2～3g（如需测定酸不溶性灰分，可取供试品 3～5g），置炽灼至恒重的坩埚中，称定重量（准确至 0.01g），缓缓炽热，注意避免燃烧，至完全炭化时，逐渐升高温度至 500～600℃，使完全灰化并至恒重。根据残渣重量，计算供试品中总灰分的含量（%）。

如供试品不易灰化，可将坩埚放冷，加热水或 10%硝酸铵溶液 2mL，使残渣湿润，然后置水浴上蒸干，残渣照前法炽灼，至坩埚内容物完全灰化。

2. 酸不溶性灰分测定法　取上项所得的灰分，在坩埚中小心加入稀盐酸约 10mL，用表面皿覆盖坩埚，置水浴上加热 10 分钟，表面皿用热水 5mL 冲洗，洗液并入坩埚中，用无灰滤纸滤过，坩埚内的残渣用水洗于滤纸上，并洗涤至洗液不显氯化物反应为止。滤渣连同滤纸移至同一坩埚中，干燥，炽灼至恒重。根据残渣重量，计算供试品中酸不溶性灰分的含量（%）。

五、水分测定法

水分检查的方法有费休法、烘干法、甲苯法、减压干燥法、气相色谱法等。测定用的供试品，一般先破碎成直径不超过 3mm 的颗粒或碎片；直径和长度在 3mm 以下的花类，种子类和果实类药材，可不破碎。减压干燥法需先经二号筛。其水分检查的方法见"第三章药物的杂质检查"。

六、农药残留量测定法

中药与天然药物，特别是中药材生产有相当数量为人工栽培，为提高药材产量，减少昆虫，真菌和霉菌的危害，在生产过程中常需喷洒农药，此外，土壤中残留的农药也可能引入药材中，致使中药材中农药残留问题较为严重，而农药对人体危害极大，故控制中药材及其制剂中农药残留量已成为必然。

常用农药按其化学结构可分为：①有机氯类：艾氏剂、六六六（BHC）、滴滴涕（DDT）、五氯硝基苯（PCNB）、氯丹、狄氏剂、异狄氏剂、七氯、林丹、甲氧DDT、毒杀芬等。②有机磷类：对硫磷、甲基对硫磷、敌敌畏、乐果、氧化乐果、久效磷、二嗪磷、乙硫磷、马拉硫磷、杀扑磷、乙酰甲胺磷、皮蝇磷、三硫磷、氯硫磷、蝇毒磷、内吸磷等。③苯氧羧酸类除草剂：2,4-D、2,4,5-T。④氨基甲酸酯类：西维因（甲萘威）。⑤二硫代氨基甲酸酯类：福美铁、代森锰、代森钠、福美双、代森锌。⑥无机农药类：磷化铝、砷酸钙、砷酸铅。⑦植物性农药：烟叶和尼古丁；除虫菊花提取物和除虫菊酯（合成除虫菊酯）（氰菊酯、氰戊菊酯及溴氰菊酯）；毒鱼藤根和鱼藤酮。⑧其他：溴螨酯、氯化苦、二溴乙烷、环氧乙烷、溴甲烷。

只有含氯的碳氢化合物及有关的农药（艾氏剂、BHC、氯丹、狄氏剂、DDT）和少数的有机磷农药（如三硫磷）是长期残留的，其他农药大多数残留期较短，因此在接触农药时间长短未知的情况下，应当测定有机氯和有机磷。

ChP（通则2341）收载有农药残留量测定的四种方法：第一法有机氯类农药残留量测定法（气相色谱法：①9种有机氯类农药残留量测定法，②22种有机氯类农药残留量测定法）；第二法有机磷类农药残留量测定法（气相色谱法）；第三法拟除虫菊酯类农药残留量测定法（气相色谱法）；第四法农药多残留量测定法（质谱联用技术：①气相色谱-串联质谱法，②液相色谱-串联质谱法）。这里主要论述前三种方法。

前三种方法系用气相色谱法（通则0521）测定药材、饮片及制剂中部分有机氯、有机磷和拟除虫菊酯类农药的测定。

1. 9种有机氯类农药残留量测定

（1）色谱条件与系统适用性试验　以（14%氰丙基-苯基）甲基聚硅氧烷或（5%苯基）甲基聚硅氧烷为固定液的弹性石英毛细管柱（30m×0.32mm×0.25μm），^{63}Ni-ECD电子捕获检测器。进样口温度230℃，检测器温度300℃，不分流进样。程序升温：初始100℃，每分钟10℃升至220℃，每分钟8℃升至250℃，保持10分钟。理论板数按α-BHC峰计算应不低于$1×10^6$，两个相邻色谱峰的分离度应大于1.5。

（2）对照品贮备液制备　精密称取六六六（BHC）（α-BHC，β-BHC，γ-BHC，δ-BHC）、滴滴涕（DDT）（p,p'-DDE，p,p'-DDD，o,p'-DDT，p,p'-DDT）及五氯硝基苯（PCNB）农药对照品适量，用石油醚（60～90℃）分别制成每1mL含4～5μg的溶液，即得。

（3）混合对照品贮备液的制备　精密量取上述各对照品储备液0.5mL，置10mL量瓶中，用石油醚（60～90℃）稀释至刻度，摇匀，即得。

（4）混合对照品溶液的制备　精密量取上述混合对照品储备液，用石油醚（60～90℃）制成每1L含0、1、5、10、50、100、250μg的溶液，即得。

（5）供试品溶液制备　药材或饮片：取供试品于60℃干燥4小时，粉碎成粉末（过三号筛），取约2g，精密称定，置100mL具塞锥形瓶中，加水20mL浸泡过夜，精密加丙酮40mL，称定重量，超声处理30分钟，放冷，再称定重量，用丙酮补足减失的重量，再加氯化钠约6g，精密加二氯甲烷30mL，称定重量，超声处理15分钟，再称定重量，用二氯甲烷补足减失的重量，静置（使分层），将有机相迅速移入装有适量无水硫酸钠的100mL具塞锥形瓶中，放置4小时。精密量取35mL，于40℃水浴上减压浓缩至近干，加少量石油醚（60～90℃）如前反复操作至二氯甲烷及丙酮除净，用石油醚（60～90℃）溶解并转移至10mL具塞刻度离心管中，加石油醚（60～90℃）精密稀释至5mL。小心加入硫酸1mL，振摇1分钟，离心（3000转/分钟）10分钟，精密量取上清液2mL，置具刻度的浓缩瓶中，连接旋转蒸发器，于40℃（或用氮气）将溶液浓缩至适量，精密稀释至1mL，即得。

制剂：取供试品，研成细粉（蜜丸切碎，液体直接量取），精密称取适量（相当于药材2g），以下按上述供试品溶液制备，即得供试品溶液。

（6）测定法　分别精密吸取供试品溶液和与之相对应浓度的混合对照品溶液各1μL，分别连续进样3次，取3次平均值，按外标法计算供试品中9种有机氯农药残留量。

2. 有机磷类农药残留量测定

（1）色谱条件与系统适用性试验　以50％苯基-50％二甲基聚硅氧烷或（5％苯基）甲基聚硅氧烷为固定液的弹性石英毛细管柱（30m×0.25mm×0.25μm），氮磷检测器（NPD）或火焰光度检测器（FPD）。进样口温度220℃，检测器温度300℃，不分流进样。程序升温：初始120℃，每分钟10℃升至200℃，每分钟5℃升至240℃，保持2分钟，每分钟20℃升至270℃，保持0.5分钟。理论板数按敌敌畏峰计算不低于6000，两个相邻色谱峰的分离度应大于1.5。

（2）对照品贮备液制备　精密称取对硫磷、甲基对硫磷、乐果、氧化乐果、甲胺磷、久效磷、二嗪农、乙硫磷、马拉硫磷、杀扑磷、敌敌畏、乙酰甲胺磷农药对照品适量，用乙酸乙酯分别制成每1mL约含100μg的溶液，即得。

（3）混合对照品贮备液的制备　精密量取上述各对照品储备液1mL，置20mL棕色量瓶中，加乙酸乙酯稀释至刻度，摇匀，即得。

（4）混合对照品溶液的制备　精密量取上述混合对照品储备液，用乙酸乙酯制成每

1mL 含 0.1、0.5、1、2、5μg 的溶液,即得。

(5) 供试品溶液制备 药材或饮片:取供试品粉末(过三号筛)约 5g,精密称定,加无水硫酸钠 5g,加入乙酸乙酯 50～100mL,冰浴超声处理 3 分钟,放置,取上层液滤过,药渣加乙酸乙酯 30～50mL,冰浴超声处理 2 分钟,放置,滤过,合并两次滤液,用少量乙酸乙酯洗涤滤纸及残渣,与上述滤液合并。取滤液于 40℃以下减压浓缩至近干,用乙酸乙酯转移至 5mL 量瓶中,并稀释至刻度,精密量取 1mL,置石墨化炭小柱(250 mg/3mL,用乙酸乙酯 5mL 预洗)上,置多功能真空样品处理器上,用正己烷-乙酸乙酯(1:1)混合液 5mL 洗脱,收集洗脱液,置氮吹仪上浓缩至近干,精密加入乙酸乙酯定容至 1mL,涡旋使溶解,即得。

(6) 测定法 分别精密吸取供试品溶液和与之相对应浓度的混合对照品溶液各 1μL,分别连续进样 3 次,取 3 次平均值,按外标法计算供试品中 12 种有机磷农药残留量。

3. 拟除虫菊酯类农药残留量测定

(1) 色谱条件与系统适用性试验 以(5％苯基)甲基聚硅氧烷为固定液的弹性石英毛细管柱(30m×0.32mm×0.25μm),^{63}Ni - ECD 电子捕获检测器。进样口温度 270℃,检测器温度 330℃。不分流进样(或根据仪器设置最佳的分流比)。程序升温:初始 160℃,保持 1 分钟,每分钟 10℃升至 278℃,保持 0.5 分钟,每分钟 1℃升至 290℃,保持 5 分钟。理论板数按溴氰菊酯峰计算应不低于 $1×10^5$,两个相邻色谱峰的分离度应大于 1.5。

(2) 对照品贮备液的制备 精密称取氯氰菊酯、氰戊菊酯及溴氰菊酯农药对照品适量,用石油醚(60～90℃)分别制成每 1mL 含 20～25μg 的溶液,即得。

(3) 混合对照品贮备液的制备 精密量取上述各对照品储备液 1mL,置 10mL 量瓶中,用石油醚(60～90℃)稀释至刻度,摇匀,即得。

(4) 混合对照品溶液的制备 精密量取上述混合对照品贮备液,用石油醚(60～90℃)稀释制成每 1L 分别含 0、2、8、40、200μg 的溶液,即得。

(5) 供试品溶液的制备 药材或饮片:取供试品于 60℃干燥 4 小时,粉碎成细粉(过三号筛),取 1～2g,精密称定,置 100mL 具塞锥形瓶中,加石油醚(60～90℃)-丙酮(4:1)混合溶液 30mL,超声处理 15 分钟,滤过,药渣再重复上述操作 2 次后,合并滤液。滤液加入适量无水硫酸钠脱水后,于 40～45℃减压浓缩至近干,用少量石油醚(60～90℃)反复操作至丙酮除净,残渣加适量石油醚(60～90℃)溶解,置混合小柱〔从下至上依次为无水硫酸钠 2g、弗罗里硅土 4g、微晶纤维素 1g、氧化铝 1g、无水硫酸钠 2g、用石油醚(60～90℃)-乙醚(4:1)混合溶液 20mL 预洗〕上,用石油醚(60～90℃)-乙醚(4:1)混合溶液 90mL 洗脱,收集洗脱液,于 40～45℃减压浓缩至近干,再用石油醚(60～90℃)3～4mL 重复操作至乙醚除净,用石油醚(60～90℃)溶解转移至 5mL 量瓶中,并稀释至刻度,即得。

(6) 测定法 分别精密吸取供试品溶液和与之相对应浓度的混合对照品溶液各 1μL,分别连续进样 3 次,取 3 次平均值,按外标法计算供试品中 3 种拟除虫菊酯农药残留量。

七、黄曲霉毒素测定法

黄曲霉毒素是黄曲霉菌属黄曲霉菌、寄生曲霉菌产生的代谢物，剧毒，可以致癌、致畸、致突变等。黄曲霉菌广泛存在于土壤中，菌丝生长时产生毒素，孢子可扩散至空气中传播，在合适的条件下侵染合适的寄生体，产生黄曲霉毒素。中药材在储藏、运输中容易发生霉变，污染黄曲霉毒素。黄曲霉毒素的化学结构已确定黄曲霉毒素 B_1、黄曲霉毒素 B_2、黄曲霉毒素 G_1 和黄曲霉毒素 G_2 等 10 多种。ChP（通则 2351）中收载有黄曲霉毒素测定的两种方法（第一法高效液相色谱法；第二法高效液相色谱法-串联质谱法）。

用高效液相色谱法（通则 0512）测定药材、饮片及制剂中的黄曲霉毒素（以黄曲霉毒素 B_1、黄曲霉毒素 B_2、黄曲霉毒素 G_1 和黄曲霉毒素 G_2 总量计），除另有规定外，按下列方法测定。

1. 色谱条件与系统适用性试验　以十八烷基硅烷键合硅胶为填充剂；以甲醇-乙腈-水（40：18：42）为流动相，流速每分钟 0.8mL；采用柱后衍生法检测，衍生溶液为 0.05％的碘溶液（取碘 0.5g，加入甲醇 100mL 使溶解，用水稀释至 1000mL 制成），衍生化泵流速每分钟 0.3mL，衍生温度 70℃；以荧光检测器检测，激发波长 $\lambda_{ex}=360nm$（或 365nm），发射波长 $\lambda_{em}=450nm$。两个相邻色谱峰的分离度应大于 1.5。

2. 混合对照品溶液的制备　精密量取黄曲霉毒素混合标准品（黄曲霉毒素 B_1、黄曲霉毒素 B_2、黄曲霉毒素 G_1 和黄曲霉毒素 G_2 标示浓度分别为 $1.0\mu g/mL$、$0.3\mu g/mL$、$1.0\mu g/mL$、$0.3\mu g/mL$）0.5mL，置 10mL 量瓶中，用甲醇稀释至刻度，作为储备液，精密量取储备液 1mL，置 25mL 量瓶中，用甲醇稀释至刻度，即得。

3. 供试品溶液的制备　取供试品粉末约 15g（过二号筛），精密称定，加入氯化钠 3g，置于均质瓶中，精密加入 70％甲醇溶液 75mL，高速搅拌 2 分钟（搅拌速度大于 11000r/min），离心 5 分钟（离心速度 2500r/min），精密量取上清液 15mL，置 50mL 量瓶中，用水稀释至刻度，摇匀，用微孔滤膜（$0.45\mu m$）滤过，量取续滤液 20.0mL，通过免疫亲和柱，流速每分钟 3mL，用水 20mL 洗脱，洗脱液弃去，使空气进入柱子，将水挤出柱子，再用适量甲醇洗脱，收集洗脱液，置 2mL 量瓶中，并用甲醇稀释至刻度，摇匀，即得。

4. 测定法　分别精密吸取上述混合液对照品溶液 5、10、15、20、25μL，注入液相色谱仪，测定峰面积，以峰面积为纵坐标，进样量为横坐标，绘制标准曲线。另精密吸取上述供试品溶液 20～25μL，注入液相色谱仪，测定峰面积，从标准曲线上读出供试品中相当于黄曲霉毒素 B_1、黄曲霉毒素 B_2、黄曲霉毒素 G_1 和黄曲霉毒素 G_2 的量，计算，即得。

八、二氧化硫残留量测定法

中药材或饮片在加工过程中使用硫黄熏蒸处理以达到漂白和杀菌的目的。如以使用硫黄熏蒸处理过的中药材或饮片为原料的中药制剂中残留有二氧化硫，会影响人体的健康。因此，ChP（通则 2331）中收载有二氧化硫残留量测定三种方法（第一法酸碱滴定法、第二法气相色谱法、第三法离子色谱法）。测定经硫黄熏蒸处理过的药材或饮片中二氧化硫的残留量，可根据具体品种选择适宜的测定方法。

第一法酸碱滴定法，系将中药材以蒸馏法进行处理，样品中的亚硫酸盐系列物质加酸处理后转化为二氧化硫，随氮气流带入含有双氧水的吸收瓶中，双氧水将其氧化为硫酸根离子，采用酸碱滴定法测定，计算药材及饮片中的二氧化硫残留量。测定方法如下：

取药材或饮片细粉约 10g（如二氧化硫残留量较高，超过 1000mg/kg，可适当减少取样量，但应不少于 5g），精密称定，置两颈圆底烧瓶中，加水 300～400mL。打开回流冷凝管开关给水，将冷凝管的上端口连接一橡胶导气管置于 100mL 锥形瓶底部。锥形瓶内加入 3％过氧化氢溶液 50mL 作为吸收液（橡胶导气管的末端应在吸收液液面以下）。使用前，在吸收液中加入 3 滴甲基红乙醇溶液指示剂（2.5mg/mL），并用 0.01mol/L 氢氧化钠滴定液滴定至黄色（即终点；如果超过终点，则应舍弃该吸收溶液）。开通氮气，使用流量计调节气体流量至约 0.2L/min；打开分液漏斗的活塞，使盐酸溶液（6mol/L）10mL 流入蒸馏瓶，立即加热两颈烧瓶内的溶液至沸，并保持微沸；烧瓶内的水沸腾 1.5 小时后，停止加热。吸收液放冷后，置于磁力搅拌器上不断搅拌，用氢氧化钠滴定液（0.01mol/L）滴定，至黄色持续时间 20 秒不褪，并将滴定的结果用空白实验校正。

照下式计算：

$$供试品中二氧化硫残留量（\mu g/g）=\frac{(A-B)\times c\times 0.032\times 10^{6}}{W}$$

式中，A 为供试品溶液消耗氢氧化钠滴定液的体积（mL）；B 为空白消耗氢氧化钠滴定液的体积（mL）；c 为氢氧化钠滴定液摩尔浓度（mol/L）；0.032 为 1mL 氢氧化钠滴定液（1mol/L）相当的二氧化硫的质量（g）；W 为供试品的重量（g）

九、浸出物测定法

浸出物测定主要为考察中药中的有效部位在该溶剂中浸出物的重量，以间接考察中药的质量。ChP 中浸出物测定单独列为一项，而不归入检查项目中，现将浸出物测定放在本节中，而不再另列一节。

ChP（通则 2201）收载的浸出物测定法有水溶性、醇溶性和挥发性醚浸出物的三种测定方法。

1. 水溶性浸出物测定法　测定用的供试品须粉碎，使能通过二号筛，并混合均匀。

（1）冷浸法　取供试品约 4g，精密称定，置 250～300mL 的锥形瓶中，精密加水 100mL，密塞，冷浸，前 6 小时内时时振摇，再静置 18 小时，用干燥滤器迅速滤过，精密量取续滤液 20mL，置已干燥至恒重的蒸发皿中，在水浴上蒸干后，于 105℃干燥 3 小时，置干燥器中冷却 30 分钟，迅速精密称定重量。除另有规定外，以干燥品计算供试品中水溶性浸出物的含量（%）。

（2）热浸法 取供试品 2～4g，精密称定．置 100～250mL 的锥形瓶中，精密加水 50～100mL，密塞，称定重量，静置 1 小时后，连接回流冷凝管，加热至沸腾，并保持微沸 1 小时。放冷后，取下锥形瓶，密塞，称定重量，用水补足减失的重量，摇匀，用干燥滤器滤过。精密量取滤液 25mL，置已干燥至恒重的蒸发皿中，在水浴上蒸干后，于 105℃干燥 3 小时，移置干燥器中冷却 30 分钟，迅速精密称定重量。除另有规定外，以干燥品计算供试品中水溶性浸出物的含量（%）。

2. 醇溶性浸出物测定法 照水溶性浸出物测定法测定。除另有规定外，以各品种项下规定浓度的乙醇代替水为溶剂。

3. 挥发性醚浸出物测定法 取供试品（过四号筛）2～5g，精密称定，置五氧化二磷干燥器中干燥 12 小时，置索氏提取器中，加乙醚适量，除另有规定外，加热回流 8 小时，取乙醚液，置干燥至恒重的蒸发皿中，放置，挥去乙醚，残渣置五氧化二磷干燥器中干燥 18 小时，精密称定，缓缓加热至 105℃，并于 105℃干燥至恒重。其减失重量即为挥发性醚浸出物的重量。

第四节　中药制剂的含量测定

中药制剂的含量测定系指用化学、物理或生物学的方法，对中药制剂处方中的君药、臣药、贵细药及毒性药中的已知有效成分、活性成分、有毒成分、其他类别成分或组分进行测定，以评价制剂工艺的稳定性与成品质量。

一、测定项目、成分的选定和测定方法的确定

中药制剂的含量测定要体现中药的特点，其检测方法和检测指标的制定要脱离化学药品单一成分定性定量的模式，要体现复杂体系整体控制的设计思想，以建立符合中医药特点的质量标准体系，逐步由单一指标性成分定量向活性、有效成分及生物测定的综合检测过渡，向多成分、组分测定及指纹或特征图谱整体质量控制模式转化。

中药制剂在确定含量测定成分的药味时，要以中医药理论为指导，首选处方中的主药、贵重药、毒剧药制定含量测定项目，以保证临床用药的有效性和安全性。

测定项目的选定和测定成分的选定，详见"第十八章药品质量标准的制订"。

测定方法的确定：含量测定方法可参考有关质量标准或有关文献，根据处方工艺和剂型的特点以及被测成分的性质、干扰成分的性质等因素进行综合考虑。

常用定量方法有高效液相色谱法、气相色谱法、薄层色谱扫描法、紫外 - 可见分光光度法、化学定量分析方法（容量法、重量法等）、氮测定法、电感耦合等离子体质谱法、原子吸收分光光度法等。其中高效液相色谱法最常用。

化学分析法所用仪器简单，结果准确，主要用于测定制剂中含量较高的一些成分及含矿物药制剂中的无机成分，如总生物碱类、总酸类、总皂苷及矿物药制剂等。但化学

分析法有一定的局限性，其灵敏度低，操作繁琐，耗时长，专属性不高，对于微量成分准确性不理想。用化学分析法测定中药制剂中的成分含量，一般需经提取、分离、净化、浓集（或衍生化）后再进行测定；当被测组分为无机元素时，要经消化破坏制剂中其他有机成分后，再选择合适的测定方法；若制剂组成简单、干扰成分较少或组方纯粹为无机物时，也可直接测定。要提高中药检测方法的专属性，建立科学合理的控制指标。实验中应注重绿色环保要求，尽量采用毒害小、污染少的试剂、试药，避免使用苯等毒性大的溶剂；并尽量采用 ChP 通则中已收载的试剂与试液。

高效液相色谱法、气相色谱法、化学定量分析方法、紫外 - 可见分光光度法等含量测定方法的原理和分析方法验证参见"第四章药物的含量测定方法与验证"；测定药味的选择、测定成分的选择、方法学考察、含量限（幅）度指标等内容参见"第十八章药品质量标准的制订"。

二、含量测定样品的处理

中药制剂样品的组成及其成分复杂，而样品中被测成分一般含量较低，因此需要对样品进行各种处理，使其符合所选定分析方法的要求。样品处理主要是将被测成分有效地从样品中定量地提取和分离出来，并制成符合分析方法要求又便于分析测定的稳定试样。样品的提取与样品的分离净化见本章第一节。

三、含量测定的方法

（一）高效液相色谱法

高效液相色谱法具有分离性能高、分析速度快、灵敏、操作简便等特点，已成为中药含量测定的首选方法。测定方法有内标法和外标法，一般首选外标法。流动相组成可采用固定比例（等度洗脱）或按程序改变比例（梯度洗脱）。常用的检测器为紫外检测器（UV）、荧光检测器、示差折光检测器、蒸发光散射检测器（ELSD）、质谱检测器等。

建立方法时应以二极管阵列检测或质谱检测对所测定的样品峰进行单一性验证。①根据被测成分的性质选用适宜的色谱柱，一般以十八烷基硅烷键合硅胶（C_{18}）柱最常用，注意色谱柱的性能、适用范围、适宜的 pH 值范围等。②优化色谱条件，如色谱柱、流动相组成及比例（尽量避免使用缓冲溶液）、洗脱程序、检测波长等；确定系统适用性试验参数（理论板数、分离度等）。③选定供试品取用量、提取及纯化方法（采用超声处理时，应规定超声功率、频率，必要时注明超声温度），稀释体积、定容体积等；选定对照品溶液配制用溶媒、配制浓度、配制方法等。④利用蒸发光散射检测器（ELSD）检测时，应根据供试品中被测成分的峰面积积分值或响应值进行数学转换后进行计算。

例 1 ChP 化橘红中柚皮苷的含量测定。

（1）色谱条件与系统适用性试验 用十八烷基硅烷键合硅胶为填充剂；甲醇 - 醋酸 - 水（35：4：61）为流动相；检测波长为 283nm。理论板数按柚皮苷峰计算应不低于1000。照高效液相色谱法（通则 0512）测定。

（2）对照品溶液的制备　取柚皮苷对照品适量，精密称定，加甲醇制成每 1mL 含 60μg 的溶液，即得。

（3）供试品溶液的制备　取本品粉末（过二号筛）约 0.5g，精密称定，置具塞锥形瓶中，精密加入甲醇 50mL，称定重量，水浴加热回流 1 小时，放冷，再称定重量，用甲醇补足减失重量，摇匀，滤过，精密量取续滤液 5mL，置 50mL 量瓶中，加 50% 甲醇至刻度，摇匀，即得。

（4）测定法　分别精密吸取对照品溶液与供试品溶液各 10μL，注入液相色谱仪测定，即得。化橘红高效液相色谱图，见图 16-3。

本品按干燥品计算，含柚皮苷（$C_{27}H_{32}O_{14}$）不得少于 3.5%。

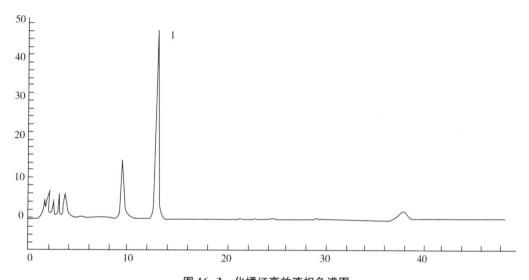

图 16-3　化橘红高效液相色谱图

1. 柚皮苷对照品

例 2　香砂六君丸中橙皮苷的含量测定。

（1）色谱条件与系统适用性试验　以十八烷基硅烷键合硅胶为填充剂；以乙腈-0.2%磷酸溶液（21∶79）为流动相；检测波长为 284nm。理论板数按橙皮苷峰计算应不低于 3000。

（2）对照品溶液的制备　取橙皮苷对照品适量，精密称定，加甲醇制成每 1mL 含 40μg 的溶液，即得。

（3）供试品溶液的制备　取本品 10g，研细，取约 0.2g，精密称定，置具塞锥形瓶中，精密加入甲醇 25mL，密塞，称定重量，冷浸 2 小时，超声处理（功率 300W，频率 50kHz）1 小时，放冷，再称定重量，用甲醇补足减失的重量，摇匀，滤过，取续滤液，即得。

（4）测定法　分别精密吸取对照品溶液与供试品溶液各 10μL，注入液相色谱仪，照高效液相色谱法（通则 0512）测定，即得。

本品每 1g 含陈皮以橙皮苷（$C_{28}H_{34}O_{15}$）计，不得少于 4.0mg。

（二）气相色谱法

气相色谱法用于含挥发性成分的含量测定，测定方法有内标法、外标法，中药含量测定首选外标法。检测器有火焰离子化检测器（FID）、热导检测器（TCD）、质谱检测器（MS）等。

1. 建立方法时可选择填充柱或毛细管柱，一般中药测定宜选用毛细管柱；选用毛细管柱时应考察确定毛细管柱种类、柱长、内径、膜厚度等；选用填充柱应考察确定固定相种类及涂布浓度。

2. 选择进样口温度、柱温（若为程序升温应确定初始温度、程序升温速度、达到温度、保持时间等）、检测器温度、分流比、理论板数等有关参数。

3. 采用内标法时，应选定适宜的内标物质及校正因子的测定方法，内标物质的峰应能与样品中的被测成分及杂质峰达到较好的分离。

4. 采用外标法定量时，为保证进样误差符合规定，宜采用自动进样，提高进样重复性。

5. 选定供试品取样量、提取及纯化方法（采用超声处理时，应规定超声功率、频率，必要时注明超声温度）、稀释体积、进样体积等；选定对照品溶液配制用溶媒、配制浓度、配制方法等。

例 马应龙麝香痔疮膏中冰片的含量测定。

（1）色谱条件与系统适用性试验 用丁二酸二乙二醇聚酯（DEGS）为固定相，涂布浓度为15%；柱温105℃。取冰片对照品约40mg，置10mL量瓶中，加入水杨酸甲酯内标溶液溶解并稀释至刻度，摇匀，作为系统适用性试验用溶液，取1μL注入气相色谱仪，记录色谱图；理论板数按水杨酸甲酯峰计算，应不低于2000；龙脑、异龙脑峰与水杨酸甲酯峰的分离度应符合要求。

（2）校正因子测定 取水杨酸甲酯适量，精密称定，加环己烷-乙酸乙酯（1:1）制成每1mL含3mg的溶液，作为内标溶液。另取龙脑对照品20mg，精密称定，置10mL量瓶中，加入内标溶液溶解并稀释至刻度，摇匀。吸取1μL，注入气相色谱仪，计算校正因子。

（3）测定法 取本品约1g，精密称定，置具塞锥形瓶中，精密加入内标溶液10mL，混匀，称定重量，超声处理15分钟，放冷，再称定重量，用环己烷-乙酸乙酯（1:1）补足减失的重量，摇匀，滤过，吸取续滤液1μL，注入气相色谱仪，照气相色谱法（通则0521）测定，即得。

本品每1g含冰片以龙脑（$C_{10}H_{18}O$）计，不得少于19mg。

（三）薄层色谱扫描法

薄层色谱扫描法系指用一定波长的光照射在薄层板上，对薄层色谱中有吸收紫外光或可见光的斑点以及经激发后能发射出荧光的斑点进行扫描，将扫描得到的图谱及积分数据用于药品的鉴别、杂质检查或含量测定的方法。

操作方法分为薄层板的制备、样品液与对照液制备、点样、展开、显色（或定位）、上机扫描、色谱峰确认及含量计算。除上机扫描和色谱峰确认及定量外，其余操作方法与薄层色谱法相同。含量测定一般应使用市售薄层板。

测定时可根据不同薄层扫描仪的结构特点按照规定的方式扫描测定，用双波长或单波长扫描；测定方法有内标法及外标法。一般选择反射方式，采用吸收法或荧光法。

薄层色谱扫描用于含量测定时，通常采用线性回归二点法计算，如线性范围很窄时，可用多点校正多项式回归计算。供试品溶液和对照品溶液应交叉点于同一薄层板上，供试品点样不少于 2 个，对照品每一浓度不少于 2 个。扫描时，应沿展开方向扫描，不可横向扫描。

在可见、紫外区有吸收的组分，可在 $200 \sim 800$ nm 范围内采用吸收测定法测定。有荧光的组分，可选择好激发光波长（λ_{ex}）和发射光波长（λ_{em}），荧光法具有专属性强、灵敏度高和线性范围广等特点。

双波长是两束不同波长的光，一束测量样品称测定波长（λ_s）；另一束作为对照，称参比波长（λ_R）。两束光通过斩光器交替照射到斑点上，以吸收度之差 ΔA 定量。

由于薄层板存在明显的散射现象，斑点中物质的浓度与吸收关系需用 Kubelka - Munk 理论及曲线来描述。Kubelka - Munk 理论以斑点的相对反射率和相对透光率来计算斑点的吸收度，说明了固定相的散射参数 SX 对斑点中物质的浓度与吸收度间关系的影响，获得不同散射参数 SX 时斑点的 $A - KX$ 理论曲线，即 Kubelka - Munk 曲线。

散射参数 SX：由于薄层对光散射，其吸光度 A 和浓度 KX 之间不服从比尔定律，而符合 Kubelka - Munk 方程，其吸收度由于散射而减小，$A - KX$ 曲线偏向横轴，不成直线，其形状与 SX 值有关。为测定方便，薄层扫描仪均装有线性化器，用于对工作曲线进行校正，使其成为直线。因此，测定时需输入散射参数 SX 值。不少薄层板的 SX 值已知。若未知，可根据校正结果判断。

Kubelka - Munk 曲线说明了薄层色谱斑点的吸收度与其浓度成非线性关系，解释了薄层扫描法中标准曲线的弯曲问题，该曲线是薄层扫描法进行定量分析的理论依据。用于定量分析时需对曲线进行处理，曲线的处理有两类方法：曲线校正法和计算机回归法（线性及非线性回归）。

注意事项：由于影响薄层扫描结果的因素很多，故薄层扫描定量测定应在保证供试品斑点的量在校正曲线的线性范围内的情况下，与对照品同板点样，展开，扫描，积分和计算。薄层扫描定量用的对照品纯度应符合含量测定用对照品的要求。

由于影响因素较多，用本法测定时应注意以下几点：

（1）薄层厚度应均匀，表面应平整，最好使用预制板；点样应准确，原点大小应一致；喷洒显色剂应均匀，量适中；并用胶布加以固定。

（2）本法的线性范围较窄，应在其线性范围内测定。

（3）薄层色谱扫描法用于中药含量测定时，应选择在一定条件下能产生荧光的化学成分，需要显色后进行扫描测定的成分一般不提倡使用该方法。

（4）应采用预制的商品薄层板；扫描方式一般选用反射方式，采用吸收法或荧光法；扫描方法可采用单波长扫描或双波长扫描。

（5）应优化选择供试品提取与纯化方法，供试品取样量应能使被测成分的含量在对照品高低浓度的范围内，并注意避免点样量超载。应优化选择薄层色谱条件，如薄层板型号（注意对不同厂家及不同批号的薄层板进行分离效果比较）、薄层板的预处理、展开溶剂、展开条件、检视条件、扫描条件等。要关注实验环境（如温度、湿度）对结果的影响，对温度、湿度敏感的品种应列出温度、湿度要求。

由于薄层扫描法的重现性和准确度不太好，因此采用其测定中药制剂含量的品种已逐渐减少。

例 大山楂丸中熊果酸的含量测定。

取重量差异项下的本品，剪碎，混匀，取约 3g，精密称定，加水 30mL，60℃水浴温热使充分溶散，加硅藻土 2g，搅匀，滤过，残渣用水 30mL 洗涤，100℃烘干，连同滤纸一并置索氏提取器中，加乙醚适量，加热回流提取 4 小时，提取液回收溶剂至干，残渣用石油醚（30～60℃）浸泡 2 次（每次约 2 分钟），每次 5mL，倾去石油醚液，残渣加无水乙醇-三氯甲烷（3：2）的混合溶液适量，微热使溶解，转移至 5mL 量瓶中，用上述混合溶液稀释至刻度，摇匀，作为供试品溶液。另取熊果酸对照品适量，精密称定，加无水乙醇制成每 1mL 含 0.5 mg 的溶液，作为对照品溶液。照薄层色谱法（通则0502）试验，分别精密吸取供试品溶液 5μL 对照品溶液 4μL 与 8μL，分别交叉点于同一硅胶 G 薄层板上，以环己烷-三氯甲烷-乙酸乙酯-甲酸（20：5：8：0.1）为展开剂，展开，取出，晾干，喷以 10%硫酸乙醇溶液，在 110℃加热至斑点显色清晰，在薄层板上覆盖同样大小的玻璃板，周围用胶布固定，照薄层色谱法（通则 0502 薄层色谱扫描法）进行扫描，波长：$\lambda_S=535nm$，$\lambda_R=650nm$，测量供试品吸光度积分值与对照品吸光度积分值，计算，即得。本品每丸含山楂以熊果酸（$C_{30}H_{48}O_3$）计，不得少于 7.0mg。

（四）紫外-可见分光光度法

紫外-可见分光光度法用于在特定波长处对光有吸收或通过加入一定的显色剂后有吸收的单一成分或类别成分的含量测定，常用方法有对照品比较法和比色法。中药成分复杂、干扰因素不易排除，成分含量变化幅度大，因此紫外-可见分光光度法中的吸收系数法一般不宜采用。

建立方法时应确定供试品溶液及对照品溶液的制备方法，选择最佳的测定波长，配制供试品溶液时，提取、转移、稀释次数应尽量少；取样量应适宜，一般吸光度应在 0.3～0.7 之间。

注意：采用比色法测定时供试品溶液与对照品溶液的最大吸收波长应一致；制备标准曲线时至少应取 5 份以上对照品溶液进行测定。

例 复方皂矾丸中硫酸亚铁的含量测定。

（1）对照品溶液的制备 取硫酸亚铁对照品 0.4g，精密称定，置 100mL 量瓶中，加硫酸溶液（1→20）1mL和水80mL使溶解，加水至刻度，摇匀，精密量取2mL，置100mL量瓶中，加水至刻度，摇匀，即得每1mL含硫酸亚铁80μg的溶液（临用配制）。

（2）标准曲线的制备　精密量取对照品溶液1、2、4、6、8mL，分别置25mL量瓶中，加水至10mL，再加1%盐酸羟胺溶液1mL及0.2% 2,2-联吡啶乙醇溶液1mL，混匀，加水至刻度，摇匀；以相应的溶液为空白。照紫外-可见分光光度法（通则0401），在522nm的波长处测定吸收度，以吸光度为纵坐标、浓度为横坐标绘制标准曲线。

（3）测定法　取本品30丸，精密称定，剪碎，取2g，精密称定，置500mL量瓶中，加硫酸溶液（1→20）5mL和水200mL，超声处理至全部溶散，加水至刻度，摇匀，滤过，弃去初滤液约20mL，精密量取续滤液10mL，置100mL量瓶中，加水至刻度，摇匀，精密量取5mL，置25mL量瓶中，照标准曲线的制备项下的方法，自"加水至10mL"起，依法测定吸收度，从标准曲线上读出供试品溶液中硫酸亚铁的量，计算，即得。本品每丸含皂矾以硫酸亚铁（$FeSO_4 \cdot 7H_2O$）计，不得少于30.0mg。

（五）容量法

容量法主要用于含矿物类药材的含量测定，常用中和法、碘量法、银量法、络合量法、氧化还原法等。应注意对样品必要的处理、破坏，取样量应满足精度要求，消耗滴定液控制在10～20mL；确定滴定液、滴定度及指示剂等，指示剂对终点变色应敏锐、易观察、无其他颜色干扰。

例　益元散中朱砂的含量测定。

取本品2.5g，精密称定，置250mL烧瓶中，加硫酸10mL与硝酸钾1.5g，缓缓加热使朱砂溶解，放冷，加1%硝酸溶液10mL，摇匀，冷却，用垂熔漏斗滤过，用1%硝酸溶液40mL分次洗涤漏斗和烧瓶，洗液并入滤液中，滴加1%高锰酸钾溶液至显粉红色（以2分钟内不消失为度），再滴加2%硫酸亚铁溶液恰至红色消失，加硫酸铁铵指示液2mL，用硫氰酸铵滴定液（0.05mol/L）滴定。每1mL硫氰酸铵滴定液（0.05mol/L）相当于5.815mg的硫化汞（HgS）。本品每1g含朱砂以硫化汞（HgS）计，应为35～42mg。

（六）重量法

重量法可分为挥发法、萃取法和沉淀法。挥发法可测定具有挥发性或能定量转化为挥发性物质的组分含量，萃取法是根据被测组分在互不相溶的两相中溶解度的不同，达到分离的目的。沉淀法是将被测组分定量转化为难溶化合物，测定其含量的方法，适用于制剂中纯度较高的成分。使用重量法测定时，应注意选择供试品用量、提取、分离、纯化及干燥等条件，必要时提供换算因子（四位有效数字）。

（七） 氮测定法

氮测定法主要用于含较多蛋白质或氨基酸中药的含量测定。根据品种情况确定使用常量法或半微量法，照 ChP（通则 0704）收载的氮测定法测定并规定限度。氮测定法有常量法、半微量法等，详见"第四章药物的含量测定方法与验证"。

（八） 原子吸收分光光度法

原子吸收分光光度法用于测定原子态的金属元素和部分非金属元素，按照原子化方式的不同分为火焰原子吸收、石墨炉原子吸收、氢化物原子吸收和冷蒸汽发生原子吸收 4 种。

应针对样品中元素含量高低和所测元素的特性选择合适的原子化方法：火焰原子吸收法一般测定元素的含量为 ppm 级，少数元素可达 ppb 级；石墨炉原子吸收法主要可用于铅、镉等元素的测定其检测元素的含量一般为 ppb 级；氢化物原子吸收法多用于砷、硒、锡、锑、汞的测定，可测定溶液浓度为 ppb 级；冷蒸汽发生原子吸收也用于汞的测定，其测定浓度可达 ppb 级。

测定方法有标准曲线法、标准加入法。

1. 分析方法的选择 应针对测定元素的种类和特性进行分析，一般中药重金属及有害元素的测定中铅、镉采用石墨炉原子吸收法；砷和汞采用氢化物原子吸收法（汞一般用冷原子吸收法）；铜采用火焰原子吸收法。

2. 分析条件的选择 测定前应对仪器灵敏度和基质干扰等因素进行优化，达到要求后方可进行测定。

（1）分析线 原子吸收法中常选择待测元素的共振作分析线，但并不是任何情况下都应使用共振线，例如 As、Se、Hg 的共振线在远紫外区，该区域火焰吸收强烈，不宜选用共振线作分析线。在选择分析线时，一般选用不受干扰且吸收最强的谱线作为分析线。

（2）狭缝宽度的选择 选择不引起吸光度减小的最大狭缝宽度。

（3）原子化条件的选择 对于火焰原子化法，火焰的种类和燃助比的选择是很重要的。当燃气和助燃气选择好后，可通过下述方法选择燃助比：固定助燃气流量，改变燃气流量，测量标准溶液在不同燃助比时的吸光度，绘制吸光度-燃助比关系曲线，以确定最佳燃助比；对于石墨炉原子化器的使用，应注意干燥是一个低温去溶剂的过程，可在稍低于溶剂沸点的温度下进行。灰化是为了破坏和去除试样基体，可根据样品实际添加基改剂，在保证试样无明显损失的前提下，将试样加热到尽可能高的温度。原子化阶段应选择最大吸收信号的最低温度。总之，根据试样的性质确定各阶段所选定的温度与加热时间。

3. 选择合适的定量方法 一般采用标准曲线法，并考察工作曲线的线性浓度范围，相关系数不得小于 0.995。但如果基体效应较强，无合适基体匹配时可考虑标准加入法，其优点是能够更好地消除样品中其他成分对测定的影响。

一般原子吸收每份样品测定时至少读数 2 次或以上，并比较几次读数结果，若有偏离太大（正常测定浓度范围内 RSD＞30％）应重新测定或检查仪器及工作条件是否适当。

4. 实验用器皿　为避免被污染，均应事先洗干净并用 10％硝酸浸泡过夜后再用去离子水冲洗干净备用。

5. 实验用试剂　应选择优级纯或更纯级别，水为去离子水（电阻率应大于 18MΩ）。可将洗净的器皿、试剂在仪器给定条件测试元素本底，满足要求后方可使用。

6. 供试品溶液的制备方法　取样量、消化试剂、消化方法（推荐使用微波消解方法，该方法不易污染，样品消解过程元素不易损失，亦可采用干法消解或湿法消解，但应对消解方法和温度进行方法考察）等。上机溶液应澄清，酸度一般不大于 10％。供试品溶液中元素的浓度应在工作曲线的浓度范围之内，否则应调整取样量或稀释倍数，并同法制备空白溶液作为试样空白。

例　龙牡壮骨颗粒中钙的含量测定。

（1）对照品溶液的制备　取碳酸钙基准物对照品约 60mg，置 100mL 量瓶中，加水 10mL 湿润后，加稀盐酸 5mL 使溶解，加水至刻度，摇匀，精密量取 25mL，置 100mL 量瓶中，加水至刻度，摇匀，精密量取 1.0、1.5、2.0、2.5、3.0mL，分别置 25mL 量瓶中，各加镧试液 1mL，加水至刻度，摇匀，即得。

（2）供试品溶液的制备　取装量差异项下的本品，混匀，取适量，研细，取 0.5g 或 0.3g（无蔗糖），精密称定，置 100mL 量瓶中，加水 10mL 湿润后，加稀盐酸 5mL 使溶解，加水至刻度，摇匀，滤过。精密量取续滤液 2mL，置 25mL 量瓶中，加镧试液 1mL，加水至刻度，摇匀，即得。

（3）测定法　取对照品溶液与供试品溶液，照原子吸收分光光度法中的标准曲线法（通则 0406 第一法）在 422.7nm 的波长处测定，计算，即得。

本品每袋含钙（Ca）不得少于 45.0mg。

（九）　电感耦合等离子体质谱法

电感耦合等离子体质谱法灵敏度高，可用于多种元素的同时测定，分析效率高。测定模式有一般模式和氦气碰撞反应模式及氢气碰撞反应模式。定量方法有工作曲线法、标准加入法，一般首选工作曲线法。

建立方法时应根据元素的特性选择测定模式（例如测定砷应选用氢气或氦气碰撞反应模式）；选择合适的测量质量数。测定前应对仪器进行灵敏度和干扰物调谐，达到要求后方可进行测定。考察工作曲线的线性浓度范围，相关系数不得小于 0.99。

实验用器皿为避免被污染，均应事先洗干净并用 10％硝酸浸泡过夜后再用去离子水冲洗干净备用。实验用试剂应选择优级纯或更纯级别，水为去离子水（电阻率应大于 18MΩ）。

选择供试品溶液的制备方法包括：取样量、消化试剂、消化方法（推荐使用微波消解方法，该方法不易污染，样品消解过程元素不易损失，亦可采用干法消解或湿法消解，但应对消解方法和温度进行方法考察）等。上机溶液应澄清，酸度一般不大于10％。供试品溶液中元素的浓度应在工作曲线的浓度范围之内，否则应调整取样量或稀释倍数，并同法制备空白溶液作为试样空白以消除干扰。

制备并测定空白样品溶液，考察各待测元素的检测限。标准物质测定值应为参考值的70％～130％；加样回收试验结果应为60％～140％。

第五节　中药指纹图谱与特征图谱简介

一、中药指纹图谱的概念与分类

中药指纹图谱是指中药材、饮片、提取物及中药制剂经适当处理后，采用一定的分析方法与实验技术所建立的能够标示其某种特性（如化学的、生物学的或其他特征）的图谱。

中药指纹图谱按测定手段分类可以分为中药化学指纹图谱和中药生物指纹图谱。

中药化学指纹图谱是指测定中药材、提取物或中药制剂等所含各种化学成分而建立的指纹图谱。主要有光谱法和色谱法，其中有紫外光谱法、红外光谱法、质谱法、核磁共振波谱法、薄层色谱法、气相色谱法、高效液相色谱法、毛细管电泳法以及各种联用技术。目前首选为高效液相色谱法。

中药生物指纹图谱包括中药 DNA 图谱、中药基因组指纹图谱和中药蛋白指纹图谱等，主要是测定各种中药材的 DNA 图谱，由于每个物种基因的唯一性和遗传性，中药材 DNA 指纹图谱可用于对中药材的种属鉴定、植物分类研究和品质研究。其对中药材 GAP 基地建设、中药材规范化种植、选择优良种质资源和药材道地性研究极为有用。

中药指纹图谱鉴别建立的目的是通过对所得到的能够体现中药整体特性的图谱识别，提供一种能够比较全面地控制中药质量的方法，从化学物质基础的角度保证中药制剂的稳定性和可靠性。其具体试验是采用指纹图谱模式，将中药内在物质特性转化为常规数据信息，用于中药鉴别和质量评价。

二、中药指纹图谱的建立

中药指纹图谱建立的内容包括：①中药指纹图谱分析方法的建立；②指纹图谱方法认证；③方法验证；④数据处理和分析。中药指纹图谱按照测试样品来源可以分为中药材、饮片、提取物或中间体、成方制剂指纹图谱，其中中药材、饮片及中间体指纹图谱主要是用于生产的内部控制、质量调整以及质量相关性考察。中药指纹图谱按照获取方式可以分为色谱、光谱及其他分析手段，其中色谱是中药指纹图谱建立的首选和主要方式。

（一）　中药化学指纹图谱建立的原则

中药化学指纹图谱应全面反映中药所含内在化学成分的种类与数量，进而反映其质量。尤其是中药有效成分的绝大多数还没有明确，采用化学指纹图谱的方式，可以有效地表征中药质量；因此中药化学指纹图谱的建立，应以系统的化学成分研究和药理学研究为基础依托，并体现系统性、特征性、稳定性三个基本原则。

1. 系统性　是指指纹图谱所反映的化学成分，应包括中药有效部位所含大部分成分的种类或指标成分的全部。如银杏叶的有效成分是黄酮和银杏内酯类，则其指纹图谱应针对这两类成分分别建立。

2. 特征性　是指指纹图谱中反映的化学成分信息应具有高度选择性，其结果能特征地区分中药的真伪与优劣，成为中药自身的"化学条码"。

3. 稳定性　是指所建立的指纹图谱，在规定的方法与条件下，不同的操作者和不同的实验室应能作出相同的指纹图谱，其误差应在允许的范围内，这样才可以保证指纹图谱的耐用性。

（二）　建立的方法与技术要求

1. 样品的收集　由于中药来源广泛，所含化学成分的种类及数量繁多，同时受生长环境、采收时间、炮制方法等影响较大。所收集的样品必须具有代表性。因此，需要收集来自不同产地、不同批号的样品 10 批以上，每批样品中取样量不少于 3 次试验量。同时做好详细记录。

2. 样品制备

（1）取样　依 ChP 规定的方法取样，与实际应用相符。一般地上部分药材，取样量为 0.5～1kg，分别称量茎、叶、花、果实的大致比例；果实类药材，生产时去种子的，样品亦应除去种子；如药材表观不均匀（如大小不一、粗细不均等）也要分取各代表部分。将选取的供试品适当粉碎混合均匀，按规定称样，一般称样量与选取样品量的比例为 1∶10，如称取 1g 供试品，应在混合均匀的 10g 选取样品中称取。称样的精度一般要求取 3 位有效数字。

（2）供试品溶液的制备　应根据分析要求，采用适宜的制备方法，将样品中的化学成分提取、富集，再用适当的溶剂制成标示浓度的供试品溶液（g/mL 或 mg/mL）。做好标签、编号。一般要求新鲜配制，如试验需要可在避光、低温、密闭条件下短期放置，不超过两周，溶液不稳定的一般不超过 48 小时。尽量使较多的成分在指纹图谱中反映出来。

3. 参照物的制备　在构建指纹图谱时，应设立参照物或参照峰，以考查其稳定性和重现性，同时起到辨认、评价指纹图谱特征的指引作用。一般选取样品中一个以上主要活性成分或指标性成分的对照品作参照物（须注明其来源和纯度）。若无对照品，也可选择适宜内标物作为参照物，但需慎重。如果没有适宜的参照物也可选择指纹图谱中已知结构的、稳定的色谱峰作为参考峰。参照物需精密称定，用适宜的溶剂配成标示浓度的参照物溶液（g/mL 或 mg/mL）。

4. 分析方法　中药指纹图谱研究的方法很多，其中色谱学方法是主流方法，尤其是高效液相色谱（HPLC）、气相色谱（GC）、薄层色谱（TLC）、毛细管电泳（CE）

及其联用技术等。其中采用最多的是 HPLC 方法，尤其随着检测器种类的丰富，使得 HPLC 的使用范围越来越广。应用中，多采用梯度洗脱的方式，为了保证结果的可靠性，一般分析时间为 12 小时。

为了考察方法的可靠性、重复性和耐用性，亦应进行方法学验证。其内容包括精密度试验、重现性试验、稳定性试验等。

5. 结果处理　以 HPLC 指纹图谱为例，通过对大量样品的指纹图谱分析，提取出共有峰，并确定这些共有峰与内标物或对照品的相对保留时间和相对积分面积，经数据处理，得出参数的变动范围。在结果处理过程中，一般对某些占总峰面积较大的色谱峰予以优先考察，这些峰往往代表样品的信息。中药材的供试品图谱中各共有峰面积的比值与指纹图谱各共有峰面积的比值比较，单峰面积占总峰面积大于或等于 20% 的共有峰，一般差值不宜大于 ±20%；单峰面积占总峰面积大于或等于 10%，而小于 20% 的共有峰，其差值不应大于 ±25%；单峰面积占总峰面积小于 10% 的共有峰，峰面积比值无需要求，但必须标定相对保留时间。未达基线分离的共有峰，应计算该组峰的总峰面积作为峰面积，同时标定该组各峰的相对保留时间。各个样品指纹图谱中的非共有峰应当越少越好，由于中药的复杂性，非共有峰常常较多，一般的，非共有峰的峰面积不应超过总峰面积的 10%。

6. 数据处理及评价　对获得的指纹图谱进行科学分析和评价，是指纹图谱技术研究中的重要环节。目前应用于指纹图谱数据处理与评价的方法主要有：直观分析方法、化学模式识别法和相似度评价方法。以相似度评价方法应用最为普遍。

中药指纹图谱的相似度计算，首先是将指纹图谱向量化，将一张指纹图谱视为一个 n 维向量 X（X_1，X_2，X_3，$\cdots$，X_n），这个向量可以是指纹图谱的原始数据点，也可以是色谱峰面积信息；根据采集的数据的不同，相似度计算可分为点对点相似度和峰对峰相似度。两张指纹图谱之间的相似度是对两指纹图谱向量 A（A_1，A_2，$\cdots$，A_i，$\cdots$，A_n）、B（B_1，B_2，$\cdots$，B_i，$\cdots$，B_n）使用一定的公式运算所得，故将其计算公式称为相似度计算法。

相似度算法很多，包括相关系数法、夹角余弦法、距离方法（马氏距离、欧氏距离、明氏距离）、模糊相关法等。夹角余弦法和相关系数法都可以提供一个 0~1 的数值作为计算结果，并且，值越接近 1，表明相似度越大，故可以指定一个限值 0.9，当相似度大于 0.9 的产品认为合格，否则不合格。

目前认为，夹角余弦峰对峰相似度与含量测定相结合，是控制中药质量的优势模型。

三、中药特征图谱

中药特征图谱是指中药材、饮片、提取物及中药制剂经适当处理后，采用一定的分析方法得到的能够标识其某种特性的图谱。建立中药特征图谱应满足专属性、重现性和可操作性的要求。特征图谱的构建一般为：样品采集、制备，方法的选择；结果处理，特征峰的认证；方法学的验证等步骤。

中药特征图谱与中药指纹图谱区别在于：中药特征图谱不需要计算相似度，而中药指纹图谱对保留时间、峰面积一般无要求，只要相似度大于 0.9 即可。中药特征图谱通常是指主要有效成分的特征峰谱图，而中药指纹图谱除了主要有效成分的特征峰外，还包括更多内容，更具有专一性。对于中药材来源多样、处方组成复杂的品种，采用中药指纹图谱控制其质量难度较大，而采用中药特征图谱进行鉴别，其可行性和实用性相对较好。

四、应用示例

中药指纹图谱的应用，在药品质量标准中，主要用于纯度较高的植物油脂和提取物、中药注射剂的质量控制。国家食品药品监督管理总局已颁布了《中药注射剂指纹图谱研究的技术要求（暂行）》，在中药注射剂领域推行指纹图谱作为质控标准。

ChP 将指纹图谱（或特征图谱）的鉴别，不放在鉴别项下，而是单独列一项，主要是对纯度较高的植物油脂和提取物进行鉴别，如三七总皂苷、三七三醇总皂苷、莪术油、满山红油、薄荷素油、丹参酮提取物、丹参提取物、北豆根提取物、山楂叶提取物、茵陈提取物、积雪草浸膏、肿节风浸膏等指纹图谱的鉴别；山楂叶提取物、人参茎叶总皂苷、人参总皂苷、连翘提取物、刺五加浸膏、肿节风浸膏、茵陈提取物、满山红油、颠茄流浸膏、颠茄浸膏等特征图谱的鉴别。

目前，中药注射剂的指纹图谱（或特征图谱）鉴别，在药品质量标准中应用得相对多一些。而中药材、中药复方制剂的指纹图谱（或特征图谱）鉴别，研究报道较多，收载在药品质量标准中的甚少，故尚需进一步研究，使其趋向成熟。

例 1 双黄连注射液的指纹图谱鉴别（国家食品药品监督管理总局发布双黄连注射液国家药品标准：WS3-B-2104-6-010）。

处方：金银花 250g，黄芩 250g，连翘 500g。

色谱条件和系统适应性试验：以十八烷基硅烷键合硅胶为填充剂；YMC-Pack ODS-A 色谱柱（柱长为 150mm，柱内径为 4.6mm）；梯度洗脱，以甲醇为流动相 A，以 0.25% 冰醋酸（V/V）为流动相 B；检测波长为 350nm；柱温为 30℃；流速为每分钟 1mL。理论板数按绿原酸峰计算应不低于 6000。时间与流动相选择，见表 16-2。

表 16-2 不同时间流动相的选择

时间（分钟）	流动相 A（%）	流动相 B（%）
0～15	15→35	85→65
15～20	35	65
20～50	35→100	65→0

供试品溶液制备：精密吸取本品 2mL，置 10mL 量瓶中，加 50% 甲醇稀释至刻度，摇匀，作为供试品溶液。

对照品溶液制备：取绿原酸对照品适量，精密称定，加 50％甲醇制成每 1mL 含 40μg 的溶液，作为对照品溶液。

测定法：分别精密吸取对照品溶液与供试品溶液各 10μL，注入液相色谱仪，记录 60 分钟内色谱图。供试品色谱图应与标准指纹图谱基本一致，有相对应的 11 个特征峰，特征峰出峰时间应在 40 分钟之内。删除 10 号峰，将供试品色谱图导入中药色谱指纹图谱相似度评价系统与标准指纹图谱相比较，剪切 5 分钟之前和 50 分钟之后的色谱峰，计算相似度，相似度应不低于 0.90，见图 16-4。

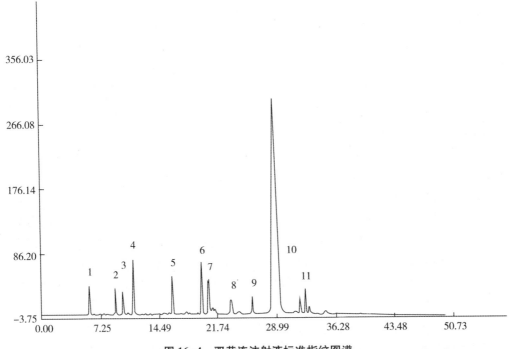

图 16-4　双黄连注射液标准指纹图谱

例 2　ChP 丹参总酚酸提取物指纹图谱鉴别。

本品为唇形科植物丹参 *Salvia miltiorrhiza* Bge. 的干燥根及根茎加工制成的提取物。

色谱条件和系统适应性试验：以十八烷基硅烷键合硅胶为填充剂（柱长 25cm，内径为 4.6mm，粒度为 5μm）；以乙腈为流动相 A，以 0.05％磷酸水溶液为流动相 B，按表 16-3 中的规定进行梯度洗脱。检测波长为 286nm，柱温为 30℃；流速为每分钟 1.0mL。理论板数按迷迭香酸峰计算应不低于 20000。

表 16-3　不同时间流动相的选择

时间（分钟）	流动相 A（％）	流动相 B（％）
0～15	10→20	90→80
15～35	20→25	80→75

续表

时间（分钟）	流动相 A（%）	流动相 B（%）
35～45	25→30	75→70
45～55	30→90	70→10
55～70	90	10

参照物溶液的制备：取迷迭香酸对照品和丹酚酸 B 对照品适量，精密称定，加甲醇制成每 1mL 各含 0.2mg 的溶液，即得。

供试品溶液的制备：取供试品 5mg，精密称定，置 5mL 量瓶中，加水使溶解，并稀释至刻度，摇匀，滤过，取续滤液，即得。

测定法：分别精密吸取参照物溶液和供试品溶液各 10μL，注入液相色谱仪，测定，记录色谱图即得。分析时间 45 分钟；8 个共有峰，其中 2 号峰为原儿茶醛、5 号峰为迷迭香酸、6 号峰为紫草素、7 号峰为丹酚酸 B。按国家药典委员会提供的中药色谱指纹图谱相似度评价系统评价。供试品指纹图谱与对照指纹图谱经相似度计算，相似度不得低于 0.90，见图 16-5。

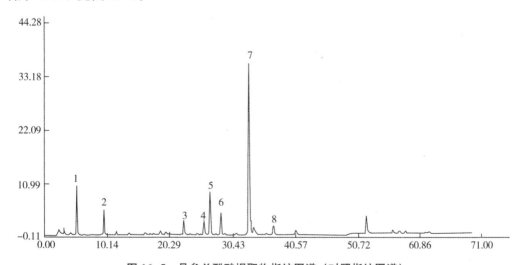

图 16-5 丹参总酚酸提取物指纹图谱（对照指纹图谱）

8 个共有峰：2 号峰为原儿茶醛；5 号峰为迷迭香酸；6 号峰为紫草素；7 号峰为丹酚酸 B

例 3 龙利叶茎 HPLC 指纹图谱鉴别的研究。

龙利叶（又名龙脷叶、牛耳叶、龙舌叶、龙味叶）来源于大戟科守宫木属植物龙利叶 *Sauropus rostratus* Miq. [*Sauropus spatulifolius* Beille]，为常绿小灌木。10 批样品采自不同产地的龙利叶茎药材，经专家鉴定后，阴干，粉碎成粗粉。

色谱条件：色谱柱为 Agilent Eclipse XDB-C$_{18}$；检测波长为 280 nm；流速为 1mL/min；柱温为 25℃；进样量为 10 μL；流动相为乙腈-0.08%醋酸，梯度洗脱，洗脱程序见表 16-4。

表16-4　流动相洗脱程序

时间（分钟）	乙腈（%）	0.08%醋酸（%）
0	5	95
16	13	87
18	17.5	82.5
35	26	74
38	32	68
41	35	65
61	45	55
70	50	50
90	70	30

内标参照物溶液的制备：取槲皮素对照品适量，精密称定 0.54mg，置 5mL 量瓶中，用适量甲醇溶解并稀释至刻度，摇匀，用 0.45μm 微孔滤膜过滤，即得浓度为 0.108mg/mL 的对照品溶液。

供试品溶液的制备：取过 4 号筛（孔径 0.5mm）的龙利叶药材粉末 0.5g，精密称定，置 25mL 具塞锥形瓶中，精密加入水饱和正丁醇 20mL，密塞，回流提取 30 分钟后放冷，补重，加入 5mL 30%盐酸，酸化回流提取 30 分钟，放冷，过滤，滤液置蒸发皿中，挥干溶剂，加甲醇溶解，转移至 2mL 容量瓶中，加入 0.8mL 内标参照物溶液，所得的混合溶液用甲醇稀释定容，摇匀，经 0.45μm 微孔滤膜过滤，滤液即为供试品溶液。

指纹图谱与共有峰的确定：采用国家药典委员会颁布的《中药色谱指纹图谱相似度评价系统》2004A 版计算机软件对指纹图谱进行自动匹配，共标定共有指纹峰 14 个，以中位数法作为对照指纹图谱的生成方法，依据龙利叶茎药材的共有模式生成对照指纹图谱，见图 16-6。

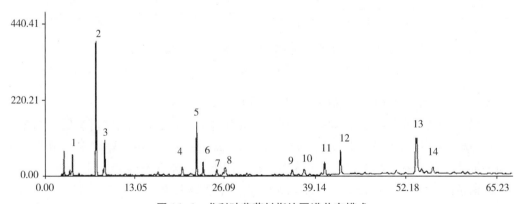

图16-6　龙利叶茎药材指纹图谱共有模式

由于龙利叶茎药材指纹图谱中，暂没有找到合适已知的化合物对照品，按照《中药注射剂指纹图谱研究的技术要求（暂行）》要求，如果没有适宜的对照品，可选择适宜的内标物作为参照物。经过实验摸索，本文选择化学性质稳定、较常用的对照品槲皮素作为内标物，槲皮素出峰时间适宜，作为参照物进行相对保留时间和相对峰面积的计算，符合指纹图谱研究要求，见图 16-7、图 16-8。

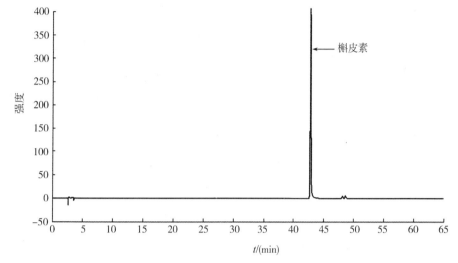

图 16-7 槲皮素内标参照物 HPLC 图

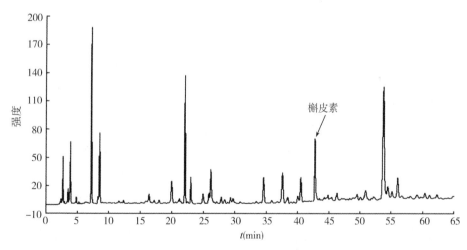

图 16-8 龙利叶茎供试品 HPLC 图

共有峰的标定：采用国家药典委员会颁布的《中药色谱指纹图谱相似度评价系统2004 计算机》软件自动匹配 10 个不同产地的龙利叶茎药材 HPLC 图谱，共标定 14 个色谱峰为共有指纹峰，以中位数法作为对照指纹图谱的生成方法，时间宽度设定为0.15 分钟，提取龙利叶茎药材的共有模式建立对照指纹图谱，见图 16-9。匹配的相关参数略。

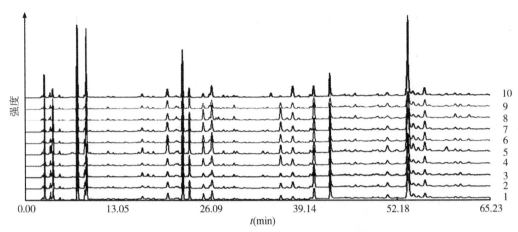

图 16-9 10 批龙利叶茎供试品 HPLC 叠加色谱图

例 4 滇桂艾纳香药材的指纹图谱鉴别。

滇桂艾纳香药材为菊科艾纳香属植物 *Blumnea riparia*（Bl.）DC 的干燥全草。

对照品：绿原酸对照品由中国生物制品检定所提供（批号：110753 - 200212 供含量测定用）。

色谱条件和系统适应性试验：色谱柱为 Agilent Zobax SB C_{18} 柱（$5\mu m$，4.6mm× 150mm）；流动相为甲醇 - 0.05% 磷酸；检测波长为 220nm；柱温为 30℃；进样量为 $10\mu L$；理论板数以绿原酸计不低于 10000。

对照品溶液的制备：取绿原酸对照品适量，精密称定，置 10mL 容量瓶，加 50% 甲醇制成每 1mL 含 $100\mu g$ 的溶液作为对照品溶液。

样品提取方法：以药材水煎煮后，用稀盐酸调 pH=3 后，再用乙酸乙酯 - 乙醇（4：1）混合溶液萃取 4 次为佳，其所得图谱峰信息较多，保留时间有较好的稳定性与重现性。

在上述色谱条件下，分别取样注入高效液相色谱仪。记录色谱图，绿原酸色谱峰与样品图谱中 4 号峰的保留时间一致，作为参照峰。绿原酸的保留时间约为 23 分钟，与其他色谱峰的分离度大于 1.5。

得到 10 批滇桂艾纳香药材的指纹图谱，并生成对照图谱。10 批滇桂艾纳香药材指纹图谱相似度较好，以相似度计算，各批药材间的相似度比较，均在 0.8 以上，各批药材与对照指纹图谱间的相似度均在 0.9 以上。滇桂艾纳香药材色谱图见图 16-10，10 批滇桂艾纳香色谱叠加图见图 16-11。

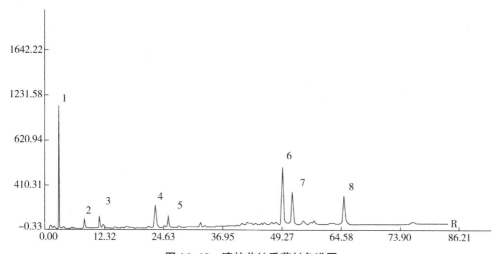

图 16-10 滇桂艾纳香药材色谱图

绿原酸（4 号峰）为参照峰

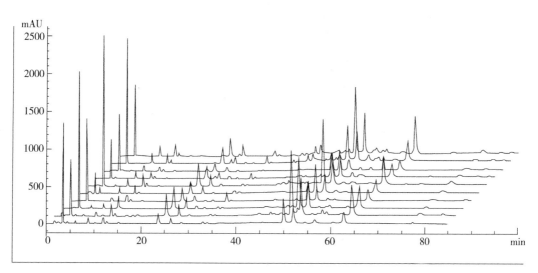

图 16-11 10 批滇桂艾纳香色谱叠加图

例 5 ChP 山楂叶提取物的特征图谱鉴别。

本品为蔷薇科植物山里红 *Crataegus pinnatifida* Bge. var. *major* N. E. Br. 或山楂 *Crataegus pinnatifida* Bge. 的干燥叶经加工制成的提取物。

色谱条件与系统适用性试验：以十八烷基硅烷键合硅胶为填充剂；以四氢呋喃-甲醇-乙腈-乙酸-水（38：3：3：4：152）为流动相；检测波长为 330nm。理论板数按牡荆素鼠李糖苷峰计算应不低于 2500。

参照物溶液的制备：取牡荆素鼠李糖苷对照品适量，精密称定，加 60%乙醇制成每 1mL 含 100μg 的溶液，即得。

供试品溶液的制备：取本品 50mg，精密称定，置 50mL 量瓶中，加 60%乙醇溶解并稀释至刻度，即得。

测定法：照高效液相色谱法（通则 0512）测定。分别精密吸取参照物溶液与供试品溶液各 10μL，注入液相色谱仪，测定，记录色谱图（图 16-12），即得。供试品特征图谱中应呈现 4 个特征峰，与参照物峰相应的峰为 S 峰，计算各特征峰与 S 峰的相对保留时间，应在规定值的 ±5% 范围之内。相对保留时间规定值为：0.76（峰 1）、1.00（峰 S）、1.55（峰 2）、1.94（峰 3）。

积分参数：斜率灵敏度为 5，峰宽为 0.04，最小峰面积为 10，最小峰高为 S 峰峰高的 1%。

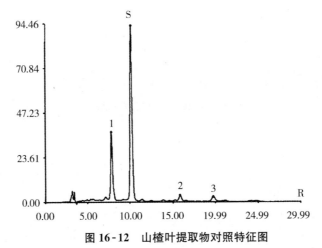

图 16-12　山楂叶提取物对照特征图

峰 1：牡荆素葡萄糖苷；峰 S：牡荆素鼠李糖苷；峰 2：牡荆素；峰 3：金丝桃苷

第十七章　生化药物与生物制品分析概论　▷▷▷▷

第一节　概　述

一、生物药物的定义及其种类

生物药物（biopharmaceutical drugs）是利用生物体、生物组织或其成分，综合运用生物学、生物化学、微生物学、免疫学、物理化学和药学的原理与方法制得的各种天然生物活性物质以及人工合成或半合成的物质。生物药物按其来源和生产方法分类，主要包括生化药物（biochemical drugs）、生物合成药物（biosynthetic drugs）、生物制品（biological products）和其他相关的生物医药产品。

生化药物是从动物、植物及微生物等生物体分离纯化制得的生化基本物质，或者用化学合成、微生物合成及现代生物技术制得的生命基本物质及其衍生物、降解物、大分子的结构修饰物等以及来自生物体或构成生物体的一些基本成分。如氨基酸、多肽、蛋白质、酶、辅酶、多糖、脂质、核苷酸类等，ChP 二部收载的甘氨酸、丙氨酸、辅酶 Q_{10}、右旋糖酐 20 等均属生化药物。

生物合成药物是由微生物代谢所产生的药物和必须利用微生物及其酶转化反应共同完成的半合成药物。如 ChP 二部收载的山梨醇、木糖醇、维生素、生物碱、抗生素等。

生物制品是以微生物、细胞、动物或人源组织和体液等为起始原材料，应用生物学技术制成，用于预防、治疗和诊断人类疾病的制剂。人用生物制品包括：细菌类疫苗（含类毒素）、病毒类疫苗、抗毒素及抗血清、血液制品、细胞因子、生长因子、酶、体内及体外诊断制品以及其他生物活性制剂，如毒素、抗原、变态反应原、单克隆抗体、抗原抗体复合物、免疫调节剂及微生态制剂等。ChP 三部收载的血液制品类品种：如人血白蛋白人免疫球蛋白、破伤风人免疫球蛋白、人凝血酶原复合物；生物技术类品种：如注射用重组人干扰素 α1b、注射用重组人干扰素 γ、注射用重组人白介素-2、注射用重组人白介素-11、注射用重组人白介素-11（酵母）、注射用重组人粒细胞巨噬细胞刺激因子、注射用重组链激酶、重组牛碱性成纤维细胞生长因子外用溶液；体外诊断试剂类：如乙型肝炎病毒表面抗原诊断试剂盒、人类免疫缺陷病毒抗体诊断试剂盒、梅毒快速血浆反应素诊断试剂、梅毒螺旋体抗体诊断试剂盒、丙型肝炎病毒抗体诊断试剂盒、梅毒甲苯胺红不加热血清试验诊断试剂等都属于生物制品。

由于学科的渗透、交叉与发展，生化药物、生物合成药物和生物制品有时无明确界定。只是生物制品更多地涉及免疫学、预防医学和微生物学。随着现代生物制药技术的发展和应用，三者正相互交叉与相互融合，可统称为生物药物。

生物药物发展迅速、应用广泛，与化学药物、中药称为三大药源。早期的生物药物是由来自生物体某些天然活性物质加工制成的制剂，称为第一代生物药物。来自动物脏器的生物药物曾有脏器制剂之称，如胎盘制剂、脑垂体后叶制剂、眼制剂、混合血清等。第二代生物药物是指利用近代生化技术从生物材料中分离、纯化获得的具有针对性治疗作用的生物活性物质，如纯化胰岛素、前列腺素 E、尿激酶、肝素钠、人丙种球蛋白等。第三代生物药物是利用生物技术生产的天然生化物质及经过生物工程手段改造的具有比天然物质更高药理活性的新物质，为新型的生物药物，其种类繁多。

一些生物合成药物如维生素、生物碱、抗生素、右旋糖酐 20 等的药物分析已在前面各章论述，因此，本章只论述生化药物与生物制品的药物分析。

二、生物药物的特点

1. 相对分子量的不定值 一些小分子的化合物如氨基酸，化学结构明确。而大部分的生物药物多为大分子的生命物质（如蛋白质、多肽、多糖、核酸类等），不仅相对分子量大，而且不定值，其分子量一般为几千到几十万，具有复杂的化学结构，甚至有的化学结构也不确定。对于大分子的生物制品而言，即使组分相同，往往由于相对分子量的不同而产生不同的生理活性，如由硫酸氨基葡萄糖和葡萄糖醛酸组成的酸性黏多糖肝素，能明显延长血凝时间，有抗凝血作用；而低分子量的肝素抗凝活性低于肝素。因此，生物药物常常需要进行相对分子量的测定。

2. 结构多采用生化法确证 在大分子生物药物中，由于有效结构或相对分子量不确定，其结构确证很难沿用元素分析、X 射线衍射、红外光谱、紫外光谱、质谱、核磁共振光谱等方法加以证实，往往还要用生化法如氨基酸组分分析、氨基酸序列分析、肽图等方法加以确证。

3. 全过程的质量控制 此类药物对热、酸、碱、重金属以及 pH 都较敏感，因此，为了生产出具有药理活性高、针对性强、毒性低、副作用小、疗效可靠及营养价值高的安全、有效的生物药物，必须进行原材料、生产过程（其中包括培养和纯化工艺过程）和最终产品的质量控制，以确保产品符合质量标准的要求。

4. 生物活性检查 在制备多肽或蛋白质类药物的过程中，有时因工艺条件的变化，导致活性多肽或蛋白质失活。因此，对生物药物除采用通常的理化法检验外，还需采用生物检定法进行检定，以证实其生物活性。

5. 安全性检查 由于生物药物的性质特殊、生产工艺复杂、易引入污染物和特殊杂质，故常需做安全性检查，如热原检查、过敏试验、异常毒性试验、致突变试验和生殖毒性试验等。

6. 效价（含量）测定 生物药物多数可以通过含量测定，以表明其主药的含量。但对酶类等药物需进行效价测定或酶活力测定，以表明其有效成分含量的高低。

第二节 生化药物分析

一、生化药物的种类

生化药物根据其化学本质和化学特性的不同有以下分类：

1. 氨基酸及其衍生物类药物 单氨基酸（亮氨酸、丝氨酸、甘氨酸等）；氨基酸衍生物（N-乙酰-L-半胱氨酸、谷氨酰胺、S-羟色氨酸等）；复合氨基酸注射液等。

2. 多肽及蛋白质类药物 垂体多肽、消化道多肽、下丘脑多肽、脑多肽、激肽类、其他肽类；纤维蛋白、猪或牛的纤维蛋白原等。

3. 酶与辅酶类药物 助消化酶类、蛋白水解酶类、凝血酶及抗栓酶、抗肿瘤酶类、其他酶类，辅酶等。

4. 核酸及其降解物和衍生物类药物 DNA（脱氧核糖核酸）、聚肌苷酸等。

5. 糖类药物 肝素、硫酸软骨素 A 和 C；类肝素（酸性黏多糖）等。

6. 脂类药物 卵磷脂、脑磷脂等。

二、生化药物的鉴别

生化药物的鉴别就是利用化学法、物理法及生物学方法来判断与确证生化药物的真伪。通常需要标准品或对照品在同一条件下进行对照实验加以确证。常用的鉴别试验方法有理化鉴别法、生化鉴别法、生物鉴别法和肽图鉴别法。

（一）理化鉴别法

1. 化学鉴别法 是利用生化药物与某些试剂在一定条件下的化学反应进行鉴别，如呈色反应和沉淀反应等，生成具有明显颜色的产物或沉淀来鉴别。茚三酮法鉴别：α-氨基酸，加入茚三酮试液后生成蓝紫色产物，溶液呈蓝紫色。胃蛋白酶的鉴别：胃蛋白酶易受酸、碱、重金属或有机溶剂的作用，使蛋白质肽链的空间结构遭破坏，引起蛋白质变性，形成不溶性沉淀，用沉淀法进行鉴别。

生长抑素加适量赋形剂制成的无菌冻干品注射用生长抑素鉴别：取本品，加水溶解制成每 1mL 中约含 1mg 的溶液，取此溶液 1mL，加碱性酒石酸铜试液 1mL，即显蓝紫色。

2. 光谱鉴别法 是利用生化药物在紫外-可见区或红外光区的有吸收特征进行鉴别。例如，在 20 种天然氨基酸中，只有酪氨酸、色氨酸和苯丙氨酸在紫外光区有最大吸收，可以根据最大吸收波长和紫外-可见吸收图谱来鉴别。对于一个蛋白质和多肽分子来说，其最大吸收波长是固定的，不同批次之间的紫外光谱图也应该是一致的。在红外光谱鉴别法中，可以利用药物的红外吸收光谱图与对照品的图谱一致性进行鉴别。

3. 色谱鉴别法 主要包括薄层色谱法和高效液相色谱法。薄层色谱法是利用在同一薄层板上，供试品溶液所显主斑点的颜色（或荧光）和位置应与对照品溶液的主斑点的颜色（或荧光）和位置相同进行鉴别；高效液相色谱法是利用供试品溶液和对照品溶液色谱图中主峰保留时间和肽图一致性进行鉴别，后者见肽图鉴别法。

例1 由十四个氨基酸组成的环状多肽的生长抑素薄层色谱法鉴别。

取本品与生长抑素对照品适量，分别加水制成每1mL中含1mg的溶液。吸取上述两种溶液各10μL，分别点于同一硅胶G薄层板上，以冰醋酸-吡啶-水-正丁醇（10：15：20：45）为展开剂，展开后，用热风吹干，喷以0.1%茚三酮乙醇溶液，在115℃加热5分钟至斑点出现。供试品溶液所显主斑点的位置和颜色应与对照品溶液所显主斑点的位置和颜色相同。

例2 重组人胰岛素高效液相色谱法鉴别。

在含量测定项下记录的色谱图中，供试品溶液主峰的保留时间应与对照品溶液色谱图中主峰的保留时间一致。

（二） 生化鉴别法

1. 酶法 为生化鉴别的一种方法。酶法鉴别是利用供试品在某一酶促反应中的作用进行鉴别。ChP尿激酶的鉴别：取本品适量，用巴比妥-氯化钠缓冲液（pH7.8）稀释成每1mL中含20单位的溶液，吸取1mL，加牛纤维蛋白原溶液0.3mL，再依次加入牛纤维蛋白溶酶原溶液0.2mL与牛凝血酶溶液0.2mL，迅速摇匀，立即置37℃±0.5℃恒温水浴中保温，立即记时。应在30～45秒内凝结，且凝块在15分钟内重新溶解。以0.9%氯化钠溶液作空白，同法操作，凝块在2小时内不溶。

2. 电泳法 是指带电荷的供试品（蛋白质、核苷酸等）在惰性支持介质（如纸、醋酸纤维素、琼脂糖凝胶、聚丙烯酰胺凝胶等）中，于电场作用下，向其对应的电极方向按各自的速度进行泳动，使组分分离成狭窄的区带，用适宜的检查方法记录其电泳区带图谱或计算其含量（%）的方法。ChP通则收载有醋酸纤维素薄膜电泳法、琼脂糖凝胶电泳法、SDS聚丙烯酰胺凝胶电泳法、等电聚焦电泳法和毛细管电泳法。应用电泳技术如等电聚焦电泳、SDS-聚丙酰胺凝胶电泳（PAGE）等，获得目的产品的一致性、同一性的电泳图谱和数据，可用于蛋白质类生物制品的鉴别。

例如，肝素钠乳膏的琼脂主糖凝胶电泳法鉴别，肝素是由硫酸氨基葡萄糖和葡萄糖醛酸分子间组成的酸性黏多糖，其水溶液带强负电荷，于琼脂凝胶板上，在电场作用下，向正极方向移动，与肝素标准品进行对照，其移动位置应相应一致。

方法：取本品适量（约相当于肝素钠700单位），如60%乙醇溶液10mL，水浴加热使溶解，于4℃的冰箱中放置约5小时，取出，滤过，取滤液作为供试液。另取肝素钠标准品，加水溶解并制成每1mL中含200单位的标准品溶液。取标准品与供试品溶液各2μL，照电泳法（通则0541第三法）试验，供试品溶液与对照品溶液所显斑点的迁移距离的比移值为0.9～1.1。

（三） 生物鉴别法

生物鉴别法是利用生物体的试验进行药物的鉴别，即在生物制品给予选定的实验动物后，根据实验动物的特征生理反应来鉴别生物制品。

例如胰岛素，采用小鼠惊厥试验来鉴别胰岛素。当胰岛素剂量过大，血糖降低至一定水平（约30％）时，小鼠即发生惊厥，给小鼠腹腔迅速注射10％葡萄糖注射液，小鼠体内血糖得到补充，惊厥停止，说明是因为胰岛素导致低血糖而引起小鼠的惊厥。但ChP（2015）已不收录本法，改用高效液相色谱法和肽图鉴别法鉴别。

又如ChP二部收载的缩宫素注射液鉴别，照缩宫素生物测定法（通则1210）试验，应有子宫收缩的反应。缩宫素生物测定法系比较垂体后叶或合成缩宫素标准品与供试品引起离体大鼠子宫收缩的作用，以测定供试品效价的测定方法。

（四）　肽图鉴别法

肽图鉴别法系通过蛋白酶或化学物质裂解蛋白质后，采用适宜的分析方法鉴定蛋白质一级结构的完整性和准确性。肽图分析可作为与天然产品或参考品作精密比较的手段，与N-末端氨基酸序列分析合并研究，可作为蛋白质的精确鉴别。同种产品不同批次肽图的一致性是工艺稳定的验证指标，因此，肽图分析尤为重要。肽图分析除了用于鉴别还可用于检查，（通则3405）收载有肽图检查法：第一法为胰蛋白酶裂解-反相高效液相色谱法；第二法为溴化氰裂解法［采用SDS-聚丙烯酰胺凝胶电泳法（通则0541第五法）进行电泳测定］。

采用胰蛋白酶裂解-反相高效液相色谱法的肽图检查法：色谱条件用蛋白质与多肽分析用辛烷基硅烷键合硅胶或十八烷基硅烷键合硅胶为填充剂；柱温为30℃±5℃，对照品与供试品保存温度为2～8℃；以0.1％三氟乙酸的水溶液为流动相A液，以0.1％三氟乙酸的乙腈溶液为流动相B液，流速为每分钟1mL，梯度洗脱70分钟（A液100％→30％，B液0→70％），检测波长为214nm。

检查法：取供试品溶液及对照品溶液（均为每1mL中含1mg的溶液，如供试品和对照品浓度不够，则应浓缩至相应的浓度），分别用1％碳酸氢铵溶液充分透析，按1∶50（mg/mg）加入胰蛋白酶溶液［取甲苯磺酰苯丙氨酰氯甲酮处理过的（或序列分析纯）胰蛋白酶适量，加1％碳酸氢铵溶液溶解，制成每1mL中含0.1mg的溶液］到供试品溶液与对照品溶液中，于37℃保温16～24小时后，按1∶10加入50％醋酸溶液，以每分钟10000转离心5分钟（或用0.45μm滤膜滤过），精密量取上清液100μL，分别注入液相色谱仪，梯度洗脱，记录色谱图。将供试品溶液的图谱与对照品溶液的图谱进行比较，即得。

例　重组人生长激素的肽图鉴别。

取重组人生长激素对照品，加0.05mol/L三羟甲基氨基甲烷缓冲液（用1mol/L盐酸溶液调节pH值至7.5）溶解并稀释制成每1mL中含2mg的溶液，取此液300μL、胰蛋白酶溶液［取经TPCK处理的胰蛋白酶适量，加0.05mol/L三羟甲基氨基甲烷缓冲液（用1mol/L盐酸溶液调节pH值至7.5）溶解并稀释制成每1mL中含2mg的溶液］20μL与0.05mol/L三羟甲基氨基甲烷缓冲液（用1mol/L盐酸溶液调节pH7.5）300μL，混匀，置37℃水浴中4小时，立即置-20℃终止反应，作为对照品溶液。取本品，按对照品溶液的方法制备，作为供试品溶液；另取不加胰蛋白酶的供试品溶液作为空白溶液；照高效液相色谱法（通则 0512）试验，以辛基硅烷键合硅胶为填充剂（5～10μm）；以 0.1％三氟醋酸溶液为流动相 A，含 0.1％三氟醋酸的 90％乙腈溶液为流动相 B，按表 17 - 1 进行梯度洗脱。流速为每分钟 1.0mL；柱温为 35℃；检测波长为 214nm。

表 17 - 1　梯度洗脱表

时间（分钟）	流动相 A（％）	流动相 B（％）
0	100	0
20	80	20
45	75	25
70	50	50
75	20	80

取空白溶液，对照品溶液和供试品溶液各 100μL，分别注入液相色谱仪，记录色谱图，扣除空白溶液色谱峰后，供试品溶液的肽图谱应与重组人生长激素对照品溶液的肽图谱一致。

三、生化药物的检查

生化药物的杂质检查可用来判定产品的优劣，相对于化学药物来说，由于生化药物大部分来自于生物体，生物活性特异性强，分子大，结构复杂，有的成分并非单一，纯化工艺困难，因此，生化药物的杂质检查就显得非常重要。主要包括一般杂质检查、特殊杂质检查和安全性检查。一般杂质检查项目包括氯化物、硫酸盐、铵盐、铁盐、重金属、酸度、溶液的澄清度或溶液的颜色、水分及干燥失重、炽灼残渣等的检查。其检查原理和方法与化学药物中一般杂质检查相同。

（一）特殊杂质检查

生化药物由于本身分子结构特殊、生产工艺复杂、生物活性显著，其特殊杂质的检查显得尤为重要。ChP 严格规定了生物制品中某些不应存在的污染物的检测项目，根据杂质是否具有生物活性，确定安全范围和允许限度。

1. 氨基酸类药物中其他氨基酸的检查　氨基酸类药物可以通过化学合成法、发酵法和酶生物合成法制备，制备中可能引入其他氨基酸，因此，在氨基酸类药物中需检查其他氨基酸，通常采用薄层色谱检查法。

例　门冬氨酸中其他氨基酸的检查。

取本品 0.10g，置 10mL 量瓶中，加浓氨溶液 2mL 使溶解，用水稀释至刻度，摇匀，作为供试品溶液；精密量取供试品溶液 1mL，置 200mL 量瓶中，加水稀释至刻度，摇匀，作为对照溶液；另取门冬氨酸对照品 10mg 与谷氨酸对照品 10mg，置同一 25mL 量瓶中，加氨试液 2mL 使溶解，用水稀释至刻度，摇匀，作为系统适用性试验溶液。

照薄层色谱法（通则 0502）试验，吸取上述三种溶液各 $5\mu L$，分别点于同一硅胶 G 薄层板上，以冰醋酸 - 水 - 正丁醇（1：1：3）为展开剂，展开至少 15cm，晾干，喷以 0.2% 茚三酮的正丁醇 - 2mol/L 醋酸溶液（95：5）混合溶液，在 105℃ 加热约 15 分钟至斑点出现，立即检视。对照溶液应显一个清晰的斑点，系统适用性试验溶液应显示两个清晰分离的斑点。供试品溶液如显杂质斑点，其颜色与对照溶液的主斑点比较，不得更深（0.5%）。

2. 多肽和蛋白质类药物中有关肽类或有关蛋白质的检查 如胰岛素是人、猪、牛等动物的胰脏 β 细胞分泌的一种相对分子质量较小的激素蛋白，人胰岛素的制备可以由猪胰岛素结构改造而成，也可以用基因工程大肠杆菌重组合成。从猪胰中提取过程为将猪胰脏绞碎提取，经浓缩、盐析、脱水得粗制品；将粗制品溶解，再经醋酸锌沉淀，一次精制脱水得锌胰岛素结晶性粉末。制备过程中引入的有关物质和大分子蛋白需加以控制，应作有关的检查。

例 重组人胰岛素有关物质和高分子蛋白质检查。

（1）有关物质检查 取本品适量，用 0.01mol/L 盐酸溶液溶解并稀释制成每 1mL 中含 3.5mg 的溶液，作为供试品溶液。照含量测定项下的色谱条件，以 0.2mol/L 硫酸盐缓冲液（pH2.3）- 乙腈（82：18）为流动相 A，乙腈 - 水（50：50）为流动相 B，按表 17-2 进行梯度洗脱。

表 17-2 梯度洗脱表

时间（分钟）	流动相 A（%）	流动相 B（%）
0	78	22
36	78	22
61	33	67
67	33	67

调节流动相比例使重组人胰岛素主峰的保留时间约为 25 分钟，系统适用性试验应符合含量测定项下的规定。取供试品溶液 $20\mu L$ 注入液相色谱仪，记录色谱图，按峰面积归一化法计算，含 A_{21} 脱氨人胰岛素不得大于 1.5%，其他杂质峰面积之和不得大于 2.0%。

（2）高分子蛋白质 取本品适量，用 0.01mol/L 盐酸溶液溶解并稀释制成每 1mL 中约含 4mg 的溶液，作为供试品溶液。照分子排阻色谱法（通则 0514）试验。以亲水改性硅胶为填充剂（$5\sim10\mu m$）；以冰醋酸 - 乙腈 - 0.1% 精氨酸溶液（15：20：65）为流动相，流速为每分钟 0.5mL，检测波长为 276nm。取重组人胰岛素单体 - 二聚体对照品，用 0.01mol/L 盐酸溶液溶解并稀释制成每 1mL 中约含 4mg 的溶液；取 $100\mu L$ 注入液相色谱仪，重组人胰岛素单体峰与二聚体峰的分离度应符合要求。取供试品溶液 $100\mu L$，注入液相色谱仪，记录色谱图，扣除保留时间大于重组人胰岛素主峰的其他峰面积，按峰面积归一化法计算，保留时间小于重组人胰岛素主峰的所有峰面积之和不得大于 1.0%。

3. 酶类药物中其他酶检查 糜蛋白酶是从牛或猪胰脏中提取出的一种蛋白分解酶，胰蛋白酶也存在于胰脏中，在提取糜蛋白酶时易带入，所以，糜蛋白酶中要检查胰蛋白酶；同样，制备胰蛋白酶时也易引入糜蛋白酶，胰蛋白酶也要检查糜蛋白酶。以生化法进行检查，原理为：胰蛋白酶专一地作用于赖氨酸、精氨酸等碱性氨基酸的羧基组成的肽键、酰胺键和酯键，选用对甲苯磺酰基-L-精氨酸甲酯为底物，酯键被水解生成酸可使甲基红-亚甲蓝试液变成紫红色。呈色速度与胰蛋白酶的量及试剂纯度有关，故与胰蛋白酶对照品作比较，控制其限量不大于 1.0%，用 1mg 效价不得低于 2500 单位的胰蛋白酶作对照品。

ChP 二部，糜蛋白酶中胰蛋白酶的检查：取本品，加水溶解并稀释制成每 1mL 中含 16000 单位的溶液，作为供试品溶液；取胰蛋白酶适量，加水溶解并稀释制成每 1mL 中含 2500 单位的溶液，作为对照溶液。取供试品溶液 50μL 与对照溶液 5μL，分别置白色点滴板上，各加对甲苯磺酰基-L-精氨酸甲酯盐酸盐试液 0.2mL，放置后，供试品溶液应不呈现紫红色或呈色时间迟于胰蛋白酶对照溶液。

4. 糖类药物的检查 山梨醇、甘露醇和肝素钠是常见的糖类药物。

（1）山梨醇 是由葡萄糖经高压氢化还原后通过离子交换树脂处理精制而得。ChP 规定山梨醇中检查还原糖和总糖。还原糖是指制备过程中未被氢化完全的葡萄糖，总糖是指制备过程中未被氢化完全的葡萄糖及葡萄糖原料中本身带入的不纯物（糊精、淀粉、其他糖类），经水解成单糖后的总含糖量。还原糖的检查采用重量法，原理为葡萄糖与碱性酒石酸铜试液反应，生成氧化亚铜，洗涤，干燥至恒重，质量不得超过规定。总糖的检查需先将供试品加酸回流，使不纯物水解成单糖后按上述重量法检查。

例 山梨醇还原糖和总糖的检查。

还原糖的检查：取本品 10.0g，置 400mL 烧杯中，加水 35mL 使溶解，加碱性酒石酸铜试液 50mL，加盖玻璃皿，加热使在 4～6 分钟内沸腾，继续煮沸 2 分钟，立即加新沸放冷的水 100mL，用 105℃恒重的垂熔玻璃坩埚滤过，用热水 30mL 分次洗涤容器与沉淀，再依次用乙醇与乙醚各 10mL 洗涤沉淀，于 105℃干燥至恒重，所得氧化亚铜重量不得过 67mg。

总糖的检查：取本品 2.1g，置 250mL 磨口烧瓶中，加盐酸溶液（9→1000）约 40mL，加热回流 4 小时，放冷，将盐酸溶液移入 400mL 烧杯中，用水 10mL 洗涤容器并入烧杯中，用 24%氢氧化钠溶液中和，照还原糖项下自"加碱性酒石酸铜试液 50mL"起依法操作，所得氧化亚铜重量不得过 50mg。

（2）肝素钠 系自猪或牛的肠黏膜中提取的硫酸氨基葡聚糖的钠盐，是由不同分子量的糖链组成的混合物，由 α-D-氨基葡萄糖（N-硫酸化，O-硫酸化或 N-乙酰化）和 O-硫酸化糖醛酸（α-L-艾杜糖醛酸或 β-D 葡萄糖醛酸）交替连接形成聚合物，原料来源需要有质量保证，生产过程要有病毒灭活的工艺验证，确保不被外来物质污染和去除有害的污染物。肝素在动物体内是以与蛋白质结合成复合物的形式存在，在提取时一般采用酶解或盐解的方法将蛋白质除去。肝素中蛋白质、核苷酸的检查是利用肝素与蛋白质、核苷酸的紫外吸收特征的差异，采用紫外-可见分光光度法进行检查的。蛋白质及核苷酸分别在 260nm 和 280nm 波长处有吸收峰，而肝素在 220～300nm 波长处无吸收。

肝素钠吸光度的检查：取本品，加水制成每 1mL 中含 4mg 的溶液，照紫外 - 可见分光光度法（通则 0401）测定，在 260nm 波长处，吸光度不得大于 0.10；在 280nm 波长处，吸光度不得大于 0.10。

例　肝素钠核酸和蛋白质的检查。

核酸的检查：取本品，精密称定，加水溶解并定量稀释制成每 1mL 中含 4mg 的溶液，照紫外 - 可见分光光度法（通则 0401），在 260nm 波长处测定吸光度，不得过 0.10。

蛋白质的检查：取本品适量，精密称定，加水溶解并定量稀释制成每 1mL 中约含 30mg 的溶液，作为供试品溶液；另取牛血清白蛋白对照品适量，精密称定，分别加水溶解并定量稀释制成每 1mL 中含 0、10、20、30、40、50μg 的溶液，作为对照品溶液，照蛋白质含量测定法（通则 0731 第二法）测定。按干燥品计算，本品含蛋白质不得过 0.5%。

（二）　安全性检查

安全性检查是生物制品质量标准中一个必不可少的检查项目，是保证用药安全、有效的重要指标。安全性检查的主要项目包括以下几个方面：

1. 热原检查和细菌内毒素检查法　热原检查法（通则 1142）：系将一定剂量的供试品，静脉注入家兔体内，在规定时间内，观察家兔体温升高的情况，以判定供试品中所含热原的限度是否符合规定。细菌内毒素检查法（通则 1143）：系利用鲎试剂来检测或量化由革兰阴性菌产生的细菌内毒素，以判断供试品中细菌内毒素的限量是否符合规定的一种方法。

细菌内毒素检查包括两种方法，即凝胶法和光度测定法，后者包括浊度法和显色基质法。供试品检测时，可使用其中任何一种方法进行试验。当测定结果有争议时，除另有规定外，以凝胶法结果为准。细菌内毒素的量用内毒素单位（EU）表示，1EU 与 1 个内毒素国际单位（IU）相当。

2. 异常毒性检查法　系生物制品的非特异性毒性的通用安全试验，检查制品中是否污染外源性毒性物质以及是否存在意外的不安全因素。异常毒性检查法（通则 1141）：系给予动物一定剂量的供试品溶液，在规定时间内观察动物出现的异常反应或死亡情况，检查供试品中是否污染外源性毒性物质以及是否存在意外的不安全因素。以判定供试品是否符合规定的一种方法。供试用的动物应健康合格，体重 17～20g，在试验前及试验的观察期内，均应按正常饲养条件饲养。做过本试验的小鼠不得重复使用。

3. 过敏反应检查法　系将一定量的供试品溶液注入豚鼠体内，间隔一定时间后静脉注射供试品溶液进行激发，观察动物出现过敏反应的情况，以判定供试品是否引起动物全身过敏反应。过敏反应是一种检查异性蛋白的实验方法。

ChP（通则 1147）规定：供试用的豚鼠应健康合格，体重 250～350g，雌鼠应无孕。在试验前和试验过程中，均应按正常饲养条件饲养。做过本试验的豚鼠不得重复使用。供试品溶液的制备：除另有规定外，均按各品种项下规定的浓度制备供试品溶液。

检查法：除另有规定外，取上述豚鼠 6 只，隔日每只每次腹腔或适宜的途径注射供试品溶液 0.5mL，共 3 次，进行致敏。每日观察每只动物的行为和体征，首次致敏和激发前称量并记录每只动物的体重。然后将其均分为 2 组，每组 3 只，分别在首次注射后第 14 日和第 21 日，由静脉注射供试品溶液 1mL 进行激发。观察激发后 30 分钟内动物有无过敏反应症状。

结果判断：静脉注射供试品溶液 30 分钟内，不得出现过敏反应。如在同一只动物上出现竖毛、发抖、干呕、连续打喷嚏 3 声、连续咳嗽 3 声、紫癜和呼吸困难等现象中的 2 种或 2 种以上，或出现二便失禁、步态不稳或倒地、抽搐、休克、死亡现象之一者，判定供试品不符合规定。

4. 降压物质检查法　降压物质是指某些药物中含有的能导致血压降低的杂质，包括组胺、类组胺或其他导致血压降低的物质。降压物质检查法（通则 1145）：系比较组胺对照品与供试品引起麻醉猫血压下降的程度，以判定供试品中所含降压物质的限度是否符合规定。

对照品溶液的制备：精密称取磷酸组胺对照品适量，按组胺计算，加水溶解使成每 1mL 中含 1.0mg 的溶液，分装于适宜的容器内，4~8℃贮存，经验证保持活性符合要求的条件下，可在 3 个月内使用。

对照品稀释液的制备：临用前，精密量取组胺对照品溶液适量，用氯化钠注射液配成每 1mL 中含组胺 0.5μg 的溶液。所用动物经灵敏度检查如仍符合要求，可继续用于降压物质检查。

5. 无菌检查法　无菌检查法（通则 1101）系用于检查药典要求无菌的药品、生物制品、医疗器具、原料、辅料及其他品种是否无菌的一种方法。若供试品符合无菌检查法的规定，仅表明了供试品在该检验条件下未发现微生物污染。

无菌检查应在无菌条件下进行，试验环境必须达到无菌检查要求，检验全过程应严格遵守无菌操作，防止微生物污染，防止污染的措施不得影响供试品中微生物的检出。单向流空气区、工作台面及环境应定期按医药工业洁净室（区）悬浮粒子、浮游菌和沉降菌的测试方法的现行国家标准进行洁净度确认。隔离系统应定期按相关的要求进行验证，其内部环境的洁净度须符合无菌检查的要求。日常检验还需对试验环境进行监控。

6. 致突变试验　一般包括微生物回复突变试验、哺乳动物培养细胞染色体畸变试验、啮齿动物微核试验和微生物电极法的致突变试验。

7. 生殖毒性试验　包括一般生殖毒性试验、致畸敏感期毒性试验和围生期毒性试验。

四、含量测定

生化药物常用的含量（效价）测定方法包括理化分析法（滴定分析法、光谱法、液相色谱法）、生化分析法（电泳法、酶分析法）和生物检定法等。

（一）　滴定分析法

根据生化药物中某些成分能与标准溶液定量地发生酸碱中和、氧化还原反应、络合反应等特性，通过滴定过程而进行生化药物含量测定的方法，即为滴定分析法。ChP 收载的利用氧化还原反应进行胰酶中胰淀粉酶的效价测定：以 1％可溶性淀粉溶液为底物，经胰淀粉酶水解后生成还原糖，在碱性溶液中过量的碘滴定液氧化生成的还原糖，而剩余的碘滴定液用硫代硫酸钠滴定至无色。根据每 1mL 碘滴定液（0.05mol/L）相当于 9.008mg 无水葡萄糖的滴定度来推算还原糖的含量，进而求得每 1g 胰酶中含胰淀粉酶的活力（单位）。

（二）　光谱法

1. 比色法　一些生化药物可与显色剂发生颜色反应，根据颜色反应的强度测定含量。如蛋白质制品的含量测定，可利用蛋白质与双缩脲试剂发生颜色反应而进行含量测定。

2. 紫外分光光度法　生化药物或相关的反应产物的紫外光谱在某一特征波长处有最大吸收，且在一定的浓度范围内与相应的吸光度成正比，则可用于生化药物的含量测定。如蛋白质制品在 280nm 左右有最大吸收，可根据其吸收度进行定量。

3. 荧光分光光度法　根据物质被紫外光照射后所发出的能反映该物质特性的荧光，利用荧光的强度进行定量分析，也可利用荧光淬灭和衍生物反应等进行测定。因而荧光法在生化药物的定量分析中具有广泛的应用。

例　三磷酸腺苷二钠中总核苷酸的含量测定。

取本品适量，精密称定，加 0.1mol/L 磷酸盐缓冲液（取磷酸氢二钠 35.8g，加水至 1000mL，无水磷酸二氢钾 13.6g，加水至 1000mL，两液互调 pH 值至 7.0）使溶解并定量稀释制成每 1mL 中含 20μg 的溶液，照紫外 - 可见分光光度法（通则 0401）测定 259nm 波长处的吸光度，按 $C_{10}H_{14}N_5Na_2O_{13}P_3$ 的吸收系数（$E_{1cm}^{1\%}$）为 279 计算含量。

（三）　液相色谱法

1. 高效液相色谱法　在高效液相色谱法中反相高效液相色谱法（RP - HPLC）以紫外检测器、荧光检测器或电化学检测器为检测手段，广泛地应用于肽类、氨基酸、蛋白质和多糖等生物制品的定量分析。

2. 离子对色谱法　一些生物制品如蛋白质制品在水溶液体系中可解离为带电荷的离子，若向其中加入相反电荷的离子，使其形成中性的离子对，会增大在非极性固定相中的溶解度，从而增加分配系数，改善分离效能。

分离带正电荷的生物制品，常用离子对试剂是烷基磺酸盐，如戊烷磺酸钠、己烷磺酸钠、庚烷磺酸钠和辛烷磺酸钠等。分离带负电荷的生物制品，常用离子对试剂是四丁基季铵盐，如四丁基铵磷酸盐。

离子对色谱法常用的色谱柱为十八烷基硅烷键合硅胶为填充剂（5～10μm）的反相

柱，流动相一般选用甲醇-水或乙腈-水体系中加入 2～10mmol/L 的离子对试剂，在一定的缓冲液 pH 值范围内进行分离分析。由于生化药物相对极性较大、在水溶液体系中常常呈离子状态，因此，离子对色谱法在生物制品分析中越来越成为一种重要的方法。

3. 分子排阻色谱 分子排阻色谱法是根据待测组分分子大小进行分离的一种液相色谱技术。分子排阻色谱法的分离原理为凝胶色谱柱的分子筛机制。色谱柱多以亲水硅胶、凝胶或经修饰凝胶如葡聚糖凝胶（Sephadex）和聚丙烯酰胺凝胶（Sepharose）等为填充剂，这些填充剂表面分布着不同尺寸的孔径，药物分子进入色谱柱后，它们中的不同组分按其大小进入相应的孔径内，大于所有孔径的分子不能进入填充剂颗粒内部，在色谱过程中不被保留，最早被流动相洗脱至柱外，表现为保留时间较短；小于所有孔径的分子能自由进入填充剂表面的所有孔径，在色谱柱中滞留时间较长，表现为保留时间较长；其余分子则按分子大小依次被洗脱。分子排阻色谱是快速分离不同分子量混合物的色谱方法，广泛应用于多肽和蛋白质等生物制品的分离分析及其分子量的测定。

例 1 重组人胰岛素的含量测定。

（1）色谱条件与系统适应性试验 用十八烷基硅烷键合硅胶为填充剂（5～10μm）；0.2mol/L 硫酸盐缓冲液（取无水硫酸钠 28.4g，加水溶解后，加磷酸 2.7mL、水 800mL，用乙醇胺调节 pH 值至 2.3，加水至 1000mL）-乙腈（74：26）为流动相；流速为每分钟 1mL；柱温为 40℃；检测波长为 214nm。取系统适用性试验溶液（取重组人胰岛素对照品，加 0.01mol/L 盐酸溶液溶解并稀释制成每 1mL 中含 1mg 的溶液，室温放置至少 24 小时）20μL 注入液相色谱仪，重组人胰岛素峰与 A_{21} 脱氨人胰岛素峰（与重组人胰岛素峰的相对保留时间约为 1.3）的分离度不小于 1.8，拖尾因子不大于 1.8。

（2）测定法 取本品适量，精密称定，用 0.01mol/L 盐酸溶液溶解并定量稀释至每 1mL 中 0.35mg（约 10 单位）的溶液（临用新配）。精密量取 20μL 注入液相色谱仪，记录色谱图；另取重组人胰岛素对照品适量，同法测定。按外标法以重组人胰岛素峰与 A_{21} 脱氨人胰岛素峰面积之和计算，即得。

例 2 重组人生长激素的含量测定方法。

（1）色谱条件与系统适用性试验 以适合分离分子量为 5000～60000 球状蛋白的色谱用亲水改良硅胶为填充剂；以异丙醇－0.063mol/L 磷酸盐缓冲液（取无水磷酸氢二钠 5.18g，磷酸二氢钠 3.65g，加水 950mL，用 85% 磷酸溶液调节 pH 值至 7.0，加水至 1000mL）（3：97）为流动相；流速为 0.6mL/min；检测波长为 214nm。取重组人生长激素单体与二聚体混合物对照品，加 0.025mol/L 磷酸盐缓冲液（pH7.0）［取 0.063mol/L 磷酸盐缓冲液（1→2.5）］溶解并稀释制成每 1mL 中含 1.0mg 的溶液，取 20μL 注入液相色谱仪，重组人生长激素单体峰与二聚体峰的分离度应符合要求。

（2）测定法 取本品，精密称定，加 0.025mol/L 磷酸盐缓冲液（pH7.0）溶解并定量稀释制成每 1mL 中含 1.0mg 的溶液，作为供试品溶液，精密量取供试品溶液 20μL 注入色谱仪，记录色谱图；另取重组人生长激素对照品，同法测定。按外标法以峰面积计算，即得。

（四）电泳法

电泳法是指利用溶液中带有不同量电荷的阳离子或阴离子，在外加电场中使供试品组分以不同的迁移速度向对应的电极移动，实现分离并通过适宜的检测方法记录或计算，达到测定目的的分析方法。电泳法一般可分为两大类：一类为自由溶液电泳或移动界面电泳，另一类为区带电泳。

移动界面电泳是指不含支持物的电泳，溶质在自由溶液中泳动，故也称自由溶液电泳，适用于高分子的检测。区带电泳法是指带电荷的供试品（蛋白质、核苷酸等大分子或其他粒子）在惰性支持介质（如纸、醋酸纤维素、琼脂糖凝胶、聚丙烯酰胺凝胶等）中，于电场作用下，向其极性相反的电极方向按各自的速度进行泳动，使组分分离成狭窄的区带。区带电泳可选用不同的支持介质，并用适宜的检测方法记录供试品组分电泳区带图谱，以计算其含量（％）。根据电泳的分离特点及工作方式，电泳可分为：自由界面电泳、区带电泳、高效毛细管电泳三类。根据所用的支持物的不同，电泳法可分为：醋酸纤维素薄膜电泳法、琼脂糖凝胶电泳法、SDS - 聚丙烯酰胺凝胶电泳法、聚丙烯酰胺凝胶电泳法、等电聚焦电泳法、纸电泳法、毛细管电泳法。

1. 醋酸纤维素薄膜电泳法　是利用醋酸纤维素薄膜为支持载体的一种电泳方法。醋酸纤维素薄膜是纤维素的羟基乙酰化形成的纤维素醋酸酯，将其溶于有机溶剂后，涂抹而成的均匀薄膜。醋酸纤维素薄膜作为支持体有以下优点：电泳后区带界限清晰；电泳时间短（20～60 分钟）；对各种蛋白质几乎完全不吸附，无拖尾；对染料无吸附。由于醋酸纤维素薄膜吸水量较低，必须在密闭的容器中进行电泳，并应用较低电压以避免蒸发。本法适用于极性分子，尤其是极性大分子的分离分析，已广泛应用于血清蛋白、血红蛋白、球蛋白、脂蛋白、糖蛋白及同工酶的分离分析。

2. 琼脂糖凝胶电泳法　是以琼脂糖为基质的一种电泳方法。琼脂糖凝胶具有较大孔径，因而适用于相对较大分子的电泳分离。目前，琼脂糖凝胶电泳法已成为核糖苷酸（RNA）和脱氧核糖苷酸（DNA）等核糖核酸类及其衍生物类药物的分离、检测和性质研究的标准方法。

3. SDS - 聚丙烯酰胺凝胶电泳法　是以聚丙烯酰胺凝胶作为支持介质的一种电泳方法，其原理是根据大多数蛋白质与阴离子表面活性剂十二烷基硫酸钠（SDS）按重量比结合成复合物，使蛋白质复合物分子所带的负电荷远远超过天然蛋白质分子的净电荷，消除了不同蛋白质分子的电荷效应，蛋白质分子相对迁移率的大小完全取决于分子量的高低，使蛋白质按分子大小分离。该法的优点是设备简单、操作方便、误差较小、重复性好。广泛地应用于蛋白质类生物制品的鉴别、杂质检查、分子量测定、定量检测和肽图分析。

4. 聚丙酰胺凝胶电泳法（简称 PAGE）　是以人工合成的聚丙烯酰胺作为惰性支持介质的电泳方法。其分离效果主要取决于分子所带电荷与分子大小的比例，与分子量大小有关的分子筛效应。

5. 等电聚焦电泳法（简称 IEF）　是蛋白质类供试品测定等电点以作为其特性鉴别

的一种重要方法。其原理是两性电解质在电泳场中形成一个 pH 梯度，由于蛋白质为两性化合物，其所带的电荷与介质的 pH 值有关，带电的蛋白质在电泳中向极性相反的方向迁移，当达到其等电点（此处的 pH 值使相应的蛋白质不再带电）时，电流达到最小，不再移动。从理论上来说，一种蛋白质只有一个等电点，但是，不同的研究小组测定蛋白质的等电点时，发现一种蛋白质的等电点有所差异。这可能是因为蛋白质空间构象不同而引起的。

6. 纸电泳法　是用滤纸作支持介质的一种电泳法，可用于蛋白质、核苷酸等生化药物的测定。

7. 毛细管电泳法　本法是指以弹性石英毛细管为分离通道，以高压直流电场为驱动力，依据供试品中各组分的淌度（单位电场强度下的迁移速度）和（或）分配行为的差异而实现各组分分离的一种分析方法。该法具有高灵敏度、高分辨率、高速度、低成本、低耗样和应用范围广等优点。毛细管电泳根据分离机理不同，具有多种分离模式，常用的分离模式包括：毛细管区带电泳（CZE），毛细管凝胶电泳（CGE），毛细管等速电泳（CITP），毛细管等电聚焦电泳（CIEF），胶束电动毛细管色谱（MEKC 或 MECC）和毛细管电色谱（CEC）。

（五）　酶分析法

酶分析法主要有两种类型：①酶活力测定法是以酶为分析对象，用酶的活力单位表示的分析方法，测定样品中某种酶的含量或活性的分析方法。酶活力是指酶催化一定化学反应的能力。酶活力测定是测定一个被酶所催化化学反应的速度。酶反应的速度可以用单位时间反应底物的减少或产物的增加来表示，酶反应的速度越快，表示酶的活力越高。②酶法分析是以酶为分析工具或分析试剂的分析方法，主要用酶作试剂测定样品中酶以外的其他物质的含量。酶法分析主要分析酶的底物、辅酶活化剂甚至酶抑制剂，分为动力学分析法和终点分析法。

酶活力测定法和酶法分析，这两种方法检测对象不同，但其原理都是以酶能专一而高效地催化某些化学反应为基础，通过对酶反应速度的测定或对底物、生成物等浓度的测定而检测相应物质的含量。

1. 酶活力测定法　酶的活性是对酶的催化能力大小的度量，以酶的活性单位（国际单位 IU）来表示：是指在 25℃下，以最适宜的底物浓度、最适宜的缓冲液离子强度以及最适宜的 pH 值等条件下，每分钟能转化一个微摩尔底物的酶量定为一个活性单位。酶的比活性即定为 1mg 酶的活性单位。

（1）酶促反应的条件及影响因素　选择酶促反应条件的基本要求是所有待测的酶分子都应正常的发挥作用，即反应系统中除了待测定的酶浓度是影响速度的唯一因素外，其他因素都处于最适于酶发挥催化作用的水平。

确定酶促反应条件时应考虑以下的因素：①底物：选用的底物（包括人工合成底物）最好理化性质与产物不同，而且反应系统应使用足够高的底物浓度。②适宜的反应 pH：氢离子浓度可改变酶的活性中心的解离状况，升高或降低酶的活性，也可能破坏酶的结构与构象导致酶失效；还可能影响酶反应。③温度：影响酶反应速度、稳定性、构象和催化机制。④辅助因子。⑤空白和对照。⑥线性关系。

（2）测定方法　确定了适宜的反应条件后，为获得正确的结果还需要有适当的测定方法，测定方法有取样测定法和连续测定法两种。①取样测定法是在酶反应开始后不同的时间，从反应系统中取出一定量的反应液，并用适当的方法停止其反应后，再根据产物和底物在化学性质上的差别，选用适当的检测方法进行定量分析，求得单位时间内酶促反应变化量的方法。停止酶反应，通常采用添加酶变性剂的方法。②连续测定法则是基于底物和产物在理化性质上的不同，在反应过程中对反应系统进行直接连续检测的方法。从准确性和测定效率看连续法都比较好。

（3）检测方法　常用的检测方法有紫外-可见分光光度法和荧光分光光度法。①紫外-可见分光光度法：利用产物和底物在某一波长或某一波段有明显的特征吸收差别而连续测定。本法应用范围广，几乎所有的氧化还原酶都用此法测定。②荧光分光光度法：测定原理是酶反应的底物或产物具有荧光，而荧光变化的速度代表酶反应速度。有两类酶反应用此法测定：一类是脱氧酶反应，其底物在反应过程中有荧光变化；另一种是荧光源底物的酶反应，如利用二丁酰荧光素测定脂肪酶，二丁酰荧光素无荧光，但是水解后释放荧光素。③旋光度法：某些酶反应过程常伴随着旋光变化，在没有更好的方法可用时，可考虑用旋光度测定法。④酶偶联测定法：是应用过量、高度专一的"偶联工具酶"，使被测酶反应能进行到某一能直接、连续、准确测定阶段的方法。⑤其他检测方法：有氧电极法、固定化酶和酶电极法、放射性同位素测定法等。

2. 酶法分析　有动力学分析法和总变量分析法。

（1）动力学分析法　其原理是通过控制条件分别使底物、辅酶活化剂或抑制剂的浓度在酶反应中起决定反应速度的主导作用，然后测定酶反应的速度求得它们的浓度。

（2）总变量分析法（又称平衡法或终点分析法）　该法是根据待测物的性质，选择适宜的工具酶进行作用，反应完成后，借助理化方法测出变化总量（底物的减少量、产物的增加量和辅酶的变化），并参考反应的平衡点定量待测物的一种分析方法。

为选择性地应用酶定量某待测物质，应用终点分析法一般应满足三个条件：①必须有专一地作用于该待测物的酶和酶抑制剂；②能够确定（稳定）使酶反应接近进行完全的条件；③反应中底物的减少、产物的增加或辅酶的变化等可以借助简便的方法测定。

应用酶法分析时，除建立适宜的反应和测定系统，还必须制备一条酶反应速度相应于待测物浓度的标准曲线用来定量。

3. 酶分析法应用示例　糜蛋白酶的效价测定。

糜蛋白酶系自牛或猪胰中提取的一种蛋白分解酶。按干燥品计算，每 1mg 糜蛋白酶的活力不得少于 1000 单位。

原理：在一定的条件下，糜蛋白酶水解底物 N-乙酰-L-酪氨酸乙酯（ATEE），使吸光度值变小，通过测定吸光度变化来测定水解反应的速率。以吸光度变化率计算活力单位，以单位表示效价。

（1）底物溶液的制备　取 N-乙酰-L-酪氨酸乙酯 23.7mg，置 100mL 量瓶中，加磷酸盐缓冲液（取 0.067mol/L 磷酸二氢钾溶液 38.9mL 与 0.067mol/L 磷酸氢二钠溶液 61.1mL，混合，pH 值为 7.0）50mL，温热使溶解，冷却后再稀释至刻度，摇匀。冰冻保存，但不得反复冻融。

（2）供试品溶液的制备　精密称取本品适量，加 0.0012mol/L 盐酸溶液溶解并定量稀释制成每 1mL 中含 12～16 糜蛋白酶单位的溶液。

（3）测定法　取 0.0012mol/L 盐酸溶液 0.2mL 与底物溶液 3.0mL，照紫外 - 可见分光光度法（通则 0401）在 25℃±0.5℃，于 237nm 的波长处测定并调节吸光度为 0.200。再精密量取供试品溶液 0.2mL 与底物溶液 3.0mL，立即计时并摇匀，每隔 30 秒钟读取吸光度，共 5 分钟（重复一次），吸光度的变化率应恒定，恒定时间不得少于 3 分钟。若变化率不能保持恒定，可用较低浓度另行测定。每 30 秒钟的吸光度变化率应控制在 0.008～0.012，以吸光度为纵坐标，时间为横坐标，作图，取在 3 分钟内呈直线的部分的吸光度，按下式计算。

$$P = \frac{A_2 - A_1}{0.0075TW}$$

式中，P 为每 1mg 糜蛋白酶的效价单位；A_2 为直线上开始的吸光度；A_1 为直线上终止的吸光度；T 为 A_2 至 A_1 读数的时间（分钟）；W 为测定液中含供试品的量（mg）；0.0075 为在上述条件下，吸光度每分钟改变 0.0075，即相当于 1 个糜蛋白酶单位。

（六）生物检定法

生物检定法是利用药物对生物体或其离体器官组织等所起的药理作用来检定药物效价或生物活性的方法。本法以药理作用为基础，生物检定统计法为工具，运用特定的实验设计，在一定条件下比较供试品和相应的生物检定标准品或对照品所产生的特定生物反应，通过等反应剂量对比，来测得供试品的效价。

例　硫酸鱼精蛋白的效价测定。

本品系自适宜的鱼类新鲜成熟精子中提取的一种碱性蛋白质的硫酸盐。按干燥品计算，每 1mg 所中和的肝素抗血凝作用不得少于 100 单位。

测定方法：照硫酸鱼精蛋白生物测定法（通则 1213）测定，应符合规定，测得结果应为标示值的 90%～100%。硫酸鱼精蛋白生物测定法，系测定硫酸鱼精蛋白供试品中和肝素标准品所致延长新鲜兔血或猪、兔血浆凝结时间的程度，以测定供试品效价的方法。

第三节　生物制品分析

一、生物制品的分类

生物制品的种类繁多，按其用途可分为三类：①预防类生物制品（含细菌类疫苗、病毒类疫苗）；②治疗类生物制品（含抗毒素及抗血清、血液制品、生物技术制品等）；③诊断制品（体内诊断制品和体外诊断制品）。具体按其性质分，可以包括以下七个方面：

1. 疫苗　（含细菌类疫苗、病毒类疫苗）指用病毒或立克次体接种于动物、鸡胚或经组织培养后加以处理制造而成。如伤寒疫苗、乙型脑炎减毒疫苗等。

2. 抗毒素及抗血清　凡用细菌类毒素或毒素免疫马或其他大动物所取得的免疫血清叫抗毒素（或抗毒血清）。如破伤风抗毒素、抗狂犬病血清等。

3. 血液制品　由健康人血浆或经特异免疫的人血浆，经分离、提纯或由重组 DNA 技术制成的血浆蛋白组分以及血液细胞有形成分统称为血液制品。如人血白蛋白、人免疫球蛋白、人凝血因子（天然或重组的）。用于治疗和被动免疫预防。

4. 生物技术制品　生物技术是利用生物体或其组成部分发展产品的技术体系，生物技术作为一种手段可用以研究和开发新药。由于用现代生物技术研制的药物日益增多，这类药可统称为生物技术药物。如注射用重组人干扰素 α1b、注射用重组人白介素-2、注射用重组链激酶等。

5. 体内诊断制品　由变态反应原或有关抗原材料制成的免疫诊断试剂。如结合菌素纯蛋白衍生物、卡介菌纯蛋白衍生物等。

6. 微生态活菌制品　由人体内正常菌群成员或具有促进正常菌群生长和活性作用的无害外籍细菌，经培养、收集菌体、干燥成菌粉后，加入适宜辅料混合制成。用于预防和治疗因菌群失调引起的相关症状和疾病。如双歧杆菌活菌胶囊、地衣芽孢杆菌活菌颗粒、双歧杆菌四联活菌片等。

7. 体外诊断制品　ChP 收载的、国家法定用于血源筛查的体外诊断试剂。如乙型肝炎病毒表面抗原诊断试剂盒、人类免疫缺陷病毒抗体诊断试剂盒、梅毒螺旋体抗体诊断试剂盒等。

二、质量控制特点

生物制品的质量控制称为检定，包括安全性、有效性、可控性等方面。在检定中，分为原液检定、半成品检定和成品检定。生物制品来源于活体生物并具有复杂的分子结构，生产涉及生物原料和生物学制备过程，这些过程有其固有的易变性和特殊性，而且某些杂质和潜在的质量问题，在成品检定中可能检查不出来，因此，生物制品的质量控制需要从原材料、生产过程到最终产品进行全过程控制，对原液、半成品和成品进行微生物学、化学和物理学检定。杂质检查项目系指制品按既定工艺进行生产和正常贮藏过程中可能含有或产生的非目标成分，如残留溶剂、残留宿主细胞蛋白以及目标成分的聚合物、裂解物等。生产过程中如采用有机溶剂或其他物质进行提取、纯化或灭活处理等，生产的后续工艺应能有效去除，去除工艺应经验证，残留量应符合 ChP 的残留溶剂测定法（通则 0861）相关规定。半成品和成品有效性的检定应包括有效成分含量和效力的测定。应对其的聚合物和降解产物进行检测。各品种中每项质量指标均应有相应的检测方法；方法必须具有可行性与重现性，并有明确的判定结果。新建的检测方法，一般应有不同所属的三个单位实验室的独立的复核结果，试验结果数据的精密度应与技术要求量值的有效数位一致。有量化指标的质量标准应设定具体上、下限。成品一般应进行 pH、无菌、热原和/或细菌内毒素以及异常毒性等的检查。

如 ChP 收载的注射用重组人白介素-2（Ⅰ）的质量标准中检定：①原液检定有：生物学活、蛋白质含量、比活性、纯度、分子量、外源性 DNA 残留量、宿主菌蛋白残留量、残余抗生素活性、细菌内毒素检查、等电点、紫外光谱、肽图、N 端氨基酸序列等内容。②半成品检定有：细菌内毒素、无菌检查等内容。③成品检定有：鉴别试验；物理检查（外观、可见异物检查、装量差异）；化学检定（水分、pH 值、渗透压摩尔浓度）；生物学活性；残余抗生素活性；无菌检查；细菌内毒素检查；异常毒性检查；乙腈残留量等内容。

三、物理化学检定

生物制品的物理化学检定包括鉴别、物理性状检查和化学检定、相对分子质量测定、蛋白质含量测定、防腐剂含量测定、纯度检查等。

1. 生物制品的鉴别 鉴别方法有理化法和生物学方法。例如冻干人用狂犬病疫苗（Vero 细胞）种子的鉴别试验：采用小鼠脑内中和试验鉴定毒种的特异性。将毒种作 10 倍系列稀释，取适宜稀释度病毒液分别与狂犬病病毒特异性免疫血清（试验组）和阴性血清（对照组）等量混合，同时设立正常血清对照组，试验组与对照组的每个稀释度分别接种 11～13g 小鼠 6 只，每只脑内接种 0.03mL，逐日观察，3 天内死亡者不计（动物死亡数量应不得超过试验动物总数的 20%），观察 14 天。中和指数应不低于 500。成品鉴别试验：采用酶联免疫法检查，应证明含有狂犬病病毒抗原。

2. 物理性状检查和化学检定 主要包括外观、真空度、溶解时间检查、pH、水分等。制品外观异常往往会涉及制品的安全和效力，一般以澄明度来检查外观类型不同的制品。如冻干人用狂犬病疫苗（Vero 细胞）成品检定：外观应为白色疏松体，复溶后应为澄明液体，无异物。化学检定 pH 值应为 7.2～8.0。水分应不高于 3.0%。

注射用重组链激酶的物理检查：外观应为白色或微黄色疏松体，按标示量加入灭菌注射用水后应迅速复溶为澄明液体。可见异物依法检查（通则 0904），应符合规定。装量差异按（通则 0102）中装量差异项进行，应符合规定。化学检定：水分应不高于 3.0%。pH 值应为 6.9～7.9。

3. 相对分子质量的测定 生物制品的相对分子质量测定通常采用 SDS-聚丙烯酰胺凝胶电泳法测定。多数蛋白质与阴离子表面活性剂十二烷基硫酸钠（SDS）按质量比结合成复合物，使蛋白质分子所带的负电荷远远超过天然蛋白质分子的静电荷，消除了不同蛋白质分子的电荷效应，使蛋白质按分子大小分离。有些蛋白如电荷异常的蛋白质，用 SDS-聚丙烯酰胺凝胶电泳法测定的相对分子质量不可靠，则可采用 ESI/MS 法，该法是生物大分子精确相对分子质量测定的重要工具，可以确证蛋白质氨基酸序列是否正确，并由此推断 DNA 序列是否正确。例如：ChP 收载的外用重组人表皮生长因子的分子量，用还原型 SDS-聚丙烯酰胺凝胶电泳法（通则 0541 第五法），分离胶胶浓度为 17.5%，加样量应不低于 $1.0\mu g$，制品的分子质量用重组人表皮生长因子对照品校正后应为 6.0kD±0.6kD。

4. 蛋白质含量测定 很多生物制品的有效成分是蛋白质。类毒素、抗毒素、血液制品和基因工程产品等需要测定蛋白质含量，以检查其有效成分，计算纯度和比活性。

ChP 蛋白质含量测定法共收录六种方法：

第一法凯氏定氮法：①钨酸沉淀法，系通过测定供试品的总氮含量以及经钨酸沉淀去除蛋白的供试品滤液中的非蛋白氮含量，计算出蛋白质的含量。②三氯乙酸沉淀法，系将供试品经三氯乙酸沉淀，通过测定该沉淀中的蛋白氮含量，计算出蛋白质的含量。

第二法福林酚法（Lowry 法）：用于微量蛋白质的含量测定。蛋白质在碱性溶液中可形成铜-蛋白质复合物，此复合物加入酚试剂后，产生蓝色化合物，该蓝色化合物在 650nm 处的吸光度与蛋白质含量成正比，根据供试品的吸光度，计算供试品的蛋白质含量。

第三法双缩脲法：本法系依据蛋白质肽键在碱性溶液中与 Cu^{2+} 形成紫红色络合物，其颜色深浅与蛋白质含量成正比，利用标准蛋白质溶液作对照，采用紫外-可见分光光度法测定供试品蛋白质含量。

第四法 $2,2'$-联喹啉-$4,4'$-二羧酸法（BCA 法）：本法系依据蛋白质分子在碱性溶液中将 Cu^{2+} 还原为 Cu^+，$2,2'$-联喹啉-$4,4'$-二羧酸（BCA）与 Cu^+ 结合形成紫色复合物，在一定范围内其颜色深浅与蛋白质浓度呈正比，以蛋白质对照品溶液作标准曲线，采用比色法测定供试品中蛋白质的含量。

第五法考马斯亮蓝法（Bradford 法）：本法系依据在酸性溶液中考马斯亮蓝 G250 与蛋白质分子中的碱性氨基酸（精氨酸）和芳香族氨基酸结合形成蓝色复合物，在一定范围内其颜色深浅与蛋白质浓度呈正比，以蛋白质对照品溶液作标准曲线，采用比色法测定供试品中蛋白质的含量。

第六法紫外-可见分光光度法：本法系依据蛋白质分子中含有共轭双键的酪氨酸、色氨酸等芳香族氨基酸，其在 280nm 波长处具最大吸光度，在一定范围内其吸光度大小与蛋白质浓度呈正比。以蛋白质对照品溶液作标准曲线，采用比色法测定供试品中蛋白质的含量。

5. 纯度检查 抗毒素、类毒素、血液制品和基因工程产品在制造中，经过精制提纯，故要求检查纯度，通常采用电泳法和色谱法检查。例如，ChP 收载的外用重组人表皮生长因子的纯度检查：用非还原型 SDS-聚丙烯酰胺凝胶电泳法（通则 0541 第五法），分离胶的浓度为 17.5%，加样量应不低于 $10\mu g$（考马斯亮蓝 R250 染色法）或 $5\mu g$（银染法），经扫描仪扫描，纯度应不低于 95.0%。

四、安全性检定

生物制品的安全检定有一般安全检查，杀菌、灭活和脱毒情况的检查，外源性污染物检查和过敏性物质检查。

一般安全检查包括无菌试验、热原试验、异常毒性检查等。热原检查法系将一定剂量的供试品，静脉注入家兔体内，在规定时间内，观察家兔体温升高的情况，以判定供试品中所含热原的限度是否符合规定。异常毒性检查法系生物制品的非特异性毒性的通用安全试验，检查制品中是否污染外源性毒性物质以及是否存在意外的不安全因素。检查法除另有规定外，异常毒性试验应包括小鼠试验和豚鼠试验。将供试品温度平衡至室温，按照规定的给药途径缓慢注入动物体内。试验中应设同批动物空白对照，并根据对照组动物情况对供试品结果判定进行综合评估。

疫苗和类毒素制品的菌毒种多为致病性强的微生物，如未被杀死或解毒不完全，在生物制品的使用中就会发生严重事故，因此需要进行活毒检查、解毒试验和残余毒力试验。外源性污染物检查主要有野毒检查、支原体检查、乙肝表面抗原和丙肝抗体检查、外源 DNA 测定和残余宿主细胞蛋白测定。抗毒素是采用异种蛋白为原料所制成，因此需要检查过敏源是否符合限度要求。另外还需检查生产和纯化过程中加入的其他物质如铜离子、锌离子、抗生素、水分等。

基因工程药物由于其制备是通过对核酸分子的插入、拼接和重组而实现遗传物质的重新组合，再借助病毒、细菌、质粒或其他载体，将目的基因转移到新的宿主细胞系统，并使目的基因在新的宿主细胞系统内进行复制和表达而获得的。因此，基因工程药物需要进行药物外源 DNA 测定和残余宿主细胞蛋白测定。

ChP（通则 3407），外源性 DNA 残留量测定法：第一法为 DNA 探针杂交法：供试品中的外源性 DNA 经变性为单链后吸附于固相膜上，在一定温度下可与相匹配的单链 DNA 复性而重新结合成为双链 DNA，称为杂交。将特异性单链 DNA 探针标记后，与吸附在固相膜上的供试品单链 DNA 杂交，并使用与标记物相应的显示系统显示杂交结果，与已知含量的阳性 DNA 对照比对后，可测定供试品中外源性 DNA 的残留量。第二法为荧光染色法：应用双链 DNA 荧光染料与双链 DNA 特异结合形成复合物，在波长 480nm 激发下产生超强荧光信号，可用荧光酶标仪在波长 520nm 处进行检测，在一定的 DNA 浓度范围内以及在该荧光染料过量的情况下，荧光强度与 DNA 浓度成正比，根据供试品的荧光强度，计算供试品中的 DNA 残留量。如注射用重组链激酶外源性 DNA 残留量的原液检定：每一次人用剂量应不高于 10ng。宿主菌蛋白残留量应不高于总蛋白质的 0.050%。残余抗生素活性依法测定，不应有残余氨苄西林或其他抗生素活性。细菌内毒素检查每 1mg 蛋白质应小于 3EU（通则 1143 细菌内毒素凝胶试验法）。

五、生物学活性检定

生物制品是具有生物活性的制剂，单独用理化方法不能完全反映其质量，必须进行生物活性测定。生物活性测定是利用生物来测定检品的生物活性或效价的方法，它以生物体对检品的生物活性反应为基础，以生物统计为工具，运用特定的实验设计，通过比较检品与相应的标准品在一定条件下所产生的特定生物反应的剂量间的差异，来测定检品的效价。生物活性测定主要有动物保护力试验、活疫苗的效率测定、抗毒素和类毒素的单位测定、免疫学活性测定、蛋白质药物的比活度测定等。常用的检测定量方法有酶法、电泳法、理化测定法和生物检定法。生物检定法是利用药物对生物体（整体动物、离体组织、微生物等）的作用以测定其效价或生物活性的方法，用于无适当理化方法进行检定的药物。以药物的药理作用为基础，生物统计为工具，运用特定的实验设计，通过供试品和相应的标准品或对照品在一定条件下比较产生特定生物反应的剂量比例，来测得供试品的效价。生物检定法一般分体内测定法和体外测定法两类。

体内测定法又称在体生物测定（in vivo bioassay），可以直接反映活性蛋白质药物在生物体内产生的生物学活性；体外测定法又称离体生物测定（in vitro bioassay），如细胞培养法、受体检测法。

例　干扰素生物学活性测定法。

本法系依据干扰素可以保护人羊膜细胞（WISH）免受水泡性口炎病毒（VSV）破坏的作用，用结晶紫对存活的 WISH 细胞染色，于波长 570nm 处测定其吸光度，可得到干扰素对 WISH 细胞的保护效应曲线，以此测定干扰素生物学活性。

标准品溶液的制备：取人干扰素生物学活性测定的国家标准品，按说明书复溶后，用测定培养液稀释至每 1mL 含 1000IU。在 96 孔细胞培养板中，做 4 倍系列稀释，共 8 个稀释度，每个稀释度做 2 孔。在无菌条件下操作。

供试品溶液的制备：将供试品按标示量溶解后，用测定培养液稀释成每 1mL 约含 1000IU。在 96 孔细胞培养板中，做 4 倍系列稀释，共 8 个稀释度，每个稀释度做 2 个孔。在无菌条件下操作。

测定法：使 WISH 细胞在培养基中贴壁生长。按（1∶2）～（1∶4）传代，每周 2～3 次，于完全培养液中生长。取培养的细胞弃去培养液，用 PBS 洗 2 次后消化和收集细胞，用完全培养液配制成每 1mL 含 $2.5 \times 10^5 \sim 3.5 \times 10^5$ 个细胞的细胞悬液，接种于 96 孔细胞培养板中，每孔 $100 \mu L$。于 37℃、5％二氧化碳条件下培养 4～6 小时；将配制完成的标准品溶液和供试品溶液移入接种 WISH 细胞的培养板中，每孔加入 $100 \mu L$。于 37℃、5％二氧化碳条件下培养 18～24 小时；弃去细胞培养板中的上清液。将保存的水泡性口炎病毒（VSV，－70℃保存）用攻毒培养液稀释至约 $100CCID_{50}$，每孔 $100 \mu L$，于 37℃、5％二氧化碳培养 24 小时（镜检标准品溶液的 50％病变点在 1IU/mL），然后弃去细胞培养板中的上清液，每孔加入染色液 $50 \mu L$，室温放置 30 分钟后，用流水小心冲去染色液，并吸干残留水分，每孔加入脱色液 $100 \mu L$，室温放置 3～5 分钟。混匀后，用酶标仪以 630nm 为参比波长，在波长 570nm 处测定吸光度，记录测定结果。

试验数据采用计算机程序或四参数回归计算法进行处理。并按下式计算试验结果：

$$供试品生物学活性（IU/mL）= P_r \times \frac{D_s \times E_s}{D_r \times D_r}$$

式中，P_r 为标准品生物学活性（IU/mL）；D_s 为供试品预稀释倍数；D_r 为标准品预稀释倍数；E_s 为供试品相当于标准品半效量的稀释倍数；E_r 为标准品半效量的稀释倍数。

六、《中国药典》三部简介

（一）构成

ChP 三部由凡例、总论、各论及其引用的通则共同构成。其目录包括：中国药典沿革，本版药典（三部）新增品种名单、本版药典（三部）未收载 2010 年版药典（三部）

及增补本中的品种名单、本版药典（三部）新增与修订的通则名单、凡例，总论，各论，通则、索引等。

ChP 三部，生物制品通则目次收载有：生物制品生产检定用菌毒种管理规程、生物制品国家标准物质制备和标定规程、生物制品生产用原材料和辅料质量控制规范、生物制品分批规程、生物制品分装和冻干规程、生物制品包装规程、生物制品贮藏和运输规程、免疫血清生产用马匹检疫和免疫规程、血液制品生产用人血浆、生物制品生产检定用动物细胞基质制备及检定规程等内容。

正文系根据生物制品自身的理化与生物特性，按照批准的原材料、生产工艺、贮藏条件等所制定的、用以检测生物制品质量是否达到用药要求并衡量其质量是否稳定均一的技术规定。在正文中，各论目次分为四类：I类为预防类；II类为治疗类；III类为体内诊断类；IV类为体外诊断类。各论的内容根据制品和剂型不同，按顺序可分别列有：①品名（包括中文通用名称、英文名称与汉语拼音）；②定义、组成及用途；③基本要求；④制造；⑤检定（原液、半成品、成品）；⑥保存运输及有效期；⑦使用说明（预防类含此项）。

通则主要收载制剂通则、通用性检测方法和指导原则。制剂通则系按照生物制品剂型分类。通用性检测方法系各正文品种进行相同检查项目的检测时所应采用的统一的设备、程序及方法等；指导原则系为执行药典、考察生物制品质量、起草与复核生物制品标准等所制定的指导性规定（如抑菌剂效力检查法指导原则、药品微生物检验替代方法验证指导原则）。

（二）质量标准实例

重组牛碱性成纤维细胞生长因子凝胶

Chongzu Niu JianxingChengxianweixibao Shengzhangyinzi Ningjiao

Recombinant Bovine Basic Fibroblast Growth Factor Gel

本品系由高效表达牛碱性成纤维细胞生长因子基因的大肠杆菌，经发酵、分离和高度纯化后获得的重组牛碱性成纤维细胞生长因子，加入凝胶基质制成。含适宜稳定剂、防腐剂，不含抗生素。

1. 基本要求

生产和检定用设施、原料及辅料、水、器具、动物等应符合 2015 年版《中国药典》三部"凡例"的有关要求。

2. 制造

2.1　工程菌菌种

2.1.1　名称及来源

重组牛碱性成纤维细胞生长因子工程菌株系由带有牛碱性成纤维细胞生长因子基因的重组质粒转化的大肠杆菌菌株。

2.1.2　种子批建立

应符合"生物制品生产检定用菌毒种管理规程"的规定。

2.1.3　菌种检定

主种子批和工作种子批的菌种应进行以下各项全面检定。

2.1.3.1　划种 LB 琼脂平板

应呈典型大肠杆菌集落形态，无其他杂菌生长。

2.1.3.2　染色镜检

应为典型的革兰阴性杆菌。

2.1.3.3　对抗生素的抗性

应与原始菌种相符。

2.1.3.4　电镜检查（工作种子批可免做）

应为典型大肠杆菌形态，无支原体、病毒样颗粒及其他微生物污染。

2.1.3.5　生化反应

应符合大肠杆菌生化反应特性。

2.1.3.6　牛碱性成纤维细胞生长因子表达量

在摇床中培养，应不低于原始菌种的表达量。

2.1.3.7　质粒检查

该质粒的酶切图谱应与原始重组质粒相符。

2.1.3.8　目的基因核苷酸序列检查（工作种子批可免做）

目的基因核苷酸序列应与批准序列相符。

2.2　原液

2.2.1　种子液制备

将检定合格的工作种子批菌种接种于适宜的培养基（可含适量抗生素）中培养。

2.2.2　发酵用培养基

采用适宜的不含抗生素的培养基。

2.2.3　种子液接种及发酵培养

2.2.3.1　在灭菌培养基中接种适量种子液。

2.2.3.2　在适宜温度下进行发酵，应根据经批准的发酵工艺进行，并确定相应的发酵条件，如温度、pH 值、溶解氧、补料、发酵时间等。发酵液应定期进行质粒丢失率检查（通则 3406）。

2.2.4　发酵液处理

用适宜的方法收集处理菌体。

2.2.5　纯化

采用经批准的纯化工艺进行纯化，使其达到 3.1 项要求，加入稳定剂除菌过滤后，即为重组牛碱性成纤维细胞生长因子原液。如需存放，应规定时间和温度。

2.2.6　原液检定

按 3.1 项进行。

2.3　半成品

采用的基质应符合凝胶剂基质要求（通则 0114）。

2.3.1 配制

应按经批准的配方进行。

2.3.2 凝胶制备

应按经批准的工艺进行。凝胶剂应均匀、细腻，在常温时保持胶状，不干涸或液化。

2.3.3 半成品检定

按 3.2 项进行。

2.4 成品

2.4.1 分批

应符合"生物制品分批规程"规定。

2.4.2 分装

应符合"生物制品分装和冻干规程"和通则 0114 有关规定。

2.4.3 规格

应为经批准的规格。

2.4.4 包装

应符合"生物制品包装规程"和通则 0114 的有关规定。

3. 检定

3.1 原液检定

3.1.1 生物学活性

依法测定（通则 3527）。

3.1.2 蛋白质含量

依法测定（通则 0731 第二法）。

3.1.3 比活性

为生物学活性与蛋白质含量之比，每 1mg 蛋白质应不低于 1.7×10^5 IU。

3.1.4 纯度

3.1.4.1 电泳法

依法测定（通则 0541 第五法）。用非还原型 SDS-聚丙烯酰胺凝胶电泳法，分离胶胶浓度为 15.0%，加样量应不低于 10μg（考马斯亮蓝 R250 染色法）或 5μg（银染法）。经扫描仪扫描，纯度应不低于 95.0%。

3.1.4.2 高效液相色谱法

依法测定（通则 0512）。色谱柱采用十八烷基硅烷键合硅胶为填充剂；以 A 相（三氟乙酸-水溶液：量取 1.0mL 三氟乙酸加水至 1000mL，充分混匀）、B 相（三氟乙酸-乙腈溶液：量取 1.0mL 三氟乙酸加入色谱纯乙腈至 1000mL，充分混匀）为流动相，在室温条件下，进行梯度洗脱（0%～70%B 相）。上样量不低于 10μg，于波长 280nm 处检测，以牛碱性成纤维细胞生长因子色谱峰计算理论塔板数应不低于 2000，按面积归一化法计算，牛碱性成纤维细胞生长因子主峰面积应不低于总面积的 95.0%。

3.1.5 分子量

依法测定（通则 0541 第五法）。用还原型 SDS-聚丙烯酰胺凝胶电泳法，分离胶胶浓度为 15.0%，加样量应不低于 1.0μg，供试品 2 条蛋白带的分子质量应分别为 17.5kD±1.8kD 和 22.0kD±2.2kD。

3.1.6　外源性 DNA 残留量

每 1 支/瓶应不高于 10ng（通则 3407）。

3.1.7　等电点

主区带应为 9.0～10.0，且供试品的等电点图谱应与对照品的一致（通则 0541 第六法）。

3.1.8　紫外光谱

用水或生理氯化钠溶液将供试品稀释至 100～500μg/mL，在光路 1cm、波长 230～360nm 下进行扫描，最大吸收峰波长应为 277nm±3nm（通则 0401）。

3.1.9　肽图

依法测定（通则 3405），应与对照品图形一致。

3.2　半成品检定

3.2.1　生物学活性

应按经批准的方法预处理供试品，依法测定（通则 3527），应符合规定。

3.2.2　无菌检查

应按经批准的方法预处理供试品，依法检查（通则 1101），应符合规定。

3.3　成品检定

除外观、装量检查外，应按经批准的方法预处理供试品后，进行其余各项检定。

3.3.1　鉴别试验

按免疫印迹法（通则 3401）或免疫斑点法（通则 3402）测定，应为阳性。

3.3.2　物理检查

3.3.2.1　外观

应为无色透明凝胶。

3.3.2.2　装量

依法检查（通则 0114），应符合规定。

3.3.3　化学检定

pH 值应为 6.5～7.5（通则 0631）。

3.3.4　生物学活性

应为标示量的 70%～200%（通则 3527）。

3.3.5　无菌检查

依法检查（通则 1101），应符合规定。

4. 保存、运输及有效期

于 2～8℃避光处保存和运输。自生产之日起，按批准的有效期执行。

5. 使用说明

应符合"生物制品包装规程"的规定和批准的内容。

第十八章 药品质量标准的制订 ▷▷▷▷

第一节 概 述

一、制订药品质量标准的目的和意义

药品是特殊的商品，其质量的优劣关系到用药者的安全和有效。由于药品生产厂家不同，其生产工艺、技术水平、设备条件不一，药品的贮存与保管各异，都将影响到药品的质量。因此，药品必须要有一个统一的质量标准。其次，药品质量标准的制订是药物研发的主要内容之一。在对研发药物进行系统的、深入的质量研究基础上，制订出合理的、可行的质量标准，并不断修订和完善，以确保用药的安全、有效和药品质量的可控。制订药品质量标准的目的在于确保用药的安全、有效和药品的质量可控。为了确保药品的质量，国家对药品有强制执行的质量标准。国家药品标准是国家为了保证药品质量，对药品质量、规格、检验方法所作的技术规定，是药品生产、经营、使用、检验和管理部门共同遵循的法定依据。国家药品标准是国家对药品强制执行的质量标准。国家食品药品监督管理总局颁布的 ChP 和药品标准为国家药品标准。

药品检验时应按照国家药品标准规定的项目和方法进行检验，符合标准的药品才是合格的药品。国家药品标准具有法律的效力。我国《药品管理法》指出"药品必须符合国家药品标准"。生产、销售使用不符合国家药品标准的药品是违法的行为。制订和执行药品质量标准对指导药品生产、提高药品质量、保证用药的安全和有效，促进对外贸易等方面有重要的意义。

药品标准的分类，见"第一章绪论"。

二、制订药品质量标准的基础与原则

（一）制订药品质量标准的基础

在进行新药的研究时，除对新药的药理、生产工艺等方面进行研究外，还需要对新药的质量进行系统的研究，并在此基础上制订药品的质量标准。通常，应先要掌握有关该药品的文献资料和有关研究资料。

1. 文献资料的查阅及整理 结构全新的创新药物没有直接的文献可查，但可以查阅结构相似化合物的文献作为参考。如果研制的是仿制药品，应系统地查阅有关文献资料，一方面供研究及制订质量标准时参考；另一方面在把建立的新药质量标准（草案）上报 CFDA 审批时也应该把有关的文献资料一起上报，这是新药审批的要求。制订中药制剂的质量标准，应根据处方组成，查阅组方的药味，特别是君药、臣药的主要化学成分及理化性质的文献资料，与功能主治有关的药效学研究及质量控制方面的文献资料，为制订质量标准提供参考依据。制订化学药品的质量标准，首先要查阅其化学名、俗称、英文名或拉丁学名及中文名；其次要介绍查阅药品的研制过程，包括实验室研究与临床试验的时间、机构和试验结论。国外已生产的，要了解最早上市的国家（或厂家）和时间。

通过文献资料的查阅及整理，依照法规制订质量标准方案，对质量标准中诸多内容进行实验设计，积累原始数据，可以为质量标准的制订提供参考依据。

2. 有关研究资料的了解　要对药品生产企业的生产概况、生产工艺、实验室研究与临床试验的全部材料做深入研究，查阅大量参考文献后，提出制订质量标准的理由或意见，并对该标准做出评价。除药学评价的结果外，药理学、毒理学、药代动力学以及临床试验的资料是制订新药质量标准草案的重要依据。在研究及制订新药质量标准时应对该药有关的研究资料，例如：化学结构、晶型、异构体、合成工艺、制剂工艺、制剂辅料、添加剂等进行了解，因为这些资料具有重要的参考价值及指导作用。

（二）　制订药品质量标准的原则

制订药品的质量标准必须坚持质量第一，充分体现"安全有效、科学先进、实用规范、经济合理、不断完善"的原则。因此，要做到这些，应遵循以下几点。

1. 安全性与有效性　药品质量的优劣主要表现为安全和有效。安全即毒副作用小；有效即疗效肯定。药物的毒副作用，一方面由药物本身造成；另一方面可能由引入杂质所引起。因此，凡是影响药品安全性和有效性的因素，应着重研究。在进行新药研究时，除了进行相关药效学的试验外，还需进行毒理学试验，确认药品自身有无严重毒副作用，以保证用药安全。同时对有可能产生的杂质进行深入研究，特别是毒性大的杂质更应严格控制。对药物的晶型及异构体可能对生物利用度及临床疗效有较大影响，也应着重研究。

2. 规范性　制订药品质量标准，尤其是新药的质量标准，要按照国家食品药品监督管理总局制定的基本原则、基本要求和一般的研究规则进行。药品注册标准的项目及其检验方法的设定，应当符合 ChP 的基本要求，符合国家食品药品监督管理总局发布的技术指导原则及国家药品标准编写原则。

3. 针对性与合理性　制订药品质量标准时，应充分考虑来源、生产、流通和使用等各个环节影响药品质量的因素，有针对性地设置科学的检测项目，建立可靠的检测方法、规定合理的判断标准。

4. 先进性与可行性　在制定药品质量标准时，既要先进，也要实用可行。应当贯彻国家的有关方针、政策、法律、法规，符合国家制定的药品行业发展规划和产业政策；确保公开、公正、公平，促进药品质量提高，促进药品技术进步，促进产业结构优化，使药品标准工作适应科学监管、保障人民安全用药、提高社会经济效益和促进医药产业健康发展的需要。在不脱离我国国情的情况下，注重新技术和新方法的应用，积极采用国际药品标准的先进方法，加快与国际接轨的步伐。

三、药品质量标准起草说明

制订药品质量标准的同时，应编写起草说明，阐述列入标准正文内容的理由、研究方法和内容。质量标准的起草说明是对质量标准的注释，应充分反映质量标准的制订过程，有助于判断所订质量规格的合理性及各种检测方法的可靠性。研发者应详述质量标准中各项目设置及限度确定的依据（注意列出有关的研究数据、实测数据和文献数据），以及部分研究项目不订入质量标准的理由等。该部分内容也是研发者对质量控制研究和质量标准制订工作的总结，如采用检测方法的原理、方法学验证、实际测定结果及综合评价等。质量标准的起草说明还是今后执行和修订质量标准的重要参考依据。

药品质量标准起草说明的内容和书写格式应参照现行版 ChP，按质量标准项目，依次说明标准中各个项目的理由，及规定各项目指标的依据、技术条件和注意事项等。与其研究报告不同，不能以综述性讨论代替。而有关检定该药真伪优劣各项均应重点详细说明。如鉴别、含量测定，包括各测定成分的选择依据和方法原理，实验条件的选择，方法学考察资料和数据，空白试验说明杂质干扰及排除情况，附有关图谱如最大吸收波长选择图、标准曲线图，色谱图包括空白试验图，薄层色谱附彩色照片，显示色谱的真实性。阐明确定检查及含量限（幅）度的意义和依据。新药申报生产或标准试行期满并转正至少应有 10 批以上产品的测定数据。值得强调的是，还应阐明其他曾经做过的试验，包括不成熟的，尚待完善或失败、暂未收载或不能收载于正文的检测方法的理由，并提供详尽的实验资料，以便有关部门审查其实验设计是否合理，以确定为主观原因或客观原因，作为判定是否需要进一步实验的依据。

中药质量标准起草说明是说明标准起草过程中，制订各个项目的理由及规定各项指标和检测方法的依据；也是对该药品从历史考证，药材的原植（动、矿）物品种，生药形态鉴别，成方制剂的处方、制法，以及它们的理化鉴别，质量控制，临床应用，贮藏等全面资料的汇总。

起草说明不属于药品法规，也不是药典的注释，而是制订各个项目的说明。内容、文字，特别是名词、术语应力求与药典一致。计量单位等统一按药典"凡例"中规定要求编写。

起草说明包括理论性解释和实践工作中的经验总结。尤其是对中药的真伪鉴别及质量控制方面的经验和实验研究，即使不太成熟，但有实用意义的也可编写在内。

第二节 化学药品质量标准的制订

化学药品（包括原料药和制剂）要根据已确定的质量标准的项目和限度，参照现行版 ChP 的规范用语及格式，制订出合理、可行的质量标准。化学药品质量标准的制订应符合《化学药物质量标准建立的规范化过程技术指导原则》等的要求，主要质量指标限度的确定应参照相关技术指导原则的要求，以保证药品的安全性、有效性和质量均一性。

一、化学药品质量标准的主要内容及要求

在化学药品的质量标准中，原料药一般应包括药品名称、化学结构式、分子式、分子量、来源或有机药物的化学名称、含量或效价的规定、性状、鉴别、检查、含量或效价测定、类别、贮藏、制剂等项内容。制剂一般应包括药品名称、来源、含量或效价的规定、处方、制法、性状、鉴别、检查、含量或效价测定、类别、规格、贮藏等项内容。

（一）名称

国家药品标准中药品的名称包括中文名称、中文名称的汉语拼音和英文名称。国家药品标准中药品的中文名称是按照《中国药品通用名称》（Chinese Approved Drug Name，简称 CADN）收载的名称及其命名原则命名的。《中国药品通用名称》指出"药品名称应科学、明确、简短；词干已确定的译名要尽量采用，使同类药品能体现系统性"。命名原则还指出："药品的命名应尽量避免采用给患者以暗示的有关药理学、解剖学、生理学、病理学或治疗学的药品名称，并不得以代号命名"。有的药物有多种药理作用，若使用某一方面治疗学的药品名称，有可能限制药物在其他方面的使用。

药品的英文名称除另有规定外，均采用世界卫生组织编订的国际非专利名（International Nonproprietary Name for Pharmaceutical Substances，简称 INN）。国际非专利药品（INN）是世界卫生组织制订公布的，供国际上统一使用，以避免出现药品名称的混乱。目前 INN 名称用拉丁语、英语、俄语、法语和西班牙语等五种文字发布。INN 名称中，结构相似、药理作用相同的同一类药物使用统一的词干，以便反映出药物的系统性。

药物的中文名称应尽量与英文名称对应，可采用音译、意译或者音意合译，一般以音译为主。

（二）有机物的结构式

在有机药物原料药的质量标准中需列出药物的化学结构式。药品化学结构式应按照世界卫生组织（WHO）推荐的"药物化学结构式书写指南"书写。

（三）分子式和分子量

组成明确的单一化合物以及主成分明确的多组分抗生素，均应列出分子式。有机化合物分子式中的元素符号按国际惯例排列，C 排在首位，H 排在第二，其余元素符号按英文字母顺序排列，原子数写在该元素符号的右侧。

分子量按最新国际原子量表计算，数字书写至小数点后第二位。

（四） 来源或有机药物的化学名称

化学合成药物或检测方法完善可以保证其质量的单一提取物，可以不写明来源，而用化学名称代替。

动植物的提取物等质量与来源有关，检测方法尚不能完全控制其质量的，需写出来源。如秋水仙碱的质量标准规定：本品为百合科植物丽江慈菇的球茎中提取得到的一种生物碱。胰酶的质量标准规定：本品系自猪、羊或牛胰脏中提取多种酶的混合物，主要为胰蛋白酶、胰淀粉酶与胰脂肪酶。

（五） 含量或效价的规定

药品质量标准中含量或效价的规定又称为含量限度。含量限度是指用规定的检测方法测得的有效物质含量的限度。

对于原料药，用"含量测定"的药品，其含量限度均用有效物质的百分数（%）表示，此百分数均指重量百分数。为了能正确反映药品的含量，一般应通过检查项下的"干燥失重"或"水分"，将药品的含量换算成干燥品的含量；用"效价测定"的抗生素或化学药品，其含量限度用效价单位（国际单位 IU）表示。

对于制剂，含量（或效价）的限度一般用含量占标示量的百分率来表示。

（六） 处方

应列出各活性成分的具体量，按总量为 1000 片、1000g、1000mL 计算。药物取量应达到 3 位有效数字。对质量影响较小的辅料，在符合 ChP 凡例及制剂通则的条件时可以省略。

（七） 制法

制剂通则未收载的剂型，而该品种的制法又与药品质量有密切关系的药品如碘甘油、复方炔诺酮膜，制剂通则虽已收载但制法与制剂通则不同的应规定制法。

（八） 性状

药品质量标准的性状项下主要记叙药物的外观、臭、味、溶解度以及物理常数等。外观性状是对药品的色泽和外表感观的规定。

1. 外观、臭、味 在药品质量标准的性状项下，首先要对药物的外观、臭、味作一般性的描述。如 ChP 关于阿司匹林的性状描述为："本品为白色结晶或结晶状粉末，无臭或略带醋酸臭，味微酸。"又如 ChP 对葡萄糖性状的描述为："本品为无色结晶或白色结晶性或颗粒性粉末；无臭，味甜。"药物的外观具有鉴别的意义，可在一定程度上反映药物的内在质量。

2. 溶解度 是药品的重要物理性质。ChP 正文各品种项下记载有药物在部分溶剂中的溶解性能，以供精制或制备溶液时参考。质量标准中药物的近似溶解度可用"极易溶解""易溶""溶解""略溶""微溶""极微溶解""几乎不溶或不溶"等术语来表示。ChP 凡例对以上术语有明确的规定。

3. 物理常数　是药物的特征常数，具有鉴别意义，也能反映药物的纯杂程度，是评价药品质量的重要指标。如固体药物的熔点是一定的，不同的药物熔点一般不同，所以测定熔点可以辨别药物的真伪。如果药物的纯度不符合要求，会导致熔点下降，熔距增长，因此熔点也可以反映出药物的纯度。药品质量标准中收载的物理常数主要有相对密度、馏程、熔点、凝点、比旋度、折光率、黏度、吸收系数、碘值、皂化值和酸值等；ChP（通则 0600）收载有物理常数的测定方法，测定时应按 ChP 规定的方法进行。

（九）　鉴别

鉴别是指用规定的试验方法来辨别药物的真伪，是药物质量控制的一个重要环节。鉴别项下规定的试验方法，仅反映该药品某些物理、化学或生物学等性质的特征，不完全代表对该药品化学结构的确证。鉴别的要求是证明已知药物的真伪，而不是对未知物进行定性分析。鉴别的方法有化学方法、物理化学方法和生物学方法等。化学的方法有制备衍生物测定熔点、显色反应、沉淀反应等。生物学的方法是利用微生物或实验动物进行鉴别，主要用于抗生素和生化药物的鉴别。

常见金属离子、酸根和官能团的鉴别收载 ChP（通则 0301）"一般鉴别试验"项下，如钠盐（Na^+）、钾盐（K^+）、钙盐（Ca^{2+}）、酒石酸盐、水杨酸盐、丙二酰脲类、芳香第一胺类的鉴别等。药物专属的鉴别试验则收载在 ChP 正文各品种质量标准的鉴别项下。

（十）　检查

药品质量标准的检查项下包括反映药品安全性、有效性的试验方法和限度，以及均一性、纯度等制备工艺要求等内容。

安全性检查的项目有"无菌""热原""细菌内毒素"等，这些检查项目与药物安全性有关。

有效性的检查是指和药物的疗效有关，但在鉴别、纯度和含量测定中不能有效控制的项目。如抗酸药物需检查"制酸力"，含氟的有机药物因氟为其有效基团，要检查"含氟量"，含乙炔基的药物要检查"乙炔基"，对难溶性的药物，为改善溶解性、要求达到微粉化，需检查"粒度"等。

均一性检查主要是检查制剂的均匀程度，如片剂等固体制剂的"重量差异"检查、"含量均匀度"检查等。

纯度检查是检查项下的主要内容，是对药物中的杂质进行检查。药物中的杂质按来源可分为一般杂质和特殊杂质。一般杂质是指在自然界中分布广泛，在多种药物的生产中可能引入的杂质。如水分、氯化物、硫酸盐、铁盐、砷盐等，一般杂质的检查方法收载在 ChP（通则 0800）中。特殊杂质是指个别药物的生产和贮存中引入的杂质，如阿司匹林中的游离水杨酸、异烟肼中的游离肼等。特殊杂质的检查方法收载在正文各品种质量的检查项下。

　　药物中杂质的检查方法一般为限量检查，即仅检查药物中的杂质是否超过限量，而不需要准确测定其含量。当杂质的毒性较小，允许的限量比较高时，有时需要测定杂质的含量。

（十一）　含量测定

　　含量测定是指用规定的方法测定药品原料或制剂中有效成分的含量。药品的含量是评价药品质量、保证药品疗效的重要手段。含量测定必须在鉴别无误、杂质检查合格的基础上进行。常用的含量测定方法有化学分析法、仪器分析法、生物学方法和酶化学方法等。化学分析法属经典的分析方法，具有精密度高、准确性好的特点。用于含量测定的仪器分析方法主要有紫外-可见分光光度法、原子吸收分光光度法、荧光分析法、高效液相色谱法等。仪器分析方法具有灵敏度高专属性强的特点。

　　生物学方法是根据药物对生物（如鼠、兔、犬等实验动物）或微生物（如细菌）作用的强度来测定含量的方法。生物学方法的测定结果与药物作用的强度有很好的相关性。使用化学分析法和仪器分析法测定药物的含量，在药品质量标准中称为"含量测定"，测定结果用含量百分率（％）表示。用生物学方法或酶化学方法测定药物的含量，称为"价效测定"，测定结果一般用价效单位来表示。

（十二）　类别

　　药品的类别是指按药品的主要作用、主要用途或学科的归属划分的类别，不排除在临床实践的基础上作其他类别的药物使用。如抗高血压药、抗肿瘤药、镇痛药、抗生素类药等。

（十三）　贮藏

　　贮藏项下规定的贮藏条件，是根据药物的稳定性，对药物包装和贮存的基本要求，以避免或减缓药品在正常贮藏期内的变质。药品的贮藏条件，例如：是否需要避光，是否需要低温贮藏等；药品在一定条件下贮藏多长时间仍有效，即有效期的确定。这些内容都是通过药品稳定性试验来确定的。有关贮藏的专用名词在 ChP 凡例中有明确规定。

二、化学药品质量标准起草说明的主要内容及要求

（一）　原料药质量标准的起草说明

原料药质量标准的起草说明应包括下列内容：

1. 概况

（1）说明药品的临床用途。

（2）我国投产历史，有关工艺改革及重大科研成就。

（3）目前国内生产情况和质量水平以及国外药典收载情况等。

2. 生产工艺

（1）用化学反应式表明合成的路线，或用简明的工艺流程表示生产工艺。

（2）说明成品的精制方法及可能引入成品中的杂质。若为保密的品种，其详细生产工艺也应列入起草说明中，以使药品监督管理部门能监督生产，保证药品质量；如国内已有生产采用有不同的工艺路线或精制方法，应分别列出，并尽可能注明生产企业。

3. 标准制定的意见和理由　按标准内容依次说明（包括产品质量的具体数据或生产厂检验结果的统计）。对鉴别、检查和含量测定方法，除已载入药典的以外，要根据现有资料（引用文献）说明其原理，特别是操作中的注意事项应加以说明。对个别进行过方法学研究的项目，应另附专题研究报告。

4. 对比评价　与原标准及国外药典进行对比，对本标准的水平进行评价。对于仿制药，要进行质量和疗效一致性评价。

5. 对本标准的意见　列出起草单位和复核单位对本标准的意见（包括本标准中尚存在的问题，以及今后的改进意见）。

6. 参考文献　列出主要的参考文献。

（二）　制剂质量标准的起草说明

1. 处方　说明该处方的来源，并列出附加剂的品名和用量，如国内生产有多种处方时，应尽可能分别列出（注明生产企业），并进行比较。

2. 制法　列出简要的制备方法。生产用标准应与已批准临床用质量标准的制法保持一致，如有更改，应详细说明或提供试验数据。应说明关键工艺的各项技术要求的含义及关键半成品的质量标准，以及确定最终制备及技术条件的理由。

3. 标准制定的意见和理由　除了与原料药要求相同外，还应有对制剂的稳定性考察材料并提出有效期建议的说明。对于仿制药，要进行质量和疗效一致性评价，并说明理由。

（三）　上版药典已收载品种的修订说明

对修订部分，根据下列情况分别说明：

1. 对上版药典附录（或通则）方法有实质性修改的项目（如崩解时限检查法、栓剂、气雾剂等），应说明按现行版 ChP 通则的方法对药品进行考核的结果，并列出具体数据。

2. 对原标准的检验方法进行过修改的项目或新增的检验项目，要说明增修订的理由，方法的来源，并写出产品的检验数据，含量测定方法的修改要附有专题研究材料。

3. 对原标准限度的修改，对修改部分要说明修订理由列出药品的检验数据，并与国外药典相应项目进行比较。对于不修订部分，要写出综合材料说明不修订的理由。

三、化学药品质量标准及其起草说明示例

（一）司莫司汀质量标准（草案）

1. 原料药

司莫司汀

Simositing

Semustine

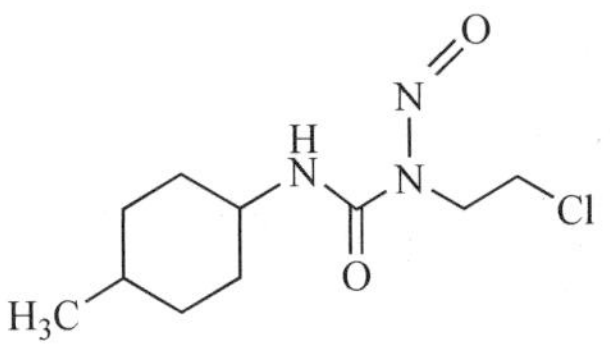

$$C_{10}H_{18}ClN_3O_2 \quad 247.72$$

本品为 1-(2-氯乙基)-3-(4-甲基环己基)-1-亚硝基脲。按干燥品计算，含 $C_{10}H_{18}ClN_3O_2$ 应为 97.0%～103.0%。

【性状】本品为淡黄色略带微红的结晶性粉末；对光敏感。

本品在三氯甲烷中极易溶解，在乙醇或环己烷中溶解，在水中几乎不溶。

熔点　本品的熔点（通则 0612）为 71～75℃。

【鉴别】(1) 取本品约 10mg，加乙醇 5mL，振摇使溶解，加 1% 磺胺稀盐酸溶液 2mL，置水浴加热约 10 分钟，放冷，加碱性 β-萘酚试液 2mL，显橙黄色。

(2) 取含量测定项下的溶液，照紫外-可见分光光度法（通则 0401）测定，在 232nm 的波长处有最大吸收。

(3) 取本品约 10mg，加氢氧化钠试液 5mL，置水浴加热 5 分钟，显氯化物的鉴别反应（通则 0301）

【检查】**氯化物**　取本品 0.25g，加水 20mL，振摇，滤过，滤渣用水 10mL 洗涤，合并洗液与滤液，依法检查（通则 0801），与标准氯化钠溶液 5.0mL 制成的对照液比较，不得更浓（0.02%）。

有关物质　取本品适量，精密称定，加流动相溶解并稀释制成每 1mL 中含 1.0mg 的溶液，作为供试品溶液；精密量取供试品溶液 1mL 置 100mL 量瓶中加流动相溶解并稀释至刻度，摇匀，作为对照品溶液。照高效液相色谱法（通则 0512）测定，用十八烷基硅烷键合硅胶为填充剂，以甲醇-水（85∶15）为流动相，检测波长为 230nm，理论板数按司莫司汀峰计算应不低于 2000，司莫司汀峰与杂质峰之间的分离度应符合要求。取对照品溶液 10μL 注入液相色谱仪，调节检测灵敏度，使司莫司汀色谱峰的峰高为满量程的 20%～25%。再取供试品溶液 10μL 注入液相色谱仪，记录色谱图至主成分峰保留时间的 2 倍。供试品溶液色谱图中各杂质峰面积的和，不得大于对照溶液中司莫

司汀色谱峰面积（1%）。

［注：ChP（2015）采用薄层色谱法：避光操作。取本品，加乙醇溶解并制成每1mL中含有10mg的溶液，作为供试品溶液；精密量取适量，加乙醇定量稀释成每1mL中含有0.1mg的溶液，作为对照溶液，照薄层色谱法（通则0502）试验，吸取上述两种溶液各10μL，分别点于同一硅胶HF$_{254}$薄层板上，以三氯甲烷-环己烷（3：1）为展开剂，展开，晾干，置紫外光灯（254nm）下检视，供试品溶液如显杂质斑点，与对照溶液的主斑点比较，不得更深。再置碘蒸气中，原点不得显黄色。］

干燥失重 取本品，置五氧化二磷干燥器中，减压干燥4小时，减失重量不得过0.5%（通则0831）。

炽灼残渣 不得过0.1%（通则0832）。

【含量测定】 避光操作。取本品，精密称定，加环己烷制成每1mL中约含20μg的溶液，照紫外-可见分光光度法（通则0401），在232nm的波长处测定吸收度，按C$_{10}$H$_{18}$ClN$_3$O$_2$的吸收系数（$E_{1cm}^{1\%}$）为254计算，即得。

【类别】 抗肿瘤药。

【贮藏】 遮光，密封，在冷处保存。

【制剂】 司莫司汀胶囊。

2. 胶囊剂

司莫司汀胶囊

Simositing Jiaonang

Semustine Capsules

本品含司莫司汀（C$_{10}$H$_{18}$ClN$_3$O$_2$）应为标示量的90.0%～110.0%。

【性状】 本品内容物为淡黄色至黄色粉末或颗粒。

【鉴别】 （1）取本品的内容物适量（约相当于司莫司汀10mg），照司莫司汀项下的鉴别（1）项试验，显相同的反应。

（2）在含量测定项下记录的色谱图中，供试品溶液主峰的保留时间应与对照品溶液主峰的保留时间一致。

【检查】 **溶出度** 取本品，照溶出度测定法（通则0931第二法），以1%的十二烷基硫酸钠1000mL为溶出介质，转速为每分钟100转，依法操作，经60分钟时，取溶液5mL，滤过，精密量取续滤液10μL，照含量测定项下的色谱条件测定；另精密称取司莫司汀对照品适量，加甲醇溶解并定量稀释制成每1mL中含50μg的溶液，同法测定。计算每粒的溶出量。限度为标示量的70%，应符合规定。

其他应符合胶囊剂项下有关的各项规定（通则0103）。

【含量测定】 照高效液相色谱法（通则0512）测定。

色谱条件与系统适用性试验：用十八烷基硅烷键合硅胶为填充剂；以甲醇-水（85：

15）为流动相，检测波长为 230nm，理论板数按司莫司汀峰计算应不低于 2000，司莫司汀与相邻杂质峰的分离度应符合要求。

测定法：取装量差异项下的内容物，混合均匀，精密称取适量（约相当于司莫司汀0.1g），置 100mL 量瓶中，加流动相，超声处理 5 分钟，使司莫司汀溶解，用流动相稀释至刻度，摇匀，滤过，作为供试品溶液，取 10μL 注入液相色谱仪，记录色谱图；另精密称取盐司莫司汀对照品适量，用流动相溶解并定量稀释制成每 1mL 中约含 0.1mg的溶液，作为对照溶液，同法测定。按外标法以峰面积计算，即得。

【类别】同司莫司汀。

【规格】(1) 10mg；(2) 50mg。

【贮藏】遮光，密封，在冷处保存。

（二） 司莫司汀质量标准 （草案） 起草说明

1. 原料药

(1) 命名　根据本品的母体结构，根据新药命名原则，将本品中文名译为 1-(2-氯乙基)-3-(4-甲基环己基)-1-亚硝基脲。

(2) 性状　取实际样品观察，本品外观呈淡黄色略带微红色的结晶性粉末，故将本品定为淡黄色略带微红色的结晶性粉末。

(3) 熔点　熔点测定法（通则 0612），测定并确定本品的熔点。

(4) 鉴别　鉴别 (1) 是利用本品与 β-萘酚的显色反应，进行鉴别。鉴别 (2) 是利用本品紫外吸收特征，在 232nm 处的最大收波长，进行鉴别。鉴别 (3) 按（通则0301），一般鉴别试验中氯化物鉴别法，进行鉴别。

(5) 检查　有关物质照高效液相色谱法测定。

①色谱条件与系统适用性试验：仪器：SUMMIT 高效液相色谱仪及其配套色谱数据工作站；色谱柱：WATERS Symmetry C_{18}（25mm×4.6mm）（批号 20054275）；流动相：甲醇-水（85：15）；流速：1.0mL/min；检测波长：230nm；柱温：20℃。

对照品溶液：精密称取干燥至恒重的司莫司汀对照品 19.38mg（含量 98.1%）置200mL 量瓶中，加甲醇溶解并至刻度，制得 0.09506mg/mL，作为对照溶液。精密吸取对照品、供试品及阴性溶液各 10μL 注入 HPLC，对照品色谱图与样品色谱图见图18-1；司莫司汀在 5 分钟出峰，司莫司汀峰理论板数大于 3000，拖尾因子在 0.95～1.05 之间，邻近峰无干扰，阴性无干扰。

②检测波长的选择：取上述对照品溶液，用紫外分光光度计分别在 360～210nm 波长范围进行扫描，因此选择 230nm 波长附近有最大吸收，因此我们选择 230nm 为该实验的检测波长。

③专属性试验：取本品 3 份，每份 10mg，置 10mL 量瓶中，加流动相 1mL 溶解，再分别加 1mol/L 的盐酸溶液、1mol/L 的氢氧化钠溶液、10% 的双氧水溶液各 3mL，室温、避光放置 1 小时后，中和，加流动相稀释至刻度分别制成酸、碱和氧化降解的供试品溶液；另取本品 1 份，10mg，置 10mL 量瓶中，加流动相 1mL 溶解，80℃、避光

放置 1 小时后，加流动相稀释至刻度制成高温降解的供试品溶液（1）；另取本品 1 份，10mg，120℃避光放置 1 小时后，置 10mL 量瓶中，加流动相溶解，并稀释至刻度制成高温降解的供试品溶液（2）。精密量取以上 5 份供试品溶液 10μL，注入高效液相色谱仪，记录色谱图，结果，降解产物峰与主成分峰分离度符合要求。从结果得知，司莫司汀在强碱、强酸、高温和氧化条件下均不稳定。结果见图 18-2。

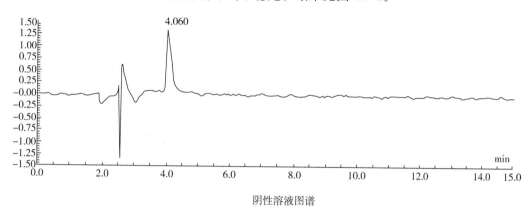

阴性溶液图谱

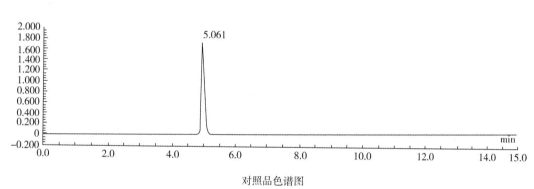

对照品色谱图

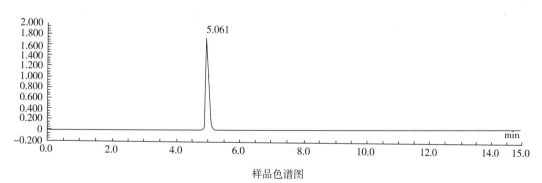

样品色谱图

图 18-1　阴性溶液、对照品色谱图与样品色谱图

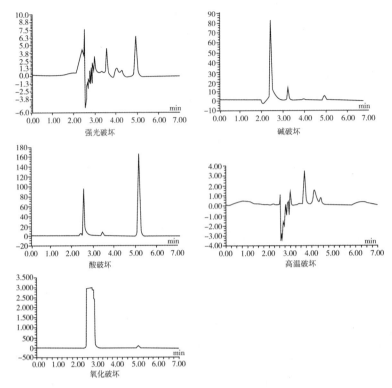

图 18-2　司莫司汀在强光、强碱、强酸、高温和氧化条件色谱图

④稳定性试验：精密量取对照品溶液 $10\mu L$，分别在 0、6、12、18 小时注入高效液相色谱仪，记录色谱图，结果见表 18-1，在 18 小时内，司莫司汀保持稳定。

表 18-1　稳定性试验结果

进样时间（小时）	0	6	12	18
峰面积	20.611	20.336	20.136	20.007
RSD（%）		1.30		

⑤检测限：精密量取司莫司汀对照溶液 1mL 置 25mL 量瓶中加流动相溶解并至刻度，制得 3.802×10^{-6} g/mL 的溶液，精密量取 $3\mu L$，注入高效液相色谱仪，记录色谱图（图 18-3），以 3 倍基线噪音确定司莫司汀的检测限为 1.141×10^{-8} g。

⑥样品测定：取本品适量，精密称定，加流动相溶解并稀释制成每 1mL 中含 1.0mg 的溶液，作为供试品溶液；精密量取供试品溶液 1mL 置 100mL 量瓶中加流动相溶解并稀释至刻度，摇匀，作为对照品溶液。取对照品溶液 $10\mu L$ 注入液相色谱仪，调节检测灵敏度，使司莫司汀色谱峰的峰高为满量程的 20%～25%。再取供试品溶液 $10\mu L$ 注入液相色谱仪，记录色谱图至主成分峰保留时间的 2 倍，测定结果见表 18-2。

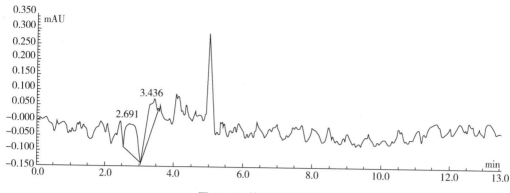

图 18-3 检测限色谱图

表 18-2 样品测定结果

生产企业	批号	取样量（g）	对照溶液峰面积	杂质峰面积
某药业股份有限责任公司	7050601	0.01029	2.117	2.104
		0.01097	2.262	2.087
		0.01056	2.329	1.847

（6）含量测定 根据质量研究资料，对本品原料进行含量测定时，是利用本品紫外吸收特征，在 232nm 处的最大收波长，采用分光光度法中吸收系数法进行含量测定。

2. 司莫司汀胶囊

（1）含量限度 根据三个批号胶囊剂含量测定结果，含量限度规定为 90.0%～110.0%较为合适。

（2）性状 同原料药。

（3）鉴别 鉴别（1）同原料药。鉴别（2）同原料药。

（4）检查 溶出度：照高效液相色谱法测定。

①色谱条件与系统适用性试验：仪器：SUMMIT 高效液相色谱仪及其配套色谱数据工作站；色谱柱：WATERS Symmetry C$_{18}$（25mm×4.6mm）（批号 054275）；流动相：甲醇-水（85∶15）；流速：1.0mL/min；检测波长：230nm；柱温：20℃。

对照品溶液：精密称取干燥至恒重的司莫司汀对照品 10.02mg（含量 98.1%）置 200mL 量瓶中，加甲醇溶解并至刻度，制得 0.09506mg/mL，作为对照溶液。

供试品溶液：取本品照溶出度测定法（通则 0931 第二法），以 1%的十二烷基硫酸钠 1000mL 为溶出介质，转速为每分钟 100 转，依法操作，经 60 分钟时，取溶液 5mL，滤过，精密量取续滤液作为供试品溶液。

测定法：精密吸取对照品、空白溶剂及供试品溶液各 10μL 注入高效液相色谱仪，对照品色谱图与样品色谱图见图 18-4；司莫司汀在 5 分钟出峰，司莫司汀峰理论板数大于 300，拖尾因子在 0.95～1.05 之间，各峰间的分离度均大于 2.0，溶剂无干扰。

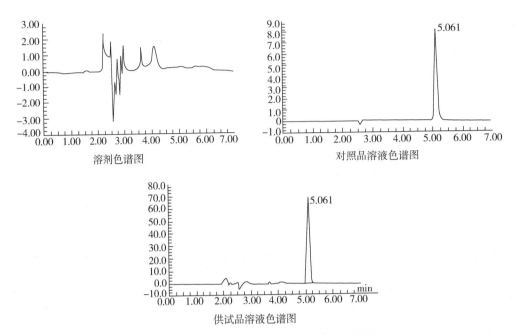

图 18-4　色谱条件与系统适用性试验色谱图

②检测波长的选择：取上述对照品溶液，用紫外分光光度计分别在 $360\sim210nm$ 波长范围进行扫描，在 230nm 波长附近有最大吸收，因此选择 230nm 为该实验的检测波长。

③溶出条件的确定：比较了转篮法和桨法在 100 转/分钟时，分别以 0.1mol/L 的盐酸溶液、水、1％的十二烷基硫酸钠和 2％的十二烷基硫酸钠 1000mL 为溶剂的测定，结果见表 18-3。结果表明：司莫司汀用转篮法测定溶出度时，效果不好；因此我们选择桨法作为司莫司汀溶出度测定时的实验方法。在 0.1mol/L 的盐酸溶液中司莫司汀不稳定；而在水中由于司莫司汀几乎不溶解，溶出量不高；当溶出介质是十二烷基硫酸钠时司莫司汀有较好的溶出度；且 1％和 2％的浓度对司莫司汀的溶出影响不大。因此我们选择 1％的十二烷基硫酸钠作为司莫司汀的溶出介质，见表 18-3、图 18-5。

表 18-3　溶剂的测定结果

方法	0.1mol/L 的盐酸溶液	水	1％的十二烷基硫酸钠	2％的十二烷基硫酸钠
转篮法	分解，≤10％	≤30％	≤60％	≤65％
桨法	分解，≤20％	≤50％	≥75％	≥75％

通过对同一批样品分别在 15、30、45、60、75、90 分钟进行取样测定，我们最终确定 60 分钟作为溶出度测定的时间。

④线性关系考察：精密吸取对照品溶液各 2、5、10、15、20μL 注入 HPLC，依据进样量和峰面积得回归方程（以进样量为横坐标，以峰面积为纵坐标）：说明司莫司汀在 $0.0983\sim0.9830\mu g$ 线性关系良好，线性关系见图 18-6。

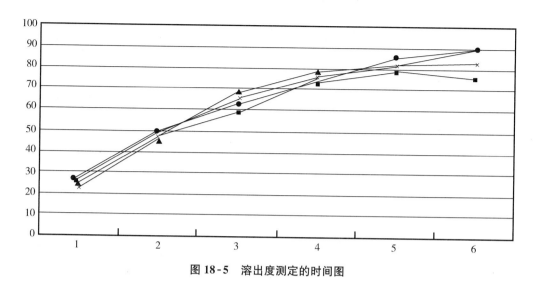

图 18-5 溶出度测定的时间图

图 18-6 线性关系考察图

⑤精密度考察：精密量取对照品溶液 10μL，注入高效液相色谱仪，记录色谱峰面积，结果见表 18-4。

表 18-4 精密度试验结果

进样次数	1	2	3	4	5
峰面积	9.537	9.625	9.629	9.537	9.576
RSD（%）			0.47		

⑥稳定性：见含量测定。

⑦检测限：见含量测定。

⑧重复性考察（批号 20071125）：精密取本品溶出样品一份，依法测定 5 次，记录色谱图，以外标法计算司莫司汀的含量，结果见表 18-5。

表 18-5　重复性试验结果

峰面积值	含量（%）	平均含量（%）	RSD（%）
8.579	88.02		
8.599	88.22		
8.325	85.41	87.63	1.44
8.633	88.57		
8.572	87.94		

⑨加样回收考察（批号 20071125）：精密取重复性实验样品 5mL 置 10mL 量瓶中，加司莫司汀对照溶液（0.07392mg/mL）至刻度，摇匀，作为供试品溶液。精密量取对照品溶液及供试品溶液各 10μL，注入高效液相色谱仪，记录色谱图，以外标法计算，结果见表 18-6。

表 18-6　加样回收试验结果

取样量（mL）	取样相当司莫司汀的量（mg）	添加司莫司汀的量（mL）	添加司莫司汀的量（mg）	峰面积	测出司莫司汀的量（mg）	回收率（%）	平均回收率（%）	RSD（%）
5.00	0.2191	5.00	0.3696	11.542	0.5921	100.92		
5.00	0.2191	5.00	0.3696	11.705	0.6004	103.18		
5.00	0.2191	5.00	0.3696	11.600	0.5951	101.72		
5.00	0.2191	5.00	0.3696	11.589	0.5945	101.57		
5.00	0.2191	5.00	0.3696	11.628	0.5965	102.11	101.58	0.74
5.00	0.2191	5.00	0.3696	11.592	0.5946	101.61		
5.00	0.2191	5.00	0.3696	11.528	0.5914	100.73		
5.00	0.2191	5.00	0.3696	11.585	0.5943	101.52		
5.00	0.2191	5.00	0.3696	11.540	0.5920	100.89		

⑩三批次样品测定：取本品溶出度测定方法测定，记录色谱图，以外标法计算，结果见表 18-7。

表 18-7　三批次样品测定结果（%）

生产企业	批号		
	20071125	20060909	20070401
	75	74	79
	78	80	81
某药业股份有限责任公司	80	79	80
	76	80	84
	77	76	80
	75	77	79

（5）含量测定　照高效液相色谱法测定。

①色谱条件与系统适用性考察：仪器：SUMMIT 高效液相色谱仪及其配套色谱数

据工作站；色谱柱：WATERS Symmetry C_{18}（25mm×4.6mm）；流动相：甲醇-水（85：15）；流速：1.0mL/min；检测波长：230nm；柱温：20℃。

对照品溶液：精密称取干燥至恒重的司莫司汀对照品 19.38mg（含量 98.1%）置 200mL 量瓶中，加甲醇溶解并至刻度，制得 0.09506mg/mL，作为对照溶液。

供试品溶液：取本品 20 粒内容物，精密称定，研细，精密称取适量（约相当于司莫司汀 0.01g），置 100mL 量瓶中，加流动相，超声处理 5 分钟，使司莫司汀溶解，用流动相稀释至刻度，摇匀，滤过，作为供试品溶液。

阴性样品溶液：取阴性样品，照供试品溶液制备方法，同法制得。精密吸取对照品、阴性及供试品溶液各 10μL 注入 HPLC，对照品色谱图与样品色谱图见图 18-7；司莫司汀在 5 分钟出峰，司莫司汀峰理论板数大于 3000，拖尾因子在 0.95～1.05 之间，各峰间的分离度均大于 2.0，阴性无干扰。

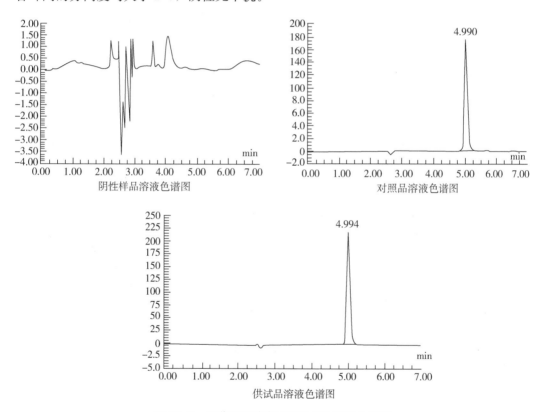

图 18-7　司莫司汀胶囊系统适用性试验色谱图

②检测波长的选择：取上述对照溶液，用紫外分光光度计分别在 360～210nm 波长范围进行扫描，在 230nm 波长附近有最大吸收，因此我们选择 230nm 为该实验的检测波长。

③线性关系考察：精密吸取对照品溶液各 2、5、10、15、20μL 注入 HPLC，依据进样量和峰面积得回归方程（以进样量为横坐标，以峰面积为纵坐标）；说明司莫司汀在 0.1901～1.9012μg 线性关系良好，结果见图 18-8。

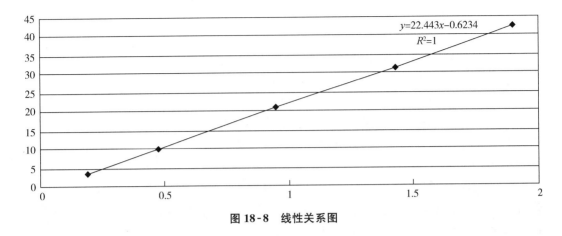

图 18-8　线性关系图

④精密度试验：精密量取对照品溶液 10μL，注入高效液相色谱仪，记录色谱峰面积，结果见表 18-8。

表 18-8　精密度试验结果

进样次数	1	2	3	4	5
峰面积	20.771	20.896	20.729	20.675	20.622
RSD（%）			0.50		

⑤稳定性试验：精密量取对照品溶液 10μL，分别在 0、6、12、18 小时注入高效液相色谱仪，记录色谱图，结果见表 18-9，在 18 小时保持内司莫司汀稳定。

表 18-9　稳定性试验结果

进样时间（小时）	0	6	12	18
峰面积	20.611	20.336	20.136	20.007
RSD（%）		1.30		

⑥定量限：精密量取司莫司汀对照溶液 1mL 置 25mL 量瓶中加流动相溶解并至刻度，制得 $3.802×10^{-6}$ g/mL 的溶液，精密量取 10μL，注入高效液相色谱仪，记录色谱图，以 10 倍基线噪音确定司莫司汀的定量限为 $3.802×10^{-8}$ g，结果见图 18-9。

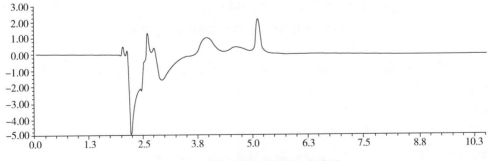

图 18-9　司莫司汀胶囊定量限色谱图

⑦重复性试验（批号20071125）：精密取本品置100mL量瓶中加甲醇至刻度。精密量取供试品溶液 10μL，注入高效液相色谱仪，记录色谱图，以外标法计算司莫司汀的含量，结果见表18-10。

表18-10　重复性试验结果

称样量（g）	峰面积值	含量（%）	平均含量（%）	RSD（%）
0.05281	25.842	108.78		
0.05325	25.771	107.59		
0.05266	25.209	106.42		
0.05207	25.409	108.48		
0.05101	24.121	105.12	106.79	1.34
0.05191	24.803	106.22		
0.04806	22.927	106.05		
0.04857	22.882	104.73		
0.04773	23.121	107.69		

⑧加样回收试验（批号20071125）：精密取本品置200mL量瓶中，加司莫司汀对照溶液（2.016mg/mL），加甲醇至刻度。精密量取对照品溶液及供试品溶液各 10μL，注入高效液相色谱仪，记录色谱图，以外标法计算，结果见表18-11。

表18-11　加样回收试验结果

取样量（mL）	取样相当司莫司汀的量（mg）	添加司莫司汀的量（mL）	添加司莫司汀的量（mg）	峰面积	测出司莫司汀的量（mg）	回收率（%）	平均回收率（%）	RSD（%）
0.0502	11.056	5.00	10.080	22.882	20.976	98.42		
0.0510	11.234	5.00	10.080	23.121	21.195	98.82		
0.0500	11.011	5.00	10.080	22.916	21.007	99.17		
0.0381	8.385	4.00	8.064	17.826	16.341	98.67		
0.0399	8.790	4.00	8.064	18.457	16.920	100.82	99.07	0.87
0.0383	8.424	4.00	8.064	17.861	16.373	98.58		
0.0582	12.804	6.00	12.096	27.105	24.848	99.57		
0.0587	12.927	6.00	12.096	27.254	24.984	99.68		
0.0579	12.740	6.00	12.096	26.818	24.584	97.92		

⑨三批次样品含量测定：精密取本品置100mL量瓶中，照含量测定方法测定，记录色谱图，以外标法计算，测定结果见表18-12。

表 18-12 样品含量测定结果

生产企业	批号	取样量（g）	峰面积	含量（%）	平均含量（%）
	20071125	0.05101	24.121	105.12	105.67
		0.05191	24.803	106.22	
某药业股份有限责任公司	20060909	0.04107	19.050	91.51	90.87
		0.04311	19.720	90.24	
	20070401	0.04423	19.863	92.92	91.87
		0.04512	19.808	90.83	

第三节 中药质量标准的制订

中药材和制剂质量标准的制订是中药新药研究中的重要组成部分。中药质量标准中的各项内容都应做细致的考察及试验，各项试验数据要求准确可靠，以保证药品质量的可控性和重现性。

一、中药材质量标准的基本内容和要求

中药材（饮片）质量标准正文按名称、来源、性状、鉴别、检查、含量测定、炮制、性味与归经、功能与主治、用法与用量、注意、贮藏等顺序编写。

单列饮片的标准内容，基本上同药材标准，但来源简化为"本品为炮制加工品"，并增加［制法］项，收载相应的炮制工艺。饮片的［性味归经］、［功能主治］如有改变，应收载炮制品的性能。

列在药材［炮制］项下的饮片，不同于药材的项目应逐项列出，如制法、性状、含量测定等，并须明确规定饮片相应项目的限度。

（一）名称

中药材名称包括中文名、汉语拼音及拉丁名，按《中药及天然药物命名原则》有关规定命名。炮制品的名称应与药材名称相呼应，如炙黄芪、蜜麻黄、熟地黄。

（二）来源

来源包括原植（动）物的科名、植（动）物的中文名、拉丁学名、药用部位（指已除去非药用部位的商品药材）、采收季节、产地加工（指能保证药材质量的最佳采收季节和产地加工方法）和药材传统名称；矿物药来源包括该矿物的类、族、矿石名或岩石名、主要成分及产地加工。上述中药材（植物、动物、矿物等）均应固定其产地。

（三）性状

用于制定性状描述的药材、饮片，应为专家鉴定确认的正确物种。除必须鲜用的按

鲜品描述外，描述一般以完整的干燥药材为主。对多植（动）物来源的药材，其性状无明显区别者，一般合并描述；有明显区别者，应分别描述，药材形状有明显区别，但植（动）物来源相互交叉则按传统习惯，以药材的形状分别描述。无论是根、根茎、藤茎、大果实、皮类药材，应尽量多描述断面特征，以便进行破碎药材或饮片的性状鉴别，也可避免饮片性状的重复描述内容。根据植物品种的排列顺序，第一种药材全面描述，其他只分别描述与第一种的不同点。

（四）　鉴别

鉴别系指鉴别药材、饮片真伪的方法，包括经验鉴别、显微鉴别（组织、粉末、离解组织或表面制片、显微化学等鉴别特征）、理化鉴别（包括一般理化鉴别、色谱鉴别和光谱鉴别等）。所建立的鉴别项目应尽可能区别同类相关品种或可能存在的易混淆品种。对多来源的药材，如组织特征无明显区别的，则合并描述，有明显区别者，分别描述（如性状项）。色谱鉴别应设对照品或对照药材。选用方法要求专属、灵敏、快速、简便。

1. 经验鉴别　是用传统的实践经验，对药材、饮片的某些特征，采用直观方法进行鉴别真伪的方法。

2. 显微鉴别　系指用显微镜对药材、饮片的切片、粉末、解离组织或表面制片的显微特征进行鉴别的一种方法。

（1）凡有下列情况的药材、饮片，应尽量规定显微鉴别：即组织构造特殊或有明显特征可以区别类似品或伪品的；外形相似或破碎不易识别的；或某些常以粉末入药的毒性或贵重药材、饮片。

（2）鉴别时选择具有代表性的样品，根据鉴定的对象与目的，参照（通则2001）选用不同的试剂制备组织、表面或粉末显微切片、观察。对植物类中药，如根、根茎、藤茎、皮、叶等类，一般制作横切片观察，必要时制作纵切片；果实、种子类多制作横切片或纵切片观察；木类药材制作横切片、径向纵切片及切向纵切片三个面观察。观察粉末类药材或药材粉末特征时，制作粉末装片。

（3）显微粉末鉴别，通常观察并收载药材细粉（过5号筛）的特征，以便与成方制剂粉末药材通常以细粉投料的生产实际相一致。但观察药材粉末，尤其是腺毛、非腺毛、纤维、导管等细长特征时，也可取过4号筛的药材粉末观察。

（4）对于多来源药材或易混淆品应注意考察显微特征是否一致，在组织构造和粉末特征研究的基础上，确定显微特征的相同和不同点，并说明其专属性。

（5）显微鉴别书写时可省略制片过程，简写成"取本品，置显微镜下观察"，之后描述各药材的显微特征。力求准确规范。起草说明中还应附上清晰的显微特征照片及图注和放大倍数。

3. 理化鉴别　包括物理、化学、光谱、色谱等方法。根据药材、饮片中所含化学成分而规定。必须注重方法的专属性及重现性，中药材因成分复杂，干扰物质多，一般理化鉴别、光谱鉴别方法很难符合专属性的要求，因此，除矿物药材及炮制品外，原则上不予采用。

化学试验所用试液，应尽量采用 ChP 通则中已收载的，对药典未收载的用括号写明配制方法或在标准正文后加注。

（1）一般理化鉴别　应在明确鉴别成分或成分类别时，选择专属性强及反应明显的显色反应、沉淀反应、荧光现象等理化鉴别。选择显色反应、沉淀反应，一般选择 1～2 项，供试液应经初步分离提取，以避免出现假阳性的结果。

选择荧光特征鉴别时，可采用药材新的切面（或粉末），置紫外光灯下直接观察，或药材、饮片经过提取处理后直接观察，或将溶液滴在滤纸上观察，使用波长根据实际应用标明。注意荧光颜色描述应尽量准确。荧光鉴别的收载一定慎重，应考察药材、饮片放置不同时间引起的荧光变化情况。

凡"一般鉴别试验"（通则 0301）有规定的鉴别反应，在正文中应明确使用的具体方法，同时说明供试品溶液制备的方法。

（2）光谱鉴别　矿物药的某些光谱特征，可作为鉴别的依据。其他药材、饮片当无法建立专属性鉴别时，如含有的化学成分在紫外或可见光区有特征吸收光谱，也可作为鉴别的依据。鉴别特征可采用测定最大吸收波长，如有 2～3 个特定吸收波长时，可测定各波长吸收度的比值。

（3）色谱鉴别　是利用薄层色谱、气相色谱或液相色谱等对中药材、饮片进行真伪鉴别的方法。薄层色谱法具有专属性强、快速、经济、操作简便、重现性好等优点而被广泛采用，气相色谱与高效液相色谱鉴别一般用于薄层色谱分离度差、难以建立有效鉴别方法的样品，其条件一般不能采用与含量测定相同的色谱条件进行，因为含量测定色谱条件的建立只考虑单一的被测成分，而鉴别需要获得能表征该品种有别于其他品种的整体特征，因此气相色谱与高效液相色谱在鉴别中主要用于多植物来源的种间和种内或难鉴别易混淆药材特征图谱鉴别。①薄层色谱法：对于多植物来源药材、饮片的色谱行为是否一致，要重点考察，在化学物质研究的基础上，确定其色谱行为的相同和不同点，说明所选择条件的专属性。考察不同植物来源对照药材的色谱差异，提供考察色谱图。如果多植物来源对照药材的色谱行为差异大，应明确所使用对照药材的植物来源。②液相色谱法：可用于药材的特征或指纹图谱鉴别。当药材存在易混淆品、伪品而显微特征或薄层色谱又难以鉴别时，可考虑建立药材的特征或指纹图谱鉴别。③气相色谱：适用于含挥发性成分药材、饮片的鉴别，采用气相色谱法建立特征或指纹图谱的要求可参照总则和液相色谱法的相关要求。

（五）检查

检查项下规定的各项主要是指药品在加工、生产和贮藏过程中可能含有的需要控制的物质，检查项目包括：杂质、水分、总灰分、酸不溶性灰分、重金属及有害元素、膨胀度、酸败度、农药残留量、浸出物及其他检查、有关的毒性成分、伪品、主要药用部位的比例检查等，均应按药典规定的相关方法进行检查。

（六） 含量测定

以中医理论为指导，结合临床疗效，凡已知有效成分、毒性成分及能反映药材内在质量的指标成分的，均应建立含量测定项目。含量测定的方法以精密、准确、简便、快速为原则，并注意新仪器、新技术的应用；含量限度的规定，应紧密结合药材商品规格、等级及多来源的实际情况，规定合理的指标。含挥发油的药材，可规定挥发油含量。操作步骤叙述应准确，术语和计量单位应规范。含量限（幅）度应根据实测数据制定。在建立化学成分的含量测定有困难时，可建立相应的图谱测定或生物测定等其他方法。

1. 测定成分的选定

（1）应首选有效或活性成分，如药材、饮片含有多种活性成分，应尽可能选择与中医用药功能与主治相关成分。

（2）为了更全面控制质量，可以采用同一方法测定 2 个以上多成分含量，一般以总量计制订含量限度为宜。

（3）对于尚无法建立有效成分含量测定，或虽已建立含量测定、但所测定成分与功效相关性差或含量低的药材和饮片，而其有效成分类别又清楚的，可进行有效类别成分的测定，如总黄酮、总生物碱、总皂苷、总鞣质等的测定；含挥发油成分的，可测定挥发油含量。

（4）某些品种，除检测单一专属性成分外，还可测定其他类别成分，如五倍子测定没食子酸及鞣质；姜黄测定姜黄素及挥发油含量等。

（5）应选择测定药材、饮片所含的原形成分，不宜选择测定水解成分。

（6）不宜采用无专属性的指标成分和微量成分（含量低于万分之二的成分）定量。

2. 含量测定方法 常用的如经典分析方法（容量法、重量法）、紫外 - 可见分光光度法、高效液相色谱法、薄层色谱扫描法、气相色谱法、其他理化检测方法以及生物测定法等。

3. 含量测定方法验证 含量测定应进行分析方法验证，确证其可行性，验证方法按 ChP "中药质量分析方法验证指导原则"执行。验证内容有准确度（即回收率试验）、精密度、线性、范围、耐用性等。

4. 含量限（幅）度的制定 应根据药材、饮片的实际情况来制定。一般应根据不低于 10 批样品的测定数据，按其平均值的 $\pm 20\%$ 作为限度的制定幅度，以干燥品来计算含量；毒性药材、饮片要制定限度范围，根据毒理学研究结果及中医临床常用剂量，确定合理的上下限数值。

含量限度规定的方式，有以下几种：

（1）所测定成分为有效成分时可只规定下限。所测定成分为有毒成分时可作限量检查，只规定上限。

（2）所测定成分为有毒成分同时又为有效成分时必须规定幅度。如马钱子，"本品按干燥品计算，含士的宁（$C_{21}H_{22}N_2O_2$）应为 $1.20\% \sim 2.20\%$"。

（3）凡含有两种以上的有效成分，而且该类成分属于相互转化的，可规定二种成分之和，如苦参，"本品按干燥品计算，含苦参碱（$C_{15}H_{24}N_2O$）和氧化苦参碱（$C_{15}H_{24}N_2O_2$）的总量不得少于 1.2%"。

（4）多植物来源的药材、饮片，如外形能区分开而其含量差异又较大者，可制订两个指标，如昆布，"本品按干燥品计算，海带含碘（I）不得少于 0.35%；昆布含碘（I）不得少于 0.20%"。

（七） 炮制

炮制包括净制、切制、炮炙。根据用药需要进行炮制的品种。应制订合理的加工炮制工艺，明确辅料用量和炮制品的质量要求。

（八） 性味与归经

按中医理论对该药材性能的概括，先"味"后"性"，再列"归经"。有毒的药材，亦在此项内注明"有小毒""有毒""有大毒"，以引起注意。

（九） 功能与主治

本项是以中医或民族医药理论用药的经验所做的概括性的描述，作为临床用药的指导。

（十） 用法与用量

本项中除有特殊用法的予以注明外，其他均指水煎内服；用量系指成人一日常用剂量，必要时根据医疗需要酌情增减。

（十一） 注意

本项即用药注意事项。是指主要的禁忌和不良反应。属中医一般常规禁忌者从略。及贮藏药材贮存与保管的基本要求。研究结果制订等项根据该药材研究结果制定。

二、中药材质量标准起草说明的基本内容和要求

目的在于说明制定质量标准中各个项目的理由，规定各项目指标的依据、技术条件和注意事项等，既要有理论解释，又要有实践工作的总结及试验数据。具体要求如下：

（一） 名称

阐明确定该名称的理由与依据。对正名选定的说明，历史名称、别名或国外药典收载名。原植（动）物原植（动）物形态按常规描写。突出重点，同属两种以上的可以前种为主描述，其他仅写主要区别点。学名有变动的应说明依据。

（二） 来源 （历史沿革）

扼要说明始载于何种本草，历来本草的考证及历代本草记载中有无品种改变情况，

目前使用和生产的药材品种情况，以及历版药典的收载、修订情况。

1. 有关该药材的原植（动、矿）物鉴定详细资料以及原植（动）物的形态描述、生态环境、生长特性、产地及分布。引种或野生变家养的植（动）物药材，应有与原种，养的植（动）物对比的资料。

2. 确定该药用部位的理由及试验研究资料。

3. 确定该药材最佳采收季节及产地加工方法的研究资料。

（三） 性状

说明性状描述的依据，该药材标本的来源及性状描述中其他需要说明的问题。

1. 正文描述性状的药材标本来源及彩色照片。

2. 增修订性状的理由，由于栽培发生性状变异，应附详细的质量研究资料。

3. 未列入正文的某些性状特点及缘由。

4. 各药材标本间的差异，多品种来源药材的合写或分写的原由。

5. 曾发现过的伪品，类似品与本品性状的区别点。

6. 性状描述中其他需要说明的有关问题。

（四） 成分

1. 摘引文献已报道的化学成分。注意核对其原植（动、矿）物品种的拉丁学名，应与标准收载的品种一致。化学成分的中文名称后用括号注明外文名称，外文名用小写，以免混淆。

2. 有些试验研究结果，应注明是起草时的试验结果还是引自文献资料。

（五） 鉴别

鉴别应说明选用各项鉴别的依据并提供全部实验研究资料，包括显微鉴别组织、粉末易察见的特征及其墨线图或显微照片（注明扩大倍数）、理化鉴别的依据和试验结果、色谱或光谱鉴别试验可选择的条件和图谱（原图复印件）及薄层色谱的彩色照片或彩色扫描图。

1. 收载各项鉴别的理由。

2. 老药工对本品的经验鉴别的方法。

3. 理化鉴别反应原理。

4. 起草过程中曾做过的试验，但未列入正文的显微鉴别及理化试验方法。

5. 薄层色谱法实验条件选择的说明。

6. 多来源品种各个种的鉴别试验情况。

7. 伪品、类似品与正品鉴别试验的比较，并进一步说明选定方法的专属性。

8. 显微鉴别组织或粉末特征应提供彩色照片，照片应标注各个特征，并附标尺或放大倍数，薄层色谱应附彩色照片，光谱鉴别应附光谱图。所有附图附在最后。

（六） 检查

1. 说明正文规定各检查项目的理由及其实验数据，阐明确定各检查项目限度指标的意义及依据。重金属、砷盐、农药残留量的考查结果及是否列入质量标准的理由。

2. 浸出物测定说明溶剂选择依据及测定方法研究的试验资料和确定该浸出物限量指标的依据（至少应有 10 批样品 20 个数据）。

(1) 规定浸出物测定的理由，选用浸出溶剂和方法的理由。

(2) 浸出物测定结果与商品等级规格或药工经验鉴别质量优劣是否相关。

(3) 实验数据以及规定浸出物限量的理由。

（七） 含量测定

含量测定根据样品的特点和有关化学成分的性质，选择相应的测定方法。应阐明含量测定方法的原理；确定该测定方法的方法学考察资料和相关图谱（包括测定方法的线性关系、精密度、重现性、稳定性试验及回收率试验等）；阐明确定该含量限（幅）度的意义及依据（至少应有 10 批样品 20 个数据）。含量测定用对照品应符合 "质量标准用对照品研究的技术要求"。其他经过试验而未选用的含量测定方法也应提供其全部试验资料，

1. 选定测定成分和测定方法的理由，测定条件确定的研究资料。

2. 测定方法的原理及其研究资料（方法学验证如重现性、精密度、稳定性、回收率等研究资料）。

3. 实验数据以及规定限度的理由。

4. 液相色谱、气相色谱等图谱。

（八） 炮制

炮制说明炮制药味的目的及炮制工艺制定的依据。

1. 简述历代本草对本品的炮制记载。

2. 本品的炮制研究情况（包括文献资料及起草时研究情况）。

3. 简述全国主要省份炮制规范收载的方法，说明正文收载炮制方法的理由。

4. 正文炮制品性状、鉴别及规定炮制品质量标准的理由和实验数据。

（九） 药理

叙述本品文献报道及实际所做的药理实验研究结果（如抑菌、毒性、药理作用等的结果）。

（十） 性味与归经

略。

（十一）　功能与主治

文献报道和起草地区临床医生的新用途。

（十二）　用法与用量

同上。

（十三）　注意

略。

（十四）　贮藏

需特殊贮存条件的应说明理由。

（十五）　类似品及伪品

综合文献报道及工作中曾碰到的伪品、类似品的情况，能知道学名的写明学名。

（十六）　参考文献

起草说明中涉及的问题，如系从书刊中查到的应用脚注表示，参考文献书写按《药物分析杂志》的格式，次序按脚注号依次排列。

（十七）　附图

如说明与伪品、类似品的区别，尽可能附正品与伪品、类似品的药材照片。显微特征（组织与粉末）及色谱鉴别、含量测定均应附照片或图。

三、中药制剂质量标准的基本内容和要求

中药制剂必须在处方固定和原料（净药材、饮片、提取物）质量、制备工艺稳定的前提下拟订质量标准草案，质量标准应确实反映和控制最终产品质量。中药成方制剂质量标准正文按名称、处方、制法、性状、鉴别、检查、含量测定、功能与主治、用法与用量、注意、规格、贮藏等顺序编写，有关项目内容的技术要求如下：

（一）　名称

名称包括中文名、汉语拼音。药品名称应符合《中药及天然药物命名原则》，总的要求是简明、科学，不易被混淆、误解和夸大，不应与已有的药品名称重复。属于国家标准（药典标准）收载而改变剂型的品种，除剂型名应更新外，原则上应采用原标准名称。

1. 单味制剂（含提取物）　一般采用原料（药材）名与剂型名结合，如月见草油乳、绞股蓝皂苷片等。

2. 复方制剂

（1）处方内主要药味缩写加剂型，如参芍片、银黄口服液等。

（2）处方中主要药味缩写加功效加剂型，如银翘解毒冲剂、桂龙咳喘宁胶囊等。

（3）药味数与主要药名或功效加剂型，如十全大补口服液、六味地黄丸等。

（4）功效加剂型，如妇炎康复片、心通合剂、胃乃安胶囊。

（5）君药前加复方，后加剂型，如复方天仙胶囊、复方丹参注射液等。

在传统成药中有采用方内药物剂量比例加剂型来命名的，如六一散；以服用剂量加剂型命名的，如七厘散、九分散；采用象形比喻结合剂型的，如玉屏风散；以药味采收季节加剂型命名的，如二至丸，即女贞子冬至采收而旱莲草夏至采收等。

不宜采用的命名法有：不以主药一味命名，易与单味制剂混淆；不以人名、地名或代号命名；不用灵、宝，陷于俗套；还应注意剂型名称与实物相符，不宜以中西不同理论功效混杂命名等。

（二） 处方

1. 成方制剂处方应列出全部药味和用量　处方中的组分均应有质量标准，且质量标准不得低于法定标准。单味制剂为单一药味，故不列处方。而在制法中说明药味及其分量；制剂中使用的药引、辅料及附加剂一般不列入处方中，在制法中加以说明。

2. 处方中的药材名称　凡国家标准已收载的药材，一律采用最新版规定的名称。地方标准收载的品种与国家药品标准名称相同而来源不同的，应另起名称。国家药品标准未收载的药材，应采用地方标准收载的名称，应另加注明。

3. 处方药味的排列　根据中医理论组方原则，按"君""臣""佐""使"顺序排列，书写从左到右，然后从上到下。

4. 处方中的炮制品写法　处方中药材不注明炮制要求的，均指净药材（干品）；某些剧毒药材生用时，冠以"生"字，以引起重视；处方中药材属炮制品的，一般用括号注明，与药典方法不同的，应另加注明。

5. 处方量　处方中各药材的量一律用法定计量单位，重量以"g"为单位，容量以"mL"为单位，全处方量应以制成 1000 个制剂单位的成品量为准。

（三） 制法

中药制剂的制法与质量有密切的关系。制法项下按实际生产情况简要表述工艺流程的主要步骤、主要技术参数与规定的制成量（以 1000 为单位）。制法内容应符合 ChP 制剂通则各剂型有关规定。

1. 制法项下主要叙述处方中药物共多少味（包括药引、辅料），各味药处理的简单工艺。对质量有影响的关键工艺，应列出控制的技术条件（如时间、温度、压力、pH 值等）。保密品种制法可略（但申报资料中应有这部分内容）。一般应明确提取溶剂的名称、提取方法、分离、浓缩、干燥的方法与主要参数。

（1）水煮醇沉工艺应规定醇沉前药液的相对密度，乙醇用量或含醇量（％）。

（2）醇提工艺应规定所用乙醇的浓度。

（3）渗漉法提取工艺应规定渗漉所用溶剂种类、浓度、渗漉液收集量等。

（4）浸渍提取工艺应规定浸渍溶剂的名称、浓度、用量与浸渍的方法与时间。

（5）活性炭处理提取液时应规定处理的次数与每次的用量；采用澄清剂处理时应规定澄清剂的名称和处理方法；使用吸附树脂进行分离纯化工艺的品种，应写明吸附树脂的名称与型号，洗脱溶剂的种类与洗脱方法。

（6）应规定成型工艺中各种制剂辅料的名称与用量，仅用于调整制成量的淀粉、糊精等辅料可不固定用量。辅料及添加剂应使用标准规定的名称，药典未收入标准的需附相应的质量标准。

（7）蜜丸中蜂蜜加入量可以规定为一定范围。大蜜丸、小蜜丸、水蜜丸、水丸等通常可作为同一丸剂的不同规格列入同一品种项下。

2. 属于常规或 ChP 已规定的炮制加工品，在制法中不需叙述，特殊的炮制加工可在附注中叙述。

3. 一般一个品名收载一个剂型的制法；蜜丸可并列收载水蜜丸、小蜜丸与大蜜丸；制备蜜丸的炼蜜量要考虑各地气候、习惯等不同，应规定一定幅度，但规定幅度不应过大，以免影响用药剂量。如"100g 粉末加炼蜜 100～120g 制成大蜜丸"。

（四） 性状

外观性状是对药品的颜色和外表感官的描述。性状项下一般应写明品种的外观形状、色、嗅、味等。制剂的性状往往与投料的原料质量及工艺有关。原料质量保证，工艺恒定，则成品的性状应该基本一致，故质量标准中规定的制剂性状，能初步反映其质量情况。

1. 除去包装后的直观情况，按颜色、外形、气味依次描述；片剂、丸剂如有包衣的还应描述除去包衣后片心、丸心的颜色及气味，硬胶囊剂应写明除去胶囊后内容物的色泽；丸剂如用朱砂、滑石粉或煎出液包衣，先描述包衣色，再描述除去包衣后丸心的颜色及气味。

2. 制剂色泽如以二种色调组合的，描写时以后者为主，如棕红色，以红色为主，书写时颜色、形态后用分号（;）。色泽避免用各地理解不同的术语，如青黄色、土黄色、肉黄色、咖啡色等。多企业生产的品种应注意收集不同企业的样品，对制剂颜色的描述可根据样品的情况规定一定的色度范围。

3. 外用药及剧毒药不描述气味。

（五） 鉴别

1. 制剂中各药味的鉴别方法应尽量与其药材质量标准的鉴别方法相对应，如因其他成分干扰或制剂的提取方法不同，不能采用与药材相同的鉴别方法时可采用其他鉴别方法，应在起草说明中予以阐明。

2. 同方不同剂型的制剂其鉴别方法应尽量保持一致。

3. 处方中含多来源植物药味的,其鉴别用对照药材必须明确来源,应考察不同来源对照药材的色谱图。若不同来源的对照药材图谱差异较大,则不适合采用该对照药材作鉴别对照,除非处方中该药味固定药材来源。

4. 鉴别方法编写顺序为:显微鉴别、一般理化鉴别、光谱鉴别和色谱鉴别等。

(1) 显微鉴别　应突出描述易察见的特征。正文写"取本品,置显微镜下观察",其后描述处方药材鉴别特征,所描述的每味药材鉴别特征都用句号分开,但不需注明是什么药材的特征。显微鉴别首选现行药典成方制剂中已有规定的该药味的显微特征,如果确有干扰,可选用其他显微特征或改用其他鉴别方法。

①标准所列的显微特征应易于检出。对镜检出现概率低于60%的(制片5张,可检出规定特征的应不少于3张),或镜检难度大的,且已有该药材 TLC 鉴别的,可不作正文规定。对不易查见或无专属性的显微特征不要列入。②对于多来源的药材,建议采用共有的组织、细胞或内含物特征描述。③药典成方制剂药材粉末通常以细粉(小于180μm)投料,应注意显微鉴别项下的特征的大小与药材细度尽量相一致。也有例外,如生血丸,制法项下规定药材粉末粒度为细粉,然而显微鉴别项下又有种皮栅状细胞成片,80~213μm;针晶80~240μm(大于180μm),长度超过了药典有关细粉的粒度规定。但是由于大小有一定范围,且细长的特征也可通过较细的筛,所以也认可。④中成药是由多种药材组成的复方,难免几种药材具有相似的显微特征,因此首先应选择被检药材特有的与其他药材区别大的特征。单一药材粉末的主要特征有时不一定能作为鉴别依据,而某些较为次要的特征有时却能起到重要的鉴别作用。因此在选取处方各药味显微特征时要考虑到二点:一是在该处方中的专一性,二是尽可能对处方外的药材也可排除,并且范围越大越好。

(2) 一般理化鉴别　理化鉴别应选择专属性强、反应明显的显色反应、沉淀反应等鉴别方法,必要时写明化学反应式。一般用于制剂中的矿物药或某一化学成分的鉴别,尽量避免用于中药复方制剂中共性成分的鉴别。①一般鉴别反应,如 ChP 中已有规定,照 ChP 方法进行。②样品配成供试溶液,分别做两项鉴别试验时,而二者鉴别试验叙述较简短,可写在一项鉴别中;若叙述较长,又再无其他鉴别项,可先写处理方法,然后写"溶液(或滤液)照下述方法试验";如鉴别不止两项,鉴别试验叙述较长,需分别做鉴别试验时,可分项描述。③荧光鉴别一般应采用365nm 波长的紫外光灯,写为"置紫外光灯(365nm)下观察"。如用其他波长紫外光灯观察,应在括号内注明。

(3) 色谱鉴别　在复方制剂中最常用的是薄层色谱鉴别。①中药制剂中有与《中国药典》收载品种相同的药味,一般尽可能采用与药材相同条件进行薄层色谱鉴别,描述也应统一。当有干扰时,也可采用其他条件。②使用对照药材应保证药材的主斑点在样品中均有对应的斑点(可参照制法对药材进行前处理),供试品色谱中不能只有对照药材色谱中的 1-2 个次要斑点相对应。③尽可能采取一个供试液多项鉴别使用的薄层色谱方法,达到节约资源、保护环境、简便实用的目的。鉴别试验应具有专属性及重现性。④处方中药味有多种含挥发性时,尽可能在同一色谱条件下进行气相色谱法鉴别,若用挥发油对照提取物对照,相关组分峰应达到良好分离,保证结果的重现性。

（六） 检查

1. 先描述通则规定以外的检查项目，其他应符合该剂型下有关规定。

2. 通则规定的检查项目要列出具体数据的，通则规定以外的检查项目，其描述次序为相对密度、pH、乙醇量、总固体、干燥失重、水中不溶物、酸不溶物、重金属、砷盐软化点、黏附力、折光率、喷射速率、喷射试验、注射剂有关物质、注射剂安全性检查等。

3. 明确各品种需规定的检查项目，如水分、炽灼残渣、重金属及有害元素、农药残留量、有毒有害物质、有机溶剂残留量、树脂降解产物检查等。

4. 如对通则中某项检查有特殊规定的应予以说明，如小金丸可写"除溶散时限不检查外，其他应符合丸剂项下有关的各项规定"。

5. 浸出物测定：根据剂型和品种的需要，依照现行版 ChP，浸出物测定的有关规定，选择适当的溶剂和方法进行测定。并规定限（幅）度指标。

（七） 含量测定

先写含量测定方法，再另起一行写含量限度规定。

1. 含量测定的药味的选定、测定成分的选定、含量测定方法的确定、方法学考察见本节"四、中药制剂质量标准起草说明的基本内容和要求"。

2. 含量限度的确定

（1）含量限度应根据中药制剂实测结果与原料药材的含量情况确定。尽可能多的测定数据才有足够的代表性，至少应有 10 批以上样品与原料药材数据为依据，一般原粉入药的转移率要求在 90% 以上。

（2）有毒成分及中西药复方制剂中化学药品的含量应规定上下限，上下限幅度应根据测试方法、品种情况、转移率及理论值确定，一般应在 ±5%～±20% 之间，并在安全有效范围内，制定上下限应有充分依据。

（八） 功能与主治

1. 功能要用中医术语来描述，力求简明扼要。要突出主要功能，使能指导主治，并应与主治衔接。先写功能，后写主治，中间以句号隔开，并以"用于"二字连接。

2. 根据临床结果，如有明确的西医病名，一般可写在中医病症之后。

（九） 用法与用量

1. 先写用法，后写一次量及一日使用次数；同时可供外用的，则列在服法最后，并用句号隔开。

2. 用法，如用温开水送服的内服药，则写"口服"；如需用其他方法送服的应写明。除特殊需要明确者外，一般不写饭前或饭后服用。

3. 用量，为常人有效剂量；儿童使用或以儿童使用为主的中药制剂，应注明儿童剂量或不同年龄儿童剂量。毒剧药要注明极量。

（十）　注意

注意事项包括各种禁忌，如孕妇及其他疾患和体质方面的禁忌、饮食的禁忌或注明该药为毒剧药等。

（十一）　规格

规格应规范合理，要考虑与常用剂量相衔接，方便临床使用。应制定制剂单位的重量、装量、含量或一次服用量。

1. 规格的写法有以重量计、以装量计、以标示量计等，以重量计的，如丸、片剂，注明每丸（或每片）的重量；以装量计的，如散剂、胶囊剂、液体制剂，注明每包（或瓶、粒）的装量；以标示量计的，注明每片的含量。同一品种有多种规格时，量小的在前，依次排列。

2. 规格单位在 0.1g 以下用"mg"，以上用"g"；液体制剂用"mL"。

3. 单味制剂有含量限度的，须列规格，是指每片（或丸、粒）中含有主药或成分的量；按处方规定制成多少丸（或片等）以及散装或大包装的以重量（或体积）计算用量的中药制剂均不规定规格。规格最后不列标点符号。

（十二）　贮藏

贮藏系指对中药制剂贮存与保管的基本要求，贮藏条件应根据稳定性考察情况制定。根据制剂的特性，注明保存的条件和要求。除特殊要求外，一般品种可注明"密封"；需在干燥处保存，又怕热的品种，加注"置阴凉干燥处"；遇光易变质的品种要加"避光"等。

四、中药制剂质量标准起草说明的基本内容和要求

（一）　名称

说明命名的依据。曾用名及修改理由。如生产用质量标准改名称时，必须予以说明。

（二）　处方

1. 对处方药味排列次序进行说明。说明该药处方来源与方解（君、臣、佐、使）。

2. 处方中的药味如不是本版药典所收载的品种，应附标准，说明其标准收载情况，并注明其科、属、种，拉丁学名及药用部位，写法同药典正文来源。

3. 对处方中分列品种、替换品种及地方习用药材明确来源。分列、替换药材还应列入依据。

4. 处方中如有药典未收载的炮制品，应详细说明炮制方法和质量要求。

5. 如系保密品种，其处方需完整地列在起草说明中。

（三） 制法

在此说明制备工艺全过程的每一步骤的意义，解释关键工艺的各项技术要求的含义及相关半成品的质量标准。列出在工艺研究中各种技术条件及方法的对比数据，确定最终制备工艺及技术条件的理由。

1. 列出详细的工艺流程（保密品种亦同）。包括全部工艺参数和技术指标、关键半成品的质量标准及确定最终制备工艺及其技术条件的依据。

2. 如需粉碎的药材应说明药粉粒度；药材经提取后制成清膏的应说明出膏率（干膏率）并列出相应数据；写明制成品总量及允许的公差率等。

3. 说明主要辅料品种及用量，标准收载情况，药典未收载的辅料应附执行标准。

4. 同一品种下收载不同规格应分别说明，如蜜丸，收载水蜜丸、小蜜丸、大蜜丸应分别说明；又如片剂，收载大片与小片、糖衣片、薄膜衣片，应分别说明；如颗粒剂有含糖颗粒、无蔗糖颗粒、含乳糖颗粒等应分别说明。

5. 制法过程中的注意事项。

（四） 性状

1. 说明正文中性状内容拟定的依据，对性状进行修订的应说明理由。

2. 对性状内容需要说明的其他问题。

3. 片剂及丸剂如系包衣者，应就片心及丸心的性状进行描述；丸剂的丸心、片剂片心的外表与内部颜色常不相同，需分别描述说明。胶囊剂应就其内容物的性状进行描述。

4. 色泽的描写应明确。小量研制品与中试或大量生产的成品，其色泽等可能不完全一致，故制定质量标准应根据中试或大量生产的产品为依据，并至少观察 3～5 批样品，有的中药制剂在贮藏期间颜色会变深，因此可根据实际观察情况规定幅度。

（五） 鉴别

说明中药制剂定性鉴别项目选定的原则及方法，以确保中药制剂鉴别项目的规范合理。

1. 说明正文收载的各项鉴别试验所鉴别的药味，包括鉴别增订、修订的理由，操作中应注意的事项。

2. 显微鉴别说明正文各鉴别特征所代表的药材。

3. 理化鉴别试验若非（通则 0301）"一般鉴别试验"收载的方法，应说明鉴别反应的原理，并说明所鉴别的药味。

4. 鉴别试验应提供前处理条件选择的依据和实验数据，说明阴性对照溶液的制备方法，详述专属性、重现性与耐用性考察结果，并附含阴性对照的彩色照片或色谱图。

5. 色谱法应说明色谱条件的选择（如薄层色谱法的吸附剂、展开剂，显色剂的选定等）。

6. 鉴别试验若使用药典未收载的特殊试液应注明配制的方法及依据。

7. 起草过程中曾做过的试验，但未列入正文的鉴别方法，也应说明试验研究方法、试验结果和未列入标准的理由。

8. 鉴别的药味若是多来源品种，应对各品种试验结果进行比较，说明其可行性，必要时附彩色照片或色谱图。

9. 显微鉴别及色谱鉴别均应附图，薄层色谱（包括阴性对照试验）图谱应附彩色照片。所有附图要求清晰真实，标明图号及文字内容，附在起草说明的最后一项。

（六） 检查

检查的起草说明要有：①所列检查项目的制订理由，对 ChP 通则规定以外的检查项目除说明制定理由，还要说明其限度拟定的理由。②所有检查项目均要列出实验数据。③新上药典的中药制剂，应做重金属，砷盐等考查，结果列在起草说明中，及该检查项列入或不列入质量标准的理由。主要指检查制剂中可能引入的杂质或与质量标准有关的项目。

1. 中药制剂检查项目参照现行版 ChP 各有关制剂通则项下规定的检查项目和必要的其他检查项目进行检查，如与通则中某项检查要求不同的，要说明理由并列出具体数据，如检查药典附录通则规定以外的检查项目应说明所列检查项目的制定理由，列出实测数据及确定各检查限度的依据。重金属、砷盐等考查结果及列入质量标准的依据。对 ChP 未收载的剂型可另行制定。

2. 中药制剂所用药材均应是经检验符合规定的药材，故一般制成制剂后不再作总灰分等检查。但对新药，需作重金属、砷盐等有害物质的考察，要提供所检测的数据。必要时，将重金属、砷盐列入正文检查项目中。此外，内服酒剂、酊剂是否含甲醇，可用气相色谱法进行检测，提供所检测的数据，必要时列入正文检测项下。

3. 中药制剂凡规定限度指标的品种（指重金属、砷盐或甲醇等）要有足够的数据，至申报试生产用质量标准时，必须至少积累 10 批次 20 个数据指标，将限度指标列入正文之中。凡未列入正文中的检查项目研究，也应提供方法及检测数据。

4. 对有毒性的药材，应对其有毒成分制定限度指标。

5. 杂质检查所需对照品含量限度要求基本和含量测定用对照品相同。

6. 浸出物测定：中药制剂可测浸出物以控制质量。

（1）在确定无法建立含量测定时，可暂定浸出物测定作为质量控制项目，但必须具有针对性和控制质量的意义；凡收载含量测定项，可不规定此项。但含量测定限度低于万分之一的，可增加一个浸出物测定。

（2）说明规定该项目的理由，所采用溶剂和方法的依据，列出实测数据，各种浸出条件对浸出物量的影响，制订浸出物量限（幅）度的依据和试验数据。

（3）浸出物测定的建立是以测试 10 个批次样品的 20 个数据为准。

（七） 含量测定

说明含量测定所测药味和成分选定的理由及测定方法选定、含量限度拟定的依据。

阐明测定方法的原理并列出研究资料（包括各项实验条件选择的依据及方法验证的数据与图谱，如干扰成分的去除，阴性对照试验情况以及方法的专属性与可行性，按中药质量标准分析方法验证指导原则的要求，列出方法学考察的全部研究资料，包括准确度、精密度、专属性、线性、范围、耐用性等考察项目的试验方法、实验数据、结果结论等）。

起草过程中所进行的含量测定研究，若未列入标准正文，也应详尽地记述于起草说明中。

1. 测定指标成分选择的原则

（1）测定药味的选定

①中药制剂含量测定要以中医药理论为指导。中药的复方制剂处方中有君、臣、佐、使之分，君药是针对主病或主证起主要治疗作用的药物，所以应首选君药建立含量测定项目。其次，处方中的贵重药、毒剧药亦应制定其含量测定项目。应对制剂中贵重药物进行含量测定，如牛黄、麝香、西洋参、人参等，要找出相应的定量指标，以便控制其在制剂中的含量，防止在生产过程中，不投料或少投料的现象发生。对处方中毒剧药味进行定量分析时，如马钱子、川乌、草乌、附子、斑蝥等，若含量太低无法测定，则应规定限量检查项目。再有，处方中如有化学药品也必须制定其含量测定项目。

②若君药基础研究薄弱或无法进行含量测定时，也可依次选择臣药及其他药味的已知成分或具备能反映内在质量的指标成分建立含量测定。

（2）测定指标成分选择

①测定有效成分：对于有效成分清楚，其药理作用与该味药的主治功能相一致的成分，应作为首选。测定成分应尽量与中医药理论相一致，与药理作用和主治功能一致。如山楂在制剂中若以消食健胃为主，则应测定有机酸含量；若以治疗心血管疾病为主则应测定黄酮类成分。又如制何首乌具有补肝肾、益精血、乌须发的功能，若以大黄素为定量指标，就不太适宜，可测定 $2,3,5,4'$-四羟基二苯乙烯-2-O-β-D-葡萄糖苷的含量。

测定成分可以是单一成分，也可以是测定两种或两种以上成分的总和。如 ChP 规定每 1g 胃肠安丸中厚朴酚与和厚朴酚的总含量不得少于 1.0mg。

②测定总成分：有效部位或指标性成分类别清楚的，可进行总成分的测定，如总黄酮、总皂苷、总生物碱、总有机酸、总挥发油等。

③测定毒性成分：如乌头中含多种生物碱，其中酯型生物碱（包括单酯型、双酯型及三酯型）具有毒性，可测定总酯型生物碱的含量，作为质控指标之一，保证中药制剂服用安全有效。

④测定易损失或被破坏成分：测定成分应与生产工艺有关，有些成分在制备、贮存过程中易损失或被破坏，应对其进行含量测定或规定其限量。如冰片易挥发损失，因此在含有冰片的中药制剂中要测定其含量。

⑤为了更全面控制中药制剂质量，可以分别测定二个以上单一有效成分的含量；也可以测定单一有效成分后再测定其类别成分总量，如总黄酮、总生物碱、总皂苷、总鞣质等。

⑥尽量与药材测定成分相对应，以便更有效的控制质量。

⑦测定专属性成分被测成分应归属于某一药味，若为两味或两味以上药材所共有的成分，则不应选为定量唯一的指标。如处方中同时含有黄连、黄柏，最好不选小檗碱作为定量的唯一指标。可参考⑤的方法。

⑧有效成分不明确的中药制剂可采用测定指标性成分、测定总固体量或浸出物量。

测定指标性成分：指标性成分专属性要强，其含量高低可代表药材在制剂中的量。

测定总固体量或浸出物量：溶剂的选择应具针对性，能达到控制质量的目的。

2. 含量测定方法的确定　含量测定方法可参考有关质量标准或有关文献，根据处方、工艺和剂型的特点以及被测成分的性质、干扰成分的性质等因素进行综合考虑。对测定方法的选择应根据"准确、灵敏、简便、快速"的原则，同时要考虑方法的专属性、重现性、稳定性等，与国际先进水平接轨，同时强调其方法的适用性。含量测定方法的建立，均应做方法学考察试验。

3. 方法学考察

（1）提取条件的选定　当被测成分选定以后，要选择合适的提取方法将被测成分从样品中提取出来。提取条件的好坏应以能最大限度地提取被测成分、样品含量高、测定结果稳定为标准。提取条件的确定，一般要用不同溶剂、不同提取方法、不同时间、不同温度以及 pH 值等条件比较而定，可参考文献，重点对比某种条件，也可用正交试验全面优选条件。在正交试验中，因素水平的选择尤为重要，若选择不当，将失去实际意义，尽管从数学意义上讲已筛选出最佳条件，但可能不符合化学原则。因素水平的建立，要根据被测成分的化学性质、化学成分存在状态（是在原生药粉末中还是在提取物中）及存在剂型、干扰成分的性质等因素进行综合考虑。如果有可借鉴的，要经过预试才可纳入正交表中。因为选择的正交表有限，若考察水平不能满足时，还可进行单因素选择。

（2）净化分离方法的选定　除去对测定有干扰的杂质，又不损失被检测物质，结合回收率试验，从而确定净化方法。

（3）测定条件的选择　测定条件的合适与否，对测定结果有直接的影响。对于不同的方法，测定条件的选择也有所不同。要根据仪器性能和测试方法进行选择。如化学分析中指示剂种类、指示剂用量；比色法中最佳 pH 值、最佳显色温度、最佳显色时间及线性范围的选择；紫外分光光度法中最佳 pH 值、最大吸收波长及吸收系数的测定；薄层扫描法中展开剂选择、显色剂选择、检测方式选择、最大吸收波长选择、仪器的线性化参数选择、测定方式、狭缝宽度、扫描宽度、灵敏度等；气相色谱法中固定相选择、检测器选择、内标物选择、柱效的测定、分离度测定等；高效液相色谱法中固定相选择、流动相选择、检测器选择、最大吸收波长选择（紫外检测器）、内标物选择、柱效的测定、分离度测定等。有些仪器参数与仪器型号有关，要酌情而定。选择灵敏度高、相对误差小以及稳定性好的条件为测定条件。如分光光度法、高效液相色谱法和薄层扫描法中测定波长的选择为被测物质的最大吸收波长。

（4）专属性考察　常用的试验方法是阴性对照试验。在中药制剂分析中，因为常常是测量成药中某一味药中的某一化学成分，要想得到真正的"空白"比较困难，所以常用阴性对照法，可考察被测成分的峰（或斑点）位置是否与干扰组分重叠，以确定测定信息是否仅为被测成分的响应。阴性对照样品（空白样品）的制备一般有两种方法：一种是不含被测成分药材的成药，另一种是不含被测成分的成药（用色谱法把被测成分从成药中分离出去），以前者为常用。一般来说，阴性对照空白中因不产生响应值或响应值很小，而不能采用样品响应值减去阴性对照空白响应值的办法去消除误差，因为中药制剂组成复杂，阴性对照空白易受多种因素影响，具有不稳定性，所以当阴性对照空白中有响应时，应更换测定条件或方法，尽量减小测量误差。

（5）线性关系及线性范围考察　线性考察的目的首先是确定样品浓度与定量信息是否呈线性关系；其次是确定线性范围，即适当的样品量的确定；再就是看直线是否通过原点，以确定用一点法还是两点法去测定并计算。标准曲线相关系数 r 值一般应在 0.999 以上，薄层扫描的 r 值应在 0.995 以上。

（6）测定方法的稳定性试验　此项考察的目的是选定最佳的测定时间，光谱法和色谱法都必须测定，即每隔一定时间测定一次，延续几个小时，视其是否稳定，以确定适当的测定时间。

（7）精密度试验　①重复性；②中间精密度；③重现性。

（8）检测灵敏度及最小检出量　分析方法的灵敏度是指单位浓度（或量）与响应值的比值。灵敏度越大，可测定的浓度越低。在分光光度法中是以吸光系数来表示灵敏度，吸光系数越大，灵敏度越高，可测定的浓度越小。色谱法中的灵敏度通常以工作曲线的斜率来表示。斜率越大，方法的灵敏度越高。灵敏度的大小与被测物质性质、检测器性能等有关。

（9）回收率试验　在含量测定方法建立过程中，以回收率估计分析方法的误差和操作过程的损失，以评价方法的可靠性。实验方法包括加样回收试验和模拟配方回收试验。回收率试验在规定范围内，用同一浓度 6 个测定结果或 3 个浓度、9 个测定结果进行评价。一般中间浓度加入量与所取供试品含量之比控制在 1：1 左右。回收率一般要求在 95%～105%，$RSD\% < 3\%$。

（10）耐用性　按 ChP 规定进行测定。

4. 含量限（幅）度指标　必须注意，含量限度是在保证药物成分对临床安全和疗效稳定的情况下，有足够的具代表性的样品实验数据为基础，结合药材含量及工艺收率综合分析制定的。

（1）根据实测数据（临床用样品，至少有三批、6 个数据；生产用样品，至少有 10 批、20 个数据）制定。毒性成分的含量必须规定幅度。

（2）中药制剂含量限度规定的方式主要有以下两种：①规定一定幅度：如 ChP 一部，保妇康栓每粒含冰片（$C_{10}H_{18}O$）应为 60.0～90.0mg。②规定下限：如 ChP 一部，双黄连口服液，每 1mL 含黄芩以黄芩苷（$C_{21}H_{18}O_{11}$）计，不得少于 10.0mg。每 1mL 含金银花以绿原酸（$C_{16}H_{18}O_{9}$）计，不得少于 0.60mg。每 1mL 含连翘以连翘苷（$C_{27}H_{34}O_{11}$）计，不得少于 0.30mg。

（3）含量限度低于万分之一者，应增加另一个含量测定指标或浸出物测定。

5. 含量测定用对照品 如为现行国家药品标准收载者可直接采用。但所使用的对照品必须是中国食品药品检定研究院统一下发的。如为现行国家标准以外的品种则应按以下要求制备和提供资料一同上报。

（1）对照品的来源 由动、植物提取的需要说明原料的科名、拉丁学名和药用部位。若为化学合成品，应注明供应来源。

（2）确证 确证已知结构的化合物需提供必要的参数及图谱，并应与文献值或图谱一致，如文献无记载，则按未知物要求提供足以确证其结构的参数。如元素分析、熔点、红外光谱、紫外光谱、核磁共振谱、质谱等。

（3）纯度与含量 纯度检查系指检查对照品以外的杂质有多少，而含量指对照品本身的含量，杂质高，纯度低，而含量相应也低，二者有相关性，但含义不同。对含量测定用对照品，由于中药化学对照多由有机溶剂提取或精制，故一般水分很低，而按常规水分测定法需样品量较大，因此目前没规定水分含量，只是在标定时对熔点较高、性质较稳定者可置105℃干燥；对不稳定者则可置硅胶或五氧化二磷真空干燥器中干燥后应用。

（4）对照品的含量及杂质测定方法 可用光谱法及色谱法测定对照品及杂质的含量。但应该指出，这只能对于对照品具相同性质及对显色剂或对测定波长等具相应响应值的同系物杂质分离后得到的含量，如杂质对该显色剂不显色或对测定波长无响应的，以及对照品中含有的水分及无机物的影响等则不能检出。关于色谱法或光谱法本身要求有对照标准，可采用国际化学对照品，如无权威性对照品则需小量精制纯度较高的物质作对照品应用，称为原始对照品；也可用相溶度分析和差示扫描热量法等方法，均为根据热力学性质而设计的方法。相溶度分析法可检出包括异构体的杂质量；差示扫描法是测定物质熔融热，熔融热因杂质的存在而发生变化，从而依此衡量对照品的纯度，但不能用于熔融时分解的物质。

（5）对照品的含量限度要求 合成品原则上要求99％以上，天然产物中提取的对照品验证纯度应在98％以上，并提供含量测定的方法和测试数据。

（6）稳定性考察 对对照品的质量鉴别，应建立复核考察制度，对考察稳定性的检测方法，要根据物质的性质或情况而定。

（八） 功能与主治

本项说明药理试验及临床试验研究的结果；制订功能与主治项的理由。

（九） 用法与用量

本项说明制定用法与用量项的理由。

（十） 注意

本项说明制定注意事项的理由。

（十一） 规格

本项说明规格拟定的依据，对不合理规格删除的理由，新增修订规格必须予以说明并附证明性文件。

（十二） 贮藏

本项说明贮存理由；需特殊贮存条件的也应说明理由。说明规定贮存条件的理由；需特殊贮存条件的应有数据说明该特殊条件设定的必要性。

（十三） 稳定性试验

制剂的稳定性考察材料及数据，提出使用期、有效期建议的说明。列表附在最后页。

（十四） 讨论

针对本标准研究过程中尚存在的问题，提出今后进一步研究完善的建议。

（十五） 参考文献

参考文献按角注号依次列出，按《药物分析杂志》的格式书写。

（十六） 附图

附图按顺序依次排列。附图格式及要求如下：

1. 显微特征图要求 应采用显微照相（或摄像）系统记录显微特征图，并存储为 bmp 格式或 jpg 格式的文件，在图像外空白处标记各特征名称，并标注坐标尺。

2. TLC 图谱（彩色照片）要求 TLC 鉴别图谱中应有供试品（至少 3 个批号）、对照品或对照药材（多来源者应包括所有来源的对照药材）、空白对照等。薄层色谱统一格式：薄层板尺寸：10cm×10cm、10cm×20cm。点样：圆点状或条带状均可；点样基线距底边 10～15mm；高效板基线距底边 8～10mm；左右边距 12～15mm；圆点状点样，点间距离 8～10mm；条带状点样，条带宽 4～8mm，条带间距离不少于 5mm。展距：5～8cm。TLC 限量检查、含量测定图谱还应提供系统适用性试验图谱（包括检测灵敏度和分离度及重复性），图谱中不加注文字或符号，编辑文本时在图像外空白处标记供试品、对照品或对照药材、阴性对照等编号，溶剂前沿，以及展开时温度、湿度等。

3. 色谱成像和记录 应采用数码相机或数码摄像设备记录色谱图像，并存储为 bmp 格式或 jpg 格式的文件。

此外，还应附有以下薄层色谱条件信息：①薄层板：列出预制薄层板的商品名、规格、型号和批号等；自制薄层板应注明固定相种类、黏合剂或其他改性剂的种类、浓度、涂布厚度等。②点样：注明点样量、点样方式（接触或喷雾）。③展开剂：溶剂种类、配比、分层情况，展开剂用量。④展开方式：展开缸及规格，展开方式与展距，预平衡或预饱和的方式（预平衡或预饱和缸还是板）、时间。

4. HPLC、GC 等图谱要求　含量测定的方法学考察及验证须提供系统适用性试验（理论板数、分离度、拖尾因子）、HPLC 测定波长的选择图（UV 最大吸收扫描图，一般提供对照品的即可）、空白图谱（辅料或其他物质干扰图谱），供试品及对照品图谱。以上色谱图应采用相同的标尺，被测成分峰的峰高应为色谱量程的 1/3 至 2/3 之间，至少应记录至杂质峰完全出来或主峰保留时间三倍以上，图上同时也需标明理论板数、分离度、拖尾因子。如果阴性色谱峰与样品峰缺失过多，请解释原因，必要时附药材或溶剂峰的色谱图。

色谱图要求采用工作站记录色谱图，并存储为 bmp 格式或 jpg 格式的文件。除特殊情况外，一般在色谱图上标明各色谱峰对应的已知组分或代号及相应的保留时间，清楚标注色谱图坐标。编辑文本时在图像外空白处标记各已知成分的保留时间、分离度和理论板数、供试品来源及批号。

五、中药质量标准及其起草说明示例

脊痛消胶囊质量标准草案

（一）　药品原料（药材）的质量标准

1. 黄芪为豆科植物蒙古黄芪 *Astragalus membranaceus*（Fisch.）Bge. var. *mongholicus*（Bge.）Hsiao 或膜荚黄芪。*Astragalus membranaceus*（Fisch.）Bge. 的干燥根。春、秋二季采挖，除去须根及根头，晒干。本品应符合 ChP 一部项下的有关规定。

2. 白芍为毛茛科植物芍药 *Paeonia lactiflora* Pall. 的干燥根。夏、秋二季采挖，洗净，除去头尾及细根，置沸水中煮后除去外皮或去皮后再煮，晒干。本品应符合 ChP 一部项下的有关规定。

川芎、当归、延胡索、车前子、防己、泽泻、泽兰、杜仲、莪术、地龙书写格式（略），同黄芪、白芍。

（二）　药品成品的质量标准草案

1. 脊痛消胶囊质量标准草案

脊痛消胶囊

Jitongxiao Jiaonang

【处方】黄芪、白芍、川芎、当归、元胡、车前子、防己、泽泻、泽兰、杜仲、莪术、地龙。

【制法】以上十二味药川芎、当归、莪术、泽兰提取挥发油，所得挥发油用 *β*-CD（1:6）包合。蒸馏后的水溶液另器收集，药渣与其余黄芪等八味药用 80% 的乙醇回流提取二次，每次 1.5 小时，合并煎液，滤过。将滤液与上述水溶液合并，浓缩至膏状，减压干燥，加入挥发油包和物，混匀，即得。

【性状】本品为胶囊剂，内容物为黄棕色粉末，气微，味微甜苦。

【鉴别】（1）取本品内容物 3g，加甲醇 20mL，超声处理 30 分钟，滤过，滤液蒸干，残渣加水 20mL 溶解，用乙醚提取 3 次（20、20、15mL），弃乙醚液，取水层，用水饱和的正丁醇提取 3 次（20、20、15mL），合并正丁醇提取液，用 40% 氨水洗 2 次，每次 30mL，取正丁醇液回收至干，残渣加甲醇 2mL 溶解，作为供试品溶液。另取黄芪药材 3g，同法处理作为对照药材溶液。再取黄芪甲苷对照品适量，加甲醇制成每 1mL 含 1mg 的溶液，作为对照品溶液。照薄层色谱法（通则 0502））试验，吸取上述三种溶液各 6μL，分别点于同一硅胶 G 薄层板上，以三氯甲烷 - 甲醇 - 水（13∶7∶2）10℃以下放置过夜的下层溶液为展开剂，展开，取出，晾干，喷以 10% 硫酸乙醇溶液，在 105℃烘数分钟，供试品色谱中，在与对照品色谱相应的位置上，显相同颜色的斑点。

（2）取本品内容物 2g，加无水乙醇 20mL，超声处理 30 分钟，滤过，滤液蒸干，残渣加乙醇 5mL 使溶解，作为供试品溶液。另取白芍对照药材 2g，同法处理，作为对照药材溶液。再取芍药苷对照品适量，加甲醇制成每 1mL 含 1mg 的溶液，作为对照品溶液。照薄层色谱法（通则 0502）试验，吸取上述三种溶液各 4μL，分别点于同一硅胶 G 薄层板上，以三氯甲烷 - 甲醇 - 水（13∶7∶2）10℃以下放置过夜的下层溶液为展开剂，展开，取出，晾干，喷以 5% 香草醛硫酸溶液，加热至斑点显色清晰，供试品色谱中，在与对照品色谱相应的位置上，显相同颜色的斑点。

（3）取本品内容物 2g，加甲醇 20mL，超声处理 30 分钟，滤过，滤液蒸干，残渣加水 20mL 溶解，加浓氨试液调至碱性，用乙醚提取 3 次（15、15、15mL），合并乙醚提取液，挥干乙醚，残渣加甲醇 2mL 溶解，作为供试品溶液。另取延胡索对照药材 2g，同法处理，作为对照药材溶液。再取延胡索乙素对照品适量，加甲醇制成每 1mL 含 0.2mg 的溶液，作为对照品溶液。照薄层色谱法（通则 0502）试验，吸取上述三种溶液各 5μL，分别点于 1% NaOH 溶液制成的同一硅胶 G 薄层板上，正己烷 - 三氯甲烷 - 甲醇（8∶4∶1）为展开剂，展开，取出，晾干，以碘蒸气熏至斑点显色清晰，置紫外灯下（365nm）下检视，供试品色谱中，在与对照品色谱相应的位置上，显相同颜色的斑点。

（4）取本品内容物 2g，加乙醇 30mL，加热回流 1 小时，放冷，滤过，滤液蒸干，残渣加乙醇 5mL 溶解，作为供试品溶液。另取防己对照药材 2g，同法处理，作为对照药材溶液，再取防己碱、防己诺林碱对照品适量，加三氯甲烷配制成每 1mL 各含 0.4mg 的混合溶液，作为对照品溶液。照薄层色谱法（通则 0502）试验，吸取上述溶液各 5μL，分别点于 1%NaOH 溶液制成的同一硅胶 G 薄层板上，三氯甲烷 - 丙酮 - 甲醇（6∶1∶1）为展开剂，展开，取出，晾干，喷以改良的碘化铋钾试液显色，供试品色谱中，在与对照品色谱相应的位置上，显相同颜色的斑点。

【检查】应符合胶囊剂项下有关的各项规定（通则 0103）。

【含量测定】照高效液相色谱法照（通则 0512）测定。

色谱条件与系统适用性试验：用十八烷基键合相硅胶为填充剂，乙腈-水（36∶64）作为流动相；蒸发光散射检测器。理论塔板数按黄芪甲苷计算应不低于4000。

对照品溶液的制备：精密称取经105℃干燥至恒重的黄芪甲苷对照品10mg，加甲醇使溶解于25mL量瓶中，加甲醇稀释至刻度，摇匀，即得（每1mL含黄芪甲苷0.4mg）。

供试品溶液的制备：取本品约2g，精密称定，置索氏提取器中，加甲醇适量，回流提取5小时。提取液回收溶剂并浓缩至干，残渣加水30mL使溶解，用水饱和的正丁醇振摇提取4次（40、40、30、30mL）。合并提取液，用40%氨水洗涤2次，每次30mL，弃去氨液；正丁醇液蒸干，残渣加水5mL使溶解，放冷，通过D101大孔吸附树脂柱（内径1.5cm，长12cm），先用50mL水洗脱，弃去水液；再用40%乙醇30mL洗脱，弃去洗脱液；继用70%乙醇70mL洗脱，收集洗脱液。蒸干，用甲醇溶解并转移至2mL量瓶内，加甲醇至刻度，摇匀，作为供试品溶液。

测定法：分别精密吸取对照品溶液5μL及10μL，供试品溶液20μL，注入高效液相色谱仪，测定，以外标两点法对数方程计算，即得。

本品每粒含黄芪甲苷（$C_{41}H_{68}O_{14}$）不得少于0.12mg。

【功能与主治】活血化瘀，行气止痛。用于治疗颈椎病，骨性关节病。

【用法与用量】口服，一次2～3粒，早晚各1次，或遵医嘱。

【规格】每粒装0.4g。

【贮藏】密封，置阴凉处。

2. 脊痛消胶囊质量标准起草说明（简述）

（1）名称　脊痛消胶囊采用功效加剂型命名，汉语拼音为Jitongxiao Jiaonang。

（2）处方　见正文，按制成1000粒胶囊量。

（3）制法　见正文。

（4）性状　根据多批中试样品内容物描述。内容物为棕色粉末，气微，味甜苦。

（5）鉴别

①黄芪的TLC鉴别：黄芪为本方君药，以所含黄芪甲苷为其有效成分，以黄芪甲苷对照品及黄芪对照药材（购自中国药品生物制品检定所）作为对照进行薄层色谱鉴别。结果阴性样品无干扰。除正文所使用的展开剂外，以三氯甲烷-醋酸乙酯-甲醇-水（2∶4∶2∶1）（放置过夜，取下层液）为展开剂进行验证，亦得到相似分离效果。

②白芍的TLC鉴别：白芍所含芍药苷为其主要有效成分，以芍药苷对照品及白芍对照药材（购自中国药品生物制品检定所）作为对照进行薄层色谱鉴别，结果阴性样品无干扰。除正文所使用的展开剂外，以醋酸乙酯-甲醇-水（100∶17∶13）（放置分层，上层液作为展开剂）为展开剂进行验证，亦得到相似分离效果。

③延胡索的TLC鉴别：延胡索主要含生物碱，其中延胡索乙素为其主要有效成分，以延胡索乙素对照品及延胡索对照药材（购自中国药品生物制品检定所）作为对照进行薄层色谱鉴别，结果阴性样品无干扰。除正文所使用的展开剂外，以石油醚-乙酸乙酯（20∶17）为展开剂进行验证，亦得到相似分离效果。

④防己的 TLC 鉴别：防己主含生物碱，其中粉防己碱、防己诺林碱为其主要有效成分，以粉防己碱、防己诺林碱对照品及防己对照药材（购自中国药品生物制品检定所）作为对照，进行薄层色谱鉴别，结果阴性样品无干扰。除正文所使用的展开剂外，三氯甲烷-甲醇-氨水（15∶4∶1）为展开剂进行验证，亦得到相似的分离效果。

此外，对方中其他药味也进行了 TLC 鉴别研究，均因阴性干扰未能成功。

（6）检查

①砷盐：依据《新药审批办法》的规定，对本品的砷盐进行了考察，方法如下：取本品 1g，加氢氧化钙 0.5g，混匀，加水少量搅匀，干燥后，先用小火烧灼使炭化，再在 500～600℃炽灼至完全炭化，加盐酸 4mL，水 15mL，依法检查（通则 0822），结果均低于 2ppm，未列入标准正文。

②重金属：依据《新药审批办法》的要求，对本品的重金属进行了考察，方法如下：取本品 1g，缓缓炽灼至完全炭化，放冷，加硫酸 1mL，使湿润，低温加热至硫酸除尽后，加硝酸 0.5mL，蒸干，至氧化氮除尽后，放冷，在 500～600℃炽灼使完全炭化，放冷，加盐酸 2mL，置水浴上蒸干后，加水 15mL，滴加氨试液至酚酞指示液显中性，再加醋酸盐缓冲液（pH3.5）2mL，微热溶解后，移置纳氏比色管中，加水稀释成 25mL；另取配制供试品溶液的试剂，置瓷皿中，蒸干后，加醋酸盐缓冲液（pH3.5）2mL，微热溶解后，移置纳氏比色管中加标准铅溶液一定量，再用水稀释成 25mL，依法检查（通则 0821）即得。考察结果均低于 20ppm，未列入标准正文。

③崩解时限：根据胶囊剂通则的要求，规定本品应在 30 分钟内全部崩解并通过筛网，本品三批检测结果，均符合规定。

④装量差异：依据（通则 0103）胶囊剂通则进行检查，均符合规定。

（7）含量测定　黄芪为本方的君药，黄芪甲苷为其主要有效成分之一，故选择黄芪甲苷作为控制本品质量的有效成分，参考 ChP 黄芪药材的测定方法，建立了高效液相色谱法，用蒸发光散射检测器测定本品中黄芪甲苷含量的方法，具有分离效果好、灵敏度高、准确度好等优点。

①仪器与药品：仪器：Waters-2695 高效液相色谱仪，Alltech 蒸发光散射检测器（ELSD），色谱柱以十八烷基键合相为填充剂 Diamonsil（200mm×4.6mm，5μm）。

试剂：乙腈为色谱纯，水为重蒸馏水，其他试剂均为分析纯。

黄芪甲苷由中国药品生物制品检定所提供（供含量测定用），在选定色谱条件分离后，按归一化法计算含量为 98％以上。使用前 105℃干燥至恒重。

②色谱条件：Diamonsil（200mm×4.6mm，5μm）色谱柱，ODS 预柱；乙腈-水（36∶64）为流动相；流速为 1mL/min；ELSD 参数：漂移管温度为 100℃，N_2 流速为 2.1L/min；柱温为 35℃。

在此色谱条件下，黄芪甲苷和样品中其他组分色谱峰基线分离，与其相邻色谱峰的分离度大于 1.5；按黄芪甲苷计算，理论塔板数（N）为 4000 以上；拖尾因子（T）为 1.03；同时取阴性供试品溶液进样，结果表明，阴性供试品在黄芪甲苷色谱峰位置处无相应峰出现。其色谱图分别见图 18-10、图 18-11 及图 18-12。

③供试品溶液的制备：见正文。

④进行提取法的考察。

⑤线性范围的考察：精密称取经 105℃ 干燥 2 小时的黄芪甲苷对照品 10mg，置 10mL 量瓶中，加甲醇使溶解并稀释至刻度，摇匀，精密量取 2、4、6、8、10、12μL，分别进样分析。以进样量（μg）的对数值为横坐标，峰面积 A 的对数值为纵坐标，在 2～12μg，lg$A$ 与 lg$W$ 呈良好的线性关系。回归方程为 lg$A$＝1.5698lg$W$＋5.6738，r＝0.9999（n＝6），因为标准曲线不过原点，所以样品测定采用外标二点法计算。

⑥精密度试验：

重复性试验：取同一批（批号 050323）样品 2.0g 各 3 份，共取 6 份，精密称定，按正文方法制备 6 份供试品溶液，分别测定含量，结果 RSD＝0.60%（n＝6）。

进行中间精密度制定。

⑦专属性考察：按以上色谱条件，分别测试黄芪甲苷对照品、供试品及阴性样品图谱，结果表明，阴性样品在黄芪甲苷对照品色谱峰相应位置无色谱峰出现，阴性无干扰。见图 18-10、图 18-11、图 18-12。

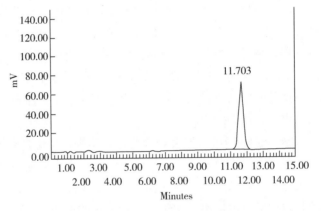

图 18-10　对照品色谱图

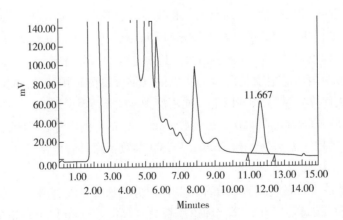

图 18-11　供试品色谱图

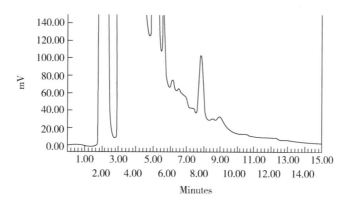

图 18-12　阴性样品色谱图

⑧稳定性试验：取样品供试液（批号 050323）于不同时间（0、2、4、6、8、12 小时），分别进样 $20\mu L$，测得样品中黄芪甲苷峰面积的 $RSD=0.73\%$。

⑨回收率试验：精密称取已知含量的样品（批号 050814）约 1.1g，分别加入对照品溶液（1.000mg/mL）0.3、0.4、0.5mL，按上述供试品制备方法及色谱条件，计算回收率，结果平均回收率 98.2%，$RSD=2.2\%$（$n=6$）。

⑩样品预测定：分别精密吸取对照液 $5\mu L$、$10\mu L$ 与样品供试液 $20\mu L$，按上述色谱条件测定三批样品含量分别为 0.3655mg/g、0.3681mg/g、0.3698mg/g。

根据上述试验结果，考虑到药材的来源，以及制剂生产、贮藏等因素，每粒胶囊装 0.4g，故暂定本品每粒含黄芪甲苷不得少于 0.12mg。

（8）功能与主治　活血化瘀，行气止痛。用于治疗颈椎病，骨性关节病。

（9）用法与用量　一次 2～3 粒，早晚各一次。

（10）规格　依据制剂工艺的研究及有关规定的要求，确定每粒装 0.4g。

（11）贮藏　依据胶囊剂的贮藏要求确定为密封。

第十九章　体内药物分析 ▷▷▷▷

第一节　概　述

一、体内药物分析的性质与特点

（一）体内药物分析的性质与意义

体内药物分析（biopharmaceutical analysis）是一门通过分析的手段研究生物机体中药物及其代谢物和内源性物质的质与量变化规律的学科，是药物分析学科的重要分支。其主要通过分析，从而了解药物在生物体内数量与质量的变化，获得各种药物代谢动力学参数和药物在体内的吸收、分布、代谢和排泄等信息。从而有助于药物生产、实验研究和临床等各个方面对所研究的药物作出估计与评价，并对药物的改进和发展提供依据。

体内药物分析的意义在于保障临床用药更加安全、合理、有效；为监测、评价药物质量和开发新药提供依据。其有利于以下几点：①利于对治疗药物监测、研究和了解药物进入生物体内的信息和表现，获得对药物及其制剂在体内吸收、分布、代谢和排泄过程的参数和药物效应等，科学地评价药物在体内过程中的内在质量。②利于掌握药物在体液和组织中的有效浓度，定量地说明体内药物浓度与生物效应、临床疗效的关系，可以选择最佳的给药剂量与给药方案，做到合理用药。③利于评价药物质量、新药临床评价和临床药学研究。

（二）体内药物分析的特点

1. 样品组成复杂，干扰物质多　供分析的样品来源于生物体，且体液和组织中的内源性物质可能与药物结合，也可能干扰测定。因此测定前样品必须净化，通常需进行不同程度的分离纯化，再进行测定。

2. 可供分析的样品量较少，被测物的活性成分浓度低　一般而言，能供分析的样品量较少，其中所含药物或其衍生物的量更少，实际进行的是微量分析，最低检出量可达 $10^{-1} \sim 10^{-3} \mu g$，甚至更低。另外，样品不易重新获得，净化后的样品，还应进行必要浓缩。因此，要求选择灵敏度高和选择性强的分析方法测定。有时要经衍生化处后才能进行测定。

3. 工作量大，方法要简便、快速和准确　尤其是毒物分析，则要求尽快提供检测的准确结果。

4. 实验室应能拥有多种检测手段，可进行多项分析工作　常用分析方法有色谱分析法、免疫分析法、生物学方法等。其中，联用技术也十分常用，如色谱-质谱联用技术等。

二、体内药物分析的任务

体内药物分析任务：①开展各种生物样品的常规测定，包括药物体内过程及其代谢物、内源性物质的研究与测定，临床药物浓度的监测和滥用药物的监测等。②体内药物分析本身的"方法学"研究，为临床药学和临床实际工作提供最佳分析方法和可靠的分析数据；为临床用药提供指导。③为药品管理和新药设计（新药开发中的新药体内分析研究）提供数据和信息。

第二节　体内样品种类与样品处理

每一种新药的问世，剂型的创新，药物的实验研究，作用机理的阐明，临床合理用药监测，药物生物利用度的研究，以及如何使药物更好地发挥其应有的生物医学效益等，均需进行生物样品分析。体内样品（也称生物样品）分析的对象不仅是人体，也包括动物，具体为生物体的各种器官、组织和体液等，其组成复杂，干扰杂质多，仅有少数生物样品可直接分析，因此，生物样品一般需经分离净化，排除干扰后才能进行测定。

一、生物样品的种类

生物样品包括各种体液和组织。在体内药物分析中，所采用的生物样品原则上包含任何体液、组织和排泄物。但一般情况下，样品的选取应注意：根据不同的分析目的与要求选取；所选取的样品应能正确反映药物浓度与药效之间的关系；样品应便于获取，易于处理和分析。在实际工作中，最常用的生物样品为血样、尿样和唾液，在某些特定情况下，也可选用组织、乳汁、胃液和头发等。

（一）血样

血样（blood samples）分为血浆（plasma）、血清（serum）和全血（whole blood），主要用于药物动力学、生物利用度、临床治疗药物浓度监测等研究。血浆和血清是体内药物分析中常用的生物样本。

供测定的血样应能代表整个血药浓度，因而应待药物在血液中分布均匀后再取样。动物实验时，可直接从动脉或心脏取血。对于病人，通常采取静脉血，有时根据血药浓度和分析方法的灵敏度，也可用毛细管采血。由采集的血液制取血浆或血清。

血浆的制备：将采集的血样置含有抗凝剂的试管中，混合后，以 2500～3000r/min

离心 5 分钟使与血细胞分离，分取上清液即为血浆。常用的抗凝剂有肝素、草酸盐、枸橼酸盐、EDTA、氟化钠等。

血清的制备：将采集的血样在室温下放置 30～60 分钟，待凝结出血饼后，用细竹棒或玻璃棒轻轻地剥去血饼，然后以 2000～3000r/min 离心分离 5～10 分钟，分取上清液即为血清。

全血的制备：将采集的血样置含有抗凝剂的试管中，混合后，即为全血。全血的制备不经离心操作，血浆和血细胞混合在一起。

药物与纤维蛋白几乎不结合，血浆及血清中的药物浓度测定值通常是相同的，因此测定血中药物浓度通常是指测定血浆或血清中的药物浓度。但由于血浆比血清分离快，而且制取的量多（其量约为全血的一半），因此血浆较血清更为常用。

采集血样后，应及时分离血浆或血清，并立即进行分析。如不能立即测定时，应妥善贮存。一般置硬质玻璃试管或聚乙烯塑料离心管中密塞保存。短期保存时置冰箱（4℃）中，长期保存时要在冷冻橱（库）（−20℃或−80℃）中冷冻保存。

全血未经分离时，不易直接冷冻保存，因冷冻有时可引起细胞溶解，从而妨碍血浆或血清分离，或因溶血影响药物浓度变化。

（二）尿样（尿液）

尿样即尿液（urine），主要用于药物剂量回收、药物肾清除率及生物利用度等研究，并可推断患者是否违反医嘱用药，同时根据药物剂量回收研究可以预测药物的代谢过程及测定药物的代谢类型等。

体内药物清除主要是通过尿液排出，药物可以原型（母体药物）或代谢物及其缀合物（conjugates）等形式排出。尿液中药物浓度较高，收集量可以很大，收集也方便。

尿液主要成分是水、含氮化合物（其中大部分是尿素）及盐类。

健康人排出的尿液是淡黄色或黄褐色，成人一日排尿量为 1～5L，尿液相对密度 1.015～1.020，pH 值在 4.8～8.0 之间。放置后会析出盐类，并有细菌繁殖、固体成分的崩解，因而使尿液变混浊。

采集的尿是自然排尿。尿液包括随时尿、晨尿、白天尿、夜间尿及时间尿几种。测定尿中药物浓度或尿中药物的总量时应采用时间尿，即将一定时间内（如 8、12 或 24 小时等）排泄的尿液全部贮存起来，并记录其体积，取其一部分测定药物浓度，然后乘以尿量求得排泄总量。如采集 24 小时的尿液时，一般在上午 8 点让患者排尿并弃去不要，后排出的尿液全部储存于干净的容器中，直到次日上午 8 点再让患者排尿，并加入容器中。将此容器中盛的尿液作为检液。采集 24 小时尿液时，常用 2L 容量的带盖的广口玻璃瓶，其体积可能会有 ±100mL 的误差，因此，需再用量筒准确地测量储尿量。采集一定时间内的时间尿液时，常用涂蜡的一次性纸杯或用玻璃杯，并用量筒准确量好体积放入储尿瓶，并做好记录。

采集的尿样应立即测定。若不能立即测定时，应加入防腐剂保存。常用防腐剂有甲苯、二甲苯、三氯甲烷、醋酸、盐酸等。利用甲苯等可以在尿液的表面形成薄膜，醋酸等可以改变尿液的酸碱性来抑制细菌的生长。保存时间为 24～36 小时，可置冰箱（4℃）中；长时间保存时，应冰冻（－20℃）。

尿样的缺点是尿液中药物浓度通常变化较大，并且与血药浓度的相关性差，受试者的肾功能正常与否直接影响药物排泄，婴儿的排尿时间难于掌握，尿液不易采集完全并不易保存等。

（三） 唾液

唾液（saliva）是由腮腺、颌下腺、舌下腺和口腔黏膜腺体分泌的黏液在口腔里混合而成的消化液。一般成人每天分泌 1～1.5L。样品易得，取样无损伤性，不受时间、地点的限制，易为测试者，尤其为儿童所接受。唾液的采集应尽可能在安静状态下进行。一般是漱口后 15 分钟，收集口内自然流出或经舌在口内搅动后流出的混合唾液，然后离心取上清液，供进一步分离净化之用。唾液可用于药物浓度监测及动代动力学的研究。唾液采集后，应在 4℃以下保存。若分析时无影响，则可用碱处理唾液，以使黏蛋白溶解而降低其黏度。冷冻保存的唾液在解冻后应充分搅匀后再使用，以避免因浓度不均匀而产生的测定误差。

（四） 其他

其他生物体内的组织，如乳汁、动物脏器组织和毛发等，在临床前药效学、药动学、毒理学、临床药学的研究等方面也有应用。毛发，如头发可用于体内微量元素的含测，临床用药及毒性药物的检测。药物在各脏器组织中的含量，可为药物的吸收、分布、代谢、排泄等体内过程提供重要信息。在实际工作中，常常采集肝、肾、肺、胃、脑等脏器及其他组织进行药物的组织分布试验。组织样品在测定之前，一般需采用匀浆机进行匀浆处理，然后再用其他方法如沉淀蛋白法、酸碱水解或酶解等方法分离药物。

二、体内样品处理的常用方法

在进行体内药物及其代谢物测定时，除了极少数情况是将生物样品经简单处理后直接测定外，对于大多数药物而言，生物样品的分析通常由两步组成：样品的前处理（分离、纯化、浓集）和对处理好生物样品的分析检测，这是由生物样品的特点决定的：①药物在生物样品中常以多种形式存在，需要分离后再测定；②生物样品的介质组成比较复杂，前处理就是为了除去介质中含有的大量内源性物质等杂质，提取出低浓度的被测药物，同时浓集药物或代谢物，使其能满足所用分析技术的检测灵敏度。

生物样品中待测药物类型众多，性质各异，很难就其样品处理规定用一个固定的程序和方式，而必须结合实际要求和情况灵活运用各种方法和手段来解决遇到的问题。

（一） 去除蛋白质法

在测定血样时，首先应去除蛋白质。去除蛋白质可使结合型的药物释放出来，以便测定药物的总浓度；去除蛋白质也可预防提取过程中蛋白质发泡，减少乳化的形成，以及可以保护仪器（如保护 HPLC 柱不被沾污），延长使用期限。去除蛋白质方法有多种，归纳起来可分为两类：

1. 蛋白质沉淀法　通常除去蛋白质的方法是在生物样品中加入有机溶剂、盐、强酸、重金属离子等化学试剂，使蛋白质沉淀析出。

（1）加入与水相混溶的有机溶剂　加入水溶性的有机溶剂，可使蛋白质的分子内及分子间的氢键发生变化而使蛋白质凝聚，使与蛋白质结合的药物释放出来。常用的水溶性有机溶剂有乙腈、甲醇、乙醇、丙醇、丙酮、四氢呋喃等。

（2）加入中性盐　中性盐能将与蛋白质水合的水置换出来，从而使蛋白质脱水而沉淀。常用的中性盐有饱和硫酸铵、硫酸钠、镁盐、磷酸盐及枸橼酸盐等。

（3）加入强酸　当 pH 低于蛋白质的等电点时，蛋白质以阳离子形式存在。此时加入强酸，可与蛋白质阳离子形成不溶性盐而沉淀。常用的强酸有 10％三氯醋酸、6％高氯酸、硫酸 - 钨酸混合液及 5％偏磷酸等。

（4）加入含锌盐及铜盐的沉淀剂　当 pH 高于蛋白质的等电点时，金属阳离子与蛋白质分子中带负电荷的羧基形成不溶性盐而沉淀。常用的沉淀剂有 $CuSO_4$ - Na_2SO_4、$ZnSO_4$ - $NaOH$ 等。

2. 酶解法　在测定某些酸与蛋白结合牢、且对酸不稳定的药物时，常需用酶解法。最常用的酶是蛋白水解酶中的枯草菌溶素。酶解法操作简便，消化条件温和、平稳，可避免某些药物在酸性条件和较高温度时水解引起的降解；对蛋白质结合强的药物，可提高回收率；可用有机溶剂直接提取消化液，而无乳化现象。但酶解法不适用于一些在碱性条件下易水解的药物。

（二）缀合物水解法

尿中药物多数呈缀合状态。一些含羟基、羧基、氨基和巯基的药物，可与内源性物质葡萄糖醛酸形成葡萄糖醛酸苷缀合物；还有一些含酚羟基、芳胺及醇类药物则可与硫酸形成硫酸酯缀合物。由于缀合物较原型药物具有较大的极性，不易被有机溶剂提取。为了测定尿液中药物总量，无论是直接测定或萃取分离之前，都需要将缀合物中的药物释出。常用酸水解或酶水解的方法。

酸水解时，可加入适量的盐酸液。水解时酸的用量和浓度、反应时间及温度等条件，随药物的不同而异。应通过实验来确定。该法优点是简便、快速，但与酶水解相比，专一性较差。

对于遇酸及受热不稳定的药物，可以用酶水解法。常用葡萄糖醛酸苷酶或硫酸酯酶或葡萄糖醛酸苷酶 - 硫酸酯酶的混合酶。一般控制 pH 值为 4.5～5.5，37℃培育数小时进行水解。与酸水解相比，酶水解较温和，很少使被测药物或共存物发生降解，专属性强。其缺点为酶水解时间较长，以及由酶制剂带入的黏液蛋白可能导致乳化及色谱柱顶部阻塞。尽管如此，酶水解法仍被优先选用。

（三）萃取分离法

萃取法是目前应用较多的一种分离纯化方法，其目的是为了从大量共存物中分离出所需的微量组分（药物及其代谢物），并通过溶剂的蒸发使样品得到浓集。提取法主要有液-液提取法和液-固提取法。

1. 液-液萃取法（liquid-liquid extraction，LLE） 液-液提取法是体内药物分析中应用最广的分离、纯化方法。多数药物是亲脂性的，在适当的有机溶剂中的溶解度大于在水相中的溶解度，而血样或尿样中含有的大多数内源性物质多是强极性的水溶性物质。因而用有机溶剂提取一次即可除去大部分杂质。因此样品在去除蛋白质后，在适当的 pH 值条件下，可用有机溶剂提取其中的药物和（或）代谢物进行分析。

选择合适的溶剂是提取获得成功的主要条件，选择溶剂时应了解药物与溶剂的结构及性质，根据相似相溶原理进行选用；所选溶剂沸点应低、与水不相混溶、不易乳化，以及无毒、化学稳定等，最常用的有乙醚、乙酸乙酯、甲基叔丁基醚等。

液-液萃取法的优点在于它的选择性，根据药物性质的不同可有多种溶剂供选择，因而应用较广。缺点是易产生乳化现象，导致较低的回收率；且有机溶剂易挥发，有毒性，对人体和环保不利。

2. 液-固萃取法（liquid-solid extraction，LSE） 又称液-固提取法、固相萃取法（solid-phase extraction，SPE），是规模缩小的柱色谱法，具有样品处理速度快、有机溶剂用量少、对人员危害小等优点，与 LLE 相比，避免了乳化现象，大大缩短了样品制备时间，而且便于自动化操作，特别适用于挥发性及热不稳定药物的提取。

这方法是将不同填料作为固定相填入小柱，以溶剂淋洗后，将生物样品通过，使其药物或杂质保留在固定相上，用适当溶剂洗去杂质，再用适当溶剂将药物洗脱下来。

SPE 的操作通常包括柱活化、加样、柱清洗、样品洗脱四个步骤。①柱活化：其目的是对柱中的固定相溶剂化。如应用最多的 SPE 柱（如 C_{18}），使用前用 $6\sim10$ 倍量体积的甲醇或乙腈通过小柱，以湿润固相填料，使其溶剂化。然后用 $6\sim10$ 倍量体积的水或缓冲液冲洗，以除去甲醇或乙腈，使其达到良好的分离状态。②加样：将预先经适当处理的生物样品溶液加入柱中，调节样品过柱流速，一般控制在 $0.5\sim1mL/min$，注意流速不能过快，否则样品中的药物不能有效地被吸附。③柱清洗：用适当强度的溶剂（如含有少量甲醇或乙腈的水）冲洗小柱以除去杂质。所用的溶剂强度以能洗脱杂质但不会洗脱药物为宜，然后抽干柱内溶剂或通氮气流干燥固相柱。④样品洗脱：根据被测药物性质选择合适的溶剂将样品组分洗脱。调整洗脱溶剂的 pH 和极性，用强洗脱能力的溶剂缓慢通过小柱，使待测物从柱上解析，随洗脱液流出固相柱，收集洗脱液，经适当浓缩处理后分析或直接进行分析。

随着体内药物分析学科的发展，各种先进的提取技术，如柱切换（column switching）、固相微萃取（solid-phase micro-extraction，SPME）、微透析（microdialysis，MD）、膜提取（membrane extraction，ME）等技术可将样品预处理与分析测定方法连接起来，便于自动化操作，避免了繁琐的分离、纯化、浓缩等操作，节省了样品处理与测定时间，在体内药物分析中逐渐得到了应用。

（四）化学衍生化法

大多数生物样品经适当预处理后，即可供测定，但有些药物采用色谱法测定时，必须先经过衍生化反应制备成衍生物后才能进行测定。化学衍生化法指在色谱过程中，用特殊的化学试剂，即衍生化试剂，借助于化学反应给样品化合物接上某个特殊基因，使其转变为相应的衍生物之后进行分离检测，或直接进行检测的方法。衍生化的目的：使药物能被分离或检测；提高分析检测灵敏度；使药物具有更好的稳定性；分离对映体或解决其他问题。目前衍生化处理在色谱分析中常使用。

药物分子中含有活泼氢者均可被化学衍生化，如含有 $RCOOH$、ROH、RNH_2、$RNHR'$ 等官能团的药物都可进行衍生化。

1. GC 法中的化学衍生化 在用气相色谱对一些极性较大、挥发性较低以及较难分离、稳定性不强的药物或代谢物时，不但保留时间长，而且峰形不对称或拖尾。因此需将药物转变成稳定的挥发性衍生物，以提高分离能力。在 GC 分析中，大多数衍生化反应是用于改变药物的理化性质，以适合于分析。目前主要的衍生化反应以硅烷化法应用最广泛，还有酰化、烷基化及生成非对映异构体等衍生化方法。

（1）硅烷化 本法常用于具有 ROH、$RCOOH$、$RNHR'$ 等极性基因药物的衍生化。所用三甲基硅烷化试剂，可以取代药物分子中极性基团上的活泼氢原子，而使药物生成三甲基硅烷化衍生物。

（2）酰化 本法常用于具有 ROH、RNH_2、$RNHR'$ 等极性基团药物的衍生化。

（3）烷基化 本法常用于具有 ROH、$RCOOH$、$RNHR'$ 等极性基因药物的衍生化。

（4）生成非对映异构体衍生化法 具有光学异构体的药物，由于 R（－）与 S（＋）构型不同，使之具有不同的药效和药动学特性。因此，异构体的分离也是十分重要的。分离光学异构体的方法之一，就是采用不对称试剂，使其生成非对映异构体衍生物，然后采用 GC 法进行分析测定。

2. HPLC 法中的化学衍生法 在高效液相色谱分析中，对分子结构中没有紫外吸收或吸收比较弱的药物或代谢物，为了便于检测或提高分析检测灵敏度，在测定前需要将他们转变为具有较强紫外吸收或荧光的衍生物，以便于用紫外或荧光检测器进行检测。可以说在 HPLC 法中，衍生化的主要目的是为了提高药物的检测灵敏度。HPLC 法中的化学衍生法分为：①以是否与 HPLC 系统联机划分为在线衍生与离线衍生两种。②以发生衍生化反应的前后区分为柱前（pre - column）衍生法与柱后（post - column）衍生法，见表 19-1。HPLC 法中的 4 种衍生化反应见表 19-2。

表 19-1 HPLC 法中以发生衍生化反应的前后区分的化学衍生法分类表

分类	定义	优点	缺点
柱前衍生法	在色谱分离前，预先将样品制成适当的衍生物，然后进样分离和检测	衍生试剂、反应条件和反应时间的选择不受色谱系统的限制，衍生产物易进一步纯化，不需要附加的仪器设备	操作过程较繁琐，具有相同官能团的干扰物，也能被衍生化，影响定量的准确性

续表

分类	定义	优点	缺点
柱后衍生法	在色谱分离后，于色谱系统中加入衍生试剂及辅助反应液，与色谱流出组分直接在系统中进行反应，然后检测衍生反应的产物	操作简便，可连续反应以实现自动化分析	在色谱系统中反应，对衍生试剂、反应时间和反应条件均有很多限制，而且还需要附加的仪器设备，如输液泵、混合室和加热器等，还会导致色谱峰展宽

表 19-2　HPLC 法中的衍生化反应

衍生化反应	衍生化的原因
紫外衍生化反应	很多化合物在紫外光区无吸收或摩尔吸收系数很小而不能被检测，将他们与具有紫外吸收基团的衍生试剂在一定条件下反应，使生成具有紫外吸收的衍生物，从而可以被紫外检测器检测
荧光衍生化反应	荧光检测器是一种高灵敏度、高选择性的检测器，比紫外检测器的灵敏度高 10～100 倍，适合痕量分析。只有少数药物具有荧光，可以在 HPLC 条件下直接被检测。而脂肪酸、氨基酸、胺类、生物碱、甾体类药物等本身不具荧光或荧光较弱，必须与荧光衍生试剂反应，生成具有强荧光的衍生物才能达到痕量检测的目的
电化学衍生化反应	电化学检测器灵敏度高、选择性强，但只能检测具有电化学活性的化合物，如果被测药物没有电化学活性就不能被检测。电化学衍生化是指药物与某些试剂反应，生成具有电化学活性的衍生物，以便在电化学检测器上被检测
手性衍生化法	采用手性衍生化试剂将药物对映异构体转变为相应的非对映异构体，用常规非手性 HPLC 法进行分离分析

第三节　体内样品测定

一、体内样品测定的常用方法

由于生物样品取样量少、药物浓度低、内源性物质的干扰（如无机盐、脂质、蛋白质、代谢物）及个体差异等多种因素影响生物样品测定，所以必须根据待测药物的结构，生物介质和预期的浓度范围，建立适宜的生物样品分析方法，并对方法进行验证。

分析方法的专属性和灵敏度是生物样品中药物及其代谢产物定量测定成功的关键，应首选色谱法，如 HPLC、GC 以及 GC-MS、LC-MS、LC-MS/MS 等联用技术，必要时也可采用生物学方法或生物化学方法。其他检测方法，如免疫分析法、光谱法、抑菌试验也用于体内样品测定。这里主要论述免疫分析法和色谱法。

（一）　免疫分析法

免疫分析法（Immunoassay，IA）是指以特异性抗原-抗体反应为基础的分析方法。

可分为放射免疫分析法、酶免疫分析法、化学发光免疫分析法和荧光免疫分析法等。免疫分析法是用于测定蛋白质和酶等大分子以及小分子药物在体内的基本分析技术。其缺点是代谢物对测定有干扰，并且需要特殊和专用的仪器。

1. 基本原理　各种免疫分析方法的检测原理基本相同，其实质都是抗原-抗体竞争结合反应，即竞争抑制原理。一般的免疫分析由三部分组成，即未标记药物（抗原Ag）、标记药物（标记抗原 Ag^*）及抗体。在一个平衡的免疫反应体系内，抗原和抗体的反应符合质量作用定律。当一定限量的特异抗体（Ab）存在时，未标记抗原（Ag）与标记抗原（Ag^*）竞争性地与有限量的特异性抗体结合，形成标记抗原-抗体复合物（Ag^*-Ab）和未标记抗原-抗体复合物（Ag-Ab）。其反应过程可简单表示为：当反应达平衡时，抗原-抗体反应须满足以下条件：①Ag^* 与 Ag（待测物）必须是相同的生物活性物质；②所加入 Ag^* 和 Ab 的量应是固定的；③Ag^* 与 Ag 的量之和应大于 Ab 的结合位点；④Ag^*、Ag 及 Ab 须处在同一反应体系中。

在上述条件下，Ag^* 和 Ag 对有限量的 Ab 进行竞争性结合，结合率的大小取决于未标记抗原（被测物）Ag 的量，被测物的量越大，标记抗原与抗体的结合率就越小。这种竞争性抑制的数量关系就成为免疫分析的定量基础。

2. 抗体-抗原反应的特点

（1）特异性　抗原与抗体的结合具有高度特异性，即一种抗原分子只能与由它刺激产生的抗体发生特异性结合反应。

（2）可逆性　抗原与抗体的特异性结合仅发生在分子表面，并依靠分子间的静电力作用、疏水作用、氢键及范德华引力等而存在。这种结合具有相对稳定性，若改变反应条件，其仍为可逆反应。

（3）最适比例性　抗原抗体的结合反应具有一定的量比关系，只有当抗原抗体两者的分子比例合适时，才能发生最强的结合反应。

3. 基本条件　免疫分析必需三种基本试剂：标记抗原、非标记抗原和特异抗体。免疫方法不同时，标记抗原的制备也有显著差异。

4. 方法分类

（1）按标记物的种类分类　分为放射法免疫分析法、酶免疫分析法、化学发光免疫分析法、荧光免疫分析法。

①放射免疫分析法（radioimmunoassay，RIA）：将放射性同位素示踪技术的高灵敏性与免疫反应的高特异性相结合的免疫分析方法。放射免疫分析用放射性免疫测定仪进行测定。常用的放射性同位素有 ^3H、^{14}C、^{125}I、^{131}I。

②酶免疫分析法（enzyme immunoassay，EIA）：是以酶作为标记物的免疫测定法。与放射免疫分析法的不同之处是用具有高效专一催化特性的标记酶代替放射性同位素标记物。用酶和底物的化学反应作为放大系统，提高灵敏度。

③化学发光免疫分析法（chemiluminesce immunoassay，CLIA）：是将化学发光反应（氧化反应）的高灵敏性和免疫反应的高度专一性结合起来，用于测定超微量物质的一种检测技术。化学发光反应的原理是利用某些特定的化学反应所产生的能量使其

产物或反应中间态分子激发，形成电子激发态分子，当这种激发态分子回到稳定的基态时所释放出的化学能量能以可见光的形式发射。能产生化学发光反应的物质称为化学发光剂或化学发光底物。将发光物质或酶标记在抗原或抗体上，免疫反应结束后，加入氧化剂或酶底物而发光，通过测量发光强度，根据标准曲线得到待测物的浓度。

④荧光免疫分析法（fluorescence immunoassay，FIA）：是以荧光物质作为标记物与待测药物结合，所形成的荧光标记物能与抗体发生免疫反应，引起荧光强度发生变化的一种分析方法。是以小分子的荧光物质标记抗原或抗体，将抗原抗体反应与荧光物质发光分析相结合，用荧光检测仪检测抗原抗体复合物中特异性荧光强度，对液体标本中微量或超微量物质进行定量测定。灵敏度高，无辐射伤害，无环境污染，易自动化。

（2）按是否加入分离剂分类　分为均相免疫分析、非均相免疫分析。

①均相免疫分析：在某些免疫分析中，当抗原-抗体反应达到平衡后，反应液中结合的标记药物与游离的标记药物之中有一种不产生信号或信号消失，因此无需将反应液分作两相，即可在均相溶液中进行测定，故称为均相免疫分析。

②非均相免疫分析：在某些免疫分析中，当抗原-抗体反应达到平衡后，只有在反应液中加入分离剂，将游离标记药物和结合标记药物分开之后，才能测出格子部分的标记药物浓度。否则，测定的是两者的总浓度。由于这种信号的测定需将反应液分成液-固两相后才能分别测定，故称为非均相免疫分析。

5. 应用　免疫学分析是根据免疫学的基本原理而建立的对生物体内微量物质的检测技术。任何物质只要可获得相应的特异性抗体，即可用免疫分析法测定。可测定的对象包括：具有免疫活性的免疫球蛋白、细胞因子等；微生物的抗原和相应的抗体；血液凝固因子；以及临床化学测定中微量而难于分离的物质，如蛋白质、激素、药物、毒品等。免疫分析方法对于农药大分子量的极性物质分析，具有方便、快捷的特点，可广泛用于现场样品和大量样品的快速监测。当今，免疫分析方法不仅可用于测定大分子量物质，而且还广泛用于测定小分子量的药物。特别是在体内药物分析中，已成为一种必不可少的基本检测技术。

例　微板式化学发光酶免疫分析法临床测定人血清中孕酮。

（1）试药　HRP 标记的孕酮；驴抗兔 IgG、孕酮多克隆兔抗、化学发光底物液、去激素人血清和 RIA 孕酮试剂盒；孕酮、睾酮、17β-雌二醇、雌三醇、皮质醇、牛血清白蛋白（BSA）、水解明胶、8-苯胺基-1-萘磺酸钠盐（ANS）和 Tween-20；其他试剂均为分析纯；实验用水为二次蒸馏水。包被液：0.06mol/L 柠檬酸缓冲液（pH=4.8）。封闭液：0.05mol/L 磷酸盐缓冲液（PBS，pH=7.4，含 1%BSA 和 0.1%proclin-300）。洗涤液：0.05mol/L PBS（含 0.05% Tween-20）。分析缓冲液：0.05mol/L PBS（pH=7.4，含 1%BSA、0.8%水解明胶和 0.1%proclin-300）。

（2）方法和结果

①校准品的配制：精密称取孕酮加乙醇制成 1g/L 储备液，−20℃保存。临用时以

50％乙醇稀释至10mg/L后，使用去激素人血清作为校准品基质，稀释分别得到5个浓度为60、21、7.0、2.0、0.5μg/L的校准品，校准品基质作为零校准点，4℃保存备用。

②驴抗兔IgG的纯化：采用饱和硫酸铵（SAS）法纯化驴抗兔IgG。用紫外分光光度计测其吸光度，按照摩尔吸光系数法计算IgG的浓度。加入0.05％的生物防腐剂proclin300，分装，−20℃保存。

③固相抗体的制备：采用二抗间接包被法制备固相孕酮抗体。装入铝箔袋，抽真空密封后4℃保存备用。

④人血清中孕酮的化学发光酶免疫分析法：在包被好孕酮抗体的微孔板各孔中先后加入50μL孕酮校准品或待测血清，100μL HRP标记物，振荡0.5分钟使其充分混匀，37℃温育1小时。使用自动洗板机洗板5次，在吸水纸上拍干。加入100μL发光底物液，避光反应10分钟后，将微孔板放入发光分析仪进行读数。

⑤数据处理：使用BHP9504微孔板发光分析仪自带的软件对测得的数据进行处理。以logit$Y$为纵坐标，log$X$为横坐标，得到校准曲线：logit$Y$＝log$[X(1−X)]$，公式中的Y＝B/B_0，B_0和B分别指零校准孔和其他校准孔（或样品孔）的发光计数，X代表孕酮含量。

⑥样品的收集：血样来源于某医院门诊及住院病人。空腹静脉采血，静置，离心沉淀后，取上清液，分装，−20℃保存备用。

（3）讨论

①通过对各种影响因素如免疫试剂的稀释度、发光底物选择、发光反应时间及温育条件等进行了考察和优化，最终选定的实验条件。孕酮抗体和HRP标记物的最佳稀释度分别为1∶100000和1∶15000；选用鲁米诺化学发光底物Ⅱ号，发光反应10分钟后测定；37℃水浴条件下温育1小时。

②校准品稳定性考察：采用37℃加速实验考查校准品稳定性。实验结果表明，可以在4℃保存较长时间而性质稳定不变。

③方法学的评价：线性：以logit$Y$对log$X$作图，得到校准曲线的线性回归方程为：logit$Y$＝−1.6412log$X$＋1.1514，相关系数r＝0.9972。

灵敏度：对零校准孔进行10次平行测定，计算发光强度平均值及其标准偏差，重复实验5次，其平均灵敏度为0.08μg/L。

回收率：分别向男性混合血清中加入5.0、10、20μg/L孕酮，然后用本法对这些加标样品和男性混合血清中的孕酮含量进行测定。重复实验5次，计算得到低、中、高3个浓度样品的平均回收率分别为101％、101％、94.4％。

精密度：对3份不同的血清样品进行分析，每次每个样品做10孔平行，连续测定3次，分别计算批内变异和批间变异。批内和批间相对标准偏差均小于15％。

稀释实验：用于考察校准品与样品之间是否同质的问题，也用来检验免疫分析法测定结果的可靠性。实验中用校准品基质依次倍比稀释孕酮高值血清，得到稀释度分别为1/2、1/4、1/8、1/16和1/32的孕酮血清样品，以稀释度作为X轴，样品测得值为Y

轴，得拟合直线方程：$Y=19.591X+0.6722$；相关系数：$r=0.9962$。结果显示，样品的测得值与其对应的稀释度之间线性良好。

特异性实验：采用 Abraham 的方法计算抗体的交叉反应率。结果一些常见的类固醇激素与孕酮抗体的交叉均小于 1%，说明本方法所选用的抗体特异性很高。

（二） 色谱分析法

色谱分析法是一种物理或物理化学的分离分析方法，色谱分析法特异性高，可一次同时完成样本中多种药物及其代谢物检测。气相色谱法（GC）和高效液相色谱法（HPLC），由于实现了高效分离和检测联机，可用微电脑控制层析条件、程序和数据处理，其特异性、灵敏度和重复性均好，若采用内标法定量，还可排除部分操作误差，提高检测结果的可靠性，成为药学工作者不可缺少的分离分析工具。随着药学的迅速发展，色谱法在体内药物分析中的应用愈加广泛，已成为体内药物分离检测的最重要方法。近年来发展的 GC-MS、LC-MS、LC-MS-MS 联用技术，更使这类分析手段的性能极大提高。

二、分析方法建立一般步骤和定量分析方法验证

（一） 分析方法建立一般步骤

分析方法初步拟定后，要进行相应的系列试验，以选择最佳的分析条件。同时还要进行分析方法验证，以确认是否适用于试样的分析。

在高效液相色谱分的中，一般步骤为：

1. 色谱条件筛选 取待测药物或其特定的活性代谢物、内标的对照标准物质，按拟定的分析方法进行测定。通过调整相应的色谱条件（色谱柱种类、型号，流动相组成和流速、柱温、进样量、内标的浓度等和检测器的选择），使待测样品与内标具有良好的色谱参数和足够的灵敏度。

2. 色谱条件优化

（1）试剂与溶剂试验 取待测药物的非生物基质溶液（通常为水溶液），按照拟定的分析方法进行衍生化反应、萃取分离等样品处理步骤后，进行分析，以考察反应试剂对测定的干扰（方法的特异性）。通过改变反应条件、萃取方法与条件，使空白试剂的色谱峰不干扰药物的测定。样品处理未经经化学反应的不进行该步骤，直接进行空白生物基质试验。

（2）空白生物基质试验 空白生物基质，如空白血浆，按照拟定的体内样品前处理与样品分析方法操作。考察生物基质中的内源性物质对测定的干扰，在待测药物、特定的活性代谢产物、内标等的"信号窗"（色谱峰附近的有限范围）内不应出现内源性物质信号或其干扰程度在分析方法的可接受范围之内。

（3）质控样品试验 质控样品是指在空白生物基质中，加入不同量待测物的标准物质，配制成不同浓度的样品。取空白生物基质，按照"生物基质试验"项下方法操作，

建立分析方法的定量范围与标准曲线，并进行方法学的考察和验证；同时进一步验证待测药物、内标物与内源性物质或其他药物的分离效能。

3. 试验样品的测试 通过空白生物基质和质控样品试验，所建立的分析方法及其条件尚不能完全确定是否适合于试验样品的测定。因为药物在体内可能与内源性物质结合（如与血浆蛋白结合），或经历各相代谢生成数个代谢产物及其进一步的结合物或缀合物。使得从体内获得的试验样品变得更为复杂。所以，在分析方法建立后，尚需进行试验样品的测试，考察代谢产物对药物、内标物的干扰情况，以进一步验证方法的可行性。

例 反相高效液相色谱法测定氯普鲁卡因血浆药物浓度。

氯普鲁卡因是酯类局麻药普鲁卡因的氯化同系物。在临床上应用于硬膜外麻醉、臂丛神经阻滞、局部浸润麻醉等。由于苯环上引入了一个氯原子，使其麻醉效应比普鲁卡因强，痛觉消失和神经阻滞均较快，运动恢复几乎与痛觉恢复同步，而且具有毒性反应小等优点，在临床上广泛应用，尤其适用于产科的麻醉阵痛。但由于氯普鲁卡因易被组织和血浆中的假胆碱酯酶迅速代谢，准确测定其在血液中的浓度是个难点。本实验采用高效液相-紫外双波长检测技术测定血浆中氯普鲁卡因的浓度，为临床研究提供血药浓度的一个分析方法。

（1）色谱条件 色谱柱为 Waters Spherisorb ODS 柱（4.6mm×250mm，5μm）；流动相为 0.01mol/L 的磷酸盐缓冲液（pH＝3.0)-乙腈（30∶70）；流速为 1.2mL/min；紫外检测波长为 300nm（氯普鲁卡因）、210nm（利多卡因，内标）。

（2）标准溶液的配制 精密称取氯普鲁卡因对照品适量，于 100mL 容量瓶中，用蒸馏水溶解并定容，配成浓度为 500.0μg/mL 的储备液。精密量取储备液适量分别稀释成浓度为 0.5、1.0、2.5、5.0、10.0、25.0、50.0μg/mL 的标准溶液。

（3）内标溶液的配制 精密称取利多卡因对照品适量，于 50mL 容量瓶中配成浓度为 50μg/mL 的水溶液作为储备液，再用蒸馏水稀释成 10μg/mL 的内标溶液。

（4）血样预处理与分析测定 取动脉血 2mL 于含有亚砷酸钠（50%，W/V）0.2mL 的离心试管中，立即充分振摇，离心分离血浆。精密量取 0.5mL 血浆于加有 30μL 内标溶液的玻璃试管中，加入 5mol/L 氢氧化钠溶液 80μL，混匀，加入 5mL 乙醚（含 0.15%的三乙醇胺），涡旋混合 2 分钟，以 3000r/min 离心 5 分钟，吸取乙醚层，于 40℃下氮气吹干。残渣用磷酸缓冲液 150μL 溶解，取 50μL 进样分析。结果：氯普鲁卡因在 0.01～25.0μg/mL 浓度范围内呈良好的线性，最低检测浓度为 0.01μg/mL，该法的萃取回收率大于 66.7%，最低检测浓度可达 0.01mg/mL。测得色谱图见图 19-1。

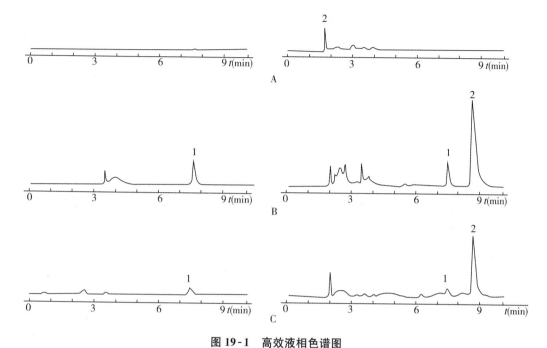

图 19-1 高效液相色谱图

1. 氯普鲁卡因 2. 利多卡因

A. 空白血浆 B. 空白血浆加入氯普鲁卡因和内标利多卡因

C. 受试者硬膜外注射氯普鲁卡因后的血浆样本

左图测定波长为 300nm；右图测定波长为 210nm

（二）定量分析方法验证

定量分析方法验证项目有：特异性、标准曲线与线性范围、精密度与准确度、定量下限、样品稳定性、提取回收率、质控样品与质量控制。

1. 特异性 特异性（specificity）指某生物存在其他生物所不具备的某些特征的现象。专属性系指在其他成分（如杂质、降解产物、辅料等）可能存在下，采用的方法能正确测定出被测物的特性。在定量分析中，必须证明测定的物质是原形药物或特定的活性代谢物，内源性物质和相应的代谢物及同时服用其他药物不得干扰测定的样品。对于色谱法至少要提供空白生物样品色谱图、空白生物样品加对照品色谱图（注明浓度）及用药后的生物样品色谱图。对于复方制剂应特别加强专属性研究，以排除可能的干扰，对于 LC-MS 和 LC-MS/MS 方法，应着重考察基质效应。

2. 标准曲线与线性范围 根据所测定物质的浓度与响应的相关性，用回归分析方法获得标准曲线。标准曲线高低浓度范围为线性范围，在线性范围内浓度测定结果应可达到试验要求的精密度和准确度。

必须用至少 6 个浓度建立标准曲线，应使用与待测样品相同的生物介质，线性范围要能覆盖全部待测浓度，不允许在线性范围以外推算未知样品的浓度。标准曲线不包括零点。

3. 精密度与准确度 要求选择 3 个浓度的质控样品同时进行方法的精密度和准确度考察，低浓度接近定量下限（$LLOQ$），在 $LLOQ$ 值的 3 倍以内，高浓度接近于标准曲线的上限，中间选一个浓度，每一浓度至少测定 5 个样品。

精密度用质控样品的日内和日间相对标准差（RSD）表示，RSD 值一般应小于 15%，在 $LLOQ$ 附近 RSD 值应小于 20%。

准确度是指用特定方法测得的生物样品浓度与真实浓度的接近程度，一般应在 85%～115%范围内，在 $LLOQ$ 附近应在 80%～120%范围内。

4. 定量下限 定量下限是标准曲线上的最低浓度点，要求至少能满足测定 3～5 个半衰期时样品中的药物浓度，或 C_{max} 的 1/10～1/20 时的药物浓度，其准确度应在真实浓度 80%～120%范围内，RSD 值应小于 20%，信噪比应大于 5。

5. 样品稳定性 根据具体情况，对含药生物样品在室温、冰冻和冻融条件下以及不同存放时间进行稳定性考察，以确定生物样品的存放条件和时间。

6. 提取回收率 应考察高、中、低 3 个浓度的提取回收率，其结果应一致，精密度和重现性应符合要求。

7. 质控样品 质控样品系将已知量的待测药物加入到生物介质中配制的样品，用于质量控制。

8. 质量控制 应在生物样品分析方法验证完成之后开始测试未知样品。每个未知样品一般测定一次，必要时可进行复测。生物样品每个分析批测定时应建立新的标准曲线，并随行测定高、中、低 3 个浓度的质控样品，每个浓度多重样本。每个分析批质控样品数不得少于未知样品数的 5%，且不得少于 6 个。质控样品测定结果的偏差一般应小于 15%，低浓度点偏差一般应小于 20%。最多允许 33%的质控样品结果超限，且不得均在同一浓度。如不合格则该分析批样品测试结果作废。

9. 测试结果 应详细描述所用的分析方法，引用已有的参考文献，提供每天的标准曲线、质控样品及未知样品的结果计算过程。还应提供全部未知样品分析的色谱图，包括全部相关的标准曲线和质控样品的色谱图，以供审查。

三、应用

（一）治疗药物监测

治疗药物监测（therapeutic drug monitoring，简称 TDM）是在药代动力学原理的指导下，应用现代化的分析技术，测定血液中或其他体液中药物浓度，用于药物治疗的指导与评价。其目的是通过测定血液中或其他体液中药物的浓度并利用药代动力学的原理和方法使给药方案个体化，以提高药物的疗效，避免或减少毒副反应；同时也为药物过量中毒的诊断和处理提供有价值的实验依据。在临床上，并不是所有的药物或在所有的情况下都需要进行治疗药物监测。在下列情况下，通常需要进行治疗药物监测。

　　药物有效血药浓度范围较窄；药物剂量小，毒性大，药代动力学的个体差异很大，不易估计给药后的血药浓度，并且难以通过剂量来控制；病人接受多种药物治疗而有中毒的危险时，要监测血药浓度；某些需长期使用的药物，联合用药可能发生相互作用的药物，长期使用药效和毒性不明确的药物。常规剂量下出现毒性反应，诊断和处理过量中毒，以及为医疗事故提供法律依据。部分需进行治疗药物监测的药物和部分需进行治疗药物监测药物的有效浓度范围和中毒浓度，分别见表19-3和表19-4。

表 19-3　一些需进行治疗药物监测的药物

类别	药物
抗心率衰竭药	地高辛、洋地黄毒苷
抗癫痫药	卡马西平、丙戊酸钠、苯妥因钠、苯巴比妥、扑米酮
抗心律失常药	普鲁卡因胺、普萘洛尔、阿替洛尔、美托洛尔、利多卡因、奎尼丁
平喘药	氨茶碱、茶碱
抗抑郁与抗精神病药	阿米替林、多赛平、丙咪嗪、地昔帕明、碳酸锂
抗生素	氨基糖苷类药物、万古霉素、氯霉素
抗恶性肿瘤药	甲氨蝶呤、环磷酰胺、阿霉素

表 19-4　一些需进行治疗药物监测药物的有效浓度范围和中毒浓度

药物	治疗浓度范围	中毒浓度
地高辛	$0.8\sim2.0$ng/mL	>2.4ng/mL
奎尼丁	$2\sim5\mu$g/mL	$>10\mu$g/mL
利多卡因	$1.5\sim5\mu$g/mL	$>5\mu$g/mL
普鲁卡因胺	$4\sim8\mu$g/mL	$>16\mu$g/mL
卡马西平	$5\sim12\mu$g/mL	$>12\mu$g/mL
扑米酮	$5\sim12\mu$g/mL	$>15\mu$g/mL
苯妥英	$7\sim20\mu$g/mL	$>30\mu$g/mL
苯巴比妥	$10\sim30\mu$g/mL	$>40\mu$g/mL
丙戊酸	$50\sim100\mu$g/mL	$>100\mu$g/mL
锂	$0.6\sim1.2$mmol/L	>2.0mmol/L
茶碱	$10\sim20\mu$g/mL	$>20\mu$g/mL
庆大霉素	峰$5\sim10\mu$g/mL；谷$0\sim2\mu$g/mL	$>12\mu$g/mL
万古霉素	峰$20\sim40\mu$g/mL；谷$5\sim10\mu$g/mL	$>80\mu$g/mL

　　例　RP-HPLC法测定大鼠体内对乙酰氨基酚的血药浓度。

对乙酰氨基酚是临床上使用极其广泛的苯胺类解热镇痛药，其过量使用和滥用引起的不良反应和严重的肝毒性已日益引起人们关注。与其他药物中毒不同的是，对乙酰氨基酚血药浓度对指导治疗极为重要，国外已将对乙酰氨基酚血药浓度作为急诊中毒病人的常规检测。

（1）试药 对乙酰氨基酚对照品（含量 99.5%）；茶碱（含量≥99.5%）。必理通片（每片含对乙酰氨基酚 500mg）；甲醇（色谱纯）；实验用水为重蒸馏水。

（2）对照品溶液的配制 精密称定对乙酰氨基酚对照品约 0.0050g，置于 10mL 量瓶中，用甲醇溶解并稀释至刻度，即得浓度为 0.5mg/L 的溶液，置于冰箱（4℃）备用。内标溶液的配制精密称定茶碱对照品约 0.0226g，置于 250mL 量瓶中，用甲醇溶解并稀释至刻度，即得质量浓度为 90.4mg/L 的内标溶液。

（3）色谱条件 色谱柱：Welchrom-C_{18}（250mm×4.6mm，5μm）；流动相：甲醇-水（20：80）；流速：1.0mL/min；柱温：30℃；检测波长：248nm；进样量：20μL。

（4）血浆样品处理 采用眼球取血法，将大鼠全血置于肝素化离心管中，离心 10 分钟（3500r/min）分离血浆，−20℃保存待用。取血浆 100μL 置于 1.5mL 离心管中，加入 300μL 的色谱甲醇（内含茶碱 90.4mg/L），涡漩震荡 2 分钟后高速离心 10 分钟（10000r/min），分离上清液，吸取 20μL 进样，峰面积内标法定量，测得色谱图见图 19-2。

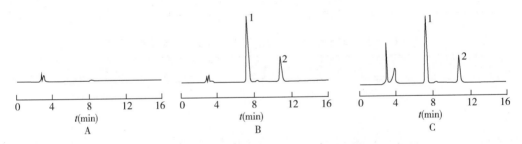

图 19-2 对乙酰氨基酚血浆样品色谱图

A. 空白血浆 B. 空白血浆＋对乙酰氨基酚 C. 血浆样品

1. 对乙酰氨基酚 2. 内标：茶碱

（5）动物实验 SD 大鼠 8 只，雌雄各半，体重（250±20）g，禁食 12 小时后灌胃口服对乙酰氨基酚（必理通片，每片含对乙酰氨基酚 500mg）300mg/kg，分别于服药前和服药后 0.33、0.5、1、1.5、2、3、4、6、8、10、12 和 24 小时眼球取血 0.3mL，置于肝素化试管中，立即离心 10 分钟（3000r/min），分离血浆−20℃冰箱中待测，结果得到对乙酰氨基酚的平均血药浓度-时间曲线，见图 19-3。血药浓度数据采用中国药理学会编制的 3P87 药代动力学程序经计算机自动迭代拟合。

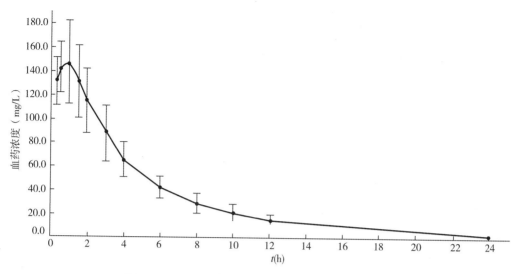

图 19-3　8 只 SD 大鼠灌胃对乙酰氨基酚 300mg/kg 后

平均血浆药物浓度-时间曲线

（6）结果　血浆中杂质不干扰样品的测定，对乙酰氨基酚血药浓度在 $2.00 \sim 700.0$ mg/L 范围内线性关系良好（$r = 0.9997$），最低定量限为 2.0 mg/L，高、中、低浓度的日内和日间变异均小于 10.0%，提取回收率在 $95.31\% \sim 98.61\%$，相对回收率在 $99.87\% \sim 104.67\%$。对乙酰氨基酚在大鼠体内的药代动力学过程呈现一级吸收的二室模型，主要药动学参数：t_{max} 为（0.78 ± 0.18）小时，C_{max} 为（$158.99 + 26.08$）mg/L，$t_{1/2Ka}$ 为（$0.24 + 0.09$）小时，$t_{1/2Ke}$ 为（3.76 ± 0.25）小时，$AUC_{0\sim24}$ 为（718.71 ± 143.03）mg·h/L，$AUC_{0-\infty}$ 为（757.16 ± 155.29）mg·h/L。

（二）药代动力学

药代动力学（pharmacokinetics，PK）简称药动学，从广义上讲，泛指研究药物的体内过程即机体对药物的吸收、分布、生物转化和排泄过程及其量变规律。狭义的药动学则是指以数学模型和公式，研究体内药物随时间的量变规律。药动学主要用于：①建立监测个体的体内药量或药物浓度随时间变化的数学表达式，并求算出有关药动学参数；②应用动力学模型、表达式和药动学参数，制定和调整个体化的用药方案，保证药物治疗的有效性和安全性。

药物的体内过程一般包括吸收、分布、代谢（生物转化）和排泄过程。为了定量地研究药物在上述过程中的变化情况，用数学方法模拟药物体内过程而建立起来的数学模型，称为药物动力学模型。常用的有房室模型和消除动力学模型。药物在体内的转运可看成是药物在隔室间的转运，这种理论称为隔室模型理论，隔室模型有单隔室模型、二隔室模型、多隔室模型。

消除是指体内药物不可逆失去的过程，它主要包括代谢和排泄。其速度与药量之间的比例常数 K 称为表观一级消除速度常数，简称消除速度常数，其单位为时间的倒数，

K 值大小可衡量药物从体内消除的快与慢。

药物从体内消除途径有：肝脏代谢、肾脏排泄、胆汁排泄及肺部呼吸排泄等，所以药物消除速度常数 K 等于各代谢和排泄过程的速度常数之和，即：

$$K = K_b + K_e + K_{bi} + K_{lu} + \cdots\cdots$$

消除速度常数具有加和性，所以可根据各个途径的速度常数与 K 的比值，求得各个途径消除药物的分数。

清除率（clearance，CL）是机体消除器官在单位时间内清除药物的血浆容积，也就是单位时间内有多少毫升血浆中所含药物被机体清除。

当血浆和组织内药物分布达到平衡后，体内药物按此时的血浆药物浓度在体内分布时所需体液容积称表观分布容积（apparent volume of distribution，V_d）。

经任何给药途径给予一定剂量的药物后到达全身血循环内药物的百分率称生物利用度（bioavailability）。

主要的药物动力学参数为消除半衰期（$t_{1/2}$）、峰浓度（C_{max}）、峰时间（t_{max}）和血药浓度-时间曲线下面积 AUC 等。

生物半衰期（half-life time）简称半衰期，即体内药量或血药浓度下降一半所需要的时间，以 $t_{1/2}$ 表示，单位为时间。$t_{1/2}$ 也是衡量药物消除速度快慢的重要参数之一。药物的生物半衰期长，表示它在体内消除慢、滞留时间长。

生物利用度是指制剂中的药物被吸收进入血液的速率和程度。生物等效性是指一种药物的不同制剂在相同的试验条件下，给以相同的剂量，反映其吸收速率和程度的主要动力学参数没有明显的统计学差异。

体内药物药代动力学的分析，主要是运用色谱法，如 HPLC、GC 以及 GC-MS、LC-MS、LC-MS-MS 联用技术，也可用其他检测方法如免疫分析法、光谱法、生物学方法或生物化学方法对体内药物动力学的参数进行测定。

例 利巴韦林注射液大鼠体内药代动力学研究。

（1）动物 Wistar 种大鼠，雌雄兼用，体重 250～300g。

（2）试药 利巴韦林注射液（规格：0.1g/2mL）；利巴韦林标准品（纯度：99.99％）；肝素钠注射液；5％葡萄糖注射液；高氯酸、正庚烷等均为分析纯。

（3）色谱条件 色谱柱为 Diamonsil C_{18}（200mm×4.6mm，5μm），预柱为 YWG-C_{18}（10mm×4mm，5μm）；流动相为水；流速为 1.0mL/min；柱温为室温；检测波长为 207nm；灵敏度为 0.0005。

（4）血浆样品采集与处理 10 只大鼠禁食 12 小时，自由饮水，静脉注射利巴韦林注射液 5.0mg/100g，于给药后 5、10、20、40 分钟，1.5、3、6、9、12 小时眼眶静脉取血 0.5mL，经肝素抗凝后 3000r/min 离心 15 分钟，吸取 200μL 血浆。加入 20％高氯酸 100μL，涡旋混合 3 分钟，3000r/min 离心 15 分钟，吸取上清液。加入 200μL 正庚烷，涡旋混合 5 分钟，3000r/min 离心 10 分钟，精密吸取下层 20μL 进样分析。用外标法测定。

（5）标准曲线的制备 取空白血浆 200μL，加入利巴韦林系列标准品适量，配制成相当于血浆药物浓度为 0.1、0.4、1.0、2.0、4.0、8.0、16.0、32.0μg/mL 的血浆样品，进样分析记录色谱图。

（6）结果

①保留时间：取空白血浆、加入一定浓度对照品溶液的空白血浆及受试大鼠静脉注射利巴韦林注射液后采集的血浆，按血浆样品采集与处理，以上述色谱条件进样测定下，血浆样品中利巴韦林的保留时间约为 7 分钟，血浆中的内源性物质不干扰测定，见图 19-4。

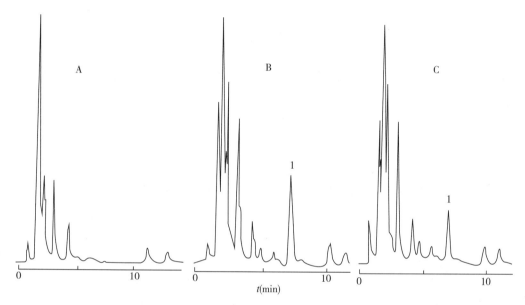

图 19-4　大鼠血浆利巴韦林色谱图

A. 空白血浆　B. 空白血浆加利巴韦林　C. 样品

1. 利巴韦林

②试验结果：血浆中利巴韦林在 0.1～38μg/mL 范围内线性良好，最低检测浓度为 0.03μg/mL。低、中、高 3 个浓度的样品（QC 样品）0.5、2.0、30μg/mL 日内及日间精密度 RSD 为 5.91% 和 9.54%。药代动力学参数大鼠静脉注射利巴韦林注射液后的血药浓度数据用药代动力学软件 3p87 进行处理，结果利巴韦林在大鼠体内符合二室模型。主要的药动学参数如下：$T_{1/2(\alpha)}$ 为 10.82±2.66 分钟，$T_{1/2(\beta)}$ 为 180.0±27.69 分钟，AUC 为（1109.0±212.0）mg·min/L，$CL_{(s)}$ 为（0.032±0.009）kg/（L·min）。

第二十章　药品质量控制中现代分析方法进展 ▷▷▷▷

第一节　毛细管电泳法

毛细管电泳法（capillaryelectrophoresis，CE）是指以弹性石英毛细管为分离通道，以高压直流电场为驱动力，根据供试品中各组分的淌度（单位电场强度下的迁移速度）和（或）分配行为的差异而实现各组分分离的一种分析方法。毛细管电泳，又称高效毛细管电泳（highperformancecapillaryelectrophoresis，HPCE）。

毛细管电泳所用的石英毛细管柱，在 pH 值＞3 的情况下，其内表面带负电，与缓冲液接触时形成双电层，在高压电场作用下，形成双电层一侧的缓冲液由于带正电而向负极方向移动，从而形成电渗流。同时，在缓冲溶液中，带电粒子在电场作用下，以各自不同速度向其所带电荷极性相反方向移动，形成电泳。带电粒子在毛细管缓冲液中的迁移速度等于电泳和电渗流的矢量和。各种粒子由于所带电荷多少、质量、体积以及形状不同等因素引起迁移速度不同而实现分离。毛细管电泳法在药物分析、生化分析、临床诊断和蛋白质组研究等领域有广泛的应用。

毛细管电泳法优点为：①高效与高速，理论塔板数为每米几十万，高者可达几百万乃至几千万，而一般 HPLC 为几千到几万。最快可在约 1 分钟内完成分离，如在 4 分钟内可分离 10 种蛋白质；1.7 分钟内分离 19 种阳离子及 3 分钟内分离 30 种阴离子。②微量与低消耗，只需纳升级的进样量，仅为 HPLC 几百分之一。溶剂需要量少（毫升）和毛细管价格低廉。

一、分离模式与分析基本要求

（一）分离模式

1. 以毛细管空管为分离载体时毛细管电泳的分离模式

（1）毛细管区带电泳（CZE）　将待分析溶液引入毛细管进样一端，施加直流电压后，各组分按各自的电泳流和电渗流的矢量和流向毛细管出口端，按阳离子、中性粒子和阴离子及其电荷大小的顺序通过检测器。中性组分彼此不能分离。出峰时间称为迁移时间（t_m），相当于高效液相色谱和气相色谱中的保留时间。

（2）毛细管等速电泳（CITP）　采用前导电解质和尾随电解质，在毛细管中充入前导电解质后，进样，电极槽中换用尾随电解质进行电泳分析，带不同电荷的组分迁移至各个狭窄的区带，然后依次通过检测器。

（3）毛细管等电聚焦电泳（CIEF） 将毛细管内壁涂覆聚合物减小电渗流，再将供试品和两性电解质混合进样，两个电极槽中分别加入酸液和碱液，施加电压后毛细管中的操作电解质溶液逐渐形成 pH 梯度，各溶质在毛细管中迁移至各自的等电点（pI）时变为中性形成聚焦的区带，而后用压力或改变检测器末端电极槽储液的 pH 值的方法使溶质通过检测器，或者采用全柱成像方式进行检测。

（4）胶束电动毛细管色谱（MEKC） 当操作缓冲液中加入大于其临界胶束浓度的离子型表面活性剂时，表面活性剂就聚集形成胶束，其亲水端朝外、疏水非极性核朝内，溶质则在水和胶束两相间分配，各溶质因分配系数存在差别而被分离。对于常用的阴离子表面活性剂十二烷基硫酸钠，进样后极强亲水性组分不能进入胶束，随操作缓冲液流过检测器（容量因子 $k'=0$）；极强疏水性组分则进入胶束的核中不再回到水相，最后到达检测器（$k'=\infty$）。常用的其他胶束试剂还有阳离子表面活性剂十六烷基三甲基溴化铵、胆酸等。两亲性聚合物，尤其是嵌段聚合物也会在不同极性的溶剂中形成胶束结构，可以起到类似表面活性剂的作用。

（5）亲和毛细管电泳（ACE） 在缓冲液或管内加入亲和作用试剂，实现物质的分离。如将蛋白质（抗原或抗体）预先固定在毛细管柱内，利用抗原 - 抗体的特异性识别反应，毛细管电泳的高效快速分离能力、激光诱导荧光检测器的高灵敏度，来分离检测样品混合物中能与固定化蛋白质特异结合的组分。

2. 以毛细管填充管为分离载体时毛细管电泳的分离模式

（1）毛细管凝胶电泳（CGE） 在毛细管中装入单体和引发剂引发聚合反应生成凝胶，这种方法主要用于分析蛋白质、DNA 等生物大分子。另外，还可以利用聚合物溶液，如葡聚糖等的筛分作用进行分析，称为毛细管无胶筛分。有时将它们统称为毛细管筛分电泳，下分为凝胶电泳和无胶筛分两类。

（2）毛细管电色谱（CEC） 将细粒径固定相填充到毛细管中或在毛细管内壁涂覆固定相，或以聚合物原位交联聚合的形式在毛细管内制备聚合物整体柱，以电渗流驱动操作缓冲液（有时再加辅助压力）进行分离。分析方式根据填料不同，可分为正相、反相及离子交换等模式。

3. 利用一根以上的毛细管进行分离的模式 除以上常用的单根毛细管电泳外，还有利用一根以上的毛细管进行分离的阵列毛细管电泳以及芯片毛细管电泳。

（1）毛细管阵列电泳（CAE） 通常毛细管电泳一次分析只能分析一个样品，要高通量地分析样品就需要多根毛细管阵列，这就是毛细管阵列电泳。毛细管阵列电泳仪主要采用激光诱导荧光检测，分为扫描式检测和成像式检测两种方式，主要应用于 DNA 的序列分析。

（2）芯片式毛细管电泳（Chip CE） 芯片毛细管电泳技术是将常规的毛细管电泳操作转移到芯片上进行，利用玻璃、石英或各种聚合物材料加工出微米级通道，通常以高压直流电场为驱动力，对样品进行进样、分离及检测。芯片式毛细管电泳与常规毛细管电泳的分离原理相同，还具备分离时间短、分离效率高、系统体积小且易实现不同操作单元的集成等优势，在分离生物大分子样品方面具有一定的优势。

以上分离模式中，毛细管区带电泳（CZE）和胶束电动毛细管色谱（MEKC）使用较多。亲和毛细管电泳（ACE）和毛细管电色谱（CEC）分离机理以色谱为主，但对荷电溶质则兼有电泳作用。

操作缓冲液中加入各种添加剂可获得多种分离效果。如加入环糊精、衍生化环糊精、冠醚、血清蛋白、多糖、胆酸盐、离子液体或某些抗生素等，可拆分手性化合物；加入有机溶剂可改善某些组分的分离效果，以至可在非水溶液中进行分析。

（二）分析基本要求

毛细管电泳所用的仪器为毛细管电泳仪。主要部件有 $0\sim30kV$ 可调稳压稳流电源，内径小于 $100\mu m$（常用 $50\sim75\mu m$）、长度一般为 $30\sim100cm$ 的石英毛细管、电极槽、检测器和进样装置。检测器有紫外/可见分光检测器、激光诱导荧光检测器、电化学检测器和质谱检测器等，前者最为常用。进样方法有电动法（电迁移）、压力法（正压力、负压力）和虹吸法。成套仪器还配有自动冲洗、自动进样、温度控制、数据采集和处理等部件。

1. 对仪器的一般要求　毛细管电泳仪的主要部件及其性能要求如下：

（1）毛细管　用弹性石英毛细管，内径 $50\mu m$ 和 $75\mu m$ 两种使用较多（毛细管电色谱有时用内径更大些的毛细管）。细内径分离效果好，且焦耳热小，允许施加较高电压；但若采用柱上检测，则因光程较短，其检测限比较粗内径管要差。毛细管长度称为总长度，根据分离度的要求，可选用 $20\sim100cm$ 长度；进样端至检测器间的长度称为有效长度。毛细管常盘放在管架上控制在一定温度下操作，以控制焦耳热，操作缓冲液的黏度和电导率，对测定的重复性很重要。

（2）直流高压电源　采用 $0\sim30kV$（或相近）可调节直流电源，可供应约 $300\mu A$ 电流，具有稳压和稳流两种方式可供选择。

（3）电极和电极槽　两个电极槽里放入操作缓冲液，分别插入毛细管的进口端与出口端以及铂电极；铂电极连接至直流高压电源，正负极可切换。多种型号的仪器将试样瓶同时用作电极槽。

（4）冲洗进样系统　每次进样之前毛细管要用不同溶液冲洗，选用自动冲洗进样仪器较为方便。进样方法有压力（加压）进样、负压（减压）进样、虹吸进样和电动（电迁移）进样等。进样时通过控制压力或电压及时间来控制进样量。

（5）检测系统　紫外-可见分光检测器、激光诱导荧光检测器、电化学检测器和质谱检测器、核磁共振检测器、化学发光检测器、LED 检测器、共振瑞利散射光谱检测等均可用作毛细管电泳的检测器。其中以紫外-可见分光光度检测器应用最广，包括单波长、程序波长和二极管阵列检测器。将毛细管接近出口端的外层聚合物剥去约 2mm 一段，使石英管壁裸露，毛细管两侧各放置一个石英聚光球，使光源聚焦在毛细管上，透过毛细管到达光电池。对无光吸收（或荧光）的溶质的检测，可选用适当的紫外或荧光衍生试剂与被检测样品进行柱前、柱上或柱后化学反应来实现溶质的分离与检测。还可采用间接测定法，即在操作缓冲液中加入对光有吸收（或荧光）的添加剂，在溶质到达检测窗口时出现反方向的峰。

（6）数据处理系统　与一般色谱数据处理系统基本相同。

2. 系统适用性试验　为考察所配置的毛细管分析条件和设定的参数是否适用，系统适用性的测试项目和方法与高效液相色谱法或气相色谱法相同，相关的计算式和要求也相同；如重复性（相对标准偏差，RSD），容量因子（k'）、毛细管理论板数（n），分离度（R）、拖尾因子（T）、线性范围、检测限（LOD）和最低定量限（LOQ）等，可参照测定。具体指标应符合各品种项下的规定，特别是进样精度和不同荷电溶质迁移速度的差异对分析精密度的影响。

3. 基本操作

（1）按照仪器操作手册开机，预热，输入各项参数，如毛细管温度、操作电压、检测波长和冲洗程序等。操作缓冲液需过滤和脱气。冲洗液、缓冲液等放置于样品瓶中，依次放入进样器。

（2）毛细管处理的好坏，对测定结果影响很大。未涂层新毛细管要用较浓碱液在较高温度（例如用 1mol/L 氢氧化钠溶液在 60℃）冲洗，使毛细管内壁生成硅羟基，再依次用 0.1mol/L 氢氧化钠溶液、水和操作缓冲液各冲洗数分钟。两次进样中间可仅用缓冲液冲洗，但若发现分离性能改变，则开始须用 0.1mol/L 氢氧化钠溶液冲洗，甚至要用浓氢氧化钠溶液升温冲洗。凝胶毛细管、涂层毛细管、填充毛细管的冲洗则应按照所附说明书操作。冲洗时将盛溶液的试样瓶依次置于进样器，设定顺序和时间进行。

（3）操作缓冲液的种类、pH 值和浓度以及添加剂（用以增加溶质的溶解度和/或控制溶质的解离度，手性拆分等）的选定对测定结果的影响也很大，应照各品种项下的规定配制，根据初试的结果调整、优化。

（4）将待测供试品溶液瓶置于进样器中，设定操作参数，如进样压力（电动进样电压）、进样时间、正极端或负极端进样、操作电压或电流、检测器参数等，开始测试。根据初试的电泳谱图调整仪器参数和操作缓冲液，以获得优化结果。而后用优化条件正式测试。

（5）测试完毕后用水冲洗毛细管，注意将毛细管两端浸入水中保存，如果长久不用应将毛细管用氮吹干，最后关机。

（6）由于进样方法的限制，目前毛细管电泳的精密度比用定量阀进样的高效液相色谱法要差，故定量测定以采用内标法为宜。用加压或减压法进样时，供试品溶液黏度会影响进样体积，应注意保持试样溶液和对照品溶液黏度一致；用电动法进样时，被测组分因电歧视现象和溶液离子强度会影响待测组分的迁移量，也要注意其影响。

二、应用

毛细管电泳法在药物分析、生化分析、临床诊断和蛋白质组研究等领域有广泛的应用。在复杂组分和痕量分析方面有明显的优势，可用于药物中残留溶剂的测定、农药残留检测、兴奋剂检测、药物杂质检查和含量测定、中药成分分析、体内药物分析和药物代谢研究等方面。

例 胶束毛细管电泳法同时测定消栓通络片中 5 种有效成分。

消栓通络片是由川芎、丹参、黄芪、泽泻、三七、槐花、桂枝、郁金、木香、冰片、山楂共十一味中药制成的中药制剂，具有活血化瘀、温经通络的作用，用于瘀血阻络所致的精神呆滞、言语迟滞、手足发凉、肢体疼痛等症状。其中丹参中的丹参素，黄芪和槐花中的芦丁，三七中的人参皂苷 R_{gl}、人参皂苷 R_{bl}、三七皂苷 R_1 均为该制剂的有效成分。采用胶束毛细管电泳法同时测定消栓通络片中的芦丁、丹参素、人参皂苷 R_{gl}、人参皂苷 R_{bl}、三七皂苷 R_1 5 种有效成分含量的分析方法。

1. 对照品溶液与样品溶液制备

（1）对照品储备液制备 准确称取芦丁、丹参素、人参皂苷 R_{gl}、人参皂苷 R_{bl}、三七皂苷 R_1 对照品各 0.0100g，分别置于 10mL 容量瓶中，用甲醇溶解并定容，配成 1.00g/L 的储备液，于 4℃下保存，实验时用甲醇稀释至所需浓度。

（2）样品溶液制备 取数片样品，去糖衣后在研钵中研磨成粉末，准确称取 2.5g 置于具塞锥形瓶中，加入 25mL 甲醇，称重，然后超声 60 分钟，放冷后用甲醇补足重量，过 0.45μm 滤膜后得到样品溶液。

2. 电泳分离条件 电泳条件：以 60mmoL/L SDS-30mmoL/L Tris-10mmoL/L 硼酸（含 15％甲醇）（pH8.8）作电解质，未涂层弹性石英毛细管（75μm×60cm）为分离通道，压力进样（0.5psi×6s），分离电压为 25kV，分离温度为 25℃，检测波长为 214nm。缓冲溶液与样品均用 0.45μm 滤膜过滤，并超声脱气 5 分钟。毛细管使用前用 0.1moL/L NaOH 活化 10 分钟，然后用水和缓冲液各冲洗 10 分钟，每两次运行之间用缓冲液冲洗 2 分钟，更换缓冲液时用水和缓冲液各冲洗 2 分钟。同一缓冲液运行 3～4 次后更换。

3. 样品的测定 分别精密吸取不同批号样品溶液，采用本方法进行分析，结果对照品及样品的电泳谱图见图 20-1。消栓通络片中的其他成分不影响被测物质的分析，方法可用于实际样品的测定。

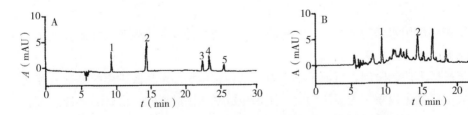

图 20-1 对照品（A）与样品（B）的电泳谱图

1. 芦丁 2. 丹参素 3. 人参皂苷 R_{gl} 4. 人参皂苷 R_{bl} 5. 三七皂苷 R_1

第二节 超高效液相色谱法

超高效液相色谱（Ultra Performance Liquid Chromatography，UPLC）是分离科学中的一个类别，其借助于高效液相色法的理论及原理，涵盖了小颗粒填料、非常低系统体积及快速检测手段等全新技术，增加了分析的通量、灵敏度及色谱峰容量。

一、超高效液相色谱技术特点

超高效液相色谱法的原理与高效液相色谱法基本相同，所改变的地方有以下几点。

1. 新型色谱填料及可装填技术　固定相使用小颗粒、高性能微粒。高效液相色谱的色谱柱，例如常见的十八烷基硅胶键合柱，其粒径是 $5\mu m$，而超高效液相色谱的色谱柱，会达到 $3.5\mu m$，甚至 $1.7\mu m$。这样的孔径更加利于物质分离

2. 超高压的输液泵的使用　由于使用的色谱柱粒径减小，使用时所产生的压力也自然成倍增大，故液相色谱的输液泵也相应改变成超高压的输液泵。

3. 高速采样速度的灵敏检测器　检测必须高速度，以满足在短时间内对柱分离出现的众多色谱峰的采集，需要更快的数据采集频率；检测池体积必需微量（$<1\mu L$），以降低样品在检测池内的驻留时间，适应 UPLC 非常窄色谱峰的检测，同时还要降低信噪比；检测器的光学通道需要满足 UPLC 高灵敏度的检测要求。

4. 使用低扩散、低交叉污染自动进样器　配备了针内进样探头和压力辅助进样技术。

5. 仪器整体系统优化设计　色谱工作站配备了多种软件平台，实现超高效液相分析方法与高效液相分析方法的自动转换。

二、超高效液相色谱的优点

与传统的 HPLC 相比，超高效液相色谱具有以下优点：高分离度、高速度、高灵敏度、方法转换简便、易与质谱串联。

UPLC 的速度、灵敏度及分离度分别是 HPLC 的 9 倍、3 倍及 1.7 倍，其缩短了分析时间，同时减少了溶剂用量降低了分析成本。UPLC 与 HPLC 基于相同的分离机制，故相互之间的方法方法转换非常简易，现有 HPLC 方法可以按照比例直接转换成 UPLC 方法；相反，UPLC 方法也可以很容易转换成 HPLC 方法供常规 HPLC 系统使用。

UPLC 与质谱联用，可以实质性的改善质谱检测的结果，由于 UPLC 较 HPLC 流速低，其色谱峰扩散不大，增加了峰浓度，有利于提高离子源的效率，因而使灵敏度提高了至少 3 倍。除 UPLC 技术本身带来的速度、灵敏度和分离度的改善外，UPLC 的超强分离能力，有助于提高目标化物物和与之竞争电离杂质之间的分离，从而解决了质谱检测器因离子抑制导致灵敏度降低的问题，故使用 UPLC-MS 联用技术，理论上可以获得较 HPLC-MS 更高的灵敏度、更好的分离结果，获得更丰富的质量信息。

不过由于实验过程中仪器内部压力过大，也会产生相对应的问题。例如泵的使用寿命会相对降低，仪器的连接部位老化速度加快，包括单向阀等部位零件容易出现问题等。

三、应用

超高效液相色谱主要用于高通量分析和复杂体系的分离。

1. 药物分析　如天然产物、中药中复杂组分的分析。超高效液相色谱仪尤其对中药研究领域的发展是一个极大的促进。中药的组分复杂，分离困难等问题都可以通过超高效液相色谱法逐渐解决。在同样条件下，UPLC 能分离的色谱峰比 HPLC 多出一倍还多。在同样条件下，UPLC 的分辨率能够认出更多的色谱峰。

2. 生化分析　如蛋白质、多肽、代谢组学等生化样品。

3. 食品分析　如食品中农药残留的检测。

4. 环境分析　如水中微囊藻毒素的检测。

5. 其他　如化妆品中违禁品的检测。

使用 UPLC 与 TOF 或 Q-TOF 等色谱检测器连接，极大地促进了复杂体系中多组分分析的发展。相信在分析实验室中超高效液相色谱会越来越普及，让液相色谱法得到飞跃和进步。

应用示例参阅"本章第四节"。

第三节　手性色谱分析技术

目前临床应用的手性药物中，除天然和半合成药物外，人工合成的手性药物仍以外消旋体为主。然而在外消旋体药物中各对映体间的药效学，药动学以及毒性常有很大差异。很多情况是一种对映体有活性，而另一种没有或活性很低，甚至有较大毒性。因此有必要研究建立快速、准确、灵敏、简便的分离分析对映体药物的方法。

一、手性药物分离方法

手性药物分离方法很多，其原理大都是将对映体的混合物转换成非对映体异构体，然后再利用其理化性质上的差异使之分离。主要可分为两大类，即色谱法与非色谱法。非色谱法主要有结晶法，也包括微生物或酶消化法。但是这些方法耗时较长，过程复杂，纯度较差，且难于进行微量分离和测定，具有局限性。色谱法成为目前手性药物分离分析的主要方法，包括薄层色谱、气相色谱、高效液相色谱、超临界流体色谱和毛细管电泳等。

二、手性色谱法

手性色谱法（chiral chromatography）是 20 世纪 80 年代以后发展起来的利用手性固定相（chiral stationary phase，CSP）或手性流动相（chiral mobile phase，CMP）以及手性衍生化试剂（chiral derivazation reagent，CDR）分离分析手性化合物的对映异构体的色谱方法。CSP 和 CMP 法称为直接法；CDR 法称为间接法。

手性色谱法的基本原理是对映异构体与手性选择物（固定相或流动相添加剂）作用，形成瞬间非对映立体异构"配合物"，由于两对对映异构体形成的"配合物"的稳定性不同，而得到分离。

1. 手性固定相法（CSP）　手性固定相可直接与对映体作用生成稳定性不同的复合

物，导致两对映体的色谱行为产生差异，从而达到分离的目的。目前市售的手性固定相有 100 多种，按其在分离过程中与对映体相互作用的类型可分吸附型、模拟酶转移型、电荷转移型、配体转换型等；按固定相材料，分为 Pirkle 型、蛋白质类、氨基酸类、纤维素类、环糊精类、冠醚类、聚酰胺类、聚氨酯类等。CSP 法适合于不含活泼反应基团的化合物。制备分离方便，定量准确。

2. 手性流动相法（CMP）　系指在流动相中加入手性添加剂，使其与待测物形成非对映体复合物，根据其稳定常数的不同而分离。手性添加剂有：

（1）环糊精类试剂　其手性识别主要来自环内腔对芳烃或脂肪烃侧链的包合作用及环外壳上的羟基与药物对映体发生氢键作用。环糊精分为 α、β、γ 三种类型，其空腔大小、作用不同。α-环糊精适合于相对分子质量较小的对映体分析；β-环糊精对形成包合物有最佳大小的空腔，适合于多数对映体的位阻和电子特征，应用广泛；γ-环糊精则适合于较大分子对映体分析。

（2）手性离子对试剂　荷电药物能与手性离子对缔合成电中性配合物，即离子对与固定相作用，其保留特征取决于离子对浓度和种类，同时亦受外加的手性配位剂控制。常用的手性离子对试剂有奎宁、奎尼丁等。本法适用于正相色谱，固定相可为硅胶、氰基丙基硅胶等，多用于有机酸碱的分离。

（3）配基交换型添加剂　配基交换原理是在流动相缓冲溶液中加入金属离子和配位体交换剂，形成二元配合物，药物对映体再与其形成稳定性不同的三元配合物而达到手性分离。配基交换系统使用水性流动相。若在流动相中加入有机改性剂（如甲酸、乙腈等），可使疏水性药物保留时间减少，提高分离度。常用的手性配合试剂多为氨基酸及其衍生物，如 L-脯氨酸等。配位金属离子有 Cu^{2+}、Zn^{2+} 等。用于分离氨基酸及其衍生物、氨基醇、多巴胺等。CMP 法优点是不必柱前衍生化，对固定相也无特定要求，样品的非对映异构化配合物具有可逆性，简便、经济、易行。

3. 手性衍生化试剂法（CDR）　对某些不宜直接分离的药物，可使用对映体 [(R,S)-SA] 与手性试剂 [(R/S)-SE] 反应，生成相应的非对映异构体对。其过程可表示为：

$$(R)\text{-}SE + \begin{cases} (R)\text{-}SA \longrightarrow (R)\text{-}SE\text{-}(R)\text{-}SA \\ (S)\text{-}SA \longrightarrow (R)\text{-}SE\text{-}(S)\text{-}SA \end{cases}$$

式中 SE 为光活性试剂，也称"选择器"；SA 为手性溶质，也称"选择靶"。本法特点是：①需要高光学纯度的手性衍生化试剂；②手性试剂和反应产物实验条件下稳定；③药物对映体结构中应具有可供衍生化的官能团；④反应产物要有较高的分离效率；⑤手性试剂应具有 UV 或荧光等敏感的结构。

常用的手性衍生化试剂有：①羧酸衍生物类，如酰氯、磺酰氯、氯甲酸酯等是可与胺、N-氨基酸和醇类反应生成非对映异构化衍生物。②胺类，一般要求其应具有苯环、萘环、蒽环结构，以提高检测的灵敏度。主要用于羧酸基、氨基酸、醇和芳基丙酸类非甾体抗炎药、类萜酸等。③异硫氰酸酯和异氰酸酯类，如苯乙基异氰酸酯（PEIC）、萘乙基异氰酸酯（NEIC）等，可与大多数醇类及胺类化合物反应生成氨基甲酸酯类和脲的 DSTM 而被分离，广泛用于氨基酸及其衍生物、儿茶酚胺类、苯丙胺类、麻黄碱类、醇类、肾上腺素拮抗剂等药物的分离分析。④光学活性氨基酸类，光学纯氨基酸及其衍生物是最早使用的色谱手性试剂，广泛用于胺、羧酸及醇类药物，尤其是总氨基酸类化合物的手性分离。

4. 三种方法比较

表 20-1　三类手性 HPLC 分离方法的比较

分离方法	优点	缺点
手性衍生化试剂法（CDR）	1. 使用价格便宜和柱效高的非手性柱 2. 可引入发色基团，提高检测灵敏度 3. 衍生化伴随样品纯化	1. 手性衍生化试剂需有高光学纯度 2. 有时对映体反应速度不同 3. 有些反应繁琐费时
手性流动相法（CMP）	1. 不必柱前衍生化 2. 不需昂贵的手性柱，简便易行 3. 非对映异构化，络合具有可逆性	1. 可分离的化合物有限 2. 某些添加剂不稳定，干扰测定 3. 大量使用手性添加剂，增加费用
手性固定相法（CSP）	1. 适用于不含活泼反应基团的化合物 2. 样品处理简单，制备分离方便 3. 不需要高光学纯度试剂 4. 定量准确	1. 有时需柱前衍生化 2. 适用性差，不如普通 HPLC 柱 3. 商品柱价格昂贵

三、应用

手性色谱在生物、医药和食品等领域都具有重要应用。对映体的分离和测定在分离科学上曾被认为是最困难的工作之一。随着手性色谱，尤其是手性高效液相色谱法、手性气相色谱法和手性毛细管电泳法等的发展，为解决上述问题提供了有效的手段。如对映体的制备分离，模拟移动床色谱手性分离、体内药物分析以及在化学试剂、药物和农药对映体分离。对某些手性药物进行对映体的纯度检查；生物体液中药物对人体的分离分析研究可探索血液浓度与临床疗效的关系；在研究手性药物过程中，可分别评价单个对映体的效价、毒性、不良反应以及药动学性质；必要时可进行手性药物对人体的制备分离（或拆分）等。

例　萘哌地尔对映体的手性柱直接拆分。

萘哌地尔为苯哌嗪类衍生物，其为一种 α_1-受体拮抗剂，同时具有阻滞钙通道及兴奋 5-HT$_{1A}$ 受体作用。其结构式见图 20-2，其中含有 1 个手性碳原子，因而具有 1 对对映异构体。国内外均以外消旋体形式用于临床。但研究表明，其对映体之间作用有一定差异。采用新型反相柱，可建立直接拆分萘哌地尔对映体的方法。色谱条件为：Chirnalpak AD-RH（直连淀粉 3,5-二甲基苯基氨基甲酸酯涂敷在 $5\mu m$ 硅胶上）手性柱（$5\mu m$，150mm×4.6mm），Chirnalpak AD-RH 保护柱（$5\mu m$，10mm×4mm）；流动相组成为 20mmol/L 磷酸二氢钠缓冲液（pH5.7）-乙腈（40∶60），流速为 0.6mL/min，柱温为 30℃，进样量为 $20\mu L$，紫外检测器，检测波长为 284nm，使萘哌地尔对映体得到基线分离。图 20-2 为萘哌地尔对映体色谱分离图。

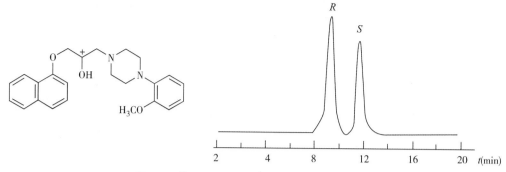

图 20-2 萘哌地尔结构式及其对映体色谱分离图

R、*S* 为对映体的分离峰

第四节　其他色谱技术简介

一、离子色谱法

离子色谱法（ion chromatography，IC）是由离子交换色谱发展起来的一种液相色谱法；是根据有关物质在离子交换柱上具有不同的迁移速率而将其分离并进行自动检测的分析方法。1972 年由 Hamish Small 等人发明，近年获得较快的发展，已成为分析无机及有机离子重要手段之一。具有分析速度快，灵敏度高，选择性好，样品用量少，易于实现自动化等优点，现代 IC 法，既能分析简单无机阴阳离子，还能分析有机酸、碱。甚至可以同时分离极性、离子型和中性化合物。在食品、化工、制药、生命科学等众多领域得到了广泛的应用。

（一）离子色谱法的类型

离子色谱的分离机理主要是离子交换，其有三种不同的分离机理。根据不同的分离机理，可以分为高效离子（交换）色谱法（HPIC）、高效离子排斥色谱法（HPIEC）和离子对色谱法（MPIC）。

高效离子色谱法，根据其是否采用抑制柱又可分为抑制型离子色谱法（又称双柱抑制型离子色谱法）和非抑制型离子色谱法（又称单柱离子色谱法），其主要用于亲水性阴、阳离子的测定。

在抑制型离子色谱系统中，分析柱和抑制柱填装的离子交换树脂分别为阴、阳离子交换树脂。

在非抑制型离子色谱法中，采用的是低容量交换树脂和低电导的淋洗液，背景电导对样品电导影响较小，样品离子经分离后直接进入电导检测器检测，无需抑制柱。

高效离子排斥色谱法，以高容量的树脂（3～5mmoL/g）为固定相，利用离子排斥原理进行分离。

离子对色谱法基于吸附和离子对的形成进行分离。此外，还有反相离子色谱法

（RPIC），用于极性和离子型化合物的分离。

（二） 色谱柱的填充剂和洗脱液

1. 填充剂

（1）有机载体填充剂　一般以苯乙烯 - 二乙烯基苯等共聚物为载体，其表面通过离子键附聚了大量具有阴离子交换基团（如烷基季铵等）或阳离子交换基团（如磺酸基等）的乳胶微粒，可分别用于阴离子或阳离子交换分离。这类填充剂在很宽的酸碱范围（pH0～14）内有较高的稳定性和耐有机溶剂的腐蚀性。

（2）无机载体填充剂　一般以硅胶为载体，在硅胶表面的硅醇基通过化学键合季铵基等阴离子交换基团或磺酸基等阳离子交换基团，可分别用于阴离子或阳离子的分离。硅胶载体填充剂机械稳定性好，在有机溶剂中不溶胀或收缩，在 pH2～8 的洗脱剂中稳定，通常适合于阳离子分离。

2. 洗脱液　IC 对复杂样品的分离，主要依赖于填充剂，而洗脱液相对较为简单。分离阴离子常采用稀碱溶液、碳酸盐缓冲液等作为洗脱液；分离阳离子常采用稀甲烷磺酸溶液等作为洗脱液。通过增加或减少洗脱液中酸碱溶液的浓度可提高或降低洗脱液的洗脱能力；在洗脱液内加入适当比例的有机改性剂，如甲醇、乙腈等可改善色谱峰峰形。制备洗脱液的去离子水应经过纯化处理，电阻率大于 $18M\Omega \cdot cm$。使用的洗脱液需经脱气处理，常采用氦气在线脱气的方法，也可采用超声、减压过滤或冷冻的方式进行离线脱气。

（三） 离子色谱的检测器

IC 最常用的是电导检测器，其他如安培检测器、紫外检测器、蒸发光散射检测器等也有应用。

1. 电导检测器　电导检测器主要用于测定无机阴、阳离子和部分极性有机物，如羧酸等。离子色谱法中常采用抑制型电导检测器，即使用抑制器将具有较高电导率的洗脱液在进入检测器之前中和成具有极低电导率的水或其他较低电导率的溶液，从而显著提高电导检测的灵敏度。

2. 其他检测器　安培检测器用于分析解离度低、但具有氧化或还原性质的化合物。如直流安培检测器可以测定碘离子（I^-）、硫氰酸根离子（SCN^-）和各种酚类化合物等。积分安培检测器和脉冲安培检测器则常用于测定糖类和氨基酸类化合物。

紫外检测器适用于在高浓度氯离子等存在下痕量的溴离子（Br^-）、亚硝酸根离子（NO_2^-）、硝酸根离子（NO_3^-）以及其他具有强紫外吸收组分的测定。柱后衍生 - 紫外检测法常用于测定过渡金属和镧系金属等离子。

蒸发光散射检测器、原子光谱和质谱（包括电感耦合等离子体质谱）也可作为离子色谱的检测器。IC 在与蒸发光散射检测器或/和质谱检测器等联用时，一般采用带有抑制器的离子色谱系统。

（四） 应用

离子色谱法常用于无机阴离子、无机阳离子、有机酸、糖醇类、氨基糖类、氨基酸、蛋白质、糖蛋白等物质的定性和定量分析。

1. 定量方法　IC 的定量方法主要有：内标加校正因子法、外标法、归一化法及标准曲线法等。在药物分析中，主要是应用 IC 法进行药物的含量测定和有关物质检查，因而常用外标法和标准曲线法。

2. 样品处理　由于 IC 色谱柱的填充剂大多数不兼容有机溶剂，一旦污染后不能用有机溶剂清洗，所以对样品处理的要求较高。对于基质成简单的水溶液样品，可通过稀释和 $0.45\mu m$ 滤膜过滤后直接进样分析；而对于基质复杂的样品，可通过微波消解、紫外光降解、固相萃取等方法除去干扰组分后再进行分析。

3. 应用示例

例　离子色谱法检测氯化琥珀胆碱注射液中氯化胆碱的含量。

肌肉松弛剂氯化琥珀胆碱在生产中易残留氯化胆碱，USP 规定其含量不得超过 0.3％。可采用离子色谱法对氯化琥珀胆碱注射液中氯化胆碱的含量进行了检测。

色谱条件：强亲水性 IonPac CS17 阻离子交换分析柱及保护柱；淋洗液为 0～12 分钟，5mmol/L 甲烷磺酸（MSA），12～35 分钟，5～50mmol/L，35～35.1 分钟，50～5mmol/L。流速为 1.0mL/min。柱温30℃，CSRS300（4mm）阳离子抑制器，自循环再生电抑制模式；进样 $25\mu L$，以标准曲线法计算含量。由氯化胆碱标准溶液测得回归方程为 $Y=0.0343X-0.0026$，$r=0.9997$，线性范围在 0.1～100mg/L 之间。样品测定：将氯化琥珀胆碱注射液样品准确稀释 50 倍，测定即得。

二、超临界流体色谱

超临界流体色谱法（supercritical fluid chromatography，SFC）是以超临界流体作为流动相的一种色谱方法。超临界流体是一种物质状态。某些纯物质具有三相点和临界点。在三相点时，物质的气、液、固三态处于平衡状态。而在超临界温度下，物质的气相和液相具有相同的密度。当处于临界温度以上，则不管施加多大压力，气体也不会液化。在临界温度和临界压力以上，物质以超临界流体状态存在；在超临界状态下，随温度、压力的升降，流体的密度会变化。所谓超临界流体，是指既不是气体也不是液体的一些物质，它们的物理性质介于气体和液体之间，临界温度通常高于物质的沸点和三相点。

超临界流体具有对于色谱分离极其有利的物理性质。这些性质恰好介于气体和液体之间，使超临界流体色谱兼具气相色谱和液相色谱的特点。超临界流体的扩散系数和黏度接近于气体，因此溶质的传质阻力小，用作流动相可以获得快速高效分离。另一方面，超临界流体的密度与液体类似，具有较高的溶解能力，这样就便于在较低温度下分离难挥发、热不稳定性和相对分子质量大的物质。

超临界流体的物理性质和化学性质，如扩散、黏度和溶剂力等，都是密度的函数。因此，只要改变流体的密度，就可以改变流体的性质，从类似气体到类似液体，无需通过气液平衡曲线。通过调节温度、压力以改变流体的密度优化分离效果。精密控制流体的温度和压力，以保证在分离过程中流体一直处于稳定的状态，在进入检测器前可以转化为气体、液体或保持其超临界流体状态。

1. 对仪器的一般要求 超临界流体色谱仪的很多部件类似于高效液相色谱仪，主要由三部分构成，即高压泵（又称流体传输单元）、分析单元和控制系统。高压泵系统要有高的精密度和稳定性，以获得无脉冲、流速精确稳定的超临界流体的输送。分析单元主要由进样阀、色谱柱、阻力器、检测器构成。控制系统的作用是：控制高压泵保持柱温箱温度的稳定，实现数据处理及显示等。

（1）色谱柱 超临界流体色谱中的色谱柱可以是填充柱也可以是毛细管柱，分别为填充柱超临界流体色谱法（pSFC）和毛细管超临界流体色谱法（cSFC）。超临界流体色谱法依据待测物性质选择不同的色谱柱。几乎所有的液相色谱柱，都可以用于超临界色谱，常用的有硅胶柱、氨基柱、氰基柱、2-乙基吡啶柱等以及各种手性色谱柱，某些应用也会使用 C_{18} 和 C_8 等反相色谱柱和各种毛细管色谱柱。

（2）流动相 在超临界流体色谱中，最广泛使用的流动相是 CO_2 流体。CO_2 无色、无味、无毒、易获取并且价廉，对各类有机分子溶解性好，是一种极好的溶剂；在紫外区是透明的，无吸收；临界温度31℃，临界压力 7.38×10^6 Pa。在色谱分离中，CO_2 流体允许对温度、压力有宽的选择范围。由于多数药物都有极性，可根据待试物的极性在流体中引入一定量的极性改性剂，选择何种改性剂根据实验情况而定，最常用的改性剂是甲醇，改性剂的比例通常不超过40%，如加入1%～30%甲醇，以改进分离的选择因子 α 值。除甲醇之外，还有异丙醇、乙腈等。另外，可加入微量的添加剂，如三氟乙酸、乙酸、三乙胺和异丙醇胺等，起到改善色谱峰形和分离效果，提高流动相的洗脱/溶解能力的作用。除 CO_2 流体外，用作流动相的还有乙烷、戊烷、氨、氧化亚氮、二氯二氟甲烷、二乙基醚和四氢呋喃等。通常作为超临界流体色谱流动相的一些物质，其物理性质见表20-2。

表20-2 各种化学物质的临界压力、温度和密度

物质	分子质量	临界温度	临界压力	临界密度
	g/mol	K	MPa（标准大气压）	g/cm³
二氧化碳（CO_2）	44.01	304.1	7.38（72.8）	0.459
水（H_2O）	18.015	647.096	22.064（217.755）	0.322
甲烷（CH_4）	16.04	190.4	4.60（45.4）	0.162
乙烷（C_2H_6）	30.07	305.3	4.87（48.1）	0.203
丙烷（C_3H_8）	44.09	369.8	4.25（41.9）	0.217
乙烯（C_2H_4）	28.05	282.4	5.04（49.7）	0.215
丙烯（C_3H_6）	42.08	364.9	4.60（45.4）	0.232
甲醇（CH_3OH）	32.04	512.6	8.09（79.8）	0.272
乙醇（C_2H_5OH）	46.07	513.9	6.14（60.6）	0.276
丙酮（C_3H_6O）	58.08	508.1	4.70（46.4）	0.278

（3）检测器　高效液相色谱仪中经常采用的检测器，如紫外检测器、蒸发光散射检测器等都能在超临界流体色谱中很好应用。超临界流体色谱还可采用 GC 中的火焰离子化检测器（FID）、氮磷检测器（NPD）以及与质谱（MS）、核磁共振（NMR）等联用。与 HPLC-NMR 联用技术相比，作为流动相的 CO_2 没有氢信号，因而不需要考虑水峰抑制问题。

2. 系统适用性试验　照高效液相色谱法（通则 0512）项下相应的规定。

3. 测定法　①内标法，②外标法，③面积归一化法。这些测定法的具体内容均同高效液相色谱法（通则 0512）项下相应的规定，其中以内标法和外标法最为常用。

三、临界点色谱法

临界点色谱法（liquid chromatography at critical condition，LCCC）是根据聚合物的功能基团、嵌段结构的差异进行聚合物分离的一种色谱技术。临界点色谱法的原理是基于临界点之上、临界点之下以及临界点附近的标度理论。当使用多孔填充材料作为固定相时，分子排阻色谱（size exclusion chromatography，SEC）和相互作用色谱（interaction chromatography，IC）的分离机制在分离聚合物时同时发生作用。在某特殊色谱条件（固定相、流动相的组成、温度）下，存在两种分离机制的临界点，被称为焓熵互补点或色谱临界条件（critical conditions）或临界吸附点（critical adsorption point，CAP）。在这一点，聚合物分子按照分子末端功能基团的不同或嵌段结构的差异分离，与聚合物的摩尔质量（分子量）无关，聚合物的洗脱体积等于色谱柱的空隙体积，此时聚合物长链成为"色谱不可见"（chromatography invisible）。

SEC 分离模式仅可以给出聚合物的分子量分布，因此，LCCC 分离模式是对 SEC 分离模式的补充。

1. 对仪器的一般要求和色谱条件

（1）对仪器的一般要求　临界点色谱法所需的仪器（进样器、输液泵和检测器）同高效液相色谱法。

（2）色谱柱　对于脂溶性聚合物一般采用反相色谱系统，使用非极性填充剂，常用的色谱柱填充剂为化学键合硅胶，以十八烷基硅烷键合硅胶最为常用，以聚苯乙烯-二乙烯基苯为代表的聚合物填料也有使用。对于水溶性聚合物，一般使用极性填充剂，常用的色谱柱有 HILIC 柱、二醇柱等。

载体的孔径直接影响聚合物的分离。一般而言，可参照高效液相色谱法的原则选择填料，但由于聚合物的空间拓扑结构不同，在具体应用中需要结合品种的特性并通过实验进行选择。

（3）流动相　分离脂溶性聚合物的流动相一般采用非水溶剂及其适当比例的混合溶剂，应保证流动相绝对无水。对于水溶性聚合物一般采用水与甲醇或乙腈等溶剂组成混合流动相，可使用各种添加剂，如缓冲盐等。

（4）柱温　柱温对于寻找临界吸附点具有重要意义，以硅胶为载体的键合固定相的最高使用温度一般不超过 60℃。因此可以考虑采用聚苯乙烯-二乙烯基苯类型的聚合物填料固定相,其最高使用温度可以达到100℃。

2. 确定临界色谱条件 要确定临界色谱条件,必须循序渐进地优化色谱条件,即在影响聚合物熵和熵变的三要素——固定相、流动相(不同比例)、柱温三者之间寻优。

寻优的过程首先需初步确定固定相和流动相的范围;一是色谱柱的孔径要与待测组分的分子量相适应,以使待测组分处于色谱柱的分级范围之内,不会成为全排阻分子;二是流动相的洗脱强度应保证对被测组分有一定的容量因子,保留时间应适宜。

当寻优至临界点附近时,可以观察到聚合度不同的同类聚合物的色谱保留行为,发生 SEC 模式与 IC 模式互变现象,或者离散的具有不同聚合度聚合物的色谱峰发生峰聚拢,合并为一个单一尖锐色谱峰的现象。

3. 系统适应性试验和测定法 照高效液相色谱法(通则 0512)项下相应规定。

第五节 色谱联用技术

一、色谱-质谱联用技术

色谱法分离的技术,可将复杂混合物中的各种组分分离开,但其定性、鉴定结构的能力较差,并且气相或液相色谱需要多种检测器来解决不同化合物响应值的差别问题;质谱对未知化合物的结构有很强的鉴别能力,定性专属性高,可提供准确的结构信息,灵敏度高,检测快速,但质谱法的不同离子化方式和质量分析技术有其局限性,且对未知化合物进行鉴定,需要高纯度的样本,否则杂质形成的本底对样品的质谱图产生干扰,不利于质谱图的解析。气相和液相色谱法对组分复杂的样品能进行有效的分离,可提供纯度高的样品,正好满足了质谱鉴定的要求。因此,两者联用,弥补了各自不足之处。

质谱法是使待测化合物产生气态离子,再按质荷比(m/z)将离子分离、检测的分析方法,检测限可达 $10^{-15} \sim 10^{-12}$ mol 数量级。质谱法可提供分子质量和结构的信息,定量测定可采用内标法或外标法。

质谱仪的主要组成如图 20-3 所示。在由泵维持的 $10^{-3} \sim 10^{-6}$ Pa 真空状态下,离子源产生的各种正离子(或负离子),经加速,进入质量分析器分离,再由检测器检测。计算机系统用于控制仪器,记录、处理并储存数据,当配有标准谱库软件时,计算机系统可以将测得的质谱与标准谱库中图谱比较,获得可能化合物的组成和结构信息。

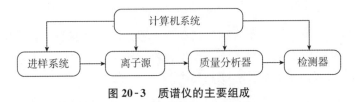

图 20-3 质谱仪的主要组成

在进样系统中，样品导入应不影响质谱仪的真空度。进样方式的选择取决于样品的性质、纯度及所采用的离子化方式。常温常压下，气态或液态化合物的中性分子通过可控漏孔系统，直接进样，进入离子源。吸附在固体上或溶解在液体中的挥发性待测化合物可采用顶空分析法提取和富集，程序升温解吸附，再经毛细管导入质谱仪。挥发性固体样品可置于进样杆顶端，在接近离子源的高真空状态下加热、气化。采用解吸离子化技术，可以使热不稳定的、难挥发的样品在气化的同时离子化。

（一） 质谱的联用技术

多种分离技术已实现了与质谱的联用。经分离后的各种待测成分，可以通过适当的接口导入质谱仪分析。最常用联用技术为气相色谱 - 质谱（gas chromatography/mass spectrometry，GC - MS）和液相色谱 - 质谱（liquid chromatography/mass spectrometry，LC - MS）联用技术。

1. 气相色谱 - 质谱联用（GC - MS） 在使用毛细管气相色谱柱及高容量质谱真空泵的情况下，色谱流出物可直接引入质谱仪。

2. 液相色谱 - 质谱联用（LC - MS） 使待测化合物从色谱流出物中分离，形成适合于质谱分析的气态分子或离子需要特殊的接口。为减少污染，避免化学噪声和电离抑制，流动相中所含的缓冲盐或添加剂通常应具有挥发性，且用量也有一定的限制。

（1）粒子束接口 液相色谱的流出物在去溶剂室雾化、脱溶剂后，仅待测化合物的中性分子被引入质谱离子源。粒子束接口适用于分子质量小于 1000Da 的弱极性、热稳定化合物的分析，测得的质谱可以由电子轰击离子化或化学离子化产生。电子轰击离子化质谱常含有丰富的结构信息。

（2）移动带接口 流速为 0.5～1.5mL/min 的液相色谱流出物，均匀地滴加在移动带上，蒸发、除去溶剂后，待测化合物被引入质谱离子源。移动带接口不适宜于极性大或热不稳定化合物的分析，测得的质谱可以由电子轰击离子化或化学离子化或快原子轰击离子化产生。

（3）大气压离子化接口 是目前液相色谱 - 质谱联用广泛采用的接口技术。由于兼具离子化功能，这些接口将在离子源部分介绍。

3. 超临界流体色谱 - 质谱联用（SFC - MS） 超临界流体色谱 - 质谱联用主要采用大气压化学离子化或电喷雾离子化接口。色谱流出物通过一个位于柱子和离子源之间的加热限流器转变为气态，进入质谱仪分析。

4. 毛细管电泳 - 质谱联用（CE - MS） 几乎所有的毛细管电泳操作模式均可与质谱联用。选择接口时，应注意毛细管电泳的低流速特点并使用挥发性缓冲液。电喷雾离子化是毛细管电泳与质谱联用最常用的接口技术。

（二） 质谱的离子源

根据待测化合物的性质及拟获取的信息类型，可以选用不同的离子源。

1. 电子轰击离子化（EI）　处于离子源的气态待测化合物分子，受到一束能量（通常是 70eV）大于其电离能的电子轰击而离子化。质谱中往往含有待测化合物的分子离子及具有待测化合物结构特征的碎片离子。电子轰击离子化适用于热稳定的、易挥发化合物的离子化，是气相色谱-质谱联用最常用的离子化方式。当采用粒子束或移动带等接口时，电子轰击离子化也可用于液相色谱-质谱联用。

2. 化学离子化（CI）　离子源中的试剂气分子（如甲烷、异丁烷和氨气）受高能电子轰击而离子化，进一步发生离子-分子反应，产生稳定的试剂气离子，再使待测化合物离子化。化学离子化可产生待测化合物（M）的 $(M+H)^+$ 或 $(M-H)^-$ 特征离子、或待测化合物与试剂气分子产生的加合离子。与电子轰击离子化质谱相比，化学离子化质谱中碎片离子较少，适宜于采用电子轰击离子化无法得到分子质量信息的热稳定的、易挥发化合物分析。

3. 快原子轰击（FAB）或快离子轰击离子化（LSIMS）　高能中性原子（如氩气）或高能铯离子，使置于金属表面、分散于惰性黏稠基质（如甘油）中的待测化合物离子化，产生 $(M+H)^+$ 或 $(M-H)^-$ 特征离子或待测化合物与基质分子的加合离子。快原子轰击或快离子轰击离子化非常适合于各种极性的、热不稳定化合物的分子质量测定及结构表征，广泛应用于分子质量高达 10000Da 的肽、抗生素、核苷酸、脂质、有机金属化合物及表面活性剂的分析。

快原子轰击或快离子轰击离子化用于液相色谱-质谱联用时，需在色谱流动相中添加 $1\%\sim10\%$ 的甘油，且必须保持很低流速（$1\sim10\mu L/min$）。

4. 基质辅助激光解吸离子化（MALDI）　将溶于适当基质中的供试品涂布于金属靶上，用高强度的紫外或红外脉冲激光照射，使待测化合物离子化。基质辅助激光解吸离子化主要用于分子质量在 100000Da 以上的生物大分子分析，适宜与飞行时间分析器结合使用。

5. 电喷雾离子化（ESI）　离子化在大气压下进行。待测溶液（如液相色谱流出物）通过一终端加有几千伏高压的毛细管进入离子源，气体辅助雾化，产生的微小液滴去溶剂，形成单电荷或多电荷的气态离子。这些离子再经逐步减压区域，从大气压状态传送到质谱仪的高真空中。电喷雾离子化可在 $1\mu L/min\sim1mL/min$ 流速下进行，适合极性化合物和分子质量高达 100000Da 的生物大分子研究，是液相色谱-质谱联用、毛细管电泳-质谱联用最成功的接口技术。

6. 大气压化学离子化（APCI）　原理与化学离子化相同，但离子化在大气压下进行。流动相在热及氮气流的作用下雾化成气态，经由带有几千伏高压的放电电极时离子化，产生的试剂气离子与待测化合物分子发生离子-分子反应，形成单电荷离子，正离子通常是 $(M+H)^+$，负离子则是 $(M-H)^-$，大气压化学离子化能在流速高达 2mL/min 下进行，常用于分析分子质量小于 1500Da 的小分子或弱极性化合物，主要产生的是 $(M+H)^+$ 或 $(M-H)^-$ 离子，很少有碎片离子，是液相色谱-质谱联用的重要接口之一。

7. 大气压光离子化（APPI）　与大气压化学离子化不同，大气压光离子化是利用光子使气相分子离子化。该离子源主要用于非极性物质的分析，是电喷雾离子化、大气压化学离子化的一种补充。大气压光离子化对于试验条件比较敏感，掺杂剂、溶剂及缓冲溶液的组成等均会对测定的选择性、灵敏度产生较大影响。

（三）　质谱的质量分析器

质量范围、分辨率是质量分析器的两个主要性能指标。质量范围指质量分析器所能测定的质荷比的范围；分辨率表示质量分析器分辨相邻的、质量差异很小的峰的能力。虽然不同类型的质量分析器对分辨率的具体定义存在差异，高分辨质谱仪通常指其质量分析器的分辨率大于 10^4。

1. 扇形磁场分析器　离子源中产生的离子经加速电压（V）加速，聚焦进入扇形磁场（磁场强度 B）。在磁场的作用下，不同质荷比的离子发生偏转，按各自的曲率半径（r）运动：

$$m/z = B^2 r^2 / 2V$$

改变磁场强度，可以使不同质荷比的离子具有相同的运动曲率半径（r），进而通过狭缝出口，达到检测器。

扇形磁场分析器可以检测分子质量高达 15000Da 的单电荷离子。当与静电场分析器结合、构成双聚焦扇形磁场分析器时，分辨率可达到 10^5。

2. 四极杆分析器　分析器由四根平行排列的金属杆状电极组成。直流电压（DC）和射频电压（RF）作用于电极上，形成了高频振荡电场（四极场）。在特定的直流电压和射频电压条件下，一定质荷比的离子可以稳定地穿过四极场，到达检测器。改变直流电压和射频电压大小，但维持它们的比值恒定，可以实现质谱扫描。

四极杆分析器可检测的分子质量上限通常是 4000Da，分辨率约为 10^3。

3. 离子阱分析器　四极离子阱（QIT）由两个端盖电极和位于它们之间的环电极组成。端盖电极处在地电位，而环电极上施加射频电压（RF），以形成三维四极场。选择适当的射频电压，四极场可以储存质荷比大于某特定值的所有离子。采用"质量选择不稳定性"模式，提高射频电压值，可以将离子按质量从高到低依次射出离子阱。挥发性待测化合物的离子化和质量分析可以在同一四极场内完成。通过设定时间序列，单个四极离子阱可以实现多级质谱（MS^n）的功能。线性离子阱（LIT）是二维四极离子阱，结构上等同于四极质量分析器，但操作模式与三维离子阱相似。四极线性离子阱具有更好的离子储存效率和储存容量，可改善的离子喷射效率及更快的扫描速度和较高的检测灵敏度。

离子阱分析器与四极杆分析器具有相近的质量上限及分辨率。

4. 飞行时间分析器（TOF）　具有相同动能、不同质量的离子，因飞行速度不同而实现分离。当飞行距离一定时，离子飞行需要的时间与质荷比的平方根成正比，质量小的离子在较短时间到达检测器。为了测定飞行时间，将离子以不连续的组引入质量分析器，以明确起始飞行时间。离子组可以由脉冲式离子化（如基质辅助激光解吸离子化）产生，也可通过门控系统将连续产生的离子流在给定时间引入飞行管。

飞行时间分析器的质量分析上限约 15000Da，离子传输效率高（尤其是谱图获取速度快），质量分辨率$>10^4$。

5. 离子回旋共振分析器（ICR） 在高真空（$\sim10^{-7}$Pa）状态下，离子在超导磁场中作回旋运动，运行轨道随着共振交变电场而改变。当交变电场的频率和离子回旋频率相同时，离子被稳定加速，轨道半径越来越大，动能不断增加。关闭交变电场，轨道上的离子在电极上产生交变的像电流。利用计算机进行傅立叶变换，将像电流信号转换为频谱信号，获得质谱。

待测化合物的离子化和质量分析可以在同一分析器内完成。离子回旋共振分析器的质量分析上限$>10^4$Da，分辨率高达10^6，质荷比测定精确到千分之一，可以进行多级质谱（MS^n）分析。

6. 串联质谱（MS-MS） 串联质谱是时间上或空间上两级以上质量分析的结合，测定第一级质量分析器中的前体离子（precursor ion）与第二级质量分析器中的产物离子（product ion）之间的质量关系。多级质谱实验常以 MS^n 表示。

（1）产物离子扫描（product-ion scan） 在第一级质量分析器中选择某 m/z 的离子作为前体离子，测定该离子在第二级质量分析器中、一定的质量范围内的所有碎片离子（产物离子）的质荷比与相对强度，获得该前体离子的质谱。

（2）前体离子扫描（precursor-ion scan） 在第二级质量分析器中选择某 m/z 的产物离子，测定在第一级质量分析器中、一定的质量范围内所有能产生该碎片离子的前体离子。

（3）中性丢失扫描（neutral-loss scan） 以恒定的质量差异，在一定的质量范围内同时测定第一级、第二级质量分析器中的所有前体离子和产物离子，以发现能产生特定中性碎片（如 CO_2）丢失的化合物或同系物。

（4）选择反应检测（selected-reaction monitoring，SRM） 选择第一级质量分析器中某前体离子 $(m/z)_1$，测定该离子在第二级质量分析器中的特定产物离子 $(m/z)_2$ 的强度，以定量分析复杂混合物中的低浓度待测化合物。

（5）多反应检测（multiple-reactionmonitoring，MRM） 是指同时检测两对及以上的前体离子-产物离子。

（四）质谱的测定法

在进行供试品分析前，应对测定用单级质谱仪或串联质谱仪进行质量校正。可采用参比物质单独校正或与被测物混合测定校正的方式。

1. 定性分析 以质荷比为横坐标，以离子的相对丰度为纵坐标，测定物质的质谱。高分辨质谱仪可以测定物质的准确分子质量。

在相同的仪器及分析条件下，直接进样或流动注射进样，分别测定对照品和供试品的质谱，观察特定 m/z 处离子的存在，可以鉴别药物、杂质或非法添加物。产物离子扫描可以用于极性的大分子化合物的鉴别。复杂供试品中待测成分的鉴定，应采用色谱-质谱联用仪或串联质谱仪。

质谱中不同质荷比离子的存在及其强度信息反映了待测化合物的结构特征，结合串联质谱分析结果，可以推测或确证待测化合物的分子结构。当采用电子轰击离子化时，可以通过比对待测化合物的质谱与标准谱库谱图的一致性，快速鉴定化合物。未知化合物的结构解析，常常需要综合应用各种质谱技术并结合供试品的来源，必要时还应结合元素分析、光谱分析（如核磁共振、红外光谱、紫外光谱、X 射线衍射）的结果综合判断。

2. 定量分析　采用选择离子检测（selected‐ion monitoring，SIM）或选择反应检测或多反应检测，外标法或内标法定量。内标化合物可以是待测化合物的结构类似物或其稳定同位素（如 $^2H,^{13}C,^{15}N$）标记物。

分别配制一定浓度的供试品及杂质对照品溶液，进行色谱‐质谱分析。若供试品溶液在特征 m/z 离子处的响应值（或响应值之和）小于杂质对照品溶液在相同特征 m/z 离子处的响应值（或响应值之和），则供试品所含杂质符合要求。

复杂样本中的有毒有害物质、非法添加物、微量药物及其代谢物的色谱‐质谱分析，宜采用标准曲线法。通过测定相同体积的系列标准溶液在特征 m/z 离子处的响应值，获得标准曲线及回归方程。按规定制备供试品溶液，测定其在特征 m/z 离子处的响应值，带入标准曲线或回归方程计算，得到待测物的浓度。内标校正的标准曲线法是将等量的内标加入系列标准溶液中，测定待测物与内标物在各自特征 m/z 离子处的响应值，以响应值的比值为纵坐标，待测物浓度为横坐标绘制标准曲线，计算回归方程。使用稳定同位素标记物作为内标时，可以获得更好的分析精密度和准确度。

（五）　气相色谱‐质谱联用技术

1. 技术原理与特点　气相色谱技术是利用一定温度下不同化合物在流动相（载气）和固定相中分配系数的差异，使不同化合物按时间先后在色谱柱中流出，从而达到分离分析的目的。保留时间是气相色谱进行定性的依据，而色谱峰高或峰面积是定量的手段，所以气相色谱对复杂的混合物可以进行有效地定性定量分析。其特点是具有高效的分离能力和良好的灵敏度。由于一根色谱柱不能完全分离所有化合物，以保留时间作为定性指标的方法往往存在明显的局限性，特别是对于同分异构化合物或者同位素化合物的分离效果较差。

质谱技术是将汽化的样品分子在高真空的离子源内转化为带电离子，经电离、引出和聚焦后进入质量分析器，在磁场或电场作用下，按时间先后或空间位置进行质荷比（质量和电荷的比，m/z）分离，最后被离子检测器检测。其主要特点是迁建的结构鉴定能力，能给出化合物的分子量、分子式及结构信息。在一定条件下所得的 MS 碎片图及相应强度，易与辨识，方法专属、灵敏。但质谱技术最大的不足之处在于要求样品是单一组分，无法满足复杂物质的分析。

气相色谱‐质谱联用（gas chromatography‐mass spectrum，GC‐MS）技术综合了气相色谱和质谱的优点，具有 GC 的高分辨率和质谱的高灵敏度、强鉴别能力。GC‐MS 可同时完成待测组分的分离、鉴定和定量，被广泛应用于复杂组分的分离与鉴定，检测限可达 $10^{-12} \sim 10^{-9}$ g。

2. GC-MS 联用仪器的组成 见图 20-4。

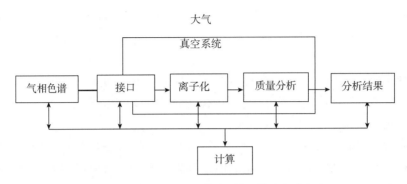

图 20-4 GC-MS 联用仪的工作流程图

GC-MS 联用技术是供试样品先经过 GC 分离为单一组分，按其不同的保留时间，与载气同时流出色谱柱，经过分子分离器接口，除去载气，保留组分分子进入 MS 离子源。各组分进入离子源后被离子化，样品分子转化为离子。对于有机化合物，在多数情况下，由于在离子化过程中接受了过多的能量，新生的分子离子会进一步裂解，生成各种碎片离子，经分析检测，记录为 MS 图。经计算机自动检索核对，可迅速鉴别样品，方法专属、灵敏。GC-MS 联用主要包括色谱柱、接口和质谱仪的选择，接口的选择十分重要。

（1）色谱柱 分为填充柱和毛细管柱两类。弹性石英毛细管柱（FSOT）本身具有弹性，可拉直，易于 GC-MS 离子源连接，而且键合或横向交联的固定相在使用时流失较少，GC-MS 联用技术多采用这类色谱柱。

（2）接口 GC-MS 的接口是解决 GC-MS 的关键组件，气相色谱是在常压下工作的，质谱是高真空下工作。理想的接口能除去全部载气，但却能把待测物毫无保留的从气相色谱仪传输到质谱仪。要求试样传输产率高，浓缩系数大，延时短，色谱的峰展宽少。常见的 GC-MS 的接口可以分为三种：直接导入型、分流型和浓缩型。最简单、也是目前常用的一种接口是毛细管柱直接导入型接口，该接口样品利用率高，但无法浓缩作用。这种接口是将毛细管色谱柱的末端直接插入质谱仪离子源内，柱的流出物直接进入电离盒区，然后通过离子源高真空泵组排入大气。接口只起保护插入段毛细管柱和控制温度的作用。这种接口的优点是构造简单、传输率高（100%）且容易维护，缺点是无浓缩作用，不适合流量大于 1mL·atm/min 的大口径的毛细管柱和填充柱。

3. 应用 GC-MS 联用可以提供的主要信息：经色谱分离后的组分分子进入离子源后被电离成离子，采用全扫描方式，在不同时间点得到的离子总信号的响应图，即为总离子流图（total ion current，TIC），可用于定性分析。纯的化合物经离子化，裂解形成一系列离子的质荷比与强度的分布图。横坐标表示离子质荷比，纵坐标表示离子丰度

（离子信号强度），得到质谱图（mass spectrum，MS），与质谱谱库进行谱图检索，可用于已知物的结构鉴定。利用选择离子检测技术（SIM），可用于痕量分析和复杂样品的定量分析。

GC-MS联用在药学及其他各个领域中得到了广泛应用。可应用于各领域中复杂组分的分离与鉴定，但对样品的极性、挥发性和热稳定性有一定的要求。在药物分析中主要有：①药物的鉴别与检查：如药物中杂质的检查、药物合成反应历程监控、体内兴奋剂检测、药物的体内代谢产物的鉴别、药物中残留有机溶剂的检测等。②药物的定量：药物在体内血药浓度测定、药代动力学研究等。

例 香附炮制前后挥发油的GC-MS指纹图谱对比研究。

香附为常用中药，其炮制前后功效不同，采用GC-MS技术，研究香附生品、参照品、醋制品的GC-MS挥发油指纹图谱，拟从整体的角度表征香附挥发油醋制前后化学信息的变化，以揭示香附醋制机制及其物质基础。

（1）香附样品 生品均采购于各饮片公司。参照品：称取香附净药材2000g，加入800mL水，拌匀后放入25℃电热恒温培养箱中恒温闷润6小时，于（140±5）℃翻炒至干燥。取10批生品制成相对应的10批参照品。醋制品：称取香附净药材2000g，加入800mL醋水溶液（醋-水比例5∶3），拌匀后放入25℃电热恒温培养箱中恒温闷润6小时，于（140±5）℃翻炒至干燥。取10批生品制成相对应的10批醋制品。

（2）供试品溶液的配制 参照ChP挥发油测定法，提取各组香附挥发油。精密称取香附生品、参照品、醋制品粉末（过60目筛）100.0g，置于圆底烧瓶中，加入900mL水，浸泡2小时后加热并保持微沸状态10小时。用乙醚萃取上层液体，萃取液定容至10mL，即配制成质量浓度为含生药材10g/mL的储备液。加入活化过的无水氯化钙干燥。精密量取1mL储备液置于10mL量瓶中，用乙醚稀释，定容，取稀释液适量，过0.22μm微孔滤膜，即得。

（3）GC-MS条件 色谱柱为Agilent 19091S-433柱（30m×250μm，0.25μm）；载气为高纯氦气，柱内载气流量为1.0mL/min。升温程序：80℃（保持2分钟），再以5℃/min升至120℃（保持5分钟），以1℃/min升至125℃（保持10分钟），以0.5℃/min升至128℃（保持10分钟），然后以0.5℃/min升至145℃（保持10分钟），再以20℃/min升至250℃（保持2分钟），最后以5℃/min升至280℃（保持5分钟）。进样量1μL，分流比为20∶1，体积流量为0.8mL/min，容积延迟2分钟；EI电离源，接口温度为280℃，电子能量70eV，离子源温度230℃；扫描质量范围m/z 50～500；质谱检索标准库：NIST MS search 2.0。

（4）指纹图谱的建立 将10批香附生品（SC1～SC10）、参照品（SW1～SW10）和醋制品（SV1～SV10）挥发油的GC-MS图谱导入中药色谱指纹图谱相似度评价系统2004A版，分别生成香附生品指纹图谱、香附参照品指纹图谱和香附醋制品指纹图谱。采用中位数法分别计算3种供试品的指纹图谱相似度，其相似度均大于90%，符合指纹图谱要求。

（5）指纹图谱分析 根据相似度评价软件中指纹图谱的匹配数据，香附生品 SC1～SC10 挥发油的指纹图谱共含 52 个共有峰，占总峰面积的 84.97%～90.73%；香附参照品 SW1～SW10 挥发油的指纹图谱中共含 28 个共有峰（图 20-5），占总峰面积的 71.52%～79.34%；香附醋制品 SV1～SV10 挥发油的指纹图谱共含 53 个共有峰，占总峰面积的 85.47%～92.16%。

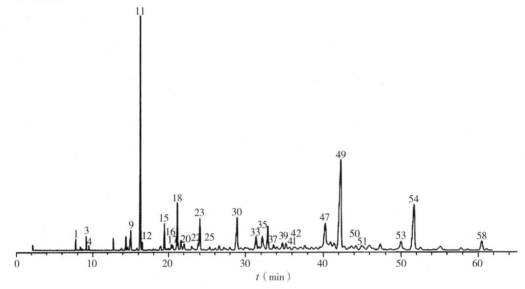

图 20-5 香附参照品挥发油的 GC-MS 图谱

（6）指纹图谱的比较 比较分析三者指纹图谱匹配数据：香附生品、参照品和醋制品有 27 个重合的共有峰，除此以外，生品与醋制品还有 20 个重合的共有峰，醋制品与参照品仅有 1 个重合的其他共有峰，生品与参照品没有其他重合的共有峰。

（六）液相色谱-质谱联用技术

液相色谱-质谱联用（liquid chromatography-mass spectrometry，LC-MS）技术，集 HPLC 的高分离能力与 MS 的高灵敏度、专属性、通用性、高分析速度和强的解析结构的能力于一体。与 GC-MS 联用技术相比较，LC-MS 法可以分离的化合物范围更广泛。样品预处理简单，一般不要求水解或衍生化，可以直接应用于复杂组分的分离与鉴定，可同时完成待测组分的分离、鉴定和定量。

1. LC-MS 联用仪器的组成 见图 20-6。

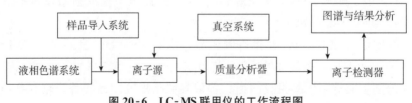

图 20-6 LC-MS 联用仪的工作流程图

LC-MS 联用的接口技术、离子源、质量分析器在本节已经介绍，其他的分述如下：

（1）样品导入系统　在实际应用中主要有三种：与 LC 联机导入系统、直接导入方式和流动注射分析（FIA）方式。

（2）接口技术　LC 的流动相为液体，且流速一般为 0.6～1mL/min，而 MS 要求在真空条件下操作，因此雾化并去除溶剂（HPLC 流动相）是 LC-MS 技术接口首先需解决的问题。目前商品化的 LC-MS 常用的接口主要为大气压离子化接口（API），仅是一种较好的接口技术，同时也是一种离子化方式。其操作模式分三种：电喷雾子化（ESI）、辅助电喷雾离子化（又称离子喷雾）、大气压化学离子化（APCI）。

（3）ESI-MS 的组成　主要包括以下部分：①大气压腔：为雾化、去溶剂和离子区。由液相入口和雾化喷口（喷雾毛细管）等组成。②真空接口和离子传输区：是将待测离子从大气压腔传输到真空质量分析器，由传输毛细管、CID 区、锥形器、八级杆、离子透镜等组成。③质量分析器：常用四级杆质量分析器，也可用四级杆离子阱、飞行时间和傅立叶变换离子回旋共振等质量分析器。

2. LC-MS 提供的主要信息

（1）用于定性分析的主要信息　有总离子流色谱图（TIC）、质谱图（MS）、精确分子量检索。串联质谱可以获得丰富的信息，包括母离子谱、产物离子（子离子）谱、中性碎片丢失谱，可用于 LC-MS 样品的定性分析。

（2）可用于定量分析的主要信息　①质谱色谱图/提取离子色谱图：飞行时间质谱或 Q-TOF 质量分析器，在一级扫描的总离子流图，可选择性提取待测组成的质量数，产生提取离子色谱图，利用此图中的保留时间和色谱质谱面积进行定量分析。②多反应监测模式（MRM）：三重四级杆质量分析器可选择性地扫描某几个选定质荷比（m/z）所对应的所有离子，得到选择离子色谱图。MRM 用于定量分析，定量灵敏度、准确性比 SIM 方式更高。

3. 应用　LC-MS 在药物分析、体内药物分析、生命科学、环境科学、法医学、食品检测、商检等领域得到了广泛应用，可用于复杂组分的分离、鉴定和定量。应用于药物中有关物质鉴定、药物代谢产物鉴定、毒物检测、中药制剂中非法添加化学药物检测、兴奋剂检测和研究、临床诊断研究、肽及蛋白质的研究、农药和兽药残留检测等。如体内药物分析主要是分析生物样品中药物或其代谢物浓度，由于生物样品量少，成分复杂，因此对混合物中某种微量成分进行分析和检测往往是很困难的，使用 LC-MS/MS 可以克服复杂样品的背景干扰，通过选择性反应监测模式（SRM）或多反应检测模式（MRM）来提高分析检测灵敏度。

例 1　人血浆中依普利酮的 LC-MS/MS 测定研究。

依普利酮（eplerenone）的化学结构为 9,11α-环氧-17α-羟基-3-氧代孕甾-4-烯-7α,21-二羧酸-γ-内酯甲酯，是用于治疗高血压的选择性醛固酮受体阻断剂，与螺内酯具有相似的治疗作用，不良反应较小。依普利酮酸（eplerenone acid）是依普利酮的开环产物，两者之间可在特定化学环境或体内 CYP3A4 等酶的催化作用下互相转化，且受酶催化的影响更显著。化学环境影响即在碱性条件下，依普利酮水解转化为依普利酮酸，在酸性条件下，依普利酮酸闭环转化为依普利酮。为了指导临床合理用药，测定体内样品中依普利酮及其代谢物依普利酮酸的浓度具有重要意义。在体内样品分析过程中，抑制两者的相互转化是准确测定体内依普利酮浓度的关键因素。通过 LC-MS/MS 测定人血浆中依普利酮浓度。

（1）色谱和质谱条件　采用 Wondasil-C$_{18}$色谱柱（4.6mm×150mm，5μm），以 0.05%甲酸 0.1%醋酸铵溶液（A）-0.05%甲酸甲醇溶液（B）为流动相，线性梯度洗脱[0 分钟，A-B（50：50）→1.0 分钟，A-B（50：50）→1.5 分钟，A-B（5：95）→4.0 分钟，A-B（5：95）→4.1 分钟，A-B（50：50）→6.0 分钟，A-B（50：50）]，流速 1.1mL/min，柱温 45℃。

电喷雾正离子化，喷雾电压 5.00kV，毛细管温度 350℃，雾化氮气压力 350kPa，辅助气压力 70kPa，离子扫尾气压力 3.5kPa。多反应监测：依普利酮 m/z415.2→m/z163.1，碰撞能量 22V；依普利酮酸 m/z433.2→m/z337.4，碰撞能量 22V；内标地塞米松 m/z393.1→m/z355.1，碰撞能量 13V。

（2）溶液配制　系列对照品溶液：精密称取依普利酮对照品 10.00mg，置 100mL 量瓶中，以乙腈为溶剂溶解，定容至刻度，摇匀，即得储备液；取储备液适量，分别定量稀释成 50.00、100.0、250.0、500.0、1000、2500、5000、10000、12500ng/mL 的溶液，即得。

内标溶液：精密称取地塞米松对照品 5.00mg，置 20mL 量瓶中，以乙腈溶解并定容至刻度，摇匀，即得储备液；取储备液适量，定量稀释配制成 2500ng/mL 的内标溶液。

EDTANa$_2$溶液取 EDTANa$_2$约 12g，加水使溶解成 100mL，滤过，即得。

（3）血浆样品处理方法　精密吸取 EDTANa$_2$稳定化血浆样品 0.2mL，置 1.5mL 聚塑离心管中，精密加入乙腈（在系列标准血浆样本制备时加入依普利酮对照品溶液）40mL，精密加入内标溶液 40mL，涡旋混匀 30 秒，加入预冰水浴冷却乙腈 0.4mL，涡旋混匀 2 分钟后，12800r/min 离心 10 分钟，取上清液 30mL 进行 LC-MS/MS 分析。

（4）专属性　分别测定健康受试者的空白血浆、空白血浆中加入一定浓度的对照品溶液和内标溶液、受试者服药后终末时间（24 小时）的血浆样品加内标处理后样品。依普利酮和内标地塞米松的保留时间分别约为 4.0 分钟和 4.3 分钟，内源性物质无干扰。典型色谱图见图 20-7。

（5）标准曲线及定量下限　精密量取空白血浆 0.20mL 多份，加入 EDTANa$_2$溶液 10mL，涡旋混匀，分别精密加入各浓度依普利酮对照品溶液 40mL，配制成依普利酮质量浓度分别为 10.00、20.00、50.00、100.0、200.0、500.0、1000、2000、2500ng/mL 的系列标准血浆样本，自“精密加入内标溶液 40mL”开始，按“（3）”项同法操作，记录色谱图。以依普利酮峰面积 A_s和内标峰面积 A_r的比值 R（A_s/A_r）对依普利酮质量浓度 C（ng/mL）进行权重回归（1/C^2）。结果表明，依普利酮血浆质量浓度在 10.00～2500ng/mL 范围内与色谱响应线性关系良好，典型代表方程 R=0.005723C+0.05446，r=0.9991，最低定量限为 10.00ng/mL。

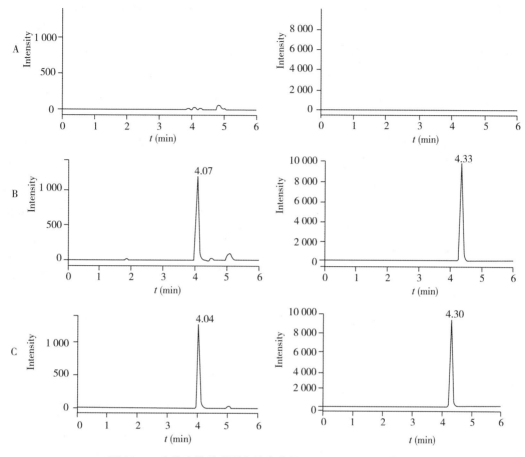

图 20-7　血浆中依普利酮和地塞米松 LC-MS/MS 分析典型图

A. 空白血浆

B. 空白血浆＋依普利酮（50.00ng/mL）＋地塞米松（2500ng/mL）

C. 测得健康受试者口服依普利酮 25mg 后终末时间（24 小时）的血药浓度为 10.75ng/mL）

例 2　UPLC/Q-TOF-MS/MS 分析中华常春藤中的化学成分。

中华常春藤 *Hedera nepalensis* K. Koch，是五加科常春藤属常绿攀援灌木，有一定药用价值。采用超高效液相色谱与飞行时间质谱联用（UPLC/Q-TOF-MS/MS）技术，鉴定中华常春藤茎叶中 43 个化合物，包括三萜皂苷、黄酮苷类、苯丙素类和核苷类化合物。

（1）供试品的制备　称取粉碎的中华常春藤药材 2g，加甲醇 50mL，超声提取（50kHz，300W）30 分钟，滤过，残渣加甲醇 50mL，再超声提取 30 分钟，滤过，合并滤液，减压浓缩，甲醇定容至 25mL。进样前用 0.22μm 微孔滤膜滤过。

（2）对照品溶液的配制　精密称取常春藤苷 C、芦丁、金丝桃苷、绿原酸、新绿原酸、隐绿原酸、秦皮乙素、秦皮甲素、熊果酸、腺苷、鸟嘌呤、木犀草苷、α-常春藤素和常春藤皂苷元对照品适量，加甲醇超声溶解、定容，于 4℃冰箱中避光保存备用，进样前用 0.22μm 微孔滤膜滤过。

（3）质谱条件　离子源为电喷雾离子化源（ESI），正负离子模式扫描；质量数扫描

范围 m/z 100~1500；喷雾电压：±4500V；雾化气温度：600℃；气帘气：172.36kPa；雾化气和辅助气：344.74kPa；去簇电压（DP）：±120V。采用 TOF-MS-IDA-MS/MS 方法采集数据，TOF/MS 一级预扫描和触发的二级扫描 TOF/MS/MS 离子累积时间分别为：200、100 毫秒；碰撞能量（CE）：±70eV；碰撞能量叠加（CES）：±（70±15）eV；m/z 80~1600，触发二级的方法为 IDA，多重质量亏损（MMDF）和动态背景扣除（DBS）为触发二级的条件，满足该条件的优先进行二级扫描。

（4）液相条件　色谱柱：UPLC Welch C_{18} 色谱柱（100mm×2.1mm，1.7μm）；流动相：以 0.1%甲酸水溶液（A）-乙腈（B）进行梯度洗脱：0~1.5 分钟，5% B；1.5~5 分钟，5%~20% B；5~15 分钟，20%~40% B；15~30 分钟，40%~70% B；30~34 分钟，70%~90% B；34~37 分钟，90% B；37~40 分钟，90%~5% B；体积流量 0.3mL/min；进样体积 5μL。

（5）化合物质谱分析　利用 Analyst TF1.6 软件对中华常春藤茎叶的甲醇提取物进行分析，通过常春藤属植物的 Scifinder 数据库和相关文献检索，结合 Peakview 软件中 XIC Manager 功能对目标化合物进行了鉴定和确证。利用 Peakview 软件中 Formula finder 功能，结合相关化合物的一级质谱和二级质谱，以及同位素分布和化合物裂解规律，进行未知化合物的分析与鉴别。（－）ESI-MS 和（＋）ESI-MS 的质谱总离子流图（TIC）见图 20-8。

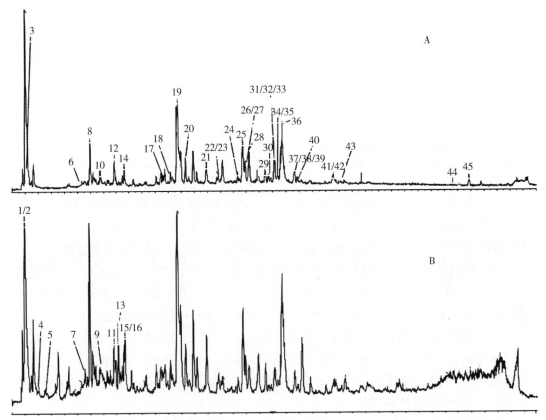

图 20-8　中华常春藤茎叶 UPLC/Q-TOF-MS/MS 的负离子（A）和正离子（B）总离子流图

与对照品的质谱信息匹配，鉴定了中华常春藤茎叶中的常春藤苷 C、芦丁、金丝桃苷、绿原酸、新绿原酸、隐绿原酸、秦皮乙素、秦皮甲素、熊果酸、腺苷、鸟嘌呤、木犀草苷、α-常春藤素和常春藤皂苷元共 14 个化合物。利用 Peakview 软件中 XICManager 功能对目标化合物进行查找和确定，并通过 Formula finder 软件、相关数据库、同位素分布以及目标化合物的元素组成和裂解途径分析，鉴定了 29 个化合物，同时推测了 2 个潜在的新化合物。

例 3 基于微透析技术结合液质联用的丹酚酸 B 正常和高脂血症大鼠药动学比较研究。

中药活性成分作用于机体后，药物对机体的作用和机体对药物的处置与受试者机能状态密切相关，受试对象不同机能状态可能会影响体内过程。药动学通过对药物进行吸收、分布、代谢、排泄的研究，通过提取达峰时间（t_{max}）、达峰浓度（C_{max}）、药-时曲线下面积（AUC）、清除率（CL）、消除速率（K_e）、半衰期（$t_{1/2}$）等药动学参数，有利于临床合理化用药、个体化用药、优化给药方案以提高疗效、降低毒副反应。需要长期用药的均为处于亚健康或病理状态的患者，故进行病理状态下的药动学研究对临床实践更有指导意义。研究证实，丹酚酸 B（salvianolic acid B，Sal B）对高脂血症所致的动脉壁损伤有明显的保护作用，对于高脂血症有确切疗效。

微透析技术是药动学研究的方法之一，通过将具有"采样""纯化"双重作用的微透析探针植入到受试对象血液、脑组织、皮肤等特定部位，通过药物在体液内和微透析探针灌流液间浓度差进行被动扩散，从而被微透析探针内恒速流动的灌流液带出，达到"活体、动态、微量、微创"采样的目的。微透析样品体积多小于 $40\mu L$，样本量大，浓度低，检测难度大。液质联用（HPLC-MS/MS）具有灵敏度高、进样体积小、分析时间短、选择性好、可同时检测多个成分的独特优势，非常契合微透析样品的高通量分析。

（1）仪器 Finnigan TSQ Quantum ACCESS 型液相色谱-三重四极杆串联质谱仪；微透析系统：MD0100 灌注器、MD1001 灌注器推进泵、MD1002 灌注器支架、MD1000 流速控制器、CMA/20 Elite 血液微透析探针（透析膜长度为 10mm，分子截留值为 2×10^4）。

（2）动物 同一批次的健康雄性 SD 大鼠，清洁级，体质量（200±10）g，正常组给予普通饲料，高脂组给予高脂饲料，均喂养相同时间。

（3）方法 复制大鼠高脂血症动物模型，建立丹酚酸 B 微透析样品的液质联用检测方法，研究用丹酚酸 B 低、中、高剂量（25、50、100mg/kg）灌胃给药的正常和高脂血症大鼠的药动学特征。采用微透析技术定时采样，微透析样品经体内回收率校正后液质联用检测，以采样时间中点对血药浓度建立药-时曲线，采用非房室模型拟合获得药动学参数。

色谱-质谱条件：①色谱条件：Agilent zorbax SB-Aq C_{18} 色谱柱（100mm×2.1mm，3.5μm），流动相为乙腈-水（40∶60，含有 0.05% 的甲酸），体积流量 0.15mL/min，样品温度 4℃，柱温 25℃。进样体积均为 15μL。②质谱条件：ESI 离子

源，喷雾电压 3000V，鞘气压力 206.85kPa，辅助气压力 55.16kPa，毛细管温度 350℃，N_2 流量 8L/min；离子检测方式为选择性反应监测（SRM），丹酚酸 B 母离子-子离子离子对为 m/z717→519（25eV），负离子模式，扫描宽度 m/z0.02，扫描时间 0.5 分钟。

进行专属性、精密度和稳定性的考察。专属性考察：大鼠植入血液微透析探针后以 2.5μL/min 灌流空白 Ringer 液，连续收集 100μL 作为空白，对空白透析液、对照品溶液与微透析样品进行液质联用分析。在选定的色谱条件下，空白透析液基线噪音较小，丹酚酸 B 峰形良好，对照品出峰位置无杂质峰干扰，保留时间为 3.6 分钟，分析方法具有良好的专属性。丹酚酸 B 母离子和子离子质谱扫描图见图 20-9，微透析样品色谱图见图 20-10。

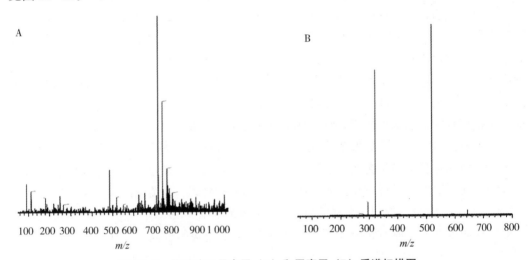

图 20-9　丹酚酸 B 母离子（A）和子离子（B）质谱扫描图

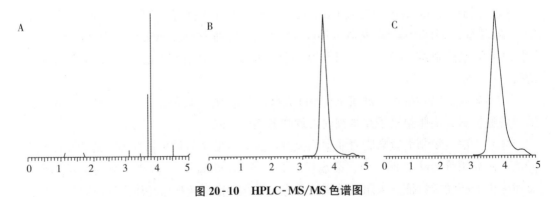

图 20-10　HPLC-MS/MS 色谱图

空白透析液（A）；丹酚酸 B 对照品溶液（B）；丹酚酸 B 微透析样品（C）

标准曲线的制备：以含 0.1% 甲酸的 Ringer 液为溶剂制备对照品溶液，临用前配制。质量浓度为 2.5、5、10、20、100、200、400ng/mL 的丹酚酸 B 对照品溶液，均进样 15μL 测定。以丹酚酸 B 色谱峰面积（A）为纵坐标，以样品中丹酚酸 B 质量浓度（C）为横坐标，用加权（$1/X^2$）最小二乘法进行回归运算，求得丹酚酸的线性回归方程为 $A=443.908C-87.455$（$R^2=0.9991$，权重为 $1/C^2$），质量浓度在 2.5～400ng/mL 呈良好线性关系。定量限约为 1ng/mL。

（4）结果　正常大鼠丹酚酸 B 低、中、高剂量（25、50、100mg/kg）主要药动学参数，达峰浓度（C_{max}）分别为（38.551±6.692）、（95.550±12.544）、（204.251±20.342）ng/mL，达峰时间（t_{max}）分别为（1.125±0.000）、（1.375±0.125）、（1.125±0.125）小时，药-时曲线下面积（$AUC_{0\sim t}$）分别为（65.995±12.367）、（178.806±33.592）、（422.836±72.344）h·ng/mL，平均滞留时间（MRT）分别为（2.002±0.061）、（1.911±0.042）、（1.955±0.053）小时；高脂血症大鼠丹酚酸 B 低、中、高剂量（25、50、100mg/kg）主要药动学参数，C_{max} 分别为（49.265±7.317）、（113.986±15.294）、（246.454±30.476）ng/mL，t_{max} 分别为（1.125±0.000）、（1.125±0.125）、（1.375±0.125）小时，$AUC_{0\sim t}$ 分别为（96.013±15.384）、（207.192±32.676）、（486.843±89.276）h·ng/mL，MRT 分别为（2.161±0.049）、（2.089±0.033）、（2.097±0.035）小时。结果表明液质联用检测方法灵敏度高、专属性强，能够满足分析要求。高脂血症各剂量组丹酚酸 B 的 C_{max}、$AUC_{0\sim t}$ 均高于正常组，平均滞留时间长于正常组，有利于体内长时间滞留来发挥疗效，但差异无统计学意义。

二、核磁共振波谱法及其联用技术

（一）核磁共振波谱法简介

核磁共振波谱（nuclear magnetic resonance spectroscopy，NMR）是一种基于特定原子核在外磁场中吸收了与其裂分能级间能量差相对应的射频场能量而产生共振现象的分析方法。NMR 通过化学位移值、谱峰多重性、偶合常数值、谱峰相对强度和在各种二维谱及多维谱中呈现的相关峰，提供分子中原子的连接方式、空间的相对取向等定性的结构信息。NMR 的定量分析是以结构分析为基础，即首先对化合物的分子结构进行鉴定，再根据分子特定基团的质子数与相应谱峰的峰面积之间的关系进行定量测定。

随着傅立叶变换技术和超导磁体的发展，各种 NMR 技术得到了迅速发展和应用。在药物分析中常用 ^{1}H-NMR（核磁共振氢谱）、^{13}C-NMR（核磁共振碳谱）、2D-NMR（二维核磁共振谱）等技术。在 ^{1}H-NMR 中，化学位移值、偶合常数及峰面积积分线等分别提供了含氢官能团、核间关系及氢分布等信息，且吸收峰面积与引起吸收的氢核数目成正比，可以此进行定量分析。但 ^{1}H-NMR 不能给出无氢基团的共振信号，难以鉴别化学环境相近的烷烃化合物；而 ^{13}C-NMR 具有较宽的化学位移范围，可以给出丰富的碳骨架及有关结构与分子运动等方面的信息，但其灵敏度较低，峰面积与碳数不成比例关系。故在实际应用中，二者可以互补，尤其 2D-NMR 的应用，大大提高了检测的灵敏度。

多种 NMR 技术已成为药物研究，特别是结构研究、杂质与降解产物的结构确证、药物筛选与设计、药物代谢等研究重要手段。

1. 仪器结构与测量方法

（1）仪器结构　常见的 NMR 仪器有两大类，即经典的连续波（CW）波谱仪和现代脉冲傅立叶变换（PFT）波谱仪，目前多采用后者。其组成主要包括：超导磁体，射频脉冲发射系统、核磁信号收集系统和用于数据采集、存储、处理以及谱仪控制的计算机系统。

（2）测定方法

①样品的制备：将样品制成合适的溶液，溶剂的选择除了对样品有较好的溶解度外，其残留信号峰应不干扰测定。样品的浓度取决于实验的要求及仪器的类型，测定非主要成分时需要更高的浓度。供试液的体积取决于样品管的大小及仪器的要求，通常样品溶液的高度应达到线圈高度的 2 倍以上。

②测定法：选择合适的核磁管，常用外径为 5mm 或 10mm，长度为 15cm 或 20cm 的核磁管，当样品量极少时，可选用微量核磁管。将样品管放入谱仪中，先进行样品和谱仪的调谐，再仔细对谱仪匀场，使谱仪达到最佳工作状态。设置合适的实验参数，采样，完成后再进行图谱处理，并分段积分。

同一个实验通常可同时得到定性和定量数据。对于核磁共振定量分析，实验参数的正确设置非常重要，以保证每个峰的积分面积与质子数成正比。必须保证有足够长的弛豫时间，以使所有激发核都能完全弛豫，因而定量分析通常需要更长的实验时间。

2. 分析方法

（1）定性和结构分析　核磁共振波谱是一个非常有用的结构解析工具，化学位移提供原子核环境信息，谱峰多重性提供相邻基团情况以及立体化学信息，偶合常数值大小可用于确定基团的取代情况，谱峰强度（或积分面积）可确定基团中质子的个数等。一些特定技术，如双共振实验、化学交换、使用位移试剂、各种二维谱等，可用于简化复杂图谱、确定特征基团以及确定偶合关系等。

对于结构简单的样品可直接通过氢谱的化学位移值、偶合情况（偶合裂分的峰数及偶合常数）及每组信号的质子数来确定，或通过与文献值（图谱）比较确定样品的结构，以及是否存在杂质等。与文献值（图谱）比较时，需要注意一些重要的实验条件，如溶剂种类、样品浓度、化学位移参照物、测定温度等的影响。对于结构复杂或结构未知的样品，通常需要结合其他分析手段，如质谱等方能确定其结构。

（2）定量分析　与其他核相比，^{1}H 核磁共振波谱更适用于定量分析。在合适的实验条件下，两个信号的积分面积（或强度）正比于产生这些信号的质子数：

$$\frac{A_1}{A_2}=\frac{N_1}{N_2} \tag{Ⅰ}$$

式中，A_1、A_2 为相应信号的积分面积（或强度）；N_1、N_2 为相应信号的总质子数。

如果两个信号来源于同一分子中不同的官能团，式（Ⅰ）可简化为：

$$\frac{A_1}{A_2}=\frac{n_1}{n_2} \tag{Ⅱ}$$

式中，n_1、n_2 分别为相应官能团中的质子数。

如果两个信号来源于不同的化合物，则：

$$\frac{A_1}{A_2}=\frac{n_1 m_1}{n_2 m_2}=\frac{n_1 W_1/M_1}{n_2 W_2/M_2} \tag{III}$$

式中，m_1、m_2分别为化合物1和化合物2的分子个数；W_1、W_2分别为其质量；M_1、M_2分别为其分子量。

由式（II）和式（III）可知，核磁共振波谱定量分析可采用绝对定量和相对定量两种模式。

在绝对定量模式下，将已精密称定重量的样品和内标混合配制溶液进行测定，通过比较样品特征峰的峰面积与内标峰的峰面积计算样品的含量（纯度）。合适的内标应满足如下要求：有合适的特征参考峰，最好是适宜宽度的单峰；内标物的特征参考峰与样品峰分离；能溶于分析溶剂中；其质子是等权重的；内标物的分子量与特征参考峰质子数之比合理；不与待测样品相互作用等。常用的内标物有：1,2,4,5-四氯苯、1,4-二硝基苯、对苯二酚、对苯二酸、苯甲酸苄酯、顺丁烯二酸等。内标物的选择依据样品性质而定。

相对定量模式主要用于测定样品中杂质的相对含量（或混合物中各成分相对含量），由式（III）来计算。

①绝对定量模式：溶剂、内标和化学位移参照物可按不同测定对象而定。

供试品溶液制备：分别取供试品和内标物适量（按不同测定对象而定），精密称定，置同一具塞玻璃离心管中，精密加入溶剂适量，振摇使完全溶解，加化学位移参照物适量，振摇使溶解，摇匀，即得。

测定法：将供试品溶液适量转移至核磁管中，正确设置仪器参数，调整核磁管转速使旋转边峰不干扰待测信号，记录图谱。用积分法分别测定各品种项下规定的特征峰峰面积及内标峰峰面积，重复测定不少于5次，取平均值，由下式计算供试品的量W_s：

$$W_s=W_r\times\frac{A_s}{A_r}\times\frac{E_s}{E_r}$$

式中，W_r为内标物的重量；A_s和A_r分别为供试品特征峰和内标峰的平均峰面积；E_s和E_r分别为供试品和内标物的质子当量重量（质量）（以分子量除以特征峰的质子数计算得到）。

②相对定量模式：溶剂、化学位移参照物、供试品溶液制备以及测定方法，按各品种项下的规定并参照"绝对定量模式"项下。

由下式计算供试品中各组分的摩尔百分比：

$$\frac{A_1/n_1}{A_1/n_1+A_2/n_2}\times 100\%$$

式中，A_1和A_2分别为各品种项下所规定的各特征基团共振峰的平均峰面积；n_1、n_2分别为各特征基团的质子数。

（二）　LC-NMR联用技术

LC-NMR联用技术已成为药物结构鉴定、杂质鉴定、药物体内外代谢产物的结构鉴定、天然药物筛选等研究领域最具价值的分析技术之一。NMR作为超强结构研究手段，与 HPLC 联用可以达到更完美的分析效果。通常情况下，对色谱条件要求不高，采用普通色谱柱，但流动相一般应采用重水，其余使用甲醇、乙腈、四氢呋喃等有机溶剂，也可加入酸、碱、缓冲盐类以及离子对试剂等。

溶剂峰的抑制对于 LC-NMR 联用技术非常重要。目前，主要方法是通过不同频率通道进行多重溶剂峰预饱和，或通过脉冲梯度物的相位常数而消除，也有用二项式的激发脉冲序列等方法来抑制溶剂信号干扰。HPLC-NMR 联用技术的主要操作模式有：

1. 连续流动（on-flow）模式 样品由 HPLC 常规检测器出口用专用毛细管直接导入 NMR 探头的液槽，连续测定，得到准二维等的线图（即 NMR 的化学位移对 HPLC 色谱保留时间作图），由此可以得到所有保留组分的特征信息，但由于样品溶液浓度低，采样时间短（通常扫描 16 次），难以得到良好分辨率的 NMR 谱图。

2. 停留（stop-flow）模式 当样品组分的色谱峰最高点达到 NMR 流槽中心的位置时，停泵，进行一维或二维 NMR 采样，直至获得良好的 NMR 谱图，再启动输液泵，恢复色谱条件进行下一组分的测定。这样所得结果要好于连续流动模式。

3. 峰贮存（peale parking or loop-collection）模式 若试样中被测组分较多，且含量较低时，为防止多次停泵导致扩散现象，可采用峰贮存操作模式，即采用 UV 检测器，将检测到的色谱峰流出物暂时收集贮存到不同毛细管回路中，或用小柱载留，再由 NMR 逐一离线测定。这样能连续操作，又可获得较为满意的 NMR 谱。

4. LC-SPE-NMR 模式 为了进一步增强 LC-NMR 检测灵敏度，通常需要浓缩样品，并尽可能使分析物在最小体积有最大浓度，为实现这一目标，固相萃取是个很好的解决方法，而 LC-SPE-NMR 联用使用固相萃取（SPE）系统作为液相色谱（LC）和 NMR 之间的接口。实际应用中，目标峰的选择是通过在线 UV 或 MS 检测器完成，HPLC 柱后所选择的馏分经切换，然后用水稀释后，经过 SPE 富集，用氮气流挥干所有溶剂，最后将待分析物直接用氘代溶剂（如甲醇、乙腈或三氯甲烷等）洗脱，通过毛细管直接流入探头，然后采集信号。由于在线 SPE 的使用，使得 HPLC 即使使用质子化溶剂，也甚至不需要进行溶剂抑制。相对于传统的 LC-NMR 方法，LC-SPE-NMR 具有更高的灵敏度，且采用重复进样，SPE 反复富集的方法，可以用来解决样品浓度低的问题满足 NMR 测试的需要。

5. 应用示例 亚硝酸戊酯的含量测定。

USP 采用绝对法：以四氯化碳为溶剂，苯甲酸苄酯为内标物。亚硝酸戊酯（$C_5H_{11}NO_2$）含量应在 85.0%～103.0% 范围内，为符合要求。

测定方法：精取 4～5mEq 的内标物，置半微量样品管中，加 2～3mL 四氯化碳，密封称重，启封，用注射器注入 500μL 亚硝酸戊酯样品溶液，再密封称重，充分振摇；取 500μL 供试品溶液置入精密 NMR 测试管，按绝对测量法测定。以四甲基硅烷的 $\delta=0$ppm 为对照，记录 $\delta=5.3$ppm 处内标物单一峰平均面积（A_s，苯甲酸苄酯分子中苄基上的次甲基质子）和 $\delta=4.8$ppm 处供试品多重峰的平均峰面积（A_x，亚硝酸戊酯分子中与亚硝酸相邻的次甲基质子呈现多重峰，其中心约在 $\delta=4.8$ppm），计算供试品中亚硝酸戊酯的含量。

亚硝酸戊酯（$C_5H_{11}NO_2$）的相对分子质量为 117.15，其质子当量 $E_x=M/n=$ 58.57，内标物苯甲酸苄酯的相对分子质量为 212.25，其 $E_s=M/n=106.12$。则样品含量为：

$$样品含量=A_x\times58.57\times m_s/A_s\times106.12\times m$$

第六节　其他分析技术

一、中药材 DNA 条形码分子鉴定法

中药材 DNA 条形码分子鉴定法用于中药材（包括药材及部分饮片）及基原物种的鉴定。DNA 条形码分子鉴定法是利用基因组中一段公认的、相对较短的 DNA 序列来进行物种鉴定的一种分子生物学技术，是传统形态鉴别方法的有效补充。由于不同物种的 DNA 序列是由腺嘌呤（A）、鸟嘌呤（G）、胞嘧啶（C）、胸腺嘧啶（T）四种碱基以不同顺序排列组成，因此对某一特定 DNA 片段序列进行分析即能够区分不同物种。

中药材 DNA 条形码分子鉴定通常是以核糖体 DNA 第二内部转录间隔区（ITS2）为主体条形码序列鉴定中药材的方法体系，其中植物类中药材选用 ITS2/ITS 为主体序列，以叶绿体 *psbA-trnH* 为辅助序列，动物类中药材采用细胞色 C 氧化酶亚基 I（COI）为主体序列，ITS2 为辅助序列。

（一）　仪器的一般要求

所用仪器有电子天平、离心机、聚合酶链式反应（polymerase chain reaction，PCR）仪、电泳仪和测序仪。DNA 序列测定用测序仪，是一台具有自动灌胶、自动进样、自动数据收集分析等全自动电脑控制的测定 DNA 片段中碱基顺序或大小，以及定量用精密仪器。测序方法主要采用双脱氧链终止法，又称 Sanger 法。4 种双脱氧核苷酸（ddNTP）的碱基分别用不同的荧光进行标记，在通过毛细管时，不同长度的 DNA 片段的 4 种荧光基团被激光激发，发出不同颜色的荧光，被电荷耦合元件图像传感器（charge-coupled device，CCD）检测系统识别，并直接翻译成 DNA 序列，获得供试品的峰图文件和序列文件。

（二）　测定步骤

主要包括供试品处理、DNA 提取、DNA 条形码序列 PCR 扩增、电泳检测和序列测定、序列拼接及结果判定，主要步骤如下。

1. 供试品处理　按药材和饮片取样法（通则 0211）取样。为防止外源微生物污染，药材和饮片一般使用 75% 乙醇擦拭表面后晾干，或采取其他有效去除微生物污染的方法。称取 10～100mg 备用。供试品具体取样部位根据不同药材特性作出相应规定。

2. DNA 提取　DNA 的提取包括使用研钵或研磨仪破碎细胞，粉碎成细粉，用试剂盒法进行 DNA 的分离和纯化等步骤，目前常用试剂盒包括植物基因组 DNA 提取试剂

盒和动物组织/细胞基因组 DNA 提取试剂盒，实验选用的试剂盒须能够提取到满足后续实验要求的模板 DNA。

由于植物类中药材种类繁多，可根据所鉴定的中药材的具体情况对提取方法加以改进。例如：植物细胞内含有大量多糖、多酚等次生代谢产物，这些物质在提 DNA 的过程中与 DNA 共沉淀，形成黏稠的胶状物，难以溶解或氧化产生褐变，严重影响 DNA 提取的产量与质量，以及后续的 PCR 扩增实验。但如在提取 DNA 过程中加入抗氧化剂 β-巯基乙醇，则可抑制氧化反应，避免其褐化。再如：PVP（聚乙烯吡咯烷酮）是酚的络合物，能与多酚形成一种不溶的络合物质，有效去除多酚，减少 DNA 提取过程中酚的污染；同时它也能和多糖结合，有效去除多糖。因此若将 PVP 和 β-巯基乙醇配合使用，能够有效地防止 DNA 提取过程中多酚及多糖的污染。此外，乙二胺四乙酸（EDTA）能螯合 Mg^{2+} 或 Mn^{2+}，从而抑制 DNA 酶（DNase）活性，防止 DNA 被其降解；在天然状态下，DNA 与蛋白质以 DNA 蛋白质复合物（DNP）的形式存在，十六烷基三甲基溴化铵（CTAB）是一种阳离子去污剂，可溶解细胞膜，并与 DNA 形成复合物，使细胞中的 DNP 释放出来，该复合物在高盐溶液（>0.7mol/L NaCl）中能充分溶解，存在于液相中，通过有机溶剂抽提，去除蛋白质、多糖、酚类等杂质后加入乙醇沉淀即可使 DMA 分离出来。三羟甲基氨基甲烷（Tris-HCl）（pH8.0）溶液可提供一个缓冲环境，防止 DNA 被降解。

根、根茎、茎木类、皮类通常根和根茎组织中多酚、多糖含量高，在研磨时多酚极易氧化成醌类，使 DNA 带有一定颜色，在纯化过程中很难去除，影响后续的 PCR 反应，所以在提取根及根茎类药材 DNA 时一定要注意多糖、多酚的去除，提取此类药材 DNA 时水浴时间一般为 90 分钟，对于质地坚硬的根、根茎类和茎木类药材，可以延长水浴时间并降低水浴温度，如 56℃ 水浴 8～12 小时，使得 DNA 充分释放到缓冲溶液中。此外，根茎类药材由于富含纤维和淀粉等贮藏物质，需加大样品量才能提取到足量 DNA，可用大体积离心管（5mL 或 15mL）抽提。皮类中药材组织中富含薄壁组织和纤维等，加液氮不易研磨成细粉，需适当增加样品量，同时应增加 β-巯基乙醇和 PVP 的使用量。

叶、花、全草类该类药材采用试剂盒法一般都能成功提取其 DNA，对于保存时间较久的叶、花、全草类药材可适当增加水浴时间，同时适当降低水浴温度，如 56℃ 水浴 8～12 小时。

果实、种子类果实及种子类中药材中多富含油脂，研磨时易被氧化，且易黏着在研钵壁上，损失较大，提取时需增加样品量。另外，对研磨后的材料可用丙酮浸提，去除脂溶性酚类化合物。

动物药材：①肌肉类动物药材，如海龙、蛇类、蛤蚧等，需使用 75% 乙醇擦拭表面消除外源性污染，待乙醇挥发后进行充分磨碎。②含有脂类较多的动物内脏器官，如蛤蟆油，首先用不含蛋白酶 K 和十二烷基硫酸钠（SDS）的缓冲液浸泡药材，SDS 是一种阴离子表面活性剂，在 55～65℃ 条件下能裂解细胞，释放出核酸；然后在试剂盒消化缓冲液中增加 SDS 含量，有利于脱去脂类。③角甲类药材，如龟甲、鳖甲和鹿茸等，由 DNA 含量较低，样品量要适当增大，也可用大体积离心管抽提。④壳类药材，如石决明、瓦楞子、蛤壳等，由于存在共生或寄生生物，提取前需进行去除。

3. PCR 扩增　植物类中药材及其基原物种扩增 ITS2 或 *psbA-trnH* 序列，动物类中药材及其基原物种扩增 COI 序列，通用引物及扩增条件如下：

ITS2 序列扩增正向引物 ITS2F：5′-ATGCGATACTT-GGTGTGAAT-3′；反向引物 ITS3R：5′-GACGCTTCTC-CAGACTACAAT-3′。

psbA-trnH 序列扩增正向引物 psbAF：5′-GTTATGCATGAACGTAATGCTC-3′；反向引物 trnHR：5′-CGCGCATGGTGGATTCACAATCC-3′。

COI 序列扩增正向引物 HCO2198：5′-TAAACTTCAGGGTGACCAAAAAATCA-3′；反向引物 LCO1490：5′-GGTCAACA AATCATAA AGATATTGG-3′。

PCR 反应体系以 25μL 为参照，包括：1×PCR 缓冲液（不含 $MgCl_2$），2.0mmol/L $MgCl_2$，0.2mmol/L dNTPs，0.1μmol/L 引物对，模板 DNA，1.0UTaq DNA 聚合酶，加灭菌双蒸水至 25μL。设置未加模板 DNA 的 PCR 反应为阴性对照。

ITS2 序列扩增程序：94℃5 分钟；94℃30 秒，56℃30 秒，72℃45 秒，35～40 个循环；72℃10 分钟。*psbA-trnH* 序列扩增程序：94℃5 分钟；94℃1 分钟，55℃1 分钟，72℃1.5 分钟，30 个循环；72℃7 分钟。COI 序列扩增程序：94℃1 分钟；94℃1 分钟，45℃1.5 分钟，72℃1.5 分钟，5 个循环；94℃1 分钟，50℃1.5 分钟，72℃1 分钟，35 个循环；72℃5 分钟。

4. PCR 产物检测　采取琼脂糖凝胶电泳方法检测 PCR 产物。电泳后，PCR 产物应在相应的 DNA 条形码序列长度位置（具体见各药材项下）出现一条目的条带，阴性对照应无条带。

5. 测序　切取目的条带所在位置的在紫外灯下迅速凝胶，采用琼脂糖凝 DNA 回收试剂盒进行纯化。使用 DNA 测序仪对目的条带进行双向测序，PCR 扩增引物作为测序引物，测序原理同 Sanger 测序法。有目的条带的样品在测序仪上进行双向测序。

6. 中药材 DNA 条形码序列获得

（1）序列拼接　对双向测序峰图应用有序列拼接功能的专业软件进行序列拼接，去除引物区。

（2）序列质量与方向　为确保 DNA 条形码序列的可靠性，需去除测序结果两端信号弱或重叠峰区域，序列方向应与 PCR 扩增正向引物方向一致，获得相应的 DNA 序列。

7. 结果判定　将获得的序列与国家药品管理部门认可的中药材 DNA 条形码标准序列比对。

（三）方法学验证

应符合 ChP（通则 9101）相关要求。

1. 影响因素考察　考察 DNA 条形码分子鉴定法的影响因素，包括 DNA 提取（样品量、水浴温度和水浴时间）、PCR 条件（变性时间、退火温度与时间及延伸时间）和产物纯化（考察不同纯化试剂盒），保证实验方法的准确性。

2. 方法适用性考察　采用 DNA 条形码分子鉴定法对 20 批次以上药材或基原物种进行测定，积累数据，确定种内序列变异大小，保证该测定方法的适用性。

3. 基原物种对比验证　以分类学家确认的基原物种叶片为对象，采用该方法获得 DNA 条形码数据，与相应药材产生的 DNA 条形码数据进行对比，避免内生真菌等污染，保证结果准确性。

（四）　注意事项

1. 实验场所应具备分子生物学实验室的基本条件。

2. 本法暂不适用于混合物与炮制品的鉴定及硫黄熏蒸等造成不适用的情况。

3. 为防止外源微生物污染，实验前须将实验用具进行高压灭菌，并用 75％乙醇擦拭药材表面。有些药材本身含有内生真菌，如果内生真菌存在于药材的外围组织，则选用内部组织进行实验。如果真菌遍布整个药材，植物类药材需选用 psbA‐trnH 条形码（真菌内不含有该基因片段），不能选用 ITS2 序列。为进一步确保实验结果不被真菌污染，实验者可在 GenBank 数据库应用 BLAST 方法对所获 ITS2 序列进行检验，以确保序列鉴定准确。

4. 本法用于鉴定药材的基原物种，不能确定药用部位。

5. 必要时结合其他鉴别方法综合判断。

6. 种内阈值的确定。同一物种的不同样品间存在一定的变异范围，即种内变异阈值。不同物种，不同条形码序列均会影响种内变异范围。各基原物种的种内变异范围（种内遗传距离阈值）应在药材品种项下具体明确。

二、中药生物活性测定

生物活性测定法是以药物的生物效应为基础，以生物统计为工具，运用特定的实验设计，测定药物有效性的一种方法，从而达到控制药品质量的作用。其测定方法包括生物效价测定法和生物活性限值测定法。

中药的药材来源广泛、多变，制备工艺复杂，使得中药制剂的质量控制相对困难，此外，中药含有多种活性成分和具有多种药理作用，因此，仅控制少数成分不能完全控制其质量和反映临床疗效。为了使中药的质量标准能更好地保证每批药品的临床使用安全有效，有必要在现有含量测定的基础上增加生物活性测定，以综合评价其质量。中药生物活性测定研究，包括研究的实验设计、方法学建立等过程和测定方法的适用范围等。

（一）　基本原则

1. 符合药理学研究基本原则　建立的生物活性测定方法应符合药理学研究的随机、对照、重复的基本原则；具备简单精确的特点；应有明确的判断标准。

2. 体现中医药特点　鼓励应用生物活性测定方法探索中药质量控制，拟建立的方法的测定指标应与该中药的"功能与主治"相关。

3. 品种选择合理 拟开展生物活性测定研究的中药材、饮片、提取物或中成药应功能主治明确，其中，优先考虑适应证明确的品种，对中药注射剂、急重症用药等应重点进行研究。

4. 方法科学可靠 优先选用生物效价测定法，不能建立生物效价测定的品种可考虑采用生物活性限值测定法，待条件成熟后可进一步研究采用生物效价测定法。

（二）基本内容

1. 实验条件 选择生物活性测定所用的试验系，包括整体动物、离体器官、血清、微生物、组织、细胞、亚细胞器、受体、离子通道和酶等。试验系的选择与实验原理和制定指标密切相关，应选择背景资料清楚、影响因素少、检测指标灵敏和成本低廉的试验系统。应尽可能研究各种因素对试验系的影响，采取必要的措施对影响因素进行控制。

如采用实验动物，尽可能使用小鼠和大鼠等来源多、成本低的实验动物，并说明其种属、品系、性别和年龄。实验动物的使用，应遵循"优化、减少、替代"的"3R"原则。

2. 供试品选择 应选择工艺稳定，质量合格的供试品。若为饮片，应基原清楚。应至少使用3批供试品。

3. 标准品或对照品选择 如采用生物效价测定法，应有基本同质的标准品以测定供试品的相对效价，标准品的选择应首选中药标准品，也可以考虑化学药作为标准品。如采用生物活性限值测定法，可采用中药成分或化学药品作为方法可靠性验证用对照品。采用标准品或对照品均应有理论依据和（或）实验依据。国家标准中采用的标准品或对照品的使用应符合国家有关规定要求。

4. 实验设计

（1）设计原理 所选实验方法的原理应明确，所选择的检测指标应客观、专属性强，能够体现供试品的功能与主治或药理作用。

设计类型如采用生物效价测定法，应按生物检定统计法（通则1431）的要求进行实验设计研究；如采用生物活性限值测定法，试验设计可考虑设供试品组、阴性对照组或阳性对照组，测定方法使用动物模型时，应考虑设置模型对照组。重现性好的试验，也可以不设或仅在复试时设阳性对照组。

剂量设计如采用生物效价测定法，供试品和标准品均采用多剂量组试验，并按生物检定的要求进行合理的剂量设计，使不同剂量之间的生物效应有显著差异。如采用生物活性限值测定法，建议只设一个限值剂量，限值剂量应以产生生物效应为宜；但在方法学研究时，应采用多剂量试验，充分说明标准中设定限值剂量的依据。

（2）给药途径 一般应与临床用药途径一致。如采用不同的给药途径，应说明理由。

（3）给药次数 根据药效学研究合理设计给药次数，可采用多次或单次给药。

（4）指标选择　应客观、明确、专属，与"功能主治"相关。应充分说明指标选择的合理性、适用性和代表性。

3. 结果与统计　试验结果评价应符合生物统计要求 - 生物效价测定法应符合生物检定统计法（通则 1431）的要求，根据样品测定结果的变异性决定效价范围和可信限率（$FL\%$）限值；生物活性限值测定法，应对误差控制进行说明，明确试验成立的判定依据，对结果进行统计学分析，并说明具体的统计方法和选择依据。

4. 判断标准　生物效价测定，应按品种的效价范围和可信限率（$FL\%$）限值进行结果判断。生物活性限值测定，应在规定的限值剂量下判定结果，初试结果有统计学意义者，可判定为符合规定。初试结果没有统计学意义者，可增加样本数进行一次复试，复试时应增设阳性对照组，复试结果有统计学意义，判定为符合规定，否则为不符合规定。

（三）方法学验证

1. 测定方法影响因素考察　应考察测定方法的各种影响因素，通过考察确定最佳的试验条件，以保证试验方法的专属性和准确性。根据对影响因素考察结果，规定方法的误差控制限值或对统计有效性进行说明。离体试验，应适当进行体内外试验结果的相关性验证。

2. 精密度考察　应进行重复性、中间精密度、重现性考察。

（1）重复性　按确定的测定方法，至少用 3 批供试品，每 3 次或同批供试品进 6 次测定试验后对结果进行评价。生物活性测定试验结果判断应基本一致。

（2）中间精密度　考察实验室内部条件改变（如不同人员、不同仪器、不同工作日和实验时间）对测定结果的影响，至少应对同实验室改变人员进行考察。

（3）重现性　生物活性测定试验结果必须在 3 个以上实验室能够重现。

3. 方法适用性考察　按拟采用的生物活性测定方法和剂量对 10 批以上该产品进行测定，以积累数据，考察质量标准中该测定项目的适用性。

三、生物芯片技术

生物芯片又称 DNA 芯片或基因芯片，是 DNA 杂交探针技术与半导体工业技术相结合的结晶。该技术系指将大量探针分子固定于支持物上后与带荧光标记的 DNA 样品分子进行杂交，通过检测每个探针分子的杂交信号强度进而获取样品分子的数量和序列信息。简单说，生物芯片就是在一块玻璃片、硅片、尼龙膜等材料上放上生物样品，然后由一种仪器收集信号，用计算机分析数据结果。生物芯片与电子芯片是完全不同的两种东西。生物芯片并不等同于电子芯片，只是借用概念，其原名叫"核酸微阵列"，因为其上面的反应是在交叉的纵列中所发生。

芯片的概念取之于集成的概念，如电子芯片的意思就是把大的东西变成小的东西，集成在一起。生物芯片也是集成，不过是生物材料的集成。像实验室检测一样，在生物芯片上检查血糖、蛋白、酶活性等，是基于同样的生物反应原理，所以生物芯片就是一个载体平台。这个平台的材料则有很多种，如硅、玻璃、膜等，还有一些三维结构的多聚体，平台上则密密麻麻地摆满了各种生物材料。芯片只是一个载体。

生物芯片技术起源于核酸分子杂交。所谓生物芯片一般指高密度固定在互相支持介质上的生物信息分子（如基因片段、DNA 片段或多肽、蛋白质）的微阵列杂交型芯片（micro‐arrays），阵列中每个分子的序列及位置都是已知的，并且是预先设定好的序列点阵。微流控芯片（microfluidic chips）和液态生物芯片是比微阵列芯片后发展的生物芯片新技术，生物芯片技术是系统生物技术的基本内容。生物芯片技术是很有应用前景的 DNA 分析技术之一，分析对象可以是核酸、蛋白质、细胞、组织等。

生物芯片（biochip 或 bioarray）是根据生物分子间特异相互作用的原理，将生化分析过程集成于芯片表面，从而实现对 DNA、RNA、多肽、蛋白质以及其他生物成分的高通量快速检测。狭义的生物芯片概念是指通过不同方法将生物分子（寡核苷酸、cDNA、genomic DNA、多肽、抗体、抗原等）固着于硅片、玻璃片（珠）、塑料片（珠）、凝胶、尼龙膜等固相递质上形成的生物分子点阵。因此，生物芯片技术又称微陈列（microarray）技术，含有大量生物信息的固相基质称为微阵列，又称生物芯片。生物芯片在此类芯片的基础上又发展出微流体芯片（microfluidics chip），亦称微电子芯片（microelectronic chip），也就是缩微实验室芯片。

（一）主要特点

1. 高通量 提高实验进程，利于显示图谱的快速对照和阅读。

2. 微型化 减少试剂用量和反应液体积，提高样品浓度和反应速度。

3. 自动化 减低成本和保证生物芯片质量。

此外，生物芯片技术包含的种类较多，分类方式和种类也没有完全统一。

（二）分类

1. 按用途分类 可分为生物电子芯片（用于生物计算机等生物电子产品的制造）和生物分析芯片（用于各种生物大分子、细胞、组织的操作以及生物化学反应的检测）。前一类目前在技术和应用上很不成熟，一般情况下所指的生物芯片主要为生物分析芯片。

2. 按方式分类

（1）主动式芯片 是指把生物实验中的样本处理纯化、反应标记及检测等多个实验步骤集成，通过一步反应就可主动完成。其特点是快速、操作简单，因此有人又将它称为功能生物芯片。主要包括微流体芯片（microfluidic chip）和缩微芯片实验室（lab on chip，也叫"芯片实验室"）。

（2）被动式芯片 即各种微阵列芯片，是指把生物实验中的多个实验集成，但操作步骤不变。其特点是高度的并行性，目前的大部分芯片属于此类。

由于这类芯片主要是获得大量的生物大分子信息，最终通过生物信息学进行数据挖掘分析，因此这类芯片又称为信息生物芯片。包括基因芯片、蛋白芯片、细胞芯片和组织芯片。

3. 按成分分类

（1）基因芯片（gene chip）　又称 DNA 芯片（DNA chip）或 DNA 微阵列（DNA microarray），是将 cDNA 或寡核苷酸按微阵列方式固定在微型载体上制成。

（2）蛋白质芯片（protein chip 或 protein microarray）　是将蛋白质或抗原等一些非核酸生命物质按微阵列方式固定在微型载体上获得。芯片上的探针构成为蛋白质或芯片作用对象为蛋白质者统称为蛋白质芯片。

（3）细胞芯片（cell chip）　是将细胞按照特定的方式固定在载体上，用来检测细胞间相互影响或相互作用。

（4）组织芯片（tissue chip）　是将组织切片等按照特定的方式固定在载体上，用来进行免疫组织化学等组织内成分差异研究。

（5）其他　如芯片实验室，用于生命物质的分离、检测的微型化芯片。现在，已经有不少的研究人员试图将整个生化检测分析过程缩微到芯片上，形成所谓的"芯片实验室"。芯片实验室是生物芯片技术发展的最终目标，是将样品的制备、生化反应到检测分析的整个过程集约化形成微型分析系统。由加热器、微泵、微阀、微流量控制器、微电极、电子化学和电子发光探测器等组成的芯片实验室已经问世，并出现了将生化反应、样品制备、检测和分析等部分集成的芯片。"芯片实验室"可以完成诸如样品制备、试剂输送、生化反应、结果检测、信息处理和传递等一系列复杂工作。这些微型集成化分析系统携带方便，可用于紧急场合、野外操作，甚至放在航天器上。例如可以将样品的制备和 PCR 扩增反应同时集成于一块小小的芯片之上。再如某公司设计制造的生物芯片可以从待检样品中分离出 DNA 或 RNA，并对其进行荧光标记，然后当样品流过固定于栅栏状微通道内的寡核苷酸探针时便可捕获与之互补的靶核酸序列。应用其自己开发的检测设备即可实现对杂交结果的检测与分析。这种芯片由于寡核苷酸探针具有较大的吸附表面积，所以可以灵敏地检测到稀有基因的变化。同时，由于该芯片设计的微通道具有浓缩和富集作用，所以可以加速杂交反应，缩短测试时间，从而降低了测试成本。

生物芯片的制备包括以下四个环节：①芯片微阵列的制备；②生物样品的制备和处理；③生物分子反应；④信号的检测与分析。其中生物样品的制备和处理是生物芯片技术的重要环节。下面就基因芯片技术作简单介绍：

（三）　基因芯片技术

1. 定义及原理　药物基因组学（pharmacogenomics），又称基因组药物学或基因组药理学，是药理学的一个分支，定义为在基因组学的基础上，通过将基因表达或单核苷酸的多态性与药物的疗效或毒性联系起来，研究药物如何由于遗传变异而产生不同的作用。

毒理基因组学（toxicogenomics）是从多基因、全基因组水平研究毒物作用与基因表达的相互影响，其研究内容主要包括 3 个方面：促进环境应激原与疾病易感性关系的理解、阐明毒性分子机制、筛选和确认与疾病和毒物暴露相关的生物标志物（biomarkers）。

DNA 微阵列（DNA microarray）又称 DNA 阵列或 DNA 芯片，比较常用的名字是基因芯片（gene chip）。是一块带有 DNA 微阵列（microarray）的特殊玻璃片或硅芯片，在数平方厘米的面积上布放数千或数万个核酸探针；样品中的 DNA、cDNA、RNA 等与探针结合后，用荧光或电流等方式检测每个探针分子的杂交信号强度，进而获取样品分子的数量和序列信息。经由一次测验，即可提供大量基因序列相关信息，以高通量、多因素、微型化和快速灵敏的特点而见长。

原理：利用生物分子相互间的特异识别作用进行生物信号处理。

根据检测样本的不同，基因芯片可分为 cDNA 芯片（表达谱芯片）、SNP 芯片（单核苷酸多态性芯片，single nucleotide polymorphism-chip）、miRNA 芯片、siRNA 芯片、CHIP 芯片（染色质免疫共沉淀芯片，chromatin immunoprecipitation-chip）和 MeDIP 芯片（DNA 甲基化芯片）等。

2. 基本原则 基于基因组学技术的药物安全性、有效性评价方法应符合药物基因组学研究的随机、对照、重复的基本原则；具备简单、精确的特点；应有明确的判断标准。

3. 基本内容

（1）生物样本的获取 选择基于基因芯片技术的药物安全性、有效性评价方法中所用的试验系，包括整体动物、离体器官、血清、组织、细胞等。试验系的选择与试验原理和测定指标密切相关，应选择背景资料清楚、影响因素少、检测指标灵敏和成本低廉的试验系统。应尽可能研究各种因素对试验系的影响，采取必要的措施对影响因素进行控制。

如采用实验动物，尽可能使用大鼠和小鼠等来源多、成本低的实验动物，并说明其种属、品系、性别和周龄。实验动物的使用应遵循"优化、减少、替代"的"3R"原则。

（2）供试品选择 应选择工艺稳定、质量合格的供试品，应至少使用三批供试品。若为饮片，应基原清楚。

（3）标准品或对照品选择 采用标准品或对照品均应有理论依据和/或实验依据。国家标准中采用的标准品或对照品的使用应符合国家有关规定要求。

4. 生物实验设计

（1）设计原理 所选实验方法的原理应明确，检测指标灵敏度高，客观、专属性强。

（2）设计类型 试验设计可考虑设供试品组、阴性对照组或阳性对照组，使用动物模型应考虑设置模型对照组。对于重现性好的试验，可不设或仅在复试时设阳性对照组。

（3）剂量设计 按照生物检定的要求，参照药物临床用药剂量进行合理的剂量设计，试验剂量的选择以产生基因芯片能检测到生物效应为宜；在制订质量标准研究中，应采取多剂量试验，并充分说明标准中设定限值剂量的依据。

（4）给药途径　与临床用药途径一致，如采用不同的给药途径，应说明理由。

（5）给药次数　根据药效学研究合理设计给药次数，可采用多次或单次给药，尽量与临床用药给药次数一致。

（6）指标选择　应客观、明确、专属，与药物药效或安全性相关。

（7）生物样本　处理应尽量使用无菌、一次性塑料制品，已标明不含有核糖核酸酶（RNase-free）且未开封过的塑料制品；在试剂中可适当加入一定量的 RNA 稳定剂；尽量确定每次处理样本的最大数量，减少处理过程对 RNA 整体性的影响；需要对影响 RNA 质量的多个因素进行评价，如样品量等。在收集到生物样本后，最好能即刻进行 RNA 制备工作，若需暂时储存，则应以液氮将生物样本急速冷冻后，储存于－80℃冰箱中。在制备 RNA 时，将储存于冷冻柜的材料取出，立即以加入液氮研磨的方式打破细胞。不可先行解冻，以避免 RNase 的作用。

3. 基因芯片技术分析方法　为了基因芯片分析数据的准确、稳定和可靠，应建立并严格执行基因芯片技术的标准操作规程（SOP）。基于基因芯片技术的药物安全性、有效性评价方法主要包括：基因芯片制备、样本获取、总 RNA 提取、体外扩增、标记、芯片杂交、洗涤、差异基因检测、分析及验证。

以下内容详细说明各流程中的主要原理及注意事项。

（1）RNA 提取、分离和制备　RNA 的提取主要包括组织、细胞、全血或外周血单核细胞（PBMCs）中 RNA 的提取，常见的 RNA 提取方法有 TRIzol 法、苯酚法和胍盐/β 巯基乙醇法等；提取的总 RNA 采用 RNA 纯化试剂盒纯化，纯化后不应存在对逆转录酶等有抑制作用的物质，排除有机溶剂和金属离子的污染，尽量避免蛋白质、多糖和脂类分子等污染。

（2）基因芯片的制备　以玻璃片或硅片为载体，采用原位合成和微矩阵的方法将寡核苷酸片段或 cDNA 作为探针按顺序排列在载体上。

（3）荧光标记　在基因组 DNA 扩增过程中，将带有 Cy3 或 Cy5 荧光素的 dUTP 或 dCTP 加入到新合成的 DNA 链，使新合成的 DNA 链带有荧光标识。

（4）杂交　使带有荧光标记 gDNA/cDNA 与基因芯片上的探针进行特异性互补结合的过程称为杂交。

（5）基因芯片扫描（microarray scanning）　将杂交后的基因芯片置于芯片扫描仪内获得不同探针杂交信号强度的全貌图。

（6）基因芯片数据分析　采用图像分析软件对芯片图像进行分析，将图像信号转化为数字信号，对芯片上的数据采用局部加权回归散点平滑法（locally weighted scatter plot smoothing，LOWESS 或 LOESS）进行归一化，根据 Cy3 或 Cy5 信号强度和比值判断差异基因。采用实时荧光定量 PCR 对差异表达基因定量，验证差异表达基因。

4. 方法学验证

（1）测定方法影响因素　应考察测定方法的各种影响因素，确定最佳的试验条件，以保证试验方法的专属性和准确性。根据对影响因素考察结果，规定方法误差控制限值或对统计有效性进行说明。

（2）精密度考察　应进行重复性、中间精密度、重现性考察。

重复性：按确定的测定方法，至少用 3 批供试品、每批 3 次或同批供试品进行 6 次测定试验后对结果进行评价。基因芯片测定试验结果判断应基本一致。

中间精密度：考察试验内部条件改变（如不同人员、不同仪器、不同工作日和实验时间）对测定结果的影响。

重现性：基因芯片测定试验结果必须在 3 家以上实验室能够重现。

（3）方法适用性考察　按拟采用的基因芯片测定方法和剂量对 10 批以上该产品进行测定，以积累数据，考察质量标准中该测定项目的适用性。

（四） 生物芯片技术的应用

生物芯片技术已广泛应用于基因序列分析、疾病诊断、药物研究、微生物检测、农林业生产、食品环境保护和检测等领域。如检测基因的表达；研究生物体对逆境的反应；研究生物体对光线的反应等。生物芯片在细菌鉴定、环境检测、发现新基因等领域也有着广阔的应用前景。

四、原位及在线检测技术

原位及在线检测技术在药物分析的应用中，主要用于制药的过程分析和药物体内在线分析。可参阅"第十五章药物制剂分析""第十九章体内药物分析"。

体内在线分析技术是指在线实现体内样品的采样、前处理和分析检测，具有省时、省力、精密度好、准确度高等优点。体内在线分析使分析与过程紧密结合起来，为提高过程中的信息量提供了更大潜力。体内在线分析技术的关键在于样品的采集和前处理，生物传感器的出现，极大地促进了该技术的发展。生物传感技术因其专一、灵敏、响应快等特点，为体内成分的在线分析提供了一种快速简单的新型检测方法，因而具有广阔的应用前景。

微透析（microdialaysis，MD）技术是一种新型的实时连续活体采用技术，微透析技术与灵敏度高、选择性好的现代分析技术的在线联用，并设计开发了商品化的联用设备，真正实现了内源性物质和体内药物的实时、自动化且连续测定，所得透析液干净，可以直接进行样品分析，有效缩短了取样时间，提高样品的稳定性，节省时间、节约成本，提高了时间分辨率观察该快速变化，是体内药物分析的重大突破。目前微透析技术已广泛应用于人体和多种实验动物，可同时进行多组织、多位点的长时间连续采样，真实反映物质在体内的变化。应用示例见"本章第四节色谱联用技术"。

附录-拓展阅读　▷▷▷▷
....

青蒿素类药物的分析

青蒿素（artemisinin），别名黄花蒿素、黄花素、黄蒿素。青蒿素是从菊科植物黄花蒿 *Artemisia annua* L. 中提取的有过氧基团的倍半萜内酯药物。主要用于间日疟、恶性疟的症状控制以及耐氯喹虫株的治疗；也可用于治疗凶险型恶性疟，如脑型、黄疸型等；还可用于治疗系统性红斑狼疮与盘状红斑狼疮。下面介绍青蒿素研究历程：

我国于 1969 年开始抗疟中药研究，中医科学院中药研究所参加了全国"523"抗击疟疾研究项目，屠呦呦负责并组建"523"项目课题组，承担抗疟中药的研发。这一项目在当时属于保密的重点军工项目，经过大量的筛选工作后，1971 年起工作重点集中于中药青蒿。经过很多次失败的实验，当年的屠呦呦及其团队面临研究困境时，重新温习了中医古籍，进一步思考东晋（公元 3～4 世纪）葛洪《肘后备急方》有关"青蒿一握，以水二升渍，绞取汁，尽服之"的治疟记载。这使屠呦呦联想到提取过程可能需要避免高温，由此而改用低沸点溶剂的提取方法。

关于青蒿入药，最早见于马王堆三号汉墓的帛书《五十二病方》，其后的《神农本草经》《补遗雷公炮炙便览》《本草纲目》等典籍都有青蒿治病的记载。然而，古籍虽多，却都没有明确青蒿的植物分类品种。青蒿资源品种混乱，当时的《中国药典》收载了 2 个品种，还有 4 个其他的混淆品种也在使用。由于资源品种混乱，客观上增加了发现青蒿素的难度，再加上青蒿素在原植物中含量并不高，还受药用部位、产地、采收季节、纯化工艺的影响，青蒿乙醚中性提取物的成功提取确实来之不易。中医药是一个丰富的宝藏，值得多加思考，发掘提高。后续深入研究发现：仅有一种菊科植物黄花蒿（*Artemisia annua* L.）含有青蒿素，其抗疟有效。

1971 年 9 月，屠呦呦及其团队重新设计了提取方法，改用低温提取，用乙醚回流或冷浸，而后用碱溶液除掉酸性部位的方法制备样品。1971 年 10 月 4 日，青蒿乙醚中性提取物，以 1.0g/kg 体重的剂量，连续 3 天，口服给药，鼠疟药效评价显示抑制率达到 100%。同年 12 月到次年 1 月的猴疟实验，也得到了抑制率 100% 的结果。青蒿乙醚中性提取物抗疟药效的突破，是发现青蒿素的关键。1972 年 8～10 月，开展了青蒿乙醚中性提取物的临床研究，30 例恶性疟和间日疟病人全部显效。同年 11 月，从该部位中成功分离得到抗疟有效单体化合物的结晶，后命名为"青蒿素"。

1972 年 12 月开始对青蒿素的化学结构进行探索，通过元素分析、光谱测定、质谱及旋光分析等技术手段，确定化合物分子式为 $C_{15}H_{22}O_5$，分子量为 282。明确了青蒿素为不含氮的倍半萜类化合物。

1973 年 4 月 27 日经中国医学科学院药物研究所分析化学室进一步复核了分子式等有关数据，1974 年起与中国科学院上海有机化学研究所和生物物理所相继开展了青蒿素结构协作研究的工作，最终经 X 光衍射确定了青蒿素的结构，确认青蒿素是含有过氧基的新型倍半萜内酯，立体结构于 1977 年发表，并被化学文摘收录。

1973 年起，为研究青蒿素结构中的功能基团而制备衍生物，经硼氢化钠还原反应，证实青蒿素结构中羰基的存在，发明了双氢青蒿素。经构效关系研究：明确青蒿素结构中的过氧基团是抗疟活性基团，部分双氢青蒿素羟基衍生物的抗鼠疟效价也有所提高，展示了青蒿素及其衍生物双氢青蒿素、蒿甲醚、青蒿琥酯、蒿乙醚的分子结构。

1981 年，世界卫生组织、世界银行、联合国计划开发署在北京联合召开疟疾化疗科学工作组第四次会议，有关青蒿素及其临床应用的一系列报告在会上引发热烈反响。屠呦呦的报告是"青蒿素的化学研究"。20 世纪 80 年代，数千例中国的疟疾患者得到青蒿素及其衍生物的有效治疗。1986 年，青蒿素获得了卫生部新药证书。1992 年双氢青蒿素获得新药证书，该药临床药效高于青蒿素 10 倍，进一步体现了青蒿素类药物"高效、速效、低毒"的特点。

2011 年 9 月，我国药学家屠呦呦因创制新型抗疟药——青蒿素和双氢青蒿素的贡献，获得被誉为诺贝尔奖"风向标"的拉斯克奖。2015 年 10 月 5 日，屠呦呦获得诺贝尔奖。屠呦呦 1971 年首先从黄花蒿中发现抗疟有效提取物，1972 年又分离出新型结构的抗疟有效成分青蒿素，1979 年获国家发明奖二等奖。获奖理由是："因为发现青蒿素——一种用于治疗疟疾的药物，挽救了全球特别是发展中国家的数百万人的生命。"

疟疾对于世界公共卫生依然是个严重挑战。据统计，全球 97 个国家与地区的 33 亿人口仍在遭遇疟疾的威胁，其中 12 亿人生活在高危区域，这些区域的患病率有可能高于 1/1000。统计数据表明，2013 年全球疟疾患者约为 19800 万，疟疾导致的死亡人数约为 58 万。世界卫生组织在对全世界抗疟工作进行总结和分析后，认为使用单方青蒿素易使疟原虫产生耐药性，提出了停止使用单方青蒿素，改用复方青蒿素的建议。

一、结构与性质

青蒿素类药物为过氧桥的倍半萜内酯类化合物，主要有青蒿素、双氢青蒿素、青蒿琥酯、蒿甲醚等。

青蒿素类药物具有旋光性，为右旋体；具有氧化性，由于含有过氧桥的倍半萜内酯结构所致。青蒿素结构中有内酯结构，在碱性条件下可发生水解反应。由于青蒿素类药物分子结构中的母核不具有共轭体系，因此，其紫外吸收光谱主要是末端吸收。但 C_{10} 位由于取代基的不同，具有一定的紫外吸收特征。ChP 收载青蒿素类药物原料与制剂，见附表 1、附表 2。

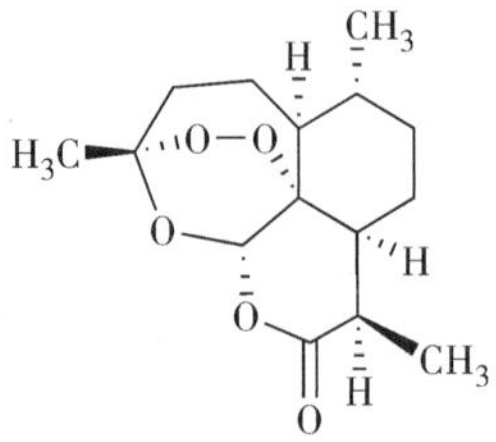

青蒿素

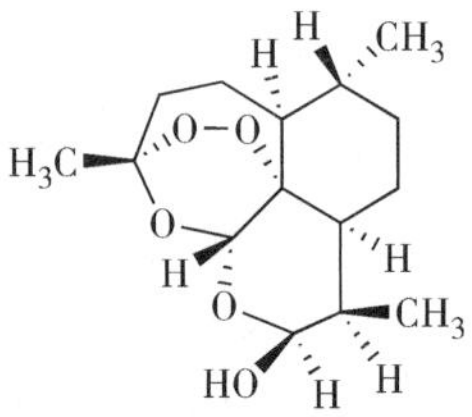

双氢青蒿素

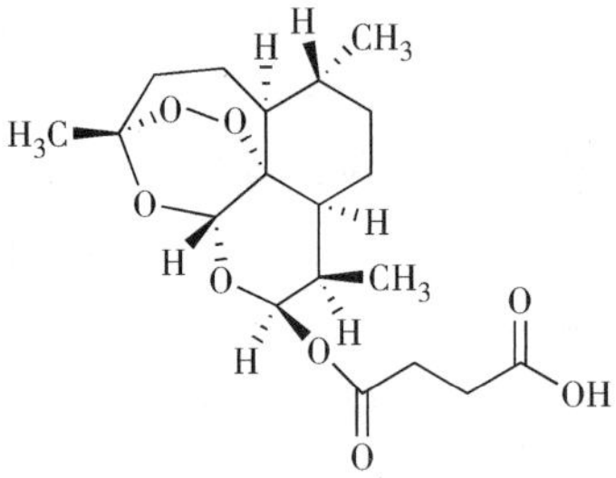

青蒿琥酯

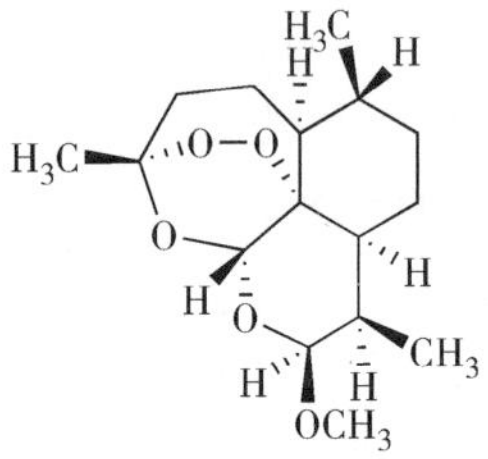

蒿甲醚

附表 1 ChP 收载青蒿素类药物原料

药物名称	分子式	分子量	性状
青蒿素 artemisinin	$C_{15}H_{22}O_5$	282.34	无色针状结晶。在丙酮、乙酸乙酯、三氯甲烷中易溶，在甲醇、乙醇、稀乙醇、乙醚及石油醚中溶解，在水中几乎不溶；在冰醋酸中易溶。熔点为150～153℃。比旋度为+75°～+78°（无水乙醇）
双氢青蒿素 dihydroartemisinin	$C_{15}H_{24}O_5$	284.35	白色或类白色结晶性粉末或无色针状结晶；无臭。在丙酮中溶解，在甲醇或乙醇中略溶，在水中几乎不溶。熔点为145～150℃，熔融时同时分解
青蒿琥酯 artesunate	$C_{19}H_{28}O_8$	384.42	白色结晶性粉末；无臭。在乙醇、丙酮或二氯甲烷中易溶，在水中极微溶解。比旋度为+4.5°～+6.5°（二氯甲烷）
蒿甲醚 artemether	$C_{16}H_{26}O_5$	298.37	白色结晶或结晶性粉末；无臭。在丙酮或三氯甲烷中极易溶解，在乙醇或乙酸乙酯中易溶，在水中几乎不溶。熔点为86～90℃。比旋度为+168°～+173°（无水乙醇）

附表 2 ChP 收载青蒿素类药物制剂

制剂	处方或成分	性状或剂型
青蒿素哌喹片	青蒿素（$C_{15}H_{22}O_5$）62.5g 哌喹（$C_{29}H_{32}Cl_2N_6$）375g 辅料适量，制成1000片	薄膜衣片，除去包衣后显类白色至淡黄色
青蒿琥酯片	青蒿琥酯（$C_{19}H_{28}O_8$）	白色片或薄膜衣片，除去包衣后呈白色

续表

制剂	处方或成分	性状或剂型
注射用青蒿琥酯	青蒿琥酯的无菌粉末	白色结晶性粉末
双氢青蒿素片	双氢青蒿素（$C_{15}H_{24}O_5$）	白色片
双氢青蒿素哌喹片	双氢青蒿素（$C_{15}H_{24}O_5$）40g 磷酸哌喹（$C_{29}H_{32}Cl_2N_6 \cdot 4H_3PO_4$）320g 辅料适量，制成 1000 片	薄膜衣片，除去包衣后显类白色至淡黄色
蒿甲醚胶囊	蒿甲醚	胶囊剂

二、鉴别试验

（一）化学鉴别

1. 过氧桥的氧化反应 （碘化钾试液-淀粉）青蒿素药物含有过氧桥的倍半萜内酯结构，可发生氧化反应，在酸性条件下，将 I^- 氧化为 I_2，与淀粉指示液显紫色。蒿甲醚无水乙醇溶液与碘化钾反应，在热水中加热，振摇，溶液显淡黄色。

例 1 取青蒿素约 5mg，加无水乙醇 0.5mL 溶解后，加碘化钾试液 0.4mL，稀硫酸 2.5mL 与淀粉指示液 4 滴，立即显紫色。

例 2 取蒿甲醚约 30mg，加无水乙醇 1mL 溶解，加碘化钾 0.1g，振摇（热水加热），溶液应显淡黄色。

2. 羟肟酸反应 含有内酯的化合物、羧酸衍生物以及一些酯类化合物在碱性条件下与羟胺作用，生成羟肟酸，在稀酸中和三氯化铁反应而呈色。

例 取青蒿素约 5mg，加无水乙醇 0.5mL 溶解后，加盐酸羟胺试液 0.5mL 与氢氧化钠试液 0.25mL，置水浴中微沸，放冷后，加盐酸 2 滴和三氯化铁试液 1 滴，立即显深紫红色。

3. 与香草醛硫酸溶液的显色反应 蒿甲醚可与香草醛硫酸溶液的显色反应。

例 取蒿甲醚约 30mg，加无水乙醇 6mL 溶解，取数滴点于白瓷板上，加 1％香草醛硫酸溶液 1 滴，即显桃红色。

（二）光谱鉴别

青蒿素类药物分子结构中的母核不具有共轭体系，因此，其紫外吸收光谱主要是末端吸收。但 C_{10} 位由于取代基的不同，具有一定的紫外吸收特征，由于紫外光谱鉴别，其专属性不强，故 ChP 未收载紫外光谱鉴别法。本类药物青蒿素、青蒿琥酯、注射用青蒿琥酯、双氢青蒿素、蒿甲醚，ChP 均收载采用红外光谱鉴别法直接进行鉴别，而青蒿琥酯片则要经前处理后，再进行鉴别。

例 1 青蒿素的鉴别。

青蒿素的红外光吸收图谱应与对照的图谱（光谱集 220 图）一致。

例 2 青蒿琥酯片鉴别。

取本品的细粉适量（约相当于青蒿琥酯 0.1g），加 15mL 丙酮振摇使溶解，滤过，滤液挥干，残渣用硅胶为干燥剂减压干燥。照红外分光光度法（通则 0402）测定，本品的红外光吸收图谱应与对照的图谱（光谱集 221 图）一致。

（三） 色谱鉴别

本类药物可采用 TLC 法和 HPLC 法进行鉴别。HPLC 法鉴别，多在含量测定时同时进行。TLC 法鉴别多用于制剂。

例 1 注射用青蒿琥酯鉴别。

（1）取本品，加甲醇溶解并稀释制成每 1mL 中含 1mg 的溶液，作为供试品溶液；另取青蒿琥酯对照品 10mg，加甲醇 10mL 溶解，作为对照品溶液。照薄层色谱法（通则 0502）试验，吸取上述两种溶液 5μL，分别点于同一硅胶 G 薄层板上，以乙醇-甲苯-浓氨试液（70∶30∶1.5）为展开剂，展开，取出晾干后，喷以含 2% 香草醛的硫酸乙醇溶液（20→100），120℃加热 5 分钟，在日光下检视，供试品溶液所显主斑点的位置和颜色应与青蒿琥酯对照品溶液的主斑点一致。

（2）在含量测定项下记录的色谱图中，供试品溶液主峰的保留时间应与对照品溶液主峰的保留时间一致。

例 2 青蒿琥酯片鉴别。

取本品细粉适量（约相当于青蒿琥酯 10mg），加甲醇 10mL 溶解，滤过，取滤液作为供试品溶液，另取青蒿琥酯对照品 10mg，加甲醇 10mL 溶解，作为对照品溶液。照薄层色谱法（通则 0502）试验，吸取上述两种溶液各 5μL，分别点于同一硅胶 G 薄层板上以乙醇-甲苯-浓氨试液（70∶30∶1.5）为展开剂，展开，取出晾干后，喷以 2% 香草醛的硫酸乙醇溶液（20→100），在 120℃加热 5 分钟，在日光下检视，供试品溶液所显主斑点的位置和颜色应与青蒿琥酯对照品溶液的主斑点一致。

三、杂质检查

由于本类药物的制备多由天然药材提取，在制备过程中往往会产生结构类似的有关物质，因此，原料药和制剂中的杂质检查多要检查有关物质。ChP 收载本类药物的杂质检查项目：青蒿素检查有关物质、干燥失重、炽灼残渣；青蒿琥酯检查酸度、溶液的澄清度与颜色、氯化物、有关物质、水分、炽灼残渣、重金属、细菌内毒素、无菌；双氢青蒿素检查有关物质、干燥失重、炽灼残渣、重金属；蒿甲醚检查氯化物、有关物质、残留溶剂、干燥失重、炽灼残渣。制剂检查项目：青蒿素哌喹片检查有关物质Ⅰ、有关物质Ⅱ、溶出度、片剂通则要求检查项目。青蒿琥酯片检查有关物质、溶出度、片剂通则要求检查项目；注射用青蒿琥酯检查酸度、溶液的澄清度与颜色、氯化物、有关物质、细菌内毒素、注射剂项通则要求检查项目。双氢青蒿素片检查有关物质、溶出度、片剂通则要求检查项目；双氢青蒿素哌喹片检查有关物质Ⅰ、有关物质Ⅱ、溶出度、双氢青蒿素、磷酸哌喹、其他片剂通则要求检查项目；蒿甲醚胶囊检查有关物质、溶出度、胶囊剂要求检查项目。

例 青蒿素有关物质检查。

取本品，加丙酮溶解并稀释制成每 1mL 中含青蒿素 15mg 的溶液，作为供试品溶液；精密量取 0.5mL，置 100mL 量瓶中，用丙酮稀释至刻度，作为对照溶液 A；精密量取对照溶液 A 5mL，置 10mL 量瓶中，用丙酮稀释至刻度，作为对照溶液 B；另取青蒿素对照品与双氢青蒿素对照品，加丙酮溶解并稀释制成 1mL 中含青蒿素 10mg 与双氢青蒿素 0.1mg 的混合溶液，作为系统适用性溶液。照薄层色谱法（通则 0502）试验，吸取上述四种溶液各 10μL，分别点于同一硅胶 G 薄层板上，以石油醚（沸程 60～90℃）-丙酮-冰醋酸（8：2：0.1）为展开剂，展开 15cm 以上，取出，晾干，喷以含 2％香草醛的 20％硫酸乙醇溶液，在 85℃加热 10～20 分钟至斑点清晰，系统适用性溶液应显青蒿素与双氢青蒿素各自的清晰斑点。供试品溶液如显杂质斑点，深于对照溶液 B 主斑点颜色（0.25％）且不深于对照溶液 A 主斑点颜色（0.5％）的斑点不得多于 1 个，其他杂质斑点均不得深于对照溶液 B 所显主斑点的颜色（0.25％）。

四、含量测定

ChP 收载本类药物含量测定均采用 HPLC 法进行。

例 青蒿素含量测定。

（1）色谱条件与系统适用性试验　用十八烷基硅烷键合硅胶为填充剂；以乙腈-水（60：40）为流动相；检测波长为 210nm。取本品与双氢青蒿素对照品各适量，加甲醇溶解并稀释制成每 1mL 中各约含 1mg 的混合溶液，取 20μL 注入液相色谱仪，双氢青蒿素呈现两个色谱峰，青蒿素峰与相邻双氢青蒿素峰的分离度应大于 2.0；理论板数按青蒿素峰计算不低于 3000。照高效液相色谱法（通则 0512）测定。

（2）测定法　取本品约 25mg，精密称定，置 25mL 量瓶中，加甲醇溶解并稀释至刻度，摇匀，作为供试品溶液，精密量取 20μL 注入液相色谱仪，记录色谱图；另取青蒿素对照品，同法测定。按外标法以峰面积计算，即得。

主要参考文献

［1］甄汉深. 药物分析学［M］. 北京：中国中医药出版社，2011

［2］杭太俊. 药物分析［M］.8 版. 北京：人民卫生出版社，2016

［3］曾苏. 药物分析学［M］.2 版. 北京：高等教育出版社，2014

［4］刘文英. 药物分析［M］.6 版. 北京：人民卫生出版社，2008

［5］梁生旺. 中药制剂分析［M］. 北京：中国中医药出版社，2007

［6］丘琴，甄汉深，陈明伟，等. 龙利叶茎 HPLC 指纹图谱鉴别的研究［J］. 广西师范大学学报（自然科学版），2016，34（2）：116-121

［7］韦湫阳，朱平川，薛莹，等. 胶束毛细管电泳法同时测定消栓通络片中 5 种有效成分［J］. 分析测试学报，2012，31（8）：992-995

［8］盛菲亚，卢君蓉，彭伟，等. 香附炮制前后挥发油的 GC-MS 指纹图谱对比研究［J］. 中草药，2013，44（23）：3321-3327

［9］陈静，潘春燕，王璐，等. 人血浆中依普利酮的 LC-MS/MS 测定研究［J］. 药物分析杂志，2016，36（11）：1925-1930

［10］杨林军，谢彦云，李志锋，等. UPLC/Q-TOF-MS/MS 分析中华常春藤中的化学成分［J］. 中草药，2016，47（4）：566-572

［11］朱黎霞，张英丰. 基于微透析技术结合液质联用的丹酚酸 B 正常和高脂血症大鼠药动学比较研究［J］. 中草药，2015，46（1）：90-95